Anticoagulation Therapy

抗凝治疗学

原著 [美] Joe F. Lau [美] Geoffrey D. Barnes [美] Michael B. Streiff

主译 周 洲 华 潞

中国科学技术出版社

·北 京·

图书在版编目（CIP）数据

抗凝治疗学 / (美) 乔 ·F. 刘 (Joe F. Lau) , (美)杰弗里 ·D. 巴恩斯 (Geoffrey D. Barnes) , (美) 迈克尔 ·B. 斯特里夫 (Michael B. Streiff) 原著 ; 周洲 , 华潞主译 . — 北京 : 中国科学技术出版社 , 2023.4

ISBN 978-7-5236-0080-1

Ⅰ. ①抗… Ⅱ. ①乔… ②杰… ③迈… ④周… ⑤华… Ⅲ. ①抗凝血药—抗凝疗法 Ⅳ. ①R973②R457

中国国家版本馆 CIP 数据核字 (2023) 第 037589 号

著作权合同登记号: 01-2023-1098

First published in English under the title

Anticoagulation Therapy

edited by Joe F. Lau, Geoffrey D. Barnes, Michael B. Streiff

策划编辑 王久红　焦健姿
责任编辑 王久红
文字编辑 张　龙
装帧设计 佳木水轩
责任印制 徐　飞

出　　版 中国科学技术出版社
发　　行 中国科学技术出版社有限公司发行部
地　　址 北京市海淀区中关村南大街 16 号
邮　　编 100081
发行电话 010-62173865
传　　真 010-62179148
网　　址 http://www.cspbooks.com.cn

开　　本 889mm × 1194mm　1/16
字　　数 682 千字
印　　张 21.5
版　　次 2023 年 4 月第 1 版
印　　次 2023 年 4 月第 1 次印刷
印　　刷 北京盛通印刷股份有限公司
书　　号 ISBN 978-7-5236-0080-1/R · 3012
定　　价 198.00 元

（凡购买本社图书，如有缺页、倒页、脱页者，本社发行部负责调换）

译者名单

主　　译　周　洲　中国医学科学院阜外医院

　　　　　华　潞　中国医学科学院阜外医院

工作秘书　张　洋　中国医学科学院阜外医院

译　　者（以姓氏汉语拼音为序）

陈海波　中国医学科学院阜外医院

崔　巍　中国医学科学院肿瘤医院

戴　菁　上海交通大学附属瑞金医院

樊晓寒　中国医学科学院阜外医院

华　潞　中国医学科学院阜外医院

乔　蕊　北京大学第三医院

屈晨雪　北京大学第一医院

邵春丽　北京大学第三医院

唐　宁　华中科技大学附属同济医院

杨艳敏　中国医学科学院阜外医院

张　洋　中国医学科学院阜外医院

张真路　武汉亚洲心脏病医院

周　静　四川大学华西医院

周　洲　中国医学科学院阜外医院

内容提要

本书引进自 Springer 出版集团，是一部全面介绍抗凝治疗的经典著作。全书共上、下两篇，共 20 章，分别从常用抗凝血药和抗凝的临床应用两个方面做了详细阐述，还特别针对静脉血栓、血小板减少症及癌症的抗凝治疗阐释了著者的独到见解。此外，每章都附有技巧与要点及自测题，是著者在大量实践与创新基础上做出的理论总结，可为临床医师提供参考。本书层次清晰，内容实用，图文并茂，阐释简明，即可作为住院医师和刚入门内科医师的指导书，又可作为内科医师和血液科医师的案头参考书。

原著者简介

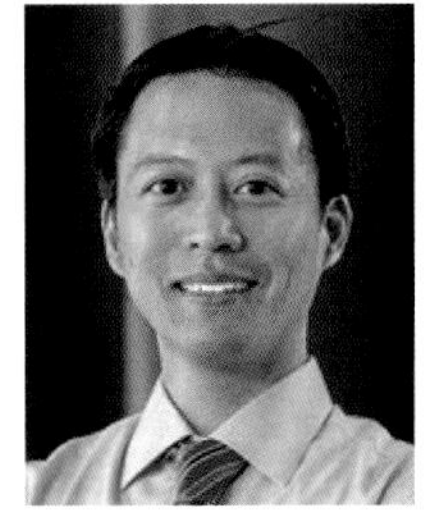

Joe F. Lau, MD, PhD, FACC, FASE, FSVM, RPVI

美国纽约州最大综合卫生系统 Northwell Health 的主治心脏病专家和血管医学专家，任血管医学主任和非侵入性血管实验室的医学主任。主持众多临床实践项目，研究目标集中于心脏和血管疾病，同时在该领域发表大量著作并举办多场讲座。在临床实践中，他强调要照顾患有血栓性疾病（如心房颤动和静脉血栓栓塞）的患者。此外，他还参与了许多临床试验，如观察性研究和研究者发起的试验。他的研究兴趣包括评估与癌症和癌症治疗相关的血管和血栓并发症的机制。他还积极参与美国国家血管医学和心血管学会，在美国心脏协会和美国心脏病学会担任领导角色，目前是 ACC 科学会议计划委员会和外周血管疾病委员会成员。

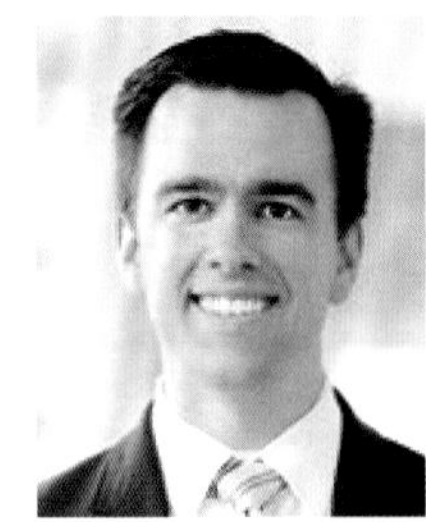

Geoffrey D. Barnes, MD, MSc, FACC, RPVI

美国密歇根大学的心脏病专家和血管医学专家。长期关注抗凝治疗和血栓性疾病患者的诊治，包括心房颤动和静脉血栓栓塞。除了在血管医学领域的临床实践外，其研究还旨在改善抗凝血药和血栓性疾病（如心房颤动和静脉血栓栓塞）患者的医疗系统。他是密歇根州抗凝质量改进计划的联合主任，并获得了美国国立卫生研究院的资助，以改善抗凝治疗的状况。他是许多国家及国际血栓和心血管学会及组织的活跃领导者，包括美国心脏病学会、美国心脏协会、国际血栓和止血学会、血管医学学会、国家 PERT 联盟和抗凝论坛。

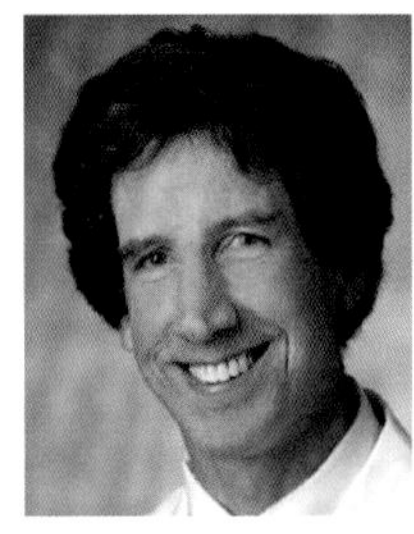

Michael B. Streiff, MD, FACP

专门从事静脉血栓栓塞和抗凝治疗的血液学专家，约翰斯·霍普金斯大学静脉血栓栓塞协作组的联合主任。该协作组开发了创新的信息技术策略，大大改善了约翰斯·霍普金斯医疗机构的静脉血栓栓塞的预防和管理。他们的工作获得了北美血栓形成论坛和美国疾病控制与预防中心的奖项。任国家综合癌症网络静脉血栓栓塞指南委员会主席，并曾在多个国际共识小组任职，制订循证指南以管理静脉血栓栓塞患者。他是抗凝论坛的董事会成员和国家血液凝块联盟的医学和科学顾问委员会主席。他与约翰斯·霍普金斯大学抗凝管理服务团队在约翰斯·霍普金斯大学医疗机构制订抗凝治疗循证指南方面发挥了关键作用。他发表了 150 多篇关于静脉血栓栓塞管理、血栓形成和止血主题的文章和著作章节，并在地方、国家和国际会议上进行了 300 多场讲座。

译者前言

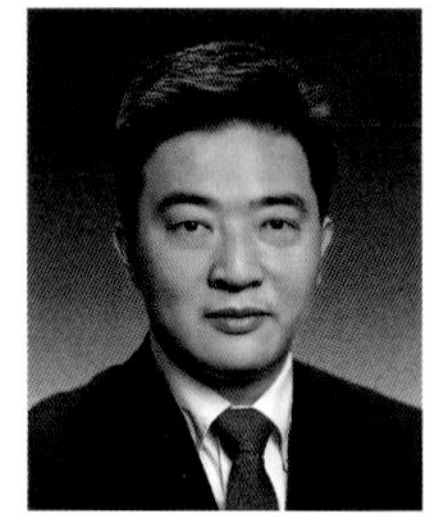

现代抗凝治疗始于20世纪初，药物从华法林到直接口服抗凝血药，从普通肝素到低分子肝素，尽管在历经百年的进程中发生了各种变化，但一些抗凝血药仍然存在局限性，其伴随的血栓和出血事件是抗凝治疗的主要障碍，使临床安全与有效的管理变得更具挑战性。*Anticoagulation Therapy* 于2018年出版，主编为Hofsta/Northwell Zucker医学院的心脏病学专家Joe F. Lau教授、美国密歇根大学的内科学专家Geoffrey D. Barnes教授及约翰斯·霍普金斯大学的血液学专家Michael B. Streiff教授。三位原著者将抗凝血药治疗学进行了系统阐述，从抗凝血药的发展历程，到药物的药代动力学、药效学，再到临床应用，处处彰显他们扎实的临床功底。全书各章均从临床案例出发，以读者自测结尾，图表精美，内容丰富，是一部实用性非常强的抗凝治疗学专著。

为了完美呈现原著的内容，我们邀请了国内血栓与止血领域（包括心内科、心外科、肺血管科、实验诊断科等）的14位专家学者共同翻译。在历时1年的翻译过程中，众译者秉持精益求精的态度，经过多次打磨，字斟句酌，最终完成本书。希望本书可以成为广大读者在抗凝血药快速更新迭代时期的临床参考工具，正所谓“向来枉费推移力，此日中流自在行”。

由于本书内容涵盖广泛，加之中外术语规范及语言表达习惯有所差异，中文翻译版中可能存在疏漏或欠妥之处，恳请读者批评指正，不吝赐教。

中国医学科学院阜外医院　周　洲

原书前言

自20世纪50年代维生素K拮抗药问世以来，越来越多新的治疗血栓栓塞疾病的药物和进程使抗凝领域有了长足发展。在知识迅速更迭的背景下，了解血栓性疾病管理的最新发展和理念对临床医护工作者来说是一种挑战。本书概述的抗凝治疗现状，将成为抗凝治疗领域不断进步和发展的基石。我们希望本书可以作为读者获取抗凝治疗领域中宝贵资源及临床管理的可靠参考。

Joe F. Lau, MD, PhD
Manhasset, NY, USA

Geoffrey D. Barnes, MD, MSc
Ann Arbor, MI, USA

Michael B. Streiff, MD
Baltimore, MD, USA

致　谢

谨以本书献给我的父母，感谢他们为我的成功而奉献的一切；感谢我的妻子Nora和我的儿子Justin和Daniel，他们对我坚定不移和充满爱心的支持一直激励着我；感谢我的导师和同事们，感谢你们一直以来为我的梦想敞开大门。

——Joe F. Lau

谨以本书献给我的父母，他们培养了我对科学和医学的热爱；感谢我的家人Grant和Gillian，他们给了我无尽的支持和鼓励；感谢我的导师、同事和患者，他们教会了我来自医学的真正快乐。

——Geoffrey D. Barnes

我要感谢我的妻子Lauren和我的孩子Zachary和Madeline，他们一直都是我骄傲和快乐的源泉，尽管我的日程安排十分紧张，但他们对我的工作假期和周末安排非常有耐心且宽容，给予了令我难以置信的支持。我还要感谢我的父母Richard和Jenny Streiff，以及教育和启发我的导师，包括Richard R. Streiff博士、Craig S. Kitchens博士、Richard Lottenberg博士、William R. Bell博士、Jerry L. Spivak博士和Thomas S. Kickler博士。

——Michael B. Streiff

目　录

上篇　抗凝血药基础知识

下篇 抗凝治疗临床应用

上篇　抗凝血药基础知识

Anticoagulants

第1章 概 论
Introduction

Joe F. Lau Geoffrey D. Barnes Michael B. Streiff 著
周 洲 译

一、抗凝治疗：回顾历史

长期以来，动脉血栓和静脉血栓是患病和死亡的常见原因。早在2400年前，被誉为“医学之父”的古希腊医师Hippocrates（公元前460—公元前370年）认为卒中（stroke）是一种临床症状，他将其称为“中风”（apoplexy）[1]。在17世纪中期，瑞士病理学家和药理学家Johann Jakob Wepfer注意到“中风”患者的大脑中有出血或血管闭塞，这标志着在病理生理学中第一次准确描述卒中[2]。

深静脉血栓形成（deep vein thrombosis，DVT）的第一个历史描述可以追溯到中世纪。1271年，Guillaume de Saint Pathus记录了一名20岁法国皮匠Raoul的病例，他的临床表现为右小腿疼痛和肿胀，后继续发展为腿部溃疡，当他把Saint Louis国王墓旁地板的灰尘抹上去时，溃疡得到治愈[2, 3]。1676年，英国外科医师Richard Wiseman率先提出DVT的发生提示身体的血液发生了变化[4]。苏格兰外科医师John Hunter认为，阻塞静脉的血凝块是DVT形成的主要原因，在其1793年发表的论文中将其描述为“静脉内层的炎症”——该论文在他去世的同一年发表[5]。为了防止静脉血栓的发展，Hunter对患者进行了静脉结扎。实际上，在抗凝血药研发以前，DVT的主要治疗方法是手术结扎、卧床休息、肢体抬高、放血以缓解静脉充血，以及热敷以增加侧支循环。

二、抗凝血药的演变发展历程

Hippocrates是第一个进行抗凝治疗的医师。他认为人体内的4种体液——黑胆汁、黄胆汁、痰液和血液——可以直接调节患者的情志和健康，这些体液的不平衡会导致疾病。Hippocrates认为，血液是人体内主要的体液，因此使用医用水蛭从患者身上吸走血液是重新平衡体液治疗大多数疾病的关键步骤。Hippocrates所不知道的是，医用水蛭分泌的唾液中含有抗凝物质水蛭素，这是一种高效的凝血酶抑制药，后来在1884年被英国生理学家John Berry Haycraft发现。自此，重组生物技术方法使得许多药厂以水蛭素为基础进行抗凝血药的研发，如来比卢定[6]。

现代抗凝治疗始于20世纪初。1916年，一名二年级的医科学生Jay McLean，他与Johns Hopkins大学的生理学家William Henry Howell合作，成功地从狗的肝脏中分离出一种蛋白质，这种蛋白质可以诱导实验动物出血。1918年，另一名医科学生L. Emmett Holt, Jr., 与Howell合作，从肝脏分离出了另一种类似的具有抗凝功能的化合物[7]，并由希腊单词“hepar”（肝）创造了术语“heparin”（肝素）。直到20世纪30年代早期，大量高纯度的肝素被成功地从牛组织中分离，进而首次记录的临床应用是预防狗的化学或机械损伤导致的静脉血栓形成[8]。随后，肝素于1937年4月在人体中进行了应用，当时肝素被注入患者的肱动脉，导致凝血时间增加。肝素是第一个被广泛用于治疗血栓性疾病的抗凝血药[9]。80多年过去了，无论是普通肝素（unfractionated heparin，UFH）还是低分子肝素（low-molecular-weight heparin，LMWH）（如依诺肝素，1987年研发），对于一些特别的临床适应证，依然是一种不可或缺的抗凝血药，如用于急性冠状动脉综合征（acute coronary syndrome，ACS）、静脉血栓栓塞（venous thromboembolism，VTE）和癌症相关血栓的初始治疗。

第一个口服维生素K拮抗药（vitamin K antagonist，VKA）（包括华法林和香豆素）背后的故事尤为有趣。在20世纪20年代的经济大萧条期间，加拿大和北部大平原的农民在财政紧张的时候被迫使他们的牛羊吃变质的甜苜蓿干草，随后观察到，这些牛患上了一种致死性的出血性疾病[10-12]。直到十多年后，这种令人讨厌的物质——香豆素才被Karl Paul Link第一次成功分离。在发霉潮湿的环境中，香豆素被氧化为双香豆素，通过抑制维生素K环氧化物还原酶的活性从而阻断还原型维生素K的生成，而还原型维生素K是肝脏合成维生素K依赖抗凝蛋白所必需的物质（这种作用机制在1978年才被发现）[13]。Mark Stahmann是Wisconsin大学的生物化学教授，他在Wisconsin大学校友研究基金会（Wisconsin Alumni Research Foundation，WARF）的资助下完成了分离双香豆素的大部分初期工作，并于1941年获得了双香豆素的专利权[14]。著名的心脏病学家、美国心脏协会（American Heart Association，AHA）前主席Irving Wright和他的研究员Andrew Prandoni于1941年在纽约市Goldwater Memorial医院从WARF小组获得了双香豆素，用于治疗深静脉血栓患者，直到10年之后，抗凝血药才被广泛的应用[15, 16]。1948年，同样在威斯康星州的Karl Paul Link在WARF的资助下，开发了一种更有效的衍生物，意图将其作为灭鼠药，并将其命名为华法林（Warfarin）[17]。1954年，华法林被批准作为一种抗凝血药用于人类治疗心肌梗死（myocardial infarction，MI）和卒中。最早接受华法林治疗的人之一是美国总统Dwight Eisenhower。1955年，他在任时期罹患MI后，接受了华法林的抗凝治疗。

虽然肝素和VKA自问世以来一直是抗凝治疗的主要药物，但它们带来的诸多不便促使制药企业研发更具有特异性和方便性的抗凝血药。直接凝血酶抑制药（direct thrombin inhibitor，DTI）于20世纪90年代首次被引入（图1-1）。第一个合成的间接因子Ⅹa抑制药是磺达肝癸钠，该药物在21世纪初获得批准，但只限于肠外给药。希美加群是第1个口服DTI，因一些患者出现严重的肝毒性，所以未曾获得美国食品药品管理局（Food and Drug Administration，FDA）的批准，最终于2006年从欧洲市场退出。达比加群（另一种DTI）于2008年在欧洲获批并使用，成为继华法林之后首个获批的新型口服抗凝血药（图1-1和图1-2）。口服直接因子Ⅹa抑制药（抑制凝血酶的生成而不直接抑制凝血酶本身）包括利伐沙班、阿哌沙班和艾多沙班（图1-2）。这些口服直接因子Ⅹa抑制药与口服DTI（达比加群）一起，被命名为直接口服抗凝血药（direct oral anticoagulant，DOAC），在世界范围内已被批准用于预防和治疗动脉和静脉血栓栓塞性疾病。继扩大了治疗静脉血栓栓塞的适应证之后，DOAC的应用越来越广泛[18]。

三、抗凝资源管理

随着抗栓药物数量的快速增加，对从业者来说紧跟血栓栓塞性疾病管理的最新发展已经变得越来

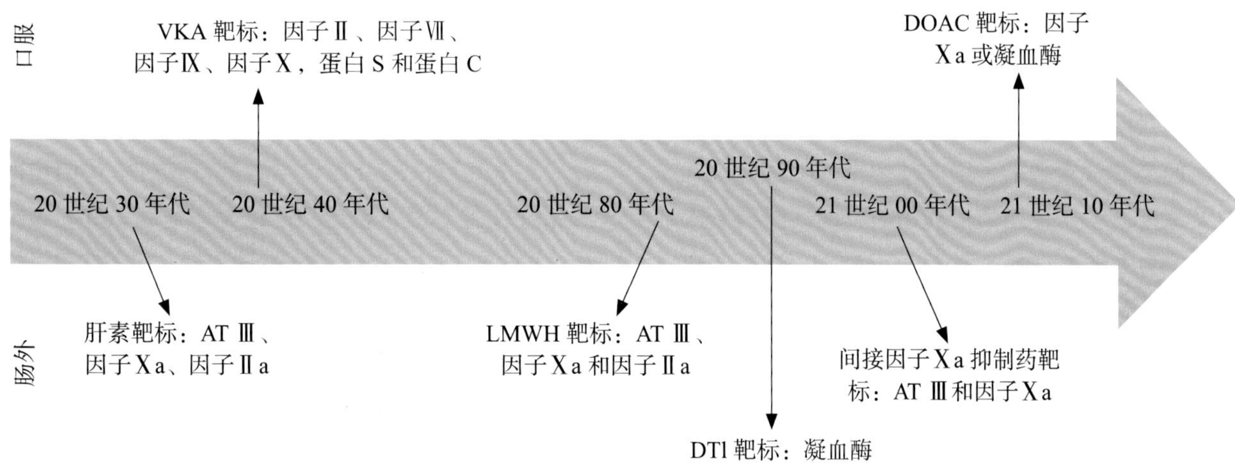

▲ 图1-1　抗凝血药的发展历程

自20世纪30年代的肝素和40年代的VKA被发现以来，临床医师使用的抗凝血药种类从20世纪90年代以来显著增加。新的抗凝血药更具靶向特异性和临床易用性。AT. 抗凝血酶；VKA. 维生素K拮抗药；DOAC. 直接口服抗凝血药；LMWH. 低分子肝素

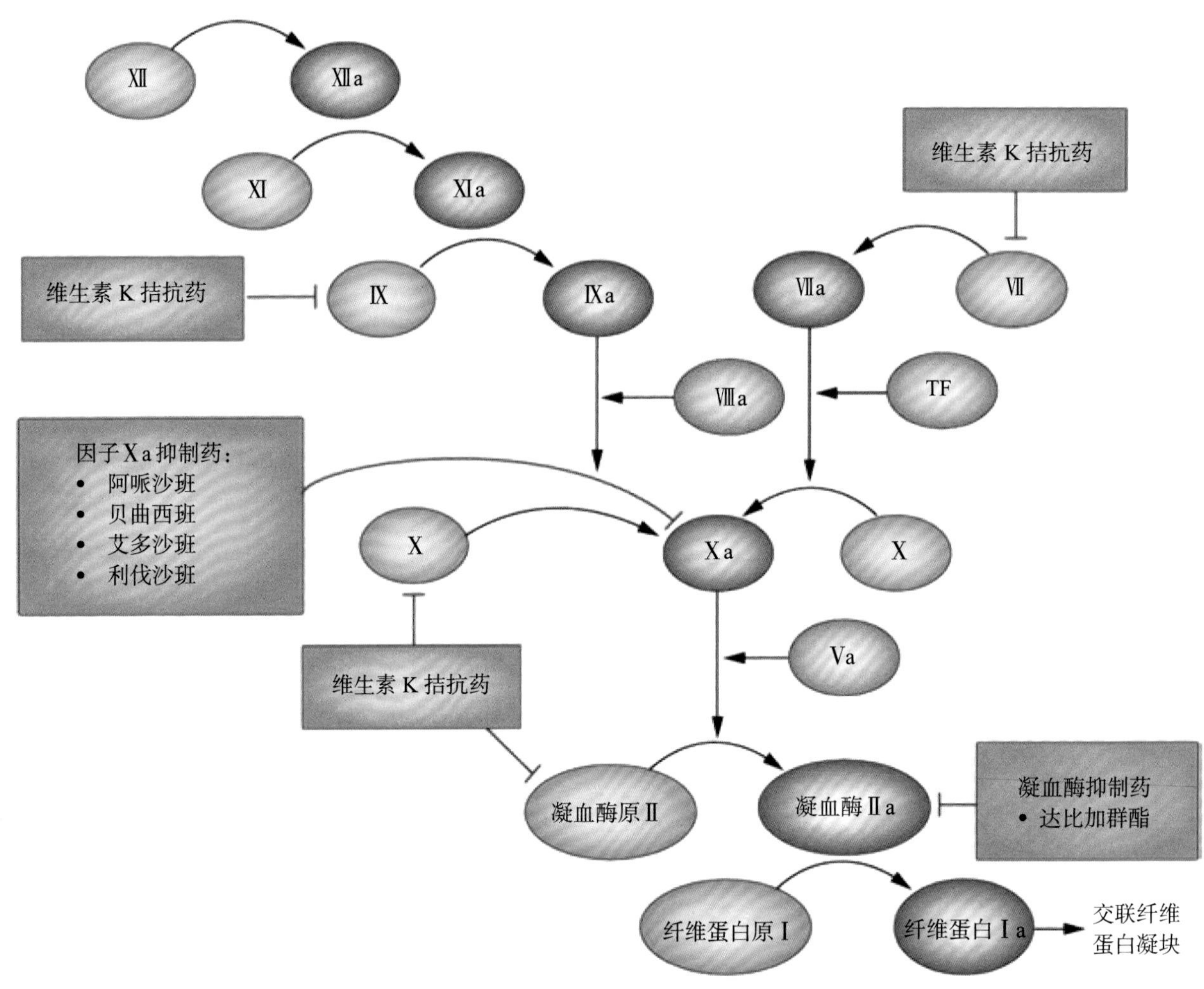

▲ 图 1-2　凝血级联反应和常见口服抗凝血药的作用位点

维生素 K 拮抗药，如华法林，抑制因子Ⅱ、Ⅶ、Ⅸ和Ⅹ。达比加群酯直接抑制因子Ⅱa（凝血酶）。阿哌沙班、贝曲沙班、艾多沙班和利伐沙班抑制因子Ⅹa

TF. 组织因子[18]（引自 Makaryus JN，Halperin JL, Lau JF, Oral anticoagulants in the management of venous thromboembolism, Nature Reviews Cardiology, © 2013, Vol. 10/No.7, pages 397–409.）

越具有挑战性。目前没有一个囊括所有抗血栓治疗方面的完整的知识体系。而对于谨慎的临床从业者来说，在做出抗凝相关决策时，有充足的知识来帮助他们是非常重要的。因此，此书的问世，旨在从细节深度及易于使用的表和图为临床一线抗凝医师提供更为方便及有利的资源 。此外，一些新的研究结果和指南也作为辅助资源来补充本书。

传统上，美国胸科医师学会（www.chestnet.org）已经针对广泛的抗凝问题制订了基于循证医学的指南。最新的一套指南是在 2012 年发布的[19]，该指南在 2016 年进行了部分更新，重点关注 VTE 患者的管理[20]。然而，对 2012 年指南的全面更新并没有制订时间表。2016 年，抗凝论坛（www.acforum.org）发布了一套关于 VTE 管理的专家共识指导文件，旨在为缺乏明确证据或相互矛盾的情况下，为实际日常的临床应用提供指导[21]。

北美和欧洲的心血管学会制订了进一步的指南和指导文件[22-32]。这些文件包含表格和图片，为临床的药物选择、剂量、禁忌证和后续治疗方案提供参考。对于癌症患者，美国临床肿瘤学会（American Society of Clinical Oncology，ASCO）和国家综合癌症网发布了关于癌症患者血栓性疾病管理的指南[33, 34]。国家综合癌症网每年对指南进行更新，并将其发布在他们的网站上（www.nccn.org）[34]。最后，抗凝论坛中心网站（www.excellence.acforum.org）[35] 作为强大的资源，为住院和门诊患者提供以患者和临床为重点的抗凝治疗工具包。该网站包含侧重于特定疾病状态、药物和临床情境的工具包。其中一些工具包会不断地被审查和更新（如 www.anticoagulationtoolkit.org）[36]。

这本书和线上资源可以作为各医疗机构制订方案和流程的依据，以及指导临床的个体化管理。当然，任何书籍或出版的文献都不能取代恰当的临床判断。这些工具是为了提供重要的证据和临床数据，可以指导临床医师做出决策，并确保高质量的患者管理。

四、探讨抗凝治疗的未来

如上所述，抗凝领域在过去半个世纪发生了巨大的变化。从 VKA 到 DOAC，从 UFH 到 LMWH，从个体临床管理到健全的抗凝管理服务（anticoagulation management service，AMS）的普及，这一领域一直在变化和发展，尽管如此，仍有许多工作要做。事实上，抗凝血药仍然是美国急诊科用药不良事件的主要原因[37]。地方和国家层面都需要努力提高抗凝管理的质量和安全。

在我们的介绍中叙述抗凝治疗的历史不仅仅是一项学术活动，而是提醒我们在预防和治疗血栓栓塞性疾病方面我们已经走了多远。未来有许多令人兴奋的可能性和一些需要克服的挑战。新药开发将继续为患者提供更多选择和便利，（希望）在疗效和不良反应之间找到更好的平衡。为了指导这一过程，监管机构（如 FDA）必须继续确保有高质量的证据指导他们的审查过程，避免不必要地阻挠或推迟这些药物进入市场。与此同时，医疗卫生系统必须继续应对因诊治越来越多有血栓栓塞并发症风险的患者而带来的财政支出的挑战。潜在的解决方案可能包括个体化治疗，提高治疗获益的可能性，以及重新设计我们的临床交付系统，以确保安全管理。在过去的数十年里发展起来的、在华法林管理方面拥有丰富专业知识的许多抗凝门诊，可能在非华法林治疗的抗凝管理中同样是必不可少的[38]。

这本书概述了抗凝治疗的现状和基础，在此基础上该领域必将继续发展。我们希望读者会发现本书是一个有用且可靠的参考工具。

参考文献

[1] Pearce JM. Johann Jakob Wepfer (1620-95) and cerebral hemorrhage. J Neurol Neurosurg Psychiatry. 1997;62:387.

[2] de Saint Pathus G. La vie et les Miracles de Saint Louis. Paris: Biblioth eque National de France.1271;1330–50.

[3] Galanaud J-P, Laroche J-P, Righini M. The history and historical treatments of deep vein thrombosis. J Thromb Haemost. 2013;11:402–11.

[4] Anning S. The historical aspects. In: Dodd H, Cockett F, editors. The pathology and surgery of the lower limbs. 2nd ed. Edinburgh: Churchill Livingston; 1976. p. 3–17.

[5] Hunter H. Observations on the inflammation of the internal coats of veins. Trans Soc Improv Med Chir Knowledge. 1793;1:18–41.

[6] Magner L. A history of medicine. New York: Marcel Dekker; 1992. 393 p.

[7] Howell H, Holt E. Two new factors in blood coagulation - heparin and pro-antithrombin. Am J Phys. 1918;47:328–41.

[8] Murray D, Jacques L, Perrett T, Best C. Heparin and the thrombosis of veins following injury. Surgery. 1937;2:163–87.

[9] Wardrop D, Keeling D. The story of the discovery of heparin and warfarin. Br J Haematol. 2008;474:757–63.

[10] Roderick L. The pathology of sweet clover disease in cattle. J Am Vet Med Assoc. 1929;74:314–25.

[11] Roderick L. A problem in the coagulation of blood: “sweet clover disease of cattle”. Am J Phys. 1931;96:413–25.

[12] Schofield F. The cause of a new disease in cattle stimulating hemorrhagic septicaemia and blackleg. J Am Vet Med Assoc. 1924;64:553–75.

[13] Whitlon D, Sadowski J, Suttie J. Mechanisms of coumarin action: significance of vitamin K epoxide reductase inhibition. Biochemistry. 1978;17(8):1371–7.

[14] Stahmann M, Huebner C, Link K. Studies on the hemorrhagic sweet clover disease. J Biol Chem. 1941;138:513–27.

[15] Wright I. Experience with anticoagulants. Circulation. 1959;19:110–3.

[16] Prandoni A, Wright I. The anti-coagulants, heparin and the dicoumarin 3,3′ methylene-bis (4-hydroxycoumarin). N Y Acad Med. 1942;18:433.

[17] Link K. The discovery of dicoumarol and its sequels. Circulation. 1959;19:97–107.

[18] Makaryus JN, Halperin JL, Lau JF. Oral anticoagulants in the management of venous thromboembolism. Nat Rev Cardiol. 2013;10(7):397–409.

[19] Guyatt GH, Akl EA, Crowther M, Gutterman DD, Schuunemann HJ. American college of chest physicians Antithrombotic T, et al. executive summary: antithrombotic therapy and prevention of thrombosis, 9th ed: American College of Chest Physicians

Evidence-Based Clinical Practice Guidelines. Chest. 2012;141(2 Suppl):7S–47S.

[20] Kearon C, Akl EA, Ornelas J, Blaivas A, Jimenez D, Bounameaux H, et al. Antithrombotic therapy for VTE disease: CHEST guideline and expert panel report. Chest. 2016;149(2):315–52.

[21] Ansell JE. Management of venous thromboembolism: clinical guidance from the Anticoagulation Forum. J Thromb Thrombolysis. 2016;41(1):1–2.

[22] Konstantinides SV, Torbicki A, Agnelli G, Danchin N, Fitzmaurice D, Galie N, et al. 2014 ESC guidelines on the diagnosis and management of acute pulmonary embolism. Eur Heart J. 2014;35(43):3033–69, 69a-69k.

[23] Heidbuchel H, Verhamme P, Alings M, Antz M, Diener HC, Hacke W, et al. Updated European Heart Rhythm Association Practical Guide on the use of non-vitamin K antagonist anticoagulants in patients with non-valvular atrial fibrillation. Europace. 2015;17(10):1467–507.

[24] Cohen H, Arachchillage DR, Middeldorp S, Beyer-Westendorf J, Abdul-Kadir R. Management of direct oral anticoagulants in women of childbearing potential: guidance from the SSC of the ISTH. J Thromb Haemost. 2016;14(8):1673–6.

[25] Martin K, Beyer-Westendorf J, Davidson BL, Huisman MV, Sandset PM, Moll S. Use of the direct oral anticoagulants in obese patients: guidance from the SSC of the ISTH. J Thromb Haemost. 2016;14(6):1308–13.

[26] Ruff CT, Ansell JE, Becker RC, Benjamin EJ, Deicicchi DJ, Mark Estes NA, et al. North American Thrombosis Forum, AF action initiative consensus document. Am J Med. 2016;129(5 Suppl): S1–S29.

[27] January CT, Wann LS, Alpert JS, Calkins H, Cigarroa JE, Cleveland JC Jr, et al. 2014 AHA/ACC/HRS guideline for the management of patients with atrial fibrillation: a report of the American College of Cardiology/American Heart Association Task Force on Practice Guidelines and the Heart Rhythm Society. Circulation. 2014;130(23):e199–267.

[28] Task Force Members, Lip GY, Windecker S, Huber K, Kirchhof P, Marin F, Document Reviewers, et al. Management of antithrombotic therapy in atrial fibrillation patients presenting with acute coronary syndrome and/or undergoing percutaneous coronary or valve interventions: a joint consensus document of the European Society of Cardiology Working Group on Thrombosis, European Heart Rhythm Association (EHRA), European Association of Percutaneous Cardiovascular Interventions (EAPCI) and European Association of Acute Cardiac Care (ACCA) endorsed by the Heart Rhythm Society (HRS) and Asia-Pacific Heart Rhythm Society (APHRS). Eur Heart J. 2014;35(45):3155–79.

[29] Verma A, Cairns JA, Mitchell LB, Macle L, Stiell IG, Gladstone D, et al. 2014 focused update of the Canadian Cardiovascular Society Guidelines for the management of atrial fibrillation. Can J Cardiol. 2014;30(10):1114–30.

[30] Sticherling C, Marin F, Birnie D, Boriani G, Calkins H, Dan GA, et al. Antithrombotic management in patients undergoing electrophysiological procedures: a European Heart Rhythm Association (EHRA) position document endorsed by the ESC Working Group Thrombosis, Heart Rhythm Society (HRS), and Asia Pacific Heart Rhythm Society (APHRS). Europace. 2015;17(8):1197–214.

[31] Heidenreich PA, Solis P, Estes NA 3rd, Fonarow GC, Jurgens CY, Marine JE, et al. 2016 ACC/AHA clinical performance and quality measures for adults with atrial fibrillation or atrial flutter: a report of the American College of Cardiology/American Heart Association Task Force on Performance Measures. J Am Coll Cardiol. 2016;68(5):525–68.

[32] Kirchhof P, Benussi S, Kotecha D, Ahlsson A, Atar D, Casadei B, et al. 2016 ESC Guidelines for the management of atrial fibrillation developed in collaboration with EACTS. Europace. 2016;18(11):1609–78.

[33] Lyman GH, Bohlke K, Khorana AA, Kuderer NM, Lee AY, Arcelus JI, et al. American Society of Clinical Oncology. Venous thromboembolism prophylaxis and treatment in patients with cancer: American Society of Clinical Oncology Clinical Practice Guideline update 2014. J Clin Oncol. 2015;33(6):654–6.

[34] Streiff MB, Holmstrom B, Ashrani A, Bockenstedt PL, Chesney C, Eby C, et al. Cancer-associated venous thromboembolic disease, version 1.2015. J Natl Compr Cancer Netw. 2015;13(9):1079–95.

[35] Anticoagulation forum centers of excellence. Website www.excellence.acforum.org.

[36] Anticoagulation toolkit on anticoagulation forum of excellence. Website www.anticoagulationtoolkit.org.

[37] Shehab N, Lovegrove MC, Geller AI, Rose KO, Weidle NJ, Budnitz DS. US emergency department visits for outpatient adverse drug events, 2013–2014. JAMA. 2016;316(20):2115–25.

[38] Barnes GD, Nallamothu BK, Sales AE, Froehlich JB. Reimagining anticoagulation clinics in the era of direct oral anticoagulants. Circ Cardiovasc Qual Outcomes. 2016;9(2):182–5.

第2章 华法林
Warfarin

Gregory C. Hadlock Allison E. Burnett Edith A. Nutescu 著
周 洲 译

临床病例

AG是一名63岁的女性，因气短4天来急诊科就诊。在她出现症状的3周前，曾发生左侧胫骨骨折，并长期制动。既往有2型糖尿病、高血压和4期慢性肾脏疾病（chronic kidney disease，CKD）病史，基线血清肌酐2.9mg/dl。最新的癌症筛查包括乳腺癌、结肠癌和宫颈癌均提示阴性。计算机断层扫描（computerized tomography，CT）显示双侧肺栓塞（pulmonary embolism，PE），患者开始进行肝素抗凝治疗，后转用华法林治疗3个月。

一、概述

直到最近，维生素K拮抗药（vitamin K antagonist，VKA）如华法林还是唯一可用于长期或延长抗凝治疗的口服抗凝血药。华法林对静脉血栓和动脉血栓的预防和治疗非常有效，但其缺点是治疗窗窄；与许多药物、疾病和食物存在相互作用；在治疗的过程中需要频繁监测和剂量调整[1-4]。过去，这些缺点易导致患者接受抗凝治疗不足[5]。虽然直接口服抗凝血药（direct oral anticoagulant，DOAC）因其更方便、更易使用而显著改变了抗凝治疗的方法，但华法林仍然是许多患者的主要抗凝治疗药物。因此，临床医师必须熟悉这种仍然广泛使用的药物。在这一章，我们将从药理学、临床效用和实践管理方面进行讨论以优化华法林治疗的安全性和有效性。

二、药理学

（一）作用机制

华法林是一种口服抗凝血药，发挥拮抗维生素K的作用。维生素K是肝脏产生维生素K依赖的凝血因子Ⅱ、Ⅶ、Ⅸ和Ⅹ，以及抗凝蛋白C和蛋白S过程中谷氨酸残基γ-羧化的重要辅助因子。华法林通过抑制维生素K环氧化物还原酶（VKOR）干扰维生素K的肝循环，该酶将维生素K环氧化物转化为维生素K。维生素K环氧化物的蓄积降低了维生素K的有效浓度，减少了功能性凝血因子的合成。功能性凝血因子Ⅱ、Ⅶ、Ⅸ和Ⅹ的浓度以其消除半衰期对应的速率逐渐降低（表2-1）。由于华法林对先前存在的功能性循环凝血因子没有影响，因此华法林的抗凝作用有延迟。开始华法林治疗或改变剂量后，需要5～7天才能达到抗凝稳定状态。蛋白C及其辅因子蛋白S也具有维生素K依赖性，这些蛋白被华法林消耗的速率取决

表2-1 维生素K依赖的凝血因子及蛋白的半衰期

凝血因子	半衰期（h）
Ⅱ（凝血酶原）	42～72
Ⅶ	4～6
Ⅸ	21～30
Ⅹ	27～48
蛋白C	9
蛋白S	60

于它们的消除半衰期。由于其半衰期较短，蛋白C活性比凝血因子Ⅱ、Ⅸ和Ⅹ下降更快，这可能导致华法林治疗前几天出现矛盾的高凝状态。控制这种情况应避免使用过量的华法林“负荷”剂量（如>10mg）（这可能会导致蛋白C急剧下降）和（或）在华法林开始使用的前5～7天内重叠给予肠外抗凝治疗[1, 3, 6]。

华法林是一种消旋混合物，由两种同分异构体（R型和S型）构成，每种异构体都具有独特的代谢途径、半衰期和药效。S异构体的效力是R异构体的3～5倍，具有较长的半衰期，主要由细胞色素P_{450}（CYP）2C9代谢；R异构体主要由CYP1A2和CYP3A4代谢。许多药物、草药和营养品通过选择性地抑制R异构体或S异构体的代谢与华法林产生相互作用（表2-2和表2-3）。代谢的差异，以及疾病和（或）药物引起的代谢改变是个体对华法林的初始反应和维持剂量不同的主要原因。CYP2C9基因表达影响华法林的代谢率，从而影响达到特定治疗终点的华法林剂量[7]。VKORC1基因表达的变异（编码维生素K环氧化还原酶复合物亚基1的基因）也会影响服用华法林患者的剂量[7]。结合CYP2C9基因型和VKORC1单倍型的基因检测以及临床和人口信息，利用已经开发和研究的给药算法，可以预测患者的华法林剂量。登录www.warfarindosing.org，通过华法林预测剂量模型公式，可以计算华法林的个体预测剂量[8]。在不同的人群中，这些基因多态性分布频率各不相同。目前的证据不支持常规使用基因信息来指导华法林给药，因为没有证据表明它比使用临床信息和剂量列线图更有意义[9]。

表2-2　具有临床意义的华法林药物相互作用[a]

增加抗凝作用（↑INR）	降低抗凝作用（↓INR）	增加出血风险
• 酗酒 • 别嘌呤醇 • 胺碘酮 • 阿奇霉素 • 复方新诺明 • 环内沙星 • 西酞普兰 • 克拉霉素 • 氯贝酸盐 • 达那唑 • 双硫仑 • 多西环素 • 红霉素 • 非诺贝特 • 氟康唑 • 氟尿嘧啶 • 氟西汀 • 氟伏沙明 • 吉非贝齐 • 异烟肼 • 伊曲康唑 • 左氧氟沙星 • 洛伐他汀 • 甲硝唑 • 咪康唑 • 新霉素 • 奥美拉唑 • 保泰松 • 吡罗昔康 • 普罗帕酮 • 舍曲林 • 辛伐他汀 • 磺胺甲噁唑 • 磺吡酮 • 他莫昔芬 • 睾酮 • 四环素 • 维生素E • 伏立康唑 • 扎鲁司特	• 硫唑嘌呤 • 巴比妥 • 卡马西平 • 考来烯胺（消胆胺） • 双氯西林 • 灰黄霉素 • 萘夫西林（乙氧萘青霉素） • 苯妥英 • 普里米酮 • 利福平 • 利福布汀 • 硫糖铝 • 维生素K	• 阿昔单抗 • 阿加曲班 • 阿司匹林 • 比伐卢定 • 氯吡格雷 • 达肝素 • 达那肝素钠 • 双嘧达莫（潘生丁） • DOAC • 依诺肝素 • 依替巴肽 • 磺达肝癸钠 • 非甾体类抗炎药 • 普拉格雷 • 替格瑞洛 • 噻氯匹定 • 替罗非班 • 肝素

INR. 国际标准化比值
a. 表格所列未详尽

（二）药代动力学

1. 吸收　华法林几乎具有100%的口服生物利用度，可在胃肠道（gastrointestinal，GI）快速吸收。华法林血浆浓度峰值出现在90min以内[10, 11]。

2. 分布　华法林约99%与血浆白蛋白结合，导致其相对较小的分布容积（volume of distribution，Vd）为0.14L/kg[11]。此外，由于其广泛的蛋白结合，华法林表现出非线性药代动力学特征，剂量的小调整即可导致抗凝反应的较大变化[1]。

3. 代谢　外消旋性华法林的平均血浆半衰期约为40h（范围为15～60h）。华法林在肝脏中通过CYP 1A2、3A4、2C9、2C19、2C8和2C18等同工酶广泛代谢。由于这些同工酶的遗传变异，华法林的肝脏代谢在不同患者之间存在很大差异，这可能导致患者间用药剂量存在巨大差异[1, 3, 4, 10, 11]。

4. 清除　华法林及其代谢物主要通过尿液排出[3, 10, 11]。肾脏损害对华法林药效学没有直接影响，因为这些代谢物很少或无抗凝活性。但肾脏损害可使CYP2C9功能减弱，导致华法林蓄积，从而增强其作用[10]。

表 2–3　可能与华法林产生相互作用的草药和营养品[a]

增加抗凝作用（出血风险增加或↑INR）		降低抗凝作用（↓INR）
• 山金车萃取 • 当归 • 茴香 • 阿魏 • 睡菜 • 琉璃苣籽油 • 菠萝蛋白酶 • 辣椒 • 芹菜 • 洋甘菊 • 丁香 • 丹参 • 南非钩麻 • 当归 • 胡芦巴 • 甘菊 • 大蒜 • 姜	• 银杏 • 七叶树 • 甘草 • 圆叶当归根提取物 • 绣线菊 • 洋葱 • 木瓜蛋白酶 • 欧芹 • 西番莲 • 杨树 • 苦木 • 红三叶草 • 芸香 • 草木樨 • 姜黄 • 维生素 E • 柳皮	• 辅酶 Q10 • 人参 • 绿茶 • 圣约翰草

INR. 国际标准化比值
a. 表格所列未详尽

（三）药效动力学

华法林的抗凝作用与血浆中维生素 K 依赖凝血因子的耗竭有关，表现为 INR 的升高，而 INR 对Ⅶ因子的降低极为敏感。华法林的抗凝效果依赖于血浆中凝血酶原（因子Ⅱ）和因子Ⅹ的消耗，而由于其较长的半衰期使得在华法林给药后至少 5～7 天才开始显效。由此产生重要的临床问题，在可能达到治疗 INR 的最初数天内（在华法林剂量过高的情况下，因子Ⅶ的快速损耗），凝血酶原和因子Ⅹ水平仍接近正常，患者有复发急性血栓的风险。这是一些急性事件患者与肠外抗凝血药重叠 5 天给药的理论依据，即使 INR 在第 5 天之前达到目标范围仍需重叠给药[1, 3, 10]。在治疗的前几天内 INR 的快速增加需要减少华法林的剂量，以防止在治疗早期出现超过治疗范围的 INR 值。通过其抗栓的作用，华法林减少了急性 VTE 血栓延展的可能性，降低了其他疾病如房颤血栓栓塞的风险。

三、临床效应

作为 60 多年来唯一的口服抗凝血药，华法林被广泛应用于各种疾病状态和条件下的血栓栓塞事件的治疗和预防。在过去的 10 年中，DOAC 的出现，包括因子Ⅹa 抑制药阿哌沙班、艾多沙班和利伐沙班，以及直接凝血酶抑制药（direct thrombin inhibitor，DTI）达比加群，为患者和临床医师开启了口服抗凝血药选择的新时代。虽然华法林的研究和经验超过 DOAC，但这些非 VKA 的出现显著而迅速地改变了抗凝治疗格局，导致华法林的应用下降[12, 13]。一些大型随机对照试验和 Meta 分析显示，DOAC 在非瓣膜性心房颤动（non-valvular atrial fibrillation，NVAF）和静脉血栓栓塞（venous thromboembolism，VTE）治疗中与华法林等效，且具有更好的安全性[14, 15]。重要的是，这些结果已在数项Ⅵ期、真实世界研究中得到证实[16–23]。基于这些发现，在一些国家和国际 NVAF 的指南中，DOAC 被列为与华法林同等或更好的选择[24, 25]，并且是 VTE 的首选治疗方法[26]。此外，DOAC 更方便、更容易使用、患者满意度更高[27–29]。表 2–4 比较了华法林和 DOAC 的特性。

并非所有患者都可接受 DOAC 的治疗[30]。华法林自 20 世纪 50 年代批准以来，已广泛用于多种临床适应证，患者和临床医师积累的经验是其显著的优势。因此，在许多人群中，华法林可能继续发挥其重要作用。表 2–5 列出了非最佳 DOAC 候选患者的特征，可能仍需要华法林的治疗。

四、实践管理

无论在何种环境下对抗凝患者进行管理，最佳实践建议是，“抗凝治疗应以系统和协调的方式进行，其中包括患者教育、系统 INR 检测、追踪、随访和患者沟通结果及给药剂量的决定”[2]。结构化抗凝治疗管理服务（如抗凝门诊）已被证明可以提高华法林治疗的有效性和安全性，推荐患者接受专业的抗凝治疗管理服务[33]。

（一）患者的参与和教育

患者教育是华法林治疗的重要组成部分。有报道称，当患者负责、理解并坚持抗凝治疗计划管理时，预后会得到改善[1, 2, 34]。联合委员会等国家监管机构授权医院对患者和家庭在患者出院前就华法林治疗的关键要素进行教育，包括但不限于后续监测、依从性、相互作用和潜在不良事件的管理[35]。对患者和护理人员进行抗凝教育的有效方法包括与经过培训的专业人员进行面对面的互动、小组培训、音像资源和（或）使用书面材料。关于华法林的教育有几个网络资源，包括来自医疗保健研究与质量（Agency

表 2–4　口服抗凝血药的药代动力学和药效学比较

	华法林	达比加群	利伐沙班	阿哌沙班	艾多沙班
靶标	Ⅱa，Ⅶa，Ⅸa，Ⅹa	Ⅱa	Ⅹa	Ⅹa	Ⅹa
前体药	否	是	否	否	否
生物利用度（%）	80～100	6.5（pH 敏感）	80	50	62
分布容积（L）	10	50～70	50	23	>300
峰值	4～5 天	1.5～3h	2～4h	1～3h	1～2h
半衰期[a]	40h	12～17h	5～9h	9～14h	10～14h
肾脏清除	没有	80%	33%	25%	35%～50%
蛋白结合（%）	>99	35	90	87	55
可透析	否	是	否	否	有可能
药物相互作用	较多	P-gp	CYP3A4，P-gp	CYP3A4，P-gp	P-gp
常规凝血监测	是	否	否	否	否
拮抗药	维生素 K	依达赛珠单抗	否	否	否
实验室监测	INR	aPTT* TT，dTT，ECT*	PT* 抗Ⅹa	抗Ⅹa	抗Ⅹa
饮食相互作用 / 注意事项	较多	无	治疗剂量与食物一起服用	无	无

P-gp. P– 糖蛋白；INR. 国际标准化比值；aPTT. 活化部分凝血活酶时间；TT. 凝血酶时间；dTT. 稀释凝血酶时间；ECT. 蝰蛇毒凝血时间；PT. 凝血酶原时间

*. 仅供定性评估，与药效学效果没有关联；a. 肾功能正常情况下

for Healthcare Research and Quality，AHRQ）机构的视频“用血液稀释剂保持活跃和健康”（https://www.ahrq.gov/patients-consumers/diagnosis treatment/treatments/btpills/stayactive.html）[36]。

向患者提供的教育应达到适当的卫生知识和阅读水平，并以患者喜欢的沟通方式进行。使用开放式问题的“teach back”方法有助于评估患者的理解程度，应常规使用。治疗开始时应讨论关键问题，并在每次就诊时加强教育[37]（表 2–6）。

（二）初始剂量

当开始华法林治疗时，预测患者最终需要的精确维持剂量是具有挑战性的。华法林的剂量反应受多因素影响，其中包括患者的遗传特征，如年龄和基因，以及药物、饮食、疾病状态的相互作用和临床状态（表 2–7），这些都应该在决定给药剂量时加以考虑。

在开始治疗前，应评估患者抗凝治疗的禁忌证（表 2–8）和大出血的危险因素（表 2–9）。临床医师应进行完整的用药史问询，其中包括处方药物、非处方药物，以及任何草药、补充剂的使用，以发现可能影响华法林剂量的相互作用因素（表 2–2 和表 2–3）。应在患者首次就诊时简要回顾食物中的维生素 K 含量，以及每周维持维生素 K 稳定摄入量，并在以后的患者随访中加强这些问题的汇总（表 2–10）。

由于华法林不遵循线性动力学反应，小剂量的调整即可导致抗凝治疗的较大变化[3, 10]。因此，华法林剂量必须通过频繁的临床和实验室监测来确定，以剂量列线图进行指导调整[38–41]。表 2–11 显示了以华法林 5mg 或 10mg 为起始剂量的剂量列线图指导调整的例子。当患者的基因型未知时，无法获知最佳华法林初始剂量，大多数患者可以每日 5mg（我国患者的初始剂量在 2.5～3mg）作为起始剂量，后续剂量根据 INR 来确定。年轻（<55 岁）和其他方面健康的患者可以安全地使用更高的华法林起始剂量（如 7.5mg 或 10mg）。相反，更保守的起始剂

表 2-5　应考虑华法林治疗而非 DOAC 的患者[4]

特　征	评论 / 理由
依从性不佳	DOAC 半衰期短，漏服后发生不良事件的风险高，而华法林的半衰期较长（约 40h vs. 约 12 h），错过剂量导致抗凝效果波动较小
显著 DOAC 药物相互作用	华法林药物相互作用可通过增加 INR 监测频率和剂量调整来管理。对于 DOAC，没有常规、可用的实验室检测来帮助监测可能的药物相互作用中蓄积或暴露不足的情况
肾功能或肝功能减退	DOAC 部分依赖于肾脏排除，肾功能不全时产生药物蓄积，而当前没有常规可用的实验室检测来帮助监测可能的药物蓄积情况。在没有更多的数据之前，华法林是严重肾功能损害患者的首选口服抗凝血药。在有明显肝损害的患者中，与 DOAC 相比，华法林（通过 INR 检测）可能更容易评估抗凝状态和药物蓄积
经济限制	与 DOAC 相比，华法林（及其相关监测）对患者的经济影响较小。所有患者在处方前应评估治疗期间所需药物的可获得情况
心脏机械瓣膜	RE-ALIGN 试验[31] 因服用达比加群患者血栓栓塞和出血事件的风险高于华法林而提前终止，基于该试验的阴性结果，机械心脏瓣膜患者应接受华法林治疗
抗凝适应证或 DOAC 尚未得到充分研究的患者群体	包括但不限于 • 抗磷脂综合征 • 癌症相关的 VTE • 极端体重（＜50kg 或＞120kg） • NVAF 或 VTE 以外的适应证 • 需要同时进行双重抗血小板治疗 • 妊娠期 • 哺乳期 • 儿科 在获得更多数据之前，上述患者群体应尽可能接受常规抗凝治疗，如华法林或低分子肝素
患者意愿倾向于华法林而非 DOAC	• 目前有多种口服抗凝血药可供选择，必须与患者、家属和看护人员充分沟通，共同决策 • 有些患者可能更喜欢华法林治疗和相关的常规监测 • 有些患者可能担心缺乏Ⅹa 因子抑制药（如阿哌沙班、艾多班和利伐沙班）的拮抗药 • 虽然有证据表明，尽管没有拮抗药[32]，但 DOAC 在出血结局和死亡率方面优于华法林，但为了优化依从性，必须考虑患者的偏好

DOAC. 直接口服抗凝血药；INR. 国际标准化比值；VTE. 静脉血栓栓塞；NVAF. 非瓣膜性心房颤动

表 2-6　华法林患者教育的关键要素

- 识别华法林的通用名称和品牌名称
- 需要抗凝治疗的原因
- 预期治疗时间
- 剂量和给药
- 视觉识别华法林片的强度和颜色
- 如果漏掉了剂量该怎么处理
- INR 监测的重要性以及药物和预约的依从性
- 识别出血和血栓栓塞的体征和症状
- 如果发生出血或血栓栓塞，该怎么办
- 识别影响华法林剂量要求的疾病状态的体征和症状
- 可能与处方药和非处方药及天然 / 草药相互作用
- 饮食方面的考虑和饮酒
- 避免妊娠
- 告知其他医疗保健提供者已经开始服用华法林的重要性
- 获得和佩戴医疗警报手镯或项链说明他们正在接受抗凝治疗的重要性
- 何时、何地及由谁来进行随访

INR. 国际标准化比值

量（如＜5mg）应用于可能对华法林更为敏感的患者，包括老年患者（≥75 岁）；心力衰竭、肝病或营养不良的患者；正在服用可能存在相互作用的处方、草药或非处方药的患者（表 2-2 和表 2-3）或有较高出血风险的患者[1, 2, 10]。应避免负荷剂量的华法林（如≥15mg），因为它们可能导致一种假象，即在 2～3 天内即可达到治疗性 INR 范围，但可导致未来用药过量[2, 4]。

（三）维持剂量

当患者的 INR 超出范围时，需要调整华法林的剂量。表 2-12 描述了常规强度（INR 目标值 2.0～3.0）和高强度（INR 目标值 2.5～3.5）维持治疗剂量调整建议的方法。一般来说，每日总剂量（或每周总剂量）的 5%～20% 的调整是合适的，以达到治疗范

表 2-7 华法林与疾病状态和临床状况的相互作用

临床状况	对于华法林治疗的影响
高龄	由于维生素 K 存储减少和（或）维生素 K 依赖凝血因子血浆浓度降低（随着时间推移肝功能下降），华法林敏感性增加
妊娠期	致畸性；在妊娠期间尽可能避免接触
哺乳期	不通过母乳排泄；可供哺乳期母亲产后使用
酒精	• 急性摄入：抑制华法林代谢，伴有急性 INR 升高 • 慢性摄入：诱导华法林代谢，需要更高的剂量
肝功能损伤	• 可能通过降低凝血因子的产生导致凝血功能障碍，导致 INR 基线升高 • 可能减少华法林清除
肾功能损伤	降低 CYP2C9 活性，降低华法林剂量要求
心力衰竭	因合并充血性肝病导致华法林代谢降低
心脏瓣膜置换术	术后由于低白蛋白血症、口服摄入量降低、体力活动减少和体外循环后凝血因子浓度降低，对华法林的敏感性增强
营养状况	• 膳食维生素 K 摄入量的变化（有意或疾病、手术等的结果）改变对华法林的反应 • 血清白蛋白水平降低会增强华法林的作用
使用饲管	华法林敏感性降低，可能是由于华法林与饲管结合，吸收变化，或营养补充剂中的维生素 K 含量
甲状腺疾病	• 甲状腺功能减退：凝血因子分解代谢减少，需要增加剂量 • 甲状腺功能亢进：凝血因子分解代谢增加，导致华法林敏感性增加
吸烟	• 吸烟：可能诱导 CYP1A2，增加华法林剂量要求 • 咀嚼烟草：可能含有维生素 K，增加华法林剂量要求
发烧 / 活动性感染	凝血因子分解代谢增加，导致 INR 急性升高
痢疾	肠道菌群减少维生素 K 的分泌，以及维生素 K 从肠道的冲洗增加，导致 INR 的急性增加
恶性肿瘤	多因素（药物相互作用、吸收改变等）增加华法林敏感性

INR. 国际标准化比值

围[1, 2, 10, 44]。因为华法林不遵循线性动力学，小剂量的调整即可导致 INR 发生较大变化，因此，不建议大剂量的调整（即超过每周总剂量的 20%）。维持剂量准则仅适用于已达到稳定剂量而未处于治疗起始阶段的患者（表 2-12）。

表 2-8 华法林的禁忌证[1, 2]

一般情况
• 活动性出血 • 血友病或其他出血性倾向 • 严重肝病，基线 INR 升高 • 严重血小板减少症［血小板计数<20×10^3/mm^3（20×10^9/L）］ • 恶性高血压 • 无法严密监督和监控治疗 • 华法林过敏 • 妊娠期 • 紫趾综合征病史 • 无法获得后续 INR 测量 • 不适当的药物使用或生活方式

INR. 国际标准化比值

表 2-9 华法林治疗时大出血的危险因素[42]

- 抗凝强度（如 INR>5.0，aPTT>120s）
- 治疗初期（最初的几天或几周）
- 不稳定的抗凝反应
- 年龄>65 岁
- 同时使用抗血小板药物
- 同时使用非甾体抗炎药
- 胃肠出血史
- 近期的手术或创伤
- 跌倒 / 外伤风险高
- 酗酒
- 肾功能不全
- 肝损伤
- 脑血管疾病
- 恶性肿瘤

aPTT. 活化部分凝血活酶时间；INR. 国际标准化比值

（四）管理

华法林应在每天同一时段服用，每天 1 次。在临床实践中，患者经常被鼓励在每天晚上服用华法林，以便于日间门诊确定其剂量变化。华法林可以研碎后通过饲管给药[11]，但是，通过这种给药途径的生物利用度会显著降低，需要增加剂量。

（五）监测

在任何抗栓治疗（包括华法林）开始之前，有必要对基线凝血状态进行评估。临床医师应获得血小板计数、血红蛋白（Hgb）和（或）红细胞压积（Hct）的基线值，并通过凝血酶原时间（prothrombin time，PT）和活化部分凝血活酶时间（partial thromboplastin time，aPTT）来评估外源和内源凝血途径的完整性。

由于华法林治疗窗窄，且患者之间差异较大，

表 2-10 食品中维生素 K 的含量 [a]

非常高（> 200μg）	高（100 ～ 200μg）	中（50 ～ 100μg）	低（< 50μg）
• 抱子甘蓝	• 罗勒	• 绿苹果	• 红苹果
• 鹰嘴豆	• 西兰花	• 芦笋	• 牛油果
• 芥蓝菜	• 菜籽油	• 卷心菜	• 豆类
• 香菜	• 细香葱	• 菜花	• 面包和谷类
• 莴苣菜	• 卷心菜沙拉	• 蛋黄酱	• 胡萝卜
• 羽衣甘蓝	• 黄瓜（未剥皮的）	• 开心果	• 芹菜
• 生菜（红叶）	• 葱	• 西葫芦	• 麦片
• 欧芹	• 奶油生菜		• 咖啡
• 菠菜	• 芥菜		• 玉米
• 唐莴苣	• 豆油		• 黄瓜（去皮）
• 红茶			• 乳制品
• 绿茶			• 鸡蛋
• 萝卜叶			• 水果
• 西洋菜			• 莴苣、冰山莴苣
			• 肉、鱼、家禽
			• 意大利面
			• 花生
			• 豌豆
			• 土豆
			• 大米
			• 番茄

a. 每 100g（3.5 盎司）食品中维生素 K 的含量

因此需要经常进行实验室监测，以确保最佳结果和减少并发症。PT 检测凝血因子Ⅱ、Ⅶ和Ⅹ的生物活性，最初是监测华法林抗凝作用最常用的试验。然而，人们发现，在不同的参考实验室中，凝血活酶试剂的敏感性存在巨大差异，所测的 PT 结果不同，这可能导致不恰当的临床决策[1, 2, 10]。在 20 世纪 80 年代早期，世界卫生组织（World Health Organization，WHO）开发了一个系统来标准化检测结果。所有市售的凝血活酶与国际参考凝血活酶进行比较，然后被赋予国际敏感度指数（international sensitivity index，ISI）。该国际敏感度指数用于将 PT 结果转换为国际标准化比值（international normalized ratio，INR），即 PT 比值的 ISI 次幂［INR=（PT 患者 /PT 正常均数）^{ISI}］，ISI 的国际参考凝血活酶的 ISI 值为 1.0。因此，INR 已成为国际公认的监测华法林治疗的指标。

每位患者的目标 INR 基于华法林治疗的适应证[2, 10]。INR 的治疗范围最初是经验性提出的，其后被许多大型前瞻性研究证实[10]。标准强度华法林治疗被定义为目标 INR 为 2.5（范围 2.0～3.0），适用于大多数需要预防和（或）治疗血栓栓塞性疾病的临床情况。高强度华法林治疗用于机械瓣置换和某些部位血栓复发的患者（尽管有足够的抗凝），其目标 INR 为 3.0（范围 2.5～3.5）[2, 10]。

华法林开始治疗后的第 1 周，应至少每 2～3 天监测 1 次 INR。达到稳定状态后，可以减少 INR 监测的频率，前 1～2 周每周 1 次，然后每 2 周 1 次，最后每个月 1 次。非常稳定的患者可以每 12 周进行 1 次监测。积极性高、经过培训的患者可以使用经批准的 INR 检测设备（POCT）在家中进行检测或管理[2, 10]。

在每次问诊中，应使用开放式问题询问患者是否存在可能影响 INR 的任何因素，其中包括一般健康状况、相互作用药物的使用情况、依从性、饮食差异和任何出血或止血的问题。华法林剂量的调整不仅要考虑 INR 的结果，还要考虑患者相关因素。

表 2-11 灵活的华法林起始剂量列线图 [43]

天	INR	10mg 起始剂量	5mg 起始剂量
1		10mg	5mg
2	<1.5	7.5～10mg	5mg
	1.5～1.9	2.5mg	2.5mg
	2.0～2.5	1.0～2.5mg	1～2.5mg
	>2.5	0	0
3	<1.5	5～10mg	5～10mg
	1.5～1.9	2.5～5mg	2.5～5mg
	2.0～2.5	0～2.5mg	0～2.5mg
	2.5～3.0	0～2.5mg	0～2.5mg
	>3.0	0	0
4	<1.5	10mg	10mg
	1.5～1.9	5～7.5mg	5～7.5mg
	2.0～3.0	0～5mg	0～5mg
	>3.0	0	0
5	<1.5	10mg	10mg
	1.5～1.9	7.5～10mg	7.5～10mg
	2.0～3.0	0～5mg	0～5mg
	>3.0	0	0
6	<1.5	7.5～12.5mg	7.5～12.5mg
	1.5～1.9	5～10mg	5～10mg
	2.0～3.0	0～7.5mg	0～7.5mg
	>3.0	0	0

INR. 国际标准化比值

（六）华法林和其他抗凝血药之间的转换

如果需要从华法林过渡到 DOAC 或其他非口服抗凝血药，建议停止使用华法林，观察 INR 的趋势，一旦 INR<2.5 并呈下降趋势，即可开始使用新的抗凝血药 [30]。

如果从 DOAC 或非静脉抗凝血药过渡到华法林，则应考虑患者潜在的血栓栓塞风险。如果患者正处于急性血栓事件，DOAC 应与华法林至少重叠 3 天，直到 INR>2.0。由于 DOAC 会影响 INR，对于从 DOAC 过渡的患者来说，在下一次服用 DOAC 之前检测 INR 是非常必要的，可以减少实验室之间误差的干扰。快速作用的肠外抗凝血药，如低分子肝素，应与华法林至少重叠 5 天，直到 INR>2.0。如果患者没有发生急性血栓性事件，合理的做法是停止 DOAC 或肠外抗凝血药，并根据患者的临床特征和当前的状态，以适当的剂量开始启用华法林。

（七）择期手术前后华法林的管理

围术期华法林管理时，首先的问题应该是“患者是否需要中断华法林的治疗？”微创手术，如小型的牙科手术、白内障手术、胸管拔除、导管消融、小型的皮肤科手术等，并非一定需要中断华法林治疗 [4, 45, 46]。对于更具侵入性的手术，可能有必要暂时中断华法林治疗以减轻出血风险。根据专家建议，在过去 20 年里，对需要暂时中断华法林治疗的患者采用“桥接策略”的做法较为普遍。在手术前几天暂停使用华法林以抵消抗凝作用，然后在手术前后使用短效的抗凝血药（最常见的 LMWH），以尽量缩短患者处于抗凝治疗不足水平的时间。然而，最近的回顾性和前瞻性研究发现桥接与大出血的高风险相关，而且也不能显著减少血栓栓塞事件 [47-49]。

因此，除了血栓栓塞风险最高的患者外 [50]，桥接治疗的模式发生了转变。血栓栓塞风险最高的患者包括在过去 3 个月内发生血栓栓塞事件的患者、机械心脏瓣膜患者、已知的强易栓倾向患者（如 APS）、反复发生血栓栓塞事件的患者或停用华法林期间发生过血栓栓塞事件的患者。对于非高血栓栓塞风险的患者，不推荐使用桥接治疗 [4, 45, 46, 50]。如果患者被认为有血栓栓塞事件的高风险，必须仔细权衡他们的个人出血风险以及手术本身的出血风险。如果出血风险大于血栓栓塞风险，放弃桥接可能是合理的。对于高血栓栓塞风险的患者，桥接策略是在择期手术中使用的，应该以标准化的方式进行。例如，华法林应在手术前 4～5 天停止，但对于一些可以接受残余抗凝活性的微创手术，可能需要的停药时间更短（即 2～3 天）。治疗剂量的低分子肝素应在手术前 2～3 天开始，并在手术开始前≥24h 停止。手术前 1 天，应检查 INR，以确保其达到手术的目标值。如果 INR 高于目标值，可以给予低剂量口服维生素 K 1～2.5mg（更多信息见下面的逆转部分）。如果患者血流动力学稳定，没有进一步的侵入性操作，应在手术当晚恢复华法林治疗。低出血风险手术应在术后 24h 内开始低分子肝素治

表 2-12 华法林维持剂量列线图

目标 INR 2.0～3.0	调 整	目标 INR 2.5～3.5
INR<1.5	• 增加 10%～20% 的维持剂量 • 考虑 1.5～2 倍每日维持剂量的增强剂量 • 如果导致 INR 降低的因素被认为是短暂的（如错过华法林剂量），则考虑恢复先前的维持剂量	INR<2.0
INR 1.5～1.8	• 增加 5%～15% 的维持剂量 • 考虑 1.5～2 倍每日维持剂量的增强剂 量 • 如果导致 INR 降低的因素被认为是短暂的（如错过华法林剂量），则考虑恢复先前的维持剂量	INR 2.0～2.3
INR 1.8～1.9	• 如果最后 2 次 INR 在范围内，则无须调整剂量，如果没有明确解释 INR 超出范围，以及临床医师的判断，INR 并不代表患者血栓栓塞风险增加 • 如需调整用量，增加 5%～10% • 考虑 1.5～2 倍每日维持剂量的增强剂量 • 如果导致 INR 降低的因素被认为是短暂的（如错过华法林剂量），则考虑恢复先前的维持剂量	INR 2.3～2.4
INR 2.0～3.0	理想范围——无须调整	INR 2.5～3.5
INR 3.1～3.2	• 如果最后 2 次 INR 在范围内，如果没有明确解释 INR 超出范围，以及临床医师的判断，INR 并不代表患者出血风险的增加，则无须调整剂量 • 如需调整用量，减少 5%～10% • 如果导致 INR 升高的因素被认为是短暂的（如急性酒精摄入），则考虑恢复先前的维持剂量	INR 3.6～3.7
INR 3.3～3.4	• 减少 5%～10% 的维持剂量 • 如果导致 INR 升高的因素被认为是短暂的（如急性酒精摄入），则考虑恢复先前的维持剂量	INR 3.8～3.9
INR 3.5～3.9	• 考虑停用 1 次 • 减少 5%～15% 的维持剂量 • 如果导致 INR 升高的因素被认为是短暂的（如急性酒精摄入），则考虑恢复先前的维持剂量	INR 4.0～4.4
4.0≤INR<9.0，未出血	• 停用至 INR<治疗范围上限 • 减少 5%～20% 的维持剂量 • 如果导致 INR 升高的因素被认为是短暂的（如急性酒精摄入），则考虑恢复先前的维持剂量 • 如果患者被认为有明显出血风险，可考虑口服低剂量维生素 K 1～2.5mg	INR≥4.5 但<9.0，未出血
INR≥9.0，未出血	• 停用至 INR<治疗范围上限 • 口服维生素 K 2.5～5mg • 减少 5%～20% 的维持剂量 • 如果导致 INR 升高的因素被认为是短暂的（如急性酒精摄入），则考虑恢复先前的维持剂量	INR≥9.0，未出血

INR. 国际标准化比值

疗，高出血风险手术应在术后 48～72h 内开始低分子肝素治疗，直至 INR 治疗达标[4, 46]。在增加治疗剂量之前，先使用预防性剂量的低分子肝素 24～48h，是减少术后 DVT 风险的合理方法[49]。

有关华法林在紧急或紧急手术情况下的管理，请参阅下面的逆转部分。

五、不良反应

（一）皮肤坏死

华法林导致的皮肤坏死是一种极为罕见但严重的不良反应，使用华法林治疗的患者发生率为 0.1%[51]。它表现为在华法林治疗的第 1 周内出现茄子色的皮肤病变或黄斑丘疹，通常发生在腹部、臀部和乳房等脂肪区域。由于皮下脂肪内的微血管血栓形成，病变可能进展为明显的坏死，伴有黑色和焦痂。接受华法林强负荷剂量或蛋白 C、蛋白 S 缺乏的患者发生这种并发症的风险最高[52]。在这些患者中，华法林治疗早期，在维生素 K 依赖的凝血因子消耗之前，蛋白 C 的快速消耗会导致促凝和抗凝活性的失衡，导致初始的高凝状态和血栓形成。华法林启动时给予适当的肝素和（或）避免强负荷剂量的华法林可以防止早期高凝状态的发展。

发生皮肤坏死的患者，应立即停止华法林的治疗。但对于没有其他可选择抗凝血药的患者仍需治疗或预防血栓栓塞性疾病时，后续的华法林治疗并不一定是禁忌。对于有蛋白C或蛋白S缺乏且有皮肤坏死史的患者，如果不适合使用替代抗凝血药，在肝素治疗情况下华法林可以从低剂量重新开始。肝素治疗应维持到INR在治疗范围内至少72h[51, 52]。

（二）紫趾综合征

紫趾综合征是华法林的另一种罕见的不良反应。患者通常在服用华法林后1～2个月出现脚趾发紫、疼痛变色，压迫时发白，抬高时褪色的症状。该综合征的病理生理学与动脉粥样硬化斑块胆固醇微栓塞导致的动脉阻塞有关。由于胆固醇微栓塞与肾衰竭和死亡相关，对于发生紫趾综合征的患者，应该停止华法林治疗，使用替代抗凝血药[53]。

（三）其他不良反应

其他已报道的华法林不良反应还包括脱发、钙过敏症和超敏反应[11]。对于钙过敏症，应考虑选择其他抗凝血药，因为华法林被认为可以增加终末期肾病的这种危及生命的皮肤并发症。偶尔，患者对华法林药片的色素过敏。在这些情况下，如果没有其他可行的抗凝血药选择，白色、无染料的10mg华法林片剂可用于适当的剂量分割(如1/2片可以作为5mg剂量)。

（四）出血

与其他抗凝血药类似，华法林的主要不良反应是出血[42]。华法林相关出血的发生率在治疗的前几周似乎最高，每年从1%～10%不等，其中胃肠道是最常见的出血部位[54]。颅内出血（intracranial hemorrhage，intracerebral hemorrhage，ICH）是最令人担忧的出血并发症，因为它与高发病率和死亡率相关[55]。提醒患者服用华法林会增加皮肤瘀斑、伤口出血时间延长、月经量增加和偶尔流鼻血的可能性，这点很重要。严重出血需要医疗机构评估潜在干预措施，并评估出血是由于华法林治疗还是其他原因（如癌症、受伤等）。严重出血的症状和体征需要医治，其中包括呕血、黑色和柏油状大便、大便或尿液中出现的鲜红色血液、精神状态改变、严重头痛、出血不止和头部受伤。虽然出血的风险因素很多（表2–7），但最大的出血风险因素是抗凝强度[1, 42]。已经开发了许多临床工具来评估患者的出血风险（包括常用的HAS-BLED评分）[56, 57]。出血风险评分决不能作为避免使用抗凝治疗的唯一原因。相反，应常规使用此类临床工具来识别、修改和（或）消除可能导致抗凝血药相关出血的任何因素（如可能不必要的联合抗血小板治疗）。越来越多的证据表明，在患者经历严重出血后，恢复抗凝治疗和避免血栓栓塞事件的益处远远大于复发出血的风险。因此，大多数患者应该重新开始治疗。恢复抗凝治疗的时间不等，取决于出血部位和抗凝指征。在大多数情况下，在14～30天恢复是合理的，但根据临床情况和患者倾向可能有所不同[58]。抗凝治疗的风险与获益必须通过临床医师和患者或护理人员共同决策的方式动态评估。

六、逆转

在临床上会有需要华法林逆转的情况，如严重紊乱的INR、紧急或突发的手术，或有明显的出血事件[42]。可以通过停用华法林、服用拮抗药维生素K、用新鲜冰冻血浆（fresh frozen plasma，FFP）或凝血酶原复合物浓缩物（prothrombin complex concentrate，PCC），以及联合应用这些方法来逆转华法林[10, 11, 59, 60]。逆转策略应基于患者临床状态的严重程度和逆转的速度。华法林的逆转应谨慎，仅在特定的临床情况下进行，因为患者潜在凝血状态的正常化可能使他们易于发生血栓栓塞事件。

（一）无症状的INR紊乱

1. INR＜9.0 INR为5.0～9.0的患者30天出血风险较低（0.96%），而且在美国使用维生素K并不常见[61]。尽管对于INR为5.0～9.0的无症状（即无出血）患者，口服低剂量维生素K 1.25mg已被证明比单纯停用华法林更快地降低INR，但它与降低大出血风险无关[60, 62]。因此，对于INR≤9且没有活动性出血或即将有出血风险的患者，建议停用华法林直至INR降至治疗范围内，减少每周剂量或解决导致INR紊乱的因素，并使用更频繁的监测直到INR稳定。停用华法林后INR恢复到治疗范围所需的时间取决于患者的几个特征。高龄、较低的华法林维持剂量、较高的INR与INR达标时间增加有关。其他可以延长INR恢复到治疗范围时间的因素包括失代偿性心力衰竭、恶性肿瘤活动期和最近使用可增强华法林的药物。缩短INR到治疗窗内达标时间的方法是停用华法林并给予小剂量口服维生素K（1～2.5mg），这将在24～48h内纠正过度抗凝，而不会引起对华法林治疗的抵抗，这是大剂量（如 10mg）维生素 K 常见的问题[10, 59, 60]。

2. INR＞9.0　对于 INR＞9 的无症状患者，应停用华法林 1～2 次，同时调查波动的原因，给予更高剂量的口服维生素 K（2.5～5mg），并更频繁地监测 INR [10, 60]，因为这些患者在 30 天内可能有更高的出血风险。

（二）出血事件

1. 非大出血　出现非危及生命的出血事件（如口腔出血）的患者应暂时停止华法林治疗，并给予低剂量静脉注射维生素 K 1～2.5mg，然后监测对干预措施的反应和止血情况（图 2-1）。

2. 大出血　大出血可能危及生命或导致残疾，通常发生在不可按压的区域，如胃肠道、腹膜后间隙或头部。华法林患者大出血的 30 天死亡率约为 10%。颅内出血是最需要警惕的出血类型，其 30 天死亡率约为 50%。发生大出血的华法林用药患者，无论其 INR 表现如何，都需要及时果断的给予干预策略。虽然没有强有力的证据表明 INR 快速正常化会获得更好的结果，但应尽可能快地纠正凝血功能障碍。患者应暂停华法林，静脉注射 5～10mg 维生素 K，并积极补充凝血因子[10, 60]。维生素 K 将提供持续的逆转并避免低凝状态的反弹。由于静脉注射维生素 K 的作用延迟，通过给予 PCC 或 FFP 可快速逆转 INR [10, 11, 59, 60]。

在美国可用于华法林逆转的 PCC 药品是四因子的 Kcentra®，它含有维生素 K 依赖的凝血因子Ⅱ、Ⅶ、Ⅸ和Ⅹ，以及用来减低血栓形成的少量蛋白 C、蛋白 S 和肝素。在大多数临床情况下，PCC 优于 FFP，因为它具有许多优点[59]。FFP 须与患者交叉配型以确保 ABO 血型相容，并且必须在给药前解冻，而这两者都会延迟治疗。FFP 的最大缺点是可能导致容量负荷过大。为了在大出血的情况下有效逆转 INR，FFP 剂量应为 15～30ml/kg，这通常相当于＞1L 的液体[4, 59]。对于需要容量复苏的患者，如严重的胃肠道出血，这可能是可取的。然而，对于其他无法耐受大量输血的患者，这可能会导致诸如肺水肿及与输血相关的急性肺损伤（transfusion-related acute lung injury，TRALI）等不良事件。PCC 所含凝血因子的量是 FFP 的 25 倍[63]。因此，与 1000ml FFP 相比，40ml 的 PCC 即可以提供等量的凝血因子。此外，PCC 不需要解冻或交叉配型。最近的 Meta 分析表明，与 FFP 相比，PCC 可更快地降低 INR 及死亡率，减少超负荷容量发生，并且不会比 FFP 更易形成血栓[64, 65]。

PCC 具有多种给药方法，其中包括基于 INR、目标 INR、体重和固定剂量的给药方法，但没有一种方法显示出优于其他方法的优势[66]。重组因子Ⅶ也被用于华法林逆转[11, 59, 60]。然而，其在恢复止血方面的安全性和有效性尚未明确[67]，不应作为一线用药。

3. 紧急或突发手术　对于需要紧急或突发进行手术的华法林用药患者，逆转策略取决于患者需要逆转的速度和程度。

- 对于需要在 6～8h 内进行且不能延迟的手术，PCC 是首选。
- 对于需要在 24h 内进行的手术，建议静脉给予维生素 K 0.5～2.5mg。
- 对于预计在 24～72h 内进行的手术，建议使用口服维生素 K 0.5～2.5mg。
- 对于＞ 72h 进行的手术，合适的做法是简单地停用华法林和观察 INR 趋势。

七、特别注意事项

（一）妊娠期

华法林能自由通过胎盘，高达 10% 的病例显示妊娠期间的暴露与胎儿异常和晚期胎儿丢失有关[68-70]。有生育能力的女性如果需要进行长期华法林的治疗，应指导她们使用有效的避孕方法，或者在备孕时进行频繁的妊娠测试[71]。当妊娠期女性需要进行抗凝治疗时，必须考虑母亲及胎儿的安全性与有效性。普通肝素（unfractionated heparin，UFH）和低分子肝素（low-molecular-weight heparin，LMWH）均不能通过胎盘，对胎儿来说是安全的。美国胸科医师学会（American College of Chest Physicians，ACCP）的指南建议[71]，VTE 需要抗凝治疗的女性，在妊娠期的所有阶段，LMWH 的治疗均优于华法林。置入机械心脏瓣膜的孕妇血栓栓塞事件的风险极高。遗憾的是，妊娠期机械瓣膜的最佳抗凝治疗，尤其是在妊娠早期，仍然存在争议。在置入机械心脏瓣膜时，华法林对妊娠期女性的血栓栓塞事件提供了最大的保护（华法林：2%～4%，LMWH：9%～12%，皮下 UFH：高达 33%）[68, 72]。

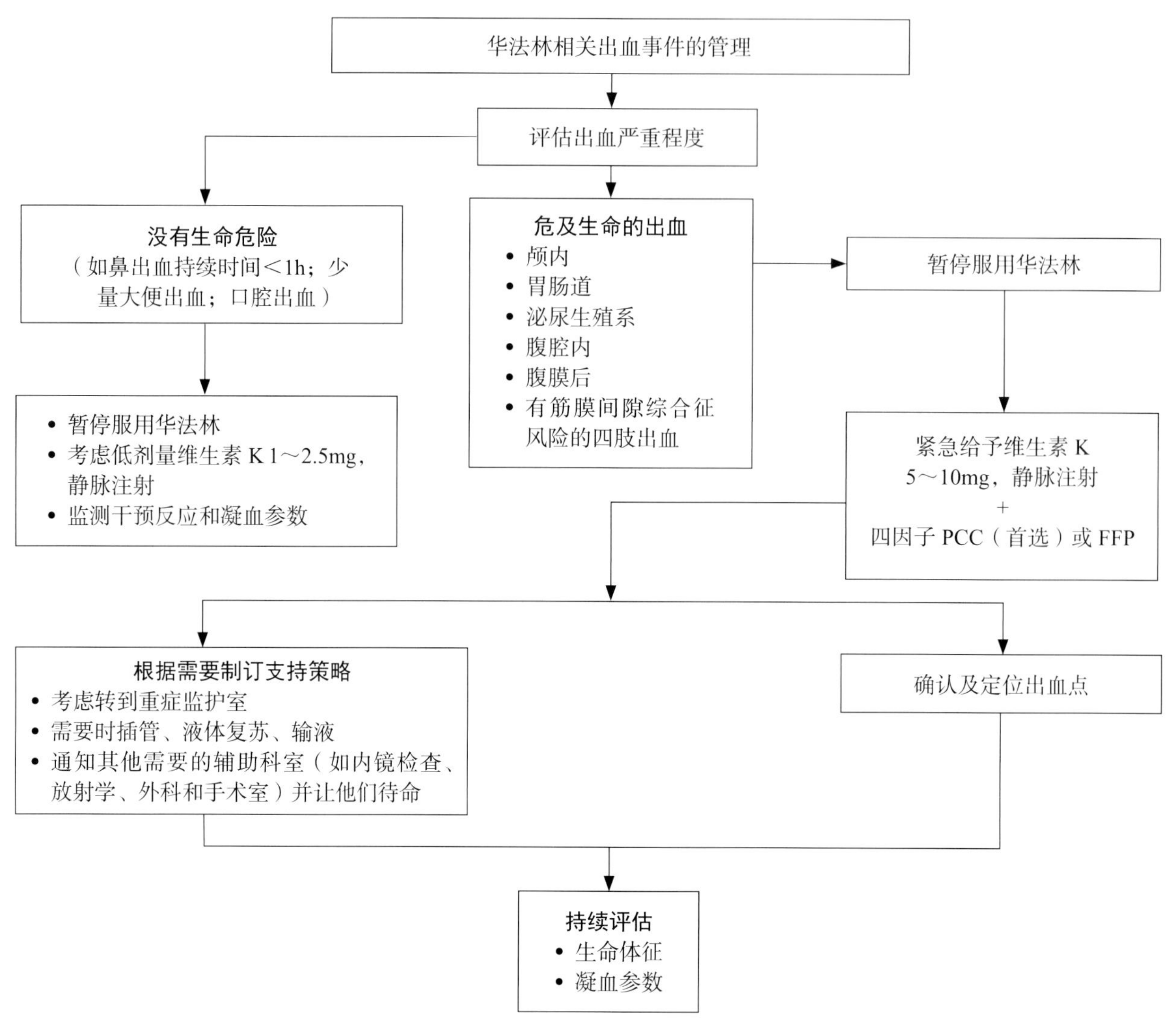

▲ 图 2-1　华法林相关出血事件的处理

PCC. 凝血酶原复合物浓缩物；FFP. 新鲜冷冻血浆

然而，这必须与华法林相关的胎儿并发症相平衡。在妊娠早期需要华法林每日≥5mg 的女性，胎儿风险似乎最大[68, 70, 73]。因此，在妊娠期间对机械瓣膜进行抗凝是一个高度个体化的选择。对于有机械瓣膜的妊娠患者，应告知其使用华法林治疗的风险，特别是在妊娠早期和分娩时[71]。国内和国际指南建议，如果患者每日剂量要求≤5mg，向备孕女性充分披露华法林的风险和益处，双方共同决策则在妊娠早期继续使用华法林是合理的。对于每天华法林需要量＞5mg，或者更重视避免胚胎相关疾病而不是避免瓣膜血栓形成的女性，在认识到这些药物可能增加血栓栓塞并发症风险的情况下，可以在妊娠早期使用 LMWH 或 UFH 抗凝。使用时，低分子肝素应每天 2 次，并密切监测以确保足够的抗凝水平。UFH 应持续静脉滴注，因为在有机械瓣膜的孕妇中，皮下注射与瓣膜血栓形成的发生率非常高。与 LMWH 一样，密切监测足够的抗凝是必要的。对于中期和妊娠晚期女性，如果患者是可接受的，建议使用华法林，同时伴随低剂量阿司匹林 81mg 每天进行治疗。在妊娠第 36 周时，患者应在分娩前从华法林转为 LMWH 或 UFH [74, 75]。

（二）哺乳期

在接受华法林治疗的哺乳期患者的母乳中无法检测到华法林，因此对于母乳喂养的母亲来说华法林是一个可行的选择[11, 76]。

（三）儿童

儿童患者血栓栓塞事件的发生率低于成人。因此，许多儿科患者的抗凝临床管理实践都是基于成人的证据和建议[77]。华法林是儿童常用的长期抗凝治疗药物，可以像成人一样通过 INR 目标进行管理[77, 78]。此外，华法林是目前美国食品药品管理局（Food Drug Administration，FDA）批准用于儿科患者治疗的唯一口服抗凝血药。在儿童人群中 DOAC 的临床试验正在进行中[79, 80]。

虽然儿童华法林的管理与成人的 INR 监测和目标类似[77]，但在儿科患者中使用华法林可能更具挑战性[81]。在儿科患者中，华法林给药的起始剂量基于患者的体重［如 0.2mg/（kg・d）］，需要比成人患者进行更频繁地监测和剂量调整。例如，新生儿血浆中维生素 K 依赖的凝血因子的水平远低于成人。此外，婴儿的配方奶粉中通常有维生素 K，但母乳中的维生素 K 含量则非常低，因此新生儿和婴儿的主要营养来源将显著影响华法林的敏感性[77]。随着儿童年龄的增长，他们的止血系统发生变化，这可能会改变他们的华法林需求，婴儿通常比儿童患者需要更高剂量的华法林来达到 INR 目标值[11, 78]。

八、结论

随着 DOAC 的出现，抗凝治疗的前景正在发生迅速的改变，而华法林将继续成为许多患者群体和众多临床适应证的主要治疗手段。华法林安全性和有效性的优化取决于知识丰富的患者的积极参与，以及临床医师对华法林独特的、具有挑战性的药代动力学、药效学和实际管理方面的熟悉程度。

要　点

- 由于华法林治疗的前几天处于高凝状态，抗栓作用延迟，所以急性血栓形成患者在过渡为华法林治疗时应接受快速抗凝血药（肝素、低分子肝素或磺达肝癸钠）的治疗[1, 6, 10]。
- 华法林通过肝细胞色素 P_{450} 同工酶代谢，有许多显著的药物与药物之前的相互作用，可能需要调整剂量或增加监测频率以避免不良事件（表 2-2 和表 2-3）。
- 华法林在抗凝治疗时易产生临床显著的药物与药物、药物与食物之间的相互作用，因此，服用华法林的患者应在每次遇到上述情况时进行咨询，以评估与食物、药物、草药产品和营养补充剂的任何潜在相互作用。当相互作用的药物改变时，应制订更频繁的监测，以避免临床显著的出血或血栓栓塞并发症事件的发生。
- 由于膳食维生素 K 摄入量的波动可能导致华法林患者会经历 INR 的波动（表 2-10）。所以，应指导患者保持一致的饮食，而不是严格避免富含维生素 K 的食物。
- 大多数患者以起始剂量为每日 5mg 华法林开始治疗，需要频繁监测和剂量调整，直到了解他们对华法林的反应。如果需要，应进行小剂量的调整（5%～20%），并认识到任何剂量调整的全部效果在 2～3 天内不会看到。
- 维生素 K 是华法林的拮抗药。根据临床情况，应给予口服或静脉注射。两种途径逆转华法林的效果相同，但静脉途径逆转则更迅速。
- 所有华法林应用后大出血的患者应给予维生素 K 5～10mg，静脉注射。
- 在华法林相关大出血中，PCC 比 FFP 更适合进行因子补充。

自测题

1. 一名 73 岁女性，既往有心衰病史，新发房颤。因肾功能和药物相互作用，不适合 DOAC 治疗。患者开始每天晚上口服 5mg 华法林。关于她的饮食摄入，下列哪一个是最合适的咨询点？
   A. 她不必避免健康食品，如绿叶蔬菜，而应努力保持饮食的一致性
   B. 患者应避免食用绿叶蔬菜，如菠菜，因为这将对抗华法林，使其 INR 难以保持在治疗范围内
   C. 华法林应与食物一起服用，以促进吸收
   D. 应空腹服用华法林以促进吸收
2. 一名 75 岁女性，因慢性心力衰竭和房颤长期服用抗凝血药华法林，期间以明显的大便带血和疲劳为主诉来急诊科就诊。表现为低血压（血压 83/50mmHg），精神状态萎靡。她的血红蛋白为 4.6g/dl，低于上次的 11.2g/dl。INR 是 3.3。
   此时对她的抗凝治疗采取什么措施最为合适？

A. 停用任何抗凝血药，给予口服维生素 K 2.5mg，并在抗凝门诊进行随访
B. 停用任何抗凝血药并给予 FFP 6～8 单位
C. 停止任何抗凝治疗，并在给予 PCC 的同时静脉注射维生素 K 10mg
D. 停用华法林，调整 INR，并在达到治疗范围后恢复

3. 一名 68 岁男性在接受全膝关节置换术 1 周后被诊断为双侧 PE。他的既往病史为肝硬化、心力衰竭、高血压和 4 个月前发生胃肠道出血。基线 INR 为 1.4，肾功能正常。他的保险不能覆盖 DOAC，所以决定开始使用华法林进行治疗。华法林最合适的起始剂量是多少?
A. 患者可能华法林耐药，每天口服 10mg
B. 每天口服 5mg，因为他应该对华法林不敏感
C. 每天口服 2.5mg，因为他可能对华法林敏感
D. 他有出血风险，因此不能使用抗凝血药

4. 在华法林启动期间依诺肝素与华法林治疗重叠多长时间？
A. 直到 INR 为＞2.0
B. 至少 5 天，直到 INR 在目标范围内为止
C. 本例患者不使用依诺肝素桥接
D. 3 天或直到 INR 为＞2.0

5. 下列哪个患者需要华法林治疗而不是 DOAC?
A. 77 岁女性，既往有高血压、高脂血症、机械性主动脉瓣和房颤病史
B. 35 岁男性，因血液透析导管导致上肢深静脉血栓形成（deep venous thrombosis，DVT）
C. 两者都不是
D. 两者都是

自测题答案

1. 答案：A。她不必避免健康的食物，如多叶的绿色蔬菜，而应努力保持饮食的一致性。因为华法林抑制了维生素 K 依赖的凝血因子，所以重要的是每天保持膳食维生素 K 的稳定性，以减少 INR 水平的波动。不应建议患者避免膳食维生素 K，而应建议他们保持膳食维生素 K 的摄入量相对一致。

2. 答案：C。停止任何抗凝治疗，在给予 PCC 的同时给予静脉注射维生素 K 10mg。考虑到她的血红蛋白急剧下降，精神状态的改变和血便，她可能需要迅速逆转华法林的作用。最好是静脉注射维生素 K 同时给予 PCC。口服维生素 K 不能达到快速的效果。FFP 可迅速逆转 INR，但高容积会使她有心衰恶化的风险。

3. 答案：C。每天口服 2.5mg，因为他可能对华法林敏感。考虑到他的肝硬化并发症和既往胃肠道出血史，开始小剂量华法林是最合适的，以避免 INR 高于治疗范围。

4. 答案：B。至少 5 天，直到 INR 在目标范围内为止。考虑到多种凝血因子（Ⅱ、Ⅶ、Ⅸ、Ⅹ）和蛋白 C、蛋白 S 的半衰期，依诺肝素和华法林应至少重叠 5 天，直到 INR 在目标范围内。

5. 答案：D。两者都是。由于 DOAC 治疗的瓣膜血栓形成率高，因此在任何机械心脏瓣膜置换术患者中，华法林是首选治疗药物。血液透析患者通常不是 DOAC 治疗的最佳候选者，因为每种 DOAC 都会被肾脏部分排泄。

参考文献

[1] Ageno W, Gallus AS, Wittkowsky A, Crowther M, Hylek EM, Palareti G. Oral anticoagulant therapy: antithrombotic therapy and prevention of thrombosis, 9th ed: American College of Chest Physicians Evidence-Based Clinical Practice Guidelines. Chest. 2012;141(2 Suppl):e44S–88S.
[2] Holbrook A, Schulman S, Witt DM, Vandvik PO, Fish J, Kovacs MJ, et al. Evidence-based management of anticoagulant therapy: antithrombotic therapy and prevention of thrombosis, 9th ed: American College of Chest Physicians Evidence-Based Clinical Practice Guidelines. Chest. 2012;141(2 Suppl):e152S–84S.
[3] Nutescu EA, Burnett A, Fanikos J, Spinler S, Wittkowsky A. Erratum to: pharmacology of anticoagulants used in the treatment of venous thromboembolism. J Thromb Thrombolysis. 2016; 42(2):296–311.
[4] Witt DM, Clark NP, Kaatz S, Schnurr T, Ansell JE. Guidance for the practical management of warfa- rin therapy in the treatment of venous thromboembolism. J Thromb Thrombolysis. 2016;41: 187–205.

[5] Ogilvie IM, Newton N, Welner SA, Cowell W, Lip GYH. Underuse of oral anticoagulants in atrial fibrillation: a systematic review. Am J Med. 2010;123(7):638–645.e4.

[6] Brandjes DP, Heijboer H, Büller HR, de Rijk M, Jagt H, ten Cate JW. Acenocoumarol and heparin compared with acenocoumarol alone in the initial treatment of proximal-vein thrombosis. N Engl J Med. 1992;327(21):1485–9.

[7] Limdi NA, Veenstra DL. Warfarin pharmacogenetics. Pharmacotherapy. 2008;28(9):1084–97.

[8] www.warfarindosing.org. Last accessed 07/12/2017.

[9] Kimmel SE. Warfarin pharmacogenomics: current best evidence. J Thromb Haemost. 2015;13(Suppl 1): S266–71.

[10] Ansell J, Hirsh J, Hylek E, Jacobson A, Crowther M, Palareti G. Pharmacology and management of the vitamin k antagonists*: American college of chest physicians evidence-based clinical practice guidelines (8th edition). Chest. 2008;133(6_Suppl): 160S–98S.

[11] pi_coumadin.pdf [Internet]. [cited 2017 July 9]. Available from: https://packageinserts.bms.com/pi/ pi_coumadin.pdf.

[12] Alalwan AA, Voils SA, Hartzema AG. Trends in utilization of warfarin and direct oral anticoagulants in older adult patients with atrial fibrillation. Am J Health Syst Pharm. 2017;74(16):1237–44.

[13] Olesen JB, Sørensen R, Hansen ML, Lamberts M, Weeke P, Mikkelsen AP, et al. Non-vitamin K antagonist oral anticoagulation agents in anticoagulant naïe atrial fibrillation patients: danish nationwide descriptive data 2011–2013. Europace. 2015;17(2):187–93.

[14] Ruff CT, Giugliano RP, Braunwald E, Hoffman EB, Deenadayalu N, Ezekowitz MD, et al. Comparison of the efficacy and safety of new oral anticoagulants with warfarin in patients with atrial fibrillation: a meta-analysis of randomised trials. Lancet. 2014;383(9921):955–62.

[15] van der Hulle T, Kooiman J, den Exter PL, Dekkers OM, Klok FA, Huisman MV. Effectiveness and safety of novel oral anticoagulants as compared with vitamin K antagonists in the treatment of acute symptomatic venous thromboembolism: a systematic review and meta-analysis. J Thromb Haemost. 2014;12(3):320–8.

[16] Beyer-Westendorf J, Föster K, Pannach S, Ebertz F, Gelbricht V, Thieme C, et al. Rates, management, and outcome of rivaroxaban bleeding in daily care: results from the Dresden NOAC registry. Blood. 2014;124(6):955–62.

[17] Jacobs V, May HT, Bair TL, Crandall BG, Cutler MJ, Day JD, et al. Long-term population-based cerebral ischemic event and cognitive outcomes of direct oral anticoagulants compared with warfarin among long-term anticoagulated patients for atrial fibrillation. Am J Cardiol. 2016;118(2):210–4.

[18] Noseworthy PA, Yao X, Abraham NS, Sangaralingham LR, McBane RD, Shah ND. DIrect comparison of dabigatran, rivaroxaban, and apixaban for effectiveness and safety in nonvalvular atrial fibrillation. Chest. 2016;150(6):1302–12.

[19] Raschi E, Bianchin M, Ageno W, De Ponti R, De Ponti F. Risk–benefit profile of direct-acting oral anticoagulants in established therapeutic indications: an overview of systematic reviews and observational studies. Drug Saf. 2016;39(12):1175–87.

[20] Tamayo S, Frank Peacock W, Patel M, Sicignano N, Hopf KP, Fields LE, et al. Characterizing major bleeding in patients with nonvalvular atrial fibrillation: a pharmacovigilance study of 27 467 patients taking rivaroxaban. Clin Cardiol. 2015;38(2):63–8.

[21] Villines TC, Peacock WF. Safety of direct oral anticoagulants: insights from postmarketing studies. Am J Med. 2016;129(11):S41–6.

[22] Xu Y, Schulman S, Dowlatshahi D, Holbrook AM, Simpson CS, Shepherd LE, et al. Direct oral anticoagulant- or warfarin-related major bleeding: characteristics, reversal strategies and outcomes from a multi-center observational study. Chest. 2017;152(1):81–91. https:// doi.org/10.1016/j.chest.2017.02.009.

[23] Yao X, Abraham NS, Sangaralingham LR, Bellolio MF, McBane RD, Shah ND, et al. Effectiveness and safety of dabigatran, rivaroxaban, and apixaban versus warfarin in nonvalvular atrial fibrillation. J Am Heart Assoc. 2016;5(6):e003725.

[24] January CT, Wann LS, Alpert JS, Calkins H, Cigarroa JE, Cleveland JC, et al. 2014 AHA/ACC/HRS guideline for the management of patients with atrial fibrillation. Circulation. 2014;130(23):e199–267.

[25] Kirchhof P, Benussi S, Kotecha D, Ahlsson A, Atar D, Casadei B, et al. 2016 ESC guidelines for the management of atrial fibrillation developed in collaboration with EACTS. Eur Heart J. 2016;37(38):2893–962.

[26] Kearon C, Akl EA, Ornelas J, Blaivas A, Jimenez D, Bounameaux H, et al. Antithrombotic therapy for VTE disease: chest guideline and expert panel report. Chest. 2016;149(2):315–52.

[27] Hanon O, Chaussade E, Gueranger P, Gruson E, Bonan S, Gay A. Patient-reported treatment satisfaction with rivaroxaban for stroke prevention in atrial fibrillation. A French observational study, the SAFARI study. PLoS One. 2016;11(12):e0166218.

[28] Toth PP. Considerations for long-term anticoagulant therapy in patients with venous thromboembolism in the novel oral anticoagulant era. Vasc Health Risk Manag. 2016;12:23–34.

[29] Coleman CI, Haas S, Turpie AGG, Kuhls S, Hess S, Evers T, et al. Impact of switching from a vitamin K antagonist to rivaroxaban on satisfaction with anticoagulation therapy: the XANTUS-ACTS substudy. Clin Cardiol. 2016;39(10):565–9.

[30] Burnett AE, Mahan CE, Vazquez SR, Oertel LB, Garcia DA, Ansell J. Guidance for the practical management of the direct oral anticoagulants (DOACs) in VTE treatment. J Thromb Thrombolysis. 2016;41:206–32.

[31] Eikelboom JW, Connolly SJ, Brueckmann M, Granger CB, Kappetein AP, Mack MJ, et al. Dabigatran versus warfarin in patients with mechanical heart valves. N Engl J Med. 2013;369(13):1206–14.

[32] Chai-Adisaksopha C, Hillis C, Isayama T, Lim W, Iorio A, Crowther M. Mortality outcomes in patients receiving direct oral anticoagulants: a systematic review and meta-analysis of randomized controlled trials. J Thromb Haemost. 2015;13(11):2012–20.

[33] Garcia DA, Witt DM, Hylek E, Wittkowsky AK, Nutescu EA, Jacobson A, et al. Delivery of optimized anticoagulant therapy: consensus statement from the anticoagulation forum. Ann Pharmacother. 2008;42(7):979–88.

[34] Garcia DA, Schwartz MJ. Warfarin therapy: tips and tools for better control. J Fam Pract. 2011;60(2):70–5.

[35] Hospital: 2017 National patient safety goals [Internet]. Available from: http://www.jointcommission.org/ hap_2017_npsgs/.

[36] Staying Active and Healthy with Blood Thinners" from the Agency for Healthcare Research and Quality (AHRQ). Available at https://www.ahrq.gov/patientsconsumers/ diagnosis-treatment/ treatments/btpills/ stayactive.html.

[37] Nutescu EA, Wittkowsky AK, Burnett A, Merli GJ, Ansell JE,

Garcia DA. Delivery of optimized inpatient anticoagulation therapy: consensus statement from the anticoagulation forum. Ann Pharmacother. 2013;47(5):714–24.
[38] Pengo V, Biasiolo A, Pegoraro C. A simple scheme to initiate oral anticoagulant treatment in outpatients with nonrheumatic atrial fibrillation. Am J Cardiol. 2001;88(10):1214–6.
[39] Tait RC, Sefcick A. A warfarin induction regimen for out-patient anticoagulation in patients with atrial fibrillation. Br J Haematol. 1998;101(3):450–4.
[40] Siguret V, Gouin I, Debray M, Perret-Guillaume C, Boddaert J, Mahé I, et al. Initiation of warfarin therapy in elderly medical inpatients: a safe and accurate regimen. Am J Med. 2005;118(2):137–42.
[41] Kovacs MJ, Anderson DA, Wells PS. Prospective assessment of a nomogram for the initiation of oral anticoagulation therapy for outpatient treatment of venous thromboembolism. Pathophysiol Haemost Thromb. 2002;32(3):131–3.
[42] Schulman S, Beyth RJ, Kearon C, Levine MN. Hemorrhagic complications of anticoagulant and thrombolytic treatment: American College of Chest Physicians Evidence-Based Clinical Practice Guidelines (8th Edition). Chest. 2008;133(6 Suppl): 257S–98S.
[43] Harrison L, Johnston M, Massicotte MP, Crowther M, Moffat K, Hirsh J. Comparison of 5-mg and 10-mg loading doses in initiation of warfarin therapy. Ann Intern Med. 1997;126(2):133–6.
[44] Gage BF, Fihn SD, White RH. Management and dosing of warfarin therapy. Am J Med. 2000;109(6):481–8.
[45] Rechenmacher SJ, Fang JC. Bridging anticoagulation: Primum Non Nocere. J Am Coll Cardiol. 2015;66(12):1392–403.
[46] Doherty JU, Gluckman TJ, Hucker WJ, Januzzi JL, Ortel TL, Saxonhouse SJ, et al. 2017 ACC expert consensus decision pathway for periprocedural management of anticoagulation in patients with nonvalvular atrial fibrillation. J Am Coll Cardiol. 2017; 69(7):871–98.
[47] Siegal D, Yudin J, Kaatz S, Douketis JD, Lim W, Spyropoulos AC. Periprocedural heparin bridging in patients receiving vitamin K antagonists: systematic review and meta-analysis of bleeding and thromboembolic rates. Circulation. 2012;126(13):1630–9.
[48] Clark NP, Witt DM, Davies LE, Saito EM, McCool KH, Douketis JD, et al. Bleeding, recurrent venous thromboembolism, and mortality risks during warfarin interruption for invasive procedures. JAMA Intern Med. 2015;175(7):1163–8.
[49] Douketis JD, Spyropoulos AC, Kaatz S, Becker RC, Caprini JA, Dunn AS, et al. Perioperative bridging anticoagulation in patients with atrial fibrillation. N Engl J Med. 2015;373(9):823–33.
[50] Rose AJ, Allen AL, Minichello T. A call to reduce the use of bridging anticoagulation. Circ Cardiovasc Qual Outcomes. 2016;9(1):64–7.
[51] Nazarian RM, Van Cott EM, Zembowicz A, Duncan LM. Warfarin-induced skin necrosis. J Am Acad Dermatol. 2009;61(2):325–32.
[52] Kozac N, Schattner A. Warfarin-induced skin necrosis. J Gen Intern Med. 2014;29(1):248–9.
[53] Hirschmann JV, Raugi GJ. Blue (or purple) toe syndrome. J Am Acad Dermatol. 2009;60(1):1–20. quiz 21–22.
[54] Landefeld CS, Beyth RJ. Anticoagulant-related bleeding: clinical epidemiology, prediction, and prevention. Am J Med. 1993;95(3):315–28.
[55] Fang MC, Go AS, Chang Y, Hylek EM, Henault LE, Jensvold NG, et al. Death and disability from warfarin-associated intracranial and extracranial hemorrhages. Am J Med. 2007;120(8):700–5.
[56] Pisters R, Lane DA, Nieuwlaat R, de Vos CB, Crijns HJGM, Lip GYH. A novel user-friendly score (HAS-BLED) to assess 1-year risk of major bleeding in patients with atrial fibrillation: the Euro Heart Survey. Chest. 2010;138(5):1093–100.
[57] Zhu W, He W, Guo L, Wang X, Hong K. The HAS-BLED score for predicting major bleeding risk in anticoagulated patients with atrial fibrillation: a systematic review and meta-analysis. Clin Cardiol. 2015;38(9):555–61.
[58] Witt DM. What to do after the bleed: resuming anticoagulation after major bleeding. Hematology Am Soc Hematol Educ Program. 2016;2016(1):620–4.
[59] Dentali F, Crowther MA. Management of excessive anticoagulant effect due to vitamin K antagonists. Hematology Am Soc Hematol Educ Program. 2008;2008:266–70.
[60] Garcia DA, Crowther MA. Reversal of warfarin. Circulation. 2012;125(23):2944–7.
[61] Garcia DA, Regan S, Crowther M, Hylek EM. The risk of hemorrhage among patients with warfarin-associated coagulopathy. J Am Coll Cardiol. 2006;47(4):804–8.
[62] Crowther MA, Ageno W, Garcia D, Wang L, Witt DM, Clark NP, et al. Oral vitamin K versus placebo to correct excessive anticoagulation in patients receiving warfarin: a randomized trial. Ann Intern Med. 2009;150(5):293–300.
[63] Franchini M, Lippi G. Prothrombin complex concentrates: an update. Blood Transfus. 2010;8(3):149–54.
[64] Chai-Adisaksopha C, Hillis C, Siegal DM, Movilla R, Heddle N, Iorio A, et al. Prothrombin complex concentrates versus fresh frozen plasma for warfarin reversal. A systematic review and meta-analysis. Thromb Haemost. 2016;116(5):879–90.
[65] Brekelmans MPA, van Ginkel K, Daams JG, Hutten BA, Middeldorp S, Coppens M. Benefits and harms of 4-factor prothrombin complex concentrate for reversal of vitamin K antagonist associated bleeding: a systematic review and meta-analysis. J Thromb Thrombolysis. 2017;44(1):118–29.
[66] Khorsand N, Kooistra HAM, van Hest RM, Veeger NJGM, Meijer K. A systematic review of prothrombin complex concentrate dosing strategies to reverse vitamin K antagonist therapy. Thromb Res. 2015;135(1):9–19.
[67] Logan AC, Goodnough LT. Recombinant factor VIIa: an assessment of evidence regarding its efficacy and safety in the off-label setting. Hematology Am Soc Hematol Educ Program. 2010;2010:153–9.
[68] Chan WS, Anand S, Ginsberg JS. Anticoagulation of pregnant women with mechanical heart valves: a systematic review of the literature. Arch Intern Med. 2000;160(2):191–6.
[69] Cotrufo M, De Feo M, De Santo LS, Romano G, Della Corte A, Renzulli A, et al. Risk of warfarin during pregnancy with mechanical valve prostheses. Obstet Gynecol. 2002;99(1):35–40.
[70] Vitale N, De Feo M, De Santo LS, Pollice A, Tedesco N, Cotrufo M. Dose-dependent fetal complications of warfarin in pregnant women with mechanical heart valves. J Am Coll Cardiol. 1999;33(6):1637–41.
[71] Bates SM, Greer IA, Middeldorp S, Veenstra DL, Prabulos A-M, Vandvik PO. VTE, thrombophilia, antithrombotic therapy, and pregnancy: antithrombotic therapy and prevention of thrombosis, 9th ed: American College of Chest Physicians Evidence-Based Clinical Practice Guidelines. Chest. 2012;141(2 Suppl):e691S–736S.
[72] Oran B, Lee-Parritz A, Ansell J. Low molecular weight heparin for the prophylaxis of thromboembolism in women with

prosthetic mechanical heart valves during pregnancy. Thromb Haemost. 2004;92(4):747–51.

[73] De Santo LS, Romano G, Della Corte A, D'Oria V, Nappi G, Giordano S, et al. Mechanical aortic valve replacement in young women planning on pregnancy: maternal and fetal outcomes under low oral anticoagulation, a pilot observational study on a comprehensive pre-operative counseling protocol. J Am Coll Cardiol. 2012;59(12):1110–5.

[74] Nishimura RA, Otto CM, Bonow RO, Carabello BA, Erwin JP, Guyton RA, et al. AHA/ACC guideline for the management of patients with valvular heart disease. Circulation. 2014;129: CIR.0000000000000031.

[75] European Society of Gynecology (ESG), Association for European Paediatric Cardiology (AEPC), German Society for Gender Medicine (DGesGM), Regitz-Zagrosek V, Blomstrom Lundqvist C, Borghi C, et al. ESC guidelines on the management of cardiovascular diseases during pregnancy: the task force on the management of cardiovascular diseases during pregnancy of the European Society of Cardiology (ESC). Eur Heart J. 2011;32(24):3147–97.

[76] Shoup J, Carson DS. Anticoagulant use during lactation. J Hum Lact. 1999;15(3):255–7.

[77] Monagle P, Chan AKC, Goldenberg NA, Ichord RN, Journeycake JM, Nowak-Göttl U, et al. Antithrombotic therapy in neonates and children: antithrombotic therapy and prevention of thrombosis, 9th ed: American College of Chest Physicians Evidence-Based Clinical Practice Guidelines. Chest. 2012;141(2 Suppl):e737S–801S.

[78] Streif W, Andrew M, Marzinotto V, Massicotte P, Chan AK, Julian JA, et al. Analysis of warfarin therapy in pediatric patients: a prospective cohort study of 319 patients. Blood. 1999;94(9):3007–14.

[79] Gillespie MA, Lyle CA, Goldenberg NA. Updates in pediatric venous thromboembolism. Curr Opin Hematol. 2015;22(5):413–9.

[80] von Vajna E, Alam R, So T-Y. Current clinical trials on the use of direct oral anticoagulants in the pediatric population. Cardiol Ther. 2016;5(1):19–41.

[81] Radulescu VC. Anticoagulation therapy in children. Semin Thromb Hemost. 2017. https://doi. org/10.1055/s-0036-1598004. [Epub ahead of print].

第3章 普通肝素和低分子肝素
Unfractionated Heparin and Low-Molecular-Weight Heparin

Rhynn J. Malloy　Jessica Rimsans　Megan Rhoten　Katelyn Sylvester　John Fanikos　著
费　阳　唐　宁　译

临床病例

病例 1：51 岁女性，肥胖，有高血压、高血脂和双相型障碍病史，因突发呼吸困难就诊于急诊，诊断为次大块双侧肺栓塞（pulmonary embolism，PE）。患者否认静脉血栓栓塞（venous thromboembolism，VTE）史，但其妹有深静脉血栓形成（deep venous thrombosis，DVT）史。否认吸烟、使用口服避孕药、近期旅行或手术史。该患者被收入医疗服务中心治疗，肺血管科医师计划给她使用普通肝素（unfractionated heparin，UFH）治疗。什么是该患者的最佳治疗？

该患者相关检查结果如下：

体重：124kg。

身高：153cm。

体重指数（body mass index，BMI）：53kg/m^2。

血清肌酐：0.93mg/dl。

D- 二聚体：＞4000ng/ml。

病例 2：上述患者出院时应用依诺肝素作为华法林的桥接治疗，根据患者情况，依诺肝素的推荐剂量是多少？

体重：124kg。

身高：153cm。

BMI：53kg/m^2。

血清肌酐：0.93mg/dl。

请利用抗Ⅹa 水平，说明依诺肝素的最佳监测策略（即何时检测抗Ⅹa 水平，以及目标抗Ⅹa 水平是多少）。

一、概述

抗凝血药是预防和治疗动静脉血栓的基础。UFH 目前仍然是治疗急性冠状动脉综合征（acute coronary syndrome，ACS）的首选药物。虽然直接口服抗凝血药（direct oral anticoagulant，DOAC）的使用自上市以来有所增加，但因 UFH 和低分子肝素（low molecular weight heparin，LMWH）起效快并且有易获取的拮抗药物，UFH 和（或）LMWH 静脉输注或皮下注射应用在急性血栓的初始抗凝治疗中仍然发挥着重要作用。临床医师须熟悉这些抗凝血药，其中包括他们的药理特性、药效学、剂量、监测和毒性。

二、普通肝素

UFH 已被使用了近一个世纪，是治疗或预防血栓栓塞的最常用肠外抗凝血药之一。并且 UFH 用途广泛，其中包括全身性应用、导管灌注、体外循环或医疗器械人工表面涂层等，用以预防血栓并发症。由于肝素对凝血因子的抑制依赖于抗凝血酶（antithrombin，AT），因此肝素是间接作用的抗凝血药物。肝素没有固有的纤溶活性，不能溶解现有的血栓。其含有可与 AT 结合的活性戊糖序列（图 3-1）负责催化 AT，分别位于 UFH 和 LMWH 分子的 1/3 和 1/5 处。当肝素结合并激活 AT 后可迅速解离并与另外的 AT 结合，以提供持续的抗凝作用。这种结合导致构象改变，加速 AT 与凝血因子Ⅻa、Ⅺa、Ⅹa、Ⅸa 和凝血酶（Ⅱa）的结合并将其灭活。凝血酶和凝血因子Ⅹa 对肝素 /AT 复合物的抑制作用最为敏感，其中凝血酶的敏感性约为凝血因子Ⅹa 的 10 倍。

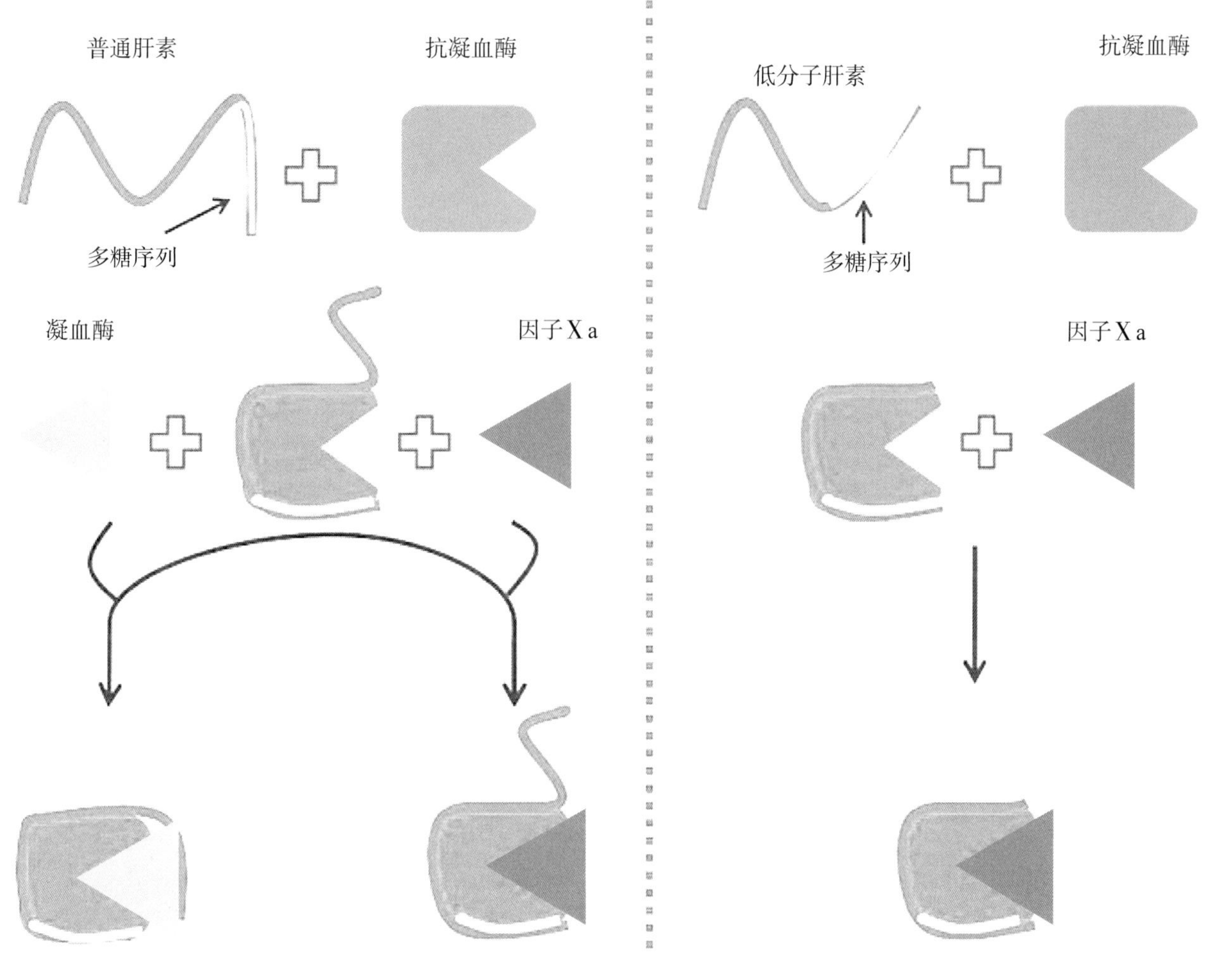

▲ 图 3-1　UFH 和 LMWH 的作用机制

UFH 对凝血酶的抑制需通过高亲和力的戊糖同时与凝血酶和 AT 结合，而对凝血因子Ⅹa 的抑制仅需肝素与 AT 结合。通过灭活凝血酶，肝素不仅可以防止纤维蛋白的形成，也可以抑制凝血酶诱导的血小板、凝血因子Ⅴ和Ⅷ的活化。除了抗凝作用以外，肝素还可以增加血管壁通透性，抑制血管平滑肌细胞的增殖，抑制成骨细胞的形成并激活破骨细胞[1]。

（一）药代动力学和药效学

UFH 来源于猪肠，在结构上由高度硫酸化、大小和长度各不相同的连接双糖链组成。静脉输注或皮下注射是 UFH 给药的有效途径，其中首选静脉输注。若通过皮下注射进行治疗性抗凝，剂量需最够大（30 000U/d）以克服 UFH 生物利用度低的局限（表 3-1）。UFH 易与血浆蛋白结合，导致其在肠外给药后体内抗凝效应多变。即使有上述局限，UFH 的优势在于静脉输 注能迅速达到治疗性血浆浓度，具有有效的监测手段并可通过控制输注速率调整剂量[2]。

人体内 UFH 的清除呈剂量依赖性，可通过两种独立机制完成。第一阶段是在 UFH 解聚后迅速与内皮细胞、巨噬细胞和蛋白发生饱和结合；第二阶段则为较缓慢、非饱和状态、肾脏介导的清除。治疗剂量时，UFH 主要通过解聚来清除，且高分子量链比低分子量链清除更快。当清除模式转为肾脏依赖，增加给药剂量或延长给药时间导致非线性的抗凝强度增加和持续时间。UFH 的抗凝效应通常利用活化部分凝血活酶时间（activated partial thromboplastin time，aPTT）监测。静脉注射后需每 6 小时监测 aPTT，并根据检测结果适当调整剂量，直至患者达到稳定的治疗水平。一旦达到稳定状态，监测的频率可适当延长[3-6]。

（二）临床适应证和剂量

使用 UFH 的适应证包括 ACS 的治疗、VTE 的治疗或预防、长期口服抗凝血药的桥接疗法，以及在心脏复律或侵入性外科手术过程中预防血栓事件发生等（表 3–2）。由于 UFH 半衰期短且可逆，目前仍是出血风险较高或器官功能障碍患者的最佳抗凝选择。用于预防血栓时，UFH 每天 3 次给药比每天 2 次给药在减少 VTE 方面有优势，缺点是增加严重出血事件[7]。

为了克服 UFH 效应的不可预测性，推荐基于体重的给药剂量列线图用于血栓栓塞性疾病的治疗。VTE 治疗的 UFH 剂量应以体重为基础并滴定到目标 aPTT 范围[6]。ACS 患者的 UFH 给药剂量远低于 VTE 患者，而且负荷注射剂量和持续输注速率均存

表 3–1　UFH 和 LMWH 的药理学特征

特　征	UFH	LMWH
来源	生物源性：猪肠	生物源性：猪肠
分子量（道尔顿）	15 000	5000
目标	Ⅹa∶Ⅱa	Ⅹa>Ⅱa
生物利用度（%）	30	90
半衰期（h）[a]	静脉注射：剂量依赖 1～3	3～7
	皮下注射：剂量依赖 2～5	
鱼精蛋白拮抗	完全	部分（60%～80%）
肾脏排泄	剂量依赖	是
肝素诱导的血小板减少症发生率（%）	<5.0	<1.0

UFH. 普通肝素；LMWH. 低分子肝素
a. 肾功能正常情况下

表 3–2　UFH 剂量

<table>
<tr><th>适应证</th><th colspan="2">剂　量</th><th>注意事项</th></tr>
<tr><td rowspan="4">VTE 治疗</td><td colspan="2">负荷剂量：80U/kg 团注</td><td rowspan="12">**监测**
• aPTT，每 6 小时 1 次直至治疗剂量，之后至少每天 1 次（视临床情况而定）
• 抗Ⅹa 水平，每 6 小时 1 次及每次调整输注速率后
• 全血细胞计数，治疗期间每 3～5 天重复 1 次（包括血小板计数）
• HIT 抗体检测，在血小板减少、血栓形成、肝素诱导的皮肤损害或存在其他迹象表明可能存在免疫介导反应时
• 出血

预警
• 既往有过敏或超敏反应
• 先天性或后天性出血性疾病
• 肝脏疾病且凝血试验基线改变
• 遗传性抗凝血酶Ⅲ缺乏症同时使用抗凝血酶

禁忌证
• 严重血小板减少症
• 免疫介导的 HIT 试验阳性（PF_4/SRA）
• HIT 既往史>100 天时，若抗体阴性，可以考虑重新使用肝素</td></tr>
<tr><td colspan="2">18U/（kg·h）输注，按本机构肝素列线图调整</td></tr>
<tr><td colspan="2">目标 aPTT，1.5～2.5 倍基线值</td></tr>
<tr><td colspan="2">目标抗Ⅹa，0.3～0.7U/ml</td></tr>
<tr><td rowspan="3">ACS 治疗</td><td colspan="2">负荷剂量：60U/kg（最大 4000U）</td></tr>
<tr><td colspan="2">12U/（kg·h）（最大首次给药剂量 1000U/h），应将 aPTT 保持在 1.5～2 倍基线值范围内</td></tr>
<tr><td colspan="2">目标抗Ⅹa，0.3～0.7U/ml</td></tr>
<tr><td>“桥接疗法”（用于口服抗凝血药治疗心房颤动的患者）、心脏复律的侵入性手术</td><td>静脉输液</td><td>80U/kg 团注
18U/（kg·h）输注，按本机构肝素列线图调整
目标 aPTT 1.5～2.5 倍基线值
目标抗Ⅹa，0.3～0.7U/ml</td></tr>
<tr><td rowspan="3">内科患者或外科患者 VTE 的预防</td><td colspan="2">5000U 皮下注射，每 8～12 小时 1 次</td></tr>
<tr><td colspan="2">无须日常监测</td></tr>
<tr><td colspan="2">5000U 皮下注射，每 8～12 小时 1 次</td></tr>
</table>

PF_4. 血小板因子 4；SRA. 血清素释放试验；aPTT. 活化部分凝血活酶时间；HIT. 肝素诱导的血小板减少症；VTE. 静脉血栓栓塞；ACS. 急性冠状动脉综合征

在最大值[8]。表3-2总结了VTE和ACS的治疗、桥接和VTE预防的UFH剂量。由于可用的数据有限，基于体重的肝素推荐剂量在肥胖和病态肥胖人群中的适用性尚不确定（见"特殊人群注意事项"）。

（三）监测

UFH的抗凝反应常使用aPTT监测，它是一种对凝血酶和因子Ⅹa抑制作用敏感的测量方法。由于不同的aPTT试剂（甚至同一试剂的不同批次）对UFH抗凝作用的敏感性不同，每个实验室都有责任确保其aPTT治疗范围是基于抗Ⅹa检测（目标范围0.3～0.7U/ml）或鱼精蛋白滴定（0.2～0.4U/ml）而测定的肝素水平来制订。根据UFH的半衰期，患者需每6小时测定aPTT，并调整剂量直至达到以目标aPTT范围为基础的治疗水平。一旦连续2次aPTT值在治疗范围内，检测频率可延长至每天1～2次，视临床情况而定。治疗血栓栓塞性疾病时，推荐使用基于体重的给药剂量列线图，其中包括负荷团注剂量和持续输注速率并使用aPTT进行定期监测（表3-3）。

使用列线图能在较短时间达到治疗水平而不增加出血事件。由于aPTT检测中促凝血酶原激酶试剂、校准和实验室间标准各不相同，各医院间UFH给药剂量列线图也不同，临床需对供选择的监测策略进行评估。功能性肝素试验，也称为抗Ⅹa检测，因其对UFH以外的因素不敏感，如伴随华法林使用、采集管内柠檬酸钠、狼疮抗凝物（lupus anticoagulant，LA）干扰、因子Ⅷ活性升高和肝病等，被认为是测定UFH更为可靠的方法。获得性抑制物（如LA）会使aPTT延长，导致UFH的抗凝作用无法被准确测量。在这种情况下，若aPTT维持在常规治疗范围内，UFH可能未达到治疗剂量，易造成血栓形成或复发。如果不能及时拿到抗Ⅹa的结果，可以同时测抗Ⅹa和aPTT，在拿到抗Ⅹa结果之后和aPTT结果做比对，再按照此患者抗Ⅹa结果制订患者特定的aPTT目标值。后续可以只测aPTT，因为可以及时拿到aPTT的结果，方便及时调整剂量[11]。目前多家医院应用抗Ⅹa水平监测的基于体重的UFH方案，减少了UFH的剂量改变，延长了治疗范围内的时间。

（四）特殊人群注意事项

对于药效学和药代动力学可能存在变化的人群，其中包括老年、极端体重和肝肾功能障碍患者，由于研究不足，临床上适宜的给药策略仍存在争议，没有规范的剂量策略指南或推荐。相反，临床医师需在首次给药前对患者进行个性化评估潜在的出血和血栓风险，并根据凝血监测结果及时调整剂量。

1. 肥胖 肥胖已成为全球流行病，同时也是心血管事件的危险因素。临床医师需了解肥胖影响肝素

表3-3 UFH的监测[8-10]

ACS[8]		VTE[9]		VTE[10]	
试验结果（aPTT）	剂量调整	试验结果（aPTT）	剂量调整	试验结果（抗Ⅹa浓度U/ml）	剂量调整
首次给药剂量	60U/kg团注，继以12U/（kg·h）输注	首次给药剂量	80U/kg团注，继以18U/（kg·h）输注	首次给药剂量	80U/kg团注，继以15U/（kg·h）输注
aPTT<1倍基线值	60U/kg团注，继以增加2U/（kg·h）	aPTT<35s	80U/kg团注，继以增加4U/（kg·h）	<0.2	26U/kg团注，继以增加4U/（kg·h）
aPTT 1～1.5倍基线值	增加2U/（kg·h）	aPTT 35～45s	40U/kg团注，继以增加2U/（kg·h）	0.20～0.29	无团注，继以增加2U/（kg·h）
aPTT 1.5～2倍基线值	不调整	aPTT 46～70s	不调整	0.30～0.70	不调整
aPTT 2～3倍基线值	降低2U/（kg·h）	aPTT 71～90s	降低2U/（kg·h）	0.1～0.80	降低1U/（kg·h）
aPTT>3倍基线值	停止输液，复查aPTT，在复查aPTT结果的基础上再次开始治疗	aPTT>90s	停止输液1h，继以降低3U/（kg·h）	0.81～0.99	降低2U/（kg·h）
				≥1.00	暂停输液1h，继以降低3U/（kg·h）

aPTT. 活化部分凝血活酶时间；VTE. 静脉血栓栓塞；ACS. 急性冠状动脉综合征

的药代动力学指标即分布容积和清除率[12, 13]，从而影响肝素的给药剂量。UFH 的分布容积较小（0.07L/kg; 0.04～0.014L/kg），因此一般局限于血管内，而较大剂量的 UFH 则可能会在组织中有分布[14]。脂肪组织比肌肉组织血管少，因此在极端 BMI（BMI＜20kg/m^2 和≥35kg/m^2）情况下，体重和肝素需求量之间呈非线性关系[15]。肝素给药剂量上存在的争议包括适当给药体重［总体重（total body weight，TBW）、调整后体重（adjusted body weight，ABW），剂量体重（dosing weight，DW）、理想体重（ideal body weight，IBW）］的选择和是否设置最大首次负荷注射剂量和持续输注速率，以确保患者不超过目标治疗范围水平而增加出血风险。

研究表明，体重是决定抗凝血药给药剂量最重要的预测因素之一。在 UFH 给药时，过量脂肪组织引起的分布容积改变可通过使用 TBW 剂量来解决，或者可采用去脂肌肉来计算，即基于 ABW 的给药策略。给药剂量的回顾性综述表明，使用基于体重的推荐指南时，肥胖和病态肥胖患者常常处于剂量不足状态，其血栓栓塞复发风险增高[16]。表 3–4 汇总了一些已发表的评估肥胖患者群体适当给药策略的研究。虽然缺少肥胖患者的 UFH 最佳给药剂量策略的共识，建议非常肥胖的患者（BMI≥35）使用 TBW 同时规定最大首次负荷注射剂量和持续输注速率，或使用 TBW 并经验性减少基于体重的首次给药剂量方案［如在病态肥胖和超级肥胖患者中，分别使用 12～15U/（kg · h），而非 18U/（kg · h）］[14, 17]。然而，不管选择哪种策略，所有患者都需持续监测 aPTT 和抗Ⅹa 水平并积极调整剂量，以确保其抗凝水平未超出目标界限。aPTT 和抗Ⅹa 水平的监测将在后文讨论。

2. 妊娠 与非妊娠人群相比，妊娠期间血栓发生率将增加 2～4 倍[23–25]。刚完成分娩时期（即产后 6～12 周），尤其是剖宫产分娩后，血栓风险进一步增加[23, 26]。围产期抗凝受诸多因素的影响，需考虑胎儿 / 产妇风险因素、分娩计划、效果、成本、便利性、患者特点、麻醉方式和母乳喂养等[23, 26]。UFH 的药代动力学和药效学特征在妊娠期间也会因血容量、肾功能、凝血因子水平（因子Ⅷ、纤维蛋白原和血管性血友病因子）和肝素结合蛋白的血浆浓度变化而发生改变，必须频繁监测调整剂量[23, 27]。尽管围产期数据明确记录了患者血栓栓塞的发生率，但缺乏精心设计的随机对照试验，因此大多数指南是基于观察性研究或非妊娠人群的数据[28]。尽管文献表明 LMWH 在一些情况下有至少同样的效果且更加安全，UFH 历来是预防和治疗静脉和动脉血栓的首选药物[29–33]。近年来，指南共识推荐 LMWH 优于 UFH [28]，但 UFH 仍然是肾功能损害［肌酐清除率（creatinine clearence，CrCl）＜30ml/min］、需要迅速逆转、极端体重以及难以承受 LMWH 费用或 LMWH 不可获取患者的首选药物[24, 34]。

UFH 是一种大分子，它既不会穿过胎盘也不会分泌到母乳中，因此，对胎儿和母乳喂养的婴儿来说，是相对安全的[23, 25, 35]。母亲存在的风险包括肝素诱导的血小板减少症（heparin-induced thrombocytopenia，HIT）、骨质疏松症及出血，尤其是在分娩时。与 LMWH 相比，UFH 的这些风险都相对较高[23, 24]。UFH 的其他局限性包括需要持续输注或每天多次皮下注射，以及因药代动力学不可预测，需对抗凝效应频繁监测。

虽然 UFH 通常利用 aPTT 监测，但该指标可能不是妊娠期间抗凝效应的可靠监测指标，有些患者可能需要监测抗Ⅹa 水平[27]。妊娠期因子Ⅷ水平升高可能会影响 aPTT 结果，导致类似“肝素抵抗”现象出现，即较高剂量的 UFH 不能使 aPTT 相应延长。即使目前没有数据表明这种现象有着更高的出血率，但“肝素抵抗”的患者存在抗凝治疗过度的高风险。因此，这些患者应改用 LMWH 或在接受 UFH 治疗时监测抗Ⅹa 水平[23, 28]。

UFH 静脉给药抗凝的 aPTT 目标范围是 1.5～2.5 倍基线值（或是基于实验室 aPTT 试剂所确定的治疗范围）。目标抗Ⅹa 水平是 0.3～0.7U/ml [28]。对每天 2 次皮下注射 UFH 的患者来说，应在中间间隔时间（注射后 6h）检查抗凝水平，目标抗Ⅹa 水平为 0.5～1.2U/ml，目标 aPTT 水平为 2～2.5 倍基线值[27]（表 3–5）。若患者使用 UFH 预防性抗凝，可固定剂量给药（不监测抗凝反应），也可采用给药后 6h 抗Ⅹa 水平在 0.1～0.3U/ml 范围为目标[23, 28]。

抗凝治疗的时长随临床适应证不同而变化。指南建议，对于首次发生 VTE 的患者，自 VTE 发生起需抗凝 3～6 个月，持续抗凝至少至产后前 6 周，对于 VTE 发生后复发风险较高的患者则需更长时间的抗凝治疗[24, 28]。若患者在计划分娩（如引产或计划性剖宫产）期间接受治疗性 UFH 皮下注射，应在

表 3-4　肥胖患者 UFH 用药证据[15, 18–22]

人　群	给药策略	结　论
个案报道，388kg 男性，VTE，同时包含近期文献复习[15]	• 采用最大速率值方案：5000U 首次团注和 1500U/h 的首次给药速率 55h 后达到目标 aPTT 水平，此时输注速率为 3650U/h	以体重为基础的肝素列线图和最大剂量上限，使得患者到达治疗 UFH 水平的时间延迟。推荐在病态肥胖患者中使用 DW
不肥胖、肥胖和病态肥胖重症患者中的 UFH 输注[18]	• TBW • 无首次团注 • 首次给药持续输注： – 非肥胖：18U/（kg·h） – 肥胖：16U/（kg·h） – 病态肥胖：12U/（kg·h）	采用 TBW 和减少初始体重，各组第 1 次达到治疗 aPTT 水平的时间相似，状态稳定且无出血差异
肥胖 VTE 患者的 UFH 输注[19]	• 采用基于实际体重的推荐给药剂量，80U/kg 首次团注和 18U/（kg·h）持续输注 • 回顾性的剂量选择	超过 75% 的肥胖患者接受的肝素剂量低于推荐剂量，导致到达 aPTT 治疗水平的延迟
所有因不稳定心绞痛、急性 MI、PE 或 MI 待排入院的患者[20]	• 体重 – TBW，如果<IBW – 如果 TBW>IBW，则等于 IBW+0.3（TBW-IBW） • 对所有存在适应证的患者采用首次给药列线图 80U/kg 团注和 18U/（kg·h）持续输注 • 后来将首次负荷注射剂量改为 75U/kg	第 3 次 aPTT 检测之后，有 77%（65/84）肥胖患者处于治疗范围内，5%（4/84）未达到有效治疗范围，18%（15/84）超过有效剂量范围
所有存在适应证的患者都接受 UFH 治疗[21]	• 体重 – DW，如果 TBW> IBW+10kg – 其他患者采用 TBW • 对所有存在适应证的患者采用首次给药列线图 80U/kg 团注和 18U/（kg·h）持续输注；然而，80% 的患者可采用 15U/（kg·h）达到治疗 aPTT 水平	基于 TBW（而非 IBW 或 DW）的输注速率指南较少，特别是在肥胖患者中 推荐在所有患者中使用 TBW，最大负荷剂量为 10 000U，最大首次给药输注速率为 1500U/h
接受 UFH 输注超过 24h 的病态肥胖患者，与超重 /Ⅰ类和Ⅱ类肥胖以及正常 / 体重过轻患者比较[22]	• 基于 TBW 的方案 • 首次给药团注 VTE 80U/kg，ACS 60U/kg 首次给药持续输注 14U/（kg·h）[可选择增加到 18U/（kg·h）或减少到 12U/（kg·h），取决于临床适应证]	与体重指数较低的患者相比，病态肥胖患者每公斤 TBW 需要更小的 UFH 输注速率 若 BMI≥40kg/m²，推荐最大首次输注速率为 14U/（kg·h）

UFH. 普通肝素；TBW. 总体重；VTE. 静脉血栓栓塞；aPTT. 活化部分凝血活酶时间；IBW. 理想体重；DW. 剂量体重；BMI. 体重指数

表 3-5　妊娠期间治疗和预防血栓栓塞的 UFH 给药剂量

抗凝指征	处理方案	实验室监测
VTE 治疗剂量	• 团注：5000U 静脉注射（或 80U/kg） • 持续输注：1250U/h [18U/（kg·h）]，5 天，随后将每天总剂量转化为每天 2～3 次皮下注射给药 • 按照本机构肝素列线图将 aPTT 调整到 1.5～2.5 倍基线值或：250U/kg 皮下注射，每 12 小时，并将中间间隔时间 aPTT 调整到 1.5～2.5 倍基线值 • 急性 VTE，考虑使用 333U/kg 剂量 • 不能用于动脉血栓	若持续输注给药，在首次给药和每次剂量调整后 6h，抽血检测 aPTT 或抗Ⅹa 在中间间隔时间抽血检测抗Ⅹa 水平（给药后 6h，若采用每 12 小时，每天给药 2 次）
VTE 预防性给药剂量	• 早期妊娠：5000～10 000U 皮下注射，每天 2 次 • 中期妊娠：7500～10 000U 皮下注射，每天 2 次 • 晚期妊娠：10 000U 皮下注射，每天 2 次 备选：滴定到 0.1～0.3U/ml 的抗Ⅹa 水平	若使用固定预防剂量的 UFH，通常不需要监测 在中间间隔时间抽血检测抗Ⅹa 水平（给药后 6h，若采用每 12 小时，每天给药 2 次）

aPTT. 活化部分凝血活酶时间；VTE. 静脉血栓栓塞

分娩前至少 24h 停止 UFH，以减少出血风险，以便进行脊髓或硬膜外麻醉[24, 25]。血栓栓塞高风险患者，比如，有机械心脏瓣膜或近期发生 VTE 的患者，应改为 UFH 静脉注射，并持续至分娩前 4～6h[36]。自然分娩的患者，不应使用神经轴麻醉，并根据分娩时的 aPTT/ 抗Ⅹa 水平而考虑是否使用鱼精蛋白拮抗[28]。接受预防性 UFH 皮下注射患者应在生产时停用，且不应视为神经轴麻醉的禁忌证[25]。如止血成功，阴道分娩后 4～6h 或剖宫产后 6～12h，恢复抗凝[37]。更多内容见第 18 章。

（五）普通肝素的逆转策略

大出血是肝素治疗的一个严重且有生命危险的并发症。0%～7% 的肝素治疗患者发生大出血，其中 0%～3% 为致命性出血[3]。出血风险受治疗相关因素（如给药途径、抗凝强度、伴随抗血小板药物和纤溶药物）和患者特异性因素（即年龄、性别、终末器官功能、体重和过量饮酒）影响[38]。抗凝强度增加则患者颅内出血、死亡、卒中、大出血和再梗死的发生率增加，老年患者尤其如此[39-41]。虽然临床试验分析显示，出血风险与抗凝治疗强度增加有关，但没有明确定义与出血风险相对应的 aPTT 或抗Ⅹa 界值。值得注意的是，即使 UFH 在治疗水平范围内的患者仍会出现出血并发症[3]。

在临床大出血或需行紧急手术的情况下，UFH 逆转可通过以下联合措施实现，暂停用药（特别是静脉注射，因其半衰期较短），给予鱼精蛋白，输注血制品和支持治疗。硫酸鱼精蛋白是一种强碱性低分子量蛋白，单独使用时为弱抗凝血药，临床疗效不显著。然而，当它与酸性肝素结合时，两者可形成一种稳定的盐复合物，使两者在药理学上失活。硫酸鱼精蛋白起效快，一般在 5min 内与肝素中和，作用持续时间可达 2h，给药剂量取决于肝素剂量和末次给药后时长。若需在 1h 内立即逆转肝素，每 100U 肝素通常需要 1mg 鱼精蛋白；若肝素给药时间＞1h，鱼精蛋白用量相应减少（表 3-6）。皮下注射肝素给药，由于半衰期延长，可能需要反复给予鱼精蛋白或延长给药时间。无论给予多大剂量的鱼精蛋白，逆转效果的评估都应该通过评估临床出血症状和体征以及监测 aPTT 或抗Ⅹa 试验来进行。鱼精蛋白推荐最大剂量是 50mg。如果肝素给药剂量未知，可以给予 50mg 鱼精蛋白，并通过实验室监测进行评估[42]。根据机构特定治疗方案，更大剂量的鱼精蛋白可用于某些特定病例，如心脏术后。

表 3-6　使用硫酸鱼精蛋白逆转肝素[42]

接触肝素后时间	鱼精蛋白剂量
＜1h	每 100U 肝素使用 1mg 鱼精蛋白
1～2h	每 100U 肝素使用 0.5mg 鱼精蛋白
＞2h	每 100U 肝素使用 0.25mg 鱼精蛋白

应用实例

(1) 某患者在最近 1h 时内接受了 5000U 的肝素静脉注射，但尚未开始持续输注。

完全逆转所需的鱼精蛋白：50mg。

1h 内 100% 肝素：5000U。

(2) 某患者正在接受 1500U/h 的肝素输注，最近没有大剂量肝素输注。计算 3h 内肝素的使用量。

完全逆转所需的鱼精蛋白：26.25mg。

1h 内 100% 肝素：1500U。

前 1h 内 50% 肝素：750U。

再之前 1h 内 25% 肝素：375U。

总肝素量：1500U+750U+375U=2625U。

鱼精蛋白用量：2625U 肝素 /100=26.25mg。

高剂量或快速给予鱼精蛋白可导致严重低血压、心动过缓、心血管衰竭、肺动脉高压和（或）过敏反应。为降低这些风险，鱼精蛋白应缓慢用药，10min 内不超过 50mg[42]。虽然少见，但是曾经使用鱼精蛋白或含鱼精蛋白的胰岛素、对鱼过敏（尽管没有数据支持），或者曾经接受输精管切除术的患者，可能由于存在抗鱼精蛋白抗体而有更高的发生过敏反应的风险[1]。使用糖皮质激素或抗组胺药物进行预处理可降低这类风险[43]。

（六）并发症

1. 肝素抵抗　不断增加 UFH 剂量而没有相应 aPTT 延长的患者被认为是肝素抵抗（通常定义为 24h 内 UFH 需用量超过 35 000U）[1, 44]。真实的肝素抵抗可能是由于 AT 缺乏、清除增加、生理压力或高血栓负荷导致肝素结合蛋白增加而引起。对于这些患者则需要频繁监测和调整剂量，以确保其抗凝效果。如果可能，纠正肝素抵抗的根本原因可减少对大剂量 UFH 的需求。

此外，某些患者可表现为人为的肝素抵抗，可能与凝血因子改变及其对 aPTT 的影响有关，此时 UFH 抗凝作用并未降低。常见原因包括因子Ⅷ和纤维蛋白原的升高，多见于妊娠和烧伤患者[1, 44]。对疑似肝素抵抗的患者，使用 UFH 团注并评估给药后 1～2 小时 aPTT 改变可能有帮助。此外，用抗Ⅹa 水平而非 aPTT 来监测抗凝效果可允许更低的 UFH 给药剂量，达到相同的抗凝效果，且在理论上出血风险更低[45]。也可采用 DTI 抗凝，如比伐卢定，因其无须 AT 即可产生抗凝作用。

2. 骨质减少 除抗凝作用外，UFH 还可抑制成骨细胞形成并激活破骨细胞，因此，长期使用会导致肝素诱导的骨质疏松症[1]。UFH 与成骨细胞的非特异性结合激活下游破骨细胞，使得骨形成减少、骨吸收增加[46]。与 UFH 相关的骨质减少病例多数是来自妊娠期间需要长期治疗或预防 VTE 的患者，因为短期使用 UFH 很少出现这些影响。骨质减少的风险和骨质退化的程度并不总是与 UFH 的剂量或治疗相关，而且停止治疗后其影响可缓解[47, 48]。年轻人群骨质疏松的风险通常较低，但是，一项对孕妇进行长期预防性 UFH 给药的大规模观察性研究发现，2%～3% 的患者发生脊柱骨折[49]。

3. 肝素诱导的血小板减少症 HIT 是一种通过 IgG 抗体 – 血小板因子 4（platelet factor 4，PF_4）复合物引起血小板活化的免疫介导反应。肝素可与包括 PF_4 在内的血浆蛋白结合[50]，IgG 抗体与 PF_4– 肝素复合物结合，随即激活血小板、内皮细胞和单核细胞，促进血小板微颗粒释放、单核细胞和内皮细胞组织因子表达，并最终激活凝血级联反应，产生凝血酶，形成血凝块。HIT 患者处于高凝状态，若在诊断后 30 天内未进行治疗，超过 50% 的患者会形成血栓。UFH 治疗患者发生 HIT 的风险是 LMWH 的 10 倍。与内科患者相比，接受大型手术的患者，其可导致血小板显著活化（产生 PF_4）和接触大量 UFH（如心脏手术），发生 HIT 的风险更高（15%）[51, 52]。

4T 评分是一个经验证的概率预测评估工具，可用于确定 HIT 症患者的风险（图 3–2）。4T 评分较低的患者被认为不太可能发生 HIT，因此无须进行实验室检测，中高风险患者则需要进行相应实验室检测。最常用的 HIT 检测方法为 PF_4 酶联免疫吸附试验（enzyme-linked immunosorbent assay，ELISA）。对于 4T 评分中等且 PF_4 检测结果不确定的患者（ELISA 光密度＜1 或＜2 为不确定，视检验方法而定），推荐血清素释放试验（serotonin release assay，SRA）来进行确证。临床情况与免疫分析结果不一致时也应行 SRA（例如，患者 4T 评分为极高可能性但是免疫分析为阴性）。对于 4T 评分高或 4T 评分中等且 PF_4 光密度≥1.5 的患者，无须进行 SRA[50, 53–55]，但 SRA 仍然是诊断 HIT 的金标准[56]。4T 评分和阳性 SRA 存在矛盾关系。文献表明，SRA 阳性与低 4T 评分的相关性非常低，而当中高 4T 评分时，相关性则发生变化。总之，随着 4T 评分的增加，该得分与 SRA 之间的关联更加准确[57, 58]。

如果怀疑患者发生 HIT，应停止所有含肝素产品，如 LMWH 或 UFH，并开始使用 DTI，如比伐卢定或阿加曲班抗凝。在紧急情况中，肠外 DTI 是首选药物。阿加曲班和比伐卢定的给药剂量应基于 aPTT 计算。如果在诊断 HIT 前已开始使用口服 VKA（华法林），则应停止使用并用维生素 K_1 逆转，以防止与蛋白 C 消耗相关的进行性血栓形成和静脉坏疽。一旦血小板恢复至＞150×10^9/L 或至患者基线水平，则应开始使用华法林（INR 目标值为 2.0～3.0），并持续 3～6 个月。如果需要桥接治疗且患者肾功能良好，虽未获 FDA 批准，仍可使用磺达肝癸钠抗凝。磺达肝癸钠是一种可供选择的合成因子Ⅹa 抑制药，采用皮下注射，每天 1 次[50]（图 3–3）（见第 17 章）。

三、低分子肝素

LMWH 是一种猪源性多糖，它含有与 UFH 相同的、有抗凝作用的活性戊糖序列，由 UFH 通过化学法或酶法催化降解产生。不同 LMWH 产品的制备方法不同，其在临床上的发展来自于一些观察的驱动，包括与抗Ⅹa 活性相关的凝血酶活性降低，动物实验中显示出更有利的利益 / 风险比，以及更优越的药代动力学特性等。国际上有许多 LMWH 产品（表 3–7）。LMWH 的分子量约为 UFH 的 1/3（4000～5000 道尔顿）。由于其体积较小，不能同时结合 AT 和凝血酶，因此对凝血酶的亲和力较低，但其对凝血因子Ⅹa 亲和力与 UFH 相似。凝血因子Ⅹa 与 AT 之间稳定的相互作用无须肝素介导，因此小分子（如 LMWH）和大分子（如 UFH）对其灭活作用相似。而 AT 和凝血酶之间至少需要 18 个糖单位的链长（包括活性戊糖序列）来建立联系，但仅 25%～50% 的 LMWH 链长

	评分 =2	评分 =1	评分 =0
血小板减少症 在一系列下降的血小板结果中，利用最高值与最低值计算血小板计数下降百分比 （单选）	血小板计数降低>50% 且最低值≥20×10⁹/L 且之前 3 天内未接受手术	• 血小板计数降低>50% 但之前 3 天内接受过手术 • 血小板计数降低且不满足评分 =2 或 0 的标准［即血小板计数降低 30%～50% 或最低值在（10～19）×10⁹/L］	• 血小板计数降低<30% • 血小板计数最低值<10×10⁹/L
时机（血小板计数降低或血栓形成的时机 *） 第 0 天 = 最近暴露于肝素的第 1 天 （单选）	• 肝素给药后第 5～10 天血小板计数下降 • 肝素给药后 1 天内血小板计数下降且在过去的 5～30 天内曾暴露于肝素	• 第 5～10 天血小板计数降低但不确定（如计数结果有缺失） • 肝素给药后 1 天内血小板下降且在过去的 31～100 天内曾暴露于肝素 • 肝素给药后第 10 天血小板计数降低	≤第 4 天血小板 计数下降，但在过去 100 天内未暴露于肝素
血栓形成（或其他临床并发症） （单选）	• 确诊新发血栓（静脉或动脉） • 注射部位皮肤坏死 • 静脉注射大剂量肝素后出现过敏反应 • 肾上腺出血	• 正接受抗凝治疗的患者静脉血栓复发 • 疑似血栓形成（等待影像学检查确认） • 肝素注射部位红斑性皮损	疑似血栓形成
其他导致血小板减少的原因 ** （单选）	血小板降低无明显其他原因	**有明显的其他可能原因** • 未证实感染源的败血症 • 与启用呼吸机相关的血小板减少 • 其他	**出现很可能的其他原因** • 72h 内接受过手术 • 确诊菌血症 / 真菌血症 • 过去 20 天内接受过化疗或放疗 • 非 HIT 原因导致的弥散性血管内凝血 • 输血后紫癜 • 血小板计数<20×10⁹/L 且服用了可能导致 D-ITP 的药物（见左侧列表） • LMWH 注射部位非坏死性皮肤损伤（推测为迟发型过敏反应） • 其他

药物诱导的免疫性血小板减少症（D-ITP）相关药物
相对常见：糖蛋白Ⅱb/Ⅲa 拮抗药（阿昔单抗、埃替非巴肽和替罗非班）、奎宁、奎尼丁、磺胺类抗生素、卡马西平、万古霉素 **不常见：**放线菌素、阿米替林、阿莫西林、哌拉西林、萘夫西林、头孢菌素（头孢唑啉、头孢他啶、头孢曲松）、赛来昔布、环丙沙星、埃索美拉唑、非索非那定、芬太尼、夫西地酸、呋塞米、金制剂、左氧氟沙星、甲硝唑、萘普生、奥沙利铂、苯妥英、普萘洛尔、丙氧芬、雷尼替丁、利福平、苏拉明、甲氧苄啶 注：仅列出部分药物

▲ 图 3-2 诊断 HIT 的 4T 评分 [50]

HIT. 肝素诱导的血小板减少症；LMWH. 低分子肝素

*. 临床后遗症，如血小板减少、血栓形成或皮肤损伤的时间

**. 如果出现坏死性肝素诱导的皮损，即使没有血小板减少也得 2 分

经 Elsevier 许可转载，引自 CHEST, Vol. 141/Issue 2 Supp, Linkins LA, Dans AL, Moores LK, Bona R, Davidson BL, Schulman S, Crowther M, Treatment and prevention of heparin-induced thrombocytopenia: antithrombotic therapy and prevention of thrombosis 9th ed.: American College of Chest Physicians Evidence-based Clinical Practice Guidelines, pages e495s–e530s, © 2012

在此长度以上。相反，所有 LMWH 都含有活性戊糖序列，可 100% 介导凝血因子Ⅹa 的灭活[1]。

（一）药效学

与 UFH 相比，LMWH 分子量较小引发了一系列生物学影响（表 3-8）。LMWH 与血浆蛋白、巨噬细胞和内皮细胞的结合减少，使其有更可预测的剂量 - 反应关系和更长的血浆半衰期。因此，与 UFH 不同，LMWH 无须常规血浆监测，更方便门诊患者的管理。此外，由于其与 PF_4 和血小板的结合减少，HIT 发生率也相应减少。LMWH 与成骨细胞的结合也减少，破骨细胞激活和骨质丢失的发生率也随之降低[1]。

（二）药代动力学

LMWH 的半衰期为 3～7h，生物利用度为 87%～90%（表 3-7）。抗Ⅹa 活性峰值发生在皮下注射后 3～5h，其剂量反应可预测。所有药物都通过脱硫或解聚代谢，并通过肾脏排泄。美国上市的 LMWH 包括依诺肝素、达肝素和亭扎肝素。在美国，依诺肝素是唯一可用于 ST 段抬高型心肌梗死（ST-segment elevation myocardial infarction，STEMI）静脉注射治疗或随后经皮冠状动脉介入治疗（percutaneous coronary intervention，PCI）的 LMWH [59-62]。

第一步：计算4T评分

□≤3：低风险

□4～5 中间：中风险

□>5：高风险

第二步：考虑右边流程

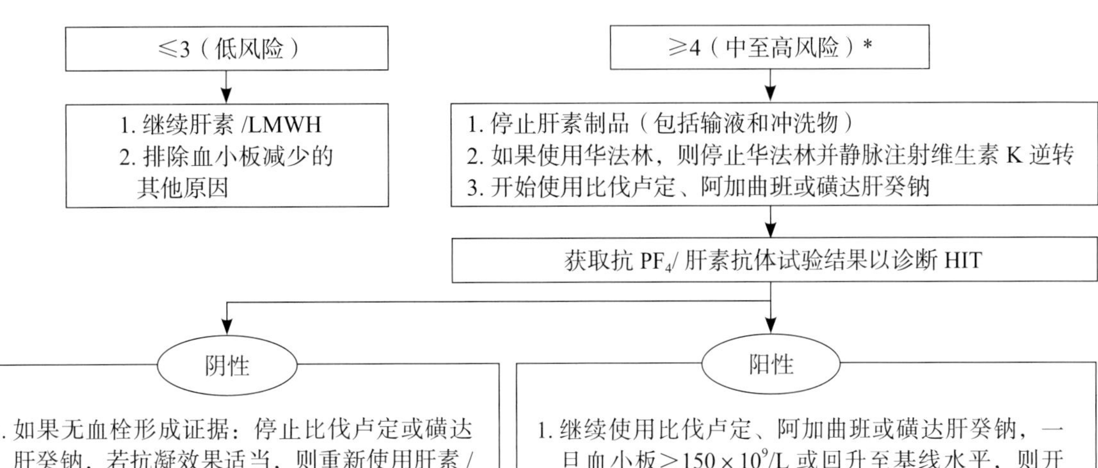
≤3（低风险）
1. 继续肝素 /LMWH
2. 排除血小板减少的其他原因
≥4（中至高风险）*
1. 停止肝素制品（包括输液和冲洗物）
2. 如果使用华法林，则停止华法林并静脉注射维生素 K 逆转
3. 开始使用比伐卢定、阿加曲班或磺达肝癸钠
获取抗 PF4/ 肝素抗体试验结果以诊断 HIT
阴性
1. 如果无血栓形成证据：停止比伐卢定或磺达肝癸钠，若抗凝效果适当，则重新使用肝素 / LMWH
2. 如果临床上高度怀疑或有血栓形成证据：继续目前治疗，进行 SRA 试验，血液科会诊
阳性
1. 继续使用比伐卢定、阿加曲班或磺达肝癸钠，一旦血小板＞150×10⁹/L 或回升至基线水平，则开始使用华法林
2. 比伐卢定、阿加曲班或磺达肝癸钠桥接 5 天或直至华法林治疗达标（可能叠用事件更长）

*. 若患者 4T 评分为中风险且 PF_4 结果不确定（ELISA 光密度＜1 或＜2 可视为不确定，视方法而定），建议进行确证血清素释放试验（SRA）

▲ 图 3-3　疑似肝素诱导的血小板减少症患者逐步治疗法

LMWH. 低分子肝素；HIT. 肝素诱导的血小板减少症

表 3-7　LMWH 产品基本资料[59-62]

	依诺肝素	达肝素	亭扎肝素
品牌名称	Lovenox™	Fragmin™	Innohep™
生产过程	苄基化，然后碱性水解	可控亚硝酸解聚	肝素酶消化
平均分子量（道尔顿）	4500	6000	6500
半衰期（h）	4.5～7	3～5	3.4
代谢	肝脏脱硫 / 解聚	—	非肝脏脱硫 / 解聚
排泄	肾	肾	肾
生物利用度（%）	90～92	87	87
抗Ⅹa 比抗Ⅱa	3.8	2.7	2.8
抗Ⅹa 活性（U/mg）	100	156	100

（三）临床适应证和剂量

LMWH 由于作用时间和肾脏清除时间延长，通常不被当作危重患者的一线药物，但它在病情稳定或过渡到门诊随访阶段以及特定门诊患者人群中起到了重要作用。与达肝素或亭扎肝素相比，依诺肝素临床适应证最多（表 3-9）[59-62]，但这些药物常有超适应证用药。因适应证较多、已被广泛研究且已为肾功能障碍患者提供了明确的剂量调整方案，依诺肝素通常被推荐作为可能接受或准备开始华法林

表 3-8　与 UFH 相比，LMWH 与蛋白和细胞结合减少引发的生物学影响[1]

结合目标	生物学作用	临床影响
蛋白	较为可预测的抗凝反应	不必要进行抗凝反应的监测
巨噬细胞	通过肾脏清除	血浆半衰期增长。每天 1 次皮下注射治疗有效
血小板	降低肝素依赖性抗体的产生	减少 HIT 的发生率
成骨细胞	减少破骨细胞激活	降低骨量减少发生率

HIT. 肝素诱导的血小板减少症

治疗患者的一种桥接选择[63, 64]。

LMWH 多数急性治疗剂量均基于体重，预防血栓常采用固定剂量给药（表 3-9）。然而，最近有文献支持，在某些情况下预防血栓给药剂量也应考虑体重影响（见低分子肝素特殊人群）[65, 66]。所有基于体重的剂量都应根据TBW设计，但如果是肥胖人群，则使用 ABW[1, 67]。不过，调整肥胖患者给药剂量的适当体重界限目前仍存在争议。总之，为患者选择适当的抗凝血药及剂量时，需综合考虑其年龄、体重、肾功能和并发症。

（四）特殊人群注意事项

在肾功能异常或分布容积改变的患者中使用 LMWH 时需谨慎管理。LMWH 通过肾脏清除，对于清除速率改变的患者，在使用这些药物之前，应充分考虑其出血和用药延长的风险。相比 UFH 而言，LMWH 具有更好的药代动力学特性（如生物利用度高），因此是更理想的选择。使用 LMWH 亦有助于患者提前出院（若使用 UFH 则可能需要继续住院接受持续静脉输液）。但是，对分布容积改变、老年和肾功能异常患者来说，使用 LMWH 时仍需要不同的给药策略和密切监测。

1. 肥胖　肥胖被认为是 VTE 发生的独立危险因素，此类高危人群需采用适当的 LMWH 给药策略[67]。肥胖改变了许多药物的分布容积，并对这些药物的药代动力学特征有直接影响（包括 LMWH）。研究表明，以下患者使用 LMWH 时无须调整剂量：①依诺肝素，若体重≤144kg；②达肝素，若体重≤190kg；③亭扎肝素，若体重≤165kg[68-72]。

总之，LMWH 的效果取决于适当的给药剂量和监测。抗Ⅹa 水平测定是实验室监测的方法之一（表 3-10）。目前，指南建议仅在特定人群中监测抗Ⅹa 水平（包括肥胖患者）[18]。理论上，抗Ⅹa 水平与抗凝效果和出血风险均相关，尽管缺乏支持这一结论的文献。研究表明，在接受预防剂量 LMWH 给药的健康志愿者中，体重与抗Ⅹa 活性呈负相关。此结果支持指南中提到的概念，即非肥胖患者预防血栓的固定剂量给药策略可能不适用于肥胖患者[17, 75]（表 3-11）。

在肥胖患者人群中评估治疗剂量 LMWH 的有效性和安全性的文献很多。有研究表明，基于 TBW 的 LMWH 治疗剂量给药方案可能导致患者给药过量。与脂肪组织过多的患者相比，相对瘦的患者可能有更高的血流速度[77, 78]，这可能会导致 LMWH 的剂量改变。基于此，多种方案被提出，有一种推荐给药策略是依诺肝素 1mg/kg，皮下注射，每 8 小时 1 次［基于去脂体重（lean body weight，LBW）］（表 3-11）[78]，此方案在 ACS 和 VTE 的治疗中均被证实可获得理想的抗Ⅹa 水平。另一种推荐给药策略是依诺肝素 1.5mg/kg，皮下注射，每天 1 次。他们发现，该给药方案在肥胖和非肥胖健康志愿者中具有相似的药代动力学特性（表 3-12）[79]。目前，对肥胖患者而言，指南推荐依诺肝素 1mg/kg，皮下注射，每天 2 次（基于 TBW）[17]。

一个有争议而可靠数据有限的话题是肥胖患者是否应该接受与非肥胖患者相同的固定 LMWH 剂量预防血栓。标准的 LMWH 血栓预防剂量在肥胖患者中可能不够，此种情况会增加其 VTE 风险[80]。Scholten 及其同事评估了接受减肥手术的肥胖患者，他们在术后接受 30mg 或 40mg LMWH，皮下注射，每 12 小时 1 次（表 3-12）。接受 40mg 方案的患者 VTE 发生率显著降低，且出血风险不增加[81]。另一研究评估了达肝素在肥胖和老年患者中的使用，发现其大出血风险与安慰剂相似（表 3-11）[82, 83]。

表 3-9　LMWH 给药剂量[60-62]

药　物	适应证	剂量，方式，频率	剂量调整	注意事项
依诺肝素[60]（Lovenox™）	VTE 的治疗	• 1mg/kg，皮下注射，每 12 小时 • 1.5mg/kg，皮下注射，每 24 小时	• CrCl＜30ml/min：1mg/kg，皮下注射，每 24 小时 • CrCl＜30ml/min：不推荐	**监测** • 肾功能损害、肥胖或低体重、儿童、妊娠、出血或高凝状态患者推荐监测抗Ⅹa 水平 • 肾功能 • 出血症状和体征 • 如果使用华法林桥接，每日监测 INR 并使用适当的桥接方案（至少桥接 5 天，直到至少持续 24 小时 INR≥2.0） • HIT 症状（血小板减少、血栓形成、出血、皮肤损害或其他症状） **注意事项** • 出血或血栓病史 • 肾功能损害 • 肝病 • HIT 病史 • 同时使用抗血栓药物 • 近期脊柱或眼科手术 • 硬膜外留置针 • 亭扎肝素：肾功能不全老年患者死亡风险较高（≥70 岁且 CrCl＜30ml/min 或≥75 岁且 CrCl≤60ml/min）
	ACS 的治疗 • STEMI • UA/NSTEMI	• 30mg 静脉注射团注加 1mg/kg 替奈普酶，继以 1mg/kg，皮下注射，每 12 小时 • 1mg/kg，皮下注射，每 12 小时	• CrCl＜30ml/min：不推荐	
	AF 或 VTE/心脏复律预防用药/桥接治疗	• 1mg/kg，皮下注射，每 12 小时 • 1.5mg/kg，皮下注射，每 24 小时	• CrCl＜30ml/min：1mg/kg，皮下注射，每 24 小时 • CrCl＜30ml/min：不推荐	
	内科或外科患者 VTE 预防	• 40mg，皮下注射，每 24 小时 • 30mg，皮下注射，每 12 小时	• CrCl＜30ml/min：30mg，皮下注射，每 24 小时 • CrCl＜15ml/min：不推荐	
	外伤患者 VTE 预防	• 40mg，皮下注射，每 24 小时 • 30mg，皮下注射，每 12 小时	• CrCl＜30ml/min：30mg，皮下注射，每 24 小时 • CrCl＜15ml/min：不推荐	
达肝素[61]（Fragmin™）	VTE 治疗	• ＜56kg：10 000U，皮下注射，每 24 小时 • 57～68kg：18 000U，皮下注射，每 24 小时 • 83～98kg：18 000U，皮下注射，每 24 小时 • ＞99kg：18 000U，皮下注射，每 24 小时	N/A	
	UA/NSTEMI 治疗	120U/kg，皮下注射，每 12 小时（最大量 10 000U 每剂）	N/A	
	髋关节或其他重大手术后 VTE 预防（1 个月）	首次给药：2500U，皮下注射 1 次 维持量：2500～5000U，皮下注射，每 24 小时	N/A	
	内科或外科患者 VTE 预防	5000U，皮下注射，每 24 小时	N/A	
亭扎肝素[62]（Innohep™）	除华法林外，DVT 治疗	175U/kg，皮下注射，每 24 小时	N/A	

CrCl. 肌酐清除率；ACS. 急性冠状动脉综合征；STEMI. ST 段抬高型心肌梗死；UA/NSTEMI. 不稳定型心绞痛或非 ST 段抬高型心肌梗死；INR. 国际标准化比值；HIT. 肝素诱导的血小板减少症；N/A. 无法获取

表 3-10　LMWH 的抗Ⅹa 因子检测[17, 60-62, 73, 74]

药　物	人　群	VTE 使用剂量	目标抗Ⅹa 水平	监测时机
依诺肝素	肥胖（>120kg）	1mg/kg 每，12 小时	峰：0.6～1.0U/ml	首次给药后 4～6h
	肾功能不全（CrCl <30ml/min）[a]	1mg/kg，每 24 小时	峰：0.6～1.0U/ml	首次给药后 4～6h
		1.5mg/kg，每 24 小时	峰：1.0～2.0U/ml	
达肝素	肥胖（>120kg）	200U/kg，每天 1 次	峰：0.5～1.0U/ml	首次给药后 4～6h
	肾功能不全（CrCl <30ml/min）[a]		峰：0.5～1.5U/ml	首次给药后 4～6h

CrCl. 肌酐清除率
a. 若怀疑患者存在依诺肝素或达肝素累积，测量下次给药前的谷值（目标谷值为<0.4U/ml）

表 3-11　肥胖患者 LMWH 给药剂量[17, 28, 76]

药　物	治疗剂量	预防剂量
依诺肝素	VTE • 总体重（不推荐剂量封顶） • 每天 2 次用药 ACS • STEMI 　– 总体重（最初 2 次的给药剂量不超过 100mg） • UA/NSTEMI 　– 总体重（无推荐的上限剂量）	增加约 30% 剂量（BMI≥40kg/m^2）
达肝素	VTE • 使用总体重（考虑剂量上限为 18 000U） ACS • 使用总体重（剂量上限为 10 000U）	增加约 30% 剂量（BMI≥40kg/m^2）
亭扎肝素	总体重（不推荐剂量封顶）	增加约 30% 剂量（BMI≥40kg/m^2）

VTE. 静脉血栓栓塞；ACS. 急性冠状动脉综合征；STEMI. ST 段抬高型心肌梗死；UA/NSTEMI. 不稳定型心绞痛 / 非 ST 段抬高型心肌梗死；BMI. 体重指数

已有的研究证据支持肥胖或病态肥胖患者在使用治疗剂量的 LMWH 时应监测抗Ⅹa 水平，这些患者通常被界定为体重>190kg 或 BMI>40kg/m^2 的患者[65]。应定期监测这些患者的抗Ⅹa 峰值水平，以确保足够治疗剂量[84]。在需要预防血栓的肥胖患者中考虑基于体重的给药策略可能较为合理（表 3-10）。应对患者密切监测，以便在防止 VTE 的同时不增加大出血风险。

2. 肾功能不全和老年患者　肾功能不全和老年，无论是分别还是合并都会增加患者发生出血和血栓栓塞事件的风险。肾功能受损患者体内 LMWH 会发生累积，许多评估 LMWH 有效性和安全性的大型随机研究都将肾功能不全患者排除在外。Thorevska 及其同事评估了接受每天 2 次全量治疗剂量 UFH 或依诺肝素的肾功能损害住院患者，尽管肾功能损害程度不同，两组患者的主要出血事件发生率相似。然而，与 UFH 相比，在有严重肾功能障碍的患者中，接受依诺肝素治疗的轻度出血概率明显增加[85]。若肾脏受损患者的 LMWH 疗程延长，需考虑监测抗Ⅹa 水平（表 3-10）。

已有研究评估了 LMWH 在老年肾功能损害患者中的应用（表 3-13）。Chow 及其同事研究了严重肾功能不全（CrCl≤30ml/min）患者，发现患者在接受 3 剂依诺肝素后抗Ⅹa 水平升高，表明这些药物有体内累积风险[86]。Fox 及其同事对 ACS 患者进行了剂量调整的依诺肝素评估。他们发现在严重肾功能不全的老年患者（CrCl<30ml/min）中，与 UFH 相比依诺肝素的严重出血事件有所增加，但无显著差异[87]。

表 3-12 肥胖患者 LMWH：证据汇总[78, 79, 81-84]

人群		给药剂量策略	结论
使用 LMWH 治疗	需要抗凝治疗的 ACS 和 VTE 患者或预防用药患者，按照 BMI 分层（n=96）[78]	用抗Ⅹa 峰水平来评估给药剂量策略 • 策略 1 基于 LBW：依诺肝素 1mg/kg，每 8 小时 • 策略 2（总体重 TBW）：依诺肝素 1mg/kg，每 12 小时，若患者<90kg（>50 岁）或>120kg（<50 岁）	在不同的患者人群中使用两种推荐治疗策略中任意一种，都有望在整个给药期间保持抗Ⅹa 的治疗水平
	将肥胖和非肥胖志愿者根据 BMI 分层，并根据年龄、性别和身高进行匹配（n=48）[79]	• 方案 1：依诺肝素 1.5mg/kg，皮下注射，每天 1 次，连续 4 天 • 方案 2：依诺肝素 1.5mg/kg 输液（超过 6h） • 患者在 7 天洗脱期后转入另一种治疗方案	• 与非肥胖患者相比，肥胖患者皮下注射依诺肝素抗Ⅹa 活性水平仅略有增加 • 依诺肝素 1.5mg/kg，皮下注射，每天 1 次，在两组患者中有相似的水平，可被考虑作为 BMI 高达 40kg/m^2 肥胖患者的治疗方案
使用 LMWH 进行血栓预防	平均 BMI 在 50～51kg/m^2 的进行首次和二次减重手术的肥胖患者[81]	• 组 1：依诺肝素 30mg，皮下注射，每 12 小时 • 组 2：依诺肝素 40mg，皮下注射，每 12 小时	• 组 1 中患者的住院时间明显更长 • 与组 2 相比，组 1 患者的 VTE 并发症及发生率更高 • 每组均有 1 例出血事件发生 • 依诺肝素 40mg，皮下注射，每 12 小时可提高疗效，且不增加出血风险
	内科疾病，老年肥胖住院患者（n=1118）[82, 83]	• 组 1：达肝素 5000U，皮下注射，每天 1 次 • 组 2：安慰剂	• 达肝素和安慰剂组的有症状 VTE、致死性 PE、猝死或无症状近端 DVT 组成相似 • 肥胖患者的大出血风险未增加
	严重肥胖的内科疾病住院患者（平均 BMI≥60kg/m^2）（n=31）[84]	• 组 1：依诺肝素 40mg，皮下注射，每天 1 次（对照组） • 组 2：依诺肝素 0.4mg/kg，皮下注射，每天 1 次（LD） • 组 3：依诺肝素 0.5mg/kg，皮下注射，每天 1 次（HD）	• HD 组的峰抗Ⅹa 水平（目标 0.2～0.5U/ml）显著高于对照组或 LD 组 • 与标准或低剂量方案相比，HD 组依诺肝素在达到目标抗Ⅹa 水平方面具优势，并且不会增加并发症风险，如出血

BMI. 体重指数；ACS. 急性冠状动脉综合征；VTE. 静脉血栓栓塞；LBW. 去脂体重；LD. 低剂量；HD. 高剂量

指南支持在肾功能不全（CrCl<30ml/min）患者中降低 LMWH 剂量，无论是治疗还是预防血栓（表 3-14）[17]。在这部分患者中，依诺肝素是最广泛使用的 LMWH，剂量为 1mg/kg，每天 1 次。有研究表明，在剂量调整的依诺肝素治疗患者中，多达 1/4 的患者可能会出现剂量不足（定义为抗Ⅹa 水平<0.5U/ml），因此，采用 LMWH 治疗严重肾功能不全患者时应进行抗Ⅹa 监测[91]。

3. 妊娠 与 UFH 类似，评估 LMWH 在妊娠患者中应用的安全性和有效性的证据也不充足。指南中的建议大多数是根据 LMWH 在非妊娠 VTE 和 ACS 患者中应用的证据推测而来。回顾性观察研究表明，LMWH 与 UFH 一样，也不会穿过胎盘，因此导致胎儿出血的风险普遍较低[31, 92]（表 3-15）。

一些回顾性研究结果显示，预防剂量的依诺肝素 40mg，皮下注射，每天 1 次，对预防妊娠期 VTE 安全且有效[93]。指南共识建议，依据 VTE 风险，血栓预防的剂量方案为依诺肝素 40mg，皮下注射，每天 1 次，达肝素 5000U，皮下注射，每天 1 次，或者调整依诺肝素剂量使得抗Ⅹa 峰浓度达到 0.6～1.0U/ml 水平[28]。然而，由于这些药物尚未在临床试验中进行直接比较，因此最佳给药方案很大程度上是未知且基于观察性研究（表 3-15）。

指南建议，对需要 VTE 治疗性抗凝的围产期妊娠患者来说，使用 LMWH 优于 UFH 或 VKA[28]。妊娠患者人群的 LMWH 治疗性给药方案仍存在争议（表 3-16）。在观察性研究中，孕妇多采用每天 1 次或 2 次的 LMWH 抗凝方案（表 3-15）。一些研究表明，需要根据妊娠期间的预期体重增加来调整剂量。另一些研究建议每隔 1～3 个月检测抗Ⅹa 水平[97]。目前，不建议根据体重的变化来调整 LMWH 的剂量，也不建议定期监测抗Ⅹa 水平[28]。Rodie 及其同

表 3-13　肾功能不全和老年患者的 LMWH 应用：证据总结[86-89]

人　群		给药策略	结　论
依诺肝素	肾功能不同患者的前瞻性非盲研究（平均年龄 75 岁）[86]	• 全部患者采用依诺肝素 1mg/kg，每 12 小时 • 组 1：CrCl＞61ml/min • 组 2：CrCl 31～60ml/min • 组 3：CrCl≤30ml/min • 抗Ⅹa 浓度的血液峰水平需在 3 次剂量后（4±0.5）h 采样	3 次剂量后调整的抗Ⅹa 水平如下 • CrCl＞30ml/min：0.91 • CrCl≤30ml/min：1.34 CrCl≤30ml/min 的患者需要做出剂量调整
	依据肾功能分层的 ACS 患者的 RCT 亚组分析[87]	• 依诺肝素 1mg/kg，皮下注射，每天 1 次 • UFH 持续输注	CrCl＜30ml/min 的患者结果：依诺肝素组在 30 天内因任何原因死亡或复发非致命性 MI 的组合概率与 UFH 组存在显著差异 • 因任何原因死亡的概率无显著差异 • 与 UFH 组相比，大出血事件概率有所提高，但风险无显著性差异
达肝素	住院患者的前瞻性观察研究，根据 GFR 分层[88]	全部患者采用达肝素 100U/kg，皮下注射，每 12 小时 • 组 1：GFR≥60ml/min • 组 2：GFR 30～59ml/min • 组 3：GFR＜30ml/min • 在首次给药、第 2 天和以后每 2 天 1 次检测血浆抗Ⅹa 活性并根据应用的剂量和体重进行调整	抗Ⅹa 水平中位值如下（6 天后）： • 组 1：0.57 • 组 2：0.66 • 组 3：1.21 组 1 和组 3 之间有显著差异，但组 1 和组 2 之间无显著差异 • 严重肾功能不全患者，由于药物蓄积作用，使用达肝素需监测抗Ⅹa 水平
亭扎肝素	平均 CrCl 40.6ml/min 且年龄＞70 岁患者的前瞻性研究[89]	亭扎肝素 175 抗Ⅹa U/kg，皮下注射，每天 1 次，连续 10 天	• 使用亭扎肝素治疗 10 天后抗Ⅹa 和抗Ⅱa 活性无增加 • 未发生累积 • 无严重出血事件，仅有 1 例轻微出血 • 无 VTE 事件和死亡出现 • CrCl＞20ml/min 患者使用亭扎肝素无须调整剂量

RCT. 随机对照试验；CrCl. 肌酐清除率；GFR. 肾小球滤过率

事评估了接受每天 2 次依诺肝素给药的妊娠患者（剂量按照妊娠早期体重计算），大多数患者不需要增加剂量来维持充足的抗Ⅹa 水平。与普遍的认知相反，有 3 例患者因其抗Ⅹa 水平超过预期范围（目标范围 0.4～1.0U/ml）而需要减少剂量[94]。妊娠期治疗急性 VTE，推荐使用基于体重的 LMWH，直至至少产后 6 周，建议抗凝疗程为 3～6 个月，视复发风险而定[28]。

（五）低分子肝素的逆转策略

与 UFH 相比，LMWH 的大出血风险较低。一些汇总分析表明，与 UFH 相比，LMWH 的大出血和小出血发生率均较低[29, 98, 99]。不过，在 ACS 患者中，与 UFH 相比，LMWH 相关的 TIMI（thrombolysis in myocardial Infarction）和 GUSTO（global use of strategies to open occluded arteries）定义的大出血发生率有所增高[72, 100, 101]。

目前还没有完全逆转 LMWH 的可靠方法。鱼精蛋白不能完全逆转 LMWH，但具备中和 AT 的效果[3]，抗Ⅱa 效果可完全逆转，但仅 60%～80% 的抗Ⅹa 效果被逆转（依诺肝素 60%，达肝素 80%）[60, 61]。在非紧急情况下，可选择性地停止即将进行的有创性操作或手术，末次给药必须是操作前的 12～24h。还须要考虑患者其他并发症，如肾功能不全者可能需要更长的洗脱期[3]。若为紧急情况下危及生命的出血，应静脉注射鱼精蛋白并结合血制品（即血小板和红细胞）使用。对难治性出血或关键部位（如颅内）出血的患者，可考虑使用重组活化Ⅶa 因子（表 3-17）。

鱼精蛋白剂量取决于 LMWH 给药时间（表 3-17）。如果在过去 8h 内用过 LMWH，则可给予鱼精蛋白。依诺肝素与鱼精蛋白剂量 1∶1mg，达肝素和亭扎肝素剂量比则为 1mg∶100U。鱼精蛋白在任何时间的最大剂量均为 50mg。建议每 3 小时检测抗Ⅹa 水平，并可重复使用鱼精蛋白（0.5mg/ 需逆转的 LMWH 量）[37]。

表 3-14 LMWH 的剂量减低（CrCl ＜ 30ml/min）[17, 60–62, 83–90]

药　物	剂　量
依诺肝素	VTE 治疗 • 1mg/kg，皮下注射，每天 1 次， • 监测抗Ⅹa VTE 预防 • 30mg，皮下注射，每天 1 次， STEMI • ＜75 岁：30mg，静脉注射 1 次，继以 1mg/kg，皮下注射，每天 1 次， • ≥75 岁：无静脉注射，1mg/kg，皮下注射，每天 1 次 • 监测抗Ⅹa 不稳定型心绞痛 /NSTEMI： • 1mg/kg，皮下注射，每天 1 次 • 监测抗Ⅹa*
达肝素	VTE 治疗 • 推荐抗Ⅹa 监测，但每个生产商未予特别的剂量调整 VTE 预防 • 不需要特别的调整
亭扎肝素	VTE 治疗 • 每个生产商未予特别的剂量调整 • 慎用

*. 在透析患者中不推荐使用

VTE. 静脉血栓栓塞；STEMI.ST 段抬高型心肌梗死；NSTEMI. 非 ST 段抬高型心肌梗死

四、总结

UFH 和 LMWH 在患者抗凝中均承担着关键作用。使用这些药物时，需考虑许多患者因素，其中包括肥胖、肾功能和特殊人群等。此外，适当的监测是必要的，以防患者药物剂量不足或过多。最后，当患者在住院或门诊接受这些药物时，还应考虑给药途径的适当性。这些药物是初始抗凝的一线选择药物，因此，临床医师在使用前熟悉掌握这些药物至关重要。

应用实例

1. 患者在上午 6 点钟接受 70mg 依诺肝素。现在是中午 12 点钟，需要注射鱼精蛋白。

经历时长：6h。

完全逆转所需鱼精蛋白：50mg。

2. 患者在上午 8 点钟接受 18 000U 的达肝素。现在是晚上 8 点钟。患者应接受多大剂量的鱼精蛋白？

经历时长：12h。

鱼精蛋白给药剂量：0mg，因时长已超过 8h。

表 3-15 妊娠患者 LMWH 的应用[31, 93–95]

人　群	治疗策略	结　论
接受依诺肝素的高危妊娠患者的回顾性研究[31]	• 治疗剂量的 LMWH 组：依诺肝素 1mg/kg，皮下注射，每天 2 次，平均周期 85 天 • 预防剂量的 LMWH 组：依诺肝素 20mg，皮下注射，每天 1 次；或者 40mg，每天 1 次，平均周期 49 天 • 分别有 7.7%、25.2% 和 67.1% 的患者在早期、中期和晚期妊娠开始治疗	11 例患者在妊娠期间发生严重出血，仅一例可归因于依诺肝素；发生 8 例 VTE。没有胎儿或新生儿因接触依诺肝素而引起并发症或不良事件
对 50 例有依诺肝素给药适应证（既往 VTE 或易栓症）的女性进行 57 次妊娠回顾性研究[93]	血栓预防组 • 既往 VTE：依诺肝素 40mg，皮下注射，每天 1 次， • 既往 VTE 和易栓症：依诺肝素 40mg，皮下注射，每天 1 次 • 目前或既往无 VTE：依诺肝素 40mg，皮下注射，每天 1 次 治疗组 • 依诺肝素 1mg/kg，皮下注射，每天 2 次，依诺肝素 40mg，皮下注射，每天 1 次	• 接受血栓预防的患者均未发生 VTE • 有 4 例产后出血和 1 例分娩前出血 • 抗Ⅹa 峰水平 – 40mg，皮下注射，每天 1 次：0.23U/ml – 40mg，皮下注射，每天 2 次：0.38U/ml – 60mg，皮下注射，每天 2 次：0.68U/ml – 80mg，皮下注射，每天 2 次：0.68U/ml
妊娠期或产后确诊 VTE 患者的前瞻性观察研究[94]	• 依诺肝素 1mg/kg，皮下注射，每天 2 次（基于早期妊娠体重），中位持续时间为 6 周	• 在 30/36 例患者中，原始剂量的依诺肝素在治疗过程中抗Ⅹa 峰水平均可接受（尽管体重增加）（中位抗Ⅹa 水平：0.8U/ml） • 3 例患者因抗Ⅹa 水平增加需要降低剂量 • 本研究中未出现血小板减少、出血或 VTE 复发事件
将妊娠期间 PE 患者与非 PE 患者相匹配进行的前瞻性病例对照研究[95]	每天 1 或 2 次（未描述剂量） • 依诺肝素（n=83） • 达肝素（n=25） • 亭扎肝素（n=26）	• PE 组中出现 5 例死亡病例 • 出现 2 例 PE 复发（1 例接受依诺肝素每天 1 次，另 1 例每天 2 次） • 未出现出血、血小板减少或骨质疏松相关骨折

PE. 肺栓塞；VTE. 静脉血栓栓塞；LMWH. 低分子肝素

表 3–16　妊娠患者 LMWH 给药剂量[17, 28, 96]

药　物	治疗剂量	抗Ⅹa 水平（注射后 4～6h）
依诺肝素	• 1mg/kg，皮下注射，每 12 小时[a] • 1.5mg/kg，皮下注射，每天 1 次	• 每天 2 次剂量目标：0.6～1.0U/ml • 每天 1 次剂量目标：1.0～2.0U/ml • 机械瓣膜：0.8～1.2U/ml[b]
达肝素	• 100U/kg，皮下注射，每 12 小时 • 200U/kg，皮下注射，每天 1 次	• 0.5～1.5U/ml • 机械瓣膜：0.8～1.2U/ml[b]
亭扎肝素	175U/kg，皮下注射，每 24 小时	0.85[c]

a. 每天 2 次依诺肝素优于每天 1 次
b. 采用机械心脏瓣膜的妊娠患者推荐监测抗Ⅹa 水平（至少每月监测）
c. 厂商无特定推荐值，参考自 Garcia 等的推荐[17]

表 3–17　使用硫酸鱼精蛋白逆转 LMWH [37]

依诺肝素鱼精蛋白剂量	达肝素鱼精蛋白剂量	亭扎肝素鱼精蛋白剂量
每 1mg 依诺肝素 1mg，在过去 8h 内	每 100U 达肝素 1mg，在过去 8h 内	每 100U 亭扎肝素 1mg，在过去 8h 内

要　点

- UFH 和 LMWH 通过结合抗凝血酶发挥抗凝作用。
- UFH 剂量根据适应证不同而不同，并且应该依照 aPTT 或抗Ⅹa 水平进行剂量调整。
- 与 UFH 相比，LMWH 可提供更为一致的基于体重的剂量，并且可以在没有常规监测的情况下使用。若需实验室监测，可检测抗Ⅹa 水平。
- LMWH 比 UFH 的 HIT 发生风险低。可使用 4T 评分指导 HIT 的检测和诊断。

自测题

1. 下列与 UFH 相关的描述中，哪项正确？
   A. 剂量低于 7500U 的 UFH，在皮下注射时能被迅速和完全吸收
   B. <18 个糖链单位的 UFH 分子不具有抗凝活性
   C. UFH 半衰期为 15h，肝病患者应用较低剂量
   D. 尽管采用基于体重的剂量策略，UFH 的抗凝反应依然不可预测
2. 一名 57 岁男性，100kg，有近端 DVT 且无其他并发症，以下哪种药物方案是最合适的初始治疗方案？
   A. UFH 5000U 静脉单次注射，继以 1000U/h 持续输注
   B. 达肝素 5000U 静脉单次注射，继以 1000U，皮下注射，每 24 小时
   C. UFH 8000U 静脉单次注射，继以 1800U/h 持续输注
   D. 依诺肝素 30mg，皮下注射，每 12 小时
3. 肝素须首先与 _____ 结合来发挥抗凝作用。
   A. 抗凝血酶
   B. 凝血酶
   C. 因子Ⅹ
   D. 蛋白 C
4. 下列哪一项对 HIT 的诊断描述是正确的？
   A. 在多数病例中，血小板计数<10×10⁹/L 通常表示严重血小板减少症
   B. 患者通常会在第一次接触肝素后的 5～10 天发生血小板下降，如果在 5～30 天前曾接触过肝素，则在 1 天内出现血小板下降
   C. UFH 和 LMWH 发生 HIT 的概率相似
   D. PF_4 酶联免疫吸附实验是 HIT 诊断的金标准
5. A. J. 是一名 31 岁孕妇，妊娠 29 周，因左胸痛和呼吸短促急性发作向其产科医师寻求帮助。否认小腿或大腿触痛。体格检查及影像显示盆腔静脉有 DVT。医师决定开始抗凝治疗，那么对 AJ 来说以下哪种方案最佳？
   A. 华法林 10mg，INR 目标 2.0～3.0，使用持续肝素静脉输注桥接，目标 aPTT 60～80s
   B. 依诺肝素 1mg/kg，每 12 小时
   C. 达肝素 200U/kg，每 12 小时
   D. 肝素 333U/kg，每 12 小时，目标 aPTT 60～80s
6. A. B. 是一名 39 岁男性，患有下壁非 ST 段抬高型急性心肌梗死。他有高血压控制不良和糖尿病（diabetes mellitus，DM）史。启用阿司匹林、氯吡格雷和阿托伐他汀治疗。该患者的基线血清肌酐为 3.4mg/dl，估算 CrCl 为 25ml/min。那么你会选择多大剂量的依诺肝素？
   A. 1mg/kg，每 12 小时

B. 1mg/kg，每天 1 次

C. 目前不需要依诺肝素

D. 磺达肝癸钠用于慢性肾病患者更安全

自测题答案

1. 答案：D。尽管采用基于体重的剂量策略，UFH 的抗凝反应依然不可预测。即便是采用基于体重的剂量方案，也需要频繁的实验室监测以确保大多数患者用药安全。但是，LMWH 的可预测性较强，可以根据体重和肾功能安全给药，不需要常规的实验室监测。

2. 答案：C。UFH 8000U 静脉单次注射，继以 1800U/h 持续输注。急性 DVT 治疗通常通过静脉 UFH 或以体重为基础的全剂量（治疗剂量）的 LMWH 来完成。根据患者的体重，以 8000U 静脉单次注射，继以 1800U/h 持续输注为宜。

3. 答案：A。抗凝血酶。UFH 和 LMWH 都通过与抗凝血酶结合来体现抗凝作用，这就是它们被称为“间接抗凝血药”的原因。

4. 答案：B。患者通常会在第一次接触肝素后的 5～10 天发生血小板下降，如果在 5～30 天前曾接触过肝素，则在 1 天内出现血小板下降。首次接触肝素后 5～10 天内血小板下降，或者曾经接触肝素，再次接触后 1 天内血小板下降是 4T 评分的核心部分。

5. 答案：B。依诺肝素 1mg/kg，每 12 小时。考虑到妊娠期间 aPTT 水平不可靠，LMWH 优于 UFH。妊娠患者急性 VTE 给药剂量为依诺肝素 1mg/kg，每 12 小时和达肝素 200U/kg，每天 1 次（而非每 12 小时）。华法林>5mg，每天 1 次，对妊娠患者来说不适用。

6. 答案：C。目前不需要依诺肝素。依诺肝素不推荐用于 CrCl<30ml/min 的患者。

参考文献

[1] Hirsh J, Raschke R. Heparin and low molecular weight heparin. The seventh ACCP conference on antithrombotic and thrombolytic therapy. Chest. 2004;126:188S–203S.

[2] Weitz DS, Weitz JI. Update on heparin: what do we need to know? J Thromb Thrombolysis. 2010;29:199–207.

[3] Alquwaizani M, Buckley L, Adams C, Fanikos J. Anticoagulants: a review of the pharmacology, dosing, and complications. Curr Emerg Hosp Med Rep. 2013;1:83–97.

[4] Bussey H, Francis J. Heparin consensus group. Heparin overview and issues. Pharmacotherapy. 2004;24:103S–7S.

[5] Hull RD, Raskob GE, Hirsh J, Jay RM, Leclerc JR, Geerts WH, et al. Continuous intravenous heparin compared with intermittent subcutaneous heparin in the initial treatment of proximal-vein thrombosis. N Engl J Med. 1986;315:1109–14.

[6] Raschke RA, Reilly BM, Guidry JR, Fontana JR, Srinvas S. The weight-based heparin dosing nomogram compared with a “standard care” nomogram: a randomized controlled trial. Ann Intern Med. 1993;119:874–81.

[7] King CS, Holley AB, Jackson JL, Shorr AF, Moores LK. Twice vs three times daily heparin dosing for thromboembolism prophylaxis in the general medical population: a metaanalysis. Chest. 2007;131:507–16.

[8] Braunwald E, Antman EA, Beasley JW, Califf RM, Cheitlin MD, Hochman JS, et al. ACC/AHA guidelines for the management of patients with unstable angina, and non-ST-segment elevation myocardial infarction. A report of the American College of Cardiology/American Heart Association task force on practice guidelines (committee on the management of patients with unstable angina). J Am Coll Cardiol. 2000;36:970–1062.

[9] Raschke R, Gollihare B, Peirce J. The effectiveness of implementing the weight-based heparin nomogram as a practice guideline. Arch Intern Med. 1996;156:1645–9.

[10] Smith ML, Wheeler KE. Weight-based heparin protocol using antifactor Xa monitoring. Am J Health-Syst Pharm. 2010;67:371–4.

[11] Gehrie E, Laposata M. Test of the month: the chromogenic antifactor Xa assay. Am J Hematol. 2012;87:194–6.

[12] World Heart Federation. Obesity. http://www.world-heart-federation.org/cardiovascular-health/cardiovascular- disease-risk-factors/obesity/. Accessed 11/3/2016.

[13] Patel JP, Roberts LN, Arya R. Anticoagulating obese patients in the modern era. Br J Haematol. 2011;155:137–49.

[14] Dager WE, Gulseth MP, Nutescu EA. Anticoagulation therapy: a point-of-care guide. Bethesda, MD: American Society of Health-System Pharmacists; 2011. p. 33–59.

[15] Myzienski AE, Lutz M, Smythe M. Unfractionated heparin dosing for venous thromboembolism in morbidly obese patients: case report and review of the literature. Pharmacotherapy. 2010;3:324.

[16] Buehler KS, Yancey AM. Underdosing in obesity— an epidemic: focus on anticoagulation. Formul J Anticoagulat. 2013. http://formularyjournal.modernmedicine. com.

[17] Garcia DA, Baglin TP, Weitz JI, Samama MM. Parenteral anticoagulants antithrombotic therapy and prevention of thrombosis, 9th ed: American College of Chest Physicians Evidence- Based Clinical Practice Guidelines. Chest.

2012;1(Suppl):e24S–43S. https://doi.org/10.1378/ chest.11-2291.

[18] Gerlach AT, Folino J, Morris BN, Murphy CV, Stawicki SP, Cook CH. Comparison of heparin dosing based on actual body weight in non-obese, obese and morbidly obese critically ill patients. Int J Crit Illn Inj Sci. 2013;3:195–9.

[19] Hurewitz AN, Khan SU, Groth ML, Patrick PA, Brand DA. Dosing of unfractionated heparin in obese patients with venous thromboembolism. J Gen Intern Med. 2010;26:487–91.

[20] Pinder T, Daughtry W, Shah Z, Vailoces TO. A weight-based heparin protocol for improved anticoagulation in a coronary care unit. J Clin Outcomes Manag. 1999;6:27–33.

[21] Yee W, Norton LL. Optimal weight base for a weight-based heparin dosing protocol. Am J Health Syst Pharm. 1998;55: 159–62.

[22] Riney JN, Hollands JM, Smith JR, Deal EN. Identifying optimal infusion rates for unfractionated heparin in morbidly obese patients. Ann Pharmacother. 2010;44:1141–51.

[23] Bates SM, Ginsberg JS. How we manage venous thromboembolism during pregnancy. Blood. 2002;100:3470–8.

[24] Dresang L, Fontaine P, Leeman L, King VJ. Venous thromboembolism during pregnancy. Am Fam Physician. 2008;77:1709–916.

[25] Gibson PS, Powrie R. Anticoagulants and pregnancy: when are they safe? Cleve Clin J Med. 2009;79:113–27.

[26] Kamel H, Navi BB, Sriram N, Hovsepian BS, Devereux RB, Elkind M. Risk of a thrombotic event after the 6-week postpartum period. N Engl J Med. 2014;370:1307–15. 1–9.

[27] Casele HL. The use of unfractionated heparin and low molecular weight heparin in pregnancy. Clin Obstet Gynecol. 2006;49: 895–905.

[28] Bates SM, Greer IA, Middeldorp S, Veenstra DL, Prabulos AM, Vandvik PO, et al. VTE, thrombophilia, antithrombotic therapy and pregnancy. Antithrombotic therapy and prevention of thrombosis, 9th ed: American College of Chest Physicians Evidence-Based Clinical Practice Guidelines. Chest. 2012;141:e691S–736S.

[29] Gould MK, Dembitzer AD, Doyle RL, Hastie TJ, Garber AM. Low-molecular-weight heparins compared with unfractionated heparin for treatment of acute deep venous thrombosis. A meta-analysis of randomized, controlled trials. Ann Intern Med. 1999;130(10):800–9.

[30] Quinlan DJ, McQuillan A, Eikelboom JW. Low-molecular-weight heparin compared with intravenous unfractionated heparin for treatment of pulmonary embolism: a meta-analysis of randomized, controlled trials. Ann Intern Med. 2004;140(3): 175–83.

[31] Lepercq J, Conard J, Borel-Derlon A, Darmon JY, Boudignat O, Francoual C, et al. Venous thromboembolism during pregnancy: a retrospective study of enoxaparin safety in 624 pregnancies. BJOG. 2001;108(11):1134–40.

[32] Sanson BJ, Lensing AWA, Prins MH, Ginsberg JS, Barkagan ZS, Lavenne-Pardonge E, et al. Safety of low-molecular-weight heparin in pregnancy: a systematic review. Thromb Haemost. 1999;81(5):668–72.

[33] Greer IA, Nelson-Piercy C. Low-molecular-weight heparins for thromboprophylaxis and treatment of venous thromboembolism in pregnancy: a systematic review of safety and efficacy. Blood. 2005;106(2):401–7.

[34] Springel EH. Thromboembolism in pregnancy medicine [Internet]. Obstetrics and Gynecology: Medscape Ref Drugs Dis Proced. [Updated 2016 Jan 20; cited 2016 Apr 12]. Available from: https://emedicine.medscape.com/ article/2056380-overview#a1

[35] Ginsberg JS, Hirsh J. Anticoagulants during pregnancy. Annu Rev Med. 1989;40:79–86.

[36] American College of Obstetricians and Gynecologists (ACOG). Thromboembolism in pregnancy. Washington, DC: American College of Obstetricians and Gynecologists (ACOG); 2011. (ACOG practice bulletin; 123). https://doi. org/10.1097/ AOG.0b013e3182310c4c.

[37] Cushman M, Lim W, Zakai NA. Clinical Practice Guide on Antithrombotic Drug Dosing and Management of Antithrombotic Drug-Associated Bleeding Complications in Adults: 9th edition American College of Chest Physicians Evidence-Based Clinical Practice Guidelines. Am Soc Hematol. 2014(2):1–4.

[38] Sylvester K, Rimsans J, Fanikos J. Anticoagulant therapy; Chapter 254. In: McKean S, Dressler D, Ross J, Schurer D, editors. Principles and practice of hospital medicine. 2nd ed. New York: McGraw-Hill; 2017. [In Press; expected publication Spring 2017].

[39] Menon V, Berkowitz SD, Antman EM, Fuchs RM, Hochman JS. New heparin dosing recommendations for patient with acute coronary syndromes. Am J Med. 2001;110:641–50.

[40] Granger CB, Hirsh J, Califf RM, Col J, White HD, Betriu A, et al. Activated partial thromboplastin time and outcomes after thrombolytic therapy for acute myocardial infarction: results from the GUSTO-I trial. Circulation. 1996;93:870–8.

[41] Arnand SS, Yusuf S, Pogue J, Ginsberg JS, Hirsh J. Organization to assess strategies for ischemic syndromes investigators. Relationship of activated partial thromboplastin time to coronary events and bleeding in patients with acute coronary syndromes who receive heparin. Circulation. 2003;107:2884–8.

[42] Protamine Package Insert. APP Pharmaceuticals, LLC. Revised January 2008.

[43] McEvoy GK, editor. Protamine sulfate. In: AHFS drug information 2008. Bethesda, MD: American Society of Health-System Pharmacists; 2008; p. 1595–1597.

[44] Krishnaswamy A, Lincoff M, Cannon C. The use and limitations of unfractionated heparin. Crit Pathw Cardiol. 2010;9(1):35–40.

[45] Levine MN, Hirsh J, Gent M, Turpie AG, Cruickshank M, Weitz J, et al. A randomized trial comparing activated thromboplastin time with heparin assay in patients with acute venous thromboembolism requiring large daily doses of heparin. Arch Intern Med. 1994;154(1):49–56.

[46] Wolinsky-Friedland M. Drug-induced metabolic bone disease. Endocrinol Metab Clin N Am. 1995;24(2):395–420.

[47] Dahlman T, Lindvall N, Hellgren M. Osteopenia in pregnancy during long-term heparin treatment: a radiological study post partum. Br J Obstet Gynaecol. 1990;97(3):221–8.

[48] Dahlman TC, Sjöberg HE, Ringertz H. Bone mineral density during long-term prophylaxis with heparin in pregnancy. Am J Obstet Gynecol. 1994;170(5 Pt 1):1315.

[49] Dahlman TC. Osteoporotic fractures and the recurrence of thromboembolism during pregnancy and the puerperium in 184 women undergoing thromboprophylaxis with heparin. Am J Obstet Gynecol. 1993;168(4):1265–70.

[50] Linkins LA, Dans AL, Moores LK, Bona R, Davidson BL, Schulman S, et al. Treatment and prevention of heparin-induced thrombocytopenia: antithrombotic therapy and prevention of thrombosis 9th ed: American College of Chest Physicians

Evidence-Based Clinical Practice Guidelines. Chest. 2012;141(2 Suppl):e495S–530S.

[51] Greinacher A, Alban S, Omer-Adam MA, Weitschies W, Warkentin TE. Heparin induced thrombocytopenia: a stoichiometry-based model to explain the differing immunogenicities of unfractionated heparin, low-molecular-weight heparin, and fondaparinux in different clinical settings. Thromb Res. 2008;122(2):211–20.

[52] Warkentin TE, Cook RJ, Marder VJ, Greinacher A. Anti-PF_4/heparin antibody formation postorthopedic surgery thromboprophylaxis: the role of non-drug risk factors and evidence for a stoichiometry-based model of immunization. J Thromb Haemost. 2010;8(3):504–12.

[53] Warkentin TE, Sheppard JI, Moore JC, Sigouin CS, Kelton JG. Quantitative interpretation of optical density measurements using PF_4-dependent enzyme-immunoassays. J Thromb Haemost. 2008; 6(8):1304–12.

[54] Warkentin TE, Arnold DM, Nazi I, Kelton JG. The platelet serotonin-release assay. Am J Hematol. 2015;90:564–72.

[55] McFarland J, Lochowicz A, Aster R, Chappell B, Curtis B. Improving the specificity of the PF_4 ELISA in diagnosing heparin-induced thrombocytopenia. Am J Hematol. 2012;87(8):776–81.

[56] Warkentin TE, Linkins LA. Non-necrotizing heparin-induced skin lesions and the 4Ts score. J Thromb Haemost. 2010;8:1483–5.

[57] Lo GK, Juhl D, Warkentin TE, Sigouin CS, Eichler P, Greinacher A. Evaluation of pretest clinical score (4 T's) for the diagnosis of heparin-induced thrombocytopenia in two clinical settings. J Thromb Haemost. 2006;4(4):759–65.

[58] Passero F, Xavier M. Retrospective analysis of heparin- induced thrombocytopenia management at a large tertiary hospital. J Hematol. 2014;3(2):2–33.

[59] Merli GJ, Groce JB. Pharmacological and clinical differences between low-molecular-weight heparins: implications for prescribing practice and therapeutic interchange. P T. 2010;35(2):95–105.

[60] Lovenox [package insert]. Bridgewater (NJ): Sanofi Aventis; 2008.

[61] Fragmin [package insert]. New York (NY): Pfizer, Inc.; 2016.

[62] Innohep [package insert]. Boulder (CO): Celgene; 2008.

[63] Kearon C, Akl E, Comerota AJ, Prandoni P, Bounameauz H, Goldbaher SZ, et al. Antithrombotic therapy for VTE disease: antithrombotic therapy and prevention of thrombosis 9th ed: American College of Chest Physicians Evidence-Based Clinical Practice Guidelines. Chest. 2012;141(2 Suppl):e419S–e94S.

[64] You JJ, Singer DE, Howard PA, Lane DA, Eckman MH, Fang MC, et al. Antithrombotic therapy for atrial fibrillation: antithrombotic therapy and prevention of thrombosis 9th ed: American College of Chest Physicians Evidence-Based Clinical Practice Guidelines. Chest. 2012;141(2 Suppl):e531S–75S.

[65] Nutescu EA, Spinler SA, Wittkowsky A, Dager WE. Low-molecular-weight heparins in renal impairment and obesity: available evidence and clinical practice recommendations across medical and surgical settings. Ann Pharmacother. 2009;43(6):1064–83.

[66] Wang TF, Milligan PE, Wong CA, Deal EN, Thoelke MS, Gage BF. Efficacy and safety of high-dose thromboprophylaxis in morbidly obese inpatients. Thromb Haemost. 2014;111(1):88–93.

[67] Ageno W, Becattini C, Brighton T, Selby R, Kamphuisen PW. Cardiovascular risk factors and venous thromboembolism: a meta-analysis. Circulation. 2008;117(1):93–102.

[68] Al-Yaseen E, Wells PS, Anderson J, Martin J, Kovacs MJ. The safety of dosing dalteparin based on actual body weight for the treatment of acute venous thromboembolism in obese patients. J Thromb Haemost. 2005;3(1):100–2.

[69] Hainer JW, Barrett JS, Assaid CA, Fossler MJ, Cox DS, Leathers T, et al. Dosing in heavyweight/ obese patients with the LMWH, tinzaparin: a pharmacodynamic study. Thromb Haemost. 2002;87:817–23.

[70] Becker RC, Spencer FA, Gibson M, Rush JE, Sanderink G, Murphy SA, et al. TIMI 11A investigators. Influence of patient characteristics and renal function on factor Xa inhibition pharmacokinetics and pharmacodynamics after enoxaparin administration in non-ST-segment elevation acute coronary syndromes. Am Heart J. 2002;143(5):753–9.

[71] Freeman AL, Pendleton RC, Rondina MT. Prevention of venous thromboembolism in obesity. Expert Rev Cardiovasc Ther. 2010;8(12):1711–21.

[72] Wilson SJ, Wilbur K, Burton E, Anderson DR. Effect of patient weight on the anticoagulant response to adjusted therapeutic dosage of low-molecularweight heparin for the treatment of venous thromboembolism. Haemostasis. 2001;31(1):42–8.

[73] Schmid P, Fischer AG, Wuillemin WA. Low-molecular- weight heparin in patients with renal insufficiency. Swiss Med Wkly. 2009;139(31–32):438–52.

[74] Harenberg J. Is laboratory monitoring of low-molecular- weight heparin therapy necessary? Yes. J Thromb Haemost. 2004;2: 547–50.

[75] Frederiksen SG, Hedenbro JL, Norgren L. Enoxaparin effect depends on body-weight and current doses may be inadequate in obese patients. Br J Surg. 2003;90:547–8.

[76] Yee J, Duffull S. The effect of body weight on dalteparin pharmacokinetics. Eur J Clin Pharmacol. 2000;56:293–7.

[77] Cheymol G. Effects of obesity on pharmacokinetics implications for drug therapy. Clin Pharmacokinet. 2000;39(3):215–31.

[78] Green B, Duffull S. Development of a dosing strategy for enoxaparin in obese patients. Br J Clin Pharmacol. 2003;56(1):96–103.

[79] Sanderink GJ, Le Liboux A, Jariwala N, Harding N, Ozoux ML, Shukla U, et al. The pharmacokinetics and pharmacodynamics of enoxaparin in obese volunteers. Clin Pharmacol Ther. 2002;72:308–18.

[80] Shelkrot M, Miraka J, Perez ME. Appropriate enoxaparin dose for venous thromboembolism prophylaxis in patients with extreme obesity. Hosp Pharm. 2014;49(8):740–7.

[81] Scholten DJ, Hoedema RM, Scholten SE. A comparison of two different prophylactic dose regimens of low molecular weight heparin in bariatric surgery. Obes Surg. 2002;12:19–24.

[82] Kucher N, Leizorovicz A, Vaitkus PT, Cohen AT, Turpie AG, Osson CG, et al. Efficacy and safety of fixed low-dose dalteparin in preventing venous thromboembolism among obese or elderly hospitalized patients: a subgroup analysis of the PREVENT trial. Arch Intern Med. 2005;165:341–5.

[83] Vaitkus PT, Leizorovicz A, Goldhaber SZ. The PREVENT Investigator Group. Rationale and design of a clinical trial of a low-molecular-weight heparin in preventing clinically important venous thromboembolism in medical patients: the prospective evaluation of dalteparin efficacy for prevention of venous thromboembolism in immobilized patients trial (the PREVENT study). Vasc Med. 2002;7(4):269–73.

[84] Freeman A, Horner T, Pendleton RC, Rondina MT. Prospective

comparison of three enoxaparin dosing regimens to achieve target anti-factor Xa levels in hospitalized, medically ill patients with extreme obesity. Am J Hematol. 2012;87:740.

[85] Thorevska N, Amoateng-Adjepong Y, Sabahi R, Schiopescu I, Salloum A, Muralidharan V, et al. Anticoagulation in hospitalized patients with renal insufficiency: a comparison of bleeding rates with unfractionated heparin vs enoxaparin. Chest. 2004;125(3):856–63.

[86] Chow SL, Zammit K, West K, Dannenhoffer M, Lopez-Candales A. Correlation of antifactor xa concentrations with renal function in patients on enoxaparin. J Clin Pharmacol. 2003;43(6):586–90.

[87] Fox KAA, Antman EM, Montalescot G, Agewall S, SomaRaju B, Verheugt FW, et al. The impact of renal dysfunction on outcomes in the ExTRACT-TIMI 25 trial. J Am Coll Cardiol. 2007;49(23):2249–55.

[88] Schmid P, Brodmann D, Odermatt Y, Fischer AG, Wuillemin WA. Study of bioaccumulation of dalteparin at a therapeutic dose in patients with renal insufficiency. J Thromb Haemost. 2009;7:1629–32.

[89] Siguret V, Pautas E, Fevrier M, Wipff C, Durand-Gasselin B, Laurent M, et al. Elderly patients treated with tinzaparin (Innohep? administered once daily (175 anti-Xa IU/kg): anti-Xa and anti- IIa activities over 10 days. Thromb Haemost. 2000;84:800–4.

[90] Hughes S, Szeki I, Nash MJ, Thachil J. Anticoagulation in chronic kidney disease patients—the practical aspects. Clin Kidney J. 2014;7(5):442–9.

[91] Montalescot G, Collet JP, Tanguy ML, et al. Anti-Xa activity relates to survival and efficacy in unselected acute coronary syndrome patients treated with enoxaparin. Circulation. 2004;110:392–8.

[92] Forestier F, Daffos F, Rainaut M, Toulemonde F. Low molecular weight heparin (CY 216) does not cross the placenta during the third trimester of pregnancy. Thromb Haemost. 1987;57(2):234.

[93] Ellison J, Walker ID, Greer IA. Antenatal use of enoxaparin for prevention and treatment of thromboembolism during pregnancy. BJOG. 2000;107(9):1116–21.

[94] Rodie VA, Thomson AJ, Stewart FM, Quinn AJ, Walker ID, Greer IA. Low molecular weight heparin for the treatment of venous thromboembolism in pregnancy: a case series. BJOG. 2002;1099:1020–4.

[95] Knight M, UKOSS. Antenatal pulmonary embolism: risk factors, management and outcomes. BJOG. 2008;1154:453–61.

[96] Egan G, Ensom MHH. Measuring anti–factor Xa activity to monitor low-molecular-weight heparin in obesity: a critical review. Can J Hosp Pharm. 2015;68(1):33–47.

[97] Jacobsen AF, Qvigstad E, Sandset PM. Low molecular weight heparin (dalteparin) for the treatment of venous thromboembolism in pregnancy. BJOG. 2003;1102:139–44.

[98] Dolovich LR, Ginsberg JS, Douketis JD, Holbrook AM, Cheah G. A meta-analysis comparing low- molecular-weight heparins with unfractionated heparin in the treatment of venous thromboembolism: examining some unanswered questions regarding location of treatment, product type, and dosing frequency. Arch Intern Med. 2000;160(2):181–8.

[99] van Dongen CJ, van den Belt AG, Prins MH, Lensing AW. Fixed dose subcutaneous low molecular weight heparins versus adjusted dose unfractionated heparin for venous thromboembolism. Cochrane Database Syst Rev. 2004;(4):CD001100.

[100] Blazing MA, de Lemos JA, White HD, Fox KA, Verheugt FW, Ardissino D, et al. Safety and efficacy of enoxaparin vs unfractionated heparin in patients with non-ST-segment elevation acute coronary syndromes who receive tirofiban and aspirin: a randomized controlled trial. JAMA. 2004;292 (98):55–64.

[101] Ferguson JJ, Califf RM, Antman EM, Cohen M, Grines CL, Goodman S, et al. Enoxaparin vs unfractionated heparin in high risk patients with non-ST- segment elevation acute coronary syndromes managed with an intended early invasive strategy: primary results of the SYNERGY randomized trial. JAMA. 2004;292:45–54.

第 4 章 肠外抗凝血药：直接凝血酶抑制药和戊糖
Parenteral Anticoagulants: Direct Thrombin Inhibitors and Pentasaccharides

Meghan L. Fletcher　Allison E. Burnett　著
唐　宁　译

临床病例

病例 1： RD 是一名因胰腺炎入院的 49 岁患者。既往有长期饮酒、糖尿病、高血压和基线血清肌酐为 2.3mg/dl 的慢性肾病病史。住院第 1 天开始使用普通肝素（unfractionated heparin，UFH），以预防深静脉血栓形成（deep venous thrombosis，DVT）。基线血小板计数为 180 000/μl。住院第 4 天，在腹部超声检查感染性假性囊肿相关胰周积液时，发现脾静脉血栓形成。停止预防剂量肝素，静脉输注肝素治疗脾静脉血栓。3 天后，患者的血小板急剧下降至 27 000/μl。肝素诱导的血小板减少症（heparin-induced thrombocytopenia，HIT）的 4T 预测试概率评分为 6 分（高度怀疑）。停止肝素输注，并立即启用比伐卢定，同时酶联免疫吸附试验（enzyme-linked immunosorbent assay，ELISA）法检测 HIT 抗体。ELISA 和确证性的血清素释放试验结果均回报阳性。在为期 3 个月的治疗性抗凝治疗期间，患者成功地从比伐卢定桥接到华法林。

病例 2： VS 是一名 56 岁女性，因大腿疼痛加剧 5～6 天到急诊室就诊。她自诉上周国际商务旅行后返家。回家后不久，她注意到右大腿内侧有些触痛，且该区域逐渐变得越来越红肿。在疼痛不断加剧后，决定今天来看急诊，她还注意到她所描述的一个“疙瘩”正从大腿内侧垂直向腹股沟延伸。既往有肥胖、静脉曲张和吸烟史。没有服用任何慢性病药物，也没有过敏症。下肢静脉加压超声显示右大隐静脉内有血栓，靠近其与股总静脉的连接处。对双下肢深静脉系统的进一步影像检查显示没有血栓负荷。她被诊断为浅表血栓性静脉炎，也称为浅表静脉血栓形成。鉴于她的病情严重程度和血栓的范围，建议启动抗凝治疗。患者愿意接受抗凝治疗，2.5mg 磺达肝癸钠，皮下注射，每天 1 次，持续 45 天。

一、肠外直接凝血酶抑制药（阿加曲班和比伐卢定）

（一）药理学

1. 药物作用机制　凝血酶（因子Ⅱa）具有多种促凝血作用，其中包括活化血小板、活化因子Ⅴ和Ⅷ、转化纤维蛋白原为纤维蛋白，以及通过活化因子ⅩⅢ来稳定血凝块。因此，对其抑制可有效地防止血栓形成。但反过来，凝血酶与血栓调节素结合时，也可通过激活蛋白 C 发挥内源性抗凝作用（图 4–1）。水蛭素是一种天然存在的直接凝血酶抑制药（direct thrombin inhibitor，DTI），来源于对凝血酶具有高亲和力的水蛭唾液。两种合成的水蛭素类似物，阿加曲班和比伐卢定，目前已应用于临床。不同于间接抗凝血药，如肝素和戊糖对凝血酶和凝血因子Ⅹa 的抑制是通过与抗凝血酶（antithrombin，AT）结合介导，DTI 特异性地直接与凝血酶结合[1, 2]。凝血酶有多个结合位点，其中包括一个活性（或催化）位点，结合底物如纤维蛋白的外结合位点 1，以及结合肝素的外结合位点 2。比伐卢定是一种二价 DTI，在活性位点和外结合位点 1 可逆地结合凝血酶。阿加曲班是一种单价 DTI，仅在活性部位可逆地结合凝血酶。由于无法接近外结合位点 2，肝素不能与附着于凝块的凝血酶结合，因此只能抑制游离的凝血酶。相反，DTI 对附着于凝块和游离的凝血酶均能抑

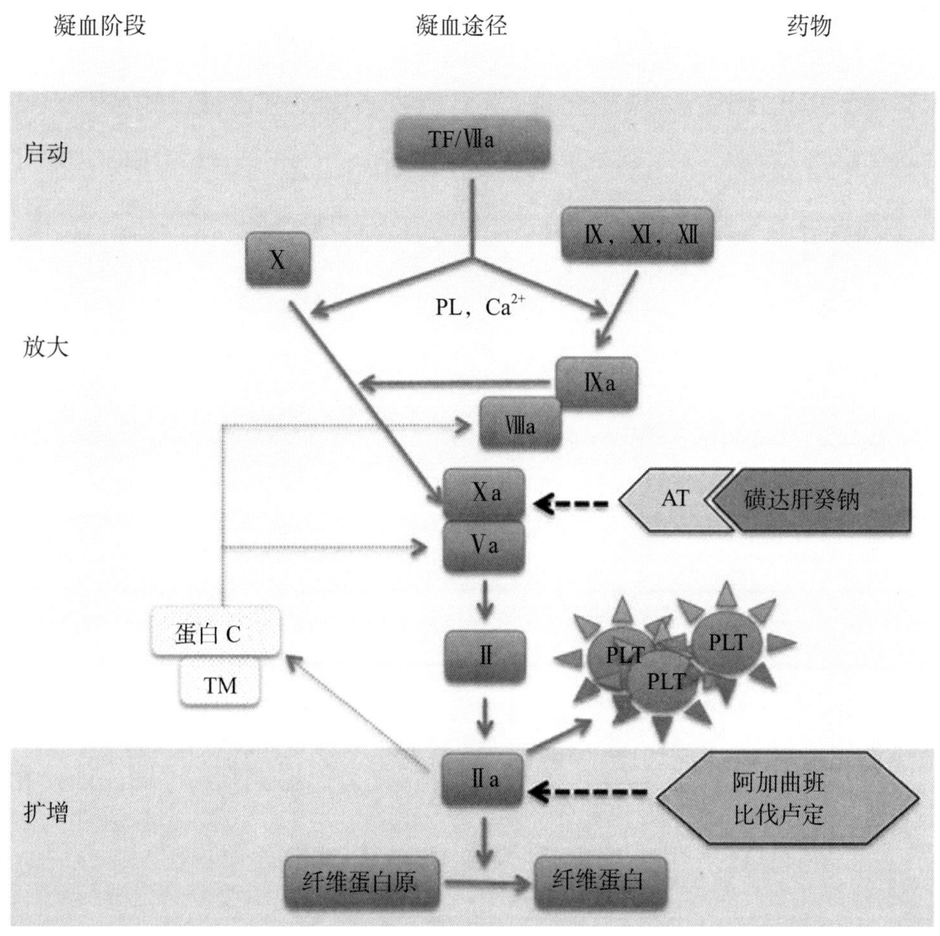

◀ **图 4-1 DTI 和磺达肝癸钠在凝血级联中的作用位点**

磺达肝葵钠是一种间接抗凝血药，它与 AT 结合，诱导 AT 的构象变化，促进 AT 结合和灭活凝血因子Ⅹa，从而抑制凝血酶（凝血因子Ⅱa）的形成。非肠道 DTI，阿加曲班和比伐卢定，不需要辅助因子，并直接与凝血酶(凝血因子Ⅱa）结合。它们能够结合自由漂浮和凝块结合的凝血酶

AT. 抗凝血酶；DTI. 直接凝血酶抑制药

制，从而阻止血凝块形成的启动和扩增。此外，DTI 还通过减少凝血酶介导的血小板活化发挥抗血小板作用[2]。

磺达肝癸钠（Fondaparinux），一种间接抗凝血药，与 AT 结合，诱导 AT 的构象变化，从而促进 AT 结合和灭活因子Ⅹa，最终抑制凝血酶（因子Ⅱa）的形成。肠外 DTI 阿加曲班和比伐卢定，则不需要辅因子，直接与凝血酶（因子Ⅱa）结合。它们与游离和附着于凝块的凝血酶均能结合。

2. 药代动力学

(1) 吸收：阿加曲班和比伐卢定是肠外给药，因此不需要吸收。由于半衰期短，它们通过连续输注给药。这两种药物都能立即产生抗凝效果，在治疗开始后的几小时内达到稳态血浆浓度[3–7]。

分布：肠外 DTI 不与血浆蛋白或细胞结合，因此与 UFH 相比，抗凝效应更加线性且可预测[1, 2, 4]。它们主要分布在细胞外间隙，比伐卢定和阿加曲班的表观分布容积分别约为 240ml/kg 和 170ml/kg[3, 5–7]。

(2) 新陈代谢：阿加曲班主要通过羟基化和芳构化在肝脏中代谢为 4 种极低活性、与临床无关的代谢物。肝功能受损时清除率降低 4 倍，因此需要调整剂量[6]。比伐卢定主要通过血液蛋白酶代谢，并分解成氨基酸池[3]。凝血酶自身能裂解比伐卢定，导致可逆性结合，恢复凝血酶活性[2, 4, 5]。

(3) 清除：阿加曲班主要通过胆汁分泌后经粪便排出[6, 7]。约 20% 的比伐卢定以原型药物形式通过肾脏排出。因此，肾功能下降时比伐卢定半衰期会延长，需要调整剂量[4, 8]。表 4–1 总结了比伐卢定和阿加曲班的药代动力学。

3. 药效学 比伐卢定和阿加曲班都以剂量依赖的方式影响凝血参数，其中包括活化凝血时间（activated clotting time，ACT）、活化部分凝血活酶时间（activated partial thromboplastin time，aPTT）、凝血酶原时间（prothrombin time，PT）/ 国际标准化比值（international normalized ratio，INR）和凝血酶时间（thrombin time，TT）。比伐卢定仅轻度影响 INR，平均增加 0.6[12]，而阿加曲班的影响更明显。应该注意的是，这只是一个实验室现象，并不说明和

表 4-1 选择性肠外抗凝血药的药代动力学和药效学[5, 7, 9-11]

参 数	阿加曲班	比伐卢定	磺达肝癸钠
治疗类别	DTI	DTI	间接因子Ⅹa 抑制药 / 戊糖
靶点	凝血酶（因子Ⅱa）	凝血酶（因子Ⅱa）	凝血因子Ⅹa
给药途径	静脉注射	静脉注射	皮下注射
吸收	N/A	N/A	快速、完全
生物利用度	100%	100%	100%
抗凝起效	立即	立即	2～3h
分布	细胞外间隙	细胞外间隙	血管内腔
代谢	经肝脏	血浆蛋白酶 80%	无
清除	粪便 / 胆汁	肾脏 20%	>75% 以原型药物经肾脏
半衰期	肝功能正常 • 39～51min 肝损伤 • 可达 181min	肾功能正常 • 25min CrCl 10～29ml/min • 57min 透析 • 3.5h	肾功能正常 • 17～21h CrCl 50～80ml/min • 清除率降低 25% • 监测蓄积体征 / 症状 CrCl 30～49ml/min • 清除率降低 40% • 考虑替换抗凝血药 CrCl<30ml/min • 清除率降低 55% • 避免使用
监测	HIT • aPTT 冠脉再灌注（PCI 或 CABG） • ACT		• 不需要常规监测 • 下列情况考虑检测抗Ⅹa 活性 – 肾功能改变 – 老年 – 严重超重 • 抗Ⅹa 测定必须经磺达肝癸钠校准
药物相互作用	合并使用抗栓药及非甾类体抗炎药		
不良反应	出血		
逆转	• 无逆转药 • 终止输注 • 可考虑应用重组活化因子Ⅶa		• 无逆转药 • 可考虑应用重组活化因子Ⅶa

CABG. 冠状动脉搭桥术；DTI. 直接凝血酶抑制药；CrCl. 肌酐清除率；HIT. 肝素诱导的血小板减少症；PCI. 经皮冠状动脉介入治疗；ACT.活化凝血时间

华法林一样，INR 升高提示出血风险升高[13]。当然，由于肠外 DTI 的最常见不良反应是出血，使得向华法林的过渡变得非常具有挑战性（参见下文关于向口服抗凝过渡部分）。阿加曲班或比伐卢定没有特效解毒药。在健康受试者中，停止肠外 DTI 输注后 1～2h，凝血参数恢复至基线[5, 6, 14]。肠外 DTI 不在肝脏中代谢，没有在药代动力学方面相互作用的药物。但是，伴随使用其他抗血栓药物（如抗血小板药物）会产生药效相互作用，从而增加出血风险。

二、临床应用

肠外 DTI 在特殊情况的应用已得到最广泛的研究，不能使用肝素类药物时，如 HIT，或者肠外 DTI 理论上有超过 UFH 的临床获益时，如冠状动脉再灌注。

（一）肝素诱导的血小板减少症

免疫介导的 HIT 是一种可能致命的血栓前状态。UFH 或低分子肝素（low-molecular-weight heparin，LMWH）与血小板因子 4（platelet factor 4，PF_4）结合，并刺激能促进血小板活化的 IgG 抗体的产生和血栓形成。HIT 很罕见，在使用 UFH 的患者中发生率不到 5%，使用 LMWH 的患者中发生率更低[15]。为了避免误诊，临床医师应使用验前临床概率评分，如 4T 评分，其阴性预测值为 95%（图 4-2）。对于评分≤3 分的患者，不建议检测 HIT 抗体。评分≥4 的患者应接受 HIT 测试，并根据测试结果进行适当的处置[16]。由于其可能导致血栓形成，需要在疑似病例的诊断评估期间或在确诊病例的治疗期间给予替代抗凝血药。基于作用机制，阿加曲班和比伐卢定已成为初始 HIT 治疗的支柱药物。它们不与 PF_4 相互作用，而且对凝血酶的直接抑制减少了血小板活化并防止血栓形成[15]。

1. 阿加曲班 阿加曲班在两项非随机、单臂、开放性研究 ARG911 和 ARG-915 中显示出对免疫介导的 HIT 的有效治疗作用[17, 18]。确诊或疑似 HIT 的患者前瞻性给予阿加曲班治疗，剂量调整至 aPTT 比值为基线值的 1.5～3.0 倍。然后将这些患者与根据当

	评分 =2	评分 =1	评分 =0
血小板减少症 在一系列下降的血小板结果中，利用最高值与最低值计算血小板计数下降百分比 （单选）	血小板计数降低>50% 且最低值≥20×10^9/L 且之前 3 天内未接受手术	• 血小板计数降低>50% 但之前 3 天内接受过手术 • 血小板计数降低且不满足评分 =2 或 0 的标准［即血小板计数降低 30%～50% 或最低值在（10～19）$\times10^9$/L］	• 血小板计数降低<30% • 血小板计数最低值<10×10^9/L
时机（血小板计数降低或血栓形成的时机 *） 第 0 天 = 最近暴露于肝素的第 1 天 （单选）	• 肝素给药后第 5～10 天血小板计数下降 • 肝素给药后 1 天内血小板计数下降且在过去的 5～30 天内曾暴露于肝素	• 第 5～10 天血小板计数降低但不确定（如计数结果有缺失） • 肝素给药后 1 天内血小板下降且在过去的 31～100 天内曾暴露于肝素 • 肝素给药后第 10 天血小板计数降低	≤第 4 天血小板 计数下降，但在过去 100 天内未暴露于肝素
血栓形成（或其他临床并发症） （单选）	• 确诊新发血栓（静脉或动脉） • 注射部位皮肤坏死 • 静脉注射大剂量肝素后出现过敏反应 • 肾上腺出血	• 正接受抗凝治疗的患者静脉血栓复发 • 疑似血栓形成（等待影像学检查确认） • 肝素注射部位红斑性皮损	疑似血栓形成
其他导致血小板减少的原因 ** （单选）	血小板降低无明显其他原因	**有明显的其他可能原因** • 未证实感染源的败血症 • 与启用呼吸机相关的血小板减少 • 其他	**出现很可能的其他原因** • 72h 内接受过手术 • 确诊菌血症 / 真菌血症 • 过去 20 天内接受过化疗或放疗 • 非 HIT 原因导致的弥散性血管内凝血 • 输血后紫癜 • 血小板计数<20×10^9/L 且服用了可能导致 D-ITP 的药物（见左侧列表） • LMWH 注射部位非坏死性皮肤损伤（推测为迟发型过敏反应） • 其他

药物诱导的免疫性血小板减少症（D-ITP）相关药物
相对常见：糖蛋白Ⅱb/Ⅲa 拮抗药（阿昔单抗、埃替非巴肽和替罗非班）、奎宁、奎尼丁、磺胺类抗生素、卡马西平、万古霉素 不常见：放线菌素、阿米替林、阿莫西林、哌拉西林、萘夫西林、头孢菌素（头孢唑啉、头孢他啶、头孢曲松）、赛来昔布、环丙沙星、埃索美拉唑、非索非那定、芬太尼、夫西地酸、呋塞米、金制剂、左氧氟沙星、甲硝唑、萘普生、奥沙利铂、苯妥英、普萘洛尔、丙氧芬、雷尼替丁、利福平、苏拉明、甲氧苄啶 注：仅列出部分药物

▲ 图 4-2 诊断 HIT 的 4T 评分[15]

HIT. 肝素诱导的血小板减少症；LMWH. 低分子肝素

*. 临床后遗症，如血小板减少、血栓形成或皮肤损伤的时间

**. 如果出现坏死性肝素诱导的皮损，即使没有血小板减少也得 2 分

地治疗规范（停用肝素或停用肝素加启用口服抗凝血药）治疗的历史对照组进行比较。纳入研究对象不需要进行 HIT 血清学确证试验，超过 1/3 的患者在事后检测中没有 HIT 抗体的证据[19]。与对照组患者相比，阿加曲班患者的复合终点事件（包括全因死亡、全因截肢和新的血栓形成）发生率显著降低（HR=0.3），出血发生率无差异。这些试验促使美国胸科医师学会（American College of Chest Physicians，ACCP）1C 级建议使用阿加曲班治疗免疫介导的 HIT，而不是继续使用肝素、LMWH 或维生素 K 拮抗药（vitamin K antagonist，VKA），如华法林[15]。

2. 比伐卢定　在过去 10 年中，比伐卢定对免疫介导 HIT 的超说明书使用有所增加。使用比伐卢定的证据来自于其他肠外 DTI（如阿加曲班[20, 21]）的回顾性比较研究。总的来说，这些研究表明，用比伐卢定治疗免疫介导的 HIT 患者比用其他 DTI 能更快达到目标 aPTT，出血发生率相似或更低。此外，在实践中，比伐卢定相比阿加曲班有一些优点，其中包括对 INR 的影响较小，对器官清除的依赖较小，以及可能费用较低。虽然在最新的 ACCP 指南中没有特别推荐比伐卢定作为 HIT 的治疗选项，但其注明了“其他因素，如药物可获得性、费用和监测抗凝效果的能力可能会影响药物的选择”[15]。

（二）冠状动脉再灌注

在择期或紧急冠状动脉再灌注处置中［包括经皮冠状动脉介入治疗（percutaneous coronary intervention，PCI）和冠状动脉旁路移植术（coronary artery bypass grafting，CABG）］，因斑块破裂和内皮损伤而易发生血栓事件，因此需要抗凝治疗[22]。传统上，UFH 一直被认为是这种情况下的一线药物。然而，肠外 DTI 在此状况下有一些较 UFH 的可能优势包括①更可预测的剂量依赖性抗凝效果；②半衰期更短，清除更快；③避免血小板活化和 HIT；④有抑制附着于血凝块的凝血酶的能力。因此，阿加曲班和比伐卢定均已在伴或不伴 HIT 的需要冠状动脉再灌注的患者中进行了研究。

（三）无 HIT 患者接受 PCI

1. 阿加曲班　在一项纳入 152 例接受 PCI 患者的多中心、前瞻性、开放性、非比较性探索性研究中，在 PCI 过程中，阿加曲班单次推注后持续静脉输注，同时合用糖蛋白Ⅱb/Ⅲa 抑制药（glycoprotein Ⅱb/Ⅲa inhibitor，GPI）阿昔单抗或依替巴肽[23]。阿加曲班通过 ACT 进行监测，目标范围为 275～325s。研究者认为复合主要结局（死亡、心肌梗死和紧急血管重建）和大出血的发生率达到可接受低值（＜3%）。尽管阿加曲班在 PCI 中可能有效，但由于包括比伐卢定在内的其他药物具有更有力的证据，不建议作为 PCI 的首选抗凝血药。

2. 比伐卢定　对接受择期或紧急 PCI 的患者，一项基于早期临床试验的 Meta 分析比较了以比伐卢定为基础的抗凝治疗和以肝素或 LMWH 为基础的抗凝治疗，结果显示两组在主要心血管不良事件（OR=1.07，95%CI 0.96～1.19），死亡（OR=0.93，95%CI 0.72～1.21），或紧急血管重建术（OR=1.06，95%CI 0.86～1.3）方面均无差异。不过，比伐卢定组患者的大出血明显减少（OR=0.55，95%CI 0.44～0.69）[24]。基于这些发现，美国心脏病学会 / 美国心脏协会（American College of Cardiology，ACC/American Heart Association，AHA，ACC/AHA）和欧洲心脏病学会（European Society of Cardiology，ESC）最近的指南更新都推荐比伐卢定用于接受 PCI 的非 ST 段抬高型心肌梗死（non-ST-segment elevation myocardial infarction，NSTEMI）和 ST 段抬高型心肌梗死（ST-segment elevation myocardial infarction，STEMI）患者，其证据等级高于 UFH[25-28]。ACC/AHA 指南进一步建议，在出血风险较高的患者中，推荐选择比伐卢定单药，而不是使用 UFH 加临时 GPI[25, 26]。

大多数支持在 PCI 患者中使用比伐卢定的证据来自应用肝素加 GPI 的试验，后者是一种不再常用的治疗方案。最近发表的两项大型 Meta 分析包括了当代试验，比较了比伐卢定与 UFH（不再系统性使用 GPI）的疗效。结果显示，与肝素抗凝方案相比，比伐卢定相关的出血风险降低程度变异很大，依赖于是否合并使用 GPI 及 UFH 的使用剂量，结果还表明，与肝素抗凝方案相比，比伐卢定抗凝方案导致急性支架血栓形成的发生率显著增加，但死亡率没有差异[29, 30]。支架血栓形成发生率增加的理论性原因包括比伐卢定比 UFH 清除更快，缺乏如应用肝素时对抗凝效果的监测（ACT），或者 UFH 更强的抑制血小板作用[30]。基于这些发现，最新的欧洲冠状动脉血运重建指南已被修订。比伐卢定仍然较 UFH 更推荐用于 NSTEMI。对于缺血事件风险更高的 STEMI 患者，UFH 获得了一级推荐，因循证证据不足，比伐卢定由一级推荐降为二级推荐[31]。

（四）HIT 患者行 PCI

在 PCI 治疗过程中，活动性或近期 HIT 的患者不应接受 UFH 或 LMWH 治疗，应采用替代抗凝策略。阿加曲班和比伐卢定在这种情况下都有效，但从未在头对头的试验中进行过比较。

1. 阿加曲班 3 项前瞻性、非对照、多中心、开放性研究（91 例）表明，阿加曲班是接受 PCI 的 HIT 患者肝素抗凝的可行替代方案。在进行这些研究时，还没有被批准用于这类患者的对照抗凝血药，而应用安慰剂作为对照不符合伦理，因此这些研究均为非对照性研究。阿加曲班按 350μg/kg 单剂量给药并启动 25～30μg/（kg·min）输注，以达到 300～450s 的目标 ACT。主要终点是在充分抗凝情况下手术取得积极结果（由研究者主观确定）。在初始治疗期间，94.5% 的患者取得了满意的结果，不到 3% 的患者发生了急性并发症（死亡、紧急搭桥手术、心肌梗死）。大出血和小出血发生率分别为 1.1% 和 32%[32]。

阿加曲班也在疑似或确诊 HIT，且合并应用 GPⅡb/GP Ⅲa 治疗（阿昔单抗、依替巴肽和替罗非班）的 PCI 患者中进行了研究。与单用阿加曲班治疗相比，出血风险没有增加，并且临床结局相似，说明这一方案适用于可能需要结合 GPⅡb/GP Ⅲa 抢救治疗的患者[33]。

2. 比伐卢定 在接受 PCI 的 HIT 患者中，比伐卢定也是安全有效的 UFH 替代药物。在 ATBAT 临床试验中，共有 52 例患者在 PCI 术前接受了比伐卢定治疗，以 1mg/kg 单剂量、随后 2.5mg/（kg·h）输注的较高剂量方案，或者 0.75mg/kg 单剂量、随后 1.75mg/（kg·h）输注的常规较低剂量方案。98% 的患者手术取得了成功，且不良临床事件（包括死亡、急性心肌梗死、脑卒中和大出血）极少[34]。ACC/AHA 和 ESC 指南都推荐对需要 PCI 的 HIT 患者使用阿加曲班或比伐卢定，以替代 UFH 或 LMWH[15, 31, 35]。

（五）不能接受 PCI 的急性心肌梗死（NSTEMI 或 STEMI）患者

在没有 PCI 治疗能力的医疗机构中，急性 MI 患者通常接受溶栓和肝素输注。目前的指南不建议在接受药物治疗的急性心肌梗死患者中使用肠外 DTI。然而，对于既不能接受 PCI 又不能使用肝素的伴 HIT 急性心梗患者，考虑使用肠外 DTI 似乎是合理的。阿加曲班已被证明是接受药物治疗患者中肝素的可行替代品，取得了相似的再灌注率和相当的安全性[36, 37]。虽然这两项研究没有特别纳入伴免疫介导的 HIT 患者，但它们确实提供了证据，表明在不能立即接受 PCI 的伴 HIT 急性心梗患者中，阿加曲班可能是 UFH 的合理替代药物。

虽然比伐卢定缺乏在这种情况下的研究，但可以推断，在这种状况下比伐卢定也可能是一种可行的选择。

（六）伴或不伴 HIT 的非体外循环下冠状动脉搭桥术

EVOLUTION 临床试验比较了在体外循环或 CABG 患者中使用肝素加鱼精蛋白逆转和单独使用比伐卢定[38, 39]。两组手术成功率和安全性相似，除了在 EVOLUTION-ON 试验中使用肝素患者卒中风险更高。在 CHOOSE-ON 试验中，比伐卢定对需要体外循环的疑似或确诊 HIT 患者显示出良好的疗效。比伐卢定以 2.5mg/（kg·h）的速率给药，初始剂量为 1mg/kg，以达到 2.5 倍基线值的目标 ACT。几乎所有患者（94%）都达到了院内手术成功的主要终点，其定义为至第 7 天无死亡、心肌梗死、再次行冠状动脉血运重建术、卒中事件或出院，以先发生的事件为准[40]。

三、实践管理

（一）剂量

表 4–2 列出了阿加曲班和比伐卢定的适应证给药建议。正如前面所讨论的，比伐卢定和阿加曲班都可能需要根据其主要清除方式和患者的个性化特点来调整剂量。

（二）管理

阿加曲班的给药方式是持续静脉滴注（如需要可单剂量给药），用 5% 葡萄糖的水溶液、乳酸林格液或 0.9% 氯化钠液稀释为 1mg/ml。比伐卢定以 5mg/ml 或 0.5mg/ml 浓度（5% 葡萄糖的水溶液或 0.9% 氯化钠液稀释）连续静脉滴注（如需要可单剂量给药）。

（三）监测与调整

1. HIT 大多数医疗机构采用标准化、循证的方案来启动、调整和维持肠外 DTI。在 HIT 中，阿加

表 4-2　阿加曲班、比伐卢丁和戊糖的临床应用[15, 25–28, 31, 41–46]

药　物	适应证	剂　量	监测与治疗目标	指南建议
阿加曲班	药品说明书适应证 PCI	350μg/kg 单剂量，25μg/（kg・min）输液	ACT	AHA/ACC • 提到可用于接受 PCI 的 HIT 患者[25]
	HIT	2μg/（kg·min）输液；肝损伤：0.5μg/（kg·min）输液；重症：0.2μg/（kg・min）输液	aPTT	ACCP • HIT 的首选治疗药物[15]
比伐卢定	药品说明书适应证 PCI	0.75mg/kg 单剂量，1.75mg/（kg・h）输液；CrCl<30ml/min：相同单剂量，1mg/（kg·h）输液；透析：相同单剂量，0.25mg/（kg・h）输液	ACT	AHA/ACC • 在 NSTEMI PCI 术中比伐卢定优于 UFH[25] ACCF/AHA • 在 STEMI PCI 术中比伐卢定优于 UFH[26] ESC/EACTS
	心脏手术	1mg/kg 单剂量，2.5mg/（kg・h）输液	ACT	行 PCI 的 NSTE-ACS 中比伐卢定优于 UFH[27, 31]； ESC/EACTS • 行 PCI 的 STEMI 中 UFH 优于比伐卢定
	超适应证用于 HIT	0.15～0.2mg/（kg・h） CrCl 30～60ml/min：0.08～0.1mg/（kg・h） CrCl<30ml/min：0.04～0.05mg/（kg・h） 间断血液透析（IHD）：0.07mg/（kg・h） CRRT：0.03～0.07mg/（kg・h） 持续低效每日透析（SLEDD）:0.09mg/（kg·h）	aPTT	ACCP • HIT 治疗中未具体讨论比伐卢定[15]
磺达肝癸钠	药品说明书适应证 VTE 预防 VTE 治疗	2.5mg，皮下注射，每天 1 次 <50kg：5mg，皮下注射，每天 1 次 50～100kg：7.5mg，皮下注射，每天 1 次 >100kg：10mg，皮下注射，每天 1 次	无；特定人群中可考虑抗Xa 测定	ACCP • 内科患者预防可选用[44] • 不能接受其他药物的非骨科手术患者可选用[43] • 骨科手术患者预防可选用。但更推荐 LMWH[42] • 推荐用于 VTE 急性期治疗，超过静脉注射 UFH[46]
	超适应证用于 HIT	<50kg：5mg，皮下注射，每天 1 次 50～100kg：7.5mg，皮下注射，每天 1 次 >100kg：10mg，皮下注射，每天 1 次	无；特定人群中可考虑抗Xa 测定	ACCP • 有 HIT 病史、无急性血栓形成、肾功能正常的患者，桥接到华法林的合理选择[15] ACF 指导意见 • 治疗剂量的磺达肝癸钠是现患或曾患 HIT 患者的合理选择[45]
	超适应证用于 ACS	2.5mg，皮下注射		行直接 PCI 的 STEMI ACCF/AHA，ESC/EACTS • 磺达肝癸钠不推荐作为 STEMI 患者行直接 PCI 的唯一抗凝血药，因为存在导管血栓形成的风险[26, 28, 31] ACS • AHA/ACC，ESC/EACTS • 磺达肝癸钠用于 ACS 的初始治疗时，建议同时使用具有凝血酶（因子Ⅱa）活性的抗凝血药，如 UFH，以降低导管血栓形成风险

PCI. 经皮冠状动脉介入治疗；HIT. 肝素诱导的血小板减少症；UFH. 普通肝素；LMWH. 低分子肝素；STEMI. ST 段抬高型心肌梗死；NSTEMI. 非 ST 段抬高型心肌梗死；VTE. 静脉血栓栓塞；NSTE-ACS. 非 ST 段抬高型 – 急性冠状动脉综合征

曲班和比伐卢定通常通过aPTT进行监测，目标分别为基线的1.5～3倍和1.5～2倍[5,7]。需要注意的是，aPTT参考范围因实验室和试剂而异。各个机构必须建立自己的aPTT参考范围，用于确定肠外DTI的1.5～3倍基线值的目标。即使在没有用抗凝血药的情况下，有些潜在的变量可能影响aPTT，包括但不限于内源性凝血因子水平变化、LA的存在、肝病或消耗性凝血病[47]。如果患者的基线aPTT已升高到目标范围内，表明可能不能使用该DTI或不能用aPTT进行监测。在这些情况下，应考虑使用替代抗凝血药（如磺达肝癸钠）或替代检测方法（如DTI特异性检测）。虽然一些机构已经开发了特异性检测方法，但还没有广泛商用[47]。HIT的处置方案还应包括对其他实验室指标（如血红蛋白和红细胞压积）的监测，以评估出血情况。

aPTT的采血送检时间通常在输注开始后2～4h（以达到稳定的血浆浓度）、任何剂量调整后、每2～4小时采集1次直到治疗水平。一旦连续2次结果达到治疗水平，监测可减少到每天1次或2次。肠外DTI可根据百分比变化或预定的增长率进行调整。对这两种方案的比较表明，所需的调整次数没有差异，但根据预定的增长率调整可更快达到治疗水平[48]。以这种方式调整也减少了计算错误的机会，因此可能是一个更安全更有效的选择。

2. 冠状动脉再灌注　在PCI和CABG术中，阿加曲班与比伐卢定通过ACT进行监测，因为该方法更适合测定这些药物的高浓度。ACT是作为床旁检测开展的，目标范围200～450s，具体取决于DTI和干预类型（表4-2）。

(1) 阿加曲班：阿加曲班在PCI术中的目标ACT为300～450s。如果ACT＜300s，建议追加150μg/kg的剂量，同时输液速度增加至30μg/（kg·min）。如果ACT＞450s，建议输液速率减半。剂量调整后5～10min再次检查ACT将获得适当的稳态ACT。手术完成后，如需要继续使用阿加曲班治疗，输液速率可以根据医院的aPTT方案调整。

(2) 比伐卢定：对于比伐卢定，传统上使用的PCI的ACT目标是200～250s，CABG的ACT目标是＞300s。在给予比伐卢定初始单剂量后5min采样检测ACT，如果ACT未达到目标，可在开始输液前追加单剂量。在PCI过程中，通常不需要对比伐卢定进行后续监测（由于通过器官系统的清除率最少，半衰期短，不像肝素那样需要逆转，以及可预测的抗凝效果），这可能被认为是优于其他药物的地方（包括阿加曲班和UFH[14]）。

（四）向口服抗凝血药过渡

1. HIT　在用非肝素的肠外抗凝血药进行初始治疗后，HIT患者通常会在门诊接受口服抗凝血药（oral anticoagulation，OAC）进行长期治疗。直接口服抗凝血药（direct oral anticoagulant，DOAC），如达比加群、阿哌沙班、利伐沙班和艾多沙班，尚未在HIT中进行广泛研究，因此华法林仍然是这种情况下的首选OAC。ACCP指南建议，一旦血小板计数恢复到＞150×10^3/μl（或患者基线值），就开始使用华法林，并继续与所选的肠外非肝素抗凝血药重叠≥5天，直到INR在重叠期的一段时间内达到目标范围。停用肠外抗凝血药后，应再次检查INR，以确定仅基于华法林的INR值[15]。

(1) 阿加曲班：如前所述，阿加曲班可显著延长INR，这使得向华法林的过渡颇具挑战。这是一个检测假象——不是抗凝作用的真实表现，与阿加曲班相关的超治疗范围INR值没有显示增加出血风险[13,49,50]。

阿加曲班说明书没有建议重叠的具体持续时间。通常，如果阿加曲班输注速率≤2μg/（kg·min），建议继续重叠，目标INR＞4.0。对于＞2μg/（kg·min）的速率，建议暂时将速率降低至2μg/（kg·min），以确定该速率下的INR[7]。但是，如果患者需要＞2μg/（kg·min）的输注速率以维持目标INR，降低速率可能会使患者处于治疗不足的风险中。因此，如果可行（不要与抗Xa的LMWH或UFH测定混淆），建议医疗机构使用显色法凝血因子X活性测定，在过渡期内监测华法林的目标范围为20%～40%凝血因子X活性（相当于INR为2.0～3.0）[15]。缺点在于这种检测通常不容易获得，或者需外送、周转时间较长，不利于紧急处置。

(2) 比伐卢定：比伐卢定对INR也有影响，但弱于阿加曲班。在一项对50例接受比伐卢定重叠治疗同时过渡到华法林的患者的研究中，比伐卢定开始治疗时INR平均增加0.6，停用比伐卢定后INR的平均变化为0.8[12]。基于这项研究，可以将华法林INR目标定为比计划目标高1.0，而不需要中断比伐卢定治疗。例如，比伐卢定和华法林应重叠≥5天，直到INR＞3.0至少24h。

2. 冠状动脉再灌注　PCI 或 CABG 术后，肠外 DTI 通常停止，如果需要继续抗血栓治疗，则采用更常规的抗凝或抗血小板治疗。但是，活动性或近期 HIT 患者可继续应用肠外 DTI（或磺达肝癸钠），并如上所述向华法林过渡。

（五）其他临床用途

1. 连续性肾脏替代疗法　肝素是连续肾脏替代疗法（continuous renal replacement therapy，CRRT）中最常用的抗凝血药，用于防止体外循环中的凝血。但在疑似或确诊为 HIT 的患者中，若需要 CRRT 和治疗剂量的全身抗凝，则治疗选择仅限于肠外 DTI。比伐卢定和阿加曲班都没有作为 CRRT 肝素替代药的正式研究，证据主要来自病例报告。肠外 DTI 的全身抗凝作用可同时用于回路的抗凝和 HIT 的治疗。阿加曲班的清除不受肾功能障碍影响[51]，使用剂量范围为 0.5～2μg/（kg・min），与正常治疗剂量相似。比伐卢定主要通过肾脏排泄，此时主要通过 CRRT 清除，有报道的 HIT 治疗剂量约为 0.07mg/（kg・h），为正常剂量的 1/2[52]。

2. 体外肺膜氧合　比伐卢定和阿加曲班均为体外肺膜氧合（extracorporeal membrane oxygenation，ECMO）中肝素抗凝的替代药，主要用于疑似或确诊 HIT 的患者。虽然没有随机试验研究，若以达到治疗范围 aPTT 为目标，0.03～0.1mg/（kg・h）的比伐卢定输注与肝素疗效相当，且比肝素 aPTT 波动更少、调整剂量更少和出血更少[53, 54]。由于许多 ECMO 患者需要 CRRT，预测性增加比伐卢定输注速率以补偿滤过过程中药物的清除非常关键。阿加曲班在 ECMO 中替代肝素的资料较少。有些病例报道描述了阿加曲班在接受 ECMO 治疗的疑似 HIT 患者中的成功应用，维持剂量平均为 0.15μg/（kg・min），约是标准 HIT 剂量的 1/10[41]。

（六）不良反应

在临床实践中，肠外 DTI 通常耐受性良好。出血是与任何抗凝血药相关的最严重不良反应（包括肠外 DTI）。在针对 HIT 的阿加曲班研究中，与历史对照相比，阿加曲班组大出血的主要安全终点事件发生频率较低[17, 18]。在数项 PCI 研究中，基于比伐卢定的抗凝治疗方案显示出比基于 UFH 方案更低的大出血发生率[24, 29, 30]。此外，在 HIT 研究中，与包括阿加曲班在内的其他肠外 DTI 相比，比伐卢定的出血发生率更低[20, 21]。

阿加曲班和比伐卢定的其他非出血不良反应包括心绞痛、头痛、低血压、发热、腹泻、心搏骤停、恶心、室性心动过速、疼痛、呕吐、感染、咳嗽和腹痛[5, 7]。

（七）逆转

目前没有针对阿加曲班或比伐卢定的特异性逆转药。鉴于其半衰期短且从体内迅速消除，一旦发现出血立即停止给药。密切监测 aPTT 可能有助于确定是否存在持续的药效。血液透析可去除 20%～25% 的阿加曲班和比伐卢定，如果出血持续存在，可选择血液透析清除药物[5, 7]。ACCP 2012 指南表明，活化的重组因子Ⅶa 可能用于紧急情况下逆转阿加曲班和比伐卢定，但尚未在人类中进行研究[9]。处理措施还应包括出血处理的一般方法（如寻找和控制出血源）及支持性措施，如复苏和监测。

（八）特殊考虑

1. 妊娠　尚无评估妊娠期间使用比伐卢定的人体研究。动物研究中，超过人体最大剂量的剂量未显示对胎儿有任何伤害。孕期应谨慎应用，仅限于无法使用常规抗凝血药的情况下使用比伐卢定应[5, 55]。妊娠期间使用阿加曲班的数据同样有限，只有动物研究和病例报告支持其使用[7, 56]。ACCP 2012 指南建议使用达那肝素治疗孕妇 HIT（2C 级），仅在无法获得达那肝素时应用重组水蛭素和磺达肝癸钠（2C 级）[15]。自该指南发布以来，重组水蛭素已退市，且达那肝素在美国无法获得。需要更多关于妊娠期间应用比伐卢定和阿加曲班的数据。

2. 母乳哺育　阿加曲班或比伐卢定渗透到母乳中的量未知，不建议在母乳喂养时使用[5, 7]。

3. 儿科　近期文献综述强调了在儿科人群中使用肠外 DTI 的证据[57–59]。研究的适应证包括 HIT、PCI、体外循环（cardiopulmonary bypass，CPB）、ECMO 和静脉血栓栓塞（venous thromboembolism，VTE）。据报道，比伐卢定治疗血栓形成的剂量为单剂 0.125～0.25mg/kg，随之以 0.125～0.25mg/（kg・h）速率输注。CPB 或 PCI 的剂量较高，为单剂 0.5～1mg/kg，以 0.5～2.5mg/（kg・h）速率输注，与类似适应证的成人剂量相当。阿加曲班说明书建议对患有 HIT 的危重患者使用 0.75μg/（kg・min）[如果这些患者有任何肝损伤，则降为 0.2μg/（kg・min）]。

CPB 的报道剂量在 7.5～15μg/（kg·min），根据 ACT 进行调整。由于对儿科患者 DTI 的药代动力学 / 药效学特征知之甚少，应严密监测凝血参数如 aPTT 或 ACT 下谨慎使用，酌情调整剂量。未来需要进行更多的研究，以确定这些药物在儿科人群中与肝素和 LMWH 等常规药物相比的疗效。

四、磺达肝癸钠

（一）药理学

1. 作用机制 磺达肝癸钠是一种化学合成的抗凝血剂，专门开发的选择性间接因子Ⅹa 抑制药。凝血因子Ⅹa 是抗凝血药治疗的一个有吸引力的靶点，因为它位于内源和外源凝血途径的交汇点（图 4–1）。其抑制作用显著减少了凝血酶的生成，而与启动凝血过程的上游触发因素无关[10]。因子Ⅹa 在凝血级联反应中功能单一，充当凝块形成最终共同途径的看门人。相反，凝血酶（因子Ⅱa）在凝血过程中有许多作用，其中包括活化血小板和通过与血栓调节素结合并活化蛋白 C（activated protein C，APC）来介导内源性抗凝作用（图 4–1）。因此，与凝血酶相比，因子Ⅹa 可能是一个更好的靶点[60]。

磺达肝癸钠是在动物来源的 UFH 和 LMWH 链中发现的天然戊糖序列的合成类似物，以高亲和力结合血浆糖蛋白 AT [61, 62]。和 UFH 和 LMWH 一样，磺达肝癸钠是一种间接抗凝血药，需要与 AT 结合才能发挥作用（图 4–3）[61]。由于其特定的结构，>95% 的磺达肝癸钠与血浆中的 AT 结合，最大限度地减少了与其他血浆蛋白和细胞的非特异性结合[63]。

当磺达肝癸钠与 AT 结合时，诱导构象变化，催化与因子Ⅹa 的结合和抑制。然而，由于与 UFH（≥18 个糖单位）相比其长度较短，磺达肝癸钠不能结合和抑制凝血酶（因子Ⅱa）[9]。剂量反应的特异性和可预测性的提高使得磺达肝癸钠可以以固定剂量给药，而不需要对抗凝活性进行常规监测，并降

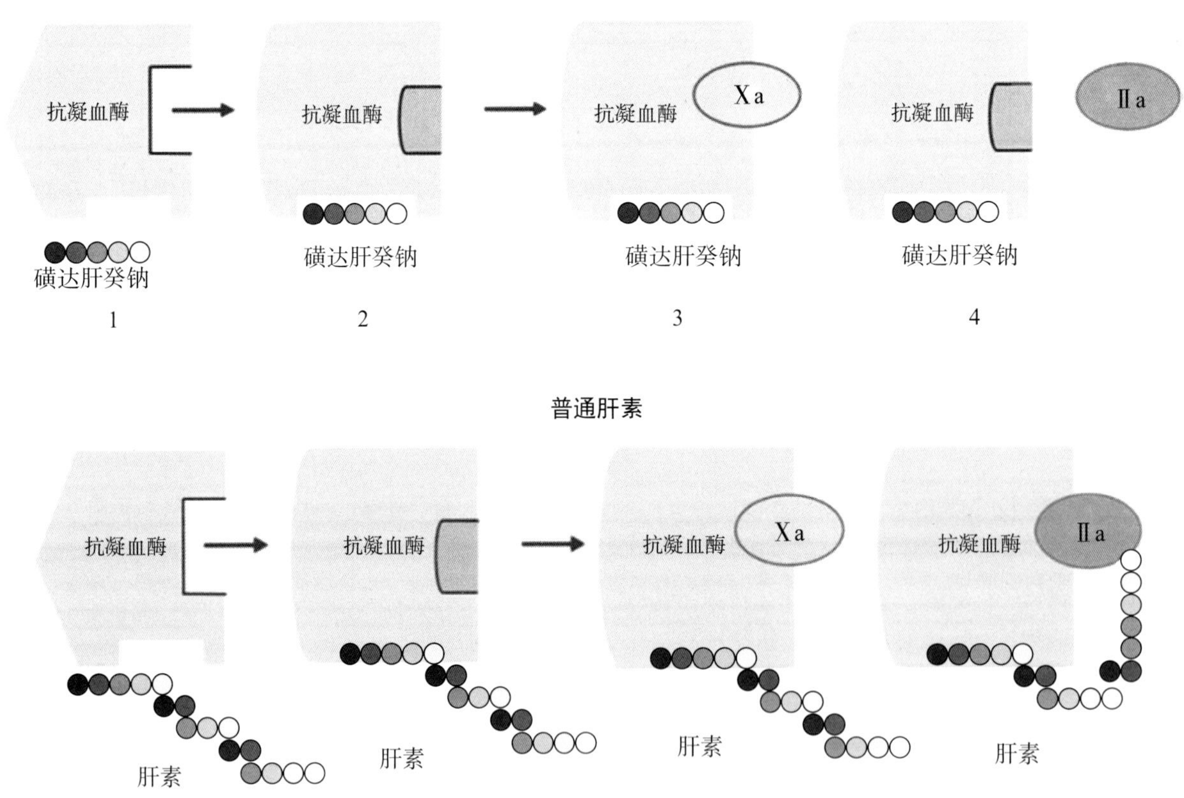

▲ 图 4–3　普通肝素和磺达肝癸钠与抗凝血酶结合的比较

改编自参考文献 [70]

低了潜在的不良反应[9]。

2. 药代动力学 由于磺达肝癸钠与血浆蛋白（非 AT）的结合最少，因此在很宽的剂量范围内，磺达肝癸钠呈线性药代动力学，具有高度可预测的剂量反应关系[9]。这种可预测性，加上高生物利用度和较长的半衰期，最大限度地减少了患者之间和患者体内的差异性，使得磺达肝癸钠可以固定的每天 1 次的剂量给药，而无须常规监测[9]。表 4-1 总结了磺达肝癸钠的药代动力学。

(1) 吸收：磺达肝癸钠不能通过胃肠黏膜吸收，因此必须进行肠外给药。皮下给药磺达肝癸钠可快速和完全吸收，生物利用度达 100%。皮下注射后 2～3h 达到血浆浓度峰值[10]。每天 1 次磺达肝癸钠，使用 3～4 次后可达到稳态。

(2) 分布：磺达肝癸钠是高度蛋白质结合药物，不易分布到组织中。其分布体积为 7～11L，接近血容量[10]。

(3) 代谢：磺达肝癸钠不通过肝脏代谢，药代动力学不易受药物与细胞色素 P_{450} 同工酶系统底物相互作用的影响[10]。

(4) 清除：与 UFH 和 LMWH 相比，与巨噬细胞和内皮细胞的结合减少使得磺达肝癸钠的血浆半衰期延长。磺达肝癸钠的清除受多种患者因素的影响（包括肾功能、年龄和低体重）。必须对这些因素进行常规评估，因为这些因素可能禁忌使用磺达肝癸钠，或者加强对药物蓄积相关体征和症状的监测。

① 肾功能：磺达肝癸钠严重依赖于肾脏清除，高达 77% 的药物在尿液中以原形排出。正常肾功能人群中，年轻志愿者的终末半衰期为 17h，老年志愿者为 21h[10]。在急性或慢性肾损伤患者中，磺达肝癸钠的半衰期将延长，患者暴露于药物的时间（以曲线下面积 AUC 衡量）将增加（表 4-1）。

② 年龄：在使用预防和治疗剂量的研究中，75 岁以上患者的磺达肝癸钠总清除率比 65 岁以下患者低约 25%。虽然其临床相关性尚不清楚，但需要对高龄患者进行密切监测[11]。

③ 低体重：体重＜50kg 的患者，磺达肝癸钠的总清除率降低 30%。在高龄人群中，其临床相关性尚不清楚。在磺达肝癸钠用于接受骨科关节成形术或腹部手术的患者 VTE 预防的临床试验中，体重＜50kg 者大出血发生率高于体重≥50kg 者[11]。磺达肝癸钠清除率的降低和手术干预两者叠加可能会导致更多出血。虽然美国食品药品管理局（Food and Drug Administration，FDA）说明书中规定这类手术人群禁止预防性使用磺达肝癸钠[11]，但国际通用说明书强调在所有体重＜50kg 的患者中谨慎使用[64]。

伴有多种影响磺达肝癸钠清除率的因素时，这些影响可能会累加，可能需要使用替代抗凝血药。

3. 药效学 磺达肝癸钠与 AT 非共价可逆结合，使 AT 的天然抗凝活性提高约 300 倍。AT- 磺达肝癸钠复合物结合并中和因子Ⅹa，减少凝血酶原(因子Ⅱ）向凝血酶（因子Ⅱa）的转化，从而抑制凝块的形成。磺达肝癸钠随后被释放出来，并可用于催化其他 AT 分子。当血浆 AT 饱和时，过量的循环中未结合磺达肝癸钠（缺乏抗凝活性）从肾脏排出[65]。由于它不影响已存在循环中的凝血酶，理论上认为，如果需要，磺达肝癸钠可在损伤部位提供一定程度的残余止血功能。已知磺达肝癸钠对血小板功能、纤维蛋白原、凝血酶时间或抗凝血酶测定没有影响[66]。但影响 PT 和 aPTT，并可能干扰凝血因子Ⅷ的测定。通过发色法抗凝血因子Ⅹa 活性测定检测磺达肝癸钠血浆浓度不作为常规检查，但如果需要（如当肾功能改变、极值体重和年龄），该方法可以进行最准确的评估。发色法抗凝血因子Ⅹa 活性以 U/ml 报道，与磺达肝癸钠的血浆浓度成正比。使用标准磺达肝癸钠校准曲线可将结果换算为 μg/ml 血浆浓度。该检测必须使用磺达肝癸钠校准品，使用普通肝素或低分子肝素校准品的检测会导致结果不准确[67]。

磺达肝癸钠和影响凝血的药物（如抗血小板药、非甾类体抗炎药）的联合使用引起药效学的药物相互作用，可能会增加出血风险，应尽可能避免合用。停用磺达肝癸钠后，抗凝效果将持续 4 天，在清除率降低的患者中时间甚至更长。

（二）临床应用

磺达肝癸钠已被研究用于多种抗凝适应证，其中包括预防和治疗 VTE、HIT 和 ACS。

1. 预防静脉血栓栓塞症

(1) 骨外科手术：在对接受全髋关节（total hip arthroplasty，THA），膝关节成形术（total knee arthroplasty，TKA）或髋部骨折手术（hip fracture surgery，HFS）的患者进行的 4 项临床试验中，术后 6h 开始的每天 1 次 2.5mg 皮下注射磺达肝癸钠，与术后 12～24h 开始每天 2 次 30mg 皮下注射磺达肝癸钠，或者术前

12h 开始每天 1 次 40mg 皮下注射的依诺肝素进行比较。这些试验的 Meta 分析表明[68]，与金标准依诺肝素（13.7%）相比，磺达肝癸钠显著降低了无症状 DVT、有症状 DVT 或肺栓塞（pulmonary embolism，PE）的发生率（6.8%），公比（common odds）降低 55.2%（95%CI 46%～63%，P＜0.001）。年龄、性别、体重和手术持续时间等各亚组的疗效与整体疗效一致。与依诺肝素相比，磺达肝癸钠有更多严重出血倾向（2.7% vs. 1.7%，P=0.08）。可能原因在于各研究中严重出血的定义不同，大多数出血事件是潜在的非临床相关的血红蛋白下降和输血。而临床相关的出血事件，如致命性出血、关键器官出血或导致再次手术的出血，两组之间相当。事后分析进一步发现，第 1 次术后给药的时间（范围 3～9h）与出血的发生呈反比关系。术后 6～9h 首次注射磺达肝癸钠的患者，出血率显著降低，与依诺肝素组相似，疗效无差异。

对 2000 例接受择期髋关节置换术的患者进行的开放性随机 FLEXTRA 研究，发现术后 6h 开始使用 2.5mg 磺达肝癸钠和延迟至术后第 1 天早上开始使用之间疗效无差异[69]。针对将无症状 DVT 事件纳入磺达肝癸钠矫形手术研究的批评，Turpie 及其同事重新使用 ACCP 定义的疗效终点对这 4 项试验进行了第 2 次 Meta 分析，这些终点被认为更具临床相关性，其中包括确认的近端 DVT、有症状的 DVT 或 PE，以及致死性 PE[70]。磺达肝癸钠的终点事件公比降低程度与最初的分析相似，为 49.6%（P＜0.001）。

PENTHIFRA-Plus 试验研究了磺达肝癸钠在髋部骨折修复中的长期预防作用[71]。与安慰剂组相比，磺达肝癸钠每天 1 次，每次 2.5mg 皮下注射，持续 4 周，可使有症状 VTE 患者的相对风险降低 89%（0.3% vs. 2.7%，P=0.02），大出血无明显增加（P=0.06）。在 ACCP 2012 指南中，疗程至少为 10～14 天的磺达肝癸钠，与其他几种药物同样被推荐为 1B 等级可选预防药物，用于接受大型骨科手术（全髋关节置换术、全膝关节置换，髋部骨折手术）的患者。LMWH 为 2B 等级推荐，优于所有其他列出的药物（包括磺达肝癸钠）。建议这类人群预防 VTE 的时间延长至 35 天[42]。

(2) 腹部外科：磺达肝癸钠已在接受高危腹部手术的患者中进行了两项临床试验。在非劣效 PEGASUS 试验（n=2927）中，术后 6h 开始使用磺达肝癸钠 2.5mg 皮下注射与术前开始使用达肝素作对比[72]，磺达肝癸钠组第 10 天静脉造影检测到 DVT 的发生率为 4.6%，而达肝素组为 6.1%，相对风险降低 25%（95%CI 9.0%～47.9%，P=0.144），达到非劣效。两组在症状性 VTE（两组均为 0.4%）或大出血发生率（磺达肝癸钠 3.4% vs. 达肝素 2.4%，P=0.122）方面没有显著差异。

在随机、双盲、安慰剂对照的 APOLLO 优效性试验中，1309 例接受腹部大手术的患者随机接受预防性磺达肝癸钠或安慰剂治疗，从术后 6～8h 开始给药，每天 1 次给药，持续 5～9 天[73]。所有患者均接受间歇性气压加压（intermittent pneumatic compression，IPC）。在第 10 天，磺达肝癸钠治疗组的任何 VTE 事件（包括无症状事件）的发生率为 1.7%，而安慰剂组为 5.3%（优势比降低 69.8%，95%CI 27.9%～87.3%，P=0.004）。磺达肝癸钠也显著降低了近端 DVT（0.2% vs. 1.7%，P=0.037）。磺达肝癸钠组的大出血发生率也毫无意外地显著高于安慰剂组（1.6% vs. 0.2%，P=0.006）。由于事件发生率低，致命性出血和需要再次手术的出血之间的差异无法充分评估。

ACCP 2012 指南不推荐磺达肝癸钠作为普通外科患者 VTE 预防的一线药物。骨科和 PEGASUS 试验数据的汇总分析确定，与 LMWH 相比，磺达肝癸钠不会显著减少临床上重要的 VTE 事件，但会增加大出血。ACCP 建议，只有当 LMWH 和 UFH 都禁用或不可获得，且患者不存在大出血高风险时，VTE 高风险的普通患者和腹 – 盆腔手术患者使用磺达肝癸钠进行预防治疗（2C 级）[43]。

(3) 内科患者：双盲、随机、安慰剂对照的 ARTEMIS 试验纳入了因急性疾病住院至少 4 天的 60 岁以上患者。患者随机接受磺达肝癸钠 2.5mg 皮下注射，每天 1 次，持续 6～14 天或安慰剂治疗。磺达肝癸钠对减少无症状和有症状的 VTE 均有效，且在出血方面无差异[74]。基于这些发现，美国胸科医师学会（ACCP）2012 年指南 1B 级推荐 VTE 风险的内科住院患者使用磺达肝癸钠预防性治疗[44]。

2. VTE 的治疗（DVT 或 PE） 非劣效 MATISSE DVT（n=2205）和 PE（n=2213）试验中，磺达肝癸钠分别与依诺肝素和 UFH 进行了比较。在 MATISSE DVT 中，急性症状性 DVT 患者被随机分为两组，磺达肝癸钠每天 1 次，7.5mg 皮下注射（体重＜50kg

时为 5mg，体重＞100kg 时为 10mg）或依诺肝素（1mg/kg）每天 2 次，皮下注射。在 MATISSE PE 中，急性症状性 PE 患者，基于体重给予磺达肝癸钠治疗，与连续静脉输注 UFH 并滴定至 APTT 1.5～2.5 倍相比。肠外治疗与 VKA（如华法林）重叠≥5 天，直到 INR≥2.0。在这两项试验中，主要疗效结果（3 个月 VTE 复发率）、出血率和死亡率均相似[75, 76]。对超重患者进行的亚组分析（11%＞100kg，28% BMI≥30kg/m^2）显示，肥胖患者每天 1 次 10mg 磺达肝癸钠固定剂量与非肥胖患者的标准 7.5mg 剂量提供了类似的预防 VTE 复发和大出血的保护作用[77]。这表明，对于肥胖患者，不需要将剂量增加到每天超过 10mg，这可能是磺达肝癸钠较其他肠外药物的优势[45]。肥胖的磺达肝癸钠组的体重中位数和 BMI 分别为 110kg 和 33kg/m^2。虽然纳入了一些病态肥胖患者（BMI＞40kg/m^2），但他们的数量不足以得出磺达肝癸钠在该人群中临床疗效的有意义的结论。

当采用常规方法治疗 VTE 时（与 DOAC 相比），在 VTE 的急性治疗中，磺达肝癸钠优于 UFH 静脉注射（2C 级），也优于 LMWH，除非有禁忌证，如严重的肾损伤或潜在的侵入性操作[46]。

3. 下肢浅静脉血栓形成的治疗　浅静脉血栓形成（superficial vein thrombosis，SVT），也称为血栓性浅静脉炎，最常见于腿部大隐静脉（60%～80% 的病例），但也会影响其他浅静脉[78]。虽然以前被认为是一种良性、自限性疾病，但当前数据表明，孤立的 SVT（诊断时没有伴随 DVT 或 PE）可能是一种临床相关的实体，血栓有可能通过隐股交界（saphenofemoral junction，SFJ）进入深静脉系统。

对于下肢 SVT 的最佳治疗尚未达成共识。最近的证据表明，对有孤立性下肢 SVT 且延伸入深静脉系统风险增加的患者，抗凝治疗是首选治疗方法[46, 78]。CALISTO 研究[79]为下肢 SVT 的处置提供了最有力的证据。在这项双盲、多中心、前瞻性试验中，急性下肢 SVT（加压超声检查长度≥5cm）患者被随机分配到磺达肝癸钠 2.5mg 皮下注射组，每天 1 次持续 45 天，或者安慰剂组。磺达肝癸钠治疗的患者包括全因死亡率、症状性 VTE 或症状性延展或复发 SVT 的主要复合终点事件发生率绝对风险降低了 5%［0.9% vs. 5.9%，RR=0.15，95%CI 0.08～0.26，P＜0.001，需治数（NNT）=20］，与安慰剂组相比，出血没有差异。基于这些结果，对于长度至少为 5cm 的孤立性 SVT，可考虑给予预防剂量的磺达肝癸钠 45 天（2B 等级）[46]。然而，磺达肝癸钠价格昂贵，在这种情况下不具成本效益[80]。如果磺达肝癸钠对患者来说费用过高，则使用非甾体抗炎药、加压袜和局部药物的传统疗法，密切随访 VTE 症状和体征。

4. HIT　虽然 FDA 未批准磺达肝癸钠用于治疗疑似或确诊的 HIT，但由于其具有与批准的治疗相似的安全性和疗效，且便于管理，也经常用于治疗疑似或确诊的 HIT[81–83]。ACCP 2012 指南中，磺达肝癸钠被提及作为急性 HIT 的非肝素抗凝血药，但如果其他治疗可用，其他治疗为首选。这归因于缺乏在 HIT 中应用磺达肝癸钠的资料报道，以及对少量磺达肝癸钠相关 HIT 病例报告的关注不足[84–86]。虽然磺达肝癸钠可以引发免疫原性和产生抗 PF_4/ 肝素抗体，但它似乎不会促进抗体与 PF_4 复合物的结合导致 HIT，这可能是由于其分子较小和（或）与 PF_4 亲和力弱[87]。尤为重要的是，评估磺达肝癸钠治疗和预防 VTE 或 ACS 的安全性和有效性的临床试验中，数以千计的患者没有发现 HIT 病例。ACCP 2012 指南建议磺达肝癸钠可用于肾功能正常且有 HIT 病史的患者治疗急性非 HIT 相关血栓形成（2C 级）[15]。来自抗凝论坛（Anticoagulation Forum，ACF）的指南也支持在这种情况下使用，但也指出磺达肝癸钠在活动性 HIT 患者中应用仅是可选，且须以治疗剂量给药。这种应用具备一定的合理性，因为事实上，任何治疗 HIT 的药物的可用数据都是低质量[45]。在活动性血栓形成的 HIT 患者中，磺达肝癸钠经常被指出的一个问题是它不能抑制附着于凝块的凝血酶。因此，对于具有明显 HIT 相关血栓负荷的不稳定患者，初期使用肠外 DTI，一旦患者更加稳定，可改为磺达肝癸钠[88]。

5. 急性冠状动脉综合征

(1) UA 和 NSTEMI：OASIS-5 试验（n=20 078）比较了磺达肝癸钠和依诺肝素用于不稳定型心绞痛（UA）或 NSTEMI 患者[89]。在这项随机、双盲、双模拟试验中，患者平均 6 天每天 2 次接受依诺肝素（1mg/kg）或每天 1 次 2.5mg 磺达肝癸钠，随访 6 个月。磺达肝癸钠的剂量来源于第二阶段 PENTUA 剂量发现研究，该研究表明，与依诺肝素（1mg/kg）每天 2 次或更高剂量的磺达肝癸钠相比，预防剂量的磺达肝癸钠可提供最低的结局事件发生率（死亡、心肌梗死、复发缺血）及相似的出血率[90]。对于接受 PCI 的患者（每组约 40% 的患者），研究方案要求依诺肝素患者在手术前接受补充静脉注射 UFH，磺达肝癸钠患者在手术前接受补充静脉注射磺达肝癸钠。研究早期发现依诺肝素组患者，而不是磺达肝癸钠组患者，接受静脉注射的抗凝治疗。这与一些导管相关血栓研究中心的报道一致。研究期间，采取措施以确保补充药物按方案给药，并实施方案修订，允许研究者自行决定使用 200U 肝素冲洗。磺达肝素和依诺肝素治疗组第 9 天主要复合终点（死亡、心肌梗死、复发缺血）的发生率无显著差异（5.8% vs. 5.7%，HR=1.01，95%CI 0.9～1.13），符合非劣效。与依诺肝素相比，磺达肝癸钠组 30 天（8% vs. 8.6%，*P*=0.13）和 180 天（12.3% vs. 13.2%，*P*=0.06）时主要复合终点的发生率无进一步下降趋势。相比于依诺肝素组，磺达肝癸钠第 9 天严重出血显著减少（2.2% vs. 4.1%，HR=0.52，95%CI 0.44～0.61，*P*＜0.001），并且在所有研究时间点均维持此优势。第 9 天主要终点和严重出血的风险获益评估表明，磺达肝癸钠有显著的净获益（7.3% vs. 9%，HR=0.81，95%CI 0.73～0.89，*P*＜0.001），且在整个研究中持续存在。磺达肝癸钠 30 天（2.9% vs. 3.5%，HR=0.83，95%CI 0.71～0.97，*P*=0.02）和 180 天（5.8% vs. 6.5%，HR 0.89，95%CI 0.8～1.0，*P*=0.05）的死亡率显著降低，主要归因于出血减少。研究人员还发现，磺达肝癸钠组的导管相关血栓发生率明显高于依诺肝素组（0.9% vs. 0.4%，RR=3.59，95%CI 1.64～7.84，*P*=0.001）。

为了避免导管相关的血栓并发症，ACC/AHA 和 ESC 建议如果对 ACS 患者使用磺达肝癸钠作为初始治疗，同时使用具有抗Ⅱa（凝血酶）活性的抗凝血药，如 UFH [25, 27]。根据比较低剂量肝素和标准剂量肝素疗效的 FUTURA/OASIS-8 双盲随机试验的结果，建议使用 85U/kg 的单剂肝素推注，如果患者同时接受 GPI，则减少到 60U/kg 的剂量[91]。

(2) STEMI：OASIS-6 试验对 12 092 例 STEMI 患者进行了磺达肝癸钠 2.5mg 与安慰剂（加标准治疗）的比较[92]。在接受直接 PCI 的患者中，两组之间的死亡率、心肌梗死（myocardial infarction，MI）或严重出血率没有差异。此外，与 OASIS-5 试验一样，磺达肝癸钠的导管相关血栓形成率明显较高。因此，美国和欧盟的指南都建议，对于接受直接 PCI 的 STEMI 患者，不应将磺达肝癸钠作为初始抗凝血药，而 UFH 或比伐卢定是首选药物[26, 28]。然而，在 OASIS-6 试验的亚组分析中，发现磺达肝癸钠在接受纤溶治疗（30 天死亡、心肌梗死或严重出血）（HR=0.77，95%CI 0.67～0.9）或非再灌注治疗（HR=0.81，95%CI 0.67～0.99）的患者中有显著的净获益[92]。当在这些情况下使用时（非直接 PCI 的 STEMI），建议给予磺达肝癸钠 2.5mg 静脉推注，以及标准剂量的 UFH 推注，按照上文所说的 FUTURA/OASIS-8 试验所定义的方法给药[26, 28, 91]。

（三）实践管理

1. 剂量 当磺达肝癸钠用于 VTE 预防时，剂量为 2.5mg，皮下注射，每天 1 次。由于骨科临床研究表明，低体重患者的出血风险增加[68]，体重＜50kg 是预防性使用的禁忌证。对于肥胖患者，可使用相同的 2.5mg 预防剂量，无须调整剂量。当用于治疗时，磺达肝癸钠根据患者的体重以固定剂量给药（表 4–2）。对于肥胖患者，可以使用 10mg 每天 1 次的标准剂量，无须向上调整。磺达肝癸钠主要通过肾脏清除，CrCl＜30ml/min 的患者禁用，CrCl 为 30～50ml/min 患者慎用[11]。

2. 管理 磺达肝癸钠有 2.5mg、5mg、7.5mg 和 10mg 浓度的预填充注射器，提高了门诊治疗的可行性和便利性。需每天 1 次腹部皮下注射。

3. 监测 磺达肝癸钠具有高度的特异性和可预测性，无须对其抗凝活性进行常规监测。应用磺达肝癸钠校准品的抗Ⅹa 检测可用于某些人群，如肾功能变化、体重超标或药代动力学改变（如妊娠和烧伤）的患者（表 4–3）。

表 4–3 重复给药的磺达肝癸钠血浆浓度

磺达肝癸钠剂量（皮下注射，每天 1 次）	C_{max}（μg/ml）	C_{min}（μg/ml）
预防（2.5mg）	0.39～0.5	0.14～0.19
治疗（5～10mg）	1.2～1.26	0.46～0.62

4. 抗凝血药之间的转换

(1) 从磺达肝癸钠转换：可能涉及从磺达肝癸钠向替代抗凝血药过渡的临床情况，其中包括侵入性操作前需要较短作用的抗凝血药（如 UFH 和 LMWH）或需要长期口服抗凝治疗。

- 当从磺达肝癸钠转换到快速起效的替代抗凝

血药时，如 UFH、LMWH 或 DOAC，替代抗凝血药应在最后一剂磺达肝癸钠注射 24h 后开始使用。

- 当从磺达肝癸钠过渡到华法林时，如在应用常规方案的急性 VTE，磺达肝癸钠应与华法林至少重叠 5 天，直到 INR ＞ 2.0 持续 24h。原因在于华法林的半衰期长（约 40h）且起效慢，以及循环中已有的凝血酶的半衰期长（约 60h）。

(2) 过渡到磺达肝癸钠：从另一种抗凝血药过渡到磺达肝癸钠，最常见的临床情况是 HIT，一种潜在致命的血栓前状态。

- 接受 UFH（皮下注射或静脉注射）或 LMWH 治疗的疑似或确诊为 HIT 的患者应尽快安全地开始使用磺达肝癸钠，无论末次 UFH 或 LMWH 何时应用，目的是将 HIT 相关的血栓形成风险降至最低。
- 当然，如果短期内应用了 UFH 或 LMWH，显然可能会使患者处于过度抗凝的风险中。因此，强调使用 4T 评分以确定 HIT 的可能性，尽可能准确识别需要改变治疗方案的 HIT 高危患者。

5. 不良反应　与所有抗凝血药一样，出血是磺达肝癸钠的主要不良反应。出血风险可以通过在手术后至少 6h 甚至第 2 天早上给予首次预防性抗凝治疗来降低，不会损害疗效[68, 93]。在 MATISSE DVT 和 PE 试验[75, 76] 中，治疗剂量磺达肝癸钠具有与治疗剂量的依诺肝素和UFH相似的出血率。在ACS试验中，与治疗剂量 UFH 或依诺肝素相比，预防性低剂量的磺达肝癸钠可显著减少严重出血[89, 92]。这些证据共同表明，当磺达肝癸钠以推荐剂量用于适宜的患者时，其出血情况类似或优于其他抗凝血药。须注意的是，患者在磺达肝癸钠治疗前和治疗过程中必须肾功能正常，以避免与药物蓄积相关的出血并发症。

6. 逆转　目前尚无磺达肝癸钠的特效解毒剂。它不能被鱼精蛋白逆转，可能是由于其电荷、硫酸盐含量、分子大小或这些综合因素的影响[94]。可以考虑新鲜冷冻血浆（fresh frozen plasma，FFP）或因子浓缩物，如凝血酶原复合物浓缩物（prothrombin complex concentrate，PCC）或重组因子Ⅶa[95]，但这些都没有得到充分研究。此外，因子浓缩物与血栓形成的风险有关，仅用于一般出血处理方法难以控制的临床情况[96, 97]。

7. 特殊情况

(1) 妊娠：在过去的十年里，由于监测要求低、骨量减少和 HIT 的风险更低，LMWH 已替代 UFH 成为需要抗凝治疗孕妇的首选。然而，患有确诊或疑似 HIT 的女性，或者对 UFH 或 LMWH 过敏的女性，仍需要替代抗凝血药。有病例报告了磺达肝癸钠在妊娠中的成功使用，但大多数仅限于妊娠中期或晚期。磺达肝癸钠分子量很小，在新生儿脐带血血浆中检测到了抗Ⅹa 活性，提示胎儿暴露，这有可能造成危害。由于现有证据的低质量和匮乏，美国胸科医师学会（ACCP）2012 指南建议仅在有 UFH 或 LMWH 禁忌证（如 HIT 或严重过敏反应）且不能接受替代药物达肝素的孕妇考虑使用磺达肝癸钠（2C 级）。临床医师须知达那肝素在美国是不可获得的。如果必须使用磺达肝癸钠，应尽可能避免在妊娠早期使用[98, 99]。

(2) 母乳喂养：华法林和 LMWH 都是母乳喂养产妇可接受的抗凝疗法，华法林由于蛋白质结合度高、亲脂性低而不会经母乳排出，而 LMWH 不会经婴儿肠道吸收。与 LMWH 类似，只有极少量的磺达肝癸钠会被哺乳婴儿的肠道吸收。然而，基于临床证据缺乏，ACCP 建议在哺乳女性中使用非磺达肝癸钠的替代抗凝血药（2C 级）[98]。

(3) 儿科：在儿科患者中使用磺达肝癸钠的证据仅限于病例报告和小型药代动力学研究，主要集中在使用各种剂量的 HIT 患者中[59, 100–102]。在获得更多数据之前，这一人群的使用应仅限于无法接受替代治疗方案的患者。

五、总结

虽然近期抗凝血药的热点主要集中在口服抗凝血药，如 DOAC，但对肠外 DTI 和磺达肝癸钠的需求仍将存在，特别是在传统治疗无法应用的特殊临床情况下。为了优化接受高风险药物治疗患者的结局，临床医师必须对其药理学、治疗中的作用以及使用的循证推荐有良好的应用知识。

要　点

- 肠外 DTI 可能比肝素更有优势，因为它们可以防止血栓的形成和扩散。
- 比伐卢定对器官清除的依赖最小，主要由血浆酯酶清除。因此，它是器官功能不全患者的首选。

- 在无 HIT 的 PCI 患者中，比伐卢定单药治疗可能比 UFH 治疗的出血更少。由于潜在支架血栓风险的增加，UFH 联合 GPI 可能更适合这类缺血风险较高的患者。
- 患有急性 VTE 的肥胖患者（体重≥100kg）可每天使用 1 次固定剂量（10mg）的磺达肝癸钠，无须监测或增加剂量。
- 磺达肝癸钠不影响 INR 或 APTT，可在肾功能正常的 HIT 患者中以稳定的固定剂量使用。
- 由于存在导管相关性血栓形成的风险，不建议磺达肝癸钠作为接受 PCI 的 STEMI 患者初始抗凝治疗。

自测题

1. 一名患者被诊断为伴有活动性血栓形成的 HIT，并已开始使用阿加曲班和重叠华法林。他已经连续 3 天服用华法林 5mg/d，今天早上的 INR 是 3.6。以下哪项是最合适的计划？
   A. 将华法林剂量降至每天 2.5mg，并继续重叠 2 天，目标 INR 为 2.0～3.0
   B. 立即停止阿加曲班。继续使用当前的华法林剂量，一旦 INR＞4.0，就让患者出院
   C. 在 5 天的重叠期内，忽略 INR 升高这一分析假象，监测 APTT 作为华法林的主要抗凝参数
   D. 在停用阿加曲班之前，继续目前的华法林剂量并确保 INR＞4.0
2. 在冠状动脉旁路移植术（CABG）中监测比伐卢定的抗凝效果，以下哪种方法最合适？
   A. 基线、给予初始剂量后及整个术中每 30 分钟 1 次检测 APTT，目标为基线的 1.5～2.5 倍
   B. 给予初始剂量后，及整个术中必要时检测 ACT，目标是＞300s
   C. 基线、给予初始剂量后及整个术中必要时检测 ACT，目标是 200s
   D. 给予初始剂量后，及整个术中每 30 分钟进行 1 次显色法Ⅹ因子活性测定，目标为 20%～40%
3. 一名 65 岁男性接受了全膝关节置换术，将被送往康复机构进行术后 VTE 预防。以下哪一项是最合理的方案？
   A. 磺达肝癸钠 7.5mg，每天 1 次，持续 2～4 周
   B. 依诺肝素 1mg/kg，每天 2 次，持续 2～4 周
   C. 磺达肝癸钠 2.5mg，每天 1 次，无限期
   D. 磺达肝癸钠 2.5mg，每天 1 次，持续 2～4 周
4. 一名 55 岁男性因左下肢疼痛、肿胀和发红到急诊科就诊。他否认最近有任何创伤、手术、个人或家族血栓史，以及长期旅行。身高 157cm，体重 109kg，BMI 为 44.2kg/m^2。肾功能和凝血检测正常。诊断为右下肢股总静脉血栓形成。病情稳定，适合门诊治疗 DVT。
   A. 因患有肥胖症，应监测抗Ⅹa，相应调整磺达肝癸钠的剂量
   B. 磺达肝癸钠每天 1 次，剂量为 7.5mg 皮下注射，并与华法林重叠至少 3 天，或直至 INR＞2.0
   C. 根据 ACCP 指南，静脉注射 UFH 比磺达肝癸钠更适用于该患者的初始 VTE 治疗
   D. 磺达肝癸钠每天 1 次，剂量为 10mg 皮下注射，并与华法林重叠至少 5 天，直到 INR＞2.0
5. 一名 68 岁女性到急诊科就诊，主诉胸痛。诊断为 NSTEMI，即将接受 PCI 治疗。关于该患者冠状动脉再灌注的抗凝治疗，以下哪一项是最准确的陈述？
   A. 在出血风险较高的患者中，UFH 可能优于比伐卢定
   B. 与比伐卢定相比，UFH 的支架血栓形成率更高
   C. 磺达肝癸钠是一种合理的初始抗凝策略，只要在 PCI 治疗前给予静脉注射 UFH
   D. 比伐卢定加糖蛋白抑制药（GPI）是 UFH 静脉注射的合理替代方案

自测题答案

1. 答案：D。在停用阿加曲班之前，继续使用目前的华法林剂量并确保 INR＞4.0，当与华法林开始重叠时，阿加曲班应持续至 INR＞4.0，因为阿加曲班可增加 INR 水平。

2. 答案：B。给予初始剂量后，及整个术中必要时检测 ACT，目标是＞300s。CABG 术期间比伐卢定给药的目标 ACT 水平为＞300s。

3. 答案：D。磺达肝癸钠 2.5mg，每天 1 次，持续 2～4 周。磺达肝癸钠用于 VTE 预防通常需持续 2～4 周，每天 1 次，剂量为 2.5mg。

4. 答案：D。磺达肝癸钠应每天 1 次，剂量为

10mg 皮下注射，并与华法林重叠至少 5 天，直到 INR＞2.0。鉴于此人体重超过 100kg，磺达肝癸钠的急性 VTE 治疗剂量为每天 10mg。并与华法林重叠至少 5 天，直到 INR＞2.0。

5. 答案：D。比伐卢定加 GPI 是静脉注射 UFH 的合理替代方案。比伐卢定是接受 PCI 的 NSTEMI 患者可接受的替代药，可能优于 UFH。

参考文献

[1] Kaplan KL. Direct thrombin inhibitors. Expert Opin Pharmacother. 2003;4(5):653–66.

[2] Di Nisio M, Middeldorp S, Büller HR. Direct throm bin inhibitors. N Engl J Med. 2005;353(10):1028–40.

[3] Reed MD, Bell D. Clinical pharmacology of bivali rudin. Pharmacotherapy. 2002;22(6 Pt 2):105S–11S.

[4] Lee CJ, Ansell JE. Direct thrombin inhibitors. Br J Clin Pharmacol. 2011;72(4):581–92.

[5] Bivalirudin (Angiomax) package insert [Internet]. Available from: http://www.angiomax.com/down loads/ANG_USPI.pdf. Accessed 18 Dec 2016.

[6] Swan SK, Hursting MJ. The pharmacokinet ics and pharmacodynamics of argatroban: effects of age, gender, and hepatic or renal dysfunction. Pharmacotherrapy. 2000;20(3): 318–29.

[7] Argatroban package insert [Internet]. Available from: https://www.gsksource.com/pharma/content/dam/ GlaxoSmithKline/US/en/Prescribing_Information/ Argatroban/pdf/ARGATROBAN.PDF. Accessed 18 Dec 2016.

[8] Robson R, White H, Aylward P, Frampton C. Bivalirudin pharmacokinetics and pharmacody namics: effect of renal function, dose, and gender. Clin Pharmacol Ther. 2002;71(6):433–9.

[9] Garcia DA, Baglin TP, Weitz JI, Samama MM. American College of Chest Physicians. Parenteral anticoagulants: antithrombotic therapy and prevention of thrombosis, 9th ed: American College of Chest Physicians Evidence-Based Clinical Practice Guidelines. Chest. 2012;141(2 Suppl):e24S–43S.

[10] Donat F, Duret JP, Santoni A, Cariou R, Necciari J, Magnani H, et al. The pharmacokinetics of fondaparinux sodium in healthy volunteers. Clin Pharmacokinet. 2002;41(Suppl 2):1–9.

[11] Fondaparinux package insert [Internet]. Available from: http://www.accessdata.fda.gov/drugsatfda_ docs/label/2005/021345s010lbl.pdf. Accessed 27 Nov 2016.

[12] Hohlfelder B, DeiCicchi D, Sylvester KW, Connors JM. Development of a predictive nomogram for the change in PT/INR upon discontinuation of bivali rudin as a bridge to warfarin. Clin Appl Thromb Hemost. 2016;23(5):487–93.

[13] Walenga JM, Drenth AF, Mayuga M, Hoppensteadt DA, Prechel M, Harder S, et al. Transition from arg atroban to oral anticoagulation with phenprocoumon or acenocoumarol: effect on coagulation factor test ing. Clin Appl Thromb Hemost. 2008;14(3):325–31.

[14] Warkentin TE, Greinacher A, Koster A. Bivalirudin. Thromb Haemost. 2008;99(5):830–9.

[15] Linkins L-A, Dans AL, Moores LK, Bona R, Davidson BL, Schulman S, et al. Treatment and prevention of heparin-induced thrombocytopenia. Chest. 2012;141(2 Suppl):e495S–530S.

[16] Cuker A, Gimotty PA, Crowther MA, Warkentin TE. Predictive value of the 4Ts scoring sys tem for heparin-induced thrombocytopenia: a systematic review and meta-analysis. Blood. 2012;120(20):4160–7.

[17] Lewis BE, Wallis DE, Berkowitz SD, Matthai WH, Fareed J, Walenga JM, et al. Argatroban anticoagulant therapy in patients with heparin-induced thrombocy topenia. Circulation. 2001;103(14):1838–43.

[18] Lewis BE, Wallis DE, Leya F, Hursting MJ, Kelton JG, Argatroban-915 Investigators. Argatroban antico agulation in patients with heparin-induced thrombo cytopenia. Arch Intern Med. 2003;163(15):1849–56.

[19] Cuker A, Cines DB. How I treat heparin-induced thrombocytopenia. Blood. 2012;119(10):2209–18.

[20] Bain J, Meyer A. Comparison of bivalirudin to lepirudin and argatroban in patients with heparin induced thrombocytopenia. Am J Health Syst Pharm. 2015;72(17 Suppl. 2):S104–9.

[21] Vo QA, Lin JK, Tong LM. Efficacy and safety of argatroban and bivalirudin in patients with sus pected heparin-induced thrombocytopenia. Ann Pharmacother. 2015;49(2):178–84.

[22] Zeymer U, Rao SV, Montalescot G. Anticoagulation in coronary intervention. Eur Heart J. 2016;37(45): 3376–85.

[23] Jang I-K, Lewis BE, Matthai WH, Kleiman NS. Argatroban anticoagulation in conjunction with glycoprotein IIb/IIIa inhibition in patients undergoing percutaneous coronary intervention: an open-label, nonrandomized pilot study. J Thromb Thrombolysis. 2004;18(1):31–7.

[24] Lee MS, Liao H, Yang T, Dhoot J, Tobis J, Fonarow G, et al. Comparison of bivalirudin versus hepa rin plus glycoprotein IIb/IIIa inhibitors in patients undergoing an invasive strategy: a meta-analysis of randomized clinical trials. Int J Cardiol. 2011;152(3):369–74.

[25] Amsterdam EA, Wenger NK, Brindis RG, Casey DE, Ganiats TG, Holmes DR, et al. 2014 AHA/ACC guideline for the management of patients with non– ST-elevation acute coronary syndromes. J Am Coll Cardiol. 2014;64(24):e139–228.

[26] O'Gara PT, Kushner FG, Ascheim DD, Casey DE, Chung MK, et al. 2013 ACCF/AHA guideline for the management of ST-elevation myocardial infarc tion. Circulation. 2013;127(4): e362–425.

[27] Roffi M, Patrono C, Collet J-P, Mueller C, Valgimigli M, Andreotti F, et al. 2015 ESC Guidelines for the management of acute coronary syndromes in patients presenting without persistent ST-segment elevation: task force for the management

of acute coronary syndromes in patients presenting without persistent ST-Segment Elevation of the European Society of Cardiology (ESC). Eur Heart J. 2016;37(3):267–315.

[28] Steg PG, James SK, Atar D, Badano LP, Lundqvist CB, et al. ESC Guidelines for the management of acute myocardial infarction in patients pre senting with ST-segment elevation. Eur Heart J. 2012;33(20):2569–619.

[29] Cavender MA, Sabatine MS. Bivalirudin versus heparin in patients planned for percutaneous coro nary intervention: a meta-analysis of randomised controlled trials. Lancet. 2014;384(9943):599–606.

[30] Bavry AA, Elgendy IY, Mahmoud A, Jadhav MP, Huo T. Critical appraisal of bivalirudin versus heparin for percutaneous coronary intervention: a meta-analysis of randomized trials. PLoS One. 2015;10(5):e0127832.

[31] Windecker S, Kolh P, Alfonso F, Collet J-P, Cremer J, et al. ESC/EACTS Guidelines on myocardial revas cularization. Eur Heart J. 2014;35(37):2541–619.

[32] Lewis BE, Matthai WH, Cohen M, Moses JW, Hursting MJ, Leya F, et al. Argatroban anticoagu lation during percutaneous coronary intervention in patients with heparin-induced thrombocytopenia. Catheter Cardiovasc Interv. 2002;57(2):177–84.

[33] Cruz-Gonzalez I, Sanchez-Ledesma M, Baron SJ, Healy JL, Watanabe H, Osakabe M, et al. Efficacy and safety of argatroban with or without glyco protein IIb/IIIa inhibitor in patients with heparin induced thrombocytopenia undergoing percutaneous coronary intervention for acute coronary syndrome. J Thromb Thrombolysis. 2008;25(2):214–8.

[34] Mahaffey KW, Lewis BE, Wildermann NM, Berkowitz SD, Oliverio RM, Turco MA, et al. The anticoagulant therapy with bivalirudin to assist in the performance of percutaneous coronary intervention in patients with heparin-induced thrombocytopenia (ATBAT) study: main results. J Invasive Cardiol. 2003;15(11):611–6.

[35] Levine GN, Bates ER, Blankenship JC, Bailey SR, Bittl JA, Cercek B, et al. 2011 ACCF/AHA/SCAI guideline for percutaneous coronary intervention: a report of the American College of Cardiology Foundation/American Heart Association Task Force on Practice Guidelines and the Society for Cardiovascular Angiography and Interventions. J Am Coll Cardiol. 2011;58(24):e44–122.

[36] Jang I-K, Brown DFM, Giugliano RP, Anderson HV, Losordo D, Nicolau JC, et al. A multicenter, randomized study of argatroban versus heparin as adjunct to tissue plasminogen activator (TPA) in acute myocardial infarction: myocardial infarction with Novastan and TPA (MINT) study. J Am Coll Cardiol. 1999;33(7):1879–85.

[37] Vermeer F, Vahanian A, Fels PW, Besse P, Müller E, Van de Werf F, et al. Argatroban and alteplase in patients with acute myocardial infarction: the ARGAMI Study. J Thromb Thrombolysis. 2000;10(3):233–40.

[38] Dyke CM, Smedira NG, Koster A, Aronson S, McCarthy HL, Kirshner R, et al. A comparison of bivalirudin to heparin with protamine reversal in patients undergoing cardiac surgery with cardio pulmonary bypass: the EVOLUTION-ON study. J Thorac Cardiovasc Surg. 2006;131(3):533–9.

[39] Smedira NG, Dyke CM, Koster A, Jurmann M, Bhatia DS, Hu T, et al. Anticoagulation with bivali rudin for off-pump coronary artery bypass grafting: the results of the EVOLUTION-OFF study. J Thorac Cardiovasc Surg. 2006;131(3):686–92.

[40] Koster A, Dyke CM, Aldea G, Smedira NG, McCarthy HL, Aronson S, et al. Bivalirudin during cardiopulmonary bypass in patients with previous or acute heparin-induced thrombocytopenia and hepa rin antibodies: results of the CHOOSE-ON trial. Ann Thorac Surg. 2007;83(2):572–7.

[41] Beiderlinden M, Treschan T, Görlinger K, Peters J. Argatroban in extracorporeal membrane oxygen ation. Artif Organs. 2007;31(6):461–5.

[42] Falck-Ytter Y, Francis CW, Johanson NA, Curley C, Dahl OE, Schulman S, et al. Prevention of vte in orthopedic surgery patients: antithrombotic therapy and prevention of thrombosis, 9th ed: American College of Chest Physicians Evidence Based Clinical Practice Guidelines. Chest. 2012 Feb 1;141(2 suppl):e278S–325S.

[43] Gould MK, Garcia DA, Wren SM, Karanicolas PJ, Arcelus JI, Heit JA, et al. Prevention of VTE in non orthopedic surgical patients: antithrombotic therapy and prevention of thrombosis, 9th ed: American College of Chest Physicians Evidence-Based Clinical Practice Guidelines. Chest. 2012;141(2 Suppl): e227S–77S.

[44] Kahn SR, Lim W, Dunn AS, Cushman M, Dentali F, Akl EA, et al. Prevention of VTE in nonsurgi cal patients: antithrombotic therapy and preven tion of thrombosis, 9th ed: American College of Chest Physicians Evidence-Based Clinical Practice Guidelines. Chest. 2012;141(2 Suppl):e195S–226S.

[45] Smythe MA, Priziola J, Dobesh PP, Wirth D, Cuker A, Wittkowsky AK. Guidance for the practical management of the heparin anticoagulants in the treatment of venous thromboembolism. J Thromb Thrombolysis. 2016;41(1):165–86.

[46] Kearon C, Akl EA, Comerota AJ, Prandoni P, Bounameaux H, Goldhaber SZ, et al. Antithrombotic therapy for vte disease: antithrombotic therapy and prevention of thrombosis, 9th ed: American College of Chest Physicians Evidence-Based Clinical Practice Guidelines. Chest. 2012 Feb 1;141(2 Suppl):e419S–94S.

[47] Warkentin TE. HIT paradigms and paradoxes. J Thromb Haemost. 2011;9(Suppl 1):105–17.

[48] Arpino PA, Goeller AJ, Fatalo A, Van Cott EM. Evaluation of 2 nomogram-based strategies for dosing argatroban in patients with known or suspected heparin-induced thrombocytopenia. Clin Appl Thromb Hemost. 2015;21(3):260–5.

[49] Hursting MJ, Lewis BE, Macfarlane DE. Transitioning from argatroban to warfarin ther apy in patients with heparin-induced thrombocytope nia. Clin Appl Thromb Hemost. 2005;11(3):279–87.

[50] Bartholomew JR, Hursting MJ. Transitioning from argatroban to warfarin in heparin-induced throm bocytopenia: an analysis of outcomes in patients with elevated international normalized ratio (INR). J Thromb Thrombolysis. 2005;19(3):183–8.

[51] Tolwani AJ, Wille KM. Anticoagulation for con tinuous renal replacement therapy. Semin Dial. 2009;22(2):141–5.

[52] Tsu LV, Dager WE. Bivalirudin dosing adjust ments for reduced renal function with or without hemodialysis in the management of heparin induced thrombocytopenia. Ann Pharmacother. 2011;45(10):1185–92.

[53] Pieri M, Agracheva N, Bonaveglio E, Greco T, Bonis MD, Covello RD, et al. Bivalirudin versus heparin as an anticoagulant during extracorporeal membrane oxygenation: a case-control study. J Cardiothorac Vasc Anesth. 2013;27(1):30–4.

[54] Ranucci M, Ballotta A, Kandil H, Isgrò G, Carlucci C, Baryshnikova E, et al. Bivalirudin-based versus conventional heparin anticoagulation for postcardi otomy extracorporeal

membrane oxygenation. Crit Care. 2011;15:R275.

[55] Angiox. European medicines agency summary of product characteristics [Internet]. Available from: http://www.angiomax.com/angiox/Angiox PIs/Angiox%20SmPC%20en%2012.2015.pdf. Accessed 1 Jan 2017.

[56] Young SK, Al-Mondhiry HA, Vaida SJ, Ambrose A, Botti JJ. Successful use of argatroban during the third trimester of pregnancy: case report and review of the literature. Pharmacotherapy. 2008; 28(12):1531–6.

[57] Buck ML. Bivalirudin as an alternative to heparin for anticoagulation in infants and children. J Pediatr Pharmacol Ther. 2015;20(6):408–17.

[58] Chan VHT, Monagle P, Massicotte P, Chan AK. Novel paediatric anticoagulants: a review of the current literature. Blood Coagul Fibrinolysis. 2010;21(2):144–51.

[59] Young G. Anticoagulants in children and adoles cents. Hematology Am Soc Hematol Educ Program. 2015;2015:111–6.

[60] Weitz JI. Factor Xa or thrombin: is thrombin a better target? J Thromb Haemost. 2007;5:65–7.

[61] Olson ST, Björk I, Sheffer R, Craig PA, Shore JD, Choay J. Role of the antithrombin-bind ing pentasaccharide in heparin acceleration of antithrombin-proteinase reactions. Resolution of the antithrombin conformational change contribu tion to heparin rate enhancement. J Biol Chem. 1992;267(18):12528–38.

[62] Choay J, Petitou M, Lormeau JC, Sinaÿ P, Casu B, Gatti G. Structure-activity relationship in hepa rin: a synthetic pentasaccharide with high affinity for antithrombin III and eliciting high anti-factor Xa activity. Biochem Biophys Res Commun. 1983;116(2):492–9.

[63] Paolucci F, Claviés M-C, Donat F, Necciari J. Fondaparinux sodium mechanism of action: iden tification of specific binding to purified and human plasma-derived proteins. Clin Pharmacokinet. 2002;41(12):11–8.

[64] Arixtra. European medicines agency summary of prod uct characteristics [Internet]. Available from: http:// www.ema.europa.eu/docs/en_GB/document_library/ EPAR_-_Product_Information/human/000403/ WC500027746.pdf. Accessed 27 Nov 2016.

[65] Bergqvist D. Review of fondaparinux sodium injec tion for the prevention of venous thromboembolism in patients undergoing surgery. Vasc Health Risk Manag. 2006;2(4):365–70.

[66] Koshida S, Suda Y, Sobel M, Ormsby J, Kusumoto S. Synthesis of heparin partial structures and their binding activities to platelets. Bioorg Med Chem Lett. 1999;9(21):3127–32.

[67] Smogorzewska A, Brandt JT, Chandler WL, Cunningham MT, Hayes TE, Olson JD, et al. Effect of fondaparinux on coagulation assays: results of College of American Pathologists proficiency test ing. Arch Pathol Lab Med. 2006;130(11):1605–11.

[68] Turpie AGG, Bauer KA, Eriksson BI, Lassen MR. Fondaparinux vs enoxaparin for the prevention of venous thromboembolism in major orthopedic sur gery: a meta-analysis of 4 randomized double-blind studies. Arch Intern Med. 2002;162(16):1833–40.

[69] Colwell CW, Kwong LM, Turpie AGG, Davidson BL. Flexibility in administration of fondaparinux for prevention of symptomatic venous thrombo embolism in orthopaedic surgery. J Arthroplast. 2006;21(1):36–45.

[70] Turpie AGG, Bauer KA, Eriksson BI, Lassen MR. Superiority of fondaparinux over enoxaparin in preventing venous thromboembolism in major orthopedic surgery using different efficacy end points. Chest. 2004;126(2):501–8.

[71] Eriksson BI, Lassen MR. PENTasaccharide in HIp FRActure Surgery Plus Investigators. Duration of prophylaxis against venous thromboembolism with fondaparinux after hip fracture surgery: a multicenter, randomized, placebo-controlled, double-blind study. Arch Intern Med. 2003;163(11):1337–42.

[72] Agnelli G, Bergqvist D, Cohen AT, Gallus AS, Gent M, PEGASUS investigators. Randomized clinical trial of postoperative fondaparinux versus periopera tive dalteparin for prevention of venous thromboem bolism in high-risk abdominal surgery. Br J Surg. 2005;92(10):1212–20.

[73] Turpie AGG, Bauer KA, Caprini JA, Comp PC, Gent M, Muntz JE, et al. Fondaparinux combined with intermittent pneumatic compression vs. intermit tent pneumatic compression alone for prevention of venous thromboembolism after abdominal surgery: a randomized, double-blind comparison. J Thromb Haemost. 2007;5(9):1854–61.

[74] Cohen AT, Davidson BL, Gallus AS, Lassen MR, Prins MH, Tomkowski W, et al. Efficacy and safety of fondaparinux for the prevention of venous thromboembolism in older acute medical patients: randomised placebo controlled trial. BMJ. 2006;332(7537):325–9.

[75] Büller HR, Davidson BL, Decousus H, Gallus A, Gent M, Piovella F, et al. Fondaparinux or enoxa parin for the initial treatment of symptomatic deep venous thrombosis: a randomized trial. Ann Intern Med. 2004;140(11):867–73.

[76] Büller HR, Davidson BL, Decousus H, Gallus A, Gent M, Piovella F, et al. Subcutaneous fondaparinux versus intravenous unfractionated heparin in the initial treatment of pulmonary embolism. N Engl J Med. 2003;349(18):1695–702.

[77] Davidson BL, Büller HR, Decousus H, Gallus A, Gent M, Piovella F, et al. Effect of obesity on outcomes after fondaparinux, enoxaparin, or heparin treatment for acute venous thromboem bolism in the Matisse trials. J Thromb Haemost. 2007;5(6):1191–4.

[78] Di Nisio M, Middeldorp S. Treatment of lower extremity superficial thrombophlebitis. JAMA. 2014;311(7):729–30.

[79] Decousus H, Prandoni P, Mismetti P, Bauersachs RM, Boda Z, Brenner B, et al. Fondaparinux for the treatment of superficial-vein thrombosis in the legs. N Engl J Med. 2010;363(13):1222–32.

[80] Blondon M, Righini M, Bounameaux H, Veenstra DL. Fondaparinux for isolated superficial vein thrombosis of the legs: a cost-effectiveness analysis. Chest. 2012;141(2):321–9.

[81] Kang M, Alahmadi M, Sawh S, Kovacs MJ, Lazo-Langner A. Fondaparinux for the treat ment of suspected heparin-induced thrombocyto penia: a propensity score-matched study. Blood. 2015;125(6):924–9.

[82] Warkentin TE, Pai M, Sheppard JI, Schulman S, Spyropoulos AC, Eikelboom JW. Fondaparinux treatment of acute heparin-induced thrombocyto penia confirmed by the serotonin-release assay: a 30-month, 16-patient case series. J Thromb Haemost. 2011;9(12):2389–96.

[83] Schindewolf M, Steindl J, Beyer-Westendorf J, Schellong S, Dohmen PM, Brachmann J, et al. Frequent off-label use of fondaparinux in patients with suspected acute heparin-induced thrombocyto penia (HIT)--findings from the GerHIT multi-centre registry study. Thromb Res. 2014;134(1):29–35.

[84] Warkentin TE, Maurer BT, Aster RH. Heparin induced thrombocytopenia associated with fondaparinux. N Engl J Med. 2007;356(25):2653–5.

[85] Rota E, Bazzan M, Fantino G. Fondaparinux-related

thrombocytopenia in a previous low-molecular weight heparin (LMWH)-induced heparin-induced thrombocytopenia (HIT). Thromb Haemost. 2008; 99(4):779–81.

[86] Alsaleh KA, Al-Nasser SMA, Bates SM, Patel A, Warkentin TE, Arnold DM. Delayed-onset HIT caused by low-molecular-weight heparin manifest ing during fondaparinux prophylaxis. Am J Hematol. 2008;83(11):876–8.

[87] Warkentin TE. Fondaparinux: does it cause HIT? Can it treat HIT? Expert Rev Hematol. 2010;3(5):567–81.

[88] Cuker A. Management of the multiple phases of heparin-induced thrombocytopenia. Thromb Haemost. 2016;116(5):835–42.

[89] Mehta SR, Granger CB, Eikelboom JW, Bassand J-P, Wallentin L, Faxon DP, et al. Efficacy and safety of fondaparinux versus enoxaparin in patients with acute coronary syndromes undergoing percutane ous coronary intervention: results from the OASIS-5 trial. J Am Coll Cardiol. 2007;50(18):1742–51.

[90] Simoons ML, Bobbink IWG, Boland J, Gardien M, Klootwijk P, Lensing AWA, et al. A dose-finding study of fondaparinux in patients with non-ST segment elevation acute coronary syndromes: the Pentasaccharide in Unstable Angina (PENTUA) Study. J Am Coll Cardiol. 2004;43(12):2183–90.

[91] Steg PG, Mehta S, Jolly S, Xavier D, Rupprecht H-J, Lopez-Sendon JL, et al. Fondaparinux with UnfracTionated heparin dUring Revascularization in Acute coronary syndromes (FUTURA/OASIS 8): a randomized trial of intravenous unfractionated hepa rin during percutaneous coronary intervention in patients with non-ST-segment elevation acute coro nary syndromes initially treated with fondaparinux. Am Heart J. 2010;160(6):1029–34. 1034.e1.

[92] Yusuf S, Mehta SR, Chrolavicius S, Afzal R, Pogue J, Granger CB, et al. Effects of fondaparinux on mortality and reinfarction in patients with acute ST-segment elevation myo cardial infarction: the OASIS-6 randomized trial. JAMA. 2006;295(13):1519–30.

[93] Davidson B, Turpie AGG, Colwell C, Kwong LM. Early vs delayed initiation of fondaparinux pro phylaxis to prevent postoperative pulmonary embo lism: a clinical endpoint study. Chest. 2004;126(4 MeetingAbstracts):783S-b–783S.

[94] Crowther MA, Berry LR, Monagle PT, Chan AKC. Mechanisms responsible for the failure of protamine to inactivate low-molecular-weight hepa rin. Br J Haematol. 2002;116(1):178–86.

[95] Bijsterveld NR, Moons AH, Boekholdt SM, van Aken BE, Fennema H, Peters RJG, et al. Ability of recombinant factor VIIa to reverse the anticoagulant effect of the pentasaccharide fondaparinux in healthy volunteers. Circulation. 2002;106(20):2550–4.

[96] Dentali F, Marchesi C, Giorgi Pierfranceschi M, Crowther M, Garcia D, Hylek E, et al. Safety of prothrombin complex concentrates for rapid antico agulation reversal of vitamin K antagonists. A meta analysis. Thromb Haemost. 2011;106(3):429–38.

[97] Levi M, Levy JH, Andersen HF, Truloff D. Safety of recombinant activated factor VII in randomized clin ical trials. N Engl J Med. 2010;363(19):1791–800.

[98] Bates SM, Greer IA, Middeldorp S, Veenstra DL, Prabulos A-M, Vandvik PO, et al. VTE, throm bophilia, antithrombotic therapy, and pregnancy: antithrombotic therapy and prevention of thrombo sis, 9th ed: American College of Chest Physicians Evidence-Based Clinical Practice Guidelines. Chest. 2012;141(2 Suppl):e691S–736S.

[99] Carolis SD, di Pasquo E, Rossi E, Sordo GD, Buonomo A, Schiavino D, et al. Fondaparinux in pregnancy: could it be a safe option? A review of the literature. Thromb Res. 2015;135(6):1049–51.

[100] Young G, Yee DL, O'Brien SH, Khanna R, Barbour A, Nugent DJ. FondaKIDS: a prospective pharma cokinetic and safety study of fondaparinux in chil dren between 1 and 18 years of age. Pediatr Blood Cancer. 2011;57(6):1049–54.

[101] Ko RH, Michieli C, Lira JL, Young G. FondaKIDS II: long-term follow-up data of children receiving fondaparinux for treatment of venous thromboem bolic events. Thromb Res. 2014;134(3):643–7.

[102] Monagle P, Chan AKC, Goldenberg NA, Ichord RN, Journeycake JM, Nowak-Göttl U, et al. Antithrombotic therapy in neonates and children: antithrombotic therapy and prevention of thrombo sis, 9th ed: American College of Chest Physicians Evidence-Based Clinical Practice Guidelines. Chest. 2012;141(2 Suppl):e737S–801S.

第5章 直接口服抗凝血药

Direct Oral Anticoagulants

Natalie S. Evans 著

屈晨雪 戴菊华 译

临床病例

病例1：68岁女性，首诊主诉轻度气短、心悸。既往有高血压，控制良好的糖尿病，轻度慢性肾脏病（chronic kidney disease，CKD），消化性溃疡导致的下消化道出血。目前用药：赖诺普利、二甲双胍、奥美拉唑。体格检查提示心律不齐。心电图示心房颤动，心室率97次/分。医师拟开始给予直接口服抗凝血药（direct oral anticoagulant，DOAC）治疗，但是担心她的出血史。

病例2：48岁男性，1周前就诊于急诊，诊断为近端深静脉血栓形成（deep venous thrombosis，DVT），并开始阿哌沙班10mg每天2次治疗。既往有高血压，但控制良好，除此之外体健，未找到静脉血栓栓塞（venous thromboembolism，VTE）的危险因素。患者听说"新的稀释血液的药物没有拮抗药"，对新的抗凝血药存有顾虑，医师不知道该如何跟患者沟通DOAC的获益和风险。

一、概述

2010年，第一个市售的非维生素K拮抗药（vitamin K antagonist，VKA）达比加群被批准用于预防非瓣膜性心房颤动（non-valcular atrial fibrillation，NVAF）的卒中，标志着抗凝血药新时代的到来。随后，其他3种DOAC被批准用于心房颤动和VTE的患者。在达比加群批准之前，非VKA口服抗凝血药的发展一直不尽如人意。首个DOAC希美加群在完成VTE Ⅲ期试验后，由于肝脏毒性，在美国未获批准上市。

二、直接凝血酶抑制药

（一）药理学

达比加群是一种竞争性、可逆的直接抑制药，可抑制游离、与凝块结合的凝血酶活性位点[1]。它是以前体药——达比加群酯的形式给药，在体内迅速转变为活性药物。口服后约2h内血浆药物浓度达到峰值。破坏药物的胶囊可能会导致生物利用度增加，因此必须告知患者服用时不要破坏、咀嚼或压碎胶囊。它可以与或不与食物一起服用。达比加群与外向转运蛋白P–糖蛋白（p-glycoprotein，p-GP）相互作用。因此，利福平（p-GP强诱导药）与达比加群合用（共同给药），可能会增加达比加群的清除率，所以应避免二药合用。而p-GP抑制药诸如决奈达隆和酮康唑等则可导致达比加群浓度增加，合用时应调整达比加群的剂量，肾功能不全患者应避免同时使用这些药物。其他p-GP抑制药（如维拉帕米和胺碘酮）合用时不需要调整达比加群剂量。达比加群约35%与血浆蛋白结合，约80%的药物被肾脏清除，半衰期为15～17h[2]。

（二）适应证

1. 预防非瓣膜性房颤患者卒中和系统栓塞 根据RE-LY试验结果，达比加群被批准用于降低NVAF患者卒中和系统栓塞的风险。该试验是一项对18 000多例参与者进行的非盲性非劣效性研究。患者被随机分配服用达比加群，每次150mg或110mg，每天2次，或者华法林维持INR 2.0～3.0进行治疗[3]。患者平均年龄71岁，男性占64%。排除Cockcroft-Gault估算的肌酐清除率（CG-CrCl）＜30ml/min的患者。110mg剂量的达比加群在预防卒中或系统栓塞方面不劣于华法林，而150mg剂量的达比加群则优于华法林。大出血（定义为血红蛋白下降2g/dl或更多，输注2个及以上单位的浓缩红细胞，以及在关键部位出血或具有致命后果）的发生率相似（表5–1）。与华法林相比，达比加群颅内出血发生率显著降低（具有统计学意义），但胃肠道出血发生率较高。75岁以上服用达比加群的患者出血率高于年轻患者。

尽管RE-LY试验中研究了110mg剂量，但美国食品药品管理局（Food and Drug Administration，FDA）批准CrCl 15～30ml/min的患者达比加群使用剂量为每次75mg，每天2次，该剂量并未在前瞻性随机试验中进行研究。

2. 深静脉血栓形成和肺栓塞的治疗和二级预防 RE-COVER和RE-COVER Ⅱ试验研究了达比加群用于治疗VTE的疗效。RE-COVER试验入选2500多例急性VTE（PE或近端DVT或两者兼有）的患者，最初接受胃肠外抗凝治疗5～10天后随机分入达比加群组（每次150mg，每天2次），或者华法林组（治疗目标INR 2.0～3.0）[4]。排除CG-CrCl＜30ml/min的患者。RE-COVER Ⅱ也随机入选了2500多例VTE患者，随机分入达比加群组和华法林组，达比加群剂量同RE-COVER试验[5]。两项试验中的患者均相对年轻，平均年龄为56岁。达比加群和华法林在两项试验中的主要结局（症状性VTE复发和6个月以上相关死亡）均无差异（表5–2）。大出血的定义与房颤试验相似，但达比加群组的非临床相关大出血较少。

RE-MEDY试验评估了达比加群与华法林对VTE二级预防（抗凝治疗3个月以上）疗效，RE-SONATE试验比较了达比加群和安慰剂的二级预防效果[6]。RE-MEDY试验中，2856例患者随机分组，结果发现达比加群在预防复发性VTE方面不逊于华法林，大出血发生率相似，临床相关的非大出血发生率较低（表5–3）。RE-SONATE试验随机分组了1343例患者，达比加群组的大出血很少见，只有2例，安慰剂组0例。然而，达比加群组与临床无关的大出血发生率更高，占5.3%，而安慰剂组为1.8%[6]（表5–4）。

表5–1 达比加群vs.华法林（INR 2.0～3.0）在NVAF的血栓预防的主要疗效和安全性结局（年百分比）：来自RE-LY研究的临床结局[3]

	达比加群110mg	达比加群150mg	华法林	110mg vs. 华法林 RR（95%CI）	150mg vs. 华法林 RR（95%CI）
卒中或系统性栓塞	1.53	1.11	1.69	0.91（0.74～1.11）	0.66（0.53～0.82）
大出血	2.71	3.11	3.36	0.80（0.69～0.93）	0.93（0.81～1.07）
颅内出血	0.23	0.30	0.74	0.31（0.20～0.47）	0.40（0.27～0.6）
胃肠道出血	1.12	1.51	1.02	1.10（0.86～1.41）	1.50（1.19～1.89）

RR. 相对风险

表5–2 达比加群vs.华法林在VTE的治疗的主要疗效和安全性结局：RE-COVER研究的结果[5]

	达比加群（n=1273）	华法林（n=1266）	HR（95%CI）
症状性VTE复发和VTE相关性死亡	30（2.4%）	27（2.1%）	1.10（0.65～1.84）
大出血	20（1.6%）	24（1.9%）	0.82（0.45～1.48）
颅内出血	0	3（0.2%）	
胃肠道出血	53（4.2%）	35（2.8%）	

VIE. 静脉血栓栓塞；HR. 风险比

达比加群和华法林的VTE治疗和二级预防试验中，服用达比加群患者的心肌梗死（myocardial infarction，MI）发生率明显更高，达比加群患者为0.9%，而华法林患者为0.2%。

3. 髋关节置换术后的一级预防 RE-NOVATE Ⅰ和Ⅱ试验[7, 8]，将5549例患者随机分组，使用达比加群组每日150mg（仅RE-NOVATE I）或220mg，术后1～4h内给予半剂量，或者在手术前一晚开始使用40mg依诺肝素，以防止髋关节置换术后VTE和死亡。排除CG-CrCl <30ml/min的患者。治疗时间为28～35天。达比加群不逊于依诺肝素，出血发生率相似（表5-5）。

达比加群已获得FDA批准，可预防NVAF患者的卒中，CG-CrCl>30ml/min的患者剂量为150mg每天2次，而CG-CrCl 15～30ml/min的患者剂量为75mg每天2次。对于VTE治疗，用胃肠外药物治疗5～10天后，CG-CrCl>30ml/min的患者应以150mg每天2次的剂量使用达比加群。预防VTE复发的剂量同治疗剂量。膝关节和髋关节置换术后的一级预防，CrCl>30ml/min患者在术后第1天的剂量为110mg，此后为每天220mg。该药物带有黑框警告，过早停药，增加血栓形成事件的风险；如果接受神经麻醉或脊椎穿刺患者在麻醉前停药时间间隔不当，增加发生脊柱或硬膜外血肿的风险[9]。

三、直接因子Xa抑制药

（一）药理学

市售的直接因子Xa抑制药（利伐沙班、阿哌沙班和艾多沙班）是游离和结合Xa因子的可逆性直接抑制药。口服后数小时均快速达到血浆峰值浓度（表5-6）。利伐沙班的非预防性剂量必须与食物一起服用以获得最佳吸收[10]。它们几乎没有药物相互作用，但是由于通过细胞色素 P_{450} 酶系统代谢，仍有一些需要关注的相互作用（表5-6）。直接因子Xa抑制

表5-3 达比加群 vs. 华法林（INR 2.0～3.0）在VTE的延长治疗的主要疗效和安全性结局：RE-MEDY研究[6]

	达比加群（*n*=1430）	华法林（*n*=1426）	HR（95%CI）
复发或致命性VTE	26（1.8%）	18（1.3%）	1.44（0.78～2.64）
大出血	13（0.9%）	25（1.8%）	0.52（0.27～1.02）
ACS	13（0.9%）	3（0.2%）	95%CI没有报告 *P*=0.02

ACS. 急性冠状动脉综合征；VTE. 静脉血栓栓塞；HR. 风险比

表5-4 达比加群 vs. 安慰剂在VTE的延长治疗的主要疗效和安全性结局：RE-SONATE研究[6]

	达比加群（*n*=681）	安慰剂（*n*=662）	HR（95%CI）
复发或致命性VTE或无法解释的死亡	3（0.4%）	37（5.6%）	0.08（0.02～0.25）
大出血	2（0.3%）	0	没有计算
ACS	1（0.1%）	1（0.2%）	没有报告

ACS. 急性冠状动脉综合征；VTE. 静脉血栓栓塞；HR. 风险比

表5-5 达比加群 vs. 依诺肝素在髋关节置换术后VTE预防的主要疗效和安全性结局[7, 8]

		达比加群220mg	达比加群150mg	依诺肝素40mg
RE-NOVATE	VTE和全因死亡	53/880（6.0%）	75/874（8.6%）	60/897（6.7%）
	大出血	23/1146（2.0%）	15/1163（1.3%）	18/1154（1.6%）
RE-NOVATE Ⅱ	VTE和全因死亡	61/792（7.7%）		69/785（8.8%）
	大出血	14/1010（1.4%）		9/1003（0.9%）

VTE. 静脉血栓栓塞

药也可能受到p-GP强诱导剂或抑制药的影响。这些药物都在一定程度上由肾脏清除，因此肾功能下降会导致药物血药浓度升高[11]。药物半衰期短，7～14h。

（二）利伐沙班

1. 预防非瓣膜性房颤的卒中和系统栓塞 基于ROCKET AF试验，利伐沙班被批准用于预防卒中和系统栓塞。该试验将近15 000例患者随机分为20mg每天1次利伐沙班组，以及剂量调整的华法林治疗组，目标INR为2.0～3.0[12]。结果显示利伐沙班疗效不劣于华法林，大出血和临床相关的非大出血发生率相似（表5-7）。利伐沙班组患者的颅内出血和致命性出血事件显著减少。对于CrCl 15～50ml/min的患者，FDA批准剂量为利伐沙班15mg，每天1次。

2. 深静脉血栓形成和肺栓塞的治疗和二级预防 EINSTEIN-DVT研究中，将3449例急性、有症状的近端DVT患者随机分为利伐沙班组或剂量调整的华法林组，随访时间长达12个月[13]。利伐沙班组患者在初始21天的治疗（15mg，每天2次，与食物同服），治疗21天后（20mg，每天1次，与食物同服）。排除CG-CrCl＜30ml/min的患者。利伐沙班在预防症状性DVT复发方面不劣于华法林，并具有类似的主要和临床相关的非大出血（表5-8）。在EINSTEIN-PE中，4832例有症状的急性PE患者被随机分配到与EINSTEIN-DVT相同的方案治疗12个月，结果相似：在预防PE复发方面，不劣于华法林，在主要和临床上的非大出血方面无差异（表5-9）[14]。在严重出血方面，利伐沙班似乎更安全，大出血的发生率约为华法林的1/2。

对已接受6～12个月治疗和需要延长抗凝治疗的患者进行了二级预防研究，将利伐沙班组（20mg，每天1次）与安慰剂组进行了比较[15]。试验结果与预期一致，在预防复发方面，利伐沙班组优于安慰剂组，且大出血率低（＜1%），与安慰剂组相比无统计学差异（表5-10）。

3. 髋关节和膝关节置换术后VTE的预防 在RECORD试验中，研究了利伐沙班对全髋关节和膝关节置换术后VTE的预防。该研究将患者随机分为在伤口闭合后6～8h开始接受利伐沙班治疗组，和手术前一天开始依诺肝素治疗组。在全髂关节术患者中，RECORD-1试验比较了利伐沙班10mg每天

表5-6 DOAC的药理学

目 标	达比加群	利伐沙班	阿哌沙班	艾多沙班
	因子Ⅱa（凝血酶）	因子Xa		
到达峰值的时间（h）	1.5～3	2～3	3～4	1～2
半衰期（h）	12～17	7～11	9～14	9～11
肾脏清除（%）	＞80	35	25	35～50
拮抗药	依达赛珠单抗	Andexanet alfa（未被批准）		
显著的药物间相互作用	决奈达隆↑，酮康唑↑，利福平↓	酮康唑↑，利托那韦↑，克拉霉素↑，利福平↓，卡马西平↓，苯妥英↓	酮康唑↑，利托那韦↑，克拉霉素↑，利福平↓，卡马西平↓，苯妥英↓	利福平↓，卡马西平↓，苯妥英↓

↑.升高DOAC血药浓度；↓.降低DOAC血药浓度

表5-7 利伐沙班vs.华法林在NVAF的血栓预防主要疗效和安全性结局：ROCKET AF研究[12]

	利伐沙班	华法林	HR（95%CI）
主要结局	269/7081（2.1%每年）	306/7090（2.4%每年）	0.88（0.75～1.03）
大出血	395/7111（3.6%每年）	386/7125（3.4%每年）	1.04（0.90～1.20）
颅内出血	55/7111（0.5%每年）	84/7125（0.7%每年）	0.67（0.47～0.93）
胃肠道出血	224/7111（3.2%）	154/7125（2.2%）	没有报道；P<0.001

HR.风险比

表 5-8　利伐沙班 vs. 华法林在 DVT 的治疗主要疗效和安全性结局：EINSTEIN-DVT 研究 [13]

	利伐沙班	华法林	HR（95%CI）
主要结局	36/1731（2.1%）	51/1718（3.0%）	0.68（0.44～1.04）
大出血	14/1718（0.8%）	20/1711（1.2%）	0.65（0.33～1.30）
颅内出血	没有报道	没有报道	
胃肠道出血	3/1718（0.2%）	0	

HR. 风险比

表 5-9　利伐沙班 vs. 华法林在急性 PE 的治疗主要疗效和安全性结局：EINSTEIN-PE 研究 [14]

	利伐沙班	华法林	HR（95%CI）
症状性 VTE 复发	50/2419（2.1%）	44/2413（1.8%）	1.12（0.75～1.68）
大出血	26/2412（1.1%）	52/2405（2.2%）	0.49（0.31～0.79）
颅内出血	3（0.1%）	12（0.5%）	
胃肠道出血	没有报道	没有报道	

HR. 风险比

表 5-10　利伐沙班 vs. 安慰剂在 VTE 的维持治疗主要疗效和安全性结局：EINSTEIN-Extension 研究 [15]

	利伐沙班 20mg	安慰剂	HR（95%CI）
复发 VTE	8/602（1.3%）	42/594（7.1%）	0.18（0.09～0.39）
大出血	4/598（0.7%）	0	没有报道
大出血或临床相关的非大出血	36/598（6.0%）	7/590（1.2%）	5.19（2.3～11.7）

VTE. 静脉血栓栓塞；HR. 风险比

1 次（35 天）延长治疗组和依诺肝素 40mg 每 24 小时（35 天）延长治疗组[16]，RECORD-2 比较了利伐沙班 10mg 每天 1 次治疗组（10～14 天）和依诺肝素 40mg 每 24 小时治疗组（10～14 天）[17]。在膝关节置换术患者中，RECORD-3 比较了利伐沙班 10mg 每天 1 次治疗组（10～14 天）和依诺肝素 40mg 每 24 小时治疗组（10～14 天）[18]，RECORD-4 比较了利伐沙班 10mg 每天 1 次治疗组（10～14 天）与依诺肝素 30mg 每 12 小时治疗组（10～14 天）[19]。这些研究结果表明，利伐沙班在预防髋关节和膝关节置换术后 VTE 方面显著优于依诺肝素，VTE 相对风险降低 31%～79%，出血事件发生率相似（表 5-11）。

FDA 批准利伐沙班用于预防 NVAF 的卒中，对于 CG-CrCl＞50ml/min 的患者，每天晚餐时服用 20mg；对于 CG-CrCl 15～50ml/min 的患者，每天晚餐时服用 15mg。利伐沙班治疗 VTE，建议以 15mg 每天 2 次的剂量服用 21 天，随后改为 20mg 每天 1 次与食物同服。利伐沙班 20mg 每天 1 次与食物同服，用于预防 VTE 复发。利伐沙班 10mg 每天 1 次（有或无食物同服）适用于膝关节和髋关节置换术后 VTE 的预防。该药物带有黑框警告，提示过早停药，会增加血栓形成事件的风险；如果接受神经麻醉或脊椎穿刺的患者在麻醉前停药时间间隔不当，增加脊柱或硬膜外血肿的风险[20]。

（三）阿哌沙班

1. 预防房颤的卒中和系统栓塞　在 ARISTOTLE 试验中，18 201 例房颤患者随机分入阿哌沙班 5mg 每天 2 次治疗组与华法林治疗组（INR 2.0～3.0）[21]。具有以下 2 个或多个特征的患者，阿哌沙班剂量降至 2.5mg 每天 2 次：80 岁或以上，体重 60kg 以下或血清肌酐 1.5mg/dl 以上。主要结局指标为缺血性和出血性卒中和系统栓塞。在平均 1.8 年的随访中发

表 5-11　利伐沙班 vs. 依诺肝素在髋或膝关节置换术后 VTE 预防的主要疗效和安全性结局 [16-19]

		利伐沙班 10mg 每天 1 次	依诺肝素 40mg 每天 1 次	依诺肝素 30mg 每天 2 次	绝对风险降低（95%CI）
RECORD-1	任何 DVT，非致命性 PE，或全因死亡	18/1595（1.1%）	58/1558（3.7%）		2.6%（1.5～3.7），P<0.001
	大出血	6/2209（0.3%）	2/2224（0.1%）		P=0.18
RECORD-2	任何 DVT，非致命性 PE，或全因死亡	17/864（2.0%）	81/869（9.3%）		7.3%（5.2～9.4），P<0.001
	大出血	1/1218（<0.1%）	1/1229（<0.1%）		没有报道
RECORD-3	任何 DVT，非致命性 PE，或全因死亡	79/824（9.6%）	166/878（18.9%）		9.2%（5.9～12.4%），P<0.001
	大出血	7/1220（0.6%）	6/1239（0.5%）		P=0.77
RECORD-4	任何 DVT，非致命性 PE，或全因死亡	67/965（6.9%）		97/959（10.1%）	3.19%（0.71～5.67），P=0.0362
	大出血	10/1526（0.7%）		4/1508（0.3%）	P=0.1096

DVT. 深静脉血栓形成；PE. 肺栓塞

现，阿哌沙班在预防卒中方面优于华法林，大出血显著减少，出血性卒中发生率降低 50%（0.24% vs. 0.47%），全因死亡显著减少（表 5-12）。AVERROES 试验，随机分组了 5000 多例不适合或不愿意接受维生素 K 拮抗药（vitamin K antagonist，VKA）治疗的心房颤动患者，平均随访 1.1 年，对阿哌沙班 5mg 每天 2 次与低剂量阿司匹林进行比较 [22]，由于阿哌沙班在预防卒中或系统栓塞方面具有明显优势，因此该试验被提前终止，与阿司匹林相比出血发生率无统计学差异（表 5-13）。不适合 VKA 治疗的常见原因包括患者拒绝接受 VKA，担心患者无法按要求定期监测 INR，以及患者是否坚持 VKA 治疗的不确定性。

2. DVT 和 PE 的治疗以及预防　AMPLIFY 研究比较了阿哌沙班和华法林治疗急性近端 DVT 和 PE 的临床效果，主要终点为症状性 VTE 复发或与 VTE 相关的死亡 [23]。5000 多例患者被随机分组到阿哌沙班 10mg 每天 2 次（7 天），随后 5mg 每天 2 次，或者皮下依诺肝素与华法林重叠，后续华法林治疗。两组疗效相似，服用阿哌沙班患者的大出血发生率是服用华法林患者的 1/2（表 5-14）。一项延展性研究比较了阿哌沙班 5mg 每天 2 次、2.5mg 每天 2 次和安慰剂抗凝治疗至少 6 个月的疗效及安全性。两种剂量的阿哌沙班组 VTE 复发发生率相似，大出血无差异（表 5-15），且低剂量阿哌沙班组临床相关的非大出血发生率更低 [24]。

3. 预防膝和髋关节置换术后的 VTE　ADVANCE 试验研究了阿哌沙班用于 VTE 的一级预防。在 ADVANCE-1 中，膝关节置换术患者接受阿哌沙班 2.5mg 每天 2 次（10～14 天），在预防复合结局（无症状和有症状 DVT、非致命性 PE 或在治疗过程中全因死亡）方面，不逊于依诺肝素 30mg 每 12 小时（10～14 天）[25]（表 5-16），且阿哌沙班患者的出血较少。在 ADVANCE-2 [26]（膝关节手术患者）中，阿哌沙班 2.5mg 每天 2 次（10～14 天），疗效优于比依诺肝素 40mg 每 24 小时（10～14 天）（表 5-16）。在 ADVANCE-3 [27] 中，髋关节手术患者给予阿哌沙班 2.5mg 每天 2 次或依诺肝素 40mg 每 24 小时（35 天），阿哌沙班较依诺肝素显著减少相同的复合结局，出血率相似（表 5-16）。

阿哌沙班已获 FDA 批准，用于预防非瓣膜性房颤的卒中，其剂量 5mg 每天 2 次，如果存在以下 2 个或多个特征，则剂量为 2.5mg 每天 2 次：年龄 80 岁或以上，体重 60kg 或以下，或者血清肌酐 1.5mg/dl 以上。阿哌沙班用于 VTE 治疗，剂量为 10mg 每天 2 次（7 天），然后每天 5mg 每天 2 次。为了防止 VTE 复发延长治疗时，建议减为 2.5mg 每天 2 次。阿哌沙班 2.5mg 每天 2 次（12～35 天），适用于膝关节和髋关节置换手术后 VTE 的预防。该药物带有黑

表 5-12　阿哌沙班 vs. 华法林在 NVAF 血栓预防的主要疗效和安全性结局：ARISTOTLE 研究[21]

	阿哌沙班 *n*/*M*(% 每年)	华法林 *n*/*N*(% 每年)	HR(95%CI)
卒中或系统性栓塞	212/9120(1.27)	265/9081(1.60)	0.79(0.66～0.95)
大出血	327/9088(2.13)	462/9052(3.09)	0.69(0.60～0.80)
颅内出血	52/9088(0.33)	122/9052(0.80)	0.42(0.30～0.58)
胃肠道出血	105/9088(0.76)	119/9052(0.86)	0.89(0.70～1.15)

HR. 风险比

表 5-13　阿哌沙班 vs. 阿司匹林在 NVAF 血栓预防的主要疗效和安全性结局：AVERROES 研究[22]

	阿哌沙班 *n*/*N*(% 每年)	阿司匹林 *n*/*N*(% 每年)	HR(95%CI)
卒中或系统性栓塞	51/2808(1.6)	113/2791(3.7)	0.45(0.32～0.62)
大出血	44/2808(1.4)	39/2791(1.2)	1.13(0.74～1.75)
颅内出血	11/2808(0.4)	13/2791(0.4)	0.85(0.38～1.90)
胃肠道出血	12/2808(0.4)	14/2791(0.4)	0.86(0.40～1.86)

HR. 风险比

表 5-14　阿哌沙班 vs. 华法林在急性 VTE 的治疗主要疗效和安全性结局：AMPLIFY 研究[23]

	阿哌沙班(*n*=2691)	华法林(*n*=2635)	HR(95%CI)
VTE 复发或 VTE 相关死亡	59(2.3%)	71(2.7%)	0.84(0.60～1.18)
大出血	15(0.6%)	49(1.8%)	0.31(0.17～0.55)
颅内出血	3(0.1%)	6(0.2%)	
胃肠道出血	7(0.3%)	18(0.7%)	

VTE. 静脉血栓栓塞；HR. 风险比

表 5-15　阿哌沙班 vs. 安慰剂在 VTE 的维持治疗主要疗效和安全性结局：AMPLIFY 扩展研究[24]

	阿哌沙班 2.5mg 每天 2 次(*n*=840)	阿哌沙班 5mg 每天 2 次(*n*=813)	安慰剂(*n*=829)	阿哌沙班 2.5mg vs. 安慰剂	阿哌沙班 5mg vs. 安慰剂	相对风险(95%CI)
VTE 复发或全因死亡	32(3.8%)	34(4.2%)	96(11.6%)	0.33(0.22～0.48)	0.36(0.25～0.53)	—
大出血	2(0.2%)	1(0.1%)	4(0.5%)	0.49(0.09～2.64)	0.25(0.03～2.24)	1.93(0.18～21.25)

VTE. 静脉血栓栓塞

表 5-16 阿哌沙班 vs. 依诺肝素在髋或膝关节置换术后 VTE 预防的主要疗效和安全性结局 [25-27]

		阿哌沙班 2.5mg 每天 2 次 *n/N*（% 每年）	依诺肝素 30mg 每 12 小时 *n/N*（% 每年）	依诺肝素 40mg 每 24 小时 *n/N*（% 每年）	相对风险（95%CI）
ADVANCE-1	所有 VTE 和全因死亡	104/1157（9.0）	100/1130（8.8）		1.02（0.78～1.32）
	大出血	11/1596（0.7）	22/1588（1.4）		没有报道
ADVANCE-2	所有 VTE 和全因死亡	147/976（15.1）		243/997（24.4）	0.62（0.51～0.74）
	大出血	9/1501（0.6）		14/1508（0.9）	
ADVANCE-3	所有 VTE 和全因死亡	29/1949（1.4）		74/1917（3.9）	0.36（0.22～0.54）
	大出血	22/2673（0.8）		18/2659（0.7）	

VTE. 静脉血栓栓塞

框警告，提示过早停药，会增加血栓形成事件的风险；如果接受神经麻醉或脊椎穿刺的患者停药时间间隔不当，增加脊柱或硬膜外血肿的风险[28]。

（四）艾多沙班

1. 预防非瓣膜性房颤的卒中和系统栓塞 基于 ENGAGE AF-TIMI 研究，艾多沙班被批准用于降低 NVAF 患者的卒中和系统栓塞[29]。患者随机分到艾多沙班组或华法林组，调整华法林剂量以达到目标 INR 2. 0～3. 0。肾功能正常患者艾多沙班 60mg 每天 1 次，而 CG-CrCl 30～50ml/min，体重<60kg 或同时使用 p-GP 抑制药的患者则接受 1/2 的剂量。排除 CG-CrCl<30ml/min 的患者。平均随访 2. 8 年，在预防卒中或系统栓塞方面，艾多沙班非劣效于华法林，且出血率较低，低剂量艾多沙班组出血率约为华法林组的 50%（表 5-17）。

2. DVT 和 PE 的治疗 HOKUSAI-VTE 试验研究了艾多沙班治疗有症状近端 DVT 或 PE 的临床效果。患者随机分为接受高剂量或低剂量艾多沙班与 5～10 天的胃肠外治疗后华法林治疗[30]。使用与 ENGAGE AF-TIMI 48 相同的标准来确定接受高剂量或低剂量艾多沙班人群。主要疗效终点是复发有症状的 VTE，主要安全性终点是大出血或临床相关的非大出血。艾多沙班和华法林的 VTE 复发率相似，艾多沙班组的大出血或临床相关的非大出血发生率显著低于华法林组。该研究还分析了 900 多例以 NT- 脑钠肽前体（N-terminal pro-brain natriuretic peptide，NT-proBNP）升高而诊断右心室功能不全的患者。使用艾多沙班患者的 VTE 复发率约为使用华法林患者的 50%（表 5-18）。

FDA 批准艾多沙班 60mg 每天 1 次，可以预防 CG-CrCl>50ml/min 和≤95ml/min 的 NVAF 患者的卒中；CG-CrCl 15～50ml/min 或体重≤60kg 的患者，艾多沙班剂量为 30mg 每天 1 次。该药物带有黑框警告，CG-CrCl>95ml/min 患者预防卒中的疗效下降，过早的停药会增加发生血栓事件的风险；接受神经麻麻或脊柱穿刺的患者如果停药时间间隔不当，脊柱或硬膜外血肿风险会增加[31]。

（五）真实世界的经验

DOAC 真实世界研究的结果和随机对照试验结果一致。在一项纳入 60 000 多例房颤患者行 DOAC 治疗的丹麦队列研究中，DOAC 的治疗不劣于华法林[32]。美国医疗保险的一项人群研究显示，达比加群降低了颅内出血的发生率，但胃肠道出血发生率增加[33]。另一项观察 60 000 多例接受 DOAC 治疗的患者，发现利伐沙班出血更多，达比加群和阿哌沙班的发生率相似[34]。

四、围术期管理

由于 DOAC 与华法林相比半衰期相对较短，因此通常可以在有创手术之前停药，而无须使用肠外抗凝血药进行“桥接”疗法。术前停药的时间取决于肾功能。对于 CG-CrCl>50ml/min 且出血风险低的患者，DOAC 停药 2～3 个半衰期或 24～48h，对于出血风险高的手术，应停药 4～5 个半衰期，或 48～72h[35]（表 5-19）。对于肾功能不全的患者，因药物清除延迟，应延长停药时间。对于低出血风险的操作（如牙齿清洁和皮肤活检），可以继续使用 DOAC。恢复药物的时机取决于多种因素，如手

表 5-17 艾多沙班 vs. 华法林在 NVAF 血栓预防的主要疗效和安全性结局：ENGAGE AF-TIMI48 研究[29]

	艾多沙班 30mg *n/N*（% 每年）	艾多沙班 60mg *n/N*（% 每年）	华法林 *n/N*（% 每年）	30mg vs. 华法林 HR（95%CI）	60mg vs. 华法林 HR（95%CI）
卒中或系统性栓塞	253/7034（1.61）	182/7035（1.18）	232/7036（1.50）	1.07（0.87～1.31）	0.79（0.63～0.99）
大出血	254/7002（1.61）	418/7012（2.75）	524/7012（3.43）	0.80（0.71～0.91）	0.47（0.41～0.55）
颅内出血	41/7002（0.26）	61/7012（0.39）	132/7012（0.85）	0.30（0.21～0.43）	0.47（0.34～0.63）
胃肠道出血	129/7002（0.82）	232/7012（1.51）	190/7012（1.23）	0.67（0.53～0.83）	1.23（1.02～1.50）

HR. 风险比

表 5-18 艾多沙班 vs. 华法林在 VTE 的治疗主要疗效和安全性结局：HOKUSAI-VTE 研究[30]

	艾多沙班（*n*=4118）	华法林（*n*=4122）	HR（95%CI）
VTE 复发或 VTE 相关死亡	130（3. 2%）	146（3. 5%）	0. 89（0. 70～1. 13）
大出血	56（1. 4%）	66（1. 6%）	0. 84（0. 59～1. 21）
颅内出血	5（0. 1%）	12（0. 3%）	
胃肠道出血	1（<0. 1%）	2（<0. 1%）	

VTE. 静脉血栓栓塞；HR. 风险比

表 5-19 建议围术期中断 DOAC[35]

药 物	肾功能	低出血风险	高出血风险
达比加群	CG-CrCl >50ml/min	停药 2 次	停药 4 次
	CG-CrCl 15～50ml/min	停药 4 次	停药 6～8 次
利伐沙班	CG-CrCl>30ml/min	停药 1 次	停药 2 次
	CG-CrCl 15～29ml/min	停药 2 次	停药 3 次
阿哌沙班	CG-CrCl>50ml/min	停药 2 次	停药 4 次
	CG-CrCl 15～50ml/min	停药 4 次	停药 6 次
艾多沙班	CG-CrCl >50ml/min	停药 1 次	停药 2 次
	CG-CrCl 15～29ml/min	停药 1 次	停药 3 次

术出血风险、止血难度及患者个人出血风险。由于 DOAC 口服后迅速达到血药浓度峰值，因此对于高出血风险手术，应至少延迟至术后 48～72h 恢复给药。对于制动的患者，临床医师可以在此期间开始预防剂量的抗凝治疗。第 9 章将围绕此主题进行更深入的讨论。

（一）出血患者 / 药物逆转的管理

对于所有因抗凝治疗发生严重出血的患者，应采取某些基本措施（包括停止用药），尽可能用机械方法控制出血以及根据需要使用液体和血液制品支持循环。DOAC 的半衰期短，意味着肾功能正常的患者大部分在 24h 内即可清除药物。对于使用达比加群有危及生命的出血、需要紧急手术或急诊手术的患者，可以使用逆转药依达赛珠单抗。一项 90 例使用达比加群患者的研究，这些患者出现严重出血或需要紧急侵入性治疗，结果显示，大多数患者在数分钟之内实现最大程度的逆转抗凝作用[36]。达比加群可以通过血液透析清除，但是这种方法在致命性出血中的作用尚不清楚。更多有关信息见第6章。

因子Ⅹa抑制药无法通过血液透析清除，并且没有FDA批准的逆转药。逆转药Andexanet alfa正在研究中，纳入了在前18h内服用过一种直接因子Ⅹa抑制药或LMWH（依诺肝素）的大出血患者。值得注意的是，2周内有严重血栓形成的患者被排除在试验之外。根据末次因子Ⅹa抑制药的给药时间，患者先给予两剂中的一剂，目的是迅速逆转80%因子Ⅹa的活性。结局指标为输注后12h的抗Ⅹa活性和止血效果。输注2h后，利伐沙班和阿哌沙班的因子Ⅹa活性均降低了约90%（在公布初步结果时没有纳入服用艾多沙班的患者），但输注后4.5h抗Ⅹa活性又恢复至治疗前基线。但是，仍有79%的患者在输注后12h具有良好或出色的止血效果。

对于正在使用DOAC患者出血时，有几个重要的步骤。应该了解患者的给药方案和最后1次给药的时间，以及可能影响DOAC浓度的其他药物和可能止血的药物；获得血清肌酐水平、血红蛋白和血小板计数；如果有严重的血小板减少症，必要时进行血浆置换并输注血小板；也可以使用凝血酶原复合物浓缩物和活化的凝血酶原复合物浓缩物[37]。

（二）监测

由于DOAC的药代动力学是可预测的，因此无须常规监测。达比加群对凝血酶原时间（prothrombin time，PT）和活化部分凝血活酶时间（activated partial thromboplastin time，aPTT）均具有不可预测的影响。aPTT正常表示血液循环中的药物可忽略不计。凝血酶时间（thrombin time，TT）也可以检测到达比加群的存在，并且由于该检查的高灵敏度，结果正常表明没有循环的达比加群。稀释凝血酶时间（作为凝血酶抑制药测试，已经有商品化试剂盒）与适当的试剂一起使用，可用于监测达比加群的血浆浓度[38]。

与达比加群一样，无须常规监测直接因子Ⅹa抑制药的抗凝作用。因子Ⅹa抑制药对PT和aPTT的作用不可预测[39, 40]。PT正常可排除因子Ⅹa抑制药的显著抗凝活性[31]。Ecarin凝血时间和凝血酶时间测试不受因子Ⅹa抑制药的显著影响。发色底物法检测抗Ⅹa活性，通过对因子Ⅹa抑制药进行专门的定标，已被证明可以可靠地预测药物浓度[41]。

五、特殊人群

（一）瓣膜性房颤、生物人工心脏瓣膜和机械心脏瓣膜

所有DOAC都带有黑框警告，禁止在机械心脏瓣膜的患者中使用。关于达比加群和华法林对双叶机械瓣膜患者的RE-ALIGN研究，由于达比加群组血栓形成过多，研究提前终止[42]。对于风湿性二尖瓣狭窄、生物人工瓣膜或二尖瓣修复相关的房颤患者，也未建议使用。对患有主动脉瓣狭窄、主动脉瓣关闭不全和二尖瓣关闭不全的患者进行的亚组分析显示无安全性或疗效差异，但这些患者可以常规使用DOAC之前需要做更多的研究[43]。

（二）肿瘤

在肿瘤患者中发生VTE事件很常见，他们也有VTE复发的高风险。患有活动性肿瘤的患者被排除在DOAC的大型随机对照试验之外，但是有关在肿瘤患者中使用DOAC的更多的上市后数据也正在获得。目前的实践指南建议将LMWH用于活动性恶性肿瘤患者的VTE的初始治疗，基于微弱的治疗证据，在此之后，可以转换为VKA或DOAC。对DOAC试验中肿瘤患者的Meta分析显示，复发率与华法林相当[44]。更深入地阐述见第20章。

（三）易栓症

由于主要的DOAC试验中没有明确纳入易栓症，获得性易栓症（抗凝血酶、蛋白C和蛋白S以及因子Ⅴ Leiden和凝血酶原基因突变的缺陷），以及后天获得的抗磷脂综合征（antiphospholipid antibody syndrome，APS）患者使用DOAC治疗和预防VTE的数据很少。原发性易栓症患者占所研究患者总数的不到5%。对RE-COVER和RE-MEDY试验的事后亚组分析包括933例易栓症患者（主要是凝血因子Ⅴ Leiden突变），显示随机分组服用达比加群的患者VTE复发或VTE死亡率无差异[45]。迄今为止，仅有关于易栓症患者使用因子Ⅹa抑制药的系列病例报道[46]。详细信息见第14章和第15章。

（四）肥胖患者

所有DOAC随机对照试验的适应证均未排除

肥胖患者，但极少有极肥胖患者入选。对于VTE，这可能尤其令人担忧，因为肥胖会增加VTE的风险。在利伐沙班的EINSTEIN和EINSTEIN-PE研究中，约14%的患者体重超过100kg [13, 14]。在阿哌沙班的AMPLIFY研究中，约19%的患者体重超过100kg [23]；在HOKUSAI-VTE对艾多沙班的研究中，约15%的患者体重超过100kg [30]。不同体重亚组之间的结果没有差异 [44, 47]。但是，由于肥胖患者的结局数据有限，国际血栓形成和止血协会不建议在BMI＞40kg/m^{2}或体重＞120kg的患者中使用这些药物 [48]。

（五）高危患者的预防

在一项随机、双盲、安慰剂对照的APEX试验中，40岁以上因急性内科疾病住院且被认为是VTE高风险的患者被随机分至贝曲沙班组80mg每天1次（35～42天），和依诺肝素组40mg每24小时［持续（10±4）天］。主要结果是无症状近端DVT和有症状VTE的复合结果，贝曲沙班组发生率5.3%，依诺肝素组7.0%，相对风险为0.76，95%CI为0.63～0.92。两组的主要安全性结果（大出血）无显著差异 [49]。入选标准很复杂，因此必须仔细选择可能受益的患者。

（六）动脉粥样硬化性血管疾病

COMPASS试验（ClinicalTrials.gov NCT01776424）重点研究了利伐沙班在稳定的动脉粥样硬化性血管疾病患者中的作用，目的在于确定利伐沙班的使用是否会影响包括心血管死亡、卒中或心肌梗死在内的主要结局。COMPASS试验是一项随机双盲对照试验，评估了27 395例患者，分为3组分别接受利伐沙班2.5mg每天2次加阿司匹林100mg每天1次（n=9152），利伐沙班5mg每天1次（n=9117），或者阿司匹林100mg每天1次（n=9126）[50]。纳入标准为患者具有2个或更多动脉粥样硬化血管床，或者2个危险因素，其中包括吸烟、糖尿病、心力衰竭、肾功能不全或≥1个月的非腔隙性缺血性卒中。由于利伐沙班加阿司匹林组的主要终点指标达到了优效标准，该研究在平均随访仅23个月后就被提前终止，利伐沙班加阿司匹林组主要终点发生率为4.1%，利伐沙班单药组为4.9%，阿司匹林单药组为5.4%（利伐沙班加阿司匹林与阿司匹林单药相比P＜0.001；利伐沙班单药与阿司匹林单药P=0.12）。但是，对于利伐沙班加阿司匹林组而言，主要终点的显著降低以大出血增加为代价：利伐沙班加阿司匹林大出血发生率3.1%，利伐沙班单药2.8%和阿司匹林单药1.9%（利伐沙班加阿司匹林与阿司匹林单药，以及利伐沙班单药与阿司匹林单药均为P＜0.001）。

在周围动脉疾病患者中开展的COMPASS PAD研究结果相似。与利伐沙班单药和阿司匹林单药的患者相比，利伐沙班加阿司匹林治疗的患者依然保持主要不良心血管事件（major adverse cardiovascular events，MACE）（包括肢体缺血和截肢）的发生率明显减少，但主要出血事件有所增加。应强调的是，尽管在COMPASS和COMPASS PAD中，利伐沙班加阿司匹林组的主要出血事件明显增多，但发生更多致命性事件如致命或重要器官出血的风险却不高。

基于COMPASS和COMPASS PAD研究，2019年ESC慢性冠脉综合征管理临床实践指南推荐利伐沙班动脉剂量（2.5mg每天2次）加小剂量阿司匹林每天1次，应该被考虑用于治疗后续事件发生风险高、出血风险低的冠状动脉疾病（coronary artery disease，CAD）患者。外周动脉疾病患者中大部分是糖尿病患者和有症状的慢性下肢动脉疾病患者，这两类患者如果没有高出血风险，也应考虑使用利伐沙班动脉剂量和阿司匹林联合疗法。这部分引入了最新指南，因此删除了原文。

六、总结

DOAC无须监测或调整剂量，可简化许多患者的抗凝治疗。在众多不同的适应证中，它们均显示出不劣于华法林或优于华法林的疗效，其中包括预防NVAF卒中、关节手术后预防VTE及治疗VTE。DOAC在动脉粥样硬化性血管疾病中的效用固然值得注意，但仍需进一步研究。

逆转药仅适用于达比加群，基础支持治疗应适用于所有发生出血的抗凝患者。鉴于易栓症和病态肥胖患者缺乏充分的临床数据，这些患者应慎用DOAC。

要　点

- DOAC靶向针对单一凝血因子，并为大多数患者提供可预测的抗凝作用。
- 对于NVAF的卒中预防和VTE的治疗，

DOAC 被证明不劣于 VKA，并且通常具有比 VKA 治疗更好的安全性。

- 特定逆转药可用于达比加群，因子Ⅹa 抑制药的逆转药正在研究中。
- 对于晚期肾功能不全、易栓症和病态肥胖的患者，应避免或谨慎使用 DOAC。

自测题

1. 以下哪种凝血因子是一种或多种 DOAC 的靶标？
   A. 因子Ⅶ
   B. 因子Ⅹa
   C. 因子Ⅻ
   D. 蛋白 C
   E. 蛋白 S
2. 在大型随机试验中，对于 NVAF 患者，在预防卒中或系统栓塞方面，哪种 DOAC 药物被证明优于阿司匹林？
   A. 阿哌沙班
   B. 贝曲沙班
   C. 达比加群
   D. 艾多沙班
   E. 利伐沙班
3. 对于急性 VTE 患者，在开始 DOAC 之前，以下哪种 DOAC 药物需要 5～10 天的胃肠外肝素治疗？
   A. 阿哌沙班
   B. 贝曲沙班
   C. 达比加群
   D. 利伐沙班
4. Andexanet alpha 不能特异性逆转以下哪种 DOAC 药物？
   A. 阿哌沙班
   B. 贝曲沙班
   C. 达比加群
   D. 艾多沙班
   E. 利伐沙班
5. 为了明确 DOAC 药物的准确剂量，需要进行以下哪种实验室检查？
   A. 血红蛋白
   B. 白细胞计数
   C. 血清蛋白
   D. 血清肌酐
   E. 总胆固醇

自测题答案

1. 答案：B。因子Ⅹa。因子Ⅹa 是 DOAC 如阿哌沙班、贝曲沙班、艾多沙班和利伐沙班的靶标。达比加群抑制凝血酶（因子Ⅱ），而华法林抑制维生素 K 依赖性凝血因子（因子Ⅱ、Ⅶ、Ⅸ、Ⅹ、蛋白 C 和蛋白 S）的产生。

2. 答案：A。阿哌沙班。在 AVERROES 研究中，不适用华法林的受试者被随机分至阿哌沙班或阿司匹林。与随机接受阿司匹林治疗的患者相比，接受阿哌沙班治疗的患者卒中或全身栓塞的发生率较低（HR=0.45，95%CI 0.32～0.62）。

3. 答案：C。达比加群。达比加群需要 5～10 天的胃肠外肝素治疗。治疗急性 VTE 时，在开始达比加群治疗之前，需要 5～10 天的胃肠外治疗。阿哌沙班和利伐沙班可以不经胃肠外引入治疗，而贝曲沙班在治疗急性 VTE 尚未被研究。

4. 答案：C。达比加群。达比加群作为一种直接的凝血酶抑制药，不受 Andexanet alpha（因子Ⅹa 诱饵）的直接影响。Andexanet 特异性逆转所有因子Ⅹa 抑制药，其中包括阿哌沙班、贝曲沙班、艾多沙班和利伐沙班。

5. 答案：D。血清肌酐。由于几乎所有的 DOAC 药物通过肾脏清除（至少部分清除），适宜的剂量取决于血清肌酐（阿哌沙班）或计算得出的肌酐清除水平（达比加群、艾多沙班和利伐沙班）。

参考文献

[1] Ganetsky M, Babu KM, Salhanick SD, Brown RS, Boyer EW. Dabigatran: review of pharmacology and management of bleeding complications of this novel oral anticoagulant. J Med Toxicol. 2011;7(4):281–7.

[2] Stangier J, Clemens A. Pharmacology, pharmacokinetics, and pharmacodynamics of dabigatran etexilate, an oral direct thrombin

inhibitor. Clin Appl Thromb Hemost. 2009;15(Suppl 1):9s–16s.

[3] Connolly SJ, Ezekowitz MD, Yusuf S, Eikelboom J, Oldgren J, Parekh A, et al. Dabigatran versus warfarin in patients with atrial fibrillation. N Engl J Med. 2009;361(12):1139–51.

[4] Schulman S, Kearon C, Kakkar AK, Mismetti P, Schellong S, Eriksson H, et al. Dabigatran versus warfarin in the treatment of acute venous thromboembolism. N Engl J Med. 2009;361(24):2342–52.

[5] Schulman S, Kakkar AK, Goldhaber SZ, Schellong S, Eriksson H, Mismetti P, et al. Treatment of acute venous thromboembolism with dabigatran or warfarin and pooled analysis. Circulation. 2014;129(7): 764–72.

[6] Schulman S, Kearon C, Kakkar AK, Schellong S, Eriksson H, Baanstra D, et al. Extended use of dabigatran, warfarin, or placebo in venous thromboembolism. N Engl J Med. 2013;368(8):709–18.

[7] Eriksson BI, Dahl OE, Huo MH, Kurth AA, Hantel S, Hermansson K, et al. Oral dabigatran versus enoxaparin for thromboprophylaxis after primary total hip arthroplasty (RE-NOVATE II*). A randomised, double-blind, non-inferiority trial. Thromb Haemost. 2011;105(4):721–9.

[8] Eriksson BI, Dahl OE, Rosencher N, Kurth AA, van Dijk CN, Frostick SP, et al. Dabigatran etexilate versus enoxaparin for prevention of venous thromboembolism after total hip replacement: a ran- domised, double-blind, non-inferiority trial. Lancet. 2007;370(9591):949–56.

[9] Pradaxa. Package insert, Boehringer Ingelheim Pharmaceuticals. 2015.

[10] Kreutz R. Pharmacokinetics and pharmacodynamics of rivaroxaban—an oral, direct factor Xa inhibitor. Curr Clin Pharmacol. 2014;9(1):75–83.

[11] Kubitza D, Becka M, Mueck W, Halabi A, Maatouk H, Klause N, et al. Effects of renal impairment on the pharmacokinetics, pharmacodynamics and safety of rivaroxaban, an oral, direct Factor Xa inhibitor. Br J Clin Pharmacol. 2010;70(5):703–12.

[12] Patel MR, Mahaffey KW, Garg J, Pan G, Singer DE, Hacke W, et al. Rivaroxaban versus warfarin in nonvalvular atrial fibrillation. N Engl J Med. 2011;365(10):883–91.

[13] Bauersachs R, Berkowitz SD, Brenner B, Buller HR, Decousus H, Gallus AS, et al. Oral rivaroxaban for symptomatic venous thromboembolism. N Engl J Med. 2010;363(26):2499–510.

[14] Buller HR, Prins MH, Lensin AW, Decousus H, Jacobson BF, Minar E, et al. Oral rivaroxaban for the treatment of symptomatic pulmonary embolism. N Engl J Med. 2012;366(14):1287–97.

[15] Romualdi E, Donadini MP, Ageno W. Oral rivaroxaban after symptomatic venous thromboembolism: the continued treatment study (EINSTEIN-extension study). Expert Rev Cardiovasc Ther. 2011;9(7):841–4.

[16] Eriksson BI, Borris LC, Friedman RJ, Haas S, Huisman MV, Kakkar AK, et al. Rivaroxaban versus enoxaparin for thromboprophylaxis after hip arthroplasty. N Engl J Med. 2008;358(26):2765–75.

[17] Kakkar AK, Brenner B, Dahl OE, Eriksson BI, Mouret P, Muntz J, et al. Extended duration rivaroxaban versus short-term enoxaparin for the prevention of venous thromboembolism after total hip arthroplasty: a double-blind, randomised controlled trial. Lancet. 2008;372(9632):31–9.

[18] Lassen MR, Ageno W, Borris LC, Lieberman JR, Rosencher N, Bandel TJ, et al. Rivaroxaban versus enoxaparin for thromboprophylaxis after total knee arthroplasty. N Engl J Med. 2008;358(26):2776–86.

[19] Turpie AG, Lassen MR, Davidson BL, Bauer KA, Gent M, Kwong LM, et al. Rivaroxaban versus enoxaparin for thromboprophylaxis after total knee arthroplasty (RECORD4): a randomised trial. Lancet. 2009;373(9676):1673–80.

[20] Xarelto. Package insert, Janssen Pharmaceuticals.

[21] Granger CB, Alexander JH, McMurray JJ, Lopes RD, Hylek EM, Hanna M, et al. Apixaban versus warfarin in patients with atrial fibrillation. N Engl J Med. 2011;365(11):981–92.

[22] Connolly SJ, Eikelboom J, Joyner C, Diener HC, Hart R, Golitsyn S, et al. Apixaban in patients with atrial fibrillation. N Engl J Med. 2011;364(9):806–17.

[23] Agnelli G, Buller HR, Cohen A, Curto M, Gallus AS, Johnson M, et al. Oral apixaban for the treatment of acute venous thromboembolism. N Engl J Med. 2013;369(9):799–808.

[24] Agnelli G, Buller HR, Cohen A, Curto M, Gallus AS, Johnson M, et al. Apixaban for extended treatment of venous thromboembolism. N Engl J Med. 2013;368(8):699–708.

[25] Lassen MR, Raskob GE, Gallus A, Pineo G, Chen D, Portman RJ. Apixaban or enoxaparin for thromboprophylaxis after knee replacement. N Engl J Med. 2009;361(6):594–604.

[26] Lassen MR, Raskob GE, Gallus A, Pineo G, Chen D, Hornick P. Apixaban versus enoxaparin for thromboprophylaxis after knee replacement (ADVANCE-2): a randomised double-blind trial. Lancet. 2010;375(9717):807–15.

[27] Lassen MR, Gallus A, Raskob GE, Pineo G, Chen D, Ramirez LM. Apixaban versus enoxaparin for thromboprophylaxis after hip replacement. N Engl J Med. 2010;363(26):2487–98.

[28] Eliquis. Package insert, Bristol Myers Squibb and Pfizer.

[29] Giugliano RP, Ruff CT, Braunwald E, Murphy SA, Wiviott SD, Halperin JL, et al. Edoxaban versus warfarin in patients with atrial fibrillation. N Engl J Med. 2013;369(22):2093–104.

[30] Buller HR, Decousus H, Grosso MA, Mercuri M, Middeldorp S, Prins MH, et al. Edoxaban versus warfarin for the treatment of symptomatic venous thromboembolism. N Engl J Med. 2013;369(15):1406–15.

[31] Savaysa. Package insert, Daiichi Sankyo.

[32] Larsen TB, Skjoth F, Nielsen PB, Kjaeldgaard JN, Lip GY. Comparative effectiveness and safety of nonvitamin K antagonist oral anticoagulants and warfarin in patients with atrial fibrillation: propensity weighted nationwide cohort study. BMJ. 2016;353:i3189.

[33] Graham DJ, Reichman ME, Wernecke M, Hsueh YH, Izem R, Southworth MR, et al. Stroke, bleeding, and mortality risks in elderly medicare beneficiaries treated with dabigatran or rivaroxaban for nonvalvular atrial fibrillation. JAMA Int Med. 2016;176(11):1662–71.

[34] Villines TC, Peacock WF. Safety of direct oral anticoagulants: insights from postmarketing studies. Am J Med. 2016;129(11s):S41–s6.

[35] Spyropoulos AC, Douketis JD. How I treat anticoagulated patients undergoing an elective procedure or surgery. Blood. 2012;120(15):2954–62.

[36] Pollack CV Jr, Reilly PA, Eikelboom J, Glund S, Verhamme P, Bernstein RA, et al. Idarucizumab for dabigatran reversal. N Engl J Med. 2015;373(6):511–20.

[37] Heidbuchel H, Verhamme P, Alings M, Antz M, Diener HC, Hacke W, et al. Updated European Heart Rhythm Association

practical guide on the use of non- vitamin-K antagonist anticoagulants in patients with non-valvular atrial fibrillation: Executive summary. Eur Heart J. 2017;38(27):2137–49.

[38] Stangier J, Feuring M. Using the HEMOCLOT direct thrombin inhibitor assay to determine plasma concentrations of dabigatran. Blood Coagul Fibrinolysis. 2012;23(2):138–43.

[39] Cuker A, Siegal D. Monitoring and reversal of direct oral anticoagulants. Hematology Am Soc Hematol Educ Program. 2015;2015:117–24.

[40] Douxfils J, Mani H, Minet V, Devalet B, Chatelain B, Dogne JM, et al. Non-VKA oral anticoagulants: accurate measurement of plasma drug concentrations. Biomed Res Int. 2015;2015:345138.

[41] Barrett YC, Wang Z, Frost C, Shenker A. Clinical laboratory measurement of direct factor Xa inhibitors: anti-Xa assay is preferable to prothrombin time assay. Thromb Haemost. 2010;104(6):1263–71.

[42] Eikelboom JW, Connolly SJ, Brueckmann M, Granger CB, Kappetein AP, Mack MJ, et al. Dabigatran versus warfarin in patients with mechanical heart valves. N Engl J Med. 2013;369(13):1206–14.

[43] Owens RE, Kabra R, Oliphant CS. Direct oral anticoagulant use in nonvalvular atrial fibrillation with valvular heart disease: a systematic review. Clin Cardiol. 2017;40(6):407–12.

[44] van Es N, Buller HR. Using direct oral anticoagulants (DOACs) in cancer and other high-risk populations. Hematology Am Soc Hematol Educ Program. 2015;2015:125–31.

[45] Goldhaber SZ, Eriksson H, Kakkar A, Schellong S, Feuring M, Fraessdorf M, et al. Efficacy of dabigatran versus warfarin in patients with acute venous thromboembolism in the presence of thrombophilia: findings from RE-COVER(R), RE-COVER II, and RE-MEDY. Vasc Med. 2016;21(6):506–14.

[46] Skelley JW, White CW, Thomason AR. The use of direct oral anticoagulants in inherited thrombophilia. J Thromb Thrombolysis. 2017;43(1):24–30.

[47] Di Minno MN, Lupoli R, Di Minno A, Ambrosino P, Scalera A, Dentali F. Effect of body weight on efficacy and safety of direct oral anticoagulants in the treatment of patients with acute venous thromboembolism: a meta-analysis of randomized controlled trials. Ann Med. 2015;47(1):61–8.

[48] Martin K, Beyer-Westendorf J, Davidson BL, Huisman MV, Sandset PM, Moll S. Use of the direct oral anticoagulants in obese patients: guidance from the SSC of the ISTH. J Thromb Haemost. 2016;14(6):1308–13.

[49] Cohen AT, Harrington RA, Goldhaber SZ, Hull RD, Wiens BL, Gold A, et al. Extended thromboprophylaxis with betrixaban in acutely Ill medical patients. N Engl J Med. 2016;375(6):534–44.

[50] Eikelboom JW, Connolly SJ, Bosch J, Dagenais GR, Hart RG, Shestakovska O, et al. COMPASS investigators. Rivaroxaban with or without aspirin in stable cardiovascular disease. N Engl J Med. 2017;377(14):1319–30. https:// doi.org/10.1056/NEJMoa1709118.

第6章 抗凝逆转
Anticoagulation Reversal

Deborah Hornacek　Marcelo P. V. Gomes　著
周　静　译

临床病例

病例1：82岁老年女性，因心房颤动长期使用华法林抗凝。近期因尿路感染使用磺胺甲噁唑/甲氧苄啶抗感染治疗。患者国际标准化比值（international normalized ratio，INR）已稳定在目标范围（2.0～3.0）数月，期间没有调整华法林剂量，但开始抗生素治疗5天后，INR＞8.0。患者否认出血。

病例2：53岁男性，因从梯子摔下导致头部受伤到急诊室就诊。该患者因复发性深静脉血栓病史而使用华法林抗凝，目前INR为2.8。头部计算机断层扫描（computerized tomography，CT）提示"颅内出血伴中线移位"，拟行减压偏侧颅骨切除术。

一、概述

抗栓治疗通常是指使用抗凝血药预防和治疗静脉和动脉血栓栓塞。现今可供临床使用的抗凝治疗药物有普通肝素（unfractionated heparin，UFH）、低分子肝素（low-molecular-weight heparin，LMWH）、戊糖（pentasaccharides）、肠外和口服直接凝血酶抑制药（direct thrombin inhibitor，DTI）、维生素K拮抗剂（vitamin K antagonist，VKA）和口服直接因子Xa抑制药。已有大规模随机临床试验（randomized clinical trials，RCT）从预防血栓进展、栓塞和复发的角度证实上述药物的疗效大于不良反应，而被批准用于临床。各种抗栓药物最常见、最危急的不良事件是出血，既往和最新抗栓药物临床试验中的安全性指标包括小出血、临床相关非大出血和（或）大出血。抗凝相关的年出血风险因患者个体的危险因素、药物特异性及基础疾病的不同而有所不同[1]。此外，出血并发症的发生率也取决于所涉及的解剖部位。一项临床试验Meta分析纳入因房颤使用VKA预防心源性卒中的患者，其大出血的年风险为1.3%，颅内出血的风险为0.3%[2]。一项对使用VKA治疗急性静脉血栓栓塞（venous thromboembolism，VTE）临床试验Meta分析报告的年大出血的发生风险为1.1%[3]。据报道，临床实践中VKA治疗的患者年大出血率为1.7%～3.4%[4, 5]。临床试验数据分析显示，直接口服抗凝血药（direct oral anticoagulant，DOAC）预防NVAF患者心源性卒中的颅内出血发生率小于VKA[6]，但使用DOAC治疗VTE和急性冠状动脉综合征（acute coronary syndrome，ACS）的患者胃肠道（gastrointestinal，GI）出血风险可能增加[7]。

尽管抗栓药物的有效性和安全性在多个临床试验中得到了广泛评价，但目前还缺乏评估不同抗凝血药逆转方案疗效并指导抗凝相关出血管理的前瞻性数据。抗凝血药相关的轻微出血一般无须特殊治疗，暂停抗凝血药（1次或2次给药）即可；大出血或致命性出血以及急诊有创操作前则需要使用逆转方案或特殊解毒剂。

本章对目前临床可用或即将可用（已完成临床开发的最终阶段）的抗凝逆转策略进行回顾。

二、维生素K拮抗药

VKA通过抑制维生素K环氧化物还原酶，干扰维生素K及其环氧化物的循环转化，抑制维生素K依赖凝血因子Ⅱ、Ⅶ、Ⅸ和Ⅹ的N端谷氨酸残基发生γ-羧化而发挥其抗凝作用[8-10]。因γ-羧化是维生素K依赖蛋白发挥酶活性的关键步骤，所以

VKA 的使用可导致肝脏合成的这类凝血因子活性降低[11-14]。目前全球可供使用的几种 VKA 包括华法林（warfarin）、苊香豆醇（acenocoumarol）、苯丙香豆素（phenprocoumon）和氟茚二酮（fluindione）。由于华法林是使用最广泛的 VKA，所以大多数研究都集中在华法林相关凝血障碍（即 INR 升高）或处理华法林导致的大出血。本节重点讨论逆转华法林需要考虑的相关问题，其治疗的一般原则和策略可适用于所有 VKA。

逆转华法林抗凝效果的方案取决于适应证和患者情况的紧迫性。以下情况需进行华法林抗凝的逆转。

- INR 超过治疗范围同时不伴出血。
- INR 在治疗范围内但发生大出血。
- INR 超过治疗范围并发生严重或大出血。
- INR 在治疗范围内，但需进行急诊手术或其他有创操作而导致出血风险增加。

危及生命的出血或身体关键部位的出血，如脑出血，必须紧急逆转。

在逆转抗凝的同时，需考虑其带来的相关风险，包括与患者最初抗凝适应证相关的血栓风险和逆转策略潜在的不良反应。

三、华法林抗凝治疗概述

华法林口服后被胃肠道迅速吸收，血药浓度在 90min 到达峰值[15, 16]，其生物利用度高，血浆半衰期为 36～42h [14, 15]。华法林主要通过降低凝血酶原（因子Ⅱ）水平发挥抗血栓作用[17-19]，监测凝血酶原时间（prothrombin time，PT）的延长和 INR 的增加可评价其抗凝效果。由于因子Ⅱ的血浆半衰期为 60～72h，所以华法林至少要在用药后的 4 天或 5 天才能达到预期的抗血栓作用，因此当急性动脉或 VTE 患者开始使用华法林时，需要同时给予肠外抗凝血药[14]，两种药物通常至少需要重叠使用 5 天，直到 PT/INR 达到预期的治疗范围。

患者教育和定期的 INR 监测对于华法林预防血栓栓塞事件和最大限度减少可能的出血并发症至关重要。使用华法林抗凝初期，患者的出血风险最高。出血风险与抗凝程度、并发疾病及患者自身状况有关。与 INR 无关但可导致出血风险增加的原因包括年龄增长、心力衰竭、慢性肾脏或肝脏疾病、慢性肺部疾病、糖尿病、酗酒、贫血、高血压、既往大出血史、既往中风史、有跌倒风险、恶性肿瘤、血小板减少及同时使用抗血小板药物[20-23]。

INR 的波动也与出血风险增加有关[24]。引起 INR 波动的常见危险因素包括频繁调整剂量[25]、饮食中维生素 K 摄入量的变化、添加或停用其他药物，以及华法林的暂停和重启。急性疾病可影响患者原本稳定的 INR，比如发热，尤其是腹泻最易引发抗凝过度[26]。因此在这期间应增加 INR 监测的频率。临床医师需要注意，未检测到的 INR 超过治疗范围或只是短时间的 INR 波动也可能导致出血[27]，INR 在 3.0 至 6.0～6.5，每增加 1.0 出血的风险就会增加 1 倍[28, 29]。一项对机械心脏瓣膜患者使用 VKA 抗凝的回顾性研究中发现，大出血的风险以对数方式增加：INR 在 3.0～4.5 时风险最低（每 100 例患者每年约发生 2 次），INR＞6.5 时风险最高（每 100 例患者每年约发生 75 次）[29]。极端的过度抗凝（INR≥8.0）常合并随后的抗凝不足，使得患者处于治疗范围内的时间不够，从而在短时间内将患者置于出血和血栓风险均增加的境地[30]。

（一）维生素 K

维生素 K_1，又称植物酮，是一种脂溶性、植物来源的维生素 K，是肝脏合成依赖维生素 K 的功能性凝血因子Ⅱ、Ⅶ、Ⅸ和Ⅹ，以及抗凝蛋白 C 和抗凝蛋白 S 的重要原料[31, 32]。华法林拮抗维生素 K 的作用可以通过给予低剂量的维生素 K_1 来逆转。由于其他形式的维生素 K，其中包括维生素 K_2（甲基萘醌）和维生素 K_3（甲萘醌），既没有广泛应用于临床，也没有对其在逆转华法林相关凝血障碍方面进行充分研究[31]，所以本章中维生素 K 一词是指维生素 K_1。

维生素 K 有口服片剂和静脉 / 皮下注射的溶液两种形式。对于不需要紧急逆转 INR 的患者，可在停用华法林的基础上口服低剂量维生素 K。没有维生素 K 片剂时，可在一杯橙汁中加入 1～2mg 的维生素 K 静脉注射液，自制安全有效的低剂量维生素 K [33]。由于肌内注射维生素 K 会导致 INR 超过治疗范围的患者血肿和出血风险增高，应避免这种方式给药。

当 INR＞4.5 时，VKA 相关的出血风险呈指数增长[34]，所以评估维生素 K 逆转 INR 有效性的研究通常纳入 INR 中度升高（4.5～10.0 或 6.0～10.0）或 INR 极度升高（＞10.0）的患者，伴或不伴活动性出血。有研究评价 INR 逆转的幅度和时间（实验室终点），也有研究探讨维生素 K 的补充是否与出血风险的降低相关（临床终点）。实验室终点认定的 INR 逆转有效（VKA 相关凝血障碍纠正），临床不一定有效（如降低出血率）。

一项关于 INR 6.0～10.0 且不伴出血患者的 RCT 发现，暂停华法林，同时口服低剂量维生素 K 可使 INR 2 天内下降至 4.0 以下[35]。然而，有 4 项 RCT 研究都发现，对于 INR 值中度升高（4.5～10.0）且不伴出血的患者，无论是否口服维生素 K，在随访的 1～3 个月间发生大出血和血栓栓塞事件的概率相似[33, 36–38]。

一项关于 INR＞10.0 且不伴活动性出血患者的回顾性研究发现，与安慰剂相比，低剂量口服维生素 K（2mg）72h 后 INR＞5.0 的发生率降低（11.1% vs. 46.7%）[39]，另一项前瞻性队列研究发现给予低剂量的维生素 K（2.5mg）可降低 90 天内大出血的发生率（3.9%）[40]。

基于现有数据，目前指南建议 INR 在 4.5～10.0 且不伴活动性出血的患者不需常规使用维生素 K。但由于 INR＞10.0 且不伴活动性出血的患者发生出血并发症的风险极高，建议其口服低剂量维生素 K（表 6–1）[41]。

与口服维生素 K 相比，皮下给药疗效较差，可能与吸收方式不同有关。临床试验表明皮下给药 24h 后，仅不足 50% 的患者 INR 降至 4.0 以下[42, 43]。同样，皮下给药也不如静脉给药有效。一项 RCT 研究发现，对于超治疗范围 INR 的患者，静脉注射低剂量维生素 K（0.5mg）比皮下注射维生素 K（3mg），INR 纠正更快（静脉注射和皮下注射给药 24h 后 INR 水平降至 5.0 以下的患者分别为 95% 和 45%）[44]。因此，基于现有证据，维生素 K 不应通过皮下给药。

INR 6.0～10.0 且不伴活动性出血的患者给予 2.5～5mg 维生素 K 口服和给予 0.5～1mg 维生素 K 静脉注射，在给药 24h 后 INR 下降的疗效相当[45, 46]，但静脉注射比口服起效更快。在一项针对 INR 6.0～10.0 且不伴活动性出血患者的 RCT 研究中发现，24 例静脉给予低剂量维生素 K 的患者，有 11 例在静脉给药 6h 后 INR 降至治疗范围，相比之下，23 例口服低剂量维生素 K 的患者，在给药 6h 后 INR 均未降至治疗范围[45]。对于肝功能正常的患者静脉给予高剂量维生素 K，INR 可在 2h 内降低，12～16h 恢复正常，而口服维生素 K 则需 24h 恢复正常[31, 44, 45, 47]。

表 6–1　有创操作前华法林的逆转

手术时间 = 第 0 天
• 在重大手术或高出血风险干预前 5 天停用华法林 • 在操作前 1 天复查 PT/INR 　– 如果 INR 仍为 1.4～1.9，则给予口服维生素 K 1mg
对于小操作（如单颗牙拔除），手术前可以不停用华法林，也可以在手术前 3～4 天停用，使 INR 降至 1.5～1.8

因此尽管没有前瞻性研究比较静脉和非静脉途径给予维生素 K 治疗 VKA 相关的出血事件，但从已有关于 INR 升高不伴出血患者的研究推断，静脉给予维生素 K 是治疗 VKA 相关大出血的首选方式。不过最佳静脉给药剂量仍缺乏共识，大多数研究的剂量在 5～10mg（表 6–1）。这种情况下，INR 的监测频率应为每 6～12 小时 1 次[47, 48]，且在首次给药 12h 后应再次给予相同剂量的维生素 K。值得注意的是，任何途径单次或累计给药导致的高剂量维生素 K 会使 VKA 恢复治疗后产生抵抗的风险增加[49]。

静脉给予维生素 K 可导致过敏反应，其发病率约为 3/10 000，此外有 1 例肌内注射后发生过敏反应报道，暂无口服或皮下给药发生过敏反应的报道[50]。大多数过敏病例为静脉快速注射以聚氧基化蓖麻油（polyethoxylated castor oil，PEO-CO）为载体的维生素 K 导致[31, 50]。作为药用级非活性赋形剂，PEO-CO 常用来乳化溶解油类及其他不溶于水的物质，在美国很多药物配方都会用到聚乙烯氧化物（polyethylene oxide，PEO），其他以 PEO 为载体的制剂（包括环孢素和顺铂）也有过敏反应的报道[51–54]。在使用维生素 K 前不建议常规使用抗组胺或皮质类固醇预防过敏，但在输液过程中应密切监测患者，对以往有过敏反应的患者可考虑预防性治疗[50]。为降低过敏反应发生的风险，推荐维生素 K 至少与 50ml 静脉液体混合，且输注时间不少于 20～30min 或给药速度不超过 1mg/min[31, 55]。目前使用卵磷脂和乙二醇混合配方的维生素 K 似乎比 PEO-CO 的维生素 K 更安全[56, 57]。由于口服维生素 K 不含 PEO-CO，到目前没有口服静脉维生素 K 制剂后发生过敏反应的报道。

（二）术前逆转华法林

基于华法林半衰期为 36～42h，以及确保维生素 K 依赖的凝血因子再生，INR 正常化和达到正常止血功能，建议在择期手术和某些有创检查前 5 天停用华法林[56, 58, 59]。由于患者个体差异，建议术前1天复查PT/ INR，以确保其降至正常[59]。服用华法林的患者如果手术前1天INR在1.4～1.9，可给予口服维生素K 1mg，91%的患者在第2天（即手术当天）INR即可降至1.5以下[59]。如果患者仅在手术前2天服用VKA，特别是服用半衰期比华法林更长的VKA（如阿昔可马罗或氟茚酮），使用该类似方法的有效率会降低[60]。对于某些低出血风险的手术，INR降至1.5～1.8也较安全，因此，停用华法林的时间可以更短。与外科医师或手术医师讨论围术期抗凝计划，以确保在INR部分逆转的情况下仍能发挥止凝血功能至关重要（表6–1）。

在没有出血或迫切需要有创操作的情况下，停用华法林使INR下降是治疗华法林相关凝血病最常用的策略[61]。虽然INR升高预示出血风险增加，但没有数据表明快速纠正超过治疗范围的INR能降低出血风险[31, 36]。关于围术期华法林和其他抗凝血药的使用将在第9章深入探讨。

（三）血浆

对于大出血的患者，输注血浆是逆转华法林抗凝作用最常用的策略之一。其主要原因是临床医师对血浆（含有所有维生素K依赖的凝血因子和其他血浆蛋白）的使用更熟悉[55]。但血浆中这些蛋白质的浓度相对较低（1U/ml），需要输注大量血浆才能显著降低INR。

活动性出血患者如果只输注血浆而不同时补充维生素K来逆转VKA，则可能发生反弹性凝血病，患者的PT/INR可能在输注血浆后很快得到纠正，但如果没有同时补充维生素K，INR可能在36～72h内反弹，甚至可能再次出血。这是因为输注的血浆中部分凝血因子的半衰期比华法林的半衰期短。因此，通过补充维生素K以保证肝脏合成足量且功能正常的维生素K依赖性凝血因子十分必要[55]。

其他与血浆输注有关的潜在风险和不足之处包括①治疗不及时，因为输注血浆需交叉配血和解冻（延迟可能超过30min）；②传播血源性病原体的风险，因为大多数血浆制品不会灭活病毒；③发生过敏反应的风险，其中包括荨麻疹（很常见）和过敏反应（发病率约为1/20 000）；④发生输血相关急性肺损伤（transfusion-related acute lunginjury，TRALI）的风险，每5000例输注新鲜冰冻血浆（fresh frozen plasma，FFP）的患者约发生1例[56, 62–67]。此外，大量输注血浆会导致输注时间长达数小时，更为重要的是导致血管内容量超负荷的风险[56, 62]。大出血时，FFP的推荐剂量通常为15ml/kg（10～20ml/kg），一个体重100kg的成年人需要相当于1500ml（4～6个单位）的FFP[62, 67]。一项小型RCT研究比较了单纯输注FFP与FFP和凝血因子Ⅸ复合浓缩液联合输注，尽管对8例单纯输注FFP的患者的中心静脉压进行了密集监测并使用了呋塞米利尿，仍有5例出现了血容量超负荷[66]。对于使用含有3种凝血因子的凝血酶原复合物浓缩物的患者，可输注少量的FFP来补充凝血因子Ⅶ[56]。

根据现有凝血酶原复合物浓缩物（prothrombin complex concentrate，PCC）的研究，建议仅在没有PCC的情况下，使用血浆治疗VKA相关的急性大出血（表6–2）[56, 62, 71, 72]。

（四）凝血酶原复合物浓缩物

PCC最初用于治疗血友病B[65, 73]，但现在主要用于预防和治疗与VKA治疗相关的出血[73]。与FFP相比,PCC不需要交叉配血，可在30min内完成输注，且没有容量超负荷的风险[55, 56, 73]。实际上，当血浆中维生素K依赖的凝血因子水平达到50%～100%，PCC的使用剂量仅为1～2mg/kg[73]。在最近的一项前瞻性研究中，PCC输注体积的中位数为90ml，输注时间超过12min[74]。这些制品也需进行病毒灭活或消除，如巴氏杀菌、纳米过滤、蒸汽加热和（或）添加去污有机溶剂[56, 73]。

凝血酶原复合物浓缩物是去除人混合血浆中的抗凝血酶和凝血因子Ⅺ后，通过离子交换层析法获得的[75]。不同的处理技术可以生产包含3或4种凝血因子的浓缩物，最终凝血因子浓度约为正常血浆的25倍[67]。目前世界各国有3种类型的PCC产品可供使用。

(1) 四因子PCC制品含有足量的维生素K依赖的凝血因子（因子Ⅱ、Ⅶ、Ⅸ、Ⅹ）以及蛋白C和蛋白S。由于四因子PCC含有肝素，所以HIT患者应避免使用[56]。

(2) 三因子PCC制品含有凝血因子Ⅱ、Ⅸ、Ⅹ和低水平的凝血因子Ⅶ。由于凝血因子Ⅶ的水平较低，会导致患者的凝血因子Ⅶ无法恢复正常，最终造成VKA诱导的凝血障碍逆转效果不佳[56, 62, 76]。尽

表 6–2　抗凝血药逆转方法 [68–70]

抗凝血药	代表药	逆转剂	剂量（备注）
维生素 K 拮抗药	华法林	口服维生素 K（无出血） 静脉注射维生素 K（出血） PCC FFP	• 1mg～5mg 口服（24h 内完全起效） • 5mg～10mg 静脉注射（6～12h 完全起效） KCentra® [68] • INR 2.0～3.9≥25U/kg • INR 4.0～–6.0 ≥35 U/kg • INR >6.0 ≥50 U/kg（建议同时静脉补充维生素 K） Profilnine® SD, Bebulin® [69, 70] • 1.0U/kg 乘以预期的凝血因子Ⅸ增加百分率（在替代治疗期间应监测血浆凝血因子Ⅸ水平） • 10～15ml/kg（如果没有 PCC），同时补充维生素 K
肝素	UFH	硫酸鱼精蛋白	• 每 100 个抗 Xa 单位的 UFH 给予 1mg（此前 3～4h 内使用 UFH），可立即完成逆转 • 总剂量不超过 50mg
	LMWH	硫酸鱼精蛋白	• 每 100 个抗 Xa 单位的 LMWH 给予 1mg（此前 8h 内使用 LMWH） • 每 100 个抗Xa 单位的 LMWH 给予 0.5mg（如果首次给药后出血没有得到控制或出血前超过 8h 使用最后 1 次 LMWH） • 总剂量不超过 50mg（不能完全逆转）
戊糖	磺达肝癸钠	重组凝血因子Ⅶa	• 90μg/kg 静脉注射（研究对象为健康志愿者；无出血患者的临床研究）
	Idrabiotaparinux[a]	抗生物素蛋白	• 75～100mg 静脉注射（试验性治疗）
直接凝血酶抑制药	胃肠外用药	• 阿加曲班 • 比伐卢定 • 来匹卢定[b]	• rFⅦa（在临床有出血时没有相关研究或推荐剂量，典型剂量为 80～90μg/kg）；血液透析 • rFⅦa 和高通量毛细管膜的血液透析
	口服（达比加群酯）	依达赛珠单抗	以静脉注射的方式给予 2 次 2.5g（每次 50ml），间隔 15min
口服直接因子Xa 抑制药[c]	阿哌沙班 利伐沙班	Andexanet alfa[d]	• 阿哌沙班治疗：在 15～30min 给予 400mg 静滴，随后 480mg 静滴不低于 2h • 利伐沙班治疗 – 如果最后 1 次使用超过出血前 7h：在 15～30min 内给予 400mg，随后 480mg 静滴不低于 2h – 如果最后 1 次剂量在出血前 7h 内：在 15～30min 内给予 800mg，随后 960mg 静滴不低于 2h

PCC. 凝血酶原复合物浓缩物；FFP. 新鲜冷冻血浆；rFⅦa. 重组凝血因子Ⅶa；UFH. 普通肝素；LMWH. 低分子肝素
a.FDA 未批准；b. 在美国已经不可用；c. 迄今为止，ANNEXA-4 中没有接受依度沙班治疗的患者数据；d. 尚未得到 FDA 的批准

管存在这种担忧，但已有报道称在没有同时输注 FFP 的情况下，三因子 PCC 也可逆转华法林相关凝血病[56, 77–79]。

(3) 活化的 PCC 制品含有治疗水平的活化凝血因子Ⅶa 和Xa 及非活化凝血因子Ⅱ和Ⅸ。在美国，其适应证为治疗伴有凝血因子抑制物的血友病 A 型和 B 型患者的出血和围术期出血管理，但其也已经被“超范围”的用于逆转华法林相关凝血病。

尽管不同 PCC 制品的最佳剂量尚未确定，但 PCC 在纠正 INR 方面，明显比 FFP 更有效[55, 56, 62, 66, 80–90]。唯一一项对比 PPC 和单独使用 FFP（即不同时使用维生素 K）的 RCT 研究显示，在使用华法林抗凝、需要介入手术的机械心脏瓣膜患者中，三因子 PCC 制剂在降低 INR 方面比 FFP 更有效[90]。在这项研究中，在使用 PCC 或 FFP 治疗后的 15min 至 48h 内连续测量 INR。在给药 48h 后，PCC 组和 FFP 组分别有 76% 和 20% 的患者达到目标 INR（INR＜2.5）[90]。最近的一项纳入了 5 个 RCT 和 8 个观察性研究的 Meta 分析发现，与 FFP 相比，使用 PCC 更能在短时间内纠正 INR，使 INR 恢复正常[89]。

早期关于三因子或四因子 PCC 的研究表明其纠正 INR 的速度更快，但需要到 PCC 注射后的数个小时。在一项对 17 例 VKA 相关颅内出血患者的研究中发现，使用三因子 PCC 可在 4.8h 内使 INR 从 2.8 降至 1.2，而仅使用 FFP 的患者在 7.3h 内 INR 约从 3.0 降至 1.7 [81]。类似地，一项小的 RCT 研究比较了凝血因子Ⅸ复合物浓缩物和 FFP 联合使用与 FFP 单独使用的患者，发现与单独使用 FFP 相比，联合使用凝血因子Ⅸ和 FFP 的患者 INR 降至正常的速度更快（联合使用和单独使用的时间分别为 2.95h 和 8.9h）[66]。

虽然有一项研究显示，对于 INR 达到目标范围，四因子 PCC 的个体化治疗方案并不比固定剂量更有效 [83]，但越来越多的证据表明，应根据初始 INR 给予不同剂量的四因子 PCC，对 INR 基线值较高的患者使用较高的剂量才能更有效地逆转 INR [56, 74, 84, 85]。在一项前瞻性研究中，使用四因子 PCC 可使 93% 的患者 INR 降至 1.3 以下 [74]。这项研究根据初始 INR 使用不同剂量的 PCC：INR 值为＜4.0、4.0～6.0、＞6.0 的给药剂量分别为 25U/kg、35U/kg 和 50U/kg [74]。也有研究报道输注四因子 PCC 可在 10～30min 逆转 INR [74, 84, 86]。此外，建议患者接受 PCC 治疗的同时补充维生素 K [56, 62, 81]。

在一项前瞻性历史病例队列对照研究中，40 例 INR＞5 的患者单纯接受低剂量（25U/kg）或高剂量（50U/kg）的三因子 PCC 治疗，发现其逆转 INR 的作用并不十分理想 [76]。在低剂量组和高剂量组中，分别只有 50% 和 43% 的患者达到 INR＜3.0 的目标，相比之下，仅输注 FFP 历史对照组中有 63% 的患者 INR＜3.0 [76]。额外输注 FFP（平均 2 个单位）后，PCC 低剂量组和高剂量组 INR＜3.0 的达标率分别升至 89% 和 88% [76]。此外，一项回顾性队列研究显示：仅 58% 的患者接受三因子 PCC 后 INR 完全逆转 [91]，其余 42% INR 逆转不充分的患者，其 INR 基线值明显高于完全逆转的患者（INR 分别为 3.5 和 2.5），但实际上 INR 3.5 也仅为中等水平 [91]。另一项使用三因子 PCC 的小规模前瞻性队列研究也表明，INR 基线水平最高的患者 INR 的逆转率最低 [92]，初始 INR 为 2.0～4.0、4.0～6.0 和＞6.0 的患者完全逆转 INR 的比例分别为 89%、33% 和 0% [92]。

尽管在逆转 VKA 相关凝血病方面，三因子 PCC 比单独输注 FFP 更有效，但对于 VKA 诱导出血可能不能只选择 PCC，还需同时输注血浆 [62]。但是最近有报道称，在没有同时输注 FFP 的情况下，华法林相关凝血病也被三因子 PCC 成功逆转，所以目前这一建议还有争议 [56, 77-79]。且由于缺乏前瞻性的 RCT 研究来比较不同的 PCC 制品与或不与 FFP 同时输注，所以还无法给出明确建议。基于迄今为止已有数据和相关前瞻性随机研究，四因子 PCC 比三因子 PCC 更适合逆转 VKA 诱导的凝血病 [62]。

PCC 虽然可以有效地纠正 VKA 相关凝血障碍的实验室指标，但临床止血效果的数据却非常有限。一项前瞻性研究发现 VKA 相关的大出血（n=17）或需要立即逆转 INR 以进行急诊有创操作（n=26）的患者，给予四因子 PCC 使 98% 的患者（n=42）临床止血效果达到“良好或非常好”。此外，在一个小规模研究中以临床和影像学作为标准，发现 PCC 与降低颅内出血相关 [81]。

关于 PCC 安全性的数据很有限。虽然也有极少量 PCC 相关血栓栓塞事件的报道，但其准确的发生率尚不清楚。在一项前瞻性研究中，接受四因子 PCC 治疗的 43 例患者中出现了 1 例致命性肺栓塞（pulmonary embolism，PE）[74]。一篇文献综述报道，在 460 例因逆转 VKA 而接受 PCC 治疗的患者中，血栓栓塞事件发生率为 1.5%（n=7）[88]。在一篇分析 PCC 快速逆转 VKA 的 Meta 分析中发现（纳入 27 个研究），血栓栓塞事件发生率为 1.8% [93]。一篇分析了 5 项 RCT 和 8 项观察性研究的 Meta 分析发现，使用 PCC 与较低的全因死亡率相关（OR=0.56；P=0.006），使用 PCC 或 FFP 后发生血栓栓塞事件的风险无统计学差异（OR=0.91）[89]。

（五）重组凝血因子Ⅶa

重组凝血因子Ⅶa（rFⅦa）于 1983 年被首次报道用于治疗血友病 A 患者的出血 [94]。基于目前对体内正常止血的认识，rFⅦa 可能通过与血管损伤部位暴露的组织因子结合启动凝血，导致凝血酶生成增加。然而，rFⅦa 可与活化的血小板甚至可能存在功能障碍的血小板相互作用，通过这种不依赖于组织因子的途径导致凝血酶的大量生成 [55, 95, 96]。使用 rFⅦa 逆转 VKA 相关凝血病和出血的研究有限，因此 rFⅦa 没有被特别批准用于 VKA 的逆转。尽管如此，在注射醋硝香豆素的健康志愿者中，INR＞2.0 可被 rFⅦa 完全纠正。接受高剂量醋硝香豆素（即＞120μg/kg）的健康志愿者，INR逆转可能需要24h以上[97]。在两个存在大出血或需快速逆转INR以进行急诊干预患者的小规模研究中，输注rFⅦa 2h内导致INR不同程度的降低[98, 99]。在另一个小规模研究中，7例患者因使用华法林引起颅内出血，经rFⅦa治疗后，平均INR从2.7完全纠正到1.2以下，不过部分患者同时接受了维生素K和FFP治疗[100]。

值得注意的是，INR纠正后达到实验室终点并不一定等同于达到止血的临床终点。在VKA诱导出血的动物模型中，尽管rFⅦa纠正了INR，但是没有达到足够的临床止血效果[101]。一项小规模关于VKA相关颅内出血的研究发现，rFⅦa不仅充分逆转了VKA相关凝血病，而且也达到了控制出血的临床目标[102]。此外，一些病例报告和另一项小规模病例研究发现，rFⅦa使用能有效控制VKA导致的出血[103, 104]。使用VKA的患者若需要进行有创操作，rFⅦa也可以有效预防出血[98, 103]。

存在抑制物的血友病患者出血时，rFⅦa通常静脉一次性团注90μg/kg，给药时间2～5min。此剂量可使80%～93%以上的该类患者在2～3h内止血[104]。相比之下，目前尚无rFⅦa治疗VKA相关大出血的前瞻性试验，因此对于该适应证尚无明确的推荐剂量。病例报告和小规模病例研究中，使用rFⅦa治疗伴或不伴出血的VKA相关凝血病的剂量差异较大，从5～320μg/kg[99, 98, 102, 104]。值得注意的是，由于PCC同时含有半衰期比凝血因子Ⅶ更长的其他维生素K依赖的凝血因子，所以rFⅦa的血浆半衰期（约2h）远短于PCC（约8h）[104]。因此，使用rFⅦa需要警惕INR反弹以及临床出血复发。

此外，rFⅦa治疗伴或不伴出血的VKA相关凝血病的安全性尚不明确。相对于血友病患者而言，因处于血栓前状态使用VKA抗凝的患者，也要注意血栓栓塞并发症的风险。尽管尚无准确的数据表明因使用rFⅦa逆转VKA导致血栓栓塞，但有报道称使用rFⅦa治疗血友病和非抗凝血药相关的颅内出血的患者，其动静脉血栓形成与rFⅦa治疗有关[104–107]。在接受rFⅦa治疗的血友病患者中，约有1%出现血栓栓塞事件[105]，也有发生急性心肌梗死（myocardial infarction，MI）的报道[104, 106]。在一项随机、双盲、使用安慰剂作为对照的试验中，使用rFⅦa（剂量不等，40μg/kg、80μg/kg、160μg/kg）治疗颅内出血的患者（此前未接受其他任何抗凝治疗），其血栓发生率为7%（n=21）[107]。其中76%为动脉血栓（ACS和急性缺血性卒中），24%是静脉血栓（急性深静脉血栓和肺栓塞）。这些栓塞事件有4例发生在rFⅦa给药72h内[107]。尽管没有前瞻性的RCT研究对比rFⅦa和PCC，据估计rFⅦa的血栓栓塞事件的发生率可能是PCC的3倍（rFⅦa和PCC分别为24.6/10 000和8.2/10 000）[108]。

1999年美国食品药品管理局批准rFⅦa用于血友病A、血友病B、体内存在凝血因子Ⅷ或Ⅸ抑制物患者出血的治疗。2005年，FDA扩大了rFⅦa的适应证范围，增加了伴或不伴抑制物的血友病A或B患者外科手术时使用，以及治疗凝血因子Ⅶ缺乏所致的出血。FDA不良事件报告系统（adverse event report system，AERS）数据库回顾显示，2000—2004年接受rFⅦa治疗的住院患者估计增加了13倍[109]。在此期间，有185例发生血栓栓塞，其中52%发生在rFⅦa给药24h内。超说明书使用rFⅦa是大多数不良事件的原因（n=151）[109]。动脉血栓栓塞（arterial thromboembolism，ATE）事件（54.1%）包括急性缺血性卒中（21.3%），急性MI（18.6%），累及肝、肾、脾、股动脉和髂动脉的外周动脉栓塞（14.2%）。VTE事件包括急性PE（17.5%），累及下肢、颈内静脉、肠系膜上静脉、门静脉、肾静脉和视网膜静脉的急性DVT（22.9%）。此外还有包括体外膜氧合（extracorporeal membrane oxygenation，ECMO）管道、血液透析导管和移植物的相关血栓（5%）。在已报道的50例死亡病例中，36例（72%）可能死于血栓栓塞[109]。这些发现引起了rFⅦa可能在非血友病患者中更易致血栓的担忧。

重组凝血因子Ⅶa用于逆转VKA相关凝血病或出血未获美国食品药品管理局批准。根据现有数据，且考虑到现在有更适合逆转VKA的方法，因此只有在极端情况下才考虑使用rFⅦa，比如PCC不可用且FFP输注时间太长不能迅速逆转INR的致命性出血[55, 62, 110]。也有人建议将rFⅦa作为一种“抢救”方案，用于PCC和FFP输注不能控制的出血或无法完全逆转INR的情况[55, 62, 110]。

四、肝素

UFH和LMWH已被批准用于预防和治疗静脉和动脉血栓栓塞事件。肝素于1916年由McLean和Howell发现[111]，而LMWH出现于1976年[112–114]。

肝素是一种带负电荷的多糖，其结构中存在一个葡萄糖胺单元，内含一个高亲和力的戊糖序列，可与抗凝血酶的赖氨酸位点结合使其激活发挥抗凝作用[115-120]。这种结合导致抗凝血酶的精氨酸反应位点构象发生变化，使其成为许多凝血因子的快速抑制药，其中包括凝血因子Ⅱa（凝血酶）、Ⅸa、Ⅹa、Ⅺa和Ⅻa[116-118]。这些受抑制的凝血因子中，Ⅱa和Ⅹa最为敏感。肝素诱导抗凝血酶构象改变后使其抗凝血酶的作用增速数千倍。

肝素必须同时与抗凝血酶和凝血酶结合，才可发挥抑制凝血酶（凝血因子Ⅱa）的作用[121]。肝素通过其独特的戊糖序列与抗凝血酶结合，并至少需要13个额外的糖单位才可同时与凝血酶结合。链长小于18个糖单位的UFH不能与抗凝血酶和凝血酶同时结合[121]。肝素对凝血因子Ⅹa的抑制作用，依赖于肝素通过独特的戊糖序列与抗凝血酶结合，但不需要同时与因子Ⅹa结合[119, 121]。对于临床剂量的UFH，只有其中的1/3能与抗凝血酶结合发挥抗凝作用[121]。

LMWH是由较大的UFH分子通过化学解聚或酶解聚作用生成的小分子片段，其链长小于18个糖单位，因不能与抗凝血酶和凝血酶同时结合，而无法抑制凝血酶。一些临床在用的LMWH具有一定的抗Ⅱa活性，但主要通过抗Ⅹa发挥其抗凝作用。这是因为LMWH能够通过其独特的戊糖序列与抗凝血酶结合，促进抗凝血酶对因子Ⅹa的抑制作用[121-124]，所以LMWH是因子Ⅹa的间接抑制药。

尽管UFH抑制Ⅱa和Ⅹa的效能为1∶1，但其抗凝作用主要通过抑制Ⅱa体现，因为肝素–抗凝血酶复合物使人Ⅱa失活的敏感性是Ⅹa的10倍[118-121]。相反，LMWH的抗Ⅱa活性远低于UFH，其主要通过抑制Ⅹa发挥其抗血栓和抗凝作用[121]。aPTT时间的延长可反映UFH的抗凝效果（抗Ⅱa活性），但不可以反映LMWH的抗凝效果，这是因为LMWH的抗Ⅹa/抗Ⅱa效能的比例介于（2∶1）～（4∶1）[121, 125-129]。

与UFH相比，LMWH抗Ⅱa效能较低[125]，抗凝作用可预测性更强，与带正电荷的血浆蛋白和（或）细胞蛋白的非特异性结合较少，免疫原性较弱，对破骨细胞激活能力较低。这些差异使LMWH具有较长的血浆半衰期（可允许每天皮下给药1次或2次），HIT发生率降低，骨质疏松症发生率降低。此外，在肾功能正常的个体中，LMWH药代动力学和药理学的可预测性更强，因此不需要实验室监测[121]。

硫酸鱼精蛋白

静脉给予UFH常用临床剂量后，其血浆半衰期为60～90min，因此UFH停药后，UFH的大部分抗凝作用在4h内消失[130]。如果发生大出血，硫酸鱼精蛋白可用于中和UFH，迅速逆转UFH的抗凝作用。鱼精蛋白是一种来源于鱼精子的阳离子蛋白，它可与阴离子分子UFH结合形成一种稳定的盐，中和率为肝素100U∶硫酸鱼精蛋白1mg[130]。由于UFH的血浆半衰期较短，使用硫酸鱼精蛋白逆转UFH的抗凝作用时，计算硫酸鱼精蛋白给药剂量只需考虑硫酸鱼精蛋白给药前3～4h内的UFH给药总量（包括团注）（表6–2）。活化部分凝血活酶时间（activated partial thromboplastin time，aPTT）时间缩短可证实硫酸鱼精蛋白的中和作用[131]。硫酸鱼精蛋白中和肝素后凝血酶时间（thrombin time，TT）也应恢复正常。硫酸鱼精蛋白血浆半衰期约为7min[130]。

硫酸鱼精蛋白只能部分逆转LMWH的抗凝作用，因为它只能中和LMWH大分子量分子的抗Ⅱa活性，而不能完全中和LMWH的抗Ⅹa活性[121, 132-136]。因此，硫酸鱼精蛋白只能中和依诺肝素约60%的抗凝作用或达肝素约80%的抗凝作用。硫酸鱼精蛋白中和抗Ⅹa活性的程度与LMWH的总硫酸盐含量密切相关，理论上，硫酸鱼精蛋白中和达肝素的能力比中和依诺肝素更强，但没有临床数据来证实或反驳这一假说。在动物模型中，即使抗Ⅹa活性持续存在，硫酸鱼精蛋白仍可以有效控制微血管出血[137-139]。然而，尚不清楚硫酸鱼精蛋白对抗Ⅹa活性的不完全中和能否在人体内有效控制出血。一项接受体外循环心脏手术的小规模研究，在3例大出血的患者中使用硫酸鱼精蛋白，有2例患者未能控制出血[140]。

逆转LMWH相关出血事件的硫酸鱼精蛋白使用剂量不是基于临床研究，而是根据厂家的建议：1mg鱼精蛋白/100U抗Ⅹa（如果最后一剂LMWH给药时间在8h内）。如果最后一剂LMWH给药时间超过8h，或者出血持续存在，则剂量应调整偏小（0.5mg鱼精蛋白/100U抗Ⅹa）[130]（表6–1）。

已报道的鱼精蛋白单次静脉团注给药导致的严重不良反应包括低血压、心动过缓和过敏反应。有较高风险发生这种严重过敏反应的人群（包括曾经接触过鱼精蛋白或含有鱼精蛋白的胰岛素的患者、有输精管切除术病史的患者、对鱼过敏的患者。对于可能存在较多鱼精蛋白抗体的患者），可以考虑预防性使用抗组胺药或类固醇[130]。

五、试验性治疗

有个案报道 1 例接受 LMWH 和阿司匹林治疗的急性肾衰竭患者使用 rFⅦa 成功控制了出血[141]。人工合成的鱼精蛋白（重组鱼精蛋白，variant）在动物试验模型中能有效逆转 LMWH 的抗凝作用（包括其抗Ⅹa 活性），但目前尚未有用于人体研究的报道[130, 142, 143]。

Andexanet alfa 是一种经过修饰的Ⅹa“诱捕剂”，它不具有Ⅹa 的活性，其高亲和力位点能够与直接或间接因子Ⅹa 抑制药结合而发挥拮抗的效果[144]。ANNEXA-4 是一项正在进行的前瞻性开放性研究，评估阿哌沙班、利伐沙班或依诺肝素抗凝所致急性大出血时使用 Andexanet alfa 治疗的效果[145]。发表的中期报告中共有 67 例患者纳入研究，但只有 4 例每天使用 90～200mg 依诺肝素的患者出现了大出血。这些患者抗Ⅹa 的基线水平为 0.4～0.6U/ml，因此只有 1 例患者被纳入疗效分析（＜0.5U/ml 的患者纳入安全性分析研究，不纳入疗效分析研究）。对这例患者单次团注给药后立即检测，依诺肝素的抗Ⅹa 活性从 0.61U/ml 降低到 0.15U/ml，给药 2h 后为 0.19U/ml，给药 4h 后恢复到 0.46U/ml。因此，Andexanet alfa 被认为是一种潜在的依诺肝素逆转药，但仍需要 ANNEXA-4 研究中依诺肝素治疗患者的更多研究数据来证实[145]。

Ciraparantag 是一种合成的水溶性分子，能够直接与阴离子分子结合。因此，它有可能中和包括 UFH 和 LMWH 在内的多种抗凝血药的作用。在一项Ⅰ/Ⅱ期试验中，每组有 10 例健康受试者参加了 4 组剂量递增的试验，先单次皮下注射 1.5mg/kg 的依诺肝素，约 4h 后通过静脉给予不同剂量的 Ciraparantag（100～300mg）或安慰剂[146]。通过比较研究组和对照组的全血凝固时间，证实 Ciraparantag 可迅速完全逆转依诺肝素的抗凝作用。两组全血凝固时间在静脉给药 12h 和 24h 后差异消失，血浆高凝标志物（D-二聚体，凝血酶原片段 F1+2）水平不再增加[146]。

六、戊糖

合成的五糖戊聚糖（磺达肝癸钠）是一种间接因子Ⅹa 抑制药，可结合至抗凝血酶加速因子Ⅹa 的灭活。其仅由独特的戊糖序列组成，链长极短，与抗凝血酶分子赖氨酸结合位点具有高亲和力，同时不包含额外的糖胺聚糖类残基，因而不能与凝血酶结合。所以磺达肝癸钠可增强抗凝血酶的抗Ⅹa 活性，而不影响因子Ⅱa 活性[120, 121, 147－149]。

磺达肝癸钠是一种合成的独特的戊糖序列模拟物，通过修饰结构增加了其对抗凝血酶的亲和力和血浆半衰期（17～21h）。其抗Ⅹa 活性约为 LMWH 的 7 倍[130]。另外两种合成的戊糖艾卓肝素和艾比肝素钠已经完成了治疗 VTE 的Ⅲ期临床试验。与磺达肝癸钠相比，艾卓肝素的血浆半衰期（约 130h）更长，每周给药 1 次，治疗超过 12 周后，其消除半衰期约 600h[150]。在Ⅲ期临床试验中，艾卓肝素达到稳态（35 天）后，其终止半衰期（$t_{1/2}$）延长至 60 天[151, 152]。

目前还没有逆转戊糖抗凝作用的专属拮抗药。硫酸鱼精蛋白不能与磺达肝癸钠结合发挥拮抗作用[130]。一项健康志愿者随机、安慰剂对照研究评估了 rFⅦa 对磺达肝癸钠和艾卓肝素的逆转效果[153, 154]，结果表明，单次静脉注射 rFⅦa（90μg/kg）6h 内可使 aPTT、PT 凝血酶生成时间（TGT）和内源性凝血酶生成潜力（ETP）恢复正常[153, 154]。一项纳入 8 例使用磺达肝癸钠发生大出血的小规模病例研究发现，患者一次性静脉注射 90μg/kg rFⅦa（部分患者还同时输注 FFP），在 rFⅦa 给药 6h 内，4 例患者的出血得到充分控制，但有 3 例患者的出血控制不佳[155]。

艾比肝素钠由艾卓肝素分子组成，并在艾卓肝素非还原末端葡萄糖的 2 号位置添加生物素片段[150]。生物素的添加位置不与抗凝血酶相互作用，只影响戊糖的抗Ⅹa 活性[156, 157]。生物素化的艾卓肝素分子是专门研发的可以被亲和素完全逆转的药物[150]。亲和素是从多种动物蛋清中提取的一种四聚体蛋白质；动物模型研究表明其抗原性低，血浆半衰期为 2min[158]。由于和生物素有高亲和力，亲和素被用于体外生物素化蛋白的检测[159]。在动物模型中，亲和素 1：1（摩尔比）完全中和艾比肝素钠的抗Ⅹa 活性，给药 5 天后未观察到任何反弹现象[157]。一项安慰剂对照、双盲Ⅰ期临床研究，对接受艾比肝素钠的健康志愿者，随机静脉滴注单次 30min 亲和素或安慰剂[160]，检测使用亲和素（剂量分别为 25mg、75mg 和 100mg）前后因子Ⅹa 活性的变化。在 25mg 剂量时，亲和素使艾比肝素钠的抗Ⅹa活性逆转66%，在75mg和100mg剂量时逆转达84%～90% [160]。此外，EQUINOX试验的一项前瞻性子研究中，接受每周1次为期6个月艾比肝素钠注射的55例患者，随机使用亲和素（*n*=33）或安慰剂（*n*=22），其抗Ⅹa活性逆转的程度与健康志愿者研究相似。在健康志愿者（随访14天）和DVT患者（随访5天）研究结束时，没有抗Ⅹa活性反弹的证据，也没有证据表明静脉注射亲和素3个月后VTE复发 [160]。但是在美国艾比肝素钠未被批准用于预防或治疗VTE。

七、肠外直接凝血酶抑制药（DTI）

重组水蛭素（地西卢定、来匹卢定）和合成多肽（比伐卢定、L-精氨酸、阿加曲班）可直接与凝血酶的活性部位结合而发挥抗凝作用。由于仅抑制Ⅱa的活性，使用后患者TT延长，并可检测aPTT来评估抗凝效果 [130]。

DTI没有特定的逆转药物，报道的试验性疗法包括rFⅦa和醋酸去氨加压素（DDAVP）。重组凝血因子Ⅶa可减少动物模型中DTI相关的出血。一项研究显示，在加入美拉加群的健康志愿者全血中添加重组rFⅦa后可恢复凝血酶的生成能力 [161]。但目前尚不清楚实验室检测的凝血酶生成恢复是否能使DTI相关出血的临床患者受益。使用r-水蛭素治疗患者的血液进行体外实验发现，使用DDAVP（一种合成的抗利尿激素的类似物）可以降低r-水蛭素的抗凝作用 [162]。DDAVP也可缩短持续输注DTI动物模型中的自发性再出血时间 [163]。有报道发现大量输入冷沉淀（＞10U）也可发挥作用 [164]。

血液透析可以去除血浆中的阿加曲班和比伐卢定，而使用50 000道尔顿的高通量毛细管膜进行血液透析，可能对去除血浆中的来匹卢定有效 [130]。

八、口服直接凝血酶抑制药

达比加群酯是一种直接与凝血酶分子活性位点结合且可被逆转的口服DTI（因子Ⅱa）。达比加群酯是前体药物，经口服吸收后迅速转化为活性药物达比加群。口服1～3h达峰值水平，其血浆半衰期为14～17h [165]。它被批准用于NVAF患者心源性栓塞卒中的预防，以及急性VTE的预防和治疗。

少量数据支持在达比加群摄入2～3h给予活性炭可减少达比加群的胃肠道吸收。因此，活性炭对于摄入达比加群后不久发生的药物过量或大出血事件可能是有用的 [166]。鉴于达比加群与血浆蛋白的结合有限且具有亲脂性，也可以考虑血液透析治疗达比加群相关的出血事件 [167, 168]。

不幸的是，在一项随机对照的交叉性研究中，12名志愿者每天2次，每次150mg口服达比加群，持续用药2.5天后，单次输注四因子PCC 50U/kg不能纠正达比加群所致的凝血时间异常（aPTT、TT和ECT），也不能恢复其凝血酶生成的能力 [169]。同样，在健康人体内注射rFⅦa，也不能逆转DTI美拉加群的抗凝作用 [170]。

依达赛珠单抗是一种针对达比加群的单克隆抗体，它既可以与游离的达比加群结合，也可与达比加群-凝血酶复合物结合，其结合达比加群的亲和力比凝血酶高350倍，因此可立即逆转达比加群的抗凝作用 [171, 172]。因不具有凝血酶样的酶活性，依达赛珠单抗不能与凝血酶样底物结合，故在体外没有促凝作用。在猪外伤模型的临床前研究中，依达赛珠单抗可立即逆转达比加群的抗凝作用，减少失血 [173]，对大鼠动物模型也可减少出血 [174]。18—45岁的健康男性志愿者Ⅰ期临床试验发现，注射依达赛珠单抗5min或1h后血药浓度达到峰值 [175]。

RE-VERSE AD是一项正在进行的前瞻性队列研究，旨在评价依达赛珠单抗的有效性和安全性。研究分为两组，组1为发生了达比加群治疗相关严重出血事件的患者；组2为因急诊手术或有创操作需要正常止血且不能延迟超过8h的患者 [176]。中期研究纳入了90例患者，中位年龄76岁，1例患者使用达比加群治疗急性VTE。共使用依达赛珠单抗5g，分2次静脉团注，1次2.5g（50ml）。RE-VERSE AD主要关注达比加群抗凝作用的最大逆转百分比，用第1次注射后即刻到第2次注射后4h的稀释凝血酶时间（dilute thrombin time，dTT）或蝰蛇毒凝血时间（ecarin clotting time，ECT）进行评估。其次关注完全逆转达比加群抗凝作用患者的百分比、血浆达比加群浓度下降的程度和患者的临床结局（组1：出血的时间；组2：止血的效果）。在该队列分析中期研究中，约2/3的患者服用达比加群的剂量为每次110mg，每天2次；27%的患者每次150mg，每天2次；2%的患者每次75mg，每天2次。组1中最常见的严重出血事件为胃肠道出血（39%）、颅内出血（35%）和创伤相关出血（20%）[176]。

88% 和 98% 患者 dTT 和 ECT 结果提示，其体内达比加群在数分钟内被快速且完全逆转。除 1 例患者外，其余患者血浆达比加群浓度均＜20ng/ml，证实几乎没有抗凝作用的残留。依达赛珠单抗给药 24h 后 79% 的患者仅检测出极低浓度的未结合达比加群（＜20ng/ml）。组 1 中位止血时间为 11.4h，组 2 中 92% 的患者术中止血功能正常[176]。

此中期研究共报告 5 个血栓事件，部分患者出现以下一个或多个事件：急性 DVT、PE、左房血栓形成、NSTEMI 和急性缺血性卒中。1 例患者在服用依达赛珠单抗后 72h 内出现急性 DVT 和 PE[176]。

目前，依达赛珠单抗已获 FDA 批准用于逆转达比加群相关的大出血事件（表 6–2）。

九、口服直接因子Ⅹa 抑制药

UFH、LMWH 和重组戊糖为间接因子Ⅹa 抑制药，依赖于与抗凝血酶结合而发挥抗凝作用。与它们不同的是，阿哌沙班、艾多沙班和利伐沙班是口服直接因子Ⅹa 抑制药，可直接抑制因子Ⅹa 活性。口服后 1～3h 内血浆水平达到峰值，在肾功能正常的情况下，利伐沙班、阿哌沙班和艾多沙班血浆半衰期分别为 5～9h、8～15h 和 9～11h[165]。

在动物模型中，rFⅦa 未能控制利伐沙班过量导致的出血[177]。然而，一项随机、对照、交叉研究中，12 名健康志愿者接受治疗剂量的利伐沙班 2.5 天，再给予四因子 PCC（50U/kg），几乎可使 PT 立即恢复正常，且内源性凝血酶生成潜力（endogenous thrombin potential，ETP）完全恢复[169]。

研究表明，活性炭可降低健康受试者摄入 6h 内的血浆阿哌沙班水平，用药后 2h 内给予活性炭效果最好[178]。因为利伐沙班和阿哌沙班蛋白结合度较高，所以不太可能通过血液透析将其从血浆中去除[167]。

Andexanet alfa 是一种特殊的逆转药，既可以中和直接因子Ⅹa 抑制药，也可中和间接因子Ⅹa 抑制药[144]。它是一种重组的、修饰后的因子Ⅹa 诱饵，与直接（或间接）因子Ⅹa 抑制药高度亲和，进而 1∶1 的中和其抗凝作用[144]。Andexanet alfa 在结构上与人凝血因子Ⅹa 相似，其活性位点上的丝氨酸残基被丙氨酸残基取代，因此它不具有人凝血因子Ⅹa 的酶活性，但可与血液中因子Ⅹa 抑制药结合，因而使得机体自身凝血因子Ⅹa 的活性恢复。前期的动物和人体体外研究表明，Andexanet alfa 能迅速和完全逆转直接因子Ⅹa 抑制药的抗凝作用，恢复机体止血功能和减少出血。Andexanet alfa 的血浆半衰期约为 1h[144, 179]。

ANNEXA-A 和 ANNEXA-R 为双盲、安慰剂对照的临床试验，在健康志愿者中分别研究 Andexanet alfa 对阿哌沙班和利伐沙班抗凝作用逆转的能力以及其安全性[180]。Andexanet alfa 可单次静脉团注 400mg，或者团注 400mg 后再以 4mg/min 的剂量滴注 2h。在 ANNEXA-A（阿哌沙班）和 ANNEXA-R（利伐沙班）试验中分别纳入了 24 名和 27 名志愿者。主要结果是抗Ⅹa 活性（发色底物法检测）变化的百分比。次要结果包括抗Ⅹa 活性下降≥80% 的志愿者比例、未结合血浆Ⅹa 抑制药变化百分比、凝血酶生成的变化（ETP 测量的基线与给予 Andexanet alfa 或安慰剂后最低值的差值）。在接受阿哌沙班的志愿者中，单次静脉团注 400mg Andexanet alfa，抗Ⅹa 活性降低 94%，非结合阿哌沙班浓度降低 9.3ng/ml，所有参与者凝血酶生成恢复。相比之下，在安慰剂组中，抗Ⅹa 活性仅下降 21%，非结合阿哌沙班浓度仅下降 1.9ng/ml，只有 11% 的参与者凝血酶生成恢复。在接受利伐沙班的参与者中，单次静脉团注 400mg Andexanet alfa，抗Ⅹa 活性降低 92%，非结合利伐沙班浓度下降 23.4ng/ml，96% 的参与者凝血酶生成恢复，而在安慰剂组中抗Ⅹa 活性降低 18%，非结合利伐沙班浓度下降 4.2ng/ml，7% 的参与者凝血酶生成恢复[180]。

ANNEXA-4 研究是一项正在进行的多中心、前瞻性、开放性的单组研究，评估 Andexanet alfa 在治疗阿哌沙班、利伐沙班或依诺肝素等抗凝治疗相关急性大出血中的作用[145]。中期报告共纳入 67 例患者，所有患者都接受了 andexanet alfa 单次大剂量（15～30min 内）静脉团注，然后持续滴注 2h。对于在末次阿哌沙班或利伐沙班后 7～18h 内发生急性出血事件的患者，Andexanet alfa 单次团注剂量为 400mg，滴注剂量 480mg。对于在末次利伐沙班（或阿哌沙班）不足 7h 发生急性出血事件的患者，Andexanet alfa 单次团注剂量为 800mg（或 400mg），滴注剂量 960mg（或 480mg），评估这些患者用给药 12h 后抗Ⅹa 活性和临床止血效果。共有 32 例患者接受利伐沙班（中位每日剂量 20mg），31 例患者接受阿哌沙班（中位每日剂量 5mg）。上述接受抗凝治疗的所有患者中，33 例出现消化道出血，28 例出现颅内出血。在纳入疗效分析研究的患者中（抗Ⅹa活性>75ng/ml），Andexanet alfa显著逆转了口服因子Ⅹa抑制药的抗Ⅹa活性。在大剂量团注给药结束时，观察到利伐沙班和阿哌沙班治疗的患者抗Ⅹa活性分别比基线下降89%（277ng/ml降至16.8ng/ml）和93%（149.7ng/ml降至10.3ng/ml）。持续静脉输注2h后，抗Ⅹa活性继续下降，利伐沙班和阿哌沙班治疗的患者分别下降39%和30%。纳入临床疗效分析的47例患者中，37例（79%）在输注Andexanet alfa后12h控制出血的效果达到优秀（n=31）或良好（n=6），9例出血控制较差或没有控制。消化道出血和颅内出血控制率（止血优秀或良好）分别为84%和80%。初步分析ANNEXA-4研究结果表明，Andexanet alfa是口服因子Ⅹa抑制药阿哌沙班和利伐沙班的潜在有效逆转药物。该中期分析没有纳入接受艾多沙班治疗的患者[145]。在纳入安全性研究分析的67例患者中，12例（18%）在30天随访期间发生了血栓栓塞事件，其中4例的血栓栓塞事件发生在接受Andexanet alfa治疗后3天内[145]。

Ciraparantag是一种合成的水溶性分子，能够直接与阴离子分子结合。因此，它可能能中和多种抗凝血药的作用，其中包括UFH、LMWH、戊糖、口服直接因子Ⅹa抑制药和达比加群[181]。在一项I期临床研究中，Ciraparantag安全且可完全逆转直接因子Ⅹa抑制药艾多沙班的抗凝作用[182]。在这项双盲、安慰剂对照的研究中，80例健康受试者单次静脉注射Ciraparantag（剂量范围100～300mg），然后口服艾多沙班60mg。艾多沙班的抗凝作用在10min内完全逆转，并维持24h。这一效应与血栓前标志物水平的升高无关[182]。Ciraparantag不与华法林或阿加曲班结合[181]。

截至2017年秋季，Andexanet alfa仍在接受监管机构的评估，以确定其逆转口服直接因子Ⅹa抑制药的作用，因此还不能商业使用。对于使用口服直接因子Ⅹa抑制药（如利伐沙班和阿哌沙班）的患者，建议使用非特异性止血药物逆转过度出血，包括rFⅦa、三因子PCC、四因子PCC和活化PCC。

十、总结

大出血事件可危及患者生命，是抗凝治疗最可怕的并发症。尽管UFH和VKA已经在临床应用了数十年，并且有特定的逆转策略，但其他抗凝血药（包括LMWH、戊糖和肠外DTI）的情况却不相同。应用试验性逆转疗法治疗与这些药物相关的出血事件时，必须权衡风险与疗效，因为尽管有初步的疗效证据，但这些治疗方法既没有得到验证，也没有具体的逆转策略。最近正在进行的关于DOAC特异性逆转药物的前瞻性研究给出了有希望的结果。新型的逆转药物正处于临床研发的初级阶段，以期为抗凝血药相关出血事件提供更安全、更有针对性的逆转治疗（表6–2）。

要　点

- 逆转策略对于治疗大出血并发症或降低正在接收抗凝治疗需要进行急诊有创操作患者的大出血风险非常重要。
- 治疗和预防传统抗凝血药（如UFH和VKA）引起的出血，可使用药物和（或）输注血制品和（或）促进被抗凝血药抑制的凝血因子的合成。
- 最新型抗凝血药如DOAC具有靶向特异性，主要或仅抑制一种凝血蛋白。更多中和此类抗凝作用的靶向特异性逆转药物正在被研发。
- 需对华法林逆转的常见原因有：① INR超过治疗范围，但不伴有出血；② INR在治疗范围内，但伴出血事件；③ INR超过治疗范围，且伴严重出血或大出血；④虽然INR在治疗范围内，但需要急诊手术或其他有创操作而使出血风险增加。
- 依达赛珠单抗既可与游离的达比加群结合，也可与达比加群–凝血酶复合物结合，且其亲和力比凝血酶与达比加群的亲和力高350倍，因此可迅速逆转达比加群的抗凝效果。
- Andexanet alfa是一种特殊的逆转药物，既可中和直接因子Ⅹa抑制药，也可中和间接因子Ⅹa抑制药的抗凝作用。ANNEXA-4研究的初步结果表明，Andexanet alfa可能是口服因子Ⅹa抑制药阿哌沙班和利伐沙班的有效逆转药物。值得注意的是，在30天随访期内，ANNEXA-4中的小部分受试者（18%）发生了血栓栓塞，这一现象需要进行研究评估。

自测题

1. 一名 82 岁女性，慢性心房颤动患者，长期服用华法林抗凝，因反复尿路感染使用磺胺甲噁唑 / 甲氧苄啶治疗。INR 已稳定在目标范围（2.0～3.0）数月（华法林剂量未改变），但启用抗生素治疗 5 天后，复查 INR＞8.0。否认出血。根据目前的指南，您建议目前的最佳选择是：
   A. 停用抗生素和华法林。监测 INR，等待 INR 值下降。暂无须逆转治疗。
   B. 停用抗生素，口服维生素 K 逆转华法林。患者有较高出血风险。
   C. 停用抗生素，静脉注射维生素 K 逆转华法林。患者有较高出血风险。
   D. 继续服用磺胺甲噁唑 / 甲氧苄啶，华法林减半。INR 最终会下降。
   E. 上述方案均不建议采用。
2. 一名 53 岁男性，因自梯子摔下致头部受伤送至急诊室就诊。因有复发性深静脉血栓病史，正在使用华法林抗凝，目前 INR 为 2.8。脑 CT 证实颅内出血伴中线移位；拟行减压半颅骨切开术。此时，您建议目前的最佳选择是：
   A. 这是紧急情况，没有时间考虑使用逆转药物。患者可在无逆转治疗情况下进行手术。逆转药物可能使患者有很大的 VTE 复发风险
   B. 手术前口服维生素 K，因为 INR 在治疗范围内
   C. 手术前注射维生素 K，因为 INR 在治疗范围内
   D. 围术期和术中给予 FFP
   E. 在围术期和术中给予 PCC
3. 三因子 PCC 和四因子 PCC 的区别在于，三因子 PCC 以下哪种因子水平含量少：
   A. 因子Ⅱ
   B. 因子Ⅶ
   C. 因子Ⅸ
   D. 因子Ⅹ
   E. 蛋白 C 和蛋白 S
4. 一名 65 岁男性，因自梯子摔下致头部受伤送至急诊室就诊。因患有阵发性心房颤动使用达比加群抗凝。他最近一次服药距离他受伤约 4h。脑 CT 证实颅内出血伴中线移位；拟行减压半颅骨切开术。此时，您建议目前的最佳选择是：
   A. 这是紧急情况，没有时间考虑使用逆转药物。患者可在无逆转治疗情况下进行手术。逆转药物也可能增高患者发生栓塞性卒中的风险
   B. 围术期和术中给予 FFP
   C. 在围术期和术中给予 PCC
   D. 团注 2 次依达赛珠单抗 2.5mg，间隔不超过 15min
   E. 先团注 1 次 Andexanet alfa 800mg ，然后输注 960mg
5. 一名 76 岁男性，因自梯子摔下致头部受伤送至急诊室就诊。因慢性心房颤动使用利伐沙班抗凝治疗。他最近一次服药距离他受伤约 3h。脑 CT 证实颅内出血伴中线移位；拟行减压半颅骨切开术。此时，您建议目前的最佳选择是：
   A. 这是紧急情况，没有时间考虑使用逆转药物。患者可在无逆转治疗情况下进行手术。逆转药物也可能增加患者发生栓塞性卒中的风险
   B. 围术期和术中给予 FFP
   C. 在围术期和术中给予 PCC
   D. 团注 2 次依达赛珠单抗 2.5mg，间隔不超过 15min
   E. 先团注 1 次 Andexanet alfa 800mg，然后输注 960mg

自测题答案

1. 答案：A。停用抗生素和华法林。监测 INR，等待 INR 值下降。暂无须逆转治疗。根据当前的指南建议，选项 A 为最佳选择。尽管出血风险较高（INR 升高），但目前不伴出血，也没有准备进行有创操作。

2. 答案：E。在围术期和术中给予 PCC。选项 E 是这个临床场景中的最佳选择。与 FFP 相比，PCC 不需要交叉配血，可以在 30min 内输注，且不存在容量负荷过大的风险。如果没有 PCC，可以使用 FFP（选择 D）。

3. 答案：B。因子Ⅶ。三因子 PCC 中因子Ⅶ水平很低。需注意，因子Ⅶ活性恢复不佳可能导致 VKA 相关凝血病的逆转效果不佳。

4. 答案：D。团注 2 次依达赛珠单抗 2.5mg，间隔不超过 15min。选择 D 是该患者的最佳选择。依达赛珠单抗是一种专门针对达比加群的单克隆抗体片段。在美国，依达赛珠单抗被 FDA 批准用于逆转

达比加群相关大出血。

5. 答案：C。在围术期和术中给予 PCC。截至 2017 年秋季，Andexanet Alfa 仍在接受监管机构的评估，以确定其逆转口服直接因子Ⅹa 抑制药的作用，因此还不能商业使用。对于口服直接因子Ⅹa 抑制药（如利伐沙班）大出血时的逆转，可考虑超说明书使用非特异性止血药物，其中包括重组因子Ⅶa、三因子 PCC、四因子 PCC 和活化 PCC。

参考文献

[1] Schulman S, Beyth RJ, Kearon C, Levine MN. Hemorrhagic complications of anticoagulant and thrombolytic treatment. American College of Chest Physicians Evidence-Based Clinical Practice Guidelines (8th Edition). Chest. 2008;133:257S–98S.

[2] Atrial Fibrillation Investigators. Risk factors for stroke and efficacy of antithrombotic therapy in atrial fibrillation: analysis of pooled data from five randomized controlled trials. Arch Intern Med. 1994;154:1449–57.

[3] Ost D, Tepper J, Mihara H, et al. Duration of anti coagulation following venous thromboembolism: a meta-analysis. JAMA. 2005;294:706–15.

[4] Abdelhafiz AH, Wheeldon NM. Results of an open label, prospective study of anticoagulant therapy for atrial fibrillation in an outpatient anticoagulation clinic. Clin Ther. 2004;26:1470–8.

[5] Jackson SL, Peterson GM, Vial JH, et al. Outcomes in the management of atrial fibrillation: clini cal trial results can apply in practice. Intern Med J. 2001;31:329–36.

[6] Miller CS, Grandi SM, Shimony A, et al. Meta analysis of efficacy and safety of new oral anti coagulants (Dabigatran, Rivaroxaban, Apixaban) versus warfarin in patients with atrial fibrillation. Am J Cardiol. 2012;110:453–60.

[7] Holster IL, Valkhoff VE, Kuipers EJ, Tjwa ETTL. New oral anticoagulants increase risk for gastrointestinal bleeding: a systematic review and meta-analysis. Gastroenterology. 2013;145:105–12.

[8] Stenflo J, Fernlund P, Egan W, Roepstorff P. Vitamin K dependent modifications of glutamic acid residues in prothrombin. Proc Natl Acad Sci U S A. 1974;71:2730–3.

[9] Nelsestuen GL, Zytkovicz TH, Howard JB. The mode of action of vitamin K. Identification of gamma-carboxyglutamic acid as a component of prothrombin. J Biol Chem. 1974;249:6347–50.

[10] Whitlon DS, Sadowski JA, Suttie JW. Mechanism of coumarin action: significance of vitamin K epoxide reductase inhibition. Biochemistry. 1978;17:1371–7.

[11] Friedman PA, Rosenberg RD, Hauschka PV, Fitz James A. A spectrum of partially carboxylated prothrombins in the plasmas of coumarin-treated patients. Biochim Biophys Acta. 1977;494:271–6.

[12] Malhotra OP, Nesheim ME, Mann KG. The kinetics of activation of normal and gamma-carboxyglutamic acid-deficient prothrombins. J Biol Chem. 1985;260:279–87.

[13] Choonara IA, Malia RG, Haynes BP, et al. The relationship between inhibition of vitamin K1 2,3-epoxide reductase and reduction of clotting factor activity with warfarin. Br J Clin Pharmacol. 1988;25:1–7.

[14] Hirsh J, Dalen JE, Anderson DR, et al. Oral anticoag ulants: mechanism of action, clinical effectiveness, and optimal therapeutic range. American College of Chest Physicians Evidence-Based Clinical Practice Guidelines (6th Edition). Chest. 2001;119:8S–21S.

[15] Breckenridge A. Oral anticoagulant drugs: pharma cokinetic aspects. Semin Hematol. 1978;15:19–26.

[16] Kelly JG, O'Malley K. Clinical pharmacokinetics of oral anticoagulants. Clin Pharmacokinet. 1979; 4:1–15.

[17] Wessler S, Gitel SN. Warfarin. From bedside to bench. N Engl J Med. 1984;311:645–52.

[18] Zivelin A, Rao LV, Rapaport SI. Mechanism of the anticoagulant effect of warfarin as evaluated in rab bits by selective depression of individual procoagu lant vitamin K-dependent clotting factors. J Clin Invest. 1993;92:2131–40.

[19] Patel P, Weitz J, Brooker LA, Paes B, Mitchell L, Andrew M. Decreased thrombin activity of fibrin clots prepared in cord plasma compared with adult plasma. Pediatr Res. 1996;39: 826–30.

[20] Sanden P, Renlund H, Svensson PJ, Själander A. Bleeding complications in venous thrombo sis patients on well-managed warfarin. J Thromb Thrombolysis. 2016;41:351–8.

[21] Goodman SG, Wojdyla DM, Piccini JP, et al. Factors associated with major bleeding events: insights from the ROCKET-AF trial (rivaroxaban once-daily oral direct factor Xa inhibition compared with vitamin K antagonism for prevention of stroke and embo lism trial in atrial fibrillation). J Am Coll Cardiol. 2014;63:891–900.

[22] DiMarco JP, Flaker G, Waldo AL, et al. Factors affecting bleeding risk during anticoagulant therapy in patients with atrial fibrillation: observations from the Atrial Fibrillation Follow-up Investigation of Rhythm Management (AFFIRM) study. Am Heart J. 2005;149:650–6.

[23] Gage BF, Yan Y, Milligan PE, et al. Clinical classi fication schemes for predicting hemorrhage: results from the National Registry of Atrial Fibrillation (NRAF). Am Heart J. 2006;151:713–9.

[24] Sandén P, Renlund H, Svensson PJ, Själander A. Bleeding complications and mortality in warfarin treated VTE patients, dependence of INR variability and iTTR. Thromb Haemost. 2017;117:27–32.

[25] Rose AJ, Ozonoff A, Berlowitz DR, et al. Warfarin dose management affects INR control. J Thromb Haemost. 2009;7:94–101.

[26] Penning-van Beest FJ, van Meegen E, Rosendaal FR, Stricker BH. Characteristics of anticoagulant therapy and comorbidity related to

overanticoagula tion. Thromb Haemost. 2001;86:569–74.

[27] Kucher N, Connolly S, Beckman JA, et al. International normalized ratio increase before warfarin-associated hemorrhage: brief and subtle. Arch Intern Med. 2004;164:2176–9.

[28] Odén A, Fahlén M. Oral anticoagulation and risk of death: a medical record linkage study. BMJ. 2002;325:1073–5.

[29] Cannegieter SC, Rosendaal FR, Wintzen AR, et al. Optimal oral anticoagulant therapy in patients with mechanical heart valves. N Engl J Med. 1995; 333:11–7.

[30] Kooistra HA, Veeger NJGM, Khorsand N, et al. Long-term quality of VKA treatment and clini cal outcome after extreme overanticoagulation in 14,777 AF and VTE patients. Thromb Haemost. 2015;113:881–90.

[31] Dentali F, Ageno W, Crowther MA. Treatment of coumarin-associated coagulopathy: a systematic review and proposed treatment algorithms. J Thromb Haemost. 2006;4:1853–63.

[32] Fondevila CG, Grosso SH, Santarelli MT, Pinto MD. Reversal of excessive oral anticoagulation with a low oral dose of vitamin K1 compared with acenocoumarine discontinuation. A prospective, randomized, open study. Blood Coagul Fibrinolysis. 2001;12:9–16.

[33] Crowther MA, Julian J, McCarty D, et al. Treatment of warfarin-associated coagulopathy with oral vitamin K: a randomized clinical trial. Lancet. 2000;356:1551–3.

[34] Hylek EM, Chang YC, Skates SJ, et al. Prospective study of the outcomes of ambulatory patients with excessive warfarin anticoagulation. Arch Intern Med. 2000;160:1612–7.

[35] Patel RJ, Witt DM, Saseen JJ, et al. Randomized, pla cebo-controlled trial of oral phytonadione for exces sive anticoagulation. Pharmacotherapy. 2000;20: 1159–66.

[36] Crowther MA, Ageno W, Garcia D, et al. Oral vita min K versus placebo to correct excessive anticoagu lation in patients receiving warfarin: a randomized trial. Ann Intern Med. 2009;150: 293–300.

[37] Ageno W, Crowther M, Steidl L, et al. Low dose oral vitamin K to reverse acenocoumarol-induced coag ulopathy: a randomized controlled trial. Thromb Haemost. 2002;88:48–51.

[38] Ageno W, Garcia D, Silingardi M, et al. A ran domized trial comparing 1 mg of oral vitamin K with no treatment in the management of war farin-associated coagulopathy in patients with mechanical heart valves. J Am Coll Cardiol. 2005; 46:730–42.

[39] Gunther KE, Conway G, Leibach L, Crowther MA. Low-dose oral vitamin K is safe and effec tive for outpatient management of patients with an INR>10. Thromb Res. 2004;113:205–9.

[40] Crowther MA, Garcia D, Ageno W, et al. Oral vitamin K effectively treats international nor malised ratio (INR) values in excess of 10. Results of a prospective cohort study. Thromb Haemost. 2010;104:118–21.

[41] Holbrook A, Schulman S, Witt DM, et al. Evidence based management of anticoagulation therapy. American College of Chest Physicians Evidence Based Clinical Practice Guidelines (89h Edition). Chest. 2012;141:e152S–84S.

[42] Crowther MA, Douketis JD, Schnurr T, et al. Oral vitamin K lowers the international normalized ratio more rapidly than subcutaneous vitamin K in the treatment of warfarin-associated coagulopathy. A randomized, controlled trial. Ann Intern Med. 2002; 137:251–4.

[43] Dezee KJ, Shimeall WT, Douglas KM, et al. Treatment of excessive anticoagulation with phyto nadione (vitamin K): a meta-analysis. Arch Intern Med. 2006;166:391–7.

[44] Nee R, Doppenschmidt D, Donovan DJ, Andrews TC. Intravenous versus subcutaneous vitamin K1 in reversing excessive oral anticoagulation. Am J Cardiol. 1999;83:286–8.

[45] Lubetsky A, Yonath H, Olchovsky D, et al. Comparison of oral vs intravenous phytonadione (vitamin K1) in patients with excessive anticoagu lation: a prospective randomized controlled study. Arch Intern Med. 2003;163:2469–73.

[46] Watson HG, Baglin T, Laidlaw SL, et al. A com parison of the efficacy and rate of response to oral and intravenous vitamin K in reversal of over anticoagulation with warfarin. Br J Haematol. 2001; 115:145–9.

[47] Raj G, Kumar R, McKinney WP. Time course of reversal of anticoagulant effect of warfarin by intra venous and subcutaneous phytonadione. Arch Intern Med. 1999;159:2721–4.

[48] Lubetsky A, Shasha Y, Olchovsky D, et al. Impact of pre-treatment INR level on the effect of intravenous low dose vitamin K in patients with excessive anti coagulation. Thromb Haemost. 2003;90:71–6.

[49] Denas G, Marzot F, Offelli P, et al. Effectiveness and safety of a management protocol to correct over anticoagulation with oral vitamin K: a retrospective study of 1,043 cases. J Thromb Thrombolysis. 2009;27:340–7.

[50] Riegert-Johnson DL, Volcheck GW. The incidence of anaphylaxis following intravenous phytonadione (vitamin K1): a 5-year retrospective review. Ann Allergy Asthma Immunol. 2002;89:400–6.

[51] Riegert-Johnson DL, Kumar S, Volcheck GW. A patient with anaphylactoid hypersensitivity to intravenous cyclosporine and subcutaneous phy tonadione (vitamin K1). Bone Marrow Transplant. 2001;28:1176–7.

[52] Rich EC, Drage CW. Severe complications of intra venous phytonadione therapy. Two cases with one fatality. Postgrad Med. 1982;72:303–6.

[53] Ciesielski-Carlucci C, Leong P, Jacobs C. Case report of anaphylaxis from cisplatin/paclitaxel and review of their hypersensitivity reaction profiles. Am J Clin Oncol. 1997;20:373–5.

[54] Volcheck GW, Van Dellen RG. Anaphylaxis to intra venous cyclosporin and tolerance to oral cyclospo rin: case report and review of the literature. Ann Allergy Asthma Immunol. 1998;80:159–63.

[55] Ageno W, Gallus AS, Wittkowsky A, et al. Oral anticoagulant therapy. Antithrombotic Therapy and Prevention of Thrombosis (9th edition): American College of Chest Physicians Evidence Based Clinical Practice Guidelines. Chest. 2012;141(Suppl):e44S–88S.

[56] Tran HA, Chunilal SD, Harper PL, et al. An update of consensus guidelines for warfarin reversal. Med J Aust. 2013;198:1–7.

[57] Fiore LD, Scola MA, Cantillon CE, Brophy MT. Anaphylactoid reactions to vitamin K. J Thromb Thrombolysis. 2001;11:175–83.

[58] Douketis JD, Spyropoulos AC, Spencer FA, et al. Perioperative management of antithrombotic therapy. Antithrombotic Therapy and Prevention of Thrombosis (9th edition). American College of Chest Physicians Evidence-Based Clinical Practice Guidelines. Chest. 2012;141(Suppl):e326S–50S.

[59] Woods K, Douketis JD, Kathirgamanathan K, et al. Low-dose oral vitamin k to normalize the interna tional normalized ratio prior to surgery in patients who require temporary interruption of warfarin. J Thromb Thrombolysis. 2007;24:93–7.

[60] Steib A, Barre J, Mertes M, et al. Can oral vitamin K before elective surgery substitute for preoperative heparin bridging in patients on vitamin K antago nists? J Thromb Haemost.

2010;8:499–503.
[61] Glover JJ, Morrill GB. Conservative treatment of ove ranticoagulated patients. Chest. 1995;108:987–90.
[62] Ageno W, Garcia D, Aguilar MI, et al. Prevention and treatment of bleeding complications in patients receiving vitamin K antagonists, part 2: treatment. Am J Hematol. 2009;84:584–8.
[63] Contreras M, Ala FA, Greaves M, et al. Guidelines for the use of fresh frozen plasma. British Committee for Standards in Haematology, Working Party of the Blood Transfusion Task Force. Transfus Med. 1992;2:57–63.
[64] Popovsky MA. Transfusion-related acute lung injury: incidence, pathogenesis and the role of multi component apheresis in its prevention. Transfus Med Hemother. 2008;35:76–9.
[65] Chapman SA, Irwin ED, Beal AL, et al. Prothrombin complex concentrate versus standard therapies for INR reversal in trauma patients receiving warfarin. Ann Pharmacother. 2011;45:869–75.
[66] Boulis NM, Bobek MP, Schmaier A, Hoff JT. Use of factor IX complex in warfarin-related intracranial hemorrhage. Neurosurgery. 1999;45:1113–9.
[67] Schulman S, Bijsterveld NR. Anticoagulants and their reversal. Transfus Med Rev. 2007;21:37–48.
[68] KCentra. Highlights of prescribing information. Revised 02/2017. http://labeling.cslbehring.com/PI/ US/Kcentra/EN/ Kcentra-Prescribing-Information. pdf.
[69] Profilnine SD. Prescribing information. Revised 08/2010. https:// www.fda.gov/ucm/groups/fdagov public/@fdagov-bio-gen/ documents/document/ ucm261964.pdf.
[70] Bebulin. Prescribing information. Revised 09/2015. http://www. shirecontent.com/PI/PDFs/BEBULIN_ USA_ENG.pdf.
[71] Baglin TP, Keeling DM, Watson HG. Guidelines on oral anticoagulation (warfarin): third edition–2005 update. Br J Haematol. 2006;132:277–85.
[72] Palareti GA. Guide to oral anticoagulant ther apy. Italian federation of anticoagulation clinics. Haemostasis. 1998;28(Suppl 1):1–46.
[73] Franchini M, Lippi G. Prothrombin complex concen trates: an update. Blood Transfus. 2010;8:149–54.
[74] Pabinger I, Brenner B, Kalina U, et al. Prothrombin complex concentrate (Beriplex® P/N) for emergency anticoagulation reversal: a prospective multinational clinical trial. J Thromb Haemost. 2008;6:622–31.
[75] Hellstern P. Production and composition of pro thrombin complex concentrates correlation between composition and therapeutic efficiency. Thromb Res. 1999;95:S7–S12.
[76] Holland L, Warkentin TE, Refaai M, et al. Suboptimal effect of a three-factor prothrombin complex concentrate (Profilnine-SD) in correcting supratherapeutic international normalized ratio due to warfarin overdose. Transfusion. 2009;49:1171–7.
[77] Tran H, Collecutt M, Whitehead S, Salem HH. Prothrombin complex concentrates used alone in urgent reversal of warfarin anticoagulation. Intern Med J. 2011;41:337–43.
[78] Chiu D, Grigg M, Levi E. Operating on patients with warfarin: simpler alternative approach [letter]. ANZ J Surg. 2009;79:409–10.
[79] Crawford JH, Augustson BM. Prothrombinex use for the reversal of warfarin: is fresh frozen plasma needed [letter]? Med J Aust. 2006;184:365–6.
[80] Makris M, Greaves M, Phillips WS, et al. Emergency oral anticoagulant reversal: the relative efficacy of infusions of fresh frozen plasma and clotting fac tor concentrate on correction of the coagulopathy. Thromb Haemost. 1997;77:477–80.
[81] Fredriksson K, Norrving B, Strömblad LG. Emergency reversal of anticoagulation after intracerebral hemorrhage. Stroke. 1992;23:972–7.
[82] Cartmill M, Dolan G, Byrne JL, Byrne PO. Prothrombin complex concentrate for oral anticoagulant reversal in neurosurgical emergencies. Br J Neurosurg. 2000;14:458–61.
[83] Khorsand N, Veeger NJ, Muller M, et al. Fixed ver sus variable dose of prothrombin complex concen trate for counteracting vitamin K antagonist therapy. Transfus Med. 2011;21:116–23.
[84] Preston FE, Laidlaw ST, Sampson B, Kitchen S. Rapid reversal of oral anticoagulation with warfarin by a prothrombin complex concentrate (Beriplex®): efficacy and safety in 42 patients. Br J Haematol. 2002;116:619–24.
[85] van Aart L, Eijkhout HW, Kamphuis JS, et al. Individualized dosing regimen for prothrombin complex concentrate more effective than standard treatment in the reversal of oral anticoagulant ther apy: an open, prospective randomized controlled trial. Thromb Res. 2006;118:313–20.
[86] Lorenz R, Kienast J, Otto U, et al. Successful emer gency reversal of phenprocoumon anticoagulation with prothrombin complex concentrate: a prospec tive clinical study. Blood Coagul Fibrinolysis. 2007;18:565–70.
[87] Imberti D, Barillari G, Biasioli C, et al. Prothrombin complex concentrates for urgent anticoagulation reversal in patients with intracranial hemorrhage. Pathophysiol Haemost Thromb. 2009;36:259–65.
[88] Leissinger CA, Blatt PM, Hoots WK, Ewenstein B. Role of prothrombin complex concentrates in reversing warfarin anticoagulation: a review of the literature. Am J Hematol. 2008;83:137–43.
[89] Chai-Adisaksopha C, Hillis C, Siegal DM, et al. Prothrombin complex concentrates versus fresh frozen plasma for warfarin reversal. A system atic review and meta-analysis. Thromb Haemost. 2016;116:879–90.
[90] Farsad BF, Golpira R, Najafi H, et al. Comparison between prothrombin complex concentrate (PCC) and fresh frozen plasma (FFP) for the urgent reversal of warfarin in patients with mechanical heart valves in a tertiary care cardiac center. Iran J Pharm Res. 2015;14:877–85.
[91] Baggs JH, Patanwala AE, Williams EM, Erstad BL. Dosing of 3-factor prothrombin complex con centrate for international normalized ratio reversal. Ann Pharmacother. 2012;46:51–6.
[92] Imberti D, Barillari G, Biasioli C, et al. Emergency reversal of anticoagulation with a three-factor prothrombin complex concentrate in patients with intracranial haemorrhage. Blood Transfus. 2011;9:148–55.
[93] Dentali F, Marchesi C, Pierfranceschi MG, et al. Safety of prothrombin complex concentrates for rapid anticoagulation reversal of vitamin K antagonists: a meta-analysis. Thromb Haemost. 2011;106:429–38.
[94] Hedner U, Kisiel W. Use of human factor VIIa in the treatment of two hemophilia a patients with high titer inhibitors. J Clin Invest. 1983;71:1836–41.
[95] ten Cate H, Bauer KA, Levi M, et al. The activation of factor X and prothrombin by recombinant fac tor VIIa in vivo is mediated by tissue factor. J Clin Invest. 1993;92:1207–12.
[96] Butenas S, Brummel KE, Branda RF, et al. Mechanism of factor VIIa-dependent coagulation in hemophilia blood. Blood. 2002;99:923–30.
[97] Erhardtsen E, Nony P, Dechavanne M, et al. The effect of recombinant factor VIIa (NovoSeven) in healthy volunteers

receiving acenocoumarol to an International Normalized Ratio above 2.0. Blood Coagul Fibrinolysis. 1998;9:741–8.
[98] Deveras RAE, Kessler CM. Reversal of warfarin induced excessive anticoagulation with recombinant human factor VIIa concentrate. Ann Intern Med. 2002;137:884–8.
[99] Lin J, Hanigan WC, Tarantino M, Wang J. The use of recombinant activated factor VII to reverse warfarin induced anticoagulation in patients with hemor rhages in the central nervous system: preliminary findings. J Neurosurg. 2003;98:737–40.
[100] Freeman WD, Brott TG, Barrett KM, et al. Recombinant factor VIIa for rapid reversal of warfa rin anticoagulation in acute intracranial hemorrhage. Mayo Clin Proc. 2004;79:1495–500.
[101] Tanaka KA, Szlam F, Dickneite G, Levy JH. Effects of prothrombin complex concentrate and recombinant activated factor VII on vitamin K antagonist induced anticoagulation. Thromb Res. 2008;122:117–23.
[102] Sorensen B, Johansen P, Nielsen GL, et al. Reversal of the International Normalized Ratio with recom binant activated factor VII in central nervous sys tem bleeding during warfarin thromboprophylaxis: clinical and biochemical aspects. Blood Coagul Fibrinolysis. 2003;14:469–77.
[103] Berntorp E, Stigendal L, Lethagen S, et al. NovoSeven in warfarin-treated patients. Blood Coagul Fibrinolysis. 2000;11(Suppl 1):S113–5.
[104] Levi M, Peters M, Büller HR. Efficacy and safety of recombinant factor VIIa for treatment of severe bleeding: a systematic review. Crit Care Med. 2005; 33:883–90.
[105] Roberts HR. Clinical experience with activated factor VII: focus on safety aspects. Blood Coagul Fibrinolysis. 1998;9(Suppl 1):S115–8.
[106] Peerlinck K, Vermylen J. Acute myocardial infarc tion following administration of recombinant acti vated factor VII (NovoSeven) in a patient with haemophilia A and inhibitor. Thromb Haemost. 1999;82:1775–6.
[107] Mayer SA, Brun NC, Vegtrup K, et al. Recombinant activated factor VIIa for acute intracerebral hemor rhage. N Engl J Med. 2005;352:777–85.
[108] Aledort LM. Comparative thrombotic event inci dence after infusion of recombinant factor VIIa ver sus factor VIII inhibitor bypass activity. J Thromb Haemost. 2004;2:1700–8.
[109] O'Connell KA, Wood JJ, Wise RP, et al. Thromboembolic adverse events after use of recom binant human coagulation factor VIIa. JAMA. 2006;295:293–8.
[110] Rosovsky RP, Crowther MA. What is the evidence for the off-label use of recombinant factor VIIa (rFVIIa) in the acute reversal of warfarin? ASH evidence-based review 2008. Hematology Am Soc Hematol Educ Program. 2008;2008:36–8.
[111] McLean J. The thromboplastic action of cephalin. Am J Phys. 1916;41:250–7.
[112] Johnson E, Mulloy B. The molecular weight range of commercial heparin preparations. Carbohydr Res. 1976;51:119–27.
[113] Johnson E, Kirkwood T, Stirling Y, et al. Four hepa rin preparations: anti-Xa potentiating effect of hepa rin after subcutaneous injection. Thromb Hamost. 1976;35:586–91.
[114] Andersson L, Barrowcliffe T, Holmer E, et al. Anticoagulant properties of heparin fractionated by affinity chromatography chromatography on matrix bound antithrombin III and by gel filtration. Thromb Res. 1976;9:575–83.
[115] Abildgaard U. Highly purified antithrombin III with heparin cofactor activity prepared by disc electro phoresis. Scand J Clin Lab Invest. 1968;21:89–91.
[116] Rosenberg R, Lam L. Correlation between structure and function of heparin. Proc Natl Acad Sci U S A. 1979;76:1218–22.
[117] Lindahl U, Backstrom G, Hook M, et al. Structure of the antithrombin-binding site of heparin. Proc Natl Acad Sci U S A. 1979;76:3198–202.
[118] Rosenberg R, Bauer K. The heparin-antithrombin system: a natural anticoagulant mechanism. 3rd ed. Philadelphia, PA: Lippincott; 1994.
[119] Casu B, Oreste P, Torri G, et al. The structure of hep arin oligosaccharide fragments with high anti-(factor Xa) activity containing the minimal antithrombin III-binding sequence. Biochem J. 1981;97:599–609.
[120] Choay J, Lormeau J, Petitou M, et al. Structural stud ies on a biologically active hexasaccharide obtained from heparin. Ann N Y Acad Sci. 1981;370:644–9.
[121] Hirsh J, Warkentin TE, Shaughnessy SG, et al. Heparin and low-molecular-weight heparin: mecha nisms of action, pharmacokinetics, dosing, moni toring, efficacy, and safety. American College of Chest Physicians Evidence-Based Clinical Practice Guidelines (6th Edition). Chest. 2001;119:64S–94S.
[122] Andersson L-O, Barrowcliffe T, Holmer E, et al. Molecular weight dependency of the heparin poten tiated inhibition of thrombin and activated factor X: effect of heparin neutralization in plasma. Thromb Res. 1979;5:531–41.
[123] Rosenberg RD, Jordon RE, Favreau LV, et al. Highly active heparin species with multiple binding sites for antithrombin. Biochem Biophys Res Commun. 1979;86:1319–24.
[124] Danielsson A, Raub E, Lindahl U, et al. Role of ternary complexes in which heparin binds both antithrombin and proteinase, in the acceleration of the reactions between antithrombin and thrombin or factor Xa. J Biol Chem. 1986;261:15467–73.
[125] Lane D, Denton J, Flynn A, et al. Anticoagulant activities of heparin oligosaccharides and their neu tralization by platelet factor 4. Biochem J. 1984; 218:725–32.
[126] Oosta G, Gardner W, Beeler D, et al. Multiple func tional domains of the heparin molecule. Proc Natl Acad Sci U S A. 1981;78:829–33.
[127] Jordan R, Oosta G, Gardner W, et al. The kinetics of hemostatic enzyme-antithrombin interactions in the presence of low molecular weight heparin. J Biol Chem. 1980;255:10081–90.
[128] Holmer E, Kurachi K, Soderstrom G. The molecular weight dependence of the rate-enhancing effect of heparin on the inhibition of thrombin, factor Xa, factor IXa, factor XIa, factor XIIa and kallikrein by antithrombin. Biochem J. 1981;193:395–400.
[129] Holmer E, Soderberg K, Bergqvist D, et al. Heparin and its low molecular weight derivatives: antico agulant and antithrombotic properties. Haemostasis. 1986;16:1–7.
[130] Garcia DA, Baglin TP, Weitz JI, et al. Parenteral anti coagulants. Antithrombotic Therapy and Prevention of Thrombosis (9th edition). American College of Chest Physicians Evidence-Based Clinical Practice Guidelines. Chest. 2012;141(Suppl):e24S–43S.
[131] Protamine sulfate heparin agents 20:12.08. In: McEvoy GK, Litvak K, Welsh OH, et al, editors. AHFS drug information 1999. Bethesda, MD: American Society of Health-System Pharmacists; 1999. p. 1265–7.
[132] Lindblad B, Borgström A, Wakefield TW, et al. Protamine reversal of anticoagulation achieved with a low molecular weight heparin. The effects on eico sanoids, clotting and

complement factors. Thromb Res. 1987;48:31–40.

[133] Racanelli A, Fareed J, Walenga JM, Coyne E. Biochemical and pharmacologic studies on the protamine interactions with heparin, its frac tions and fragments. Semin Thromb Hemost. 1985;11:176–89.

[134] Wolzt M, Weltermann A, Nieszpaur-Los M, et al. Studies on the neutralizing effects of protamine on unfractionated and low molecular weight heparin (Fragmin) at the site of activation of the coagulation system in man. Thromb Haemost. 1995;73:439–43.

[135] Hirsh J, Levine MN. Low molecular weight heparin. Blood. 1992;79:1–17.

[136] Crowther MA, Berry LR, Monagle PT, Chan AK. Mechanisms responsible for the failure of prot amine to inactivate low-molecular-weight heparin. Br J Haematol. 2002;116:178–86.

[137] Doutremepuich C, Bonini F, Toulemonde F, et al. In vivo neutralization of low-molecular weight heparin fraction CY 216 by protamine. Semin Thromb Hemost. 1985;11:318–22.

[138] Racanelli A, Fareed J, Huan XQ. Low molecular weight heparin induced bleeding can be neutral ized by protamine. Haemostasis. 1988;18(Suppl 2):163–4.

[139] Van Ryn-McKenna J, Cai L, Ofosu FA, et al. Neutralization of enoxaparine-induced bleeding by protamine sulfate. Thromb Haemost. 1990;63:271–4.

[140] Massonnet-Castel S, Pelissier E, Bara L, et al. Partial reversal of low molecular weight heparin (PK 10169) anti-Xa activity by protamine sulfate: in vitro and in vivo study during cardiac surgery with extracor poreal circulation. Haemostasis. 1986;16:139–46.

[141] Ng HJ, Koh LP, Lee LH. Successful control of post surgical bleeding by recombinant factor VIIa in a renal failure patient given low molecular weight heparin and aspirin. Ann Hematol. 2003;82:257–8.

[142] Wakefield TW, Andrews PC, Wrobleski SK, et al. Effective and less toxic reversal of low-molecular weight heparin anticoagulation by a designer variant of protamine. J Vasc Surg. 1995;21:839–50.

[143] Wakefield TW, Andrews PC, Wrobleski SK, et al. A [+18RGD] protamine variant for nontoxic and effective reversal of conventional heparin and low molecular-weight heparin anticoagulation. J Surg Res. 1996;63:280–6.

[144] Lu G, DeGuzman FR, Hollenbach SJ, et al. A spe cific antidote for reversal of anticoagulation by direct and indirect inhibitors of coagulation factor Xa. Nat Med. 2013;19:446–51.

[145] Connolly SJ, Milling TJ Jr, Eikelboom JW, et al. Andexanet alfa for acute major bleeding associ ated with factor Xa inhibitors. N Engl J Med. 2016;375:1131–41.

[146] Ansell JE, Laulicht BE, Bakhru SH, et al. Ciraparantag safely and completely reverses the anticoagulant effects of low-molecular weight hepa rin. Thromb Res. 2016;146:113–8.

[147] Choay J, Petitou M, Lormeau JC, et al. Structure activity relationship in heparin: a synthetic penta saccharide with high affi nity for antithrombin III and eliciting high anti-factor Xa activity. Biochem Biophys Res Commun. 1983;116:492–9.

[148] Thunberg L, Bäckström G, Lindahl U. Further char acterization of the antithrombin-binding sequence in heparin. Carbohydr Res. 1982;100:393–410.

[149] Choay J. Biologic studies on chemically synthesized pentasaccharide and tetrasaccharide fragments. Semin Thromb Hemost. 1985;11:81–5.

[150] Harenberg J. Development of idraparinux and idra biotaparinux for anticoagulant therapy. Thromb Haemost. 2009;102:811–5.

[151] Harenberg J, Jörg I, Vukojevic Y, et al. Anticoagulant effects of idraparinux after termination of therapy for prevention of recurrent venous thromboembo lism: observations from the van Gogh trials. Eur J Clin Pharmacol. 2008;64:555–63.

[152] Veyrat-Follet C, Vivier N, Trellu M, et al. The phar macokinetics of idraparinux, a long-acting indirect factor Xa inhibitor: population pharmacokinetic analysis from Phase III clinical trials. J Thromb Haemost. 2009;7:559–65.

[153] Bijsterveld NR, Moons AH, Boekholdt SM, et al. Ability of recombinant factor VIIa to reverse the anticoagulant effect of the pentasaccharide fondaparinux in healthy volunteers. Circulation. 2002;106:2550–4.

[154] Bijsterveld NR, Vink R, van Aken BE, et al. Recombinant factor VIIa reverses the antico agulant effect of the long-acting pentasaccharide idraparinux in healthy volunteers. Br J Haematol. 2004;124:653–8.

[155] Luporsi P, Chopard R, Janin S, et al. Use of recom binant factor VIIa (NovoSeven®) in 8 patients with ongoing life-threatening bleeding treated with fondaparinux. Acute Card Care. 2011;13:93–8.

[156] Huntington JA, McCoy A, Belzar KJ, et al. The con formational activation of antithrombin. A 2.85-A structure of a fluorescein derivative reveals an elec trostatic link between the hinge and heparin binding regions. J Biol Chem. 2000;275:15377–83.

[157] Savi P, Herault JP, Duchaussoy P, et al. Reversible biotinylated oligosaccharides: a new approach for a better management of anticoagulant therapy. J Thromb Haemost. 2008;6:1697–706.

[158] Kang YS, Saito Y, Pardridge WM. Pharmacokinetics of [3H] biotin bound to different avidin analogues. J Drug Target. 1995;3:159–65.

[159] Wilchek M, Bayer EA. The avidin–biotin com plex in bioanalytical applications. Anal Biochem. 1988;171:1–32.

[160] Paty I, Trellu M, Destors J-M, et al. Reversibility of the anti-FXa activity of idrabiotaparinux (biotinyl ated idraparinux) by intravenous avidin infusion. J Thromb Haemost. 2010;8:722–9.

[161] Sørensen B, Ingerslev JA. Direct thrombin inhibi tor studied by dynamic whole blood clot formation. Haemostatic response to ex-vivo addition of recom binant factor VIIa or activated prothrombin complex concentrate. Thromb Haemost. 2006;96:446–53.

[162] Ibbotson SH, Grant PJ, Kerry R, et al. The influence of infusions of 1-desamino-8-D-arginine vasopres sin (DDAVP) in vivo on the anticoagulant effect of recombinant hirudin (CGP39393) in vitro. Thromb Haemost. 1991;65:64–6.

[163] Bove CM, Casey B, Marder VJDDAVP. Reduces bleeding during continued hirudin administration in the rabbit. Thromb Haemost. 1996;75:471–5.

[164] Warkentin TE, Crowther MA. Reversing anti coagulants both old and new. Can J Anaesth. 2002;49:S11–25.

[165] Nutescu E, Chuatrisom I, Hellenbart E. Drug and dietary interactions of warfarin and novel oral antico agulants: an update. J Thromb Thrombolysis. 2011; 31:326–43.

[166] van Ryn J, Sieger P, Kink-Eiband M, Gansser D, Clemens A. Adsorption of dabigatran etexilate in water or dabigatran in pooled human plasma by acti vated charcoal in vitro. Blood. 2009;114:440.

[167] Crowther M, Crowther MA. Antidotes for novel oral anticoagulants: current status and future potential. Arterioscler

Thromb Vasc Biol. 2015;35:1736–45.

[168] Chai-Adisaksopha C, Hillis C, Lim W, Boonyawat K, Moffat K, Crowther M. Hemodialysis for the treatment of dabigatran-associated bleeding: a case report and systematic review. J Thromb Haemost. 2015;13:1790–8.

[169] Eerenberg ES, Kamphuisen PW, Sijpkens MK, et al. Reversal of rivaroxaban and dabigatran by prothrombin complex concentrate: a randomized, placebo-controlled, crossover study in healthy sub jects. Circulation. 2011;124:1573–9.

[170] Woltz M, Levi M, Sarich TC, et al. Effect of recombinant factor VIIa on melagatran-induced inhibition of thrombin generation and platelet acti vation in healthy volunteers. Thromb Haemost. 2004;91:1090–6.

[171] van Ryn J, Stangier J, Haertter S, et al. Dabigatran etexilate — a novel, reversible, oral direct thrombin inhibitor: interpretation of coagulation assays and reversal of anticoagulant activity. Thromb Haemost. 2010;103:1116–27.

[172] Schiele F, van Ryn J, Canada K, et al. A specific anti dote for dabigatran: functional and structural charac terization. Blood. 2013;121:3554–62.

[173] van Ryn J, Spronk HM, Rossaint R, Grottke O. Ex vivo prothrombin complex concentrates and a spe cific antidote are effective in reversing dabigatran induced coagulopathy in pigs. Blood. 2013;122(21): A2387. (Abstract).

[174] van Ryn J, Litzenburger T, Gan G, Coble K, Schurer J. In vitro characterization, pharmacoki netics and reversal of supratherapeutic doses of dabigatran-induced bleeding in rats by a specific antibody fragment antidote to dabigatran. ASH Ann Meet Abstr. 2012;120(21):3418.

[175] Glund S, Stangier J, Schmohl M, et al. A specific antidote for dabigatran: immediate, complete and sustained reversal of dabigatran induced antico agulation in healthy male volunteers. Circulation. 2013;128(22):A17765. (Abstract).

[176] Pollack CV Jr, Reilly PA, Eikelboom J, et al. Idarucizumab for dabigatran reversal. N Engl J Med. 2015;373:511–20.

[177] Godier A, Miclot A, Le Bonniec B, et al. Evaluation of prothrombin complex concentrate and recombinant activated factor VII to reverse rivaroxaban in a rabbit model. Anesthesiology. 2012;116:94–102.

[178] Wang X, Mondal S, Wang J, et al. Effect of activated charcoal on apixaban pharmacokinet ics in healthy subjects. Am J Cardiovasc Drugs. 2014;14:147–54.

[179] Crowther M, Lu G, Conley PB, et al. Reversal of factor Xa inhibitors-induced anticoagulation in healthy subjects by andexanet alfa. Crit Care Med. 2014;42(12):A1469.

[180] Siegal DM, Curnutte JT, Connolly SJ, et al. Andexanet alfa for the reversal of factor Xa inhibitor activity. N Engl J Med. 2015;373:2413–24.

[181] Laulicht B, Bakhru S, Lee C, et al. Small mol ecule antidote for anticoagulants. Circulation. 2012;126:Abstract #11395.

[182] Ansell JE, Bakhru SH, Laulicht BE, et al. Single dose ciraparantag safely and completely reverses anticoagulant effects of edoxaban. Thromb Haemost. 2017;117:238–45.

第7章 抗凝血药的转换

Transitioning Between Anticoagulants

Maya Serhal　Marcelo P. V. Gomes　著

屈晨雪　戴菊华　译

临床病例

病例1：45岁男性，因血流动力学稳定的急性肺栓塞（pulmonary embolism，PE）入院。同时伴有右下肢股腘深静脉血栓形成（deep venous thrombosis，DVT）。初始给予静脉普通肝素（unfractionated heparin，UFH）抗凝治疗，经过48h治疗病情稳定后，他被告知出院后可供选择的不同抗凝治疗方案，其中包括华法林、胃肠外（皮下）抗凝血药和直接口服抗凝血药（direct oral anticoagulant，DOAC）。因为他对这些可用的抗凝血药都无禁忌，并且具有负担这些处方药的能力，所以他要求采取任一方案，只要能让他在24h内出院。

病例2：54岁女性，接受了机械瓣膜置换术。术后她开始使用静脉内UFH进行抗凝治疗，但发展为肝素诱导的血小板减少症（heparin-induced thrombocytopenia，HIT），于是停止肝素治疗，并开始使用静脉内直接凝血酶抑制药（direct thrombin inhibitor，DTI）。患者病情稳定，无动脉或静脉血栓栓塞（venous thromboembolism，VTE）事件，且血小板计数在数天内恢复。询问还要住院多久，以及出院后使用何种口服抗凝血药。

一、概述

抗凝是医学发展最快的领域之一。在20世纪90年代之前的数十年里，只有UFH和维生素K拮抗药（vitamin K antagonist，VKA）两种可用的抗凝血药，但之后的25年则见证了不同类型抗凝血药在临床的迅猛发展。最初，药物开发的重点是具有更明确的作用机理和可靠的药代动力学（pharmacokinetics，PK）和药效学（pharmacodynamics，PD）的胃肠外药物，如低分子肝素（low-molecular-weight heparin，LMWH）和戊糖，这些药物解决了必须连续静脉输注（intavenous，IV）的不足，可以在门诊通过固定剂量和（或）基于体重的剂量皮下注射进行给药[1-11]。随后，胃肠外DTI成为了HIT患者或经皮冠状动脉介入治疗期间的替代抗凝血药[12, 13]。虽然仍然需要连续静脉输注给药并需要监测活化部分凝血活酶时间（activated partial thromboplastin time，aPTT）调整剂量，与UFH相比，DTI抗凝效果更稳定，输注过程中aPTT波动更小，且血浆半衰期更短。最近，代替VKA的新型DOAC的研发硕果累累，1个口服DTI和3个口服直接因子Ⅹa抑制药陆续被批准上市[14-24]。这些新型口服抗凝血药使抗凝和抗血栓治疗进一步接近"理想抗凝血药"，即速效、完全可逆、无须监测及可用于终末期肾病和中至重度肝功能不全患者。在不久的将来，其他处于临床开发尾声的抗凝血药可能上市[25]。

所有这些抗凝血药均已通过多项大型多中心前瞻性临床试验的结果获得批准，这些试验将它们与UFH、LMWH和VKA进行了不同适应证的比较。与传统抗凝血药相比，每种新药都有其特定的优点，同时带来不同的挑战和风险。此外，新的胃肠外和口服抗凝血药也有其自身的禁忌证，故而，UFH和VKA仍然可能是合并某些共病患者的安全有效的抗凝治疗的不二选择。根据临床适应证和患者的具体特征，抗凝血药可能或多或少适用于给定的临床情况。

随着多个抗凝治疗选择的出现，从一种抗凝血药过渡到另一种抗凝血药的需求在常规临床实践中变得越来越普遍。但是，目前仍然缺乏最安全和最恰当的过渡方案的前瞻性数据。因此，抗凝血药过渡的相关指南部分源于 UFH 和 LMWH 向 VKA 过渡的丰富经验，部分是从 DOAC 的药代动力学数据推算而来。本章将简要概述不同抗凝血药的 PK/PD，并概述在不同抗凝血药之间转换时应采用的方案。

二、肝素

UFH 和 LMWH 通过抑制因子Ⅱa（凝血酶）和因子Ⅹa 发挥抗凝作用。它们的作用机制取决于其独特的高亲和力戊糖序列，该序列结合抗凝血酶分子的赖氨酸位点[26-32]，将抗凝血酶转化为因子Ⅱa 和因子Ⅹa 的快速抑制药[27-29]。因此，UFH 和 LMWH 是间接因子Ⅹa 抑制药，因为这种抑制作用是由它们与抗凝血酶结合后介导。

肝素因其起效迅速而具有吸引力。虽然 UFH 可以通过静脉内或皮下途径给药，但要立即产生抗凝作用，需要静脉内给药，在临床推荐的基于体重的剂量静脉推注后持续静脉滴注，血浆半衰期为 30～90min [33]。LMWH 在皮下注射（scbcutaneous，SC）后 3～4h 达到血浆抗Ⅹa 活性的峰值，血浆半衰期为 4～8h，取决于特定的 LMWH 制剂[33]。UFH 的作用可以通过 aPTT 进行监测，后者可提供有关抗凝强度的指导，LMWH 制剂具有基于体重的固定剂量皮下注射的优点，而无须进行密切监测或滴定（表 7–1）。因为与 UFH 相比，它们的抗Ⅱa 活性较低，LMWH 可能不会延长 aPTT [32]。

UFH 是血管内操作时、体外循环和血管外科手术及血液透析期间最常用的静脉注射抗凝血药，LMWH 可用于门诊治疗急性 VTE，而且在与癌症相关的 VTE 方面优于 VKA [4, 5, 34-36]。然而，计算肌酐清除率（creatinine clearence，CrCl）＜30ml/min 的患者禁用治疗强度剂量的 LMWH。

三、戊糖

磺达肝癸钠是 UFH 和 LMWH 分子中独特的戊糖单元的合成类似物。磺达肝癸钠分子结构经过修饰后提高了其结合抗凝血酶的亲和力，它的特异性抗 Xa 活性约是 LMWH 的 7 倍[33]。由于磺达肝癸钠仅包含戊糖序列，因而磺达肝癸钠 – 抗凝血酶复合物能够与因子Ⅹa 结合，不能与因子Ⅱa（凝血酶）结合[31, 32, 37-39]。磺达肝癸钠的抗Ⅹa 活性取决于其与抗凝血酶的结合，属于间接因子Ⅹa 抑制药。

磺达肝癸钠通过皮下注射给药，与 LMWH 类似，在皮下注射后 3～4h，血浆抗Ⅹa 活性达到峰值（表 7–1）。肾功能正常的年轻人的终末半衰期为 17～18h，而老年志愿者的终末半衰期约为 21h。磺达肝癸钠的清除取决于肾脏功能，CrCl＜30ml/min 的慢性肾脏病（chronic kidney disease，CKD）患者禁用[33]。

四、直接凝血酶抑制药

水蛭素是最初从水蛭唾液腺中分离出的 65 个氨基酸的多肽（医用水蛭）[40, 41]。重组水蛭素（地西卢定和来匹卢定）和比伐卢定（20 个氨基酸的合成肽，水蛭素的类似物）是胃肠外 DTI。这些药物以二价方式与凝血酶分子结合：氨基末端结构域与凝血酶的活性位点相互作用，羧基末端肽与凝血酶分子的外位 1（底物结合位点）结合[33]。重组水蛭素是不可逆的 DTI，静脉给药后血浆半衰期为 60～90min（来匹卢定），皮下给药后为约 120min（地西卢定），比伐卢定的血浆半衰期非常短，为静脉连续输注后 25min（表 7–1）[33, 42]。与依赖肾脏清除并在晚期肾功能不全患者体内蓄积的重组水蛭素不同，比伐卢定主要通过基于细胞的机制清除，仅 20% 通过肾脏清除[43]。

阿加曲班是一种左旋精氨酸衍生物，以竞争和可逆的方式非共价结合至凝血酶的活性位点。血浆半衰期为 35～45min，肝功能不全患者的半衰期延长，半衰期不受肾功能影响（表 7–1）[44, 45]。

与静脉注射 UFH 一样，胃肠外 DTI 的治疗通常需监测 aPTT 进行，但 aPTT 并不是理想或特异的检测方法，因为不同 aPTT 试剂的剂量反应和敏感性不同[33]。蝰蛇毒凝血时间（ecarin clotting time，ECT）似乎是用于胃肠外 DTI 监测的更准确的测定方法，但该测定方法尚未广泛用于临床[33]。

五、维生素 K 拮抗药

VKA 抑制维生素 K 环氧还原酶并干扰维生素 K 及其环氧化物的循环相互转化，最终导致肝脏合成的维生素 K 依赖性凝血因子Ⅱ、Ⅶ、Ⅸ和Ⅹ减少[1, 46-51]。华法林是应用最广泛和研究最充分的 VKA，主要通过降低凝血酶原（因子Ⅱ）水平发挥其抗血栓作用[52, 53]。口服华法林后血浆半衰期为

表 7-1 不同抗凝血药的 PK/PD 特点

	UFH	阿加曲班	比伐卢定	LMWH[a]	磺达肝癸钠	华法林	达比加群	阿哌沙班	艾多沙班	利伐沙班
作用机制	间接因子Ⅹa/Ⅱa 抑制药（1:1）	直接因子Ⅱa 抑制药	直接因子Ⅱa 抑制药	间接因子Ⅹa/Ⅱa 抑制药（2～4:1）	间接因子Ⅹa 抑制药	维生素 K 依赖的因子Ⅱ、Ⅶ、Ⅸ、Ⅹ抑制药	直接因子Ⅱa 抑制药	直接因子Ⅹa 抑制药	直接因子Ⅹa 抑制药	直接因子Ⅹa 抑制药
使用途径	IV/SC	IV	IV	SC	SC	PO/IV[a]	PO	PO	PO	PO
达峰时间	6h[b]	2h[b]	2h[b]	3～4h	3～4h	90min[c]	1～2h	约 3h	1～2h	2～3h
血浆半衰期（稳定状态）	30～90min	35～45min	25min	4～8h	17～21h	36-42h	12～17h	8～14h	8～10h	7～11h
肾脏代谢	否	否	20%	是	是	否	～80%	～25%	～35%	～66%

PK. 药代动力学；PD. 药效学；UFH. 普通肝素；LMWH. 低分子肝素；IV. 静脉注射；SC. 皮下注射；PO. 口服
a. 依诺肝素、达肝素的数据；b. 立即开始抗凝作用，基于体重的静脉注射给药后达到治疗性 aPTT 的时间（h）；c. 5～6 天治疗后达到最大的抗血栓效果（充分降低因子Ⅱ和Ⅹ）

36～42h，肾功能不影响半衰期（表 7-1）[1, 54, 55]。

尽管华法林已被广泛使用，但与华法林治疗相关的挑战很多，而且存在实际局限性，其中包括许多重要的药物相互作用、药物和食物相互作用。常见的相互作用药物包括抗生素、化疗药物和抗癫痫药（包括苯妥英）[56]。此外，华法林的作用在很大程度上受到食物的影响，特别是食用含维生素 K 的食物和补品[56]。这些影响均会困扰华法林的长期治疗，经常出现后续随访问题，包括国际标准化比值（international normalized ratio，INR）值波动、规律实验室监测的困难和不便以及各种食物限制。

六、直接口服抗凝血药

达比加群是一种可逆的口服 DTI，直接与凝血酶分子的活性位点结合[57]。达比加群以前体药物达比加群酯的形式给药，吸收后迅速转化为活性代谢产物。这种转化从肠道开始，在肝脏中完成[58]。达比加群酯以含有数百个具有酒石酸核心的小丸的胶囊形式给药，以改善前体药物的溶解和吸收，而不受胃酸 pH 的影响[56]。口服后 1～2h 内达到血浆峰值浓度，稳态下血浆半衰期为 12～17h（表 7-1）[58-61]。达比加群的清除 80% 依赖于肾脏，CrCl＜30ml/min 的患者的终末半衰期可延长至 28～35h[61]。特别需要注意的是，在达比加群用于急性 VTE 治疗的前瞻性 RCT（RE-COVER 试验）中，所有患者均必须在启动研究药物前，至少接受 5 天肠外抗凝血药（UFH、LMWH 或磺达肝癸钠）[18]。在 RE-COVER 试验中，开始达比加群治疗前肠外抗凝的平均总时间为 9 天[18]。

阿哌沙班、艾多沙班和利伐沙班是口服直接因子Ⅹa 抑制药，与因子Ⅹa 的活性位点选择性和竞争性结合[25]。与达比加群一样，口服直接因子Ⅹa 抑制药也已被研究用于预防 NVAF 患者的心血管栓塞性卒中和 VTE 的急性治疗[15-17, 19-24]。肾功能正常的患者在口服后 1～3h 内达到血浆峰值水平，血浆半衰期为 8～14h（阿哌沙班）、8～10h（艾多沙班）和 7～11h（利伐沙班）。约有 60% 的利伐沙班通过肾脏清除，而阿哌沙班（25%）和艾多沙班（35%）对肾脏清除的依赖性较小[25, 56, 62-66]。

值得注意的是，在艾多沙班用于急性 VTE 治疗的前瞻性 RCT 中，所有患者在开始使用艾多沙班之前都必须接受至少 5～10 天的肠外抗凝治疗[23]。相反，用于急性 VTE 治疗的阿哌沙班和利伐沙班的前瞻性 RCT 在开始研究药物之前不需要肠外抗凝血药。虽然阿哌沙班和利伐沙班已被批准作为单一的抗凝血药治疗急性 VTE，即在开始口服药物之前不需要肠外抗凝血药，但在利伐沙班 -DVT，利伐沙班 -PE 和阿哌沙班 -VTE 试验中接受肠外抗凝治疗 24～48h 的患者比例分别为 73%、92% 和 86%[19, 20, 22]。

七、不同抗凝血药之间的转换

（一）背景和一般概念

在 20 世纪 90 年代之前的数十年里，抗凝治疗仅由胃肠外 UFH 和口服 VKA 组成，所以在急性静脉或动脉血栓栓塞患者中，抗凝血药转换的早期概念几乎就是抗凝治疗的同义词，即转换模式单一。由于 VKA 治疗至少 5 天后才能获得充分的抗栓疗效，UFH 和 VKA 之间必须重叠，需要过渡期以达到立即起效。从 UFH 转换为 VKA 的过渡期的基本原理是基于数十年前在华法林抗凝动物模型中进行的实验，该实验表明，华法林的抗栓作用主要是通过降低凝血酶原（因子Ⅱ）水平来实现[52, 53]。由于因子Ⅱ的血浆半衰期为 60～72h，华法林仅在至少治疗 5～6 天后才能达到预期的抗栓作用[59]。因此，在患有急性动脉或静脉血栓栓塞的患者中开始使用华法林（或任何 VKA）时，需要同时给予肠外抗凝血药[14]。

从肠外抗凝血药（UFH、LMWH、磺达肝癸钠或胃肠外 DTI）过渡到华法林，被广泛称为“桥接疗法”，因为两种药物——肠外抗凝血药和华法林——同时给药至少持续 5 天。

“桥接”疗法一词适用于门诊患者口服 VKA 用作维持抗凝血药时的临床情况，而当使用其他口服抗凝血药时，“桥接”这一术语并不适合。这是因为 DOAC 具有靶向特异的作用机理和较短的血浆半衰期。因此，当患者的抗凝治疗从肠外抗凝血药过渡到 DOAC 时，一般建议是在皮下抗凝下一次计划给药时或静脉抗凝血药停药 1～4h 后开始 DOAC（表 7–2）。

基于下列各种原因，可能需要或考虑不同抗凝血药的转换包括以下情况。

- 计划出院。
- 特定指征（例如，LMWH 是最佳推荐用于癌症相关的 VTE；不建议将 DOAC 用于机械心脏瓣膜）。
- 择期侵入性手术或大手术之前。
- 临床状况变化（如急性肾损伤、急性吸收不良状态、无法口服药物、在更适合使用静脉注射抗凝血药的重症监护病房住院、HIT）。
- 药物特有的非出血性不良反应。
- 抗凝血药“失败”（例如，尽管使用特定的抗凝血药进行了充分和合规的抗凝治疗，但仍发生复发性血栓栓塞）。
- 尽量减少或避免药物之间的相互作用(例如，不建议将 DOAC 与抗逆转录病毒治疗，同时使用利福平）。
- 控制药物费用。
- 无须监测 INR 至关重要，如在偏远地区和（或）不便前往抗凝诊所进行 INR 监测的患者。
- 为了最大限度地减少复发性血栓栓塞的风险（由于漏服多次短效 DOAC）、大出血风险（由于误服、过量）和（或）避免将复发性血栓栓塞事件错误地标记为“抗凝血药失败”，必须监测 INR 时，以及口服抗凝血药依从性差或不依从治疗。
- 患者偏好（包括每天 1 次与每天 2 次的给药方案的偏好）。

与华法林相比，DOAC 具有许多潜在的优势：①起效快，可完全不需要胃肠外抗凝治疗；②无须实验室监测；③饮食限制少甚至至无饮食限制；④药物间相互作用少。相反，VKA 可能比 DOAC 更受青睐，有如下原因。

- 华法林应用已有数十年历史，缺乏关于 DOAC 长期治疗（＞ 10 年）的疗效和安全性的信息。
- VKA 是完全可逆的，而目前并非所有 DOAC 都已有批准使用的逆转药物。
- 在一些临床情况和特定患者人群中，DOAC 可能不适用或可能不是首选的抗凝治疗方案（由于缺乏具体数据），其中包括机械性心脏瓣膜、活动性恶性肿瘤、APS 患者、孕妇和哺乳期或长期服用与 DOAC 具有显著药物相互作用的药物（如抗逆转录病毒药物）的患者，以及儿科人群和极端体重（＜ 50kg 或＞ 150kg）患者。

总体而言，DOAC 抗凝治疗比 VKA 更为方便，一些指南建议对于开始抗凝治疗且对新抗凝血药没有禁忌证的患者，DOAC 优于 VKA[36]。但是，对于已经使用华法林一段时间并且没有并发症的患者，可继续使用 VKA，或者更换为 DOAC，当从 VKA 转换为 DOAC 时需要考虑特定的基于证据的信息。

RE-LY 试验是前瞻性、双盲、开放标签的 RCT，研究达比加群与华法林用于预防非瓣膜性心房颤动（non-valcular atrial fibrillation，NVAF）患者的心源性卒中[14]。在该试验中，达比加群与华法林相比，达到了非劣效性目标。对达比加群不同剂量（每次 150mg 或 110mg，每天 2 次）分析时，达比加群 150mg 在预防心源性卒中优于华法林，达比加群酯 110mg 不劣于华法林[14]。安全性结果分析则结果相反，达比加群 110mg 较华法林显著减少大出血，而达比加群 150mg 与华法林大出血率相同。总体而言，与华法林相比，达比加群的颅内出血发生率较低，但达比加群的胃肠

表 7-2　目前临床应用的不同抗凝血药转换的建议

到＼从	UFH	LMWH	磺达肝癸钠	华法林	阿哌沙班	利伐沙班	达比加群	艾多沙班
UFH		首剂 LMWH 后 1~2h 中止 UFH	首剂磺达肝癸钠后 1~2h 中止 UFH	重叠至少 5 天，直到 INR 连续 2 天在治疗范围内	在 UFH 中止的同时开始首剂[a]			UFH 中止 4h 后开始首剂
LMWH	下一剂 LMWH 前 6h 内开始输注（没有首剂负荷）		中止 LMWH，下剂的时候开始磺达肝癸钠	重叠至少 5 天，直到 INR 连续 2 天在治疗范围内	中止 LMWH，下剂 LMWH 的时候开始口服抗凝血药[a]			
磺达肝癸钠	下一剂磺达肝癸钠的时候开始 UFH 输注（没有首剂负荷）或皮下注射 LMWH			重叠至少 5 天，直到 INR 连续 2 天在治疗范围内	中止 LMWH，下剂磺达肝癸钠的时候开始口服抗凝血药[a]			
华法林	停止华法林，华法林已经中止 36h 后开始肠外抗凝血药，如果可以做到每日监测 INR，当 INR≤2.0 时开始肠外抗凝血药治疗				当 INR<2.0 时服用首剂[a]	当 INR<3.0 时服用首剂[a]	当 INR<2.0 时服用首剂	当 INR<2.0 时服用首剂
阿哌沙班	中止阿哌沙班，下剂阿哌沙班的时候启动肠外抗凝血药			中止阿哌沙班，使用肠外抗凝血药与华法林重叠		中止阿哌沙班，下一剂阿哌沙班的时候服用利伐沙班或达比加群首剂		中止另一个口服抗凝血药，下一剂另一个口服抗凝血药的时候服用艾多沙班首剂
利伐沙班	中止利伐沙班，下剂利伐沙班的时候启动肠外抗凝血药			中止利伐沙班，使用肠外抗凝血药与华法林重叠	中止利伐沙班，下一剂利伐沙班的时候服用首剂		中止利伐沙班，下一剂利伐沙班的时候服用首剂	
达比加群	若 CrCl≥30ml/min，停止达比加群，下剂达比加群的时候启动肠外抗凝血药 若 CrCl<30ml/min，停止达比加群，24h 后启动胃肠外抗凝药			中止达比加群，使用肠外抗凝血药与华法林重叠	中止达比加群，下一剂达比加群的时候服用阿哌沙班或利伐沙班首剂			
艾多沙班	中止艾多沙班，下剂艾多沙班的时候启动肠外抗凝血药			中止艾多沙班，使用肠外抗凝血药与华法林重叠	停止艾多沙班，下剂艾多沙班的时候开始其他口服抗凝血药的首剂			

UFH. 普通肝素；LMWH. 低分子肝素；INR. 国际标准化比值；CrCl. 肌酐清除率

a. 在急性静脉血栓形成的情况下，最初应使用更高（“负荷”）剂量的阿哌沙班和利伐沙班道出血发生率较高[14]。在 RE-LY 试验期间，随机分到华法林组的患者平均在治疗范围内（therapeutic range，TTR）的时间为 64%（即 64% 的时间均在治疗目标 INR 2.0～3.0）。考虑到研究期间不同的 INR 控制水平，对 RE-LY 试验数据的进一步分析表明，与随机分配到华法林组 TTR＞65.5% 的患者相比，达比加群 150mg 在预防心源性栓塞事件方面不优于华法林[67]。但是，无论 TTR 如何，安全性结果分析都没有改变，与 RE-LY 总体数据一致。因此，长期接受华法林治疗并被认为具有非常好的 INR 控制（定义为 TTR＞65%）的房颤患者，从华法林转换到达比加群，在预防心源性卒中方面可能无法获益。直接口服因子Ⅹa 抑制药，以及 VTE 临床试验均缺乏 DOAC 与华法林类似的比较分析（见第 11 章）。

必须强调，有关抗凝血药类别之间或特定抗凝血药之间转换方案的任何指导或建议均非来自 RCT 或前瞻性研究，而是基于已发布的指南或专家意见，并结合 PK/PD 以及不同厂商的经批准的处方信息。

（二）具体的转换建议

1. 从肠外抗凝血药转换到口服 VKA（反之亦然） 目前急性 VTE 治疗指南建议将肠外抗凝血药与华法林重叠至少 5 天，直到达到 2 个连续的治疗范围 INR（2.0～3.0）[59]。如前所述，该建议基于现有证据，表明使用华法林达到充分的抗栓作用需要至少 5 天的治疗，并降低因子Ⅱ的血浆水平（并在较小程度上降低Ⅹ因子的水平）。因此，“桥接”一词意味着需要进行持续的肠外抗凝治疗，而华法林的血浆水平会随着每日剂量逐渐增加，进而导致因子Ⅱ和Ⅹ的血浆水平逐渐降低。这个推荐应用于从静脉注射 UFH、皮下注射 LMWH、皮下注射磺达肝癸钠或静脉注射 DTI 转换到华法林。

但是，由于阿加曲班（比伐卢定的影响程度较小）在体外会干扰 INR，在未服用华法林时 INR 值就可以很高，故而从胃肠外 DTI 向华法林的转换带来了更大的挑战[33, 68]。在一项从阿加曲班转为华法林的研究中，21% 的患者在接受阿加曲班 – 华法林联合治疗时 INR 为 3.0，中断阿加曲班输注 4h 后 INR 低于目标范围[69]。对于这类患者，建议（不基于前瞻性数据）是阿加曲班 – 华法林“桥接”至少 5 天，每天跟踪 INR，直到 INR＞5.0（或连续 2 天≥4.0），此时应中断阿加曲班输注约 4h，复测 INR[70, 71]。如果停阿加曲班后 INR＜2.0，则应继续 DTI 输注 24h，并且每天应遵循相同的策略，直到停用 DTI 治疗时达到治疗性 INR 为 2.5（可接受的范围 2.0～3.0）为止。但是由于 HIT 为高凝状态，因此如果患者 INR 未达到治疗范围，则在停止使用阿加曲班时存在血栓形成的风险[33, 69]。因此，有人建议用发色法因子Ⅹ水平监测 VKA 治疗可能更安全，因为这将使 INR 可能仍未达到治疗目标的患者在停止阿加曲班输注数小时的风险降到最低[33, 72–74]。无论胃肠外 DTI 与 VKA 之间的“桥接”期间采用何种策略，都必须在与 VKA 重叠至少 5 天后才中断 DTI[71, 75]。

从华法林转换到肠外抗凝血药时，只要 INR＜2.0，应立即开始使用肠外抗凝血药（UFH、DTI、LMWH 或磺达肝癸钠）进行治疗。

2. 从静脉注射 UFH 转换到 LMWH 或磺达肝癸钠（反之亦然） 根据静脉注射 UFH 的血浆半衰期以及 LMWH 和磺达肝癸钠达到血浆峰值水平的时间（表 7–1），建议在首次皮下注射 LMWH 或磺达肝癸钠后 1～2h 中止静脉注射 UFH 输注。

如有必要，从 LMWH 或磺达肝癸钠转换到静脉注射 UFH，则应停止皮下注射抗凝药物，并在下一次计划剂量的皮下注射药物前约 6h 开始静脉注射 UFH。

3. 从静脉注射 UFH 转换到 DOAC 根据静脉注射 UFH 的血浆半衰期和目前所有可用 DOAC 达到血浆峰值水平的时间（达到峰值血浆浓度比 LMWH 更快，表 7–1），建议在停止输入 UFH 的同时口服首剂 DOAC[76–78]。但是，艾多沙班的处方信息与其他 DOAC 有所不同，建议在停止 UFH 输注后 4h 给予首剂艾多沙班[79]。

如果达比加群或艾多沙班用于急性 VTE 治疗，应注意，根据既往临床试验的给药方案，在开始 DOAC 之前，必须先用静脉注射 UFH 或皮下注射 LMWH 进行 5～10 天的治疗[18, 23]。

如果选择阿哌沙班或利伐沙班进行急性 VTE 治疗，则必须遵循 RCT 中使用的给药方案，其中包括“负荷”初始剂量阿哌沙班 10mg 每天 2 次（7 天），以及利伐沙班 15mg 每天 2 次（21 天），在随后的急性 VTE 治疗中，阿哌沙班减至 5mg 每天 2 次，利伐沙班减为 20mg 每天 1 次[19, 20, 22]。在比较阿哌沙班或利伐沙班与华法林预防 NVAF 患者心源性卒中的临床试验中，阿哌沙班的剂量为 5mg 每天 2 次，利伐沙班为 20mg 每天 1 次[15, 16]。

尽管有越来越多的关于在HIT患者中使用DOAC的病例报告[80]，但DOAC在HIT情况下的有效性和安全性尚不清楚。但是，如果需要从静脉注射DTI转换到DOAC，则在停止DTI输注的同时启动DOAC是合适的。

4. 从LMWH或磺达肝癸钠转换到DOAC（反之亦然） 考虑到LMWH、磺达肝癸钠和DOAC的血浆峰值水平和血浆半衰期（表7-1），建议在停用LMWH或磺达肝癸钠后，DOAC的首次给药时间为下一个预定剂量的LMWH或磺达肝癸钠的时间。美国DOAC的说明书推荐了该转换策略[76-79]。

同样，当从DOAC转换到LMWH或磺达肝癸钠时，皮下注射抗凝血药的第一剂应在DOAC的下一个预定剂量使用时间[76-79]。

如果选择达比加群或艾多沙班治疗急性VTE，重要的是要注意，根据既往的临床试验给药方案，在开始DOAC之前需要使用皮下注射抗凝血药进行5～10天的治疗[18, 23]。

如果选择阿哌沙班或利伐沙班进行急性VTE治疗，重要的是遵循RCT中使用的给药方案，其中包括“负荷”初始剂量阿哌沙班10mg每天2次（7天），以及利伐沙班15mg每天2次（21天）。在急性VTE治疗的剩余时间里，将剂量减至阿哌沙班5mg每天2次，以及利伐沙班20mg每天1次[19, 20, 22]。在比较阿哌沙班或利伐沙班与华法林预防NVAF患者心源性卒中的临床试验中，阿哌沙班的剂量为5mg每天2次，利伐沙班20mg每天1次[15, 16]。

5. 从华法林转换到DOAC 临床医师和（或）患者可能更愿意从华法林转为DOAC的最常见原因包括：便利性增加（无须实验室监测），DOAC优于华法林的药理特性（无与饮食相互作用，较少药物相互作用），文献数据表明，在有些临床试验中，与华法林相比，DOAC的颅内出血发生率更低。

从华法林转换到达比加群时，RE-LY试验采用的策略是在INR≤2.3时给予达比加群首剂[14]。尽管该试验并未报告使用该策略增加出血风险，但处方信息建议仅在华法林停用后INR降至<2.0时才开始达比加群治疗[76]。

从华法林向阿哌沙班转换时，建议在华法林停药后INR降至<2.0时开始服用阿哌沙班[77]。

当从华法林转为使用艾多沙班时，厂家的处方信息建议在停用华法林后INR降至<2.5时开始使用艾多沙班[79]。

从华法林向利伐沙班转换时，ROCKET AF试验中使用的策略是在停用华法林后INR≤3.0时立即给予利伐沙班的首剂，以避免抗凝治疗不足[16]。该建议已包含在获批准的利伐沙班处方信息中[78]。

注意：在华法林和DOAC转换期间，不应使用床旁（point-of-care，POC）INR设备评估INR。有数据表明，达比加群和利伐沙班可能会干扰POC-INR值并由于血凝仪和试剂灵敏度的差异引起INR变化[64, 81, 82]。虽然没有专门针对阿哌沙班和艾多沙班的此类数据，此建议应适用于所有DOAC。

6. 从DOAC转换到华法林 临床医师和（或）患者可能更喜欢从DOAC转换到华法林的最常见原因包括：与华法林相比，新抗凝血药的费用高，患者的喜好［这可能与缺乏有关DOAC的长期数据（>10年）或缺乏批准的口服因子Ⅹa抑制药的特定逆转药有关］，并且在一些临床试验中，与华法林相比，DOAC的消化道出血发生率更高。

考虑到达比加群的血浆半衰期，以及华法林的最大作用在至少前5天之内无法达标（当因子Ⅱ下降最终至足够低时）的这一事实，说明书中建议的转换策略是：对于CrCl>50ml/min的患者，在与华法林合用治疗3天（剂量）后停用达比加群；对于CrCl 30～50ml/min的患者，在与华法林合用治疗2天（剂量）后停用达比加群[76]。但是，该建议不仅未在前瞻性试验中得到验证，而且还有数据表明达比加群可能延长部分患者的INR[81]；因此，直到末次达比加群用药后48h，这时的INR才可能是华法林抗凝效果的可靠替代指标。故而，说明书中推荐的转换策略的安全性是未知的。

艾多沙班说明书推荐的策略是将艾多沙班的剂量减少1/2（因此60mg每天1次的患者将其剂量减至30mg每天1次），并使艾多沙班和华法林重叠直至INR>2.0[79]。但是，该策略尚未在前瞻性研究中得到验证。此外，口服因子Ⅹa抑制药（利伐沙班）的数据表明，因子Ⅹa抑制药对INR存在潜在干扰，INR可能不可靠[64, 82]。在一项在健康志愿者中的开放标签研究，评估了从利伐沙班向华法林转换期间药效学的变化，利伐沙班和华法林合用2～4天（INR值为2.79～4.15），高于单独使用相同剂量的华法林但没有利伐沙班重叠（INR值为1.41～1.74）[83]。在同时服用利伐沙班和华法林的受试者中，利伐沙班谷值血药浓度对 INR 的影响最小。因此，尽管这种转换策略的安全性尚不确定，但该研究建议，如果选择了从利伐沙班到华法林的这种“桥接”策略，则应在利伐沙班谷值浓度（即在下一剂利伐沙班之前）进行 INR 监测[83]。

2015 年欧洲心律协会关于 NVAF 患者 DOAC 的实用指南建议了一种从 DOAC 转换到华法林的策略，该策略中 INR 应在 DOAC 的预期谷值水平检测，从重叠第 3 天开始，应继续使用 DOAC 直至 INR＞2.0，但随后应在 24h 内重复检测 INR 以确保治疗性 VKA 水平[84]。虽然有报道这种策略是成功的[17, 85]，但在没有肠外抗凝血药作为“桥接”药物的情况下，从 DOAC 向 VKA 的不正确转换与房颤患者发生心源性卒中的风险增加相关[16, 86, 87]。

由于缺乏比较从 DOAC 转换到华法林的不同策略的前瞻性试验的高级别证据，2017 年最安全的建议是采用众所周知的循证策略，该策略包括①停止使用 DOAC；②在下次服用 DOAC 时开始肠外抗凝血药（UFH、LMWH 和磺达肝癸钠）；③从肠外抗凝血药到华法林进行典型的重叠（“桥接”疗法）至少持续 5 天，直到连续 2 天达到治疗性 INR 值[59]。对于 NVAF 和 VTE 的患者，均应首选这种策略，直到前瞻性对照试验证明替代策略的安全性可用为止。

7. DOAC 之间的转换　鉴于达比加群、利伐沙班、阿哌沙班和艾多沙班的达峰时间和血浆半衰期相似，如果患者从一种 DOAC 过渡到另一种 DOAC，则应在前一种停用的药物下一剂时开始使用新的药物。

八、总结

表 7–2 总结了将患者从一种抗凝血药转换为另一种抗凝血药的建议。由于目前尚无比较不同转换策略的前瞻性随机数据，因此应侧重于转换策略的安全性，即选用最安全的转换策略，将过渡期间血栓栓塞和出血并发症的风险降至最低。这些策略基于从 RCT 推断出的有限数据、每种药物的可用 PK/PD 数据以及所选药物的批准处方信息。为每个患者量身定制治疗计划很重要。应牢记，不同的抗凝血药可能会以可变的、有时甚至是不可预测的方式干扰基于血凝的测试（aPTT 和 INR）。总之，由于缺乏适当验证的不同抗凝血药之间转换的策略，因此选择抗凝血药时必须考虑多个变量，其中包括潜在的适应证、患者特定的并发症和处方医师对可供临床使用的不同方案的熟悉度。

要　点

- 由于多种原因，患者在治疗过程中可能需要在各种口服抗凝血药之间进行转换。
- DOAC 药物和华法林之间转换的策略应在平衡出血和血栓栓塞风险的同时，根据患者个体因素进行调整。
- 各个 DOAC 药物和华法林之间的转换不同，应根据药品说明书进行。

自测题

1. 一名 72 岁男性，目前正在服用华法林治疗慢性心房颤动，想要开始服用 DOAC。他想开始服用利伐沙班，因为他的朋友也在服用，并且没有任何问题，因为他对饮食限制和频繁的 INR 监测感到不便。他没有其他医疗问题。他今天的 INR 是 2.5。你的医嘱：
   A. 停用华法林，并开始服用负荷剂量的利伐沙班 15mg 每天 2 次（21 天），从今晚开始
   B. 停用华法林，今晚开始服用利伐沙班 20mg
   C. 停用华法林，明天再检查 INR。如果 INR＜2.0，开始服用负荷剂量的利伐沙班 15mg 每天 2 次（21 天），然后 20mg 每天 1 次
   D. 停用华法林，明天再检查 INR。如果 INR＜2.0，则开始服用利伐沙班 20mg 每天 1 次
   E. 继续服用华法林，因为他的出血风险过高，因此应避免服用利伐沙班
2. 一名 78 岁男性，既往有慢性心房颤动病史和两次栓塞性卒中，目前正在服用阿哌沙班 5mg 每天 2 次，在最近的常规血液检查中发现肾功能急性恶化。他的血清肌酐（Cr）为 3.2mg/dl，GFR 为 26。没有其他医疗问题。他最好的选择是：
   A. 将阿哌沙班的剂量减至 2.5mg 每天 2 次
   B. 停用阿哌沙班，明天开始使用华法林，无须桥接治疗
   C. 3 天后开始使用华法林并停止使用阿哌沙班
   D. 停用阿哌沙班，在下一次服用阿哌沙班的时间开始使用依诺肝素和华法林，然后在 INR 显示

具有治疗作用时停用依诺肝素

E. 停用阿哌沙班，在下一次服用阿哌沙班的时间开始使用 UFH 和华法林，然后在 INR 显示具有治疗作用时停止 UFH

3. 一名 56 岁男性，无诱因双侧节段性 PE。目前正在接受静脉 UFH 治疗。他选择开始用华法林抗凝。当前指南建议：

A. 立即停用肝素，以便您可以开始华法林治疗以达到治疗性 INR

B. 肝素与华法林重叠，一旦 INR 显示具有治疗作用，立即停用肝素

C. 肝素与华法林重叠至少 3 天，一旦 INR 显示具有治疗作用就停止使用肝素

D. 肝素与华法林重叠至少 5 天，一旦 INR 显示具有治疗作用就停止肝素

E. 肝素与华法林重叠至少 5 天，一旦 INR 连续 2 天显示具有治疗作用，就停止使用肝素

4. 一名 77 岁女性，因肺炎相关呼吸衰竭而入住重症病房，被诊断为有诱因右下肢 DVT，开始静脉使用 UFH。在接下来的几天里，她的血小板计数下降，在怀疑 HIT 的情况下开始使用阿加曲班。在康复期，医师开始与患者讨论抗凝治疗向华法林的转换。以下是转换为华法林的可接受策略：

A. 阿加曲班与华法林重叠至少 3 天，如果 INR 显示具有治疗作用，可以停用阿加曲班

B. 停用阿加曲班，并开始使用华法林。当 INR 显示具有治疗效果时出院

C. 阿加曲班与华法林重叠至少 5 天，直至 INR＞5，然后立即停用阿加曲班并重新评估 INR。如果 INR 显示具有治疗作用，则无须恢复阿加曲班

D. 阿加曲班与华法林重叠至少 5 天，直到 INR＞5，然后停止阿加曲班并在 4h 后重新评估 INR。如果 INR 显示具有治疗作用，则无须恢复阿加曲班

E. 阿加曲班与华法林重叠直至 INR 介于 2.0～3.0；然后停用阿加曲班并在 4h 后重新评估。如果 INR 显示仍具有治疗作用，则需要再桥接 1 天；在完全停止之前再恢复阿加曲班 24h

5. 一名 50 岁男性，在最近 10h 持续飞行后被诊断为有诱因 PE。急诊科医师开始给他使用依诺肝素。因为目前有 FDA 批准的逆转药，要求患者开始用达比加群。建议患者：

A. 停用依诺肝素并开始立即使用达比加群

B. 停用依诺肝素。在转换到维持剂量之前的前 7 天服用负荷剂量的达比加群

C. 将依诺肝素与达比加群重叠 5 天

D. 在开始使用达比加群之前，首先需要使用依诺肝素 5～10 天

E. 目前不推荐使用达比加群治疗 VTE

自测题答案

1. 答案：D。停用华法林，明天再检查 INR。如果 INR＜2.0，则开始每天服用 20mg 利伐沙班。患者的 CHA_2DS_2-VASc 评分至少为 2 分，他应该继续抗凝。一旦 INR 降至 2.0 以下，他就可以开始每天服用 20mg 利伐沙班。

2. 答案：E。停用阿哌沙班，在下一次服用阿哌沙班的时间开始使用 UFH 和华法林，然后在 INR 显示具有治疗作用时停止 UFH。患者的 CHA_2DS_2-VASc 评分至少为 3，并且由于他有两次卒中史，他已经证明存在较高的血栓栓塞风险。由于卒中风险较高，因此选择 B 不是最佳选择。应该开始使用华法林并进行桥接治疗。由于肾功能不全，应考虑使用 UFH 而非依诺肝素。一旦 INR＜2.0，他就可以开始每天服用 20mg 利伐沙班。选项 C 可能是下一个最佳选择，尽管阿哌沙班应在出现急性肾功能不全时停用。

3. 答案：E。肝素与华法林重叠至少 5 天，一旦 INR 连续 2 天显示具有治疗作用，就停止使用肝素。该建议基于现有证据，建议使用华法林在达到足够的抗血栓作用前需要使用肝素等肠外抗凝血药治疗至少 5 天。

4. 答案：D。阿加曲班与华法林重叠至少 5 天，直到 INR＞5，然后停止阿加曲班并在 4h 后重新评估 INR。如果 INR 具有治疗作用，则无须恢复阿加曲班。当患者从阿加曲班转为华法林时，选项 D 提供了最佳策略。如果在停用阿加曲班 4h 后重新评估 INR 低于治疗水平，则继续使用阿加曲班，并在第 2 天以类似方式重新评估，直到在停用阿加曲班后 INR 显示具有治疗效果。

5. 答案：D。在开始使用达比加群之前，需要先使用依诺肝素 5～10 天。达比加群没有负荷剂量。根据既往的临床试验给药方案，如果选择达比加群治疗急性 VTE，在开始使用达比加群治疗之前，需要使用皮下抗凝血药（如依诺肝素）进行 5～10 天的治疗。

参考文献

[1] Hirsh J, Raschke R. Heparin and low-molecular weight heparin. The seventh ACCP conference on antithrombotic and thrombolytic therapy. Chest. 2004;126:188S–203S.

[2] Lensing AW, Prins MH, Davidson BL, Hirsh J. Treatment of deep venous thrombosis with low molecular-weight heparins: a meta-analysis. Arch Intern Med. 1995;155:601–7.

[3] Siragusa S, Cosmi B, Piovella F, et al. Low molecular-weight heparins and unfractionated hepa rin in the treatment of patients with acute venous thromboembolism: results of a meta-analysis. Am J Med. 1996;100:269–77.

[4] Levine M, Gent M, Hirsh J, et al. A comparison of low-molecular-weight heparin administered primarily at home with unfractionated heparin administered in the hospital for proximal deep-vein thrombosis. N Engl J Med. 1996;334:677–81.

[5] Koopman MM, Prandoni P, Piovella F, et al. Treatment of venous thrombosis with intravenous unfractionated heparin administered in the hospital as compared with subcutaneous low-molecular-weight heparin admin istered at home. The Tasma Study Group. N Engl J Med. 1996;334:682–7.

[6] Weitz JI, Hirsh J, Samama MM. New antico agulant drugs. The seventh ACCP conference on antithrombotic and thrombolytic therapy. Chest. 2004;126:265S–86S.

[7] Buller HR, Davidson BL, Decousus H, et al. Fondaparinux or enoxaparin for the initial treatment of symptomatic deep venous thrombosis: a random ized trial. Ann Intern Med. 2004;140:867–73.

[8] The MATISSE Investigators. Subcutaneous fondaparinux versus intravenous unfractionated hepa rin in the initial treatment of pulmonary embolism. N Engl J Med. 2003;349:1695–702.

[9] Harenberg J. Development of idraparinux and idra biotaparinux for anticoagulant therapy. Thromb Haemost. 2009;102:811–5.

[10] Büller HR, Gallus AS, Zpillion G, et al. Enoxaparin followed by once-weekly idrabiotaparinux versus enoxaparin plus warfarin for patients with acute symptomatic pulmonary embolism: a randomised, double-blind, double-dummy, non-inferiority trial. Lancet. 2012;379:123–9.

[11] The EQUINOX Investigators. Efficacy and safety of once weekly idrabiotaparinux in the treatment of patient with symptomatic deep venous thrombosis. J Thromb Haemost. 2011;9:92–9.

[12] Hirsh J, Heddle N, Kelton JG. Treatment of heparin induced thrombocytopenia: a critical review. Arch Intern Med. 2004;164:361–9.

[13] Joseph L, Casanegra AI, Dhariwal M, et al. Bivalirudin for the treatment of patients with confirmed or sus pected heparin-induced thrombocytopenia. J Thromb Haemost. 2014;12:1044–55.

[14] Connolly SJ, Ezekowitz MD, Yusuf S, et al. Dabigatran versus warfarin in patients with atrial fibrillation. N Engl J Med. 2009;361:1139–51.

[15] Granger CB, Alexander JH, McMurray JJV, et al. Apixaban versus warfarin in patients with atrial fibril lation. N Engl J Med. 2011;365:981–92.

[16] Patel MR, Mahaffey KW, Garg J, et al. Rivaroxaban versus warfarin in nonvalvular atrial fibrillation. N Engl J Med. 2011;365:883–91.

[17] Giugliano RP, Ruff CT, Braunwald E, et al. Edoxaban versus warfarin in patients with atrial fibrillation. N Engl J Med. 2013;369:2093–104.

[18] Schulman S, Kearon K, Kakkar AJ, et al. Dabigatran versus warfarin in the treatment of acute venous thromboembolism. N Engl J Med. 2009;361:2342–52.

[19] The EINSTEIN Investigators. Oral rivaroxaban for symptomatic venous thromboembolism. N Engl J Med. 2010;363:2499–510.

[20] The EINSTEIN-PE Investigators. Oral rivaroxaban for the treatment of symptomatic pulmonary embo lism. N Engl J Med. 2012;366:1287–97.

[21] Agnelli G, Büller HR, Cohen A, et al. Apixaban for extended treatment of venous thromboembolism. N Engl J Med. 2013;368:699–708.

[22] Agnelli G, Büller HR, Cohen A, et al. Oral apixaban for the treatment of acute venous thromboembolism. N Engl J Med. 2013;369:799–808.

[23] The Hokusai-VTE Investigators. Edoxaban versus warfarin for the treatment of symptomatic venous thromboembolism. N Engl J Med. 2013;369:1406–15.

[24] Weitz JI, Lensing AWA, Prins MH, et al. Rivaroxaban or aspirin for extended treatment of venous throm boembolism. N Engl J Med. 2017;376(13):1211–22. https://doi.org/10.1056/NEJMoa1700518.

[25] Weitz JI, Eikelboom JW, Samama MM. New anti thrombotic drugs: antithrombotic therapy and pre vention of thrombosis, 9th ed: American College of Chest Physicians Evidence-Based Clinical Practice Guidelines. Chest. 2012;141:e120S–51S.

[26] Abildgaard U. Highly purified antithrombin III with heparin cofactor activity prepared by disc electrophoresis. Scand J Clin Lab Invest. 1968;21:89–91.

[27] Rosenberg R, Lam L. Correlation between structure and function of heparin. Proc Natl Acad Sci U S A. 1979;76:1218–22.

[28] Lindahl U, Backstrom G, Hook M, et al. Structure of the antithrombin-binding site of heparin. Proc Natl Acad Sci U S A. 1979;76:3198–202.

[29] Rosenberg R, Bauer K. The heparin-antithrombin system: a natural anticoagulant mechanism. 3rd ed. Philadelphia, PA: Lippincott; 1994.

[30] Casu B, Oreste P, Torri G, et al. The structure of hepa rin oligosaccharide fragments with high anti-(factor Xa) activity containing the minimal antithrombin III binding sequence. Biochem J. 1981;97:599–609.

[31] Choay J, Lormeau J, Petitou M, et al. Structural stud ies on a biologically active hexasaccharide obtained from heparin. Ann N Y Acad Sci. 1981;370:644–9.

[32] Hirsh J, Warkentin TE, Shaughnessy SG, et al. Heparin and low-molecular-weight heparin: mecha nisms of action, pharmacokinetics, dosing, moni toring, efficacy, and safety. American College of Chest Physicians Evidence-Based Clinical Practice Guidelines (6th Edition). Chest. 2001;119:64S–94S.

[33] Garcia DA, Baglin TP, Weitz JI, et al. Parenteral anticoagulants. Antithrombotic therapy and preven tion of thrombosis, 9th ed: American College of Chest Physicians Evidence-Based Clinical Practice Guidelines. Chest. 2012;141(Suppl):e24S–43S.

[34] Lyman GH, Khorana AA, Kuderer NM, et al. Venous

thromboembolism prophylaxis and treat ment in patients with cancer: American Society of Clinical Oncology Clinical Practice Guideline. J Clin Oncologia. 2013;31:2189–204.

[35] Carrier M, Cameron C, Delluc A, et al. Efficacy and safety of anticoagulant therapy for the treat ment of acute cancer-associated thrombosis: a sys tematic review and meta-analysis. Thromb Res. 2014;134:1214–9.

[36] Kearon C, Akl EA, Ornelas J, et al. Antithrombotic therapy for VTE disease: chest guideline and expert panel report. Chest. 2016;149:315–52.

[37] Choay J, Petitou M, Lormeau JC, et al. Structure activity relationship in heparin: a synthetic penta saccharide with high affinity for antithrombin III and eliciting high anti-factor Xa activity. Biochem Biophys Res Commun. 1983;116:492–9.

[38] Thunberg L, Bäckström G, Lindahl U. Further char acterization of the antithrombin-binding sequence in heparin. Carbohydr Res. 1982;100:393–410.

[39] Choay J. Biologic studies on chemically synthesized pentasaccharide and tetrasaccharide fragments. Semin Thromb Hemost. 1985;11:81–5.

[40] Toschi V, Lettino M, Gallo R, et al. Biochemistry and biology of hirudin. Coron Artery Dis. 1996;7:420–8.

[41] Wallis RB. Hirudins: from leeches to man. Semin Thromb Hemost. 1996;22:185–96.

[42] Fox I, Dawson A, Loynds P, et al. Anticoagulant activ ity of Hirulog, a direct thrombin inhibitor, in humans. Thromb Haemost. 1993;69:157–63.

[43] Robson R. The use of bivalirudin in patients with renal impairment. J Invasive Cardiol. 2000;12(Suppl F):33F–6F.

[44] Hursting MJ, Alford KL, Becker JC, et al. Novastan (brand of argatroban): a small-molecule, direct thrombin inhibitor. Semin Thromb Hemost. 1997;23:503–16.

[45] Swan SK, Hursting MJ. The pharmacokinet ics and pharmacodynamics of argatroban: effects of age, gender, and hepatic or renal dysfunction. Pharmacotherapy. 2000;20:318–29.

[46] Stenflo J, Fernlund P, Egan W, Roepstorff P. Vitamin K dependent modifications of glutamic acid resi dues in prothrombin. Proc Natl Acad Sci U S A. 1974;71:2730–3.

[47] Nelsestuen GL, Zytkovicz TH, Howard JB. The mode of action of vitamin K. Identification of gamma carboxyglutamic acid as a component of prothrombin. J Biol Chem. 1974;249:6347–50.

[48] Whitlon DS, Sadowski JA, Suttie JW. Mechanism of coumarin action: significance of vitamin K epoxide reductase inhibition. Biochemistry. 1978;17:1371–7.

[49] Friedman PA, Rosenberg RD, Hauschka PV, Fitz James A. A spectrum of partially carboxylated pro thrombins in the plasmas of coumarin-treated patients. Biochim Biophys Acta. 1977;494:271–6.

[50] Malhotra OP, Nesheim ME, Mann KG. The kinet ics of activation of normal and gamma-carboxyglu tamic acid-deficient prothrombins. J Biol Chem. 1985;260:279–87.

[51] Choonara IA, Malia RG, Haynes BP, et al. The relationship between inhibition of vitamin K1 2,3-epoxide reductase and reduction of clotting factor activity with warfarin. Br J Clin Pharmacol. 1988;25:1–7.

[52] Wessler S, Gitel SN. Warfarin. From bedside to bench. N Engl J Med. 1984;311:645–52.

[53] Zivelin A, Rao LV, Rapaport SI. Mechanism of the anticoagulant effect of warfarin as evaluated in rabbits by selective depression of individual procoagulant vitamin K-dependent clotting factors. J Clin Invest. 1993;92:2131–40.

[54] Breckenridge AM. Oral anticoagulant drugs: pharma cokinetic aspects. Semin Hematol. 1978;15:19–26.

[55] Kelly JG, O'Malley K. Clinical pharmacokinetics of oral anticoagulants. Clin Pharmacokinet. 1979;4:1–15.

[56] Nutescu EA, Chuatrisom I, Hellenbart E. Drug and dietary interactions of warfarin and novel oral anti coagulants: an update. J Thromb Thrombolysis. 2011;31:326–43.

[57] Nutescu EA, Shapiro NL, Chevalier A. New anticoag ulant agents: direct thrombin inhibitors. Cardiol Clin. 2008;26: 169–87. v–vi.

[58] Stangier J, Rathgen K, Stahle H, et al. The pharma cokinetics, pharmacodynamics and tolerability of dabigatran etexilate, a new oral direct thrombin inhib itor, in healthy male subjects. Br J Clin Pharmacol. 2007;64:292–303.

[59] Ageno W, Gallus AS, Wittkowsky A, et al. Oral anti coagulant therapy: antithrombotic therapy and pre vention of thrombosis, 9th ed: American College of Chest Physicians Evidence-Based Clinical Practice Guidelines. Chest. 2012;141(Suppl):e44S–88S.

[60] Stangier J. Clinical pharmacokinetics and pharmaco dynamics of the oral direct thrombin inhibitor dabiga tran etexilate. Clin Pharmacokinet. 2008;47:285–95.

[61] Stangier J, et al. Influence of renal impairment on the pharmacokinetics and pharmacodynamics of oral dabigatran etexilate: an open-label, parallel group, single-centre study. Clin Pharmacokinet. 2010;49:259–68.

[62] Jiang X, Crain EJ, Luettgen JM, et al. Apixaban, an oral direct factor Xa inhibitor, inhibits human clot bound factor Xa activity in vitro. Thromb Haemost. 2009;101:780–2.

[63] Raghavan N, Frost CE, Yu Z, et al. Apixaban metabolism and pharmacokinetics after oral admin istration to humans. Drug Metab Dispos. 2009; 37:74–81.

[64] Kubitza D, Becka M, Wensing G, et al. Safety, phar macodynamics, and pharmacokinetics of BAY59- 7939—an oral, direct Factor Xa inhibitor—after multiple dosing in healthy male subjects. Eur J Clin Pharmacol. 2005;61:873–80.

[65] Mueck W, Becka M, Kubitza D, et al. Population model of the pharmacokinetics and pharmacodynam ics of rivaroxaban—an oral, direct factor Xa inhibi tor—in healthy subjects. Int J Clin Pharmacol Ther. 2007;45:335–44.

[66] Ogata K, Mendell-Harary J, Tachibana M, et al. Clinical safety, tolerability, pharmacokinetics, and pharmacodynamics of the novel factor Xa inhibitor edoxaban in healthy volunteers. J Clin Pharmacol. 2010;50:743–53.

[67] Wallentin L, Yusuf S, Ezekowitz MD, et al. Efficacy and safety of dabigatran compared with warfarin at different levels of international normalized ratio con trol for stroke prevention in atrial fibrillation: an anal ysis of the RE-LY trial. Lancet. 2010;376:975–83.

[68] Warkentin TE, Greinacher A, Craven S, et al. Differences in the clinically effective molar concen trations of four direct thrombin inhibitors explain their variable prothrombin time prolongation. Thromb Haemost. 2005;94:958–64.

[69] Bartholomew JR, Hursting MJ. Transitioning from argatroban to warfarin in heparin-induced thrombocy topenia: an analysis of outcomes in patients with ele vated international normalized ratio (INR). J Thromb Thrombolysis. 2005;19:183–8.

[70] Argatroban. Highlights of prescribing information. Revised 05/2016. https://www.accessdata.fda.gov/ drugsatfda_docs/label/2016/022485s009lbl.pdf.

[71] Watson H, Davidson S, Keeling D. Haemostasis and Thrombosis Task Force of the British Committee for Standards in Haematology Guidelines on the diagnosis and management of heparin-induced thrombocytopenia: second edition. Br J Haematol. 2012;159:528–40.
[72] Arpino PA, Demirjian Z, Van Cott EM. Use of the chromogenic factor X assay to predict the inter national normalized ratio in patients transition ing from argatroban to warfarin. Pharmacotherapy. 2005;25:157–64.
[73] Bartholomew J. Transition to an oral anticoagulant in patients with heparin-induced thrombocytopenia. Chest. 2005;127:27S–34S.
[74] Hursting MJ, Lewis BE, Macfarlane DE. Transitioning from argatroban to warfarin therapy in patients with heparin-induced thrombocytopenia. Clin Appl Thromb Hemost. 2005;11:279–87.
[75] Kinkins L-A, Dans AL, Moores LK, et al. Treatment and prevention of heparin-induced thrombocytopenia: antithrombotic therapy and prevention of thrombo sis, 9th ed: American College of Chest Physicians Evidence-Based Clinical Practice Guidelines. Chest. 2012;141(Suppl):e495S–530S.
[76] Pradaxa. Highlights of prescribing information. Revised 11/2015. http://docs.boehringer-ingelheim. com/Prescribing%20 Information/PIs/Pradaxa/ Pradaxa.pdf.
[77] Eliquis. Highlights of prescribing information. Revised 07/2016. https://www.accessdata.fda.gov/ drugsatfda_docs/label/2016/202155s012lbl.pdf.
[78] Xarelto. Highlights of prescribing information. Revised 05/2016. https://www.accessdata.fda.gov/ drugsatfda_docs/label/2016/202439s017lbl.pdf.
[79] Savaysa. Highlights of prescribing information. Revised 09/2016. https://hemonc.org/w/images/9/96/ Edoxaban.pdf.
[80] Shatzel JJ, Crapster-Pregont M, Seloughery TG. Non-vitamin K antagonist oral anticoagulants for heparin-induced thrombocytopenia. A system atic review of 54 reported cases. Thromb Haemost. 2016;116:397–400.
[81] Baruch L, Sherman O. Potential inaccuracy of point of-care INR in dabigatran-treated patients. Ann Pharmacother. 2011;45(7–8):e40.
[82] Samama MM, Martinoli JL, LeFlem L, et al. Assessment of laboratory assays to measure rivar oxaban: an oral, direct factor Xa inhibitor. Thromb Haemost. 2010;103:815–25.
[83] Moore KT, Byra W, Vaidyanathan S, et al. Switching from rivaroxaban to warfarin: an open-label phar macodynamic study in healthy subjects. Br J Clin Pharmacol. 2014;79:907–17.
[84] Heidbuchel H, Verhamme P, Alings M, Antz M, Diener HC, Hacke W, et al. Updated European Heart Rhythm Association Practical Guide on the use of non-vitamin antagonist anticoagulants in patients with non-valvu lar atrial fibrillation. Europace. 2015;17:1467–507.
[85] Ruff CT, Giugliano RP, Braunwald E, Mercuri M, Curt V, Betcher J, et al. Transition of patients from blinded study drug to open-label anticoagulation: the ENGAGE AF-TIMI 48 trial. J Am Coll Cardiol. 2014;64:576–84.
[86] Granger C, Alexander JH, Hanna M, Wang J, Mohan P, Lawrence J, et al. Events after discontinuation of randomized treatment at the end of the ARISTOTLE trial. Eur Heart J. 2012;33(Suppl):685–6. (Abstract).
[87] Granger CB, Lopes RD, Hanna M, Ansell J, Hylek EM, Alexander JH, et al. Clinical events after transi tioning from apixaban versus warfarin to warfarin at the end of the Apixaban for Reduction in Stroke and Other Thromboembolic Events in Atrial Fibrillation (ARISTOTLE) trial. Am Heart J. 2015; 169:25–30.

下篇　抗凝治疗临床应用

Clinical Applications of Anticoagulant Therapy

第 8 章　抗凝门诊
The Anticoagulation Clinic

Nathan P. Clark　Daniel M. Witt　著
华　潞　译

临床病例

病例 1：一位内科医师加入了科罗拉多州郊区的一家家庭健康诊所开始新的工作，她惊讶地发现，尽管诊所规模不大，仅有数百名使用华法林及数十名使用直接口服抗凝血药（direct oral anticoagulant，DOAC）进行抗凝治疗的患者，但是没有正式的系统来跟踪抗凝患者或管理实验室，这引起了医疗团队对于抗凝安全性的担忧。由于尚未摸清华法林管理质量，也不清楚国际标准化比值（international normalized ratio，INR）控制是否有改进的空间，医疗团队同意尽早建立一个正式的抗凝管理程序，但不确定该从哪里开始。抗凝管理服务（anticoagulation management service，AMS）应采用什么样的模式？应该制订什么样的药物治疗方针和程序？

病例 2：AMS 已启动运行 6 个月，其中包括 1 名药剂师、2 名护士、2 名工作人员，需要管理的 630 例抗凝患者。大多数患者在就诊时使用 INR 快速检测仪器。不过，也有一些患者抱怨从郊区到诊所的通勤时间太长。对于这些患者是否有其他选择？AMS 团队的工作很好，但在关于凝血级联和 DOAC 药理学方面的教育仍然不够，下一步应该怎么做？

一、背景和概述

华法林管理是一项劳动密集型工作，其中包括患者教育、患者与医疗人员之间频繁的互动、严格的实验室监测、缜密的数据管理[1]。因此，临床实践中华法林管理质量不佳是华法林安全有效用药的主要障碍。

抗凝治疗管理不善可导致危及生命的并发症，华法林也是老年人因药物不良反应住院的常见药物之一[2]。20 世纪 60 年代后期，人们认识到应该用系统方法来确保华法林的疗效和安全性，从而开始出现 AMS[1]。这些服务的最初目标是减轻繁忙的初级保健医师调整华法林治疗的繁重任务[3]。AMS 模型的早期采用者是退伍军人管理局和学术医疗中心[4, 5]。随着时间的推移，各种 AMS 模型和相关结果陆续见于报道，近期的 Meta 分析对此进行了总结[6]。虽然美国胸科医师学会（American College of Chest Physicians，ACCP）的抗栓治疗共识认可了 AMS 系统的优势，但 AMS 与其他模型相比的优越性需要在未来的研究中得到确认[6, 7]。本章将回顾 AMS 的模式、人员培训、提供的服务、质量改进，以及 AMS 不仅在华法林甚至其他口服抗凝血药的应用前景。

二、AMS 结构

AMS 所需的结构要素尚未由指南规定或在专家组内正式认可[8]。这些结构要素在很大程度上取决于医疗服务的可用资源，如心脏病诊所的护士或医院药房的药剂师。小型诊所（抗凝患者少于 200 例）通常指定一个或多个工作人员作为抗凝管理者来协调职责。大型 AMS 中心受益于常见的结构要素，其中包括文书人员、管理人员、临床领导，以及一线人员提供的患者护理服务。AMS 结构示例如图 8–1 所示。

文书人员可能包括办事员、医学助理和药房技术员。工作的重心在于使这些辅助支持人员的效用最大化，以尽量减少一线医务人员花在非临床工作

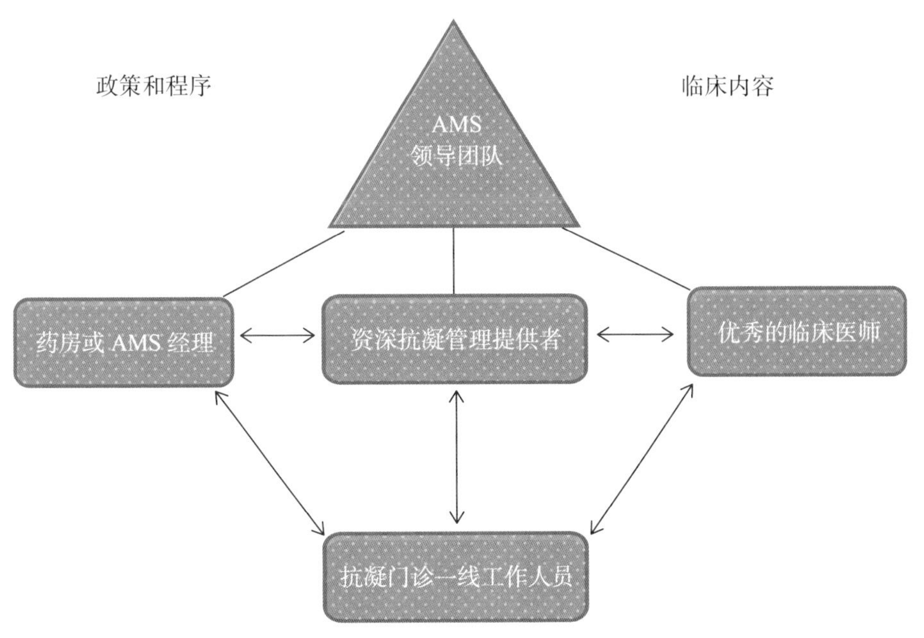

◀ **图 8-1　门诊 AMS 结构框架举例**

的时间。文书工作如下。

- 对接到的电话和传真进行分类。
- 管理文件筐中的电子医疗记录。
- 协调实验室并更新指令。
- 接收新患者转诊并协调年度转诊更新。
- 药物相互作用记录和后续实验室的协调。
- 安排患者预约。
- 更新和维护患者的人口统计信息和联系方式。
- 电话或信件提醒逾期未进行实验室监测的患者。
- 从医院记录或其他医疗保健系统中获取实验室和抗凝血药剂量的历史信息。
- 通知患者稳定且在范围内的实验室结果（可能需要经过培训的医务人员预先审查）。

抗凝门诊的领导主要有两种形式：临床领导和运行管理领导（经理），当然，这两部分工作经常有重叠且需要密切合作。经理负责 AMS 的日常管理工作，其中包括制订员工时间表、培训、绩效管理、诊所基础设施建设，并确保所有活动符合州和联邦法规，以及为临床发展项目中增加的额外员工建立绩效指标、质量保证流程和商业病例典范。在许多情况下，确保 AMS 的财务成功取决于对服务进行适当的规范。在 Wirth 和 Moore 出版的著作中可以找到对 AMS 规范实践的深入描述[9]。

AMS 的临床领导来源不同（包括 AMS 内部）。此外，在发展 AMS 人员以及在发展循证临床实践方面协调整个医疗系统内不同医学及外科专业的利益相关者，顶尖医师是不可或缺的。临床领导负责制订和维护 AMS 的方针和办事流程、培训材料、最佳的临床路径，并持续评估质量改进可能。AMS 和其他专业之间的潜在协调领域在表 8-1 中描述。

一线 AMS 工作人员需要接受关于血栓和止血概念、血栓前疾病状态的病理生理学、抗凝血药理学的专业培训，以及学习抗凝血药治疗管理的实践知识[8]。抗凝治疗的实施者应该是取得许可的医疗保健人员有：①有执照的执业护士；②注册护士；③高级执业护士 / 执业护士；④药剂师；⑤临床药学专家；⑥培训人员；⑦实习生；⑧住院医师。

AMS 可能包括一名或多名医疗人员。成功的 AMS 模式根据员工的培训背景和患者类别建立了职责部门。有多种方法来组织 AMS 的工作，但是没有任何一种方法、结构或原则被证明绝对优于其他方法。抗凝论坛（Anticoagulation Forum，ACF）已经公布了门诊抗凝结构、人员和工作的标准见表 8-2。

（一）药剂师和护士的抗凝管理服务

药学和护理是在 AMS 中两个最常见的学科。每个学科都为 AMS 的服务带来独特而有价值的专业知识。支持 AMS 有益的观察性研究评估了门诊 AMS 中护理和药学主导的两种方式[10-16]，具有高级从业者（如接受过高级培训的临床护士或临床药师）的 AMS 团队，在药物治疗管理和处方方面往往享有更大的自主权。

表 8-1 AMS 和各专业之间的协调领域示例

专业	举例
心脏病学 / 电生理学专业	• 基于循证证据管理心房颤动 • 心房颤动电转复和消融方案 • 围操作期抗凝管理
心血管外科	人工心脏瓣膜替代治疗方案
血液学	• 指南中 VTE 的抗凝治疗时长 • 出血的管理 • 易栓症检测标准和程序
家庭诊所 / 内科	• 各个角色的定义及其相关的长期抗凝治疗中职责 • 实验室和药物治疗的协调 • 转诊协调 • 不依从的管理
住院医疗	• 护理的转换 • 围术期抗凝治疗 • 处方药和首选药物的使用
住院药学	• 抗凝治疗的协调 • 华法林剂量 /INR 历史
胃肠学	结肠镜检查程序计划
妇产科	• 孕前计划期间的抗凝管理 • VTE 的避孕建议和管理
麻醉学	神经轴向麻醉和硬膜外类固醇注射的抗凝治疗管理
普通外科	• 围术期抗凝治疗 • VTE 预防指南

VTE. 静脉血栓栓塞；INR. 国际标准化比值

（二）传统实验室检测与床旁 INR 检测

床旁（point-of-care）检测是指利用从手指扎取的一滴毛细血管全血，然后通过床旁检测设备快速分析，以确定 INR [17]。床旁检测设备可以置于 AMS 中心或患者家中，以方便患者自我检测（patient self-testing，PST）或患者自我管理（patient self-management，PSM）。与传统的实验室静脉穿刺相比，床旁检测的侵入性更小，鉴于可以迅速获得 INR 结果，尤其适合面对面 AMS 模式。

对于床旁检测，需要考虑一些使用中的问题。临床医师或患者必须接受足够的培训去正确使用床旁检测设备，以提供准确的 INR 结果。床旁检测设备需要初始资本投资，占用存放空间，并需要定期维护和校准以保证其准确性。传统的实验室和床旁检测 INR 都是可行的选择，且每一个都可以在 AMS 中发挥作用[8]。然而，两种方法之间尚缺乏相互认同，因此建议患者坚持使用一种方法[18]。

（三）患者自我测试和自我管理

PST 是指患者使用床旁检测设备在家监测 INR。在许多情况下，患者自测的 INR 结果将报告给 AMS 或医师以进行华法林剂量调整。尝试进行 PST 的患者在开始 PST 之前通常需要在床旁检测设备上进行 30～60min 的训练[17]。

PSM 是指患者自行解释其 PST INR 结果，并独立调整华法林剂量，确定适当的 INR 复查间隔[7, 19]。患者自我管理要求患者接受额外的培训，学习基本的华法林药理学和剂量滴定知识[20, 21]。尽管在一项比较患者 PST 和高质量 AMS 管理的大型随机对照试验（RCT）没有发现两者有显著差异,Meta 分析表明，服用华法林并进行 PST/PSM 的患者中，血栓事件发生率降低[22, 23]。PST/PSM 患者或其家属需要良好的视力和手眼协调才能进行床旁检测，并可靠地读取结果。适合 PST/PSM 患者的特征如下。

- 参与并接受有关自身疾病状态和药物治疗的教育。
- 难以加入 AMS 或到实验室检测。
- 频繁旅行。
- 静脉采血困难。
- 不适合替代抗凝血药（即 DOAC）。

尽管文献中描述 PST/PSM 结果通常是有利的，但将 PST/PSM 结合到结构化的 AMS 中存在一些障碍。首先需要考虑的是 AMS 是否可以提供床旁检测仪器、用品和相关培训，还是将其外包给第三方。如果 AMS 选择管理仪器供应链，就需要制订计划确定前期资本投资、仓储和为患者培训所需的人员配备。供应商可以管理床旁检测仪器相关的后勤工作，但可能需要患者每周进行 INR 测试，才能收回前期投资。虽然在 PST 试验期间经常进行每周 INR 检测[22]；但每 1 周或每 2 周的 INR 检测，对于情况稳定的患者是不必要的，而且可能会压垮依赖患者数量的 AMS。PST/PSM 也可能会削弱以诊室就诊为主的 AMS 模式的计费访问。

（四）诊室抗凝管理服务与电话抗凝管理服务

AMS 提供的护理服务主要有电话及诊室服务两种。诊室 AMS 管理通常在一个单独的中心进行，患

表 8-2　ACF 优化门诊抗凝治疗的推荐汇总

章　节	推　荐
人员资格	从事抗凝医疗服务的注册药学、护理学或医学专业人员应具有抗凝管理的核心能力
领导和报告	如果抗凝治疗的日常管理已经委托给一个 AMS，CDTM 实践协议应该与最终负责患者医疗的提供者签订。CDTM 应在协议中尽可能详细说明 AMS 的职责、工作和责任
医疗管理和协调	• 抗凝医疗服务的政策和程序应由 AMS 领导和负责患者医疗的提供者或提供者组织共同制订和批准 • 这些政策和程序应该能够使负责高质量抗凝治疗的医疗服务提供者之间就抗凝治疗进行沟通 • 患者的时间安排和跟踪系统应该被用来促进高效的抗凝治疗服务
文件	• AMS 的文件应准确，并且随时可供医疗团队成员使用 • 文件应该包括相关的既往和现在的抗凝治疗细节
患者教育	• AMS 应根据患者及其照顾者的教育需要，提供全面的个体化患者教育 • 患者教育应记录在医疗记录和（或）AMS 记录内
患者选择	• 充分评估患者抗凝治疗的风险和获益后方可开始抗凝治疗 • 抗凝治疗的目标应定期进行重新评估，以确保风险 / 收益和患者的偏好体现在后续治疗
实验室监测	• 优化抗凝治疗应包括使用 PT 测试和 INR 对华法林进行定期的实验室监测 • 应用血浆样本在临床实验室测定或全血毛细血管（指纹棒）在床旁检测设备测定 PT 监测华法林 • 无须常规监测 DOAC 的抗凝作用 • 长期使用 LMWH 的常规凝血监测罕有推荐。如果有必要，可使用抗Ⅹa 进行 LMWH 抗凝作用的监测
启动抗凝治疗	• 应采用系统循证的方法进行抗凝治疗 • 建立提醒机制，支持急性 DVT/PE 患者及时进行抗凝治疗的转换
维持抗凝治疗	• 抗凝治疗应采用系统化的程序进行持续的患者评估、抗凝血药剂量调整和制订实验室监测随访计划 • 对于接受长期（如超过 45 天）DOAC 或 LMWH 治疗的患者，应定期评估肾功能 • 在选择性侵入性手术前应建立系统的抗凝治疗管理方法 • 出血和血栓等突发事件应由 AMS 系统性评估和记录
停止抗凝治疗	• 应建立一个系统的方法来确定恰当的患者特定的抗凝治疗时间 • AMS 应清楚记录停止抗凝治疗的日期和原因

AMS. 抗凝管理服务；CDTM. 协同药物治疗管理；DOAC. 直接口服抗凝血药；DVT. 深静脉血栓形成；LMWH. 低分子肝素

者被预约安排 10min 或 15min 的就诊时段。INR 检测要么在预约前进行，要么在预约时进行，通常通过床旁检测完成，在就诊期间讨论结果并调整药物。

电话 AMS 通常可以接受来自不同实验室的 INR 结果，并通过传真或电话接收医疗记录的电子结果。最好是来自卫生系统或网络内实验室的电子结果，以优化患者随访的及时性和提高 AMS 流程的效率。电话 AMS 的一线人员在收到结果后进行审查，之后通过电话、信件或电子医疗记录安全传讯的方式，向患者转述 INR 结果、华法林剂量和 INR 复查间隔。

一项比较电话管理和诊室就诊的研究发现，两种管理模式的抗凝效果相似[24]。最优的 AMS 模式取决于医疗保健系统的需求、患者可获得性以及 AMS 是否能够为服务计费。表 8-3 列出了这两种抗凝治疗管理模式各自的优点。

表 8-3　电话与诊室 AMS 的比较

特　征	电　话	诊　室
易化“展示和讲述”教育和非言语交流		√
通过计费访问获得收入		√
如有需要，转诊患者立即接受身体检查		√
管理存在认知、听力或技术障碍的患者		√
无须预约（依从性差的患者对 AMS 的破坏性较小）	√	
没有税收激励的大批量医疗保险（如退伍军人管理局）	√	
患者方便（使用当地的实验室，无须预约）	√	
管理需要辅助护理器械的居家患者	√	
服务区域广泛	√	

（五）基于分组的 AMS 结构

基于分组的 AMS 将单个患者与单个 AMS 提供者绑定。相同的 AMS 提供者通常负责抗凝护理工作的所有方面，从患者教育和有创性操作，目的是管理 INR 在稳定的治疗窗内。虽然文书人员仍在为一线工作人员工作，但在基于分组模式的 AMS 中，提供抗凝治疗管理服务的护士和药剂师并没有明显的分工。

基于分组的方法有助于在医患之间形成一种互惠互利的关系。此外，AMS 提供者对其分组中患者的临床画像变得熟悉。AMS 提供者很容易回想起关于患者的记忆、依从性或既往不良事件等既往史，而不需要对每一个新的实验室结果进行广泛的图表审查。对于基于分组的 AMS 来说，要平衡每天覆盖管理小组成员与假期和病假可能是一个挑战。然而，与基于团队的 AMS 相比，AMS 提供者的工作连续性与 INR 控制效果的提高相关[25]。

（六）基于团队的 AMS 结构

在基于团队的 AMS 中，每天的任务分配可以根据患者数量，通过轮换任务或患者类别的方式来完成。按患者数量打散工作首先是为了专注 INR 管理，由此将工作按同等比例分配给一线人员。根据患者类别分配工作对于多学科 AMS 来说是一个特别好的选择，因为可以利用单个工作人员或单学科的优势来分配工作。如下所述。

- 新的转诊和有创性操作安排（药剂师）。
- 病情稳定患者和有效范围内的 INR（有执照的执业护士）。
- 在床旁检测测试期间的体格检查评估（注册护士 A）。
- 治疗有范围外的 INR 和接听患者 / 工作人员来电（注册护士 B）。
- 对依从性差者进行提醒和药物相互作用记录（药剂实习生或技术员）。

在基于团队的 AMS 内进行抗凝管理的患者在治疗过程中会接触到许多不同的工作人员。基于团队的结构优点包括有利于 AMS 的工作人员在最大的实践范围内工作。AMS 的工作量可以根据不断提高的患者类别分配给相应具有高级学位或接受过更高级培训和培养的工作人员。在基于团队的方法管理大量患者和实验室结果时，也有可能采用流水线方法。所有 AMS 的规定中都要求保持记录的连续性，这对基于团队的 AMS 尤其重要，因为基于团队的 AMS 工作人员可能不太熟悉患者，需要在日常医疗活动中依赖于及时检索相关信息。

（七）决策支持与技术

早期的抗凝管理通常是用纸质的流程表完成，记录了华法林剂量和 INR 随时间的变化趋势。虽然纸质的记录有效，但科技的进步使 AMS 在 20 世纪 90 年代由纸制记录过渡到电脑系统。早期的 AMS 和华法林监测主要是由新泽西州普林斯顿市的 Myers Squibb 公司（前 DuPont 公司）免费提供的 CoumaCare® 项目。该程序被广泛应用于许多 AMS 中，以记录 INR 结果和华法林剂量，并跟踪患者[26]。许多 AMS 中心利用本地计算机程序员开发自己的抗凝管理系统。尽管联邦政府如今关于隐私保护的法规越来越多，这些项目很难保持合规性，但其中一些项目系统很可能在今天仍在使用。

表 8–4 列出了几种目前可用的专业抗凝管理项目。与使用传统列线图相比，这些项目支持改善华法林疗效的数据好坏参半[27, 28]，然而，AMS 通过使用专门的软件所获得的效率和效用是不可否认的。这些程序可以导入 INR 结果，提供华法林剂量和复查 INR 间隔时间的决策支持，预填表格，保留药物相互作用和不良事件数据，以及将患者数据和现有的 EMR 连接，从而消除双重记录和复制 / 粘贴错误。可以轻松生成效率、安全性和质量报告，并进行临床反馈。还具有支持跟踪患者服用 DOAC 情况的功能。

（八）培训

AMS 的抗凝工作人员应接受培训，确保工作人员熟悉抗凝治疗管理服务的核心要素（表 8–5）。每个 AMS 都应为担任不同角色的工作人员确定最低能力要求。最低限度的能力应确保 AMS 的工作人员在适用的工作规则和规定范围内实施操作。每个 AMS 工作人员成功完成指定的培训计划并满足最低能力要求的记录应供州监管机构检查。继续教育有利于确保抗凝工作人员及时了解最新的共识指南建议和抗凝治疗的新药物。

有几种资源可以协助培训计划的发展和继续教育（表 8–6）。国家抗凝管理认证委员会（National Certification Board for Anticoagulation Providers，NCBAP）已经制订了抗凝管理提供者的认证流程，是目前唯

表 8-4　可用的抗凝治疗管理软件包

名称和公司	网　址
Alere CoagClinic by standing stone	http://www.standingstoneinc.com/
CoagTrak by Medimatics	http://www.coagtrak.com/coumacare.html
Dawn AC by 4S information systems	http://www.4s-dawn.com/products/anticoagulation/dawnac/
Dose response by keystone therapeutics	http://www.doseresponse.com/
Anticoagulation CSO by IntraMed	http://www.intramed.dk/index.php/en/products
Posologic by Pharmafile solutions	http://en.posologic.com/
Web INR by Abington memorial hospital	http://www.webinr.com/

表 8-5　抗凝治疗管理服务提供者的核心竞争力

- 了解凝血和血栓形成在需要抗凝治疗疾病的病理生理学中的作用
- 描述抗凝治疗药物的药代动力学和药效学特性如何影响治疗决策
- 确定药物、疾病状态、饮食和生活方式改变可能改变对抗凝治疗的反应
- 确定患者何时出现血栓栓塞或出血并发症，何时需要医师转诊
- 识别、分类，并将与抗凝治疗无关的医疗问题提交适当的医疗服务提供者
- 了解社会经济、行为、心理和环境因素对患者坚持抗凝治疗指导的影响
- 描述用于测量抗凝血药对止血系统影响的实验室指标的意义，它们的局限性，以及实验室内部和实验室之间差异的原因
- 解释 INR、aPTT、抗Ⅹa 等实验室指标，并相应调整抗凝血药剂量
- 根据医学文献中的证据确定个别患者的最佳抗凝治疗强度和时间
- 有效地与患者、照顾者和其他医疗保健提供者沟通
- 协调正在进行的抗凝治疗随访患者，照顾者和其他医疗保健提供者

一可获得的多学科认证途径（见 https://www.ncbap.org/index.aspx）[29]。ACF 卓越中心是一个在线工具，它包括一个可以由 AMS 领导实施的评估方法，以确定 AMS 管理的差距。通过调查的抗凝服务将获得 ACF 颁发的“卓越中心”的 3 年认证。此外，ACF 卓越中心促进了 AMS 政策和程序、实践范例和关键参考文献的对等共享，这些都可以在线上免费获取[30]。

三、药物治疗管理

表 8-7 列出在患者服药和药物治疗期间需要评估的人口学及临床因素，以及 AMS 相关的监测项目[8]。审查这些参数并与患者讨论，以确保医患共同决策指导：①是否开始抗凝；②如果开始抗凝，用什么抗凝血药和起始剂量最合适。

（一）华法林和 INR 监测

华法林剂量列线图有益，应尽可能使用，如后面所述[7]。在开始接受华法林治疗或剂量调整后，或在饮食变化或发生新的药物相互作用的情况下[8]，进行频繁的 INR 监测是必要的。ACF 建议在开始服用华法林的前 7～10 天或达到华法林稳定剂量之前[8]，每周至少检查 2～3 次 INR。在非常稳定的华法林患者中，INR 检测的最大复查间隔时间为 4～12 周[31, 32]。一旦确定了稳定的华法林剂量，未来的剂量调整目标应为每周华法林剂量的 ±5%～±20%。

（二）肝素和低分子肝素

UFH 通过检测 aPTT 或抗Ⅹa 浓度进行监测，LMWH 通过检测抗Ⅹa 浓度进行监测。UFH 仅在流动医疗环境下（如救护车）使用时皮下注射给药。这些药物的监测和剂量调整很少适用于门诊短期使用，支持 LMWH 抗Ⅹa 治疗范围的证据尚未明确。

低分子肝素的剂量应根据适应证、实际体重和肾功能确定。对于极端体重、CrCl＜30ml/min 和妊娠期的患者[33]，建议进行抗Ⅹa 监测。对于需要长期 UFH 或 LMWH 治疗，且药物动力学参数不可预测的患者，如妊娠、恶性肿瘤相关 VTE 治疗伴肾功能变化或极端体重的患者，应考虑这些药物的剂量调整方案。

除妊娠外，在流动医疗环境下使用 UFH 是不常见的。如果发生急性 DVT 或 PE 时需要使用 UFH 治疗，最初的皮下剂量为 333U/kg，12h 后，每天 2 次皮下注射 250U/kg，无须进行 aPTT 或抗Ⅹa 监测，与 LMWH 一样安全有效[34]。

表 8-6　培训项目资源

项　目	描　述	网　址
抗凝治疗管理计划——南印第安纳大学	6 周 40h 互联网证书课程	https://www.usi.edu/health/certificateprograms/anticoagulation-therapy-managementprogram/
药剂师的抗凝治疗管理——佛罗里达大学	12 周互动互联网证书课程	http://cpe.pharmacy.ufl.edu/courses/certificate/anticoagulation/
抗凝实习——康涅狄格大学健康中心	注册药剂师两天的实习期	http://pharmacy.uconn.edu/academics/ce/anticoagulation/
拦截血栓——每个医护人员都应该知道	自学互动网络继续教育计划	https://www.stoptheclot.org/learn_more/ curriculum.htm
抗凝论坛训练营	为期两天的个人继续教育计划	http://acforum.org/

表 8-7　基线评估和抗凝指南

基线评估	• 患者的准确身高、体重和年龄 • 活动性出血和出血危险因素评估 • 在选择抗凝血药之前确定潜在的药物相互作用 • 在开始抗凝治疗前评估肾功能 • 在开始抗凝治疗前评估全血细胞计数
抗凝血药剂量指南	• 口服抗凝血药给药指南和（或）列线图 • DTI，如达比加群酯 • 因子Ⅹa 抑制药，如利伐沙班、阿哌沙班、艾多沙班 • VKA，如华法林
肠外抗凝血药给药指南	• 因子Ⅹa 抑制药，如磺达肝癸钠 • LMWH，如达肝素、依诺肝素 • UFH，如肝素 • 肾衰竭和透析中应用 LMWH、因子Ⅹa 抑制药和 DTI • 妊娠期间使用华法林、UFH、LMWH、因子Ⅹa 抑制药和 DTI • 儿科患者使用华法林、UFH、LMWH、因子Ⅹa 抑制药和 DTI • 药物相互作用的识别和处理 • 根据抗凝血药暴露程度选择给药和逆转治疗
抗凝治疗监测	• 不同适应证的 INR 靶向指标和靶向指标范围 • 不同适应证的 aPTT 或抗Ⅹa 监测和靶向指标范围 • aPTT 或抗Ⅹa 监测频率 • 患者出血和血栓症状的监测

DTI. 直接凝血酶抑制药；VKA. 维生素 K 拮抗药；LMWH. 低分子肝素；UFH. 普通肝素；INR. 国际标准化比值；aPTT. 活化部分凝血活酶时间

（三）过度抗凝

在没有出血的情况下接受过度抗凝治疗的患者通常应该在门诊中按照 AMS 的政策和流程进行管理。AMS 的工作人员应该检查是否有出血的体征和症状，并试图找出导致过度抗凝的因素。INR＞10 或可能长期接受过度抗凝（如 INR＞5.0 超过 72h）的患者，应常规使用维生素 K。最低有效维生素 K 口服剂量一般为 1～2.5mg，避免肌内注射维生素 K。

（四）监测不良事件

AMS 的工作人员通常是抗凝患者发生危机时的首要联系者。通常，及时向医疗保健工作人员通报问题依赖于成功的患者教育。抗凝患者需要知道哪些症状是严重的，哪些是危及生命的。表 8-8 举例说明，AMS 的工作人员应与他们的医师和利益相关者合作，根据患者的主诉或症状确定合适的治疗地点。

（五）管理不依从性

AMS 应该有明确的程序来管理不依从的患者，包括文件记录、和患者的沟通计划及转诊提供者。患者可能在华法林剂量、随访复查 INR 和（或）饮食建议方面缺乏依从性。患者害怕血液变得“太稀”或“太稠”而不坚持服药。患者在华法林治疗期间缺乏依从性将导致治疗窗内时间（therapeutic range，TTR）降低，并增加不良事件的风险[35, 36]，因此，对抗凝治疗患者的角色和职责要有明确的沟通，对抗凝治疗患者要有预先合理的预期。转诊提供者是重要的盟友，AMS 应该利用医师的支持来管理缺乏依从性的患者。对于使用 DOAC 的患者，缺乏抗凝控制的汇总统计数据，但依从性可能是高质量管理的重要替代指标。在使用达比加群治疗房颤的患者中，治疗天数的比例已被评估为依从性指标[37, 38]。在接受达比加群治疗的房颤患者中，治疗无数的比例每降低 10%，卒中和全因死亡的复合风险增加 13%[37]。

（六）有创性操作管理

美国心脏病学会（American College of Cardiology，ACC）最近发布了一份关于房颤患者在接受有创性

表 8-8 建议随访的出血和血栓栓塞症状举例

症 状	关 联	处 理
胸痛、气短、头晕	PE/ACS	打 911 或去急诊室
口齿不清、单侧无力、面部下垂、意识模糊、说话困难	卒中	打 911 或去急诊室
头痛如“晴天霹雳”伴随恶心或视力障碍	颅内出血	打 911 或去急诊室
头部受到撞击而跌倒		
突然出现疼痛、末端冷（如手或脚）	动脉栓塞	打 911 或去急诊室
咖啡色呕吐物或黑色、柏油样便或便中带血或血便 ± 疲劳 / 轻头晕	胃肠道出血	打 911 或去急诊室
无法解释的嗜睡或意识水平下降	不清楚	打 911 或去急诊室
单侧下肢疼痛、肿胀、发红，或者摸起来温暖	DVT	24h 内紧急随访
厕纸有血或粪便中有少量血	痔疮出血	24h 内紧急随访
大面积的隆起性疼痛性瘀伤，触摸起来温暖	血肿	24h 内紧急随访
自发性鼻出血，压迫 15min 后控制	鼻衄	• AMS 工作人员跟踪随访 • 复查 INR
无法解释的异常瘀伤	INR 异常增高	• AMS 工作人员跟踪随访 • 复查 INR
刷牙出血	INR 异常增高	• AMS 工作人员跟踪随访 • 复查 INR

DVT. 深静脉血栓形成；PE. 肺栓塞；ACS. 急性冠状动脉综合征；INR. 国际标准化比值；AMS. 抗凝管理服务

操作期间抗凝管理的指导文件[39]。对于低出血风险和血栓栓塞风险高的患者，包括前 3 个月内卒中或短暂性脑缺血发作或 CHA_2DS_2-VASc 评分≥7 的患者，建议采用 LMWH 桥接治疗。这些建议是有争议的，因为仅有的一项随机、安慰剂对照试验发现，LMWH 桥接治疗导致房颤患者大出血风险增加，却没有相应减少中风风险[40]。自 ACCP 2012 指南发布以来[41]，关于 DVT/PE 或机械心脏瓣膜患者的华法林围术期管理的指南一直没有更新。一般来说，鉴于我们没有直接证据证明 LMWH 桥接的益处，而出血的风险是众所周知的，桥接治疗应该限制在有极大血栓栓塞风险的患者中应用。AMS 应实施标准化操作指南，以明确如下内容。

- 无须停用华法林或 DOAC 的操作。
- 根据操作出血风险确定给药时间和术前目标 INR 值。
- 需要使用 LMWH 桥接疗法治疗血栓栓塞的危险因素。
  - 符合条件患者的 LMWH 推荐剂量。
  - 围术期 LMWH 给药时间。
    - 术期最后一次 LMWH 给药时间：每天 1 次给药剂量和每天 2 次给药剂量。在标准出血风险操作后 24h 恢复治疗性 LMWH。在高出血风险操作后 48～72h 恢复治疗性 LMWH。
- 无须 LMWH 桥接的标准。

重新启动华法林治疗的建议和伴或不伴桥接治疗的术后 INR 的时间。

（七）患者教育

患者教育是高质量抗凝管理的重要组成部分。知情的患者更有可能参与到自身的管理当中[7]，了解抗凝治疗知识可提高门诊患者的 TTR [42]。印刷和出版的材料应该符合 8 年级的阅读水平，但有证据表明，教学材料经常超过患者理解的水平[43]。额外的教育方法可能包括小组会议、视听演示、基于网络的培训和印刷材料[44]。评估抗凝知识和记忆情况的工具包括让患者讲课和接受有效抗凝知识测试，可以帮助 AMS 工作人员确定患者的理解能力[21, 44]。患者教育表中应包括的要素见表 8-9。

四、抗凝指标和质量改进

提供高质量的抗凝治疗包括平衡病理性血栓形

表 8-9　抗凝治疗患者教育列表

- 抗凝血药的名称（商品名和通用名）
- 药物的作用机理
- 药物起效时间和持续时间
- 剂量、频率、储存和治疗持续时间
- 出血的常见症状及出血后的随访
- 血栓形成的常见体征 / 症状及其发生后的随访
- 对妊娠的影响和有效避孕的必要性
- 适当加强摩托或汽车操作的安全设施
- 避免创伤性损伤的高危行为
- 除了出血以外的常见不良反应
- 告知其他医疗保健提供者正在进行抗凝治疗
- 何时应通知医疗服务提供者（如有创性操作、新的饮食习惯和最近的住院治疗）
- 抗凝标识（如手环和药物卡）
- 对所有处方药使用同一个药房，有利于药物相互作用的筛选
- 不依从或服用过量抗凝血药的风险
- 限制或避免饮酒
- 给药时间和漏服剂量说明
- 实验室监测的原因和时间
- INR 和 INR 目标范围的意义，以及及时检测的原因（仅限于华法林）
- 维生素 K 的影响和饮食一致性的基本原理（仅限于华法林）

INR. 国际标准化比值

成风险的降低和出血风险的增加。为了确保患者的安全性和满足患者及其护理人员的需求，抗凝治疗的结局和管理过程应持续进行监测、评估并加以改进[45]。监测有助于识别潜在的改进目标，并提供关于质量改进计划是否具有预期效果的持续反馈。表 8-10 提供了支持质量改进活动的各种监测类型的概述。

表 8-10　质量改善监测类型

监　测	评估目的	举　例
过程	系统组件以及它们是否正在按预期运行	• 根据特定指南，应当记录的 INR 的百分比 • 10 天内联系的错过预约的患者百分比
结局	最终结果	• 出血或血栓栓塞 • TTR • 患者满意度 • INR>5 或<1.5 的百分比
平衡	对系统某一方面的更改对系统其他部分的影响	• 在 INR 超出范围后缩短 INR 复查间隔是否会增加 TTR • 实验室凝血酶的变化是否影响 TTR

INR. 国际标准化比值；TTR. 治疗窗内时间

抗凝治疗质量最确切的衡量标准，即抗凝治疗直接导致出血或血栓栓塞等不良事件发生的患者比例，但可能并不是最佳的质量衡量标准。因为出血和血栓栓塞并发症很少发生，而且发生率可能难以准确量化。也许更重要的是，未接受治疗性抗凝的患者，出血和血栓栓塞事件仍可能发生，因此不良事件的发生可能与高质量的抗凝治疗管理没有直接关系。华法林治疗的质量通常使用各种测量保持 INR 在目标治疗范围内能力的方法来进行间接评估[45]。

在华法林治疗期间维持治疗性 INR 已被证明与降低治疗失败和出血风险密切相关[46]。最广泛接受的评估随时间变化的华法林治疗质量方法是 TTR。测量 TTR 的方法多种多样，但对于哪一种是首选并没有一致意见[47]。即使在 AMS 中，华法林管理可能优于平均水平，努力提高 TTR 也可能会改善患者的预后。AMS 改善 TTR 的策略的简要描述见表 8-11。

表 8-11　提高 TTR 的建议

临床场景	建　议
既往 INR 稳定的患者单次出现 INR 异常，在 INR 目标范围 ±0.2 内	继续使用当前剂量的华法林，并在 1～2 周内进行下一次测试
INR 持续在目标范围内 3 个月以上，不需要调整华法林剂量的患者，再次测定 INR 在目标范围内	只要 INR 保持在目标范围内，延长下一次 INR 检测的间隔，最长可达 12 周
INR 目标范围为 2.0～3.0 的患者出现 INR 异常，需要知道何时返回进行下一次检测	INR≥4.0 或≤1.5，7 天内复测；INR 3.1～3.9 或 1.6～1.9，14 天内复测
基于当前的 INR 结果指导华法林服用剂量，以及下一次复查 INR 的时间	使用经过验证的剂量列线图（纸质或计算机），而不是特定方法

INR. 国际标准化比值

除了 TTR，一些人认为 INR 变异度或增长变异度与抗凝治疗期间发生的出血和血栓栓塞有关[48-50]。INR 变异度可以计算为测量的 INR 与目标 INR（如 2.5）之间的差值或连续测量的 INR 值之间的差值[48, 49]。在一项分析中，不稳定的 INR 比 TTR 与出血风险关联度更高，然而，由于缺乏基准值和计算随时间变化的 INR 变异度和 INR 增长变异度的复杂性，限制了其作为 AMS 质量指标的应用。

（一）华法林剂量计算公式

有证据表明，大多数华法林剂量是通过特定方

式确定的[51]。遵循华法林剂量计算公式给药（手动或计算机）已明确证明可以提高 TTR[27, 46, 52]。在一项研究中显示，应用计算公式的给药比例每增加 10%，TTR 增加 6%，临床不良事件减少 8%。循证指南建议，在华法林维持性治疗过程中，使用经过验证的有效决策支持工具（纸质列线图或计算机辅助剂量程序）优于无决策支持。

（二）INR 复查间隔

确定 INR 检测间隔（INR 复查间隔）的系统方法应该结合临床结局、TTR、患者便利情况和医疗资源进行优化[53]。在 INR 值超出范围后接受重复检测的速度已被证明与 TTR 相关[54]。研究提示，在 INR 过高（≥4.0）或过低（≤1.5）后 7 天内，和在轻度升高（3.1～3.9）或轻度降低（1.6～1.9）后 14 天内复查 INR，TTR 明显改善。通过研究 INR 复查间隔对 TTR 的影响发现，在第 1 次或第 2 次 INR 值处于有效范围内之后，最佳的最长复查间隔为 28 天，在第 3 次或更多次连续的 INR 值处于有效范围内之后，延长复查间隔并不会恶化 TTR[55]。专家组共识指南引用了来自观察性和 RCT 的证据，表明对于 INR 稳定的华法林患者，INR 复查间隔最长达 12 周是可以接受的[7]。

（三）INR 监测的不依从性

缺乏 INR 监测依从性已被证明在华法林治疗期间增加血栓栓塞并发症的风险[36]。每人年 INR 值监测之间的间隔＞56 天的 AMS 中心，抗凝控制较差[56]。因此，识别并减少 INR 监测依从性缺乏的策略可以改善抗凝控制并降低血栓栓塞风险[36, 56]。然而，持续提高 INR 监测长期依从性的策略尚未明确。最近一份报告表明下列患者相关的因素影响 INR 监测依从性[57]。

- 分配抗凝工作人员始终为相同的患者服务。
- 提供正式的 INR 提醒。
- 避免在患者错过 INR 测试后对患者使用严厉的语言或说教。
- 强化 INR 结果的临床应用和心理效用。
- 使 INR 测试方法更方便。

提供正式的 INR 提醒可能是一个繁重的负担。交互式语音回复 / 电话提醒功能由于其复杂性而产生的结果喜忧参半。但是短信可能是一个可靠且打扰性较小的选择，可用于输送大量的患者提醒[58]。

（四）不干预区

对于 INR 稳定的患者，如果 INR 值稍微超出范围就调整华法林剂量可能恰恰是干扰 INR 的稳定，一个调整和重新调整的恶性循环[59]。在这种情况下，单个轻度超出范围的 INR 通常代表了随机变化，不说明必须调整 VKA 剂量。每次 INR 超出范围时调整华法林剂量，而不考虑先前的 INR 稳定性，可被视为“干扰”。有证据表明，建立一个“不干预区”，仅需 INR 在一周后复查，无须任何特殊干预，可能会改善 INR 稳定患者的 TTR[7, 59]。对于 INR 目标范围为 2.0～3.0 的患者，建议不干预区 INR 为 1.8～3.2。

（五）标准 INR 目标

在某些情况下，建议缩小 INR 目标范围（例如，经皮冠状动脉介入治疗后需要华法林、阿司匹林和氯吡格雷的患者建议 INR 2.0～2.5）[60]。但是，这种缩窄的目标范围没有很好的证据支持，使得维持治疗性 INR 控制更加困难，通常需要更频繁的 INR 检测。AMS 应强制使用标准化的“整点”INR 目标范围作为承担华法林治疗监测责任的先决条件[7]。平均 INR 值为 2.3～2.7 的患者比例已经被证明可以衡量一个给定中心在多大程度上遵循指南的目标范围 2.0～3.0，而不是另外的目标[61]。

（六）利用 Dashboard 提高 TTR

在特定的 AMS 或卫生系统中，可以通过有针对性的审查和反馈来提高 TTR[62]。一些卫生系统已经开发了在线报告系统（即 Dashboard），为临床医师提供实时测量数据。Dashboard 可以同时报告患者和中心两个层面的 TTR[63]。与 TTR 相关的管理过程，包括之前概述的部分，也可以体现在 Dashboard 报告中。Dashboard 已成功地用于提高大型卫生系统诸如退伍军人管理局的 AMS 的 TTR[54–56, 59, 61, 63]。

（七）质量报告

为了确保患者的安全，应持续测量、评估并改进与抗凝治疗服务核心要素相关的结果和过程。因此，每个 AMS 都应该有一个正式的系统来衡量 TTR（或类似的方法来评估接受华法林治疗的患者的 INR 控制质量），并努力随着时间的推移提高 TTR[64]。将不同医疗保健规定的 TTR 与文献中报告的值进行比较，可以在使用相同的 TTR 测量方法的情况下对表现进行基准化。使用相同方法来跟踪抗凝治疗的最终结果也可能是有价值的，以确定在特定卫生系统中提示可能需要进一步的调查和干预的趋势。

五、抗凝管理服务前景

服用 DOAC 不需要常规凝血监测，治疗指征比华法林更广泛，且很少需要调整剂量。这导致一些人认为这类药物最终会终结 AMS。然而，AMS 在确保开始接受 DOAC 的患者获得与华法林患者同样高质量的抗凝治疗方面发挥了重要作用[65]。美国退伍军人管理局的一项研究发现，在服用达比加群治疗的患者中，接受药剂师主导的监测的患者与没有接受监测的患者相比，具有更好的药物依从性[37]。尽管 DOAC 的处方相对简单，但剂量错误、超适应证使用和重复使用等错误很常见[66]。尽管房颤透析患者禁用利伐沙班和达比加群，但仍观察到在这些患者中使用利伐沙班和达比加群的情况有所增加（图 8–2）[67]。更糟糕的是，许多患者在严重肾功能不全的情况下接受了治疗剂量，却没有考虑到在这一情况下药物的消除减少和半衰期延长等情况进行剂量调整。毫无意外，需要透析并接受利伐沙班和达比加群治疗的患者比接受华法林治疗的患者因出血而住院和死亡的风险更高[67]。这些数据只是强调了 AMS 在接受 DOAC 治疗群体中所能做的众多重要干预之一，其他干预活动如下。

- 验证抗凝治疗的适当性。
- 检查 DOAC 使用禁忌证。
- 患者教育。
  - –讨论口服抗凝血药选择的经济影响。
- 剂量调整。
  - –DVT/PE 治疗。
- 急性期。
  - ◦ 肠外抗凝血药。
  - ◦ 是（达比加群、艾多沙班）。
  - ◦ 否（利伐沙班、阿哌沙班）。
  - –强化口服治疗持续时间。
  - ◦ 7 天（阿哌沙班）。
  - ◦ 21 天（利伐沙班）。
  - ◦ 不适用（达比加群、艾多沙班）。
- 期中管理。
- 治疗持续时间。
- 长期二级管理。
  - –剂量减少（阿哌沙班、利伐沙班）。
  - ◦ 肾功能。
  - ◦ 临床因素（体重、血清肌酐、年龄和药物相互作用）。
- 围术期管理。
- 依从性监测。
- 药物相互作用监测。
- 根据临床因素每年或持续评估剂量需求。
- 出血管理。
- 抗凝治疗之间的转换。

确保这些方面得到有效管理，对于在 DOAC 管理期间得到最佳抗凝治疗至关重要，门诊 AMS 尤其适合促进这些过程。

六、总结

一个成功的 AMS 必须利用现有资源来优化管理抗凝患者，并有效地与它所服务的医疗系统进行交互。高质量的抗凝治疗管理服务是一个持续的过程，需要努力测量和改善抗凝治疗的结果。我们已经进入了抗凝治疗的新时代，但是 DOAC 的加入给抗凝治疗带来了另一层复杂性，也给 AMS 提供了另一个确立其价值的机会。

要　点

- 一项比较患者自我检测和高质量 AMS 华法林管理的大型随机试验发现，出血或血栓栓塞结局没有差异，但进行患者自我检测的患者报告对抗凝治疗满意度和生活质量提高。
- 有效的教育可以提高患者的依从性和抗凝护理质量，然而，AMS 提供的培训材料经常超出患者的理解水平。
- 采用华法林剂量计算公式或决策支持程序可以提高 TTR 和抗凝效果。
- AMS 质量改进以优化 INR 复查间隔，使其可以应对不同情况，缩短超出范围的 INR 值的复查间隔（如 7 天），延长稳定的患者的复查间隔（如长达 12 周）。

自测题

1. 下列关于 AMS 组织架构的陈述，哪一项最正确？

A. 药剂师主导 AMS 提供最好的患者结局，因为他们对抗凝血药的药理学理解更深入
B. 护士主导 AMS 提供最好的患者结局，因为他们能够进行完整的体格检查评估
C. 只有医师才能进行抗凝治疗
D. 成功的 AMS 范例聘用了不同类型的医疗专业人士

2. 下列哪项是华法林治疗管理中最常被报道的质量指标？
A. 治疗窗内的时间
B. Fihn INR 变异度
C. 文件量
D. 低分子肝素桥接治疗的持续时间

3. 在华法林治疗过程中，下列哪项系统改变最有可

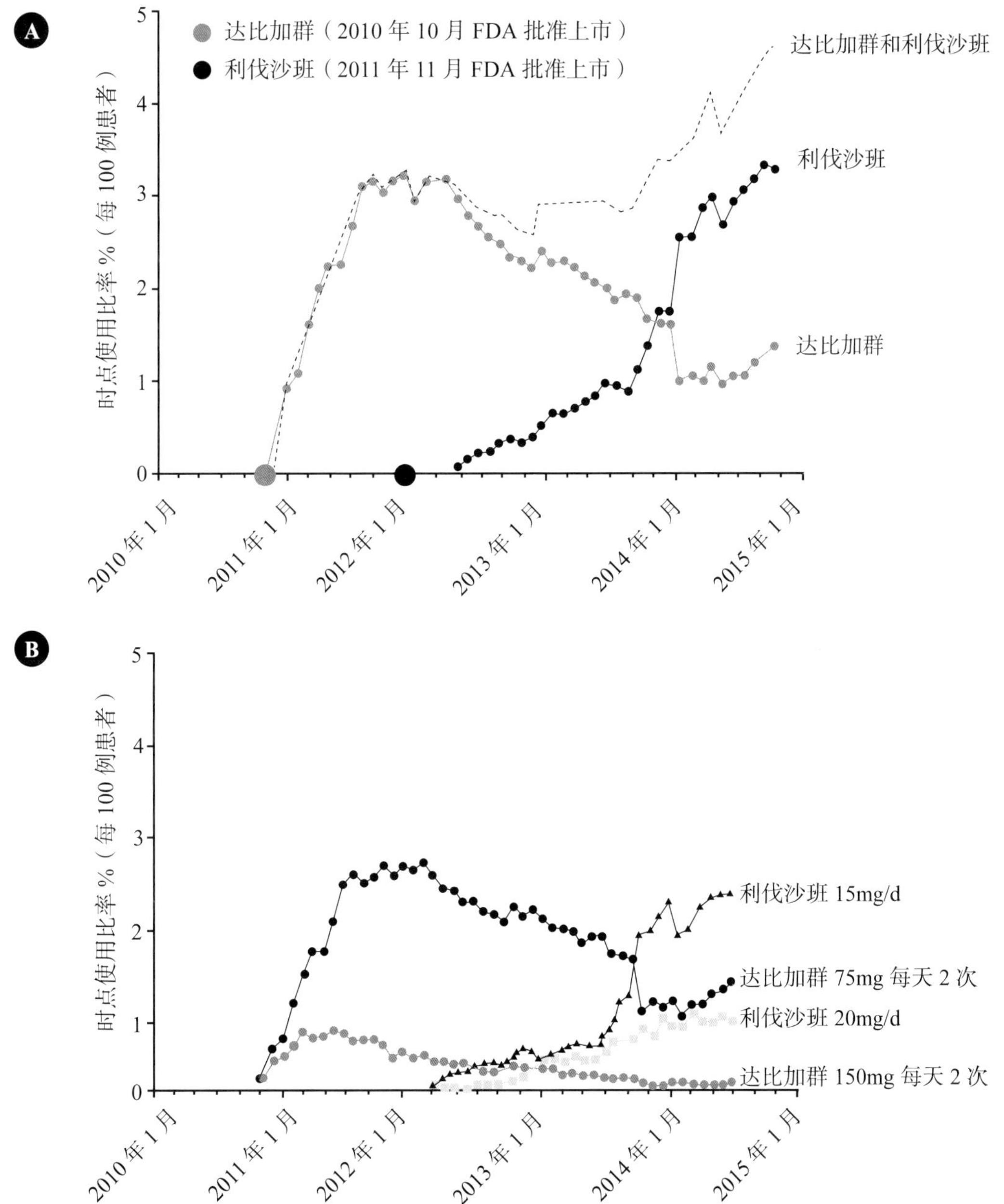

▲ **图 8-2　A. 达比加群酯和利伐沙班在伴有心房颤动的长期血液透析患者中的时点使用比率；B. 达比加群酯和利伐沙班在伴有心房颤动的长期血液透析患者中的时点使用比率（按药物剂量）**

引自 Chan KE, Edelman ER, Wenger JB, Thadhani RI, Maddux FW. Dabigatran and rivaroxaban use in atrial fibrillation patients on hemodialysis. Circulation, Vol. 131, No. 11, pages 972–979, © 2015, http://circ.ahajournals.org/content/131/11/972.long, with permission from Wolters Kluwer Health, Inc

能改善 INR 控制？

A. AMS 诊室就诊而不是电话随访

B. INR 值明显超出范围后间隔 7 天内复查

C. 每日补充维生素 K

D. 从基于纸质的华法林列线图转变为计算机决策支持系统

4. 以下哪一项不是抗凝治疗教育的重要内容？

A. 商品名和通用名

B. 抗凝预期持续时间

C. 避免食用含维生素 K 的食品

D. 用药剂量和实验室监测依从性的重要性

5. 下列哪项是成功的 AMS 的关键特征？

A. 一线人员由具有执照的医护专业人员组成

B. 描述性的政策和程序，详细说明 AMS 队员的角色和职责

C. AMS 的文件记录是准确的且医疗团队成员可以轻易获取

D. 以上全部

自测题答案

1. 答案：D。许多不同的 AMS 模式已被采用，其中护士和药剂师都是关键的患者管理者。

2. 答案：A。治疗窗内的时间是最被广泛认可的质量指标，使用 Rosendaal 方法计算。

3. 答案：B。AMS 在基于电话和现场的管理以及基于纸质列线图和基于计算机的给药中都表现出了很好的效果。对于明显超出范围的 INR 值，较短的复查间隔最有可能改善 INR 控制。

4. 答案：C。患者不应该被告知要避免食用含维生素 K 的食物。相反，他们应该被教育在日常饮食中摄入稳定的维生素 K。

5. 答案：D。成功的 AMS 将包括持有执照并接受过培训的医疗专业人员，他们将遵循政策和标准化文件来管理抗凝患者。

参考文献

[1] Ansell JE, Buttaro ML, Thomas OV, Knowlton CH. Consensus guidelines for coordinated out patient oral anticoagulation therapy manage ment. Anticoagulation Guidelines Task Force. Ann Pharmacother. 1997;31:604–15.

[2] Budnitz DS, Lovegrove MC, Shehab N, Richards CL. Emergency hospitalizations for adverse drug events in older Americans. N Engl J Med. 2011;365:2002–12.

[3] Davis FB, Estruch MT, Samson-Corvera EB, Voigt GC, Tobin JD. Management of anticoagulation in outpatients: experience with an anticoagulation service in a municipal hospital setting. Arch Intern Med. 1977;137:197–202.

[4] Reinders TP, Steinke WE. Pharmacist management of anticoagulant therapy in ambulant patients. Am J Hosp Pharm. 1979;36:645–8.

[5] Witte K, Gurwich EL, Anzalone R, Campagna MA. Audit of an oral anticoagulant teaching program. Am J Hosp Pharm. 1980;37:89–91.

[6] Zhou S, Sheng XY, Xiang Q, Wang ZN, Zhou Y, Cui YM. Comparing the effectiveness of pharmacist managed warfarin anticoagulation with other models: a systematic review and meta-analysis. J Clin Pharm Ther. 2016;41:602–11.

[7] Holbrook A, Schulman S, Witt DM, et al. Evidence-based management of anticoagulant therapy: Antithrombotic Therapy and Prevention of Thrombosis, 9th ed: American College of Chest Physicians Evidence-Based Clinical Practice Guidelines. Chest. 2012;141:e152S–84S.

[8] Garcia DA, Witt DM, Hylek E, et al. Delivery of optimized anticoagulant therapy: consensus statement from the Anticoagulation Forum. Ann Pharmacother. 2008;42:979–88.

[9] Wirth D, Moore J. Developing a business plan for an anticoagulation management service. In: Ansell J, Oertel L, Wittkowsky A, editors. Managing oral anticoagulation therapy: clinical and operational guidelines. 3rd ed. Philadelphia: Lippincott Williams & Wilkins; 2009.

[10] Vadher BD, Patterson DL, Leaning M. Comparison of oral anticoagulant control by a nurse-practitioner using a computer decision-support system with that by clinicians. Clin Lab Haematol. 1997;19:203–7.

[11] Fitzmaurice DA, Murray ET, Allan TF, Holder RL, Rose PE, Hobbs FD. A comparison of international normalised ratio (INR) measurement in hospital and general practice settings: evidence for lack of standardisation. J Clin Pathol. 2000;53:803-4.

[12] Donovan JL, Drake JA, Whittaker P, Tran MT. Pharmacy-managed anticoagulation: assess ment of in-hospital efficacy and evaluation of financial impact and community acceptance. J Thromb Thrombolysis. 2006;22:23–30.

[13] Locke C, Ravnan SL, Patel R, Uchizono JA. Reduction in warfarin adverse events requiringpatient hospitalization after implementation of a pharmacist-managed anticoagulation service. Pharmacotherapy. 2005;25:685–9.

[14] Schillig J, Kaatz S, Hudson M, Krol GD, Szandzik EG, Kalus JS. Clinical and safety impact of an inpatient pharmacist-directed anticoagulation service. J Hosp Med. 2011;6:322–8.

[15] Witt DM, Sadler MA, Shanahan RL, Mazzoli G, Tillman

DJ. Effect of a centralized clinical pharmacy anticoagulation service on the outcomes of anticoagulation therapy. Chest. 2005;127:1515–22.

[16] Rudd KM, Dier JG. Comparison of two different models of anticoagulation management services with usual medical care. Pharmacotherapy. 2010;30:330–8.

[17] Nutescu EA, Bathija S, Sharp LK, Gerber BS, Schumock GT, Fitzgibbon ML. Anticoagulation patient self-monitoring in the United States: considerations for clinical practice adoption. Pharmacotherapy. 2011;31:1161–74.

[18] Dorfman DM, Goonan EM, Boutilier MK, Jarolim P, Tanasijevica M, Goldhaber SZ. Point-of-care (POC) versus central laboratory instrumentation for monitoring oral anticoagulation. Vasc Med. 2005;10:23–7.

[19] McCahon D, Murray ET, Jowett S, et al. Patient self management of oral anticoagulation in routine care in the UK. J Clin Pathol. 2007;60:1263–7.

[20] Simmons BJ, Jenner KM, Delate T, Clark NP, Kurz D, Witt DM. Pilot study of a novel patient selfmanagement program for warfarin therapy using venipuncture-acquired international normalized ratio monitoring. Pharmacotherapy. 2012;32:1078–84.

[21] Jenner KM, Simmons BJ, Delate T, Clark NP, Kurz D, Witt DM. An education program for patient selfmanagement of Warfarin. Perm J. 2015;19:33–8.

[22] Matchar DB, Jacobson A, Dolor R, et al. Effect of home testing of international normalized ratio on clinical events. N Engl J Med. 2010;363:1608–20.

[23] Heneghan CJ, Garcia-Alamino JM, Spencer EA, et al. Self-monitoring and self-management of oral anticoagulation. Cochrane Database Syst Rev. 2016;7:CD003839.

[24] Wittkowsky AK, Nutescu EA, Blackburn J, et al. Outcomes of oral anticoagulant therapy managed by telephone vs in-office visits in an anticoagulation clinic setting. Chest. 2006;130:1385–9.

[25] Bishop MA, Streiff MB. Effects of anticoagulation provider continuity on time in therapeutic range for warfarin patients. J Thromb Thrombolysis. 2016;42:283–7.

[26] Garcia DA, Regan S, Crowther M, Hylek EM. The risk of hemorrhage among patients with warfarin associated coagulopathy. J Am Coll Cardiol. 2006;47:804–8.

[27] Poller L, Keown M, Ibrahim S, et al. A multicentre randomised assessment of the DAWN AC computerassisted oral anticoagulant dosage program. Thromb Haemost. 2009;101:487–94.

[28] Nieuwlaat R, Hubers LM, Spyropoulos AC, et al. Randomised comparison of a simple warfarin dosing algorithm versus a computerised anticoagulation management system for control of warfarin maintenance therapy. Thromb Haemost. 2012;108: 1228–35.

[29] National Certification Board for Anticoagulation Providers (NCBAP). https://www.ncbap.org/index. aspx.

[30] Anticoagulation Forum Centers of Excellence. http:// excellence. acforum.org/.

[31] Schulman S, Parpia S, Stewart C, Rudd-Scott L, Julian JA, Levine M. Warfarin dose assessment every 4 weeks versus every 12 weeks in patients with stable international normalized ratios: a randomized trial. Ann Intern Med. 2011;155:653–9. W201-3.

[32] Witt DM, Delate T, Clark NP, et al. Twelve-month outcomes and predictors of very stable INR control in prevalent warfarin users. J Thromb Haemost. 2010;8:744–9.

[33] Clark NP. Low-molecular-weight heparin use in the obese, elderly, and in renal insufficiency. Thromb Res. 2008;123(Suppl 1):S58–61.

[34] Kearon C, Ginsberg JS, Julian JA, et al. Comparison of fixed-dose weight-adjusted unfractionated heparin and low-molecular-weight heparin for acute treatment of venous thromboembolism. JAMA. 2006;296:935–42.

[35] Parker CS, Chen Z, Price M, et al. Adherence to warfarin assessed by electronic pill caps, clinician assessment, and patient reports: results from the IN-RANGE study. J Gen Intern Med. 2007;22(9):1254.

[36] Witt DM, Delate T, Clark NP, et al. Nonadherence with INR monitoring and anticoagulant complications. Thromb Res. 2013;132:e124–30.

[37] Shore S, Carey EP, Turakhia MP, et al. Adherence to dabigatran therapy and longitudinal patient outcomes: insights from the veterans health administration. Am Heart J. 2014;167:810–7.

[38] Gorst-Rasmussen A, Skjoth F, Larsen TB, Rasmussen LH, Lip GY, Lane DA. Dabigatran adherence in atrial fibrillation patients during the first year after diagnosis: a nationwide cohort study. J Thromb Haemost. 2015;13:495–504.

[39] Doherty JU, Gluckman TJ, Hucker WJ, et al. 2017 ACC expert consensus decision pathway for periprocedural management of anticoagulation in patients with nonvalvular atrial fibrillation: a report of the American College of Cardiology Clinical Expert Consensus Document Task Force. J Am Coll Cardiol. 2017;69:871–98.

[40] Douketis JD, Spyropoulos AC, Kaatz S, et al. Perioperative bridging anticoagulation in patients with atrial fibrillation. N Engl J Med. 2015;373:823–33.

[41] Douketis JD, Spyropoulos AC, Spencer FA, et al. Perioperative management of antithrombotic therapy: Antithrombotic Therapy and Prevention of Thrombosis, 9th ed: American College of Chest Physicians Evidence-Based Clinical Practice Guidelines. Chest. 2012;141:e326S–50S.

[42] Barcellona D, Contu P, Marongiu F. Patient education and oral anticoagulant therapy. Haematologica. 2002;87:1081–6.

[43] Estrada CA, Hryniewicz MM, Higgs VB, Collins C, Byrd JC. Anticoagulant patient information material is written at high readability levels. Stroke. 2000;31:2966–70.

[44] Moore SJ, Blair EA, Steeb DR, Reed BN, Hull JH, Rodgers JE. Impact of video technology on efficiency of pharmacist-provided anticoagulation counseling and patient comprehension. Ann Pharmacother. 2015;49:631–8.

[45] Witt DM. Quality measures and benchmarking for warfarin therapy. J Thromb Thrombolysis. 2011;31:242–8.

[46] Van Spall HG, Wallentin L, Yusuf S, et al. Variation in warfarin dose adjustment practice is responsible for differences in the quality of anticoagulation control between centers and countries: an analysis of patients receiving warfarin in the randomized evaluation of long-term anticoagulation therapy (RE-LY) trial. Circulation. 2012;126:2309–16.

[47] Schmitt L, Speckman J, Ansell J. Quality assessment of anticoagulation dose management: comparative evaluation of measures of time-in-therapeutic range. J Thromb Thrombolysis. 2003;15:213–6.

[48] Ibrahim S, Jespersen J, Poller L, European Action on Anticoagulation. The clinical evaluation of international normalized ratio variability and control in conventional oral anticoagulant administration by use of the variance growth rate. J Thromb Haemost. 2013;11:1540–6.

[49] Fihn SD, McDonell M, Martin D, et al. Risk factors for

complications of chronic anticoagulation. A multicenter study. Warfarin Optimized Outpatient Follow-up Study Group. Ann Intern Med. 1993;118:511–20.
[50] van Leeuwen Y, Rosendaal FR, Cannegieter SC. Prediction of hemorrhagic and thrombotic events in patients with mechanical heart valve prostheses treated with oral anticoagulants. J Thromb Haemost. 2008;6:451–6.
[51] Nieuwlaat R, Barker L, Kim YK, et al. Underuse of evidence-based warfarin dosing methods for atrial fibrillation patients. Thromb Res. 2010;125:e128–31.
[52] Kim YK, Nieuwlaat R, Connolly SJ, et al. Effect of a simple two-step warfarin dosing algorithm on anticoagulant control as measured by time in therapeutic range: a pilot study. J Thromb Haemost. 2010;8:101–6.
[53] Fihn SD, McDonell MB, Vermes D, et al. A computerized intervention to improve timing of outpatient follow-up: a multicenter randomized trial in patients treated with warfarin. National Consortium of Anticoagulation Clinics. J Gen Intern Med. 1994;9:131–9.
[54] Rose AJ, Hylek EM, Berlowitz DR, Ash AS, Reisman JI, Ozonoff A. Prompt repeat testing after out-of-range INR values: a quality indicator for antico agulation care. Circ Cardiovasc Qual Outcomes. 2011;4:276–82.
[55] Rose AJ, Ozonoff A, Berlowitz DR, Ash AS, Reisman JI, Hylek EM. Reexamining the recommended follow-up interval after obtaining an in-range international normalized ratio value: results from the veterans Affairs study to improve anticoagulation. Chest. 2011;140:359–65.
[56] Rose AJ, Miller DR, Ozonoff A, et al. Gaps in monitoring during oral anticoagulation: insights into care transitions, monitoring barriers, and medication nonadherence. Chest. 2013;143:751–7.
[57] Kauffman YS, Schroeder AE, Witt DM. Patient specific factors influencing adherence to INR monitoring. Pharmacotherapy. 2015;35:740–7.
[58] Zallman L, Bearse A, West C, Bor D, McCormick D. Patient preferences and access to text messaging for health care reminders in a safety-net setting. Inform Health Soc Care. 2017;42:32–42.
[59] Rose AJ, Ozonoff A, Berlowitz DR, Henault LE, Hylek EM. Warfarin dose management affects INR control. J Thromb Haemost. 2009;7:94–101.
[60] King SB 3rd, Smith SC Jr, Hirshfeld JW Jr, et al. 2007 focused update of the ACC/AHA/SCAI 2005 guideline update for percutaneous coronary intervention: a report of the American College of Cardiology/ American Heart Association Task Force on Practice Guidelines: 2007 Writing Group to Review New Evidence and Update the ACC/AHA/SCAI 2005 Guideline Update for Percutaneous Coronary Intervention, Writing on Behalf of the 2005 Writing Committee. Circulation. 2008;117:261–95.
[61] Rose AJ, Berlowitz DR, Miller DR, et al. INR targets and site-level anticoagulation control: results from the Veterans AffaiRs Study to Improve Anticoagulation (VARIA). J Thromb Haemost. 2012;10:590–5.
[62] Hysong SJ, Sawhney MK, Wilson L, et al. Improving outpatient safety through effective electronic communication: a study protocol. Implement Sci. 2009;4:62.
[63] Rose AJ, Hylek EM, Ozonoff A, Ash AS, Reisman JI, Berlowitz DR. Risk-adjusted percent time in therapeutic range as a quality indicator for outpatient oral anticoagulation: results of the Veterans Affairs Study to Improve Anticoagulation (VARIA). Circ Cardiovasc Qual Outcomes. 2011;4:22–9.
[64] Rose AJ, Delate T, Ozonoff A, Witt DM. Comparison of the abilities of summary measures of international normalized ratio control to predict clinically relevant bleeding. Circ Cardiovasc Qual Outcomes. 2015;8:524–31.
[65] Barnes GD, Nallamothu BK, Sales AE, Froehlich JB. Reimagining anticoagulation clinics in the era of direct oral anticoagulants. Circ Cardiovasc Qual Outcomes. 2016;9:182–5.
[66] Chowdhry U, Jacques A, Karovitch A, Giguere P, Nguyen ML. Appropriateness of dabigatran and rivaroxaban prescribing for hospital inpatients. Can J Hosp Pharm. 2016;69:194–201.
[67] Chan KE, Edelman ER, Wenger JB, Thadhani RI, Maddux FW. Dabigatran and rivaroxaban use in atrial fibrillation patients on hemodialysis. Circulation. 2015;131:972–9.

第9章　抗凝血药的围术期管理
Perioperative Management of Anticoagulants

Ibrahim M. Ali　Alexander Volodarskiy　Joe F. Lau　著
张真路　译

临床病例

病例 1：62 岁女性，有冠状动脉疾病病史，2 周前接受经皮冠状动脉介入治疗，左前降支（left anterior descending，LAD）近端置入一枚药物洗脱支架，因右上腹疼痛进入急诊。有慢性房颤病史。药物包括华法林每天 5mg，阿司匹林每天 81mg，氯吡格雷每天 75mg，美托洛尔 25mg 每天 2 次。在 25 岁时行剖宫产。不吸烟，不饮酒。

查体发现心动过速，心率 115 次 / 分。疼痛引发轻微的痛苦表情。右上腹部触痛伴肌紧张，墨菲征阳性。

实验室检查，国际标准化比值（international normalized ratio，INR）为 2.3，碱性磷酸酶为 220U/L，总胆红素为 2.2mg/dl。右上腹超声显示胆总管结石。

胃肠科和普通外科会诊并对患者进行评估建议行内镜逆行胰胆管造影（endoscopic retrograde cholangiopancreatography，ERCP），然后择期进行门诊腹腔镜胆囊切除术。

在围术期你将如何管理她的抗血小板和抗凝血药？

病例 2：58 岁男性，有高血压，高脂血症病史，2 个月前诊断为无诱因双侧肺栓塞（pulmonary embolism，PE），右下肢深静脉血栓形成（deep venous thrombosis，DVT），因突发上腹痛入院。计算机断层扫描（computerized tomography，CT）检查发现他患有急性阑尾炎。外科医师建议进行腹腔镜阑尾切除术，请您对他的围术期抗凝管理提出建议。他目前的药物包括阿哌沙班 5mg 每天 2 次，美托洛尔 25mg 每天 2 次，赖诺普利每天 10mg，阿托伐他汀每天 40mg。

你如何管理他的围术期和术后抗凝，特别是在最近发生了无诱因静脉血栓栓塞（venous thromboembolism，VTE）事件的情况下？

一、概述

在北美有 200 多万人接受口服抗凝治疗[1, 2]。其中，每年约有 250 000 抗凝治疗的患者接受外科或侵入性手术[3]。此外，约 1/10 服用维生素 K 拮抗药（vitamin K antagonist，VKA）的人将不得不接受外科手术[3, 4]。通常情况下，接受抗凝治疗的同时也服用抗血小板药物，因而可能会使围术期管理策略复杂化。正在接受抗凝和抗血小板治疗而又将进行外科和侵入性操作的患者，制订一个使其出血风险降到最低，同时维持低血栓栓塞事件风险的计划将是非常重要的。根据临床情况，抗凝和抗血小板治疗方案可以继续、停止或用短期肠外（“桥接”）治疗代替。为了降低手术相关的出血风险，手术前可能需要暂时中断或停止一剂甚至多剂口服抗凝血药。因此，对任何临床医师来说，确定最安全的治疗方案都是一项艰巨的任务。

围术期管理的第一步是考虑手术的时机和必要性。手术是紧急的，还是可以延迟到患者不再使用抗凝血药？如果可能的话，避免手术或推迟到不再需要抗凝时手术最佳。

如果外科手术被认为是必要的，临床医师需要评估围术期的血栓栓塞和出血的风险（图 9–1）。

第一步：评估围术期血栓栓塞风险

评估 VTE 和心房颤动患者的围术期血栓栓塞风险。

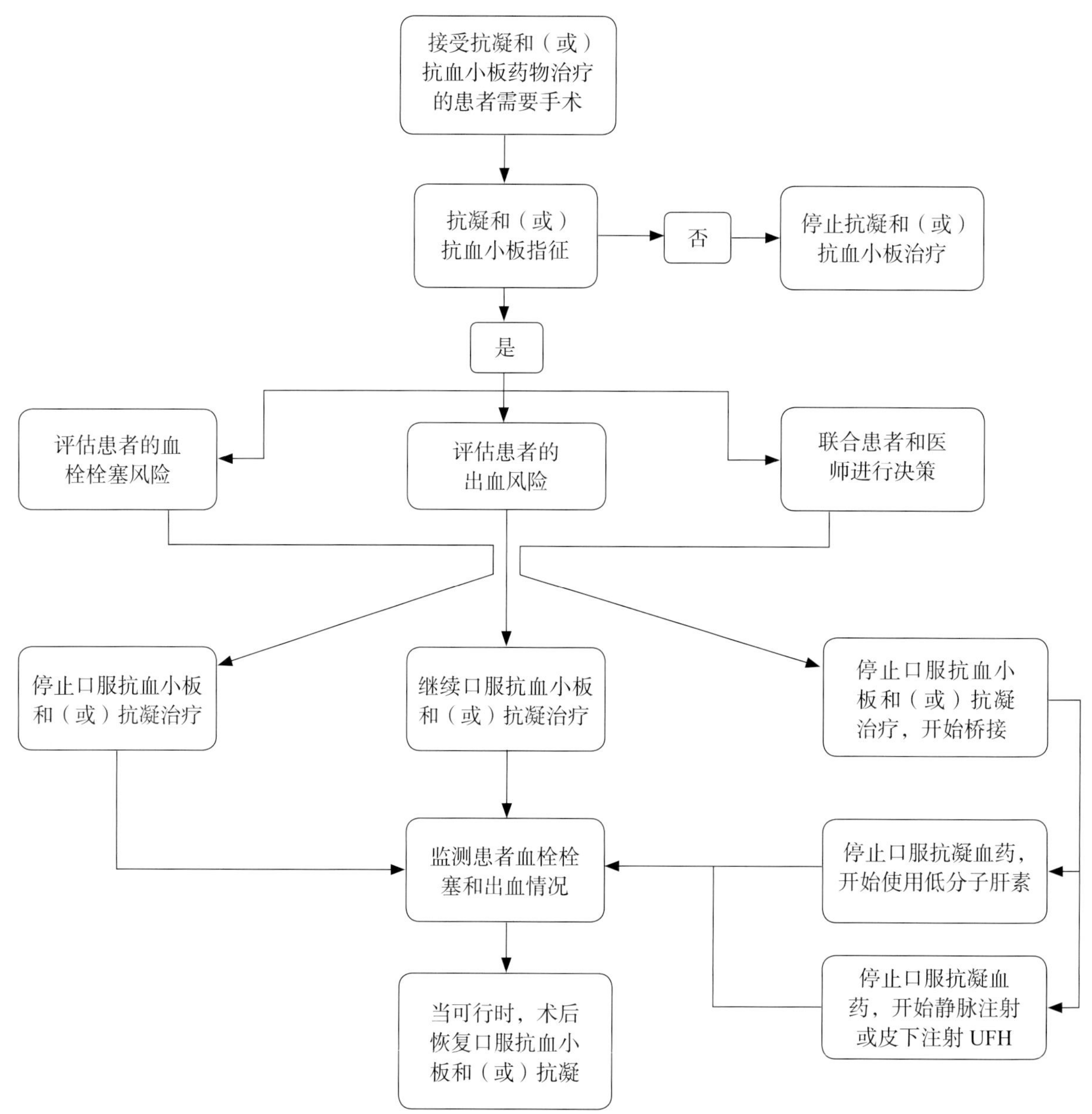

▲ 图 9-1　抗凝和抗血小板治疗围术期管理中的决策过程

（一）静脉血栓栓塞患者的血栓风险分层

VTE 包括 DVT 和 PE，如果不治疗，可以导致相当高的发病率和死亡率。在美国，每年有超过 100 000 人死于 PE。对于有诱因和无诱因 VTE 病史的患者，围术期复发血栓栓塞的风险明显更高。因此，抗凝治疗的围术期处理必须认真对待。此外，根据患者是否服用华法林或者直接口服抗凝血药（direct oral anticoagulant，DOAC），处置策略有所不同[5]。

必须权衡所有 VTE 患者的血栓风险。每个患者都应根据表 9-1 列出的标准将其分层为高、中或低血栓风险。

1. 血栓形成高风险　血栓形成高风险的患者包括最近 3 个月内发生 VTE 或有严重的血栓形成倾向的患者，如蛋白 C 和蛋白 S 缺乏、抗凝血酶（Ⅲ）缺乏和（或）抗磷脂抗体综合征（antiphospholipid antibody syndrome，APS）[6]（表 9-1）。如果这些患者的抗凝治疗停止或中断，现有 DVT 加重或新的 VTE 形成的概率会很高。虽然大多数数据是从非手术的情况中推测出来的，但方法学相似。Kearon 及其同事发现，在没有抗凝治疗的情况下，近端 DVT 发生后 3 个月内 VTE 复发的风险估计为 50%。这些患者暂不进行抗凝治疗的短期围术期 VTE 风险尚未得到广泛研究。

2. 血栓形成中风险　被认为有中度 VTE 风险的患者包括那些在过去 3～12 个月内发生过 VTE，有多次反复发生 VTE 事件，有活动性恶性肿瘤，或者有易栓特征，如杂合子或纯合子的因子Ⅴ Leiden 和凝血酶原基因突变[6]（表 9–1）。这组患者每年的 VTE 发病率为 15%[7]，必须仔细权衡其与围术期出血风险的关系。

3. 血栓形成低风险　如果患者手术前 12 个月发生过 VTE，并且没有其他血栓性疾病的危险因素，则被认为有低血栓形成风险[6]（表 9–1）。这些患者完成抗凝治疗后，他们患 VTE 的风险被认为足够低，不需要抗凝[7]。因此，VTE 的预防措施与一般人群相同[3, 6]。

（二）心房颤动患者的血栓形成风险评估

在心房颤动中，心房电活动不协调，导致无效收缩[8]。缺乏协调的心房收缩导致血液瘀滞和心房血栓形成率增加，特别是在左心耳（left atrial appendage，LAA）。LAA 血栓可导致动脉血栓栓塞（arterial thromboembolism，ATE）和卒中。据估计，非瓣膜性心房颤动（non-valcular atrial fibrillation，NVAF）导致卒中风险增加 5 倍。在二尖瓣狭窄的情况下，卒中的风险可能高达 20 倍[9]。心房颤动引起的卒中也与较高的死亡率有关[10]。抗凝已被证明可以降低心房颤动患者发生卒中和其他 ATE 的风险[8]。

与 VTE 患者相比，心房颤动患者的风险分层研究更为深入。常用的风险评估工具，如 CHA_2DS_2-VASc 评分（表 9–2）已经得到验证，可以帮助预测心房颤动患者在非手术情况中没有抗凝的条件下卒中的年度风险(表 9–3)[8, 11, 12]。与 $CHADS_2$ 评分相比，CHA_2DS_2-VASc 评分涵盖了更广泛的危险因素，并且在区分受益于抗凝预防卒中患者方面更好，特别是那些风险评分较低的患者（如 0～1）[13]。

表 9–1　VTE 患者的血栓危险分层[6]

高风险	• 过去 3 个月内发生 VTE • 严重的血栓形成倾向
中风险	• 过去 3～12 个月内发生 VTE • 不严重的血栓形成倾向 • 复发 VTE • 活动性癌症
低风险	VTE 发生在 12 个月前，没有其他风险因素

VTE. 静脉血栓形成

表 9–2　CHA_2DS_2-VASc 评分[8]

CHA_2DS_2-VASc	分　值
充血性心力衰竭	1
高血压	1
年龄≥75	2
糖尿病	1
卒中 /TIA	2
血管疾病	1
64—74 岁	1
性别	1
总分	9

表 9–3　CHA_2DS_2-VASc 卒中风险[8]

CHA_2DS_2-VASc 评分	未接受抗凝治疗的年度卒中风险
0	0%
1	1.3%
2	2.2%
3	3.2%
4	4.0%
5	6.7%
6	9.8%
7	9.6%
8	6.7%
9	15.2%

2014 年 AHA/ACC/HRS 指南推荐在对房颤患者进行风险分层时使用 CHA_2DS_2-VASc 评分[8]。CHA_2DS_2-VASc 评分为 2 或更高的患者可受益于长期抗凝治疗。此外，欧洲心脏病学会（European Society of Cardiology，ESC）指南建议风险评分为 1 或更高的男性和风险评分为 2 或更高的女性接受全剂量抗凝治疗[14]。推荐的差异来源于计算 CHA_2DS_2-VASc 评分以及为 CHA_2DS_2-VASc 评分为 1 的患者决定最佳治疗策略（阿司匹林与抗凝）时考虑的几个风险因素相对重要性的争论，特别是如果唯一的风险因素是女性时[8, 15–17]。事实上，最近一项对瑞

典国家登记的140 420名房颤患者的回顾性分析指出，CHA_2DS_2-VASc评分为1的患者缺血性卒中的年发病率低于之前的预期（即女性0.1%～0.2%，男性0.5%～0.7%）[18]。较低的CHA_2DS_2-VASc评分对栓塞事件的预测准确性较差，患者出血的真正风险存在争议。尤其值得关注的是颅内出血的风险，与DOAC相比，服用VKA的患者颅内出血的风险可能更大。因此，对于CHA_2DS_2-VASc评分为1的患者，DOAC可能是阿司匹林的合理替代品。评分为0的患者不应接受抗血小板或抗凝治疗。

虽然CHA_2DS_2-VASc在考虑长期抗凝的适当性时可能有助于血栓栓塞风险分层，但作为围术期风险分层工具，该评分系统尚未得到充分研究（表9-4）。

表9-4　心房颤动患者血栓形成风险分层[6]

高风险	• CHA_2DS_2-VASc评分升高≥7+（年度卒中风险>10%） • 过去3个月内有血栓栓塞事件 • 风湿性心脏瓣膜病
中风险	• CHA_2DS_2-VASc评分5～6（年度卒中风险5%～10%） • 既往血栓栓塞事件>3个月
低风险	• CHA_2DS_2-VASc评分1～4（年度卒中风险<5%） • 无既往血栓栓塞事件

1. 血栓形成高风险　房颤伴CHA_2DS_2-VASc评分升高≥7分（或CHADS2评分≥5分），最近3个月内有卒中病史或短暂性脑缺血发作（transient ischemia attack，TIA）病史，或有风湿性心瓣膜病史的患者存在高血栓形成风险[6]。在这些患者卒中或全身栓塞的风险每年>10%。然而，关于哪些危险因素符合高血栓形成风险的标准存在很大争议，甚至连BRIDGE的研究者也将脑血管意外（cerebrovascular accident，CVA）作为高血栓形成风险的唯一标准[19]。作为血栓前状态，手术可能进一步增加血栓栓塞的风险。因此，应尽量缩短抗凝停药时间。这些患者在停止口服抗凝血药后，建议使用短期肠外或“桥接”治疗。

2. 血栓形成中风险　CHA_2DS_2-VASc评分中等5分或6分（或$CHADS_2$评分为3分或4分）的患者被认为处于血栓栓塞的中度风险，每年的年度风险为5%～10%[8]。对于这些患者，临床医师必须平衡个体的血栓栓塞风险和出血风险。Siegal及其同事进行的Meta分析显示，围术期桥接治疗会增加大出血的风险（定义为致命出血、关键部位出血、需要输血、血红蛋白下降超过2g/L、因出血需要住院或需要手术止血），从0.9%增加到3.4%[20]。

然而，Douketis和BRIDGE研究者最近发表的数据表明，围术期中断抗凝的房颤或房扑患者中，不使用桥接的中断抗凝治疗策略并不优于桥接抗凝[19]。BRIDGE是一项随机、双盲、安慰剂对照研究，对1884例服用华法林治疗慢性房颤或房扑的患者进行了研究，这些患者计划接受一项需要中断抗凝治疗的择期手术。大多数入选的受试者接受了择期心胸、胃肠或骨科手术。所有患者在手术前5天停止抗凝治疗，术后1天重新开始抗凝治疗。患者在术前3天到24h以及术后5～10天随机接受达肝素皮下注射或安慰剂治疗。达肝素或安慰剂在小手术后12～24h和大手术后48～72h重新开始使用。主要疗效结果是手术后30天内的ATE，其中包括卒中、短暂性脑缺血发作和全身栓塞。该研究还评估了包括大出血在内的安全结果指标。

BRIDGE研究人员指出ATE的发生率在桥接组和安慰剂组之间没有差别（0.3% vs. 0.4%，P=0.73）。值得注意的是，在接受LMWH桥接治疗的队列中，大出血显著增加（3.2% vs. 1.3%，P=0.005），轻微出血也一样（20.9% vs. 12.0%，P<0.001）。两组在心肌梗死（myocardial infarction，MI）、血栓栓塞事件或死亡方面没有显著差异[19]。因此，源于BRIDGE的发现，建议择期手术且需要在围术期中断华法林的房颤或房扑患者，使用桥接抗凝可能增加出血风险且并不降低血栓栓塞风险。

对于具有中度血栓栓塞风险的患者有什么建议？对于这类人群的总体建议是，避免对出血风险较高的人群进行桥接。如果患者没有明显的出血风险，可以考虑使用桥接，特别是那些有过卒中、TIA或其他血栓栓塞事件的患者。

3. 血栓形成低风险　处于ATE低风险的使用华法林治疗房颤的患者是CHA_2DS_2-VASc评分≤4分的患者。这些房颤患者在不接受抗凝治疗的情况下发生卒中的年度风险低于5%[8]。BRIDGE试验包括了高比例的低风险房颤患者，并且证明了接受短期肠外桥接治疗者和未接受者之间的非劣效性。正如预期，未接受桥接治疗组出血发生率也低[19]。

因此，血栓形成低风险的患者可以在手术前几天停止抗凝治疗。暂停治疗的时机取决于患者正在服用的抗凝血药。在这类患者中，桥接治疗不是必需的。手术后应尽快恢复抗凝治疗。尽管在未使用抗凝治疗时发生血栓栓塞或卒中的风险相当低，但仍应在手术前计划阶段充分告知患者血栓形成的风险。

（三）机械心脏瓣膜患者血栓形成风险评估

机械瓣膜是功能不全的天然心脏瓣膜的持久替代性选择，但代价是 ATE 风险较高。血栓形成能力增强的部分原因是人工瓣膜血流的湍流形成以及由此产生的导致血小板活化增加的剪切应力[21]。没有接受抗凝治疗的机械心脏瓣膜患者每年的瓣膜血栓发生率可高达 1.8%，在较小的研究中这一比例可高达 5.2%。此外，重大栓塞事件（卒中、外周缺血和死亡）的发生率每年高达 4%[22, 23]。抗凝治疗可使机械瓣膜患者的栓塞事件风险降低 75%[7]。

管理心脏机械瓣膜患者围术期需要考虑的其他因素是瓣膜的位置和类型。与机械主动脉瓣相比，机械二尖瓣发生重大栓塞的风险增加了 1.5 倍[22]。与双叶瓣膜相比，球笼瓣膜发生栓塞的风险几乎是双叶瓣膜的 2 倍[24]。表 9-5 显示了不同类型瓣膜的血栓形成能力。

表 9-5　机械瓣膜置换患者血栓形成风险分层[6]

高风险	• 人工二尖瓣 • 球笼瓣膜 • 倾斜型主动脉瓣 • 最近 6 个月发生的血栓栓塞事件
中风险	• 双叶主动脉瓣和一个或多个血栓风险因素 – 房颤 – 卒中 – TIA – 高血压 – 糖尿病 – 心力衰竭 – 年龄>75 岁
低风险	双叶主动脉瓣且没有血栓风险因素

TIA. 短暂性脑缺血发作

1. 血栓形成高风险和中风险　高风险患者包括机械二尖瓣置换术、球笼瓣膜、倾斜型盘状主动脉瓣，以及过去 6 个月内发生过 TIA 或卒中等血栓栓塞事件的患者[6]。中风险患者包括双叶主动脉瓣患者或房颤患者、既往卒中或 TIA（6 个月以上）、高血压、糖尿病或充血性心力衰竭患者[6]。所有具有中度到高度血栓栓塞风险的患者都应该接受短期的肠外抗凝血药治疗。这种方法的实用性目前正在 PERIOP 2 研究中进行试验[21]。

2. 血栓形成低风险　没有其他血栓形成风险因素的双叶主动脉瓣患者被认为在围术期发生血栓栓塞事件的风险较低。这些患者每年发生血栓性疾病的概率低于 4%[6, 25]。这些患者桥接治疗的出血风险大于血栓栓塞的风险，这些患者不应该在围术期进行常规桥接。

第二步：评估围术期出血风险

围术期出血风险的评估必须集中于手术本身的出血风险和患者相关的出血风险。

1. 评估手术出血风险　出血的发生率和风险取决于手术的类型。事实上，尽管术中出血风险明显令人担忧，但多达 2/3 的出血事件在术后即刻发生。

值得注意的是，各专业协会已经发表了各自的共识文件，列出了针对各专业手术的抗凝治疗围术期管理的建议[6, 25–35]。一般来说，大多数手术被归类为具有低或高出血风险，在一些指南中很少对某些手术有中等风险的分类。相比之下，最近发布的 2017 年 ACC 关于 NVAF 患者围术期抗凝管理的专家共识文件将常见的手术分为 4 个手术出血风险类别：①无临床上重要出血风险；②低风险；③不确定的风险；④中 / 高风险[36]。表 9-6 按出血风险对常见外科手术进行分类。

此外，各个专业协会和 ACC 专家共识对特定的常见手术如子宫切除术和髋关节 / 膝关节置换术的围术期抗凝管理的建议也存在一些分歧[36]。在评估患者时，临床医师应该注意，涉及高度血管化的器官（如肾脏、肝脏、大多数血管和心胸手术）或封闭空间（如涉及大脑或脊柱的神经外科手术）的外科手术被认为是高风险的，而过高的出血风险往往需要中断抗凝和抗血小板治疗。事实上，在某些情况下，如涉及神经轴麻醉的情况，以及在眼内、颅内或脊柱手术后，即使是少量出血，也可能导致大量的发病率和死亡率。

一般来说，当治疗指征仍然存在时，对于低出血风险的手术，术前和术后应继续进行抗凝和抗血小板治疗。血栓栓塞风险升高的患者开始短期肠外治疗后，口服抗凝血药治疗会在大部分中或高出血

表 9–6 手术出血风险

高出血风险	中出血风险	低出血风险	出血风险不确定
• 前列腺活检 • 膀胱活检 • 颅内神经外科 • 椎管外科手术 • 肾活检 • 肝活检 • 血管外科手术 • 瓣膜置换	• 内脏外科手术 • 骨科外科手术 • 腹部子宫切除术 • PEG • 一些 AF/VT 消融 • 叶切除术 • 支气管镜检查伴活检 • VATS	• 内镜检查 • 拔牙 • 外周外科手术 / 活检 • 白内障手术 • 大多数 AF/VT 消融 • SVT 消融 • 支气管镜检查伴 BAL • 扩张术和刮除术 • 胆囊切除术 • 皮肤活检 / 外科手术	• 心包穿刺术 • 开胸探查 • 食管活检 • 降主动脉血管内支架置入

PEG. 经皮内镜下胃造口术；AF. 心房颤动；VT. 室性心动过速；VATS. 胸腔镜手术；SVT. 室上性心动过速；BAL. 支气管肺泡灌洗

风险的手术前中断。根据术者的喜好和特定的手术类型，并在仔细评估了患者的风险和益处后，中度出血风险的手术可以在不中断抗血小板治疗的情况下进行。高出血风险的手术前通常会停止抗血小板治疗。

2. 评估患者相关的出血风险 临床医师应该获得全面的病史和出血史，因为这也是评估围术期出血风险的重要组成部分（表 9–7）。全面的病史应包括对危险因素和并发症（如年龄>55 岁、肝肾功能不全、癌症）、出血家族史、既往抗凝治疗时发生过的大出血和小出血事件以及既往术后出血事件的全面回顾。如果患者的病史和出血史没有什么发现，不应对未接受抗凝治疗的患者进行常规的凝血检查（如 PT、aPTT 和 INR）[37]。另一方面，对于正在接受抗凝治疗如华法林的患者，凝血检查可能进一步洞察患者的出血风险并且帮助评估在 INR 超过有效治疗范围的情况下什么时候需要停用华法林。

表 9–7 患者相关医疗风险因素 [4, 36, 53, 66]

医疗风险因素
• 年龄>55 岁
• CVA 或血管疾病病史
• CrCl<90ml/min
• 肝功能障碍
• 充血性心力衰竭
• 贫血（HCT<30%）[66]
• 癌症
• 收缩压<100mmHg
• 收缩压>200mmHg
• 女性
• 糖尿病
• 既往有出血史

CVA. 脑血管意外；CrCl. 肌酐清除率

对于正在接受抗凝治疗的房颤患者，已有多个风险评分以试图确定出血风险 [38–40]。使用最广泛的风险评分是 HAS-BLED（高血压、肝 / 肾功能异常、卒中、出血史或出血倾向、不稳定的 INR、高龄、药物 / 伴随饮酒）评分系统，帮助预测一年内大出血的风险 [40]。HAS-BLED 评分系统的数据来源于对 3978 例在欧洲心脏调查中接受评估的患者的分析。大出血的定义是血红蛋白显著下降超过 2g/dl，需要输血，颅内出血和住院。表 9–8 总结了这个临床预测工具。计算出的 HAS-BLED 评分可以从 0～9，并且基于 8 个不同的参数，每个参数具有 0～2 的不同加权分数。

表 9–8 HAS-BLED 评分 [40]

HAS-BLED	分 值
高血压	1
肾功能异常 / 肝功能异常	1～2
出血性卒中	1
出血史	1
不稳定的 INR 结果	1
高龄（≥65）	1
药物（非甾体抗炎药物和抗血小板药）/ 饮酒	1～2
总得分	9

值得注意的是，尽管 HAS-BLED 可以根据患者的共存疾病提供有关出血风险的信息（表 9–8），这个评分系统受限于在围术期情况下预测价值不大，并且没有被目前用于房颤患者的指南所认可 [40, 41]（表 9–9）。

表 9-9　HAS-BLED 出血风险[40]

HAS-BLED 评分	每年大出血风险（%）
0	1.13
1	1.02
2	1.88
3	3.74
4	8.70
5	12.5

二、使用华法林患者的围术期管理

支持使用华法林治疗和预防 VTE 和 ATE 的证据是确凿的。1948 年，Karl Paul Link 研发出了华法林，一种效力更强的双香豆素衍生物，意图将其用作灭鼠药[42]。1954 年，华法林被批准作为一种抗凝血药用于人体治疗 MI 和卒中[42-44]。华法林通过阻止维生素 K 依赖的凝血因子活化形式的合成起作用，其中包括因子Ⅱ、Ⅶ、Ⅸ和Ⅹ，以及抗凝蛋白 C 和蛋白 S。它的治疗水平通过 PT 和 INR 来衡量。在大多数静脉和动脉血栓栓塞的临床情况，治疗性 INR 目标范围在 2.0～3.0。华法林的半衰期是 36～42h，当 INR 结果在治疗范围内停用华法林时，约需要 5 天才会失去其抗凝作用[6, 45]。

如果接受外科手术的患者被认为有很高的血栓栓塞风险，下一步是确定手术的出血风险。对于低出血风险的手术，如小的牙科手术、皮肤活检和白内障摘除术，血栓栓塞的风险大于潜在的出血风险。在这些病例中，不建议中断华法林治疗[45]。对接受低出血风险手术的使用华法林治疗的患者的研究表明，出血风险增加了 3 倍，尽管出血事件主要是小的和自限性事件[46, 47]。

管理接受中或高出血风险的外科手术患者是比较复杂的。在这些手术中持续的华法林治疗增加了发生大出血事件的风险，而在围术期中断抗凝增加了血栓栓塞的风险。在这些情况下，应该考虑开始使用普通肝素（unfractionated heparin，UFH）或低分子肝素（low-molecular-weight heparin，LMWH）进行短期的肠外或桥接治疗[20, 25]。

（一）高出血风险

面对高出血风险手术的患者，不应进行桥接治疗[6]。桥接治疗的出血风险会大于发生血栓栓塞事件的风险。应在术前 5 天停止华法林治疗以使 INR 降到手术可接受的水平。术后应尽快按患者的居家剂量（平时服用的剂量）重新开始使用华法林[4]。

（二）短期肠外或"桥接"治疗

当开始短期肠外治疗来降低围术期的出血和血栓栓塞风险时，第一步是尽早在择期手术 10～14 天前获得 INR 检测的基线水平（获得接近手术日期的 INR 水平可能会导致围术期计划的延误）。如果 INR 低于治疗水平（1.5～1.9），患者应在术前 3～4 天停止服用华法林。如果 INR 在治疗范围内（2.0～3.0），患者应在术前 5 天停止服用华法林。如 INR 升高，在 3.0～4.5，华法林应在术前 6 天停止服用[15, 25]。INR>4.5 可能需要延迟外科手术以使 INR 降到正常。通常，术前 24h 内应该重新检测 INR，特别是 INR 正常情况下更应如此。大部分术者偏好手术时 INR<1.5。华法林最后一次给药约 36h 后（一般 INR 会降低至低于目标范围），应该开始治疗剂量的 UFH 或 LMWH[25, 45]。在住院情况下，只要 INR 低于治疗水平（如当 INR<2.0 时），就可以开始治疗剂量的 UFH 或 LMWH。除了禁忌证如肾功能衰竭和肥胖外，LMWH 通常因其低成本、易给药和临床疗效，包括能用于机械瓣膜置换术的患者，而普遍受到青睐[46]。对于使用 LMWH 桥接的患者，最后一剂应在术前 24h 给予。对于使用 UFH 桥接的患者，应在术前 6h 停止输注。

术后重新开始使用华法林的最佳时间应该在与外科医师或术者经过深思熟虑的讨论后确定。在大多数情况下，华法林可以在不复杂且低出血风险的手术术后当晚安全的重新开始使用。华法林通常按照术前维持剂量重新开始使用。根据术后止血程度的不同，可以考虑在手术后 24～72h 恢复 LMWH 或 UFH，并持续到 INR 达到治疗水平[19, 25, 45]。

围术期肠外抗凝治疗的代价是增加出血的风险（图 9-2）。Siegel 及其同事在他们的 Meta 分析中报道，使用 LMWH 桥接的患者总出血发生率为 13.1%，而未桥接治疗的患者总出血发生率为 3.4%[20]。此外，桥接治疗已被证明可以将术后血栓栓塞的风险从 1.5% 降到 0.5% 以下[25]。尽管总发生率好像看起来很低，但应该注意的是复发的 VTE 在 5%～10% 的病例中可能是致命的[48]，且 ATE 可导致高达 20% 的死亡率[49]。

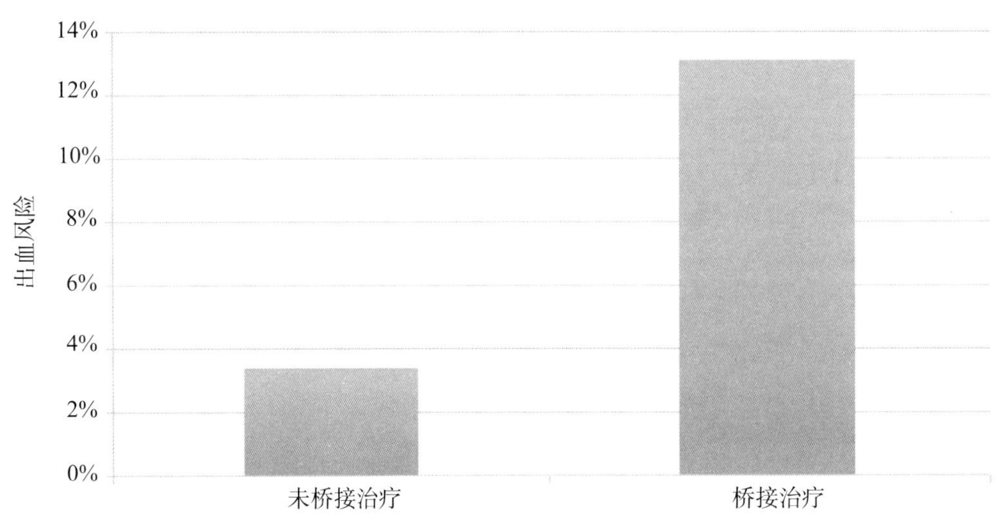

◀图 9-2 桥接治疗患者和未桥接治疗患者的总出血风险[20]

三、使用直接口服抗凝血药患者的围术期管理

DOAC，也被称为新型抗凝血药（NOAC）、口服直接抑制药、靶向口服抗凝血药（TSOAC）或非维生素K口服抗凝血药，正越来越多地成为抗凝治疗选择的药物。这些药物包括直接凝血酶抑制药（direct thrombin inhibitor，DTI）如达比加群酯和因子Ⅹa抑制药如利伐沙班，阿哌沙班以及艾多沙班[50-52]。使用DOAC进行抗凝治疗适用于VTE患者和NVAF患者[53, 54]。DOAC快速起效，大多数主要通过肾脏迅速清除[51]。这些药物的药代动力学非常容易预测，因此不需要常规检测来评估治疗水平[51]。DOAC治疗的围术期管理依赖于患者的肾功能和特定口服抗凝血药的药代动力学。肾功能应通过Cockcroft-Gault公式计算的CrCl来评估。此外，与华法林相比，这些药物具有更可预测的抗凝反应。由于起效快、清除快，不推荐使用肠外药物进行术前桥接治疗。DOAC治疗患者仅在下述情况时需要使用肠外抗凝UFH：①需要快速逆转抗凝；②术后患者不能耐受口服抗凝血药。在这种情况下，术后出血风险较高的患者应在术后48～72h开始使用肠外抗凝血药，而术后出血风险较低的患者应在术后24h开始使用肠外抗凝血药。当患者能够接受口服时，可以从肠外抗凝血药转换为DOAC。围术期对DOAC的管理仍主要基于专家意见。

（一）达比加群酯

在DOAC中，达比加群酯是唯一获得美国食品药品管理局（Food Drug Administration，FDA）批准的口服DTI。它是一种前体药物，服药后1.52h血药浓度达到治疗水平[50]。达比加群酯的半衰期是12～17h，主要通过肾脏排泄（80%）[4, 52, 53]。

如上所述，最好的停止治疗时间取决于患者的肾功能，如Cockcroft-Gault公式计算的CrCl。对于CrCl＞30ml/min的低出血风险外科手术的患者，达比加群酯应在术前24～48h停药。对于CrCl＜30ml/min接受低出血风险手术的患者，应在术前≥72h停药使药物清除。对于接受低出血风险手术的患者，术后24h可以重新开始使用达比加群酯（表9-10）[4, 15]。

对于不确定、中或高出血风险的手术，需要更长的时间使药物清除，从而降低围术期大出血事件发生的风险。对于CrCl＞30ml/min高出血风险外科手术的患者，达比加群酯应在术前48～96h停用。对于CrCl＜30ml/min，口服抗凝血药应在术前停用≥120h。术后什么时候重新开始抗凝，最重要的是评估手术部位的止血情况。通常，对于大多数低出血风险的外科手术，达比加群酯可以在手术结束当晚重新开始使用。对于高出血风险的外科手术，建议等待48～72h[4, 15]。

（二）利伐沙班

利伐沙班是一种口服直接因子Ⅹa抑制药，吸收快，口服生物利用度高（10mg，80%～100%；20mg，66%）。虽然药物主要通过肾脏清除（66%），但也有部分通过胃肠道清除（33%）[50]。它的半衰期5～9h[4, 52]。

对于CrCl＞30ml/min接受低出血风险外科手术的患

表 9-10 DOAC 围术期推荐总结[15, 53]

DOAC	低出血风险手术	不确定 / 中 / 高出血风险手术
达比加群酯	CrCl＞30ml/min：停药≥24～48h	CrCl＞30ml/min：停药≥48～96h
	CrCl＜30ml/min：停药≥72h	CrCl＜30ml/min：停药≥120h
利伐沙班	CrCl＞30ml/min：停药≥24h	CrCl＞30ml/min：停药≥48h
	CrCl＜30ml/min：停药≥36～48h	CrCl＜30ml/min：无数据，考虑检测抗Ⅹa 水平和（或）停药≥72h
阿哌沙班	CrCl＞30ml/min：停药≥24h	CrCl＞30ml/min：停药≥48h
	CrCl＜30ml/min：停药≥36～48h	CrCl＜30ml/min：无数据，考虑检测抗Ⅹa 水平和（或）停药≥72h
艾多沙班	CrCl＞30ml/min：停药≥24h	CrCl＞30ml/min：停药≥48h
	CrCl＜30ml/min：停药≥36～48h	CrCl＜30ml/min：考虑检测抗Ⅹa 水平和（或）停药≥72h

CrCl. 肌酐清除率

者，利伐沙班应在术前至少 36～48h 停药。对于 CrCl 为 25～30ml/min 接受低出血风险手术的患者，利伐沙班应在术前至少 36h 停药。对于接受低出血风险手术的患者，利伐沙班可以在术后 24h 重新开始使用[4, 53]。

对于不确定、中或高出血风险的手术，需要更长的时间使药物清除。对于 CrCl＞30ml/min 接受高出血风险外科手术的患者，利伐沙班应在术前至少 48h 停用。对于 CrCl 为 15～30ml/min 的患者，药物应在术前至少 72h 停用。然而，在 CrCl＜30 的患者中，使用任何因子Ⅹa 抑制药的数据有限。因此，在这些患者中，术前检测药物特定的抗Ⅹa 水平可能有益。术后 24～48h 可考虑再次启动抗凝血药治疗[4, 53]，这种方法与术后 30 天内大出血率 1.2% 相关[15]。值得注意的是，对于高危手术如神经外科，抗凝管理最佳策略的数据非常有限。

（三）阿哌沙班

阿哌沙班和利伐沙班一样，也是一种直接因子Ⅹa 抑制药。它也有很高的口服生物利用度（约 50%），并且吸收不受食物影响。不像其他 DOAC，阿哌沙班主要由胃肠道排出，肾脏清除量仅占其排出量的 25% 左右。虽然如此，阿哌沙班的围术期管理仍然取决于患者的肾功能。阿哌沙班的半衰期变化很大，估计为 8～15h[52]。

对于 CrCl＞30ml/min 接受低出血风险外科手术的患者，阿哌沙班可在术前 24h 停药。对于 CrCl＜30ml/min 接受低出血风险手术的患者，应在术前 36～48h 停药使药物清除。对于接受低出血风险手术的患者，术后 24h 可考虑重新开始使用阿哌沙班[4, 53]。

对于 CrCl＞30ml/min 接受未确定、中或高出血风险外科手术的患者，阿哌沙班应在术前停药≥48h。对于 CrCl＜30ml/min 的患者，应在术前至少 72h 停药。虽然低 CrCl 患者的数据稀少，但检测药物特定的抗Ⅹa 水平可能有益。术后 48～72h 可考虑再次启动抗凝血药治疗[4]。

（四）艾多沙班

艾多沙班是一种可逆的直接因子Ⅹa 抑制药。它也有很好的口服生物利用度（约 60%），并且肾脏清除约占其排泄量的 50%。艾多沙班的半衰期变化很大但估计为 8～10h。

对于 CrCl＞30ml/min 接受低出血风险外科手术的患者，艾多沙班在术前停用≥24h。对于 CrCl＜30ml/min 接受低出血风险手术的患者，术前停药应≥36h 使药物清除。

对于 CrCl＞30ml/min 接受未确定、中或高出血风险外科手术的患者，艾多沙班应在术前停药≥48h。对于 CrCl＜30ml/min 的患者，数据很少，可考虑在术前至少 72h 停用艾多沙班或者术前检测药物特定的抗Ⅹa 水平。

四、抗血小板药物治疗患者的围术期评估

有冠状动脉疾病病史的患者，特别是有 MI 病史的患者，围术期管理可能比较复杂。实际上，接受非心脏手术的冠状动脉疾病（coronary artery disease，CAD）患者围术期死亡率为 1%～5%，其中

20%～35% 可归因于心血管并发症[36]。由于人口年龄的增加和经皮冠状动脉介入治疗的增加，抗血小板药物在一级和二级预防中的应用在过去 20 年中有所增加[55]。在本节中，将回顾抗血小板药物包括阿司匹林、氯吡格雷和替格瑞洛的围术期管理。

（一）阿司匹林

阿司匹林不可逆地抑制环氧化酶 1（COX-1）和环氧化酶 2（COX-2）[36]。这些酶负责合成血栓烷，促进血小板活化和血管收缩。由于阿司匹林是一种不可逆的环氧化酶抑制药，血小板在其生命周期中被灭活，即 7～10 天。由于每天有 10% 的循环血小板是由骨髓产生的，停止使用阿司匹林后血小板功能可每天恢复约 10%[36]。了解这一时机对于确定阿司匹林的围术期管理策略非常重要。

（二）阿司匹林用于一级预防

阿司匹林最常见的用途之一是 CAD 和 MI 的一级预防。美国预防服务工作组（The United States Preventive Services Task Force，USPSTF）建议 45—79 岁的男性和 55—79 岁的女性在胃肠道出血风险不高的情况下开始服用阿司匹林[56]。与服用阿司匹林用于二级预防的患者相比，服用阿司匹林用于一级预防 CAD 和 MI 的患者发生缺血性心脏事件的风险相对较低。因此，对于服用阿司匹林用于一级预防的患者，只需在术前 7～10 天停止服用[57]。这将会减少任何手术相关的出血风险。当手术的出血风险不再存在时，可以重新开始使用阿司匹林。

（三）阿司匹林用于二级预防

阿司匹林也可单独用于房颤患者 MI，卒中和血栓栓塞的二级预防。这一节将集中在服用阿司匹林作为卒中和 MI 二级预防患者的围术期管理。这些患者停用阿司匹林与术后 7～14 天发生卒中和 MI 的风险增加有关[36]。因此，停用阿司匹林必须与手术的出血风险相权衡。医师必须首先确定手术是否将患者置于低、中或高出血风险。

1. 低出血风险手术 低出血风险的手术包括内镜检查、拔牙、外周整形手术和活组织检查，使患者出血风险很小。尽管与普通人相比，服用阿司匹林的患者出血风险更高，但是这种升高非常小[36]。因此，服用阿司匹林作为二级预防的患者接受低出血风险的手术时应该被建议继续服用阿司匹林。

2. 中出血风险手术 中出血风险手术包括内脏外科、大型整形外科和心血管外科。研究表明，在中度出血风险手术前继续服用阿司匹林的患者更有可能出现失血增加和需要输血的情况[55]。在接受泌尿外科手术的患者中，围术期继续服用阿司匹林的患者输血需求几乎增加了 3 倍[58]。然而，几乎所有的研究都表明，与未继续服用阿司匹林的患者相比，继续服用阿司匹林的患者与出血相关的死亡率没有增加[36]。此外，继续服用阿司匹林的患者发生重大心血管不良事件（major adverse cardiovascular event，MACE）的风险有所降低[55]。因此，建议服用阿司匹林进行 MI 或卒中二级预防的患者围术期继续服用阿司匹林，因为其益处大于风险。患者也应当被告知输血的可能性增加。

3. 高出血风险手术 即使在没有接受任何抗栓治疗的患者中，高出血风险手术也可能导致大量出血。这些手术包括颅内手术、椎管手术、前列腺切除术和基于导管的神经介入治疗。在这些手术过程中继续服用阿司匹林的患者的再手术率、内出血和死亡率都有所增加[59]。因此，建议接受高出血风险手术的患者术前 7 天停用阿司匹林，术后出血风险降到最低时重新开始使用。

五、双重抗血小板治疗

双重抗血小板治疗（dual antiplatelet therapy，DAPT）通常包括使用阿司匹林加上一种二磷酸腺苷（adenosine diphosphate，ADP）受体抑制药。这些药物阻止 ADP 与血小板上的受体结合。ADP 与其受体结合是血小板活化的关键步骤，阻断结合会使血小板失效[36, 59]。在实践中最常用的 ADP 受体抑制药是氯吡格雷和普拉格雷，这些药物不可逆地抑制 ADP 受体，还有替格瑞洛，可逆地抑制血小板。尽管替格瑞洛和普拉格雷抗血小板的作用比氯吡格雷更快，但它们三者的消除半衰期相似[59]。

DAPT 患者通常有更高的心血管风险，因为这些患者有已知的冠状动脉疾病，既往 MI，并且很多病例有冠状动脉支架史。他们同样也处于更高的出血风险中，因为血小板功能由于药物的作用几乎完全丧失。实际上，有项研究表明，与单独服用阿司匹林患者相比，DAPT 患者接受中出血风险的手术后发生出血并发症的可能性高达 8 倍[60]。因此，谨慎管理接受外科手术的 DAPT 的患者是非常重要的。

（一）DAPT 的高风险患者

DAPT 的高风险患者的定义标准见表 9-11。这些患者发展成术后心血管并发症如 MI、支架内血栓形成和心脏猝死的风险非常高。因此，医师必须首先评估手术的必要性。如果可能的话，推迟择期手术，直到患者不再被认为停用 DAPT 有高风险[61]。此外，不管是否有 DAPT，急诊手术都应进行。在某些情况下，血小板输注被用于抵消抗血小板治疗的作用。然而，血小板输注已证明只能逆转阿司匹林的作用，而不能逆转氯吡格雷或其他药物的作用[62]。

1. 低出血风险手术 当服用 DAPT 的患者的非急诊手术不能等到患者不再被认为高风险时，第一步就是评估患者的出血风险。对于接受低出血风险手术的患者，MACE（包括支架内血栓形成）的风险比发生大出血的风险高。因此，建议患者继续服用 DAPT 直到手术的前 1 天。只要没有发生大出血，手术结束后应立即重新开始使用 DAPT [36, 55]。

2. 高出血风险手术 DAPT 的高风险患者接受高出血风险手术时，应该使用短效静脉抗血小板治疗桥接。这种方法与服用 VKA 的患者用肝素桥接类似，但不是使用肝素，而是使用糖蛋白（GP）Ⅱb/Ⅲa 抑制药，如替罗非班或依替巴肽。桥接的执行方式如下：阿司匹林在术前 7 天停用，ADP 受体拮抗药在术前 5 天停用。一旦停止 ADP 受体拮抗药，就开始注射 GPⅡb/Ⅲa 抑制药。然后在手术开始前几个小时停止 GPⅡb/Ⅲa 抑制药输注[36, 61]。（替罗非班在术前 3～6h 停用，依替巴肽在术前 4～12h 停用[59]。）DAPT 应在术后立即重新开始使用。Chou 等发现，当使用桥接时，血栓形成风险没有变化[63]，而 Savonitto 等和 Lizza 等的研究提出，桥接治疗可以完全预防支架内血栓形成，不改变围术期出血风险[64, 65]。需要大型前瞻性随机试验来确证哪种策略是最好的。

表 9-11 DAPT 的高风险患者[36, 55, 67]

- 经皮冠状动脉腔内成形术<2 周前
- MI<6 周前
- 金属裸支架<6 周前
- 药物洗脱支架<6 个月前
- 高风险（如 STEMI 后）药物洗脱支架<12 个月前

MI. 心肌梗死；STEMI. ST 段抬高型心肌梗死

3. 中出血风险手术 停用 DAPT 进行中出血风险手术包括泌尿外科手术和腹部手术的高风险患者，应该依据心血管风险进一步进行风险分层[36]。这种风险分层的确切参数尚未明确定义。因此，临床医师对单个患者病史的了解成为确定哪些患者应被考虑为高心血管风险的有价值的手段。此外，如果患者被确定为一个非常高风险的患者，并且将要进行中出血风险的手术，他们应该被当作是将要进行高出血风险的手术来对待[36]。也就是说，他们应该用如上所述的短效抗血小板输注进行桥接。

如果患者没有很高的心血管风险，ADP 受体拮抗药应在术前 5 天停用。手术完成后，应立即开始重新使用 ADP 受体拮抗药，以全负荷剂量开始。阿司匹林应在整个围术期持续使用[36, 55]。

（二）DAPT 的低至中风险患者

与一般人群相比，被认为有低到中度心血管风险的 DAPT 患者仍然有相对较高的围术期 MACE 风险。在这些患者中，出血风险往往高于 MACE 的风险。因此，这一组中的任何患者接受外科手术都应在术前 5 天停用 ADP 受体拮抗药并且在围术期持续使用阿司匹林。手术结束后，ADP 受体拮抗药应重新开始使用，有或无负荷剂量均可[55]。

1. 临床病例 1 讨论 患者的 CHA_2DS_2-VASc 评分为 1，慢性房颤史和最近放置药物洗脱支架的冠状动脉疾病病史很重要。这个患者同时在抗凝和双重抗血小板治疗。考虑到 ERCP 的迫切需要以及与该手术相关的低出血风险，患者应该在不改变抗凝或抗血小板治疗的情况下进行手术。然而，由于胆囊切除术是择期的，并且与中度出血风险相关，因此应该再推迟 3 个月（或支架置入后总共 6 个月）以降低支架血栓形成的风险。此时，氯吡格雷和华法林可以在手术前 5 天停药，并在术后允许的情况下尽快恢复使用，不需要负荷剂量。

2. 临床病例 2 讨论 在这个临床病例中，患者近期有无诱因双侧 PE 和下肢 DVT（2 个月前确诊）病史，将要接受腹腔手术（阑尾切除术）。患者目前正在服用阿哌沙班。由于血栓形成事件发生在过去的 3 个月内，属于围术期血栓形成高风险（VTE 复发）患者。如果手术紧急（如穿孔粘连），患者应该立即实施手术。然而，假设患者的肾功能正常（即

CrCl＞50ml/min），手术可以推迟到服用最后一剂阿哌沙班后的48h以降低出血风险。对于使用DOAC的患者，不建议使用肠外药物进行术前桥接。为了降低围术期血栓形成风险，患者可以在阑尾切除术后立刻接受肝素桥接治疗。术后确认止血后可重新开始口服阿哌沙班抗凝治疗。

六、总结

围术期的抗凝管理是一项艰巨的任务。随着新型抗凝血药的出现，带来了新的风险和益处，特别是面临手术的情况下。尽管采取了适当的预防措施，血栓形成风险和出血之间的界限还是很小。与任何医疗状况一样，风险和获益应该与患者充分讨论，以便在知情的情况下共同做出决定。此外，对临床医师来说，精通患者的风险分层和抗凝血药也越来越重要，这样才能为每个患者做出最佳的决定。

要　点

- 围术期抗凝管理的第一步是考虑外科或侵入性手术的必要性和时机。
- 临床医师应该使用可用的风险分层工具来确定患者围术期血栓栓塞的风险（图9-1和表9-1）。
- 房颤患者血栓栓塞风险分层可以使用CHA_2DS_2-VASc评分来确定（表9-2和表9-3）。
- 下一步，临床医师应该确定围术期出血风险（表9-7至表9-10）。
- 接受抗凝治疗的血栓栓塞风险最高的患者在围术期停止口服抗凝血药治疗后，应开始短期肠外或桥接治疗。
- 接受抗凝治疗的低、中血栓形成风险的患者不太可能从围术期桥接治疗中获益。

自测题

1. 一名58岁男性，因黑色柏油样大便3天到急诊就诊。过去的几天他感觉很虚弱。既往病史值得注意的是，有房颤、高血压，以及一年前短暂性脑缺血发作。目前的药物包括美托洛尔25mg每天2次，赖诺普利每天10mg，氨氯地平每天10mg，以及华法林每天5mg。
他初始生命体征如下：体温37℃；血压102/61mmHg；心率121次/分；呼吸频率16次/分；血氧饱和度室温下98%。结膜苍白，心律不规则。直肠检查发现黑色大便，便潜血呈阳性。
初始实验室检查结果值得注意的是，血红蛋白6.2g/dl（基线水平12.3g/dl），INR为3.2。给予患者静脉注射维生素K和输注2个单位的红细胞。患者去做了上消化道内镜检查，夹闭了一条可见出血的血管。术后3天，患者可以重新开始抗凝。此时的INR结果是1.2。
术后治疗性抗凝的最佳策略是什么？
A. 使用华法林前3天开始滴注肝素，然后两者重叠使用，直到患者INR＞2.0。
B. 按照患者的居家剂量开始单独使用华法林
C. 按照患者的半量居家剂量开始单独使用华法林
D. 同时开始滴注肝素和使用华法林，两者重叠使用直到患者INR＞2.0
E. 同时开始滴注肝素和使用华法林，两者重叠使用至患者INR＞2.0后5天

2. 一名78岁有高血压病史的女性，到您心内科办公室进行术前评估。因为子宫癌，她应该接受子宫切除术及双侧输卵管卵巢切除术。值得注意的既往病史是，她因主动脉瓣狭窄进行了机械性倾斜瓣膜置换术。唯一的用药是华法林每天5mg。她已经使用该剂量几年了且INR很稳定。
她的生命体征和体检都正常。实验室检查除了INR结果3.1外没有其他特别的。
在与外科医师交谈后，你意识到医师将在术前5天停用患者的华法林，在此期间患者将使用肝素。外科医师就如何重新开始患者的抗凝治疗寻求你的意见。
下面哪一个是最佳方案？
A. 不需要肝素桥接，直接以患者的居家剂量开始重新使用华法林，因为倾斜型主动脉瓣发生血栓栓塞并发症的风险很低
B. 使用华法林前3天开始滴注肝素，两者重叠使用直到INR达到治疗目标
C. 同时使用治疗剂量的低分子肝素和华法林，两者重叠使用直到患者的INR达到治疗目标
D. 以患者的居家剂量重新开始使用华法林，因为桥接的出血风险大于血栓栓塞风险

3. 一名 66 岁男性，因稳定的胸骨后胸痛辐射到左臂来你的办公室就诊。疼痛在他早上出去散步时开始，休息大约 5min 后逐渐缓解。他以前也有过这种疼痛，但似乎变得更严重了。他有高血压、高血脂和前列腺癌的病史。按计划，他将在 6 周内接受前列腺癌切除术。

   他以前吸烟，23 年前已戒烟。其父亲在 58 岁时死于严重的心脏病。他的身体检查和实验室检测包括心肌酶都很正常。

   鉴于他当前症状，他做了心脏血管造影，显示右冠状动脉中段（RCA）有 85% 的堵塞。其余部分造影未见异常。

得知患者将在 6 周内进行必要的手术，以下哪一种对他来说是最好的干预措施？

A. 暂不干预先行前列腺切除术
B. RCA 置入药物洗脱支架
C. RCA 置入金属裸支架
D. RCA 球囊血管成形术

4. 一名 32 岁男性，在家吐了 3 次血后被 EMS 送入医院。他有房颤病史且每天服用华法林。有高血压、外周血管疾病，且每日饮酒。

   其值得注意的生命体征是：心率 134 次 / 分，血压 82/52mmHg。患者处于昏睡状态但能被唤醒，有巩膜黄染。腹部柔软，无压痛，轻度膨胀。波动感阳性且移动浊音阳性。身体检查的其余部分正常。

   初始实验室检查显示血红蛋白 6.3g/dl，INR 8.5。给予静脉输液，输注 2 个单位的红细胞和静脉注射维生素 K。同时也开始使用抗生素治疗可疑上消化道出血。

   针对该患者，哪一个是最合适的下一步方案？

   A. 输入 2 个单位的 FFP，然后行紧急内镜检查
   B. 追加一剂静脉注射维生素 K，然后紧急内镜检查
   C. 首先使用四因子凝血酶原复合物浓缩物，然后紧急内镜检查
   D. 停用华法林使 INR 下降，在 48h 内做内镜检查。
   E. 首先使用四因子凝血酶原复合物浓缩物，然后滴注肝素维持充分抗凝，为内镜检查做准备

5. 一名 78 岁男性，因疝气修补术常规术前评估就诊。手术计划在 3 天内进行。他有房颤和 2 型糖尿病病史。目前使用的药物有利伐沙班、胰岛素和赖诺普利。除了有可复位的腹股沟疝气外，他的生命体征和身体检查都很正常。实验室检查显示肾功能轻微下降，CrCl 为 35ml/min。

下面哪一个抗凝治疗是其最合适的围术期管理方法？

A. 术前 5 天停用利伐沙班，术后不使用肝素桥接
B. 术前 5 天停用利伐沙班，术后使用肝素桥接 5 天
C. 手术当天不服用利伐沙班，术后 1 天重新开始使用
D. 术前 48h 停用利伐沙班，术后 24h 重新开始抗凝

自测题答案

1. 答案：B。按照患者的居家剂量开始单独使用华法林。房颤患者不需要常规桥接抗凝。鉴于他最近有胃肠道出血，允许其 INR 在达到目标范围情况下，在 5～10 天内不使用肝素桥接是合理的，以避免再次出血。

2. 答案：C。同时使用治疗剂量的低分子肝素和华法林，两者重叠使用直到患者的 INR 达到治疗目标。有血栓栓塞风险因素（包括高血压）的主动脉机械瓣或二尖瓣瓣膜置换的患者有血栓形成并发症的中度风险，并且可能在重新开始使用华法林时需要接受桥接抗凝。使用低分子肝素是合适的，以避免延长住院时间。

3. 答案：D。RCA 球囊血管成形术。对于手术不能推迟的患者，使用球囊血管成形术可以在术后 2 周内短暂停用双重抗血小板治疗。

4. 答案：C。首先使用四因子凝血酶原复合物浓缩物，然后紧急内镜检查。在紧急手术前，与新鲜冰冻血浆相比，四因子凝血酶原复合物浓缩物能更快地逆转华法林。暂停抗凝治疗直到发现并解决出血原因。

5. 答案：D。术前 48h 停用利伐沙班，术后 24h 重新开始抗凝。对于肾功能正常的患者，利伐沙班可在术前 48h 停用，一旦手术部位不再有出血风险就可以重新开始使用。一般是在低出血风险手术术后 24h。

参考文献

[1] Gallego P, Apostolakis S, Lip GY. Bridging evidence-based practice and practice-based evidence in periprocedural anticoagulation. Circulation. 2012;126(13):1573–6.

[2] Guyatt GH, Akl EA, Crowther M, Schunemann HJ, Gutterman DD, Zelman Lewis S, et al. Introduction to the ninth edition: antithrombotic therapy and prevention of thrombosis, 9th ed: American College of Chest Physicians Evidence-Based Clinical Practice Guidelines. Chest. 2012;141(2 Suppl):48S–52S.

[3] Douketis JD, Berger PB, Dunn AS, Jaffer AK, Spyropoulos AC, Becker RC, et al. The perioperative management of antithrombotic therapy: American College of Chest Physicians Evidence-Based Clinical Practice Guidelines (8th Edition). Chest. 2008;133(6 Suppl):299S–339S.

[4] Spyropoulos AC, Douketis JD. How I treat anticoagulated patients undergoing an elective procedure or surgery. Blood. 2012;120(15):2954–62.

[5] Dincq AS, Lessire S, Douxfils J, Dogne JM, Gourdin M, Mullier F. Management of non-vitamin K antagonist oral anticoagulants in the perioperative setting. Biomed Res Int. 2014;2014:385014.

[6] Douketis JD, Spyropoulos AC, Spencer FA, Mayr M, Jaffer AK, Eckman MH, et al. Perioperative management of antithrombotic therapy: antithrombotic therapy and prevention of thrombosis, 9th ed: American College of Chest Physicians Evidence-Based Clinical Practice Guidelines. Chest. 2012;141(2 Suppl): e326S–50S.

[7] Kearon C, Hirsh J. Management of anticoagulation before and after elective surgery. N Engl J Med. 1997;336(21):1506–11.

[8] January CT, Wann LS, Alpert JS, Calkins H, Cigarroa JE, Cleveland JC Jr, et al. 2014 AHA/ACC/HRS guideline for the management of patients with atrial fibrillation: a report of the American College of Cardiology/American Heart Association Task Force on Practice Guidelines and the Heart Rhythm Society. J Am Coll Cardiol. 2014;64(21):e1–76.

[9] Wolf PA, Abbott RD, Kannel WB. Atrial fibrillation as an independent risk factor for stroke: the Framingham Study. Stroke. 1991;22(8):983.

[10] Lin HJ, Wolf PA, Kelly-Hayes M, et al. Stroke severity in atrial fibrillation: the Framingham study. Stroke. 1996;27:1760–4.

[11] Gage BF, van Walraven C, Pearce L, Hart RG, Koudstaal PJ, Boode BS, et al. Selecting patients with atrial fibrillation for anticoagulation: stroke risk stratification in patients taking aspirin. Circulation. 2004;110(16):2287–92.

[12] Gage BF, Waterman AD, Shannon W, Boechler M, Rich MW, Radford MJ. Validation of clinical classification schemes for predicting stroke: results from the national registry of atrial fibrillation. JAMA. 2001;285(22):2864–70.

[13] Mason PK, Lake DE, DiMarco JP, Ferguson JD, Mangrum JM, Bilchick K, et al. Impact of the CHA2DS2-VASc score on anticoagulation recommendations for atrial fibrillation. Am J Med. 2012;125(6):603.e1–6.

[14] Kirchhof P, Benussi S, Kotecha D, Ahlsson A, Atar D, Casadei B, et al. 2016 ESC guidelines for the management of atrial fibrillation developed in collaboration with EACTS. Europace. 2016;18(11):1609–78.

[15] Doherty JU, Gluckman TJ, Hucker WJ, Januzzi JL Jr, Ortel TL, Saxonhouse SJ, Spinler SA. 2017 ACC expert consensus decision pathway for periprocedural management of anticoagulation in patients with nonvalvular atrial fibrillation: a report of the American College of Cardiology Clinical Expert Consensus Document Task Force. J Am Coll Cardiol. 2017;69(7): 871–98.

[16] Olesen JB, Lip GY, Hansen ML, Hansen PR, Tolstrup JS, Lindhardsen J. Validation of risk stratification schemes for predicting stroke and thromboembolism in patients with atrial fibrillation: nationwide cohort study. BMJ. 2011;342:d124.

[17] Friberg L, Rosenqvist M, Lip GY. Evaluation of risk stratification schemes for ischaemic stroke and bleeding in 182,678 patients with atrial fibrillation: the Swedish Atrial Fibrillation cohort study. Eur Heart J. 2012;33(12):1500–10.

[18] Friberg L, Skeppholm M, Terent A. Benefit of anticoagulation unlikely in patients with atrial fibrillation and a CHA2DS2-VASc score of 1. J Am Coll Cardiol. 2015;65(3):25–32.

[19] Douketis JD, Spyropoulos AC, Kaatz S, Becker RC, Caprini JA, Dunn AS, et al. Perioperative bridging anticoagulation in patients with atrial fibrillation. N Engl J Med. 2015;373(9): 823–33.

[20] Siegal D, Yudin J, Kaatz S, Douketis JD, Lim W, Spyropoulos AC. Periprocedural heparin bridging in patients receiving vitamin K antagonists: systematic review and meta-analysis of bleeding and thromboembolic rates. Circulation. 2012;126(13):1630–9.

[21] Kovacs MJ, Kearon C, Rodger M, Anderson DR, Turpie AG, Bates SM, et al. Single-arm study of bridging therapy with low-molecular-weight heparin for patients at risk of arterial embolism who require temporary interruption of warfarin. Circulation. 2004;110(12):1658–63.

[22] Cannegieter SC, Rosendaal FR, Briët E. Thromboembolic and bleeding complications in patients with mechanical heart valve prosthesis. Circulation. 1994;89:635–41.

[23] Andersen PV, Alstrup P. Long-term survival and complications in patients with mechanical aortic valves without anticoagulation. A follow-up study from 1 to 15 years. Eur J Cardiothorac Surg. 1992;6(2):62–5.

[24] McKenzie DB, Wong K, Edwards T. The management of patients with mechanical heart valves and intracerebral haemorrhage. Br J Cardiol. 2008;15:145–8.

[25] Jaffer AK. Perioperative management of warfarin and antiplatelet therapy. Cleve Clin J Med. 2009;76(Suppl 4):S37–44.

[26] Perry DJ, Noakes TJ, Helliwell PS. Guidelines for the management of patients on oral anticoagulants requiring dental surgery. Br Dent J. 2007;203(7):389–93.

[27] Malloy PC, Grassi CJ, Kundu S, Gervais DA, Miller DL, Osnis RB, et al. Standards of Practice Committee with Cardiovascular and Interventional Radiological Society of Europe (CIRSE) Endorsement. Consensus guidelines for periprocedural management of coagulation status and hemostasis risk in percutaneous image-guided interventions. J Vasc Interv Radiol. 2009;20(7 Suppl):S240–9.

[28] Gogarten W, Vandermeulen E, Van Aken H, Kozek S, Llau JV,

Samama CM, European Society of Anaesthesiology. Regional anaesthesia and antithrombotic agents: recommendations of the European Society of Anaesthesiology. Eur J Anaesthesiol. 2010;27(12):999–1015.

[29] Horlocker TT. Regional anaesthesia in the patient receiving antithrombotic and antiplatelet therapy. Br J Anaesth. 2011;107(Suppl 1):i96–106.

[30] Zaca V, Marcucci R, Parodi G, Limbruno U, Notarstefano P, Pieragnoli P, et al. Management of antithrombotic therapy in patients undergoing electrophysiological device surgery. Europace. 2015;17(6):840–54.

[31] Narouze S, Benzon HT, Provenzano DA, Buvanendran A, De Andres J, Deer TR, et al. Interventional spine and pain procedures in patients on antiplatelet and anticoagulant medications: guidelines from the American Society of Regional Anesthesia and Pain Medicine, the European Society of Regional Anaesthesia and Pain Therapy, the American Academy of Pain Medicine, the International Neuromodulation Society, the North American Neuromodulation Society, and the World Institute of Pain. Reg Anesth Pain Med. 2015;40(3):182–212.

[32] Burnett AE, Mahan CE, Vazquez SR, Oertel LB, Garcia DA, Ansell J. Guidance for the practical management of the direct oral anticoagulants (DOACs) in VTE treatment. J Thromb Thrombolysis. 2016;41(1):206–32.

[33] Witt DM, Clark NP, Kaatz S, Schnurr T, Ansell JE. Guidance for the practical management of warfarin therapy in the treatment of venous thromboembolism. J Thromb Thrombolysis. 2016;41(1):187–205.

[34] ASGE Standards of Practice Committee, Acosta RD, Abraham NS, Chandrasekhara V, Chathadi KV, Early DS, Eloubeidi MA, et al. The management of antithrombotic agents for patients undergoing GI endoscopy. Gastrointest Endosc. 2016;83(1):3–16.

[35] Veitch AM, Vanbiervliet G, Gershlick AH, Boustiere C, Baglin TP, Smith L-A, et al. Endoscopy in patients on antiplatelet or anticoagulant therapy, including direct oral anticoagulants: British Society of Gastroenterology (BSG) and European Society of Gastrointestinal Endoscopy (ESGE) guidelines. Endoscopy. 2016;48(4):c1.

[36] Oprea AD, Popescu WM. Perioperative management of antiplatelet therapy. Br J Anaesth. 2013;111(Suppl 1):i3–17.

[37] Chee YL, Crawford JC, Watson HG, Greaves M. Guidelines on the assessment of bleeding risk prior to surgery or invasive procedures. British Committee for Standards in Haematology. Br J Haematol. 2008;140(5):496–504.

[38] Fang MC, Go AS, Chang Y, Borowsky LH, Pomernacki NK, Udaltsova N, Singer DEA. new risk scheme to predict warfarin-associated hemorrhage: the ATRIA (Anticoagulation and Risk Factors in Atrial Fibrillation) Study. J Am Coll Cardiol. 2011;58(4):395–401.

[39] Gage BF, Yan Y, Milligan PE, Waterman AD, Culverhouse R, Rich MW, Radford MJ. Clinical classification schemes for predicting hemorrhage: results from the National Registry of Atrial Fibrillation (NRAF). Am Heart J. 2006;151(3):713–9.

[40] Pisters RLD, Nieuwlaat R, de Vos CB, Crijns HJ, Lip GY. A novel user-friendly score (HAS-BLED) to assess 1-year risk of major bleeding in patients with atrial fibrillation: the Euro Heart Survey. Chest. 2010;138(5):1093–100.

[41] Omran H, Bauersachs R, Rübenacker S, Goss F, Hammerstingl C. The HAS-BLED score predicts bleedings during bridging of chronic oral anticoagulation. Results from the national multicentre BNK Online bRiDging REgistRy (BORDER). Thromb Haemost. 2012;108(1):65–73.

[42] Link KP. The discovery of dicumarol and its sequels. Circulation. 1959;19(1):97–107.

[43] Pirmohamed M. Warfarin: almost 60 years old and still causing problems. Br J Clin Pharmacol. 2006;62(5):509–11.

[44] Campbell HA, et al. Studies on the hemorrhagic sweet clover disease. J Biol Chem. 1940;136:47–55.

[45] Douketis JD. Perioperative management of patients who are receiving warfarin therapy: an evidence-based and practical approach. Blood. 2011;117(19):5044–9.

[46] Syed S, Adams BB, Liao W, Pipitone M, Gloster H. A prospective assessment of bleeding and international normalized ratio in warfarin-anticoagulated patients having cutaneous surgery. J Am Acad Dermatol. 2004;51(6):955–7.

[47] Jamula E, Anderson J, Douketis JD. Safety of continuing warfarin therapy during cataract surgery: a systematic review and meta-analysis. Thromb Res. 2009;124(3):292–9.

[48] Linkins L, Choi PT, Douketis JD. Clinical impact of bleeding in patients taking oral anticoagulant therapy for venous thromboembolism: a meta-analysis. Ann Intern Med. 2003;139:893–900.

[49] Schulman S, Rhedin AS, Lindmarker P, Carlsson A, Larfars G, Nicol P, et al. A comparison of six weeks with six months of oral anticoagulant therapy after a first episode of venous thromboembolism. Duration of Anticoagulation Trial Study Group. N Engl J Med. 1995;332(25):1661–5.

[50] Mekaj YH, Mekaj AY, Duci SB, Miftari EI. New oral anticoagulants: their advantages and disadvantages compared with vitamin K antagonists in the preven tion and treatment of patients with thromboembolic events. Ther Clin Risk Manag. 2015;11:967–77.

[51] Raval AN, Cigarroa JE, Chung MK, Diaz-Sandoval LJ, Diercks D, Piccini JP, et al. Management of patients on non-vitamin K antagonist oral anticoagulants in the acute care and periprocedural setting: a scientific statement from the American Heart Association. Circulation. 2017;135(10):e604–e33.

[52] Makaryus JN, Halperin JL, Lau JF. Oral anticoagulants in the management of venous thromboembolism. Nat Rev Cardiol. 2013;10(7):397–409.

[53] Imberti D, Ambrosoli A, Cimminiello C, Compagnone C, Fanelli A, Tripodi A, et al. Periprocedural management of rivaroxaban-treated patients. Expert Opin Pharmacother. 2015;16(5):685–91.

[54] Baker WL, Phung OJ. Systematic review and adjusted indirect comparison meta-analysis of oral anticoagulants in atrial fibrillation. Circ Cardiovasc Qual Outcomes. 2012;5(5):711–9.

[55] Di Minno MN, Milone M, Mastronardi P, Ambrosino P, Di Minno A, Parolari A, et al. Perioperative handling of antiplatelet drugs. A critical appraisal. Curr Drug Targets. 2013;14(8):880–8.

[56] Wolff T, Miller T, Ko S. Aspirin for the primary prevention of cardiovascular events: an update of the evidence for the US Preventive Services Task Force. U.S. Preventive Services Task Force Evidence Syntheses, formerly Systematic Evidence Reviews. Rockville: Agency for Healthcare Research and Quality (US); 2009.

[57] Biondi-Zoccai GG, Lotrionte M, Agostoni P, Abbate A, Fusaro M, Burzotta F, et al. A systematic review and meta-analysis on the hazards of discontinuing or not adhering to aspirin among

50,279 patients at risk for coronary artery disease. Eur Heart J. 2006;27(22):2667–74.

[58] Thurston AV, Briant SL. Aspirin and post-prostatectomy hemorrhage. Br J Urol. 1993;71(5):574–6.

[59] Oprea AD, Popescu WM. ADP-receptor inhibitors in the perioperative period: the good, the bad, and the ugly. J Cardiothorac Vasc Anesth. 2013;27(4):779–95.

[60] Cook-Norris RH, Michaels JD, Weaver AL, Phillips PK, Brewer JD, Roenigk RK, et al. Complications of cutaneous surgery in patients taking clopidogrel-containing anticoagulation. J Am Acad Dermatol. 2011;65(3):584–91.

[61] Brilakis ES, Banerjee S, Berger PB. Perioperative management of patients with coronary stents. J Am Coll Cardiol. 2007;49(22):2145–50.

[62] Taylor GMO, Diane MD, Thevenin AMD, Devys J-MMD. Is platelet transfusion efficient to restore platelet reactivity in patients who are responders to aspirin and/or clopidogrel before emergency surgery? J Trauma Acute Care Surg. 2013;74(5):1367–9.

[63] Chou S, Eshaghian S, Lamer A, Tran H, Dohad S, Kaul S. Bridging therapy in the perioperative management of patients with drug-eluting stents. Rev Cardiovasc Med. 2009;10(4): 209–18.

[64] Savonitto S, D'Urbano M, Caracciolo M, Barlocco F, Mariani G, Nichelatti M, et al. Urgent surgery in patients with a recently implanted coronary drug-eluting stent: a phase II study of 'bridging' antiplatelet therapy with tirofiban during temporary withdrawal of clopidogrel. Br J Anaesth. 2010;104(3):285–91.

[65] Lizza BD, Kauflin MJ. Extended-infusion eptifibatide to prevent stent thrombosis in a patient undergoing orthopedic surgery. Ann Pharmacother. 2011;45(5):e28.

[66] Shireman TI, Howard PA, Kresowik TF, Ellerbeck EF. Combined anticoagulant-antiplatelet use and major bleeding events in elderly atrial fibrillation patients. Stroke. 2004;35(10):2362–7.

[67] Llau JV, Ferrandis R, Sierra P, Gomez-Luque A. Prevention of the renarrowing of coronary arteries using drug-eluting stents in the perioperative period: an update. Vasc Health Risk Manag. 2010;6:855–67.

第 10 章 急性冠状动脉综合征

Acute Coronary Syndromes

Nilay K. Patel Sammy Elmariah 著

邵春丽 译

临床病例

48 岁男性，因间断胸部不适 36h 急诊来诊。症状为胸骨后压迫感，向左上肢放射，多于步行时发作，休息后缓解，来诊当晚患者于休息看电视时发作症状。患者既往高血压、高脂血症病史，吸烟史 20 包 / 年，戒烟 10 年。来诊时心电图为窦性心律，V_3～V_6 导联 T 波倒置，肌钙蛋白 T 为 0.36mg/dl（参考范围＜ 0.01mg/dl）。患者由急诊收入心脏重症监护病区进一步治疗。

一、概述

（一）急性冠脉综合征的定义

急性冠状动脉综合征（acute coronary syndromes，ACS）是由于冠状动脉血流减少导致急性心肌缺血的一组临床综合征，其中包括急性 ST 段抬高型心肌梗死（ST-segment elevation myocardial infarction，STEMI）和非 ST 段抬高型急性冠状动脉综合征（non-ST-segment acute coronary syndromes，NSTE-ACS）。STEMI 早期心电图表现为 ST 段抬高或新出现的左束支阻滞（left bundle branch block，LBBB）。NSTE-ACS 可通过心肌坏死的生物标志物是否升高而进一步分类。如果心肌标志物呈阳性，严重缺血导致心肌细胞死亡，诊断为 NSTEMI。如果心肌标志物阴性，但患者有静息心绞痛或初发劳力型心绞痛或恶化劳力型心绞痛，则诊断为不稳定型心绞痛（unstable angina，UA）。NSTE-ACS 的心电图可能表现为 ST 段压低、T 波倒置或无异常。ACS 是常见的冠状动脉疾病，是美国和世界各地冠心病发病和死亡的重要原因[1, 2]。本章包括以下主要内容。

- 抗凝治疗在 ACS 中的作用。
- 不同抗凝血药治疗 ACS 的作用机制。
- 不同抗凝血药对预后影响的循证医学证据。
- 抗凝治疗在 ACS 二级预防中的作用。

（二）急性冠脉综合征的发病机制

第 3 版心肌梗死全球统一定义将心肌梗死（myocardial infarction，MI）定义为心肌供氧不足所致[2]。可能与自发性斑块破裂 MI（1 型）引起冠状动脉血流突然减少有关，这也是本章的重点。另外，引起心肌供氧相对不足的疾病状态也可能导致 MI，如严重贫血、恶性高血压等。

动脉粥样硬化为全身动脉内膜斑块缓慢进展。许多已知的危险因素会影响这一过程，其中包括高脂血症、高血压、吸烟和糖尿病。最终，内皮功能障碍导致炎症细胞迁移到内皮下层。这些细胞通过消耗氧化的低密度脂蛋白（low-density lipoprotein，LDL）和招募血管平滑肌细胞介导斑块的形成过程。上述病理变化过程中会不可预测的形成高破裂倾向的易损斑块[3]。冠状动脉斑块，特别是高危斑块，如脂核较大或纤维帽较薄的冠状动脉斑块，破裂时可触发局部血小板活化和聚集。随着这一过程的继续，形成的栓子可部分或完全阻塞冠状动脉，导致 ACS（图 10–1）。

（三）ACS 急性期治疗原则

通过药物治疗和及时恰当的血运重建，恢复存活心肌的供血，可以改善 ACS 预后。血供重建可通过药物溶栓或经皮冠状动脉介入治疗（percutaneous coronary intervention，PCI）实现。急性期药物治疗主要包括抗缺血、抗血小板、抗凝和降脂治疗。大量的大规模随机对照试验（randomized controlled trial，

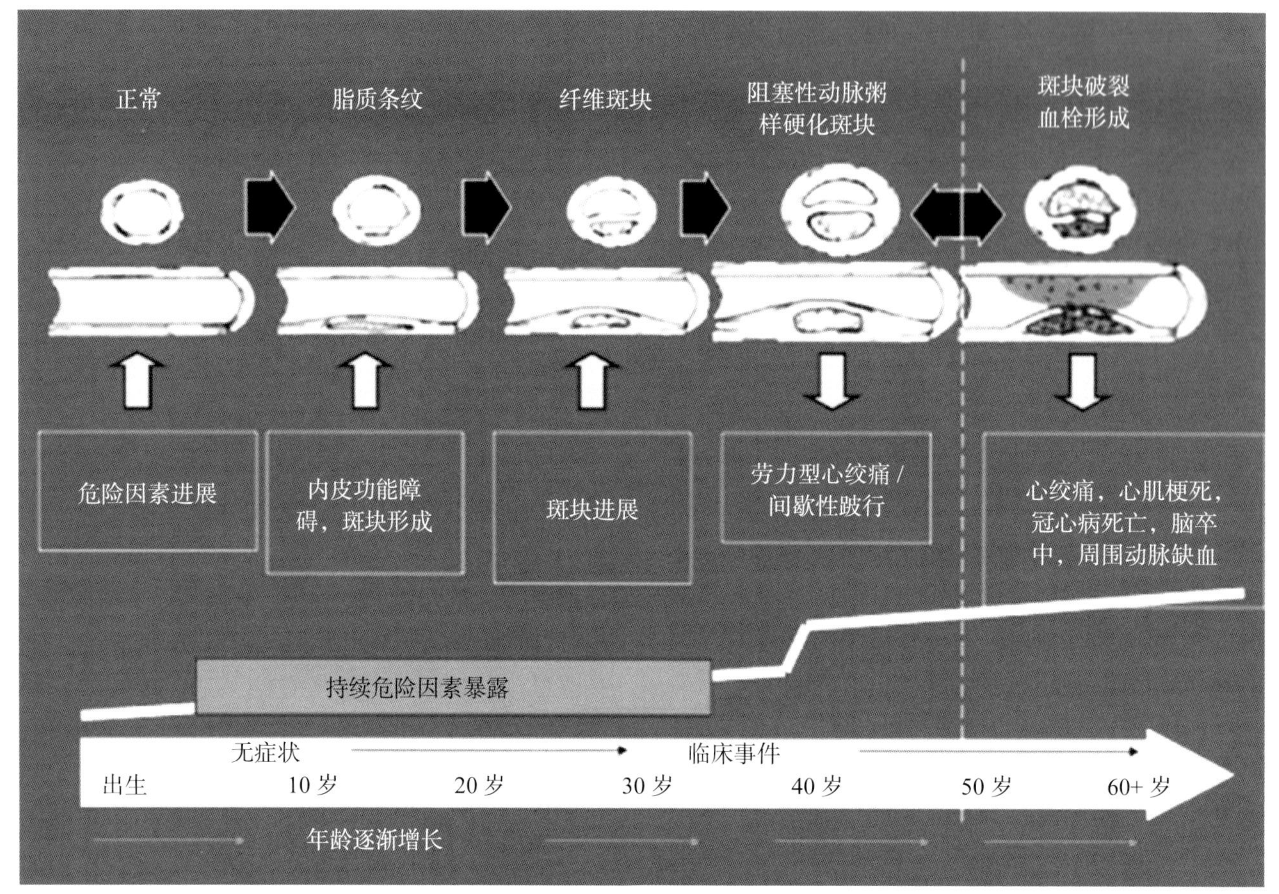

▲ 图 10-1　动脉粥样硬化的进展

动脉粥样硬化始于 10—20 岁，期初表现为无临床症状斑块的形成。持续的危险因素暴露可加速这一进程。随时间推移，本病可表现为心绞痛、MI 或心源性猝死[4]（引自 National Heart，Lung，and Blood Institute，National Institutes of Health）

RCT）已经证实了上述药物在 ACS 患者急性期和长期治疗中的有效性和安全性。

STEMI 患者通常是由于冠状动脉完全或接近完全闭塞导致的该血管供血区域心肌透壁梗死。治疗目的是尽早药物溶栓或介入治疗实现再灌注，以恢复冠状动脉血流正常。治疗 NSTE-ACS 的初始目标通常是防止进一步血栓形成和增加内源性纤维蛋白溶解。为了解除冠状动脉狭窄，防止再闭塞和持续缺血，最终仍可能进行血供重建[5, 6]。抗血小板和抗凝治疗是实现这两个目标的必要手段。抗血小板治疗抑制血小板活化和聚集，阻断栓子形成的关键初始步骤。抗凝治疗抑制凝血级联，防止纤维蛋白聚集。

美国心脏病学会（American College of Cardiology，ACC）和美国心脏协会（American Heart Association，AHA）联合为 STEMI 和 NSTE-ACS 患者分别制订了基于循证医学证据的临床诊疗指南[5, 6]。ACS 患者急性期无论是否计划急诊血供重建都建议立即开始抗凝。冠状动脉斑块破裂部位的活化凝血酶进一步激活血小板、将纤维蛋白原转化为纤维蛋白并强化纤维蛋白交联从而介导血栓的形成。所有抗凝治疗都旨在抑制凝血酶或凝血因子活性。表 10-1 总结了 ACS 患者治疗中可用的抗凝血药。表 10-2 总结了 ACS 患者急性期治疗中抗凝血药的常见用法。

二、普通肝素

（一）作用机制、用药剂量和用药监测

普通肝素（unfractionated heparin，UFH）通过与抗凝血酶（antithrombin，AT）Ⅲ结合从而使其激活并更快起效。激活 AT 可以使因子Ⅱa（凝血酶）、Ⅹa、Ⅻa、Ⅺa 和Ⅸa 失活。值得注意的是，肝素结合抗凝血酶复合物不能使已经形成凝块的凝血酶失活[7]。

表 10-1　ACS 治疗中常用的抗凝血药

药　物	作用机制	半衰期（h）	用药途径
普通肝素	与抗凝血酶Ⅲ（antithrombin Ⅲ，AT Ⅲ）结合，其作用是灭活凝血酶。肝素与抗凝血酶结合可促进因子Ⅱa（凝血酶）、Ⅹa、Ⅻa、Ⅺa 和Ⅸa 失活	0.5～2.5 （剂量依赖）	皮下注射 静脉注射
依诺肝素（LMWH）	与抗凝血酶结合，促进因子Ⅱa（凝血酶）、Ⅹa、Ⅻa、Ⅺa 和Ⅸa 失活	4.5	皮下注射 静脉注射
磺达肝癸钠	一种人工合成的戊糖，通过与 AT Ⅲ选择性结合增强 AT Ⅲ对因子Ⅹa 的中和活性，能抑制因子Ⅹa，但不能抑制凝血酶	17	皮下注射 静脉注射
比伐卢定	直接凝血酶抑制药，无须作用于抗凝血酶	0.5	静脉注射

LMWH. 低分子肝素

表 10-2　ACS 患者急性期治疗中抗凝血药的常见用法[5, 6]

药　物		推荐用法	推荐级别	证据级别
普通肝素	NSTE-ACS	持续静脉泵入 48h 或至 PCI 术前，负荷剂量 60U/kg（最大剂量 4000U），初始静脉持续泵入速度为 12U/（kg·h）（最大速度 1000U/h）	Ⅰ	B
		NSTE-ACS 患者 PCI 术中静脉应用肝素有益	Ⅰ	C
	STEMI	持续静脉泵入 48h 或至 PCI 术前，应用肝素的标准有效剂量应使 aPTT 维持在 1.5～2.0 倍正常上限	Ⅰ	C
		PCI 术中应在快速静脉负荷后持续监测 ACT，ACT 范围依据各医疗机构方案	Ⅰ	C
依诺肝素（LMWH）	NSTE-ACS	住院期间或至进行 PCI 术，按 1mg/kg 依诺肝素，皮下注射，每 12 小时 1 次	Ⅰ	A
	STEMI	治疗时间应持续至 STEMI 第 8 天或至血供重建。<75 岁的患者应给予依诺肝素 30mg/kg 静脉注射，负荷量后 15min 开始按 1mg/kg，皮下注射，每 12 小时 1 次（若 CrCl<30ml/min 应调整日用药剂量）。>75 岁的患者按依诺肝素 0.75mg/kg，皮下注射，每 12 小时 1 次	Ⅰ	A
		PCI 术中可继续应用依诺肝素。若最后一剂给药时间在 PCI 术前 8h 内，则无须额外追加药物。若最后一剂给药时间在 PCI 术前 8～12h 之前，则需给予 0.3mg/kg 静脉推注负荷	Ⅰ	B
磺达肝癸钠	NSTE-ACS	住院期间或至 PCI 术可按 2.5mg 磺达肝癸钠，皮下注射，每天 1 次	Ⅰ	B
		应用磺达肝癸钠的患者 PCI 术中应追加具有抗Ⅱa 活性的抗凝血药	Ⅰ	B
	STEMI	住院期间或至 PCI 术可在 2.5mg 静脉注射 1 次后，按磺达肝癸钠 2.5mg，皮下注射，每天 1 次	Ⅰ	B
		应用磺达肝癸钠的患者 PCI 术中应追加具有抗Ⅱa 活性的抗凝血药	Ⅰ	B
比伐卢定	NSTE-ACS	适用于拟早期接受介入治疗的患者，比伐卢定应在 0.10mg/kg 负荷后持续 0.25mg/（kg·h）持续用药至 PCI 术	Ⅰ	B
		比伐卢定可用于 NSTE-ACS 进行 PCI 术患者的抗凝治疗，无论之前是否应用 UFH 抗凝	Ⅰ	B
		对于 NSTE-ACS 合并出血高危风险的患者，相较于 UFH 和糖蛋白Ⅱb/Ⅲa 受体拮抗药，优先选择比伐卢定单药抗凝	Ⅱa	B
	STEMI	当比伐卢定作为急诊介入治疗的桥接抗凝方案时，应给予 0.75mg/kg 静推负荷后持续 1.75mg/（kg·h）静脉滴注	Ⅰ	B

PCI. 经皮冠状动脉介入治疗；NSTE-ACS. 非 ST 段抬高型急性冠状动脉综合征；STEMI. ST 段抬高型心肌梗死；aPTT. 活化部分凝血活酶时间；ACT. 活化凝血时间；CrCl. 肌酐清除率；UFH. 普通肝素

ACS 患者肝素抗凝治疗方案：负荷剂量 60U/kg（最大剂量 4000U），之后初始静脉持续泵入速度为 12U/（kg·h）（最大速度 1000U/h）。可按照不同医疗机构用药经验，根据活化部分凝血酶时间（activated partial thromboplastin time，aPTT）个体化调整输注速率以维持抗凝疗效。治疗通常持续 48h 或直到 NSTE-ACS 患者进行 PCI。STEMI 或 NSTE-ACS 患者 PCI 术后可继续应用 UFH 抗凝，需通过滴定至适合的 ACT 来调整肝素剂量[5, 6]。

患者在应用 UFH 抗凝过程中应每天监测全血细胞计数，以监测出血事件和获得性肝素诱导的血小板减少症（heparin-induced thrombocytopenia，HIT）[8]。STEMI 患者接受静脉溶栓治疗时也应同时使用 UFH 抗凝。治疗时间至少为 48h，最好应在住院治疗期间全程维持抗凝（最长 8 天）[5]。

（二）普通肝素在急性冠脉综合征中的应用

根据早期的小型随机试验结果，UFH 成为 ACS 患者治疗的基石之一。1988—1995 年，有 Meta 分析纳入了包含 1353 例不稳定型心绞痛患者的 6 项随机试验，比较了阿司匹林和肝素联用与单用阿司匹林的治疗效果。如表 10-3 所示，阿司匹林和肝素联用治疗不稳定型心绞痛患者的 3 个月 MI 或死亡的风险较单独服用阿司匹林降低 33%（分别为 7.9% 和 10.4%）。然而这一趋势未能显示出统计学意义（95%CI 0.44～1.02，P=0.06）。此外，联合用药组再发心肌缺血事件较单药组减少了 32%。但同时观察到联合用药组患者大出血的风险增加了 1 倍[9]。

（三）肝素治疗的并发症

尽管有证据表明肝素可以改善无论是否行血供重建的 ACS 患者的心血管事件，但大出血和 HIT 仍然是不可忽视的并发症。

肝素治疗带来的大出血风险与给药剂量并没有明显的相关性[16]。ACS 并发的出血独立于再发 MI、脑血管意外、死亡及住院时间和住院费用[17]。鉴于 UFH 半衰期短，一旦出血，一般立即停止输注，等待抗凝作用消除。但在特定情况下需要及时拮抗肝素的抗凝作用。发生危及生命的出血时，应用鱼精蛋白拮抗肝素的抗凝作用。鱼精蛋白可以与肝素分子结合，形成一种非活性盐。鱼精蛋白的作用于 5min 内起效，一旦使用是不可逆的。1mg 鱼精蛋白可中和约 100U 肝素。

HIT 是肝素治疗过程中潜在的严重并发症，是由药物暴露的免疫介导反应引起的。虽然实验室检测经常显示血小板减少，然而 HIT 实际上与动脉和静脉系统的血栓并发症密切相关。通常，HIT 发病于肝素开始后 5～10 天，并发症包括静脉和动脉血栓形成、皮肤坏死、肢体坏疽、内脏器官缺血和梗死。典型 HIT 的诊断需要有与诊断相符的临床和实验室特征[18]。

关于 HIT 临床诊断标准和 4T 评分的详细内容见图 10-2。

HIT 的实验室检测主要是指抗体检测。与 UFH 相比，应用 LMWH 发生 HIT 的风险更低。在尚未确定 HIT 诊断之前，肝素治疗应继续。一旦确诊，由于 HIT 带来的高血栓风险，在没有绝对禁忌的情况下应立即换用非肝素类药物抗凝。对于合并 HIT 病史的 STEMI 或 NSTE-ACS 患者，可应用非肝素类抗凝血药，不影响 PCI 或溶栓治疗。对于拟行 PCI 的患者，可以使用比伐卢定和阿加曲班抗凝治疗。

表 10-3　阿司匹林与阿司匹林和肝素的 6 项随机试验特征及住院期间 MI 或死亡的相对风险结果[9-15]

研　究	样本量	阿司匹林剂量	肝素治疗目标	相对风险（95%CI）
Theroux 等[10]	243	325mg 每天 2 次	aPTT 1.5～2ULN	0.50（0.18～2.66）
RISC 工作组[11]	399	75mg 每天 1 次	未说明	0.39（0.18～1.47）
Cohen 等[12]	69	80～325mg 每天 1 次	aPTT 2 ULN	0.29（0.06～6.87）
Cohen 等[13]	214	162.5mg 每天 1 次	aPTT 2ULN	0.46（0.24～1.45）
Holdright 等[14]	285	150mg 每天 1 次	aPTT 1.5～2ULN	0.89（0.66～1.29）
Gurfinkel 等[15]	143	200mg 每天 1 次	aPTT 2ULN	0.60（0.29～1.95）
总计	1353			0.67（0.44～1.02）

aPTT. 活化部分凝血酶时间；ULN. 正常上限

	评分 =2	评分 =1	评分 =0
血小板减少症 在一系列下降的血小板结果中，利用最高值与最低值计算血小板计数下降百分比 （单选）	血小板计数降低>50% 且最低值≥20×10⁹/L 且之前 3 天内未接受手术	• 血小板计数降低>50% 但之前 3 天内接受过手术 • 血小板计数降低且不满足评分 =2 或 0 的标准［即血小板计数降低 30%～50% 或最低值在（10～19）×10⁹/L］	• 血小板计数降低<30% • 血小板计数最低值<10×10⁹/L
时机（血小板计数降低或血栓形成的时机 *） 第 0 天 = 最近暴露于肝素的第 1 天 （单选）	• 肝素给药后第 5～10 天血小板计数下降 • 肝素给药后 1 天内血小板计数下降且在过去的 5～30 天内曾暴露于肝素	• 第 5～10 天血小板计数降低但不确定（如计数结果有缺失） • 肝素给药后 1 天内血小板下降且在过去的 31～100 天内曾暴露于肝素 • 肝素给药后第 10 天血小板计数降低	≤第 4 天血小板计数下降，但在过去 100 天内未暴露于肝素
血栓形成（或其他临床并发症） （单选）	• 确诊新发血栓（静脉或动脉） • 注射部位皮肤坏死 • 静脉注射大剂量肝素后出现过敏反应 • 肾上腺出血	• 正接受抗凝治疗的患者静脉血栓复发 • 疑似血栓形成（等待影像学检查确认） • 肝素注射部位红斑性皮损	疑似血栓形成
其他导致血小板减少的原因 ** （单选）	血小板降低无明显其他原因	**有明显的其他可能原因** • 未证实感染源的败血症 • 与启用呼吸机相关的血小板减少 • 其他	**出现很可能的其他原因** • 72h 内接受过手术 • 确诊菌血症 / 真菌血症 • 过去 20 天内接受过化疗或放疗 • 非 HIT 原因导致的弥散性血管内凝血 • 输血后紫癜 • 血小板计数<20×10⁹/L 且服用了可能导致 D-ITP 的药物（见左侧列表） • LMWH 注射部位非坏死性皮肤损伤（推测为迟发型过敏反应） • 其他

药物诱导的免疫性血小板减少症（D-ITP）相关药物
相对常见：糖蛋白Ⅱb/Ⅲa 拮抗药（阿昔单抗、埃替非巴肽和替罗非班）、奎宁、奎尼丁、磺胺类抗生素、卡马西平、万古霉素 不常见：放线菌素、阿米替林、阿莫西林、哌拉西林、萘夫西林、头孢菌素（头孢唑啉、头孢他啶、头孢曲松）、赛来昔布、环丙沙星、埃索美拉唑、非索非那定、芬太尼、夫西地酸、呋塞米、金制剂、左氧氟沙星、甲硝唑、萘普生、奥沙利铂、苯妥英、普萘洛尔、丙氧芬、雷尼替丁、利福平、苏拉明、甲氧苄啶 注：仅列出部分药物

▲ **图 10-2 用于诊断肝素介导的血小板减少症的 4T 评分** [1]

HIT. 肝素诱导的血小板减少症；LMWH. 低分子肝素

*. 临床后遗症，如血小板减少、血栓形成或皮肤损伤的时间

**. 如果出现坏死性肝素诱导的皮损，即使没有血小板减少也得 2 分

经 Elsevier 许可转载，引自 CHEST, Vol. 141/Issue 2 Supp, Linkins LA, Dans AL, Moores LK, Bona R, Davidson BL, Schulman S, Crowther M, Treatment and prevention of heparin-induced thrombocytopenia: antithrombotic therapy and prevention of thrombosis 9th ed.: American College of Chest Physicians Evidence-based Clinical Practice Guidelines, pages e495s–e530s, ©2012

三、低分子肝素

（一）作用机制、用药剂量和用药监测

即使在迅速启动 UFH 抗凝的情况下，复发性缺血的发生率也很高，这促进了抗凝治疗的发展和 LMWH 的应用。与 UFH 类似，LMWH 与酶抑制药抗凝血酶Ⅲ结合，激活并加速其作用。AT 具有灭活因子Ⅱa（凝血酶）、Ⅹa、Ⅻa、Ⅺa 和Ⅸa 的功能。LMWH 的分子量约为肝素的 1/3，很容易被皮下组织吸收。与肝素不同，LMWH 不需要常规监测凝血功能 [20]。

尽管已经有许多不同种类的 LMWH，但在与 UFH 对比的研究当中依诺肝素循证医学证据最充分。NSTE-ACS 推荐的依诺肝素剂量是每 12 小时皮下注射 1mg/kg。在个别患者中，可以使用 30mg 的初始静脉负荷剂量。对于肾功能受损（CrCl<30ml/min）的患者，建议减少剂量至 1mg/kg，每天 1 次，也推荐换用 UFH 抗凝。鱼精蛋白只能部分中和 LMWH 的抗凝作用。

（二）低分子肝素在非 ST 段抬高型急性冠状动脉综合征中的应用

有 4 项大型随机对照研究对照了依诺肝素与 UFH 在 NSTE-ACS 患者中的效果。ESSENCE 研究对比了 3171 例 NSTE-ACS 患者中依诺肝素和持续静脉应用 UFH 的有效性和安全性[21]。随访 30 天，与 UFH 组相比，LMWH 组死亡、MI 和复发性心绞痛的复合终点发生率显著降低（分别为 19.8% 和 23.3%），大出血发生率无显著差异。值得注意的是，ESSENCE 试验不要求冠状动脉造影，且 LMWH 组的患者中接受 PCI 或冠状动脉搭桥（coronary artery bypass graft，CABG）手术的比例显著低于 UFH 组（分别为 27.0% 和 32.2%）。1 年随访时，LMWH 组在复合终点事件发生率的优势仍然显著[22]。

TIMI 11B 研究进一步证实了上述结论。作为第二大对比 LMWH 与 UFH 治疗 NSTE-ACS [23] 患者的随机试验，冠状动脉造影或介入治疗未纳入其研究方案。在随访 8 天时，依诺肝素组的死亡、MI 和紧急血供重建的复合主要终点事件显著优于 UFH 组，这一优势似乎在心肌坏死标记物阳性的亚组中更为明显。

这两项试验都是在冠状动脉造影、PCI 和双联抗血小板治疗（dual antiplatelet therapy，DAPT）广泛应用于 NSTE-ACS 的治疗方案之前进行的。第一个研究方案最符合当今介入和双抗时代 NSTE-ACS 诊疗方案的研究是 SYNERGY 研究[24]。约 10 000 例 NSTE-ACS 患者随机接受依诺肝素或 UFH 治疗。所有患者均计划冠状动脉造影，其中 47% 最终行 PCI 治疗，19% 行 CABG 治疗。95% 的患者服用阿司匹林，66% 服用 P2Y12 拮抗药，57% 接受糖蛋白Ⅱb/Ⅲa 抑制药治疗。PCI 术后停用所有抗凝治疗。研究结果显示，17.6% 依诺肝素组的患者和 17.8% UFH 组的患者在 6 个月时发生死亡 + 非致死性 MI 这一主要复合终点，统计学无显著差异。依诺肝素组患者发生院内大出血的风险显著增加。

随着这些试验的发表和随后的 Meta 分析，ACC/AHA 2014 NSTE-ACS 指南认为依诺肝素和 UFH 具有类似的临床疗效[6, 25]。其他 LMWH 在 ACS 中的治疗作用缺少循证医学证据。

（三）低分子肝素在 ST 段抬高型心肌梗死中的应用

尽管已有多项试验对 UFH 和 LMWH 在 NSTE-ACS 患者中的效果进行比较，但支持在 STEMI 接受直接 PCI 治疗的患者中应用 LMWH 的数据较少。ATOLL 研究对比了在 STEMI 患者在静脉注射依诺肝素与 UFH 的效果，依诺肝素未能达到预期的主要复合终点。值得注意的是，该研究仅纳入了 910 例 STEMI 患者，其中约 80% 的患者接受了糖蛋白Ⅱb/Ⅲa 抑制药[26]。

在 STEMI 患者接受溶栓治疗时，依诺肝素可以先静脉注射再皮下注射，当治疗时间超过 48h 时优选依诺肝素抗凝治疗。已有大量的临床试验评估依诺肝素在上述情况下的疗效。2007 年发表的一项 Meta 分析包括约 27 000 例 STEMI 患者，对比其接受溶栓治疗同时联合使用 UFH 或依诺肝素的效果[27]。依诺肝素治疗的患者 30 天死亡、MI 和大出血的复合主要终点显著优于 UFH 组（分别为 11.1% 和 12.9%）。这一优势主要来源于依诺肝素组 MI 减少更加明显，但是，患者的净获益被大出血发生率的增加而部分抵消。

四、磺达肝癸钠

（一）作用机制、用药剂量和用药监测

磺达肝癸钠（Fondaparinux）是一种合成的戊糖，在生物化学上与抗凝血酶Ⅲ的高亲和力结合位点相同。与肝素与 AT 结合不同，戊糖抑制因子Ⅹa，对凝血酶没有影响。接受磺达肝癸钠治疗的患者不需要进行常规监测。磺达肝癸钠之所以独特，有很多原因，包括其较长的半衰期，便于每天 1 次的给药，以及其效果的一致性。磺达肝癸钠从肾脏排出，在 CrCl＜30ml/min 的患者中禁用。

（二）磺达肝癸钠在非 ST 段抬高型急性冠状动脉综合征中的应用

OASIS-5 研究是支持在 NSTE-ACS 中使用磺达肝癸钠的主要证据。该研究纳入 20 078 例高风险不稳定型心绞痛或 NSTEMI 患者，对比皮下注射磺达肝癸钠 2.5mg 与标准剂量的依诺肝素的疗效。患者平均疗程 6 天，主要复合终点为第 9 天随访时的死亡、MI 或难治性缺血。研究得出了非劣效结论，磺达肝癸钠主要终点事件发生率 5.8%，而依诺肝素组为 5.7%。与依诺肝素相比，磺达肝癸钠组的患者大出血率显著降低（2.2% vs. 4.1%）。此外，随访 1 个月和 6 个月时，磺达肝癸钠组患者的死亡率也较依诺肝素组有显著降低。如果继续进行 PCI，则术后停

止抗凝。据报道，磺达肝癸钠抗凝的患者导管相关血栓风险增加了近 3 倍，需要 PCI 术中额外静脉注射肝素抗凝[28]。如果 NSTE-ACS 患者计划接受 PCI，则需要额外给予抗Ⅱa 的抗凝治疗，如 UFH 或比伐卢定。在 OASIS-5 试验中，约 30% 的患者接受了 PCI 治疗，与依诺肝素相比，磺达肝癸钠组的患者大出血显著减少（2.4% vs. 5.1%），而主要复合终点的发生率相似。

（三）磺达肝癸钠在 ST 段抬高型急性心肌梗死中的应用

OASIS-6 研究是磺达肝癸钠在 STEMI 中应用的基础。该研究纳入 12 092 例 STEMI 患者，磺达肝癸钠组分别与 UFH 组和安慰剂组（无肝素抗凝指征）对比治疗效果，其中磺达肝癸钠用法用量为每日皮下注射 2.5mg，疗程 8 天[29]。第一层研究包括 5658 例非 PCI 治疗的患者，上述患者不具备肝素抗凝指征，被随机分配至磺达肝癸钠组或安慰剂组。这些患者中的大多数（78%）接受了链激酶溶栓治疗。第二层研究包括 6434 例具备肝素抗凝指征患者，其中包括溶栓、直接 PCI 或未再灌注治疗的患者。在第 30 天，包括两层研究在内的整个临床试验人群的主要复合终点死亡或再梗死显著减少。单独评估时，第一层显示死亡或再梗死显著减少，但第二层（接受肝素治疗的患者）未见这种差异。磺达肝癸钠的益处在接受溶栓治疗或未接受再灌注治疗的患者中最为明显。在接受 PCI 的患者中，磺达肝癸钠组导管相关血栓形成和介入治疗并发症增加。ACC/AHA 2013 STEMI 指南不推荐单独使用磺达肝癸钠作为 STEMI 患者行直接 PCI 时的抗凝治疗方案。然而，对于溶栓治疗的患者，可以采用磺达肝癸钠首剂静脉注射后每天皮下注射的最长 8 日疗程方案抗凝[5]。

五、直接凝血酶抑制药

（一）作用机制、用药剂量和用药监测

DTI 不需要辅助因子（抗凝血酶Ⅲ）来抑制凝血酶（图 10-3）。它们能够直接与凝血酶结合，弥补了 UFH 和 LMWH 的缺陷。继发于 DTI 的免疫介导的血小板减少症未见报道。这些差异解释了 DTI 相对于 UFH 或 LMWH 的一些潜在优势[30]。

DTI 有两种形式：二价和单价。二价 DTI，如水蛭素和比伐卢定，结合 exosite-1 以及凝血酶的活性位点。单价 DTI，如阿加曲班，只与活性部位结合。DTI 没有常规的治疗药物监测方法。由于口服生

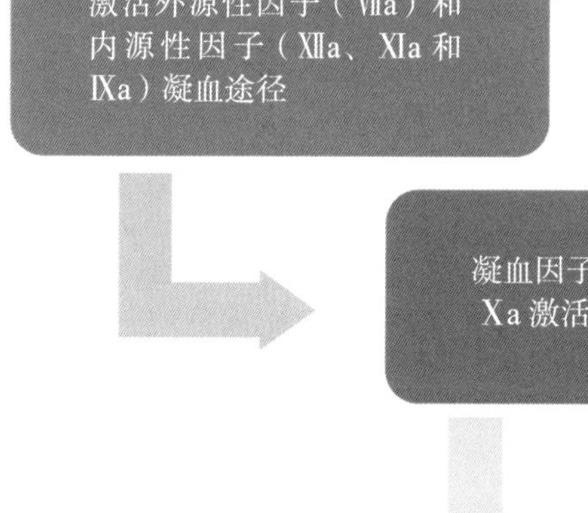

▲ 图 10-3　通过外在或内在途径激活凝血级联反应导致因子Ⅹa 和最终因子Ⅱa（凝血酶）的激活。在该途径中已经发现了多个水平的药物干预靶点

物利用度较差，比伐卢定为静脉用药，半衰期约为25min。

（二）比伐卢定在非ST段抬高型急性冠状动脉综合征中的应用

虽然临床上有多种DTI，但比伐卢定是研究最广泛的，也是本节的重点。早期评估比伐卢定临床应用的研究大多是在广泛开展PCI或使用P2Y12受体拮抗药之前完成的。最近的大型随机试验证实了比伐卢定在当代抗栓治疗方案中的临床作用。

在ACUITY研究中，共有13 819例中高风险NSTE-ACS患者接受了UFH或依诺肝素联合糖蛋白Ⅱb/Ⅲa受体拮抗药，或者比伐卢定联合糖蛋白Ⅱb/Ⅲa受体拮抗药，或者单用比伐卢定抗凝治疗。随访30天主要复合终点（死亡、MI或计划外血供重建术）的发生情况。接受UFH或依诺肝素联合糖蛋白Ⅱb/Ⅲa受体拮抗药的患者与比伐卢定联合糖蛋白Ⅱb/Ⅲa受体拮抗药的患者主要终点事件发生率（7.3% vs. 7.7%）和出血事件发生率均无显著差异[31]。单药比伐卢定与包括糖蛋白Ⅱb/Ⅲa受体拮抗药在内的两种抗栓策略的主要终点事件发生率相似，但是出血率明显较低。值得注意的是，在ACUITY研究中的大多数患者同时使用了氯吡格雷。关于使用比伐卢定支持直接PCI的进一步讨论将在下一节中展开。

（三）比伐卢定在ST段抬高型急性心肌梗死中的应用

使用比伐卢定作为围溶栓治疗期的抗凝治疗方案尚未得到临床验证。ACC/AHA STEMI指南在上述情况下倾向使用肝素，而不是DTI。

相比之下，比伐卢定作为直接PCI治疗中的抗凝血药已被广泛研究。最早的大型试验是HORIZONS-AMI试验。共有3602例STEMI患者被随机分配到比伐卢定联合糖蛋白Ⅱb/Ⅲa受体拮抗药组或标准剂量UFH联合糖蛋白Ⅱb/Ⅲa受体拮抗药组。多数患者选择氯吡格雷作为第二种抗血小板药物。30天随访，包括死亡、再梗死、靶血管重建和卒中在内的复合心血管终点在两组中发生率几乎相同，然而比伐卢定组患者的急性支架内血栓形成发生率显著高于对照组（1.3% vs. 0.3%）。与目前治疗策略相反，研究中大多数病例通过股动脉入路完成PCI，主要使用氯吡格雷而不是新一代抗血小板药物，UFH与糖蛋白Ⅱb/Ⅲa受体拮抗药强制联合使用[32]。

为了进一步确定比伐卢定的作用，欧洲急救急性冠状动脉综合征（EUROMAX）研究纳入了2218例STEMI接受直接PCI治疗的患者，对比比伐卢定和UFH或LMWH在上述患者中的治疗效果[33]。EUROMAX试验与horizontal-AMI相比有显著差异：①桡动脉入路PCI比例更高（约占手术的47%）；②选择性联合应用糖蛋白Ⅱb/Ⅲa受体拮抗药（用于约60%接受肝素治疗的患者）；③新一代P2Y12抑制药用药比例更高（约50%的患者使用替格瑞洛或普拉格雷）；④PCI术后继续使用比伐卢定4h，降低支架血栓形成风险。

比伐卢定与UFH或LMWH相比降低了主要复合终点（30天内死亡或大出血）的风险（分别为5.1%和8.5%），这一差异主要是由大出血减少引起的。与此同时，比伐卢定治疗的患者在24h内急性支架血栓形成的风险增加了5倍（1.1% vs. 0.2%）。

HEAT-PPCI研究是一项大型单中心研究，纳入1829例接受急诊冠状动脉造影的患者，发现比伐卢定与UFH在上述患者复合主要终点事件的发生率相似[34]。与早期研究相比，该研究中糖蛋白Ⅱb/Ⅲa受体拮抗药的使用率要低得多（约15%），而桡动脉入路PCI（约80%）和新一代抗血小板药物的比例（约90%）要高得多。在安全性终点相近的情况下，比伐卢定组确定或可能的支架内血栓发生率更高（3.4% vs. 0.9%）。

2014年发表的一项Meta分析纳入了16项临床研究中的33 958例择期PCI使用比伐卢定而非UFH治疗的患者。抗凝方案以比伐卢定为基础的患者在30天内主要心血管不良事件发生率比以UFH为基础的患者增加了9%。比伐卢定组的患者支架内血栓形成风险显著增加38%。从安全角度来看，比伐卢定确实降低了大出血的风险，然而这一获益可能与联用糖蛋白Ⅱb/Ⅲa受体拮抗药比例下降相关[35]。

ACC/AHA指南认为无论是否预先给予UFH，对于接受直接PCI的患者使用比伐卢定作为抗凝治疗是可行的。然而，对于CrCl＜30ml/min的患者应慎用比伐卢定。比伐卢定也可用于既往有HIT病史的STEMI患者，以及接受溶栓治疗后发生HIT的患者。

六、口服抗凝血药

（一）概述

对于部分ACS患者，除了传统的双联抗栓治疗外，患者可能需要长期抗凝治疗。这部分患者包括合并房颤、左室血栓、PE 或曾接受人工瓣膜置换术的 ACS 患者，无论是否接受血供重建治疗，都需要接受双联抗栓 + 抗凝治疗或常说的三联抗凝治疗（triple oral anticoagulant therapy，TOAT）。

即使未合并上述需要抗凝治疗的适应证，ACS 后采用口服抗凝血药（OAC）治疗以减少心血管事件复发的风险也成为可能。这个概念的合理性是基于发现患有 ACS 的患者凝血级联反应激活上调，这可能是斑块破裂使组织因子暴露在血管腔内所导致的。有研究表明，凝血级联反应激活上调的时间较 ACS 急性期更长 [36]。这为长期抗凝可能降低缺血复发风险提供了理论依据。这些问题和相关临床实践指南的循证医学证据将在本章的其余部分中进一步介绍。

（二）维生素 K 拮抗药的作用机制、用药剂量和用药监测

VKA 是一种常用的口服抗凝治疗药物。VKA 的典型代表是华法林，在美国和世界各地广泛使用。华法林的作用机制主要是抑制维生素 K 依赖的凝血因子Ⅱ、Ⅶ、Ⅸ和Ⅹ的活性形式以及其他调节蛋白的合成。这些凝血因子需要 γ 羧化才能通过维生素 K 依赖的 γ- 谷氨酰基羧化酶发挥作用。维生素 K 的有效性取决于一种酶的功能，即维生素 K 环氧还原酶，它受到华法林的抑制。

VKA 有多个缺点，其中包括治疗窗窄、药物相互作用频繁、剂量受饮食和遗传等多种因素影响等。因此，VKA 抗凝需要密切监测。华法林采用 INR 监测。INR 的治疗靶目标是由适应证决定的 [37]。INR 不达标的时间与心血管事件风险增加正相关，而 INR 过高的时间则与大出血风险增加正相关。

（三）维生素 K 拮抗药在急性冠脉综合征后患者的应用

长期应用 VKA 在 ACS 二级预防中的作用尚不清楚。两项 Meta 分析回顾了阿司匹林加华法林对比单独阿司匹林的作用效果。第一项 Meta 分析纳入了 14 项试验超过 25 000 例患者，随访时间 3 个月到 5 年不等，其中 INR 维持在 2.0～3.0 的患者主要心血管不良事件（包括死亡、非致死性 MI 和非致死性卒中）减少了约 27%，然而，华法林也使大出血的风险增加了 1 倍 [38]。第二个较小的 Meta 分析纳入了 10 项研究约 6000 例患者，然而多数数据只来自 2 个试验，并且接受 PCI 的患者未被纳入分析，该 Meta 分析得出结论，对于出血低、中风险的人群联合应用 VKA 和阿司匹林有益于减少心血管事件发生 [39]。目前的临床实践指南没有明确推荐阿司匹林联合华法林用于冠心病二级预防，而是广泛推荐使用阿司匹林联合 P2Y12 受体拮抗药双重抗血小板治疗。

（四）急性冠脉综合征后的三联抗栓治疗

对于合并心房颤动、PE 或曾行人工心脏瓣膜置换术的 ACS 患者可能需要三联抗栓治疗。在美国接受冠状动脉支架置入术的患者中，5%～10% 的患者同时存在上述并发症。抗血小板和抗凝治疗的最佳联合用药方案和持续时间尚不明确。

WOEST 研究发表于 2013 年，纳入了 573 例接受长期口服抗凝血药并接受 PCI 的患者。值得注意的是，在研究人群中只有 25% 的患者有 ACS 病史，而 OAC 的适应证中 69% 为房颤预防栓塞 [40]。研究中患者随机被分配至阿司匹林、氯吡格雷和 OAC 三联抗栓组或氯吡格雷和 OAC 双联抗栓组。抗血小板治疗的持续时间由研究中置入支架的类型决定。中位随访时间近 1 年，与双联抗栓组患者相比，三联抗栓组患者出血事件增加了 1 倍多（19.4% vs. 44.4%）。虽然该研究样本量不足以提供足够权重以完成主要心血管不良事件的分析，但在死亡、MI、卒中、靶血管重建和支架血栓形成的复合终点中三联抗栓组呈现下降趋势。同时，该研究发现双联抗栓组患者全因死亡较三联抗栓组显著减少（2.5% vs. 6.3%，95%CI 0.16～0.93），但由于该研究样本量不足以提供足够权重以完成全因死亡事件的分析，上述结论也受到了质疑。

其他研究评估了支架置入后短期 TOAT 在支架血栓形成高风险的第 1 个月。在 ISAR-TRIPLE 研究中，614 例接受药物洗脱支架置入术的患者被随机分配到阿司匹林、氯吡格雷和 OAC 三联抗栓 6 周或 6 个月组 [41]。完成 TOAT 后，患者将长期接受阿司匹林联合 OAC 双联抗栓治疗。约 70% 的患者因为稳定性心绞痛而接受支架置入治疗，84% 的患者因为房颤而维持口服抗凝血药。研究主要终点为 9 个月死亡、MI、支架血栓形成、中风或 TIMI 大出血的复合终点，在接受 TOAT 治疗 6 周组与 6 个月组之间没有显著差异（9.8% vs. 8.8%）。

基于这些试验，有学者建议对于具有口服抗凝血药指征的患者，支架置入术后可能没有必要长期使用三联抗栓。但是抗血小板和抗凝血药的选择以及 TOAT 的持续时间仍然存在争议，特别是在这些大型试验中占一小部分的 ACS 患者。ACC/AHA 临床实践指南建议使用 VKA、阿司匹林和 P2Y12 抑制药进行三联抗栓治疗的时间应尽可能减少，以预防出血的风险。接受 VKA 的患者应将 INR 值控制在较低的 INR 目标，如可能应控制在 2.0～2.5。临床医师通常根据出血风险、血栓栓塞风险和支架类型来确定抗栓方案。

（五）出血风险

虽然有效和多管齐下的抗栓和抗凝治疗有助于降低复发缺血性事件的风险，但这些治疗同样会带来出血风险的显著增加。目前已经建立了多种出血风险预测模型。CRUSADE 出血风险评分是通过以 NSTEMI 患者为构建队列，以 STEMI 患者为验证队列构建的包含 8 个独立院内大出血风险预测因素的模型[42]。该评分结合了患者的基本特征（性别、糖尿病病史和周围血管疾病史）和入院情况（心率、血压、充血性心衰体征、红细胞压积和肌酐清除率）来确定出血风险。如图 10–4 所示，在验证队列中，CRUSADE 评分极低危（≤20 分）的患者发生住院大出血的风险为 3.5%，而 CRUSADE 评分极高危（＞50 分）的患者发生住院大出血的风险为 19.3%（图 10–4）。

欧洲心脏病学会（European Society of Cardiology，ESC）还提倡使用 HAS-BLED 评分来评估房颤患者需要口服双联抗血小板和口服抗凝血药时的出血风险。HAS-BLED 评分包括以下危险因素：高血压、肾功能或肝功能异常、中风、出血倾向病史、不稳定的国际标准化比率、老年人、合并用药 / 酗酒。HAS-BLED 评分是通过分析超过 5000 例门诊患者的临床特征（包括高血压史、中风史、不稳定的 INR、饮酒、出血史、肾脏疾病、肝病或年龄 65 岁等）及其 1 年随访时出血发生率来建立的风险评分预测系统。很多抗栓和抗凝治疗方案中的分层策略都是基于 HAS-BLED 评分中的低中危（0～2 分）和高危（≥3 分）来制订的，如图 10–5 所示。例如某合并房颤的 ACS 患者由于其 HAS-BLED 评分提示出血高危，其治疗方案为 4 周三联抗栓（阿司匹林 + 氯吡格雷 +OAC），之后继续 12 个月的氯吡格雷 +OAC 抗栓，之后长期服用 OAC [43]（图 10–5）。

七、直接口服抗凝血药

（一）作用机制、用药剂量和用药监测

最近新一代的 DOAC 已经得到临床验证，以克服 VKA 治疗的缺点。这些药物很大程度上具有更稳定的药代动力学特征，允许每天 1 次或 2 次给药，无须常规监测。药物 – 药物相互作用减少，这些药物可用于特定的慢性肾功能不全患者。DOAC 的作用机制为直接作用于凝血级联反应的不同靶点。达比加群的作用是直接抑制凝血酶。利伐沙班、阿哌沙班和艾多沙班抑制因子Ⅹa。表 10–4 列出了常用的 DOAC 的特点。

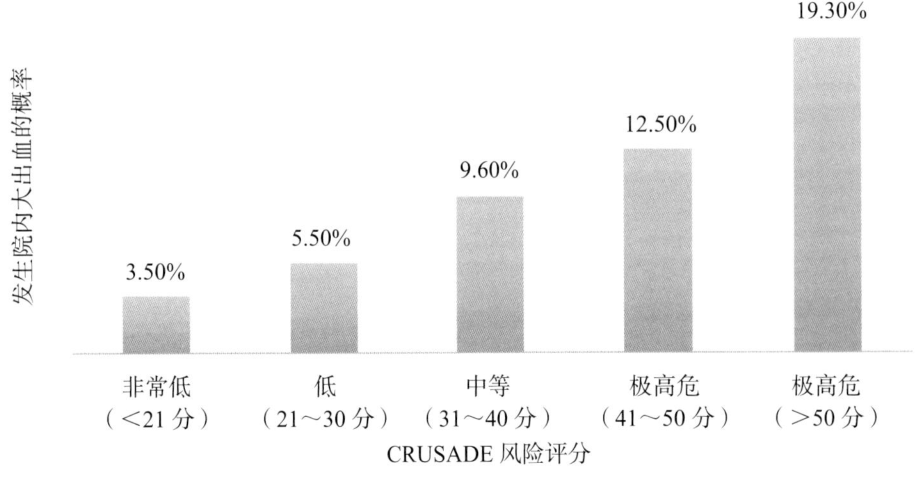

◀ **图 10–4 CRUSADE 评分可预测因 NSTEMI 住院患者发生院内大出血的风险** [42]

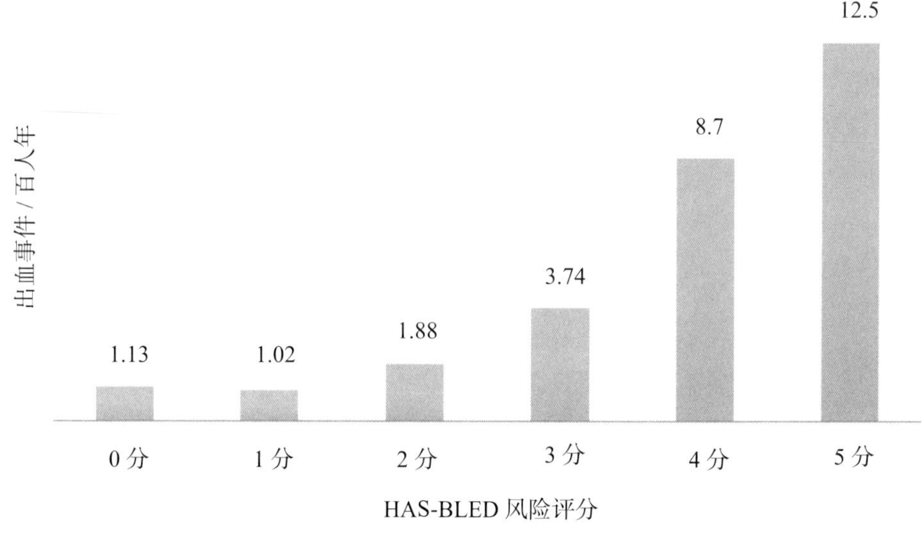

◀ **图 10–5 HAS-BLED** 评分用于预测房颤患者口服抗凝治疗过程中的出血风险。**HAS-BLED** 评分包括以下危险因素：高血压、卒中、不稳定的国际标准化比值、酗酒、易感性出血史、肾功能或肝功能异常，以及年龄＞**65** 岁的老年人影响 **1** 年内的出血风险

表 10–4 DOAC 的特点 [44]

	达比加群	利伐沙班	阿哌沙班
作用靶点	因子Ⅱa（凝血酶）	因子Ⅹa	因子Ⅹa
生物利用度	7%	80%	66%
经肾脏代谢率	80%	66%	27%
前体药	是	否	否
半衰期	12～14h	9～13h	8～15h
达峰时间	1～2h	2～4h	1～3h
治疗心房颤动和 PE 的用法	每天 2 次	每天 1 次	每天 2 次
是否存在拮抗药	是	否	否

PE. 肺栓塞

（二）直接口服抗凝血药在急性冠脉综合征二级预防中的应用

尽管有阿司匹林和 P2Y12 抑制药双重抗血小板治疗，ACS 患者仍有复发缺血性事件的风险。联合使用 VKA 已被证明出血风险显著增加，至少有 2 项研究表明 30%～40% 的采用三联抗栓方案的患者在 9～12 个月内发生出血事件。自新型口服抗凝血药上市以来，也有研究将其尝试用于 ACS 患者的治疗以减少缺血事件的复发。

（三）达比加群

在 RE-DEEM 研究中，1861 例接受双联抗血小板治疗的 STEMI 或 NSTEMI 患者被随机分配至加用达比加群 50mg、75mg、110mg、150mg 或安慰剂组。随访患者是否发生严重或临床相关的轻微出血。在 6 个月的随访中，主要出血事件发生率与达比加群剂量有显著正相关，在达比加群剂量逐渐增加的各组中 OR 值由 1.82 增加至 3.88 [45]。与低剂量达比加群相比，高剂量达比加群更少发生次要复合终点事件（包括心血管死亡、非致死性心梗和中风）。

（四）利伐沙班

口服直接因子Ⅹa 抑制药利伐沙班的作用在 2 个 ACS 治疗领域的研究中进行了评估：ATLAS-TIMI-46，Ⅱ期试验，ATLAS-ACS2-TIMI-51，Ⅲ期试验。后者纳入了 15 526 例近期确诊 ACS 的患者，将其随机分配至在阿司匹林和 P2Y12 抑制药基础之上加用利伐沙班 2.5mg 每天 2 次组、5mg 每天 2 次组或安慰剂组。然而，肾功能正常患者为预防房颤卒中或预防复发性 PE 时所用的维持剂量为 20mg 每天 1

次。因此上述低剂量用药方案实际是由 ATLAS-ACS-TIMI-46 的研究结果确定的，这是一项纳入 3491 例患者的Ⅱ期剂量探索研究。Ⅲ期研究对患者进行了平均 13 个月包含心血管死亡、MI 和卒中的主要复合终点的随访。与安慰剂相比，利伐沙班两种剂量组的主要结局发生率均显著降低至 8.9% vs. 10.7%。利伐沙班 2.5mg 每天 2 次组全因死亡率显著减少（2.9% vs. 4.5%），但 5mg 利伐沙班每天 2 次组全因死亡则未见显著下降。利伐沙班组大出血和颅内出血明显升高，然而致命性出血并未增加[46, 47]。2013 年 3 月，低剂量利伐沙班适应证获得了欧洲药品管理局（European Medicines Agency，EMA）的批准，但未获得美国食品和药物管理局的批准。

双盲随机对照 COMPASS 研究探索了利伐沙班在稳定性冠心病患者中的应用。主要终点为包括心血管死亡、卒中或 MI 的复合终点。共纳入 27 395 例患者并随机分为 3 组：利伐沙班 2.5mg 每天 2 次 + 阿司匹林 100mg/d（n=9152），利伐沙班 5mg 每天 1 次（n=9117），阿司匹林 100mg 每天 1 次（n=9126）[48]。该研究的入组标准中规定患者必须符合稳定性冠心病诊断，具体标准为：不少于 2 支冠状动脉有明确动脉粥样硬化证据，或者有 2 项额外的风险因素，其中包括吸烟、糖尿病、充血性心力衰竭、肾功能不全、非腔隙性缺血性卒中≥1 个月。该研究平均随访期仅为 23 个月，主要由于利伐沙班 + 阿司匹林组主要心血管不良事件优势明显，研究提前终止。在利伐沙班 + 阿司匹林组中，主要终点事件发生率为 4.1%。相比之下，利伐沙班单药组的主要终点事件发生率为 4.9%，阿司匹林单药组为 5.4%（利伐沙班 + 阿司匹林组与阿司匹林单药组比较时 P＜0.001；利伐沙班单药组与阿司匹林单药组比较时 P=0.12）[48]。

然而，在净获益方面，利伐沙班 + 阿司匹林组主要终点事件发生率显著下降与大出血显著增加相抵消，利伐沙班 + 阿司匹林组大出血事件显著增加 3.1%。在利伐沙班单药组中大出血发生率为 2.8%，在阿司匹林单药组中仅为 1.9%（利伐沙班 + 阿司匹林组与阿司匹林单药组比较、利伐沙班单药组与阿司匹林单药组比较 P 值均＜0.001）。虽然利伐沙班 + 阿司匹林组的大出血事件明显较高，但致命性出血和重要器官出血事件发生率并不高。还需要进一步的分析来确定抗凝血药（如利伐沙班和其他 DOAC）在治疗动脉粥样硬化性血管疾病中的作用。如果指南考虑 COMPASS 研究[48] 的结果而进行改写，那么确定抗血小板联合低剂量口服抗凝血药的获益人群可能是一个重要的因素。

（五）阿哌沙班

一种口服因子Ⅹa 抑制药阿哌沙班在 ACS 患者中进行了研究。APPRAISE-2 研究纳入了 7392 例近期发生 ACS 且复发缺血高危已接受标准抗血小板治疗的患者，其被随机分配至安慰剂组或阿哌沙班 5mg 每天 2 次组，阿哌沙班的用法用量相当于肾功能正常的房颤患者预防脑卒中时的标准剂量[49]。研究的主要终点为包括心血管死亡、MI 和缺血性卒中在内的复合终点，然而由于阿哌沙班组包括颅内出血和致命性出血在内的大出血事件显著增加，该研究提前终止。

前的临床指南中没有给出对不具备 OAC 适应证的患者使用任何 DOAC 用以预防复发心血管事件的建议。

DOAC 用于预防 NVAF 患者的卒中和预防复发性 VTE 的适应证已经获得批准。当服用这些药物的患者发生 ACS 时，临床实践在抗凝和抗栓联合治疗策略的适当选择和持续时间上有很大差异。针对 ACS 合并独立 OAC 用药指征人群开展的 PIONEER-AF-PCI 研究，使得利伐沙班成为该类人群中首个拥有大规模随机临床试验证据的 DOAC 药物[50]。共 2124 名接受 PCI 治疗的非瓣瓣性房颤患者随机分配至 P2Y12 抑制药 + 利伐沙班 15mg/d（1 组），阿司匹林 +P2Y12 抑制药 + 利伐沙班 2.5mg/d（2 组），或阿司匹林 +P2Y12 抑制药 +VKA 组（3 组）。随访发现两组包含利伐沙班的患者出血事件率明显低于阿司匹林 +P2Y12 抑制药 +VKA 组（1 组 16.8%，2 组 18.0%，3 组 26.7%）。各组心血管事件发生率相似。值得注意的是，其中约 50% 的受试者诊断 NSTE-ACS。

即将开展的临床研究将为有其他口服抗凝血药适应证的 PCI 患者接受 NOAC 治疗提供更多证据。REDUAL-PCI 研究对比了接受 PCI 的患者采用达比加群 +P2Y12 抑制药（氯吡格雷或替格瑞洛）与阿司匹林 + 华法林 +P2Y12 抑制药的治疗效果。择期 PCI 或 ACS 需要直接 PCI 的患者都将被纳入该研究，随访主要终点为临床相关的非大出血事件[51]。阿哌沙班 AUGUSTUS 研究（NCT02415400）和艾多沙班 ENTRUST-PCI 研究（NCT02866175）也设计用于探索 PCI 术后联合抗栓和抗凝治疗方案的安全性和有效性。

要 点

- ACS 是指一组导致冠状动脉血流减少的急性心肌缺血的临床综合征（包括 STEMI 和 NSTE-ACS）。
- 所有 STEMI 和 NSTE-ACS 患者都应立即开始抗凝治疗。选择 UFH、依诺肝素、磺达肝癸钠或比伐卢定抗凝应依据不同治疗策略，接受直接 PCI、溶栓、择期 PCI 或未再灌注的患者需要选择不同抗凝策略。
- 有长期抗凝适应证的患者，如合并房颤、VTE 史或有人工心脏瓣膜植入的 ACS 患者可能需要进行抗凝治疗。三联抗栓的必要性和持续时间一直是许多研究和讨论的主题。一般来说，尽可能减少三联抗栓时间可以减少出血的风险。
- 近年来已对 NOAC 在 ACS 二级预防中的作用进行了评估。虽然没有研究证明安全有效的剂量，但进一步的研究正在进行中。在使用 NOAC 时，对于联合抗血栓和抗凝策略的适当选择和持续时间，临床实践仍然存在显著差异。

自测题

1. 一名 50 岁男性，因胸骨下不适急诊来诊，既往高脂血症病史。心电图显示侧壁导联 T 波倒置。化验回报：血常规大致正常，肌钙蛋白 T 0.16mg/dl（正常范围<0.01mg/dl）。急诊科处理给予：阿司匹林 325mg，氯吡格雷 300mg，阿托伐他汀 80mg，静脉注射肝素 4000U，之后持续 1000U/h 滴注。由急诊科收入心内科进一步治疗。入院后的 5 天里，患者未再诉胸痛，无心脏衰竭表现。此时查体发现左下肢新出现非对称性水肿。血常规提示血小板计数为 90×10^9/L［正常范围为（150～450）$\times 10^9$/L］。进一步诊疗措施是什么？
   A. 继续静脉持续肝素抗凝
   B. 停止静脉持续肝素抗凝
   C. 停止静脉持续肝素抗凝并给予阿加曲班
   D. 加用阿司匹林每天 325mg
2. 一名 59 岁男性，12h 前突发胸骨下压榨样痛，急诊来诊，既往胃食管反流病，骨关节炎病史，心电图提示前壁 V_2～V_5 导联 ST 段抬高，化验回报肌钙蛋白 T 1.21mg/dl（正常范围<0.01mg/dl）。患者来诊后给予阿司匹林 325mg，氯吡格雷 300mg，阿托伐他汀 80mg。心内科会诊建议行急诊冠脉造影，必要时介入治疗。在复习病史过程中你发现他既往有肝素介导血小板减少症病史，抗凝治疗方案如何选择？
   A. 依诺肝素
   B. 比伐卢定
   C. 磺达肝癸钠
   D. UFH 联合糖蛋白Ⅱb/Ⅲa 受体拮抗药
   E. 该患者存在直接糖蛋白Ⅱb/Ⅲa 受体拮抗药禁忌证
3. 一名 46 岁女性，因消化不良 6h 急诊来诊，存在冠心病家族史。心电图提示下侧壁 ST 段抬高。化验回报肌钙蛋白 T 0.86mg/dl（正常范围<0.01mg/dl）。患者来诊后给予阿司匹林 325mg，氯吡格雷 300mg，阿托伐他汀 80mg，磺达肝癸钠 2.5mg 静脉注射。心内科会诊建议行急诊冠脉造影，必要时介入治疗。抗凝治疗方案如何选择？
   A. 术中给予磺达肝癸钠 2.5mg 静脉注射
   B. 术中给予磺达肝癸钠 2.5mg 皮下注射
   C. 术中按体重给予依诺肝素皮下注射
   D. 术中给予静脉注射负荷剂量 UFH
   E. 该患者存在直接 PCI 禁忌证
4. 一名 39 岁男性，胸骨下不适 3h 急诊来诊，既往体健。心电图提示前侧壁导联 ST 段压低。化验回报肌钙蛋白 T 0.16mg/dl（正常范围<0.01mg/dl）。患者来诊后给予阿司匹林 325mg，氯吡格雷 300mg，阿托伐他汀 80mg，静脉注射肝素 4000U，之后持续 1000U/h 滴注。急诊介入治疗于前降支置入 1 枚药物涂层支架，术后规律口服阿司匹林和氯吡格雷。患者否认出血史。经胸超声心动图提示前壁和心尖部节段性室壁运动，左室内血栓形成。抗凝治疗方案如何选择？
   A. 停用氯吡格雷，给予华法林抗凝 6 个月
   B. 阿哌沙班 5mg 每天 2 次，至少 1 年
   C. 利伐沙班 20mg 每天 1 次，至少 1 年
   D. 开始阿司匹林 + 氯吡格雷 + 华法林三联抗栓，

尽可能缩短三联抗栓时间

E. 双联抗血小板治疗中的患者禁用口服抗凝血药

自测题答案

1. 答案：C。停止静脉持续肝素抗凝并给予阿加曲班。肝素介导血小板减少症的患者常见开始肝素治疗 5～10 天内出现血小板计数减少。其可以表现为急性血栓形成，如下肢深静脉血栓。

2. 答案：B。比伐卢定。既往有肝素介导血小板减少症的 ACS 患者首选比伐卢定抗凝。磺达肝癸钠会增加导管相关的接触性血栓发生风险。

3. 答案：D。术中给予静脉注射负荷剂量 UFH。STEMI 接受直接 PCI 的患者抗凝治疗一线用药为 UFH。

4. 答案：D。开始阿司匹林 + 氯吡格雷 + 华法林三联抗栓，尽可能缩短三联抗栓时间。同时需要抗凝治疗和双联抗栓治疗的患者应在 PCI 术后接受一段时间的三联抗栓治疗。

参考文献

[1] Newby LK, Jesse RL, Babb JD, et al. ACCF 2012 expert consensus document on practical clini calconsiderations in the interpretation of troponin elevations: a report of the American College of Cardiology Foundation Task Force on Clinical Expert Consensus Documents. J Am Coll Cardiol. 2012;60:2427–63.
[2] Thygesen K, Alpert JS, Jaffe AS, et al. Third universal definition of myocardial infarction. J Am Coll Cardiol. 2012;60:1581–98.
[3] Davies M. The pathophysiology of acute coronary syndromes. Heart. 2000;83:361–6.
[4] National Heart, Lung, and Blood Institute; National Institutes of Health; U.S. Department of Health and Human Services.
[5] O'Gara PT, Kushner FG, Ascheim DD, Casey DE Jr, Chung MK, de Lemos JA, et al. 2013 ACCF/AHA guideline for the management of ST-elevation myocardial infarction: a report of the American College of Cardiology Foundation/American Heart Association Task Force on Practice Guidelines. Circulation. 2013;127(4):e362.
[6] Amsterdam EA, Wenger NK, Brindis RG, Casey DE Jr, Ganiats TG, Holmes DR Jr, et al. 2014 AHA/ACC guideline for the management of patients with non-ST-elevation acute coronary syndromes: executive summary: a report of the American College of Cardiology/ American Heart Association Task Force on Practice Guidelines. Circulation. 2014;130(25):2354.
[7] Wietz J, Hudoba M, Massel D, Maragnore J, Hirsh J. Clot-bound thrombin is protected from inhibition by heparin-antithrombin III but is susceptible to inactivation by antithrombin III-independent inhibitors. J Clin Invest. 1990;86(2):385.
[8] Warkentin TE, Greinacher A, Koster A, Lincoff AM, American College of Chest Physicians. Treatment and prevention of heparin-induced thrombocytope nia: American College of Chest Physicians Evidence Based Clinical Practice Guidelines (8th edition). Chest. 2008;133(6 Suppl):340S.
[9] Oler A, Whooley MA, Oler J, Grady D. Adding heparin to aspirin reduces the incidence of myocardial infarction and death in patients with unstable angina. A meta-analysis. JAMA. 1996;276(10):811–5.
[10] Theroux P, Ouimet H, McCans J, et al. Aspirin, heparin, or both to treat acute unstable angina. N Engl J Med. 1988;319:1105–11.
[11] The RISC Group. Risk of myocardial infarction and death during treatment with low dose aspirin and intravenous heparin in men with unstable coronary artery disease: the RISC Group. Lancet. 1990;336:827–30.
[12] Cohen M, Adams PC, Hawkins L, Bach M, Fuster V. Usefulness of antithrombotic therapy in resting angina pectoris or non-Q-wave myocardial infarction in preventing death and myocardial infarction (a pilot study from the Antithrombotic Therapy in Acute Coronary Syndromes Study Group). Am J Cardiol. 1990;66:1287–92.
[13] Cohen M, Adams PC, Parry G, et al. Combination antithrombotic therapy in unstable rest angina and non-Q-wave infarction in nonprior aspirin users: primary end points analysis from the ATACS trial: Antithrombotic Therapy in Acute Coronary Syndromes Research Group. Circulation. 1994;89:81–8.
[14] Holdright D, Patel D, Cunningham D, et al. Comparison of the effect of heparin and aspirin versus aspirin alone on transient myocardial ischemia and in-hospital prognosis in patients with unstable angina. J Am Coll Cardiol. 1994;24:39–45.
[15] Gurfinkel EP, Manos EJ, Mejail RI, et al. Low molecular weight heparin versus regular heparin or aspirin in the treatment of unstable angina and silent ischemia. J Am Coll Cardiol. 1995;26:313–8.
[16] Juergens CP, Semsarian C, Keech AC, Beller EM, Harris PJ, et al. Hemorrhagic complications of intravenous heparin use. Am J Cardiol. 1997;80(2):150.
[17] Fitchett D. The impact of bleeding in patients with acute coronary syndromes: how to optimize the benefits of treatment and minimize the risk. Can J Cardiol. 2007;23(8):663–71.
[18] Greinacher A. Heparin-induced thrombocytopenia. N Engl J Med. 2015;373:252–61.
[19] Linkins LA, Dans AL, Moores LK, Bona R, Davidson BL, Schulman S, et al. Treatment and prevention of heparin-induced thrombocytopenia: antithrombotic therapy and prevention of thrombosis 9th ed: American College of Chest Physicians Evidence-Based Clinical Practice Guidelines. Chest. 2012;141(2 Suppl):e495S–530S.
[20] Hirsh J, Levine MN. Low molecular weight heparin. Blood. 1992;79(1):1.
[21] Cohen M, Demers C, Gurfinkel EP, Turpie AG, Fromell GJ, Goodman S, et al. A comparison of low-molecular-weight heparin with unfractionated heparin for unstable coronary artery disease. Efficacy and Safety of Subcutaneous Enoxaparin in Non-Q-Wave Coronary Events Study Group. N Engl J Med. 1997;337(7):447.
[22] Goodman SG, Cohen M, Bigonzi F, Gurfinkel EP, Radley DR,

Le Iouer V, et al. Randomized trial of low molecular weight heparin (enoxaparin) versus unfractionated heparin for unstable coronary artery disease: one-year results of the ESSENCE Study. Efficacy and Safety of Subcutaneous Enoxaparin in Non-Q Wave Coronary Events. J Am Coll Cardiol. 2000;36(3):693.

[23] Antman EM, McCabe CH, Gurfinkel EP, Turpie AG, Bernink PJ, Salein D, et al. Enoxaparin prevents death and cardiac ischemic events in unstable angina/non Q-wave myocardial infarction. Results of the thrombolysis in myocardial infarction (TIMI) 11B trial. Circulation. 1999;100(15):1593.

[24] Ferguson JJ, Califf RM, Antman EM, Cohen M, Grines CL, Goodman S, et al. Enoxaparin vs unfractionated heparin in high-risk patients with non-ST-segment elevation acute coronary syndromes managed with an intended early invasive strategy: primary results of the SYNERGY randomized trial. JAMA. 2004;292(1):45.

[25] Silvain J, Beygui F, Barthélémy O, Pollack C Jr, Cohen M, Zeymer U, et al. Efficacy and safety of enoxaparin versus unfractionated heparin during percutaneous coronary intervention: systematic review and meta-analysis. BMJ. 2012;344:e553.

[26] Montalescot G, Zeymer U, Silvain J, Boulanger B, Cohen M, Goldstein P, et al. Intravenous enoxaparin or unfractionated heparin in primary percutaneous coronary intervention for ST-elevation myocardial infarction: the international randomised open-label ATOLL trial. Lancet. 2011;378(9792):693–703.

[27] Murphy SA, Gibson CM, Morrow DA, Van de Werf F, Menown IB, Goodman SG, et al. Efficacy and safety of the low-molecular weight heparin enoxaparin compared with unfractionated heparin across the acute coronary syndrome spectrum: a meta-analysis. Eur Heart J. 2007;28(17):2077.

[28] Yusuf S, Mehta SR, Chrolavicius S, Afzal R, Pogue J, Granger CB, et al. Comparison of fondaparinux and enoxaparin in acute coronary syndromes. N Engl J Med. 2006;354(14):1464.

[29] Yusuf S, Mehta SR, Chrolavicius S, Afzal R, Pogue J, Granger CB, et al. Effects of fondaparinux on mortality and reinfarction in patients with acute ST-segment elevation myocardial infarction: the OASIS-6 randomized trial. JAMA. 2006;295(13):1519.

[30] Van De Car DA, Rao SV, Ohman EM. Bivalirudin: a review of the pharmacology and clinical application. Expert Rev Cardiovasc Ther. 2010;8(12):1673–81.

[31] Stone GW, McLaurin BT, Cox DA, Bertrand ME, Lincoff AM, Moses JW, et al. Bivalirudin for patients with acute coronary syndromes. N Engl J Med. 2006;355(21):2203.

[32] Stone GW, Witzenbichler B, Guagliumi G, Peruga JZ, Brodie BR, Dudek D, et al. Bivalirudin during primary PCI in acute myocardial infarction. N Engl J Med. 2008;358(21):2218.

[33] Steg PG, van't Hof A, Hamm CW, Clemmensen P, Lapostolle F, Coste P, et al. Bivalirudin started during emergency transport for primary PCI. N Engl J Med. 2013;369(23):2207.

[34] Shahzad A, Kemp I, Mars C, Wilson K, Roome C, Cooper R, et al. Unfractionated heparin versus bivalirudin in primary percutaneous coronary intervention (HEAT-PPCI): an open-label, single centre, randomised controlled trial. Lancet. 2014;384(9957):1849–58.

[35] Cavender MA, Sabatine MS. Bivalirudin versus heparin in patients planned for percutaneous coronary intervention: a meta-analysis of randomised controlled trials. Lancet. 2014; 384(9943):599–606.

[36] Williams MJ, Morison IM, Parker JH, Stewart RA. Progression of the culprit lesion in unstable coronary artery disease with warfarin and aspirin versus aspirin alone: preliminary study. J Am Coll Cardiol. 1997;30(2):364.

[37] Oake N, Jennings A, Forster AJ, Fergusson D, Doucette S, van Walraven C. Anticoagulation intensity and outcomes among patients prescribed oral anticoagulant therapy: a systematic review and metaanalysis. CMAJ. 2008;179(3):235.

[38] Andreotti F, Testa L, Biondi-Zoccai GG, Crea F. Aspirin plus warfarin compared to aspirin alone after acute coronary syndromes: an updated and comprehensive meta-analysis of 25,307 patients. Eur Heart J. 2006;27(5):519.

[39] Rothberg MB, Celestin C, Fiore LD, Lawler E, Cook JR. Warfarin plus aspirin after myocardial infarction or the acute coronary syndrome: meta-analysis with estimates of risk and benefit. Ann Intern Med. 2005;143(4):241.

[40] Dewilde WJ, Oirbans T, Verheugt FW, Kelder JC, De Smet BJ, Herrman JP. Use of clopidogrel with or without aspirin in patients taking oral anticoagulant therapy and undergoing percutaneous coronary intervention: an open-label, randomised, controlled trial. Lancet. 2013;381(9872):1107.

[41] Fiedler KA, Maeng M, Mehili J, et al. Duration of triple therapy in patients requiring oral anticoagulation after drug-eluting stent implantation: The ISAR-TRIPLE Trial. J Am Coll Cardiol. 2015;65:1619–29.

[42] Subherwal S, Bach RG, Chen AY, Gage BF, Rao SV, Newby K, et al. Baseline risk of major bleeding in non-ST-segment-elevation myocardial infarction: the CRUSADE bleeding score. Circulation. 2009;119:1873–182.

[43] Roffi M, Patrono C, Collet JP, Mueller C, Valgimigli M, Andreotti F, et al. 2015 ESC guidelines for the management of acute coronary syndromes in patients presenting without persistent ST-segment elevation: Task Force for the Management of Acute Coronary Syndromes in Patients Presenting without Persistent ST-Segment Elevation of the European Society of Cardiology (ESC). Eur Heart J. 2016;37(3):267.

[44] Kaatz S, Kouides PA, Garcia DA, Spyropoulous AC, Crowther M, Douketis JD. Guidance on the emergent reversal of oral thrombin and factor Xa inhibitors. Am J Hematol. 2012;87(Suppl 1):S141–5.

[45] Oldgren J, Budaj A, Granger CB, Khder Y, Roberts J, Siegbahn A, et al. Dabigatran vs. placebo in patients with acute coronary syndromes on dual antiplatelet therapy: a randomized, double-blind, phase II trial. Eur Heart J. 2011;32(22):2781–9.

[46] Mega JL, Braunwald E, Mohanavelu S, et al. Rivaroxaban versus placebo in patients with acute coronary syndromes (ATLAS ACS-TIMI 46): a randomised, double-blind, phase II trial. Lancet. 2009;374:29–38.

[47] Mega J, Braunwald E, Wiviott S, Bassand J, Bhatt D, Bode C, et al. Rivaroxaban in patients with a recent acute coronary syndrome. N Engl J Med. 2012;366:9–19.

[48] Eikelboom JW, Connolly SJ, Bosch J, Dagenais GR, Hart RG, Shestakovska O, COMPASS Investigators, et al. Rivaroxaban with or without aspirin in stable cardiovascular disease. N Engl J Med. 2017;377(14):1319–30.

[49] Alexander JH, Lopes RD, James S, Kilaru R, He Y, Mohan P, Bhatt DL, et al. Apixaban with antiplatelet therapy after acute coronary syndrome. N Engl J Med. 2011;365(8):699.

[50] Gibson CM, Mehran R, Bode C, Halperin J, Verheugt FW, Wildgoose P, et al. Prevention of bleeding in patients with atrial fibrillation undergoing PCI. N Engl J Med. 2016;375:2423–34.

[51] Cannon CP, Gropper S, Bhatt DL, Ellis SG, Kimura T, Lip GY, et al. Design and rationale of the RE-DUAL PCI trial: a prospective, randomized, phase 3b study comparing the safety and efficacy of dual antithrombotic therapy with dabigatran etexilate versus warfarin triple therapy in patients with nonvalvular atrial fibrillation who have undergone percutaneous coronary intervention with stenting. Clin Cardiol. 2016;39(10):555–64.

第 11 章 心房颤动患者的抗血栓治疗

Antithrombotic Therapy for Patients with Atrial Fibrillation

Kyla M. Lara Jonathan L. Halperin 著
杨艳敏 译

临床病例

病例 1：一位自述平素健康的 78 岁女性，在常规的门诊检查中发现有无症状心房颤动。患者心室率 88 次 / 分，血压正常。心脏节律外的其余心血管相关检查均无异常。患者在心脏复律前接受了经食管超声心动图检查，结果显示左心房扩大和左心房自发显影，心室和瓣膜功能正常。患者电复律之前曾有短暂的窦性心律，但随即复发心房颤动，整个心脏节律变化过程中患者无相关症状。

病例 2：58 岁超重男性，以心悸为主诉，有高血压、阻塞性睡眠呼吸暂停和近期冠状动脉置入药物洗脱支架的病史。患者目前正在服用阿司匹林、氯吡格雷、美托洛尔和阿托伐他汀。患者的心电图结果显示心房颤动，心室率控制尚好，无缺血迹象。经胸超声心动图显示轻度左心室肥厚，左心室收缩功能保留，左心房明显增大。

一、概述

早在 1658 年，Johann Jakob Wepfer 就描述了不规则脉搏和卒中之间的联系。现在，心房颤动是临床上最常见的具有临床意义的心律失常，影响了约 300 万美国人，约占总人口的 1%，并影响到全世界数以百万计的人[1]。房颤的患病率和房颤相关风险都随着年龄的增长而增加，70% 的患者年龄为 65—85 岁。由于采样不足、无症状和阵发性，很大一部分房颤未被识别，而缺血性卒中通常是房颤首要临床表现[2]。房颤患者卒中的风险受遗传因素、种族，以及包括高血压、糖尿病、结构性心脏病和心力衰竭在内的共病影响。然而没有其他危险因素的房颤患者与正常窦性心律患者的卒中风险几乎没有区别。在约 30 年前的房颤卒中相关随机研究中，从安慰剂组中观察到卒中的年发病率平均风险可能低于 5%，但在既往有卒中病史的人群中，卒中再发的平均风险至少增加 1 倍。房颤不仅是缺血性卒中重要的危险因素，也与持续的死亡率增加的风险有关：即使已采用有效的卒中预防治疗，这种持续增加的风险依然存在。

与房颤相关的主要循环改变是无效的心房收缩，血液淤滞，导致血栓形成。血栓最常见于左心耳（left atrial appendage，LAA）。然而，除了血液淤滞之外的其他促进血栓进入体循环的机制也可导致血栓栓塞事件的发生。发病机制涉及内皮功能障碍、促凝血因子、炎症、神经体液激活、心房心肌结构病理学和 LAA 异常血流模式的复杂相互作用[3]。与房颤相关的基本的心房病理变化是纤维化，它是对心房肌细胞重塑、凋亡和（或）坏死的非特异性反应，涉及多种纤维增生信号通路的复杂相互作用[4]。纤维化心房心肌病是房颤的特征，其发展是否以及如何在组织学上介导心律失常和临床事件仍然是推测性的，正如衰老和房颤预后之间的潜在机制也是推测性的（图 11–1）。

房颤临床治疗策略包括控制心室率、抗凝治疗，以及对仍有症状的患者采取措施恢复和维持窦性心律。心室率控制降低了缺血、心室功能障碍和心力衰竭的风险，这些风险会导致血液淤滞并对预后产生不利影响。对于因房颤发作而出现血流动力学不稳定（心肌缺血、肺水肿或心源性休克）的患者，早期复律至关重要。然而，对于临床表现稳定或房颤

促进因素	触发因素	基质重塑	结局
遗传因素 • PITX2 • ZFHX3 • KCNN3 • 离子通道 • 缝隙连接蛋白 • 信号分子	**外源性因素** • 酒精 • 咖啡因 • 拟交感神经药物 • 代谢失衡 • 低氧 • 睡眠呼吸暂停	**炎症标记** • 白介素 • 肿瘤坏死因子 • C 反应蛋白 • 细胞因子 • 纤维化信号	**心力衰竭** • 收缩性 • 舒张性 • 心房功能障碍 • 神经体液适应
血液动力 • 心脏的 • 肺部的 • 全身的	**炎症** • 全身的 • 心包的 • 心内膜的	**电生理** • 离子通道 • 折返激动 • 有效不应期	**血栓栓塞** • 缺血性卒中
自主神经活动 • 肾上腺素的 • 迷走神经的 • 自律性 • 有效不应期	**解剖扩张** • 外周血管 • 肺静脉 • 腔静脉 • Marshall 韧带	**结构上的** • 肥胖 • 血管紧张素Ⅱ • 转化生长因子 B • 心动过速相关 • 纤维化	**认知能力下降** • 血管性痴呆 **生活质量下降** • 合并症
正常窦性心律 →	阵发性房颤 →	持续性房颤 →	衰老的影响

▲ **图 11-1 心房颤动背景：心房颤动的促进因素、触发因素、基质重塑和结局及衰老的影响**

PITX2. 成对样同源域转录因子 2；ZFHX3. 锌指同源框蛋白 3；KCNN3. 钾中间小电导钙激活通道蛋白亚家族 N 成员 3

经 John Wiley and Sons, Inc 许可转载，引自 Journal of Biomedical Materials Research Part A, Atrial Fibrillation, Thomas M. Munger, Li-Qun Wu and Win K, Vol. 28/No. 1, pages 1–17, © 2014; 经 Copyright Clearance Center, Inc 授权

持续时间更长的患者，当决定选择心室率控制或是节律控制策略时，我们应意识到仅针对心脏节律控制并不能改善患者的生存率或血栓栓塞风险[5-8]。在临床试验中，心律控制策略未能改善除心律失常症状以外的结果，可能与房颤复发、心房电－机械不同步、抗心律失常药物的促心律失常毒性以及与基于导管或外科消融术相关的风险有关。心室率控制策略并不能改善心房的解剖重构和电重构，随着病程延长，这种重构会降低患者恢复和维持窦性心律的可能，并因伴随的血栓风险，通常会使患者接受长期抗凝治疗。

二、预防血栓栓塞：抗凝还是抗血小板治疗

在非瓣膜性心房颤动（non-valcular atrial fibrillation，NVAF）患者中使用抗凝和抗血小板药物进行抗血栓治疗以降低卒中风险的开创性试验对临床治疗产生了持久的影响。在一项纳入 29 项随机临床研究、共 28 044 例 NVAF 患者参与的长期（>12 周）抗栓治疗的 Meta 分析发现，与接受安慰剂或不接受抗栓治疗的对照组相比，调整剂量华法林治疗组的复合终点相对风险降低 64%，一级预防患者的年绝对风险降低 2.7%，二级预防患者的年绝对风险降低 8.4%[9]。与安慰剂相比，接受阿司匹林抗血小板治疗的一级预防患者年绝对风险降低 0.8%，二级预防患者年绝对风险降低 2.5%。相较于阿司匹林，华法林降低了 37% 的卒中风险，并且优于低剂量华法林联合阿司匹林。虽然阿司匹林联合氯吡格雷［双重抗血小板治疗（dual antiplatelet therapy，DAPT）］在预防缺血性卒中和体循环栓塞方面比阿司匹林单一治疗更有效，但对于房颤患者，已证实阿司匹林联合氯吡格雷抗栓效果劣于华法林，且安全性不优于华法林。

三、平衡抗凝的益处与风险

目前证明口服抗凝血药疗效的临床试验中，通常排除伴有不同严重程度风湿性二尖瓣狭窄的房颤患者或使用机械或生物人工心脏瓣膜的患者。在 1987—1994 年进行的临床试验中，接受瓣膜修复手术的患者非常少。最近对替代抗凝血药的临床研究通常采用主动对照的非劣效性统计设计，沿用了华法林与安慰剂对照研究中使用的入选标准。直到最近才有足够的数据促使我们重新考虑“非瓣膜性”房

颤这一术语，目前主要排除中度以上风湿性二尖瓣狭窄患者、机械人工心脏瓣膜患者和心脏瓣膜手术后前3个月内的患者[10, 11]（表11-1）。对于患有其他形式的左侧或右侧自体瓣膜疾病的房颤或心房扑动患者，抗栓治疗策略与无瓣膜性心脏病的房颤患者相同。

当我们对房颤患者决定启动长期抗凝策略时，需要评估患者血栓栓塞和出血的风险。这对于服用VKA的患者尤为重要，正因为其存在如下特点：不可预测的药代动力学、与食物和其他药物的相互作用、抗栓疗效和出血之间的治疗窗窄、影响其代谢的遗传变异[12]。即使对于精心管理且接受推荐抗凝治疗强度的华法林的房颤患者，颅内出血年的发病率仍约0.5%[13, 14]。$CHADS_2$评分是第一个被广泛接受的血栓风险分层方案，患者若有临床心力衰竭病史、左心室收缩功能受损（通常认为射血分数低于35%～40%）、高血压（没有明确定义严重程度，但通常解释为收缩压＞150～160mmHg或需要使用持续降压药物）、年龄≥75岁或糖尿病病史，每项赋1分；若患者有缺血性卒中、短暂性脑缺血发作（TIA）或体循环栓塞病史则赋2分（表11-2）[15]。对于未接受抗凝治疗的患者，$CHADS_2$评分≥2分，每年卒中风险＞3%，大多数指南撰写组认为这种风险水平应该接受华法林抗凝治疗，尽管存在一定的出血风险，以及抗凝效果监测和剂量调整不方便的缺点[16, 17]（表11-3）。

在$CHADS_2$评分中，将相对较大比例（高达40%）的患者划分为栓塞中等风险。然而，随着新型口服抗凝血药的问世，其临床应用更为方便，且颅内出血的风险较VKA更低，CHA_2DS_2-VASc评分成为首选方案。CHA_2DS_2-VASc评分中年龄作为一个连续变量，65—74岁的患者为1分，年龄更大的患者为2分；相对于男性，女性的风险增加为1分；基于动脉粥样硬化对预后影响的重要性，为血管疾病患者分配了1分，血管疾病定义为既往MI、临床外周动脉疾病（跛行、血供重建或截肢），或者血管成像检测到的复杂的（活动的、溃疡的或厚度＞4mm）胸主动脉动脉粥样斑块（表11-4）。没有接受抗凝治疗的CHA_2DS_2-VASc评分为0分的患者面临每年的卒中险约为0.2%，但是对于CHA_2DS_2-VASc评分≥2分的患者，其卒中风险至少高出10倍（表11-5）[18]。

表11-1　瓣膜性心脏病

	DOAC 适应证	DOAC 禁忌证
机械人工瓣膜		√
中度至重度二尖瓣狭窄		√
其他原发性瓣膜疾病	√	
重度主动脉狭窄	√	
生物瓣膜[a]	√[a]	
二尖瓣修复术[a]	√[a]	
PTAV 和 TAVR[a]	√[a]	
肥厚型心肌病	√	
外科迷宫手术[a]	√[a]	
LAA 外科结扎、减容、切除术[a]	√[a]	
其他心脏手术[a]	√[a]	

DOAC. 直接口服抗凝血药；PTAV. 经皮腔内主动脉瓣成形术；TAVR. 经导管主动脉瓣置换术；LAA. 左心耳
a. DOAC 在手术后的前3个月内，不建议使用

表11-2　$CHADS_2$风险评分

风险标准	得分（分）
充血性心力衰竭	1
高血压	1
年龄≥75岁	1
糖尿病	1
曾经卒中或短暂性脑缺血发作	2

充血性心力衰竭定义为射血分数＜35%～40%，高血压定义为收缩压＞150～160mmHg或需要持续降压药物治疗，卒中包括短暂性脑缺血发作或系统性栓塞

表11-3　$CHADS_2$评分与每年估计的卒中风险[17]

分数（总分）	卒中风险［每年（%）］
0	1.9
1	2.8
2	4.0
3	5.9
4	8.5
5	12.5
6	18.2

卒中风险为每年3%的抗凝治疗的风险阈值发生在1～2分

表 11-4　CHA_2DS_2-VASc 风险评分

风险标准	得分（分）
充血性心力衰竭或 LVEF ≤35%	1
高血压	1
年龄≥75 岁	2
糖尿病	1
卒中 / 短暂性脑缺血发作 / 系统性栓塞	2
血管疾病（MI/PAD/ 主动脉斑块）	1
年龄 65—74 岁	1
性别（女性）	1

LVEF. 左心室射血分数；MI. 心肌梗死；PAD. 外周动脉疾病

表 11-5　CHA_2DS_2-VASc 得分与卒中风险评分[17, 18]

	分数(总分)	卒中风险［每年（%）］
低风险	0	0.2
中等风险	1	0.6
高风险	2～9	2.2～12.2

注：相较于 $CHADS_2$ 评分，CHA_2DS_2-VASc 评分更加准确地识别真正的低风险房颤患者。此表中的卒中率是从 2012 年的队列中得出的估计值，可能与最近的队列不同

NVAF 患者卒中的其他预测因素包括血液中的 N 端 B 型利钠肽前体（N-terminal pro-brain natriuretic peptide，NT-proBNP）或肌钙蛋白水平升高，以及心脏磁共振（cardiac magnetic resonance，CMR）检测到心房纤维化的证据[4, 19, 20]。与 CHA_2DS_2-VASc 评分相比，ABC 评分（表示年龄、生物标志物和临床病史）预测卒中风险的准确性更高，但使用起来不太方便，需要计算器来预测 1 年和 3 年的卒中或体循环栓塞风险[21]。对心房纤维化严重程度的直接评估可能对房颤的许多临床相关因素和结局具有很高的预测价值，但目前需要门控对比剂延迟增强心脏磁共振成像技术评价心房纤维化程度[20, 22]。这项评估的标准化方法尚未建立，且因为成本原因无法在研究环境之外的人群中使用。

抗凝决定还必须考虑患者的出血风险，然而可用的分层工具并不是专门针对颅内出血，但与缺血性卒中相比，颅内出血通常具有更严重的临床后果。欧洲和加拿大指南中推荐的 HAS-BLED 评分包括 7 条标准：高血压（收缩压＞160mmHg）、肾功能和（或）肝功能异常、卒中、出血倾向或贫血、使用华法林时 INR 不稳定、年龄＞65 岁，以及药物（阿司匹林或非甾体抗炎药）和（或）饮酒[23]。ATRIA、ORBIT 和 HEMORR2HAGES 等其他的出血风险评分，尚未得到彻底地验证和广泛采用[24-28]。总体而言，临床试验和注册数据显示，对于房颤患者，主要出血事件的发生频率比缺血性卒中低 5～8 倍。因此，除非是最严重的情况，出血风险被认为是给患者抗凝决策的修正性因素，而不是主要决定因素。

四、直接口服抗凝血药

华法林可以非常有效地降低房颤患者卒中风险，但上述不利因素和出血问题引发了 DOAC 的发展，也被称为新型口服抗凝血药（novel oral anticoagulant，NOAC）、靶向特异性口服抗凝血药（TSOAC）、口服直接抑制药和口服非维生素 K 拮抗抗凝血药。DOAC 包括直接凝血酶抑制药（direct thrombin inhibitor，DTI）和直接凝血因子Ⅹa 抑制药。其应用十分便捷，每天只需给药 1～2 次，且不需要实验室监测凝血活性或常规剂量调整。DOAC 都是相对较小的分子（分子量为 436～628g/mol），可以穿过胎盘屏障，故妊娠期不能使用。DOAC 的生物利用度是可变的，但其药代动力学和药效动力学是广泛重叠的，因此抗凝作用的峰值出现在口服后 1～3h，半衰期为 8～17h。所有 NOAC 药物都与 p- 糖蛋白诱导剂或抑制药的药物有潜在的相互作用，其中有几种还受到细胞色素 3A4 代谢的相互作用的影响。但相较于华法林，DOAC 与食物和其他药物的显著临床相互作用的频率大大降低，药效更可预测。所有的 DOAC 药物都在不同程度上被肾脏消除，达比加群是肾清除率最高的药物，该药尚未被批准用于房颤患者。主要研究证明，DOAC 降低卒中或体循环栓塞的风险不劣于华法林，并且与经良好剂量调整的华法林相比，脑出血的发生率显著降低（表 11-6）。

五、口服直接凝血酶抑制药

（一）希美加群

希美加群（Exanta®，阿斯利康）是在国际 SPORTIF 试验中以固定剂量研究的第一种口服 DTI，被证明在预防所有卒中（缺血性或出血性）或体循环栓塞方面不劣于华法林，并且在大出血方面至少

表 11-6 DOAC：心房颤动患者卒中预防的 3 期研究[29-32]

药 物	研究缩写	剂 量	设 计	人 数	危险因素(#)	剂量调整
达比加群	RE-LY [29]	150mg 每天 2 次 110mg 每天 2 次	前瞻性随机开放盲法终点	18 113	1	无
利伐沙班	ROCKET AF [30]	每天 20mg 每天 15mg[a]	盲法	14 264	≥2	基线时为 21%
阿哌沙班	ARISTOTLE [31]	5mg 每天 2 次 2.5mg 每天 2 次[a]	盲法	18 206	≥1	基线时为 5%
艾多沙班	ENGAGE-AF TIMI 48 [32]	每天 60mg 每天 30mg 或 15mg[a]	盲法	21 105	≥2	基线时为 25%，之后为 9%

a. 根据肾功能或与药物清除率降低相关的其他因素进行调整

与华法林同样安全[33, 34]。由于约 6% 的患者出现肝毒性，已将该化合物从临床开发中撤出，本章将不再讨论。

（二）达比加群

达比加群（Pradaxa®，勃林格殷格翰）是一种口服 DTI，在 RE-LY 研究中，其在预防 NVAF 患者的卒中和体循环栓塞方面不劣于调整剂量的华法林[29]。在这项随机临床研究中，研究人员将 18 113 例患者随机分配至两种固定盲剂量的达比加群组（110mg 每天 2 次或 150mg 每天 2 次）或非盲的调整剂量华法林组（目标 INR 2.0～3.0），卒中或体循环栓塞作为主要有效性终点。该研究是一项多中心、平行随机对照研究，在 44 个国家的 951 个中心进行，中位随访 2 年，研究结果采用了意向治疗人群分析集（ITT），采用非劣效的分析方法。低剂量达比加群组中男性占 64%，且平均年龄 74 岁，房颤类型包括持续性、阵发性和永久性，以及 $CHADS_2$ 评分包括低、中、高（平均得分 2.2 分），约 50% 的患者曾经接受过 VKA 治疗。低剂量达比加群组疗效不劣于华法林组，高剂量达比加群组优于华法林组。与华法林相比，两种剂量的达比加群均显著降低了出血性卒中的发生率。大出血风险在高剂量达比加群组和华法林组相似，而在低剂量达比加群组中较低，使用达比加群时胃肠道出血更多。华法林组的患者有 64% 的时间达到治疗窗的 INR，与美国高质量抗凝诊所的表现相当。在最初的研究报告中，随机分配至高剂量达比加群组的患者 MI 发生率较高，但在涵盖了研究期间通过回顾心电图诊断的临床无症状 MI 患者重新分析后，差异不再具有统计学意义[35]。消化不良的不良反应在达比加群组患者中更常见。由于被吸收的达比加群 80% 是经肾脏排泄，达比加群的剂量应该根据肌酐清除率（creatinine clearence，CrCl）（由 Cockcroft-Gault 方程估计）进行调整。在全球范围内，房颤患者最常用的处方剂量是达比加群 110mg，每天 2 次。美国食品和药物管理局批准 CrCl≥30ml/min 的房颤患者服用达比加群 150mg 每天 2 次，而达比加群 110mg 每天 2 次仅可用于预防接受髋关节或膝关节重大矫形手术患者的静脉血栓栓塞（venous thromboembolism，VTE）。此外，在美国，达比加群 75mg 每天 2 次专用于 CrCl 为 15～29ml/min 的房颤患者，药代动力学模型预测此剂量达比加群的血药浓度与肾功能正常的患者使用达比加群 150mg。上市后的研究已经从血药浓度方面验证了这些模型，但是临床上还未获得达比加群 75mg 每天 2 次有意义的数据结果[36]。

六、口服因子Xa 抑制药

（一）利伐沙班

利伐沙班（Xarelto®，拜耳，强生公司）是第一个被批准用于预防房颤患者卒中的口服因子Xa 抑制药，在 ROCKET AF 试验中不劣于华法林[30]。这项在 45 个国家的 1178 个中心进行的多中心、双盲临床试验，将 14 264 例患者随机分配入利伐沙班每天 20mg（若患者基线 CrCl 为 30～49ml/min 则使用每天 15mg）组和调整剂量的华法林（目标 INR 为 2.0～3.0）组。研究人群中，39% 为女性患者，平均年龄 73 岁，以持续性或永久性（而非阵发性）房颤为主。约 2/3 的患者既往曾接受 VKA 治疗，1/3 的患者被视为未曾接受过华法林治疗（此术语在不同的 DOAC 试验中有不同的定义）。该研究平均 $CHADS_2$ 评分 3.5，明显高于其他研究，平均 CrCl 为 67ml/min。华法林组患者有 55% 的时间达到治疗 INR，在此治疗范围内的时间（time in therapeutic range，TTR）低于其他相关研究，这在一定程度上体现了入选患者的临床复杂性和临床并发症。在平均 2 年的随访中，利伐沙班在接受实际治疗的人群分析和意向治疗人群分析中均达到非劣效终点，但利伐沙班的优效性终点仅在接受临床试验药物治疗期间达到。与达比加群的 RE-LY 研究不同，在整个研究过程中对利伐沙班与华法林的治疗均使用盲法，这是通过在临床研究中心使用统一的床旁凝血监测仪器测量大部分患者的 INR 来实现的。随后该设备（HemoSense/Alere INRatio PT/INR 监测系统）被发现有缺陷，炎症性疾病引起的高纤维蛋白原血症患者的 INR 值被人为低估，但欧洲和美国的调查人员和监管机构的大规模调查显示，这一潜在的误差不太可能对研究产生实质性影响[37, 38]。在预先设定的次要终点分析中，被随机分配至减量利伐沙班者组的患者（即每天 15mg 的中度肾功能不全的患者），其疗效和安全性结果依然优于华法林，这与在肾功能正常且服用较高剂量利伐沙班的患者和华法林对比的结果相当[39]。

（二）阿哌沙班

阿哌沙班（Eiquis®，百时美施贵宝，辉瑞）是一种因子Ⅹa 抑制药，在 ARISTOTLE 研究中，与华法林相比，明显降低了房颤患者卒中和出血的发生率[31]。在这项多中心、双盲、非劣效性研究中，来自 39 个国家 1034 个中心的 18 301 例患者被随机分配至调整剂量的华法林组（目标 INR 2.0～3.0）或阿哌沙班 5mg 每天 2 次组。年龄≥80 岁，体重≤60kg，或者血清肌酐≥1.5mg/dl，符合 2 项及以上标准的患者接受较小剂量阿哌沙班，即 2.5mg 每天 2 次。研究人群的平均年龄为 70 岁，35.5% 为女性，以持续性或永久性房颤为主；57.1% 的人报告曾使用过 VKA。$CHADS_2$ 评分平均得分 2.1 分，80% 以上的患者 CrCl＞50ml/min。华法林组患者有 62% 的治疗时间达到治疗 INR。在 1.8 年的中位随访中，阿哌沙班达到所有卒中或体循环栓塞的主要有效性终点和符合国际血栓与止血协会（International Society of Thrombosis and Hemostasis，ISTH）定义的大出血的主要安全终点的优效标准。随机分配至阿哌沙班组或华法林组患者缺血性卒中发生率无显著差异。相比于在 RE-LY 研究或 ROCKET AF 研究中相当大一部分的患者接受低剂量达比加群（110mg 每天 2 次）或减量利伐沙班（每天 15mg）治疗，在 ARISTOTLE 研究中，随机到阿哌沙班组的患者中仅 5% 接受了 2.5mg 每天 2 次（少于 500 例患者），这不足以评估减量方案的疗效或安全性，但上市后大多数调查显示，在临床实践中相当多的患者接受了低剂量阿哌沙班治疗[40]。

在 AVERROES 试验中，在不适合华法林治疗的房颤患者中对阿哌沙班与阿司匹林进行了比较[41]。这项多中心、双盲试验将 36 个国家 522 个中心的 5599 例患者随机分至阿哌沙班 5mg 每天 2 次 + 安慰剂组或阿司匹林每天 81～324mg+ 安慰剂组，阿司匹林剂量由研究者选择。不适合使用华法林的原因包括无法将 INR 维持在治疗范围内或无法定期测量 INR、以前的大出血、非出血不良事件、难以联系患者进行剂量调整、依从性不良、同时使用已知的与华法林相互作用的药物、肝病、$CHADS_2$ 评分为 1 分、患者不愿意使用华法林及某些特定的医学情况。入选队列的临床特征包括中位年龄为 70 岁，59% 为男性，$CHADS_2$ 评分平均得分为 2 分，14% 以前使用过 VKA，75% 以前在 30 天内使用过阿司匹林。但该研究在进行 1.1 年时被提前终止，因为阿哌沙班组卒中或体循环栓塞的发生率明显更低且大出血的发生率没有增加，阿哌沙班优势明显。在被随机分配至阿司匹林组的患者中，91% 的患者处方剂量≤162mg，因此，既往在 SPAF-1 试验中似乎有效的阿司匹林 325mg 或更高剂量是否会产生不同的结果尚不能确定。此研究的提前终止可能夸大了阿哌沙班的益处或低估了阿哌沙班和阿司匹林在出血并发症方面的差异。

（三）艾多沙班

艾多沙班（Savaysa，Daiichi Sankyo）是一种因子Ⅹa 抑制药，在 ENGAGE AF-TIMI 48 研究中，艾多沙班对于卒中、体循环栓塞或心血管死亡的主要疗效结果不劣于调整剂量的华法林，并且有较低的出血率[32]。这项多中心、双盲研究包括来自 46 个国家 1293 个中心的 21 105 例患者，这些患者被随机分配至高剂量或低剂量的艾多沙班组或调整剂量的华法林组（目标 INR 2.0～3.0）。当被随机分配至艾多沙班组的患者 CrCl 降至 30～50ml/min、体重≤60kg 时，或者同时合用维拉帕米或奎尼丁时（会增加因子Ⅹa 抑制药暴露），接受降低 1/2 剂量的艾多沙班。该研究人群 38% 为女性，中位年龄为 72 岁。77% 的患者 $CHADS_2$ 得分<3 分（平均 2.8 分），约 59% 的患者之前接受过 VKA 治疗。尽管在不同研究中计算 TTR 的方法不同，但此研究中华法林组 TTR 为 68.4%，比其他 DOAC 研究控制得更好。在平均 2.8 年的随访中，两种剂量的艾多沙班均不劣于华法林，但在意向治疗分析中，相较于华法林，高剂量艾多沙班达到主要终点优效性结果的趋势，但在低剂量艾多沙班并没有这种趋势。与华法林相比，两种剂量的艾多沙班均使心血管死亡率显著降低。因此，在该药进入市场后，艾多沙班减量方案（60mg 每天 1 次→ 30mg 每天 1 次）仅适用同时存在增加因子Ⅹa 抑制药暴露因素的患者。由于艾多沙班的相对疗效随着肾功能的改善而降低，美国建议应避免对 CrCl≥为 90ml/min 的患者使用艾多沙班。

总的来说，DOAC 在预防房颤患者的所有卒中和体循环栓塞方面并不劣于华法林，降低了脑出血的风险，且即使发生了大出血的患者有较好的预后，主要因为 DOAC 较低的心血管死亡率和致命性出血率，使得死亡率大幅度降低（每年约 10%）[42, 43]。不同 DOAC 之间的明显差异更多的是由于试验设计、剂量、入选患者的内在风险、同时期的治疗以及其他因素造成的，而不是药物本身。值得注意的是，在批准的剂量（因国家不同而不同）中，因子Ⅹa 抑制药对缺血性卒中的疗效可能不如高剂量达比加群，但出血更少，且更少依赖肾脏清除率。在为患者选择 DOAC 或华法林时，临床医师应考虑患者的个体特征、血栓栓塞风险、出血、个人价值观和偏好、便利性、预期依从性、经济状况以及与临床研究中入选患者的相似性。

七、临床实践指南

虽然对房颤患者管理的大多数方面与临床实践指南建议总体一致，但在抗栓治疗的某些领域存在差异（表 11-7）。

其中最具争议的是对单一中危风险因素房颤患者的管理，即 CHA_2DS_2-VASc 评分男性为 1 分或女性为 2 分（除性别外的一个危险因素）。2016 年欧洲心脏病学会（European Society of Cardiology，ESC）指南建议对评分为 1 分的男性和 2 分的女性进行抗凝治疗[44]。2014 年 ACC/AHA/HRS 指南建议对评分≥2 分的患者进行抗凝治疗，0 分患者不进行抗血栓治疗，对 1 分的患者，可不接受抗栓治疗或接受阿司匹林治疗或抗凝治疗[45]。此差异可能会影响约 5% 的接受抗凝治疗的患者——仅在美国就超过 25 万人。这一争议源于对于卒中风险低的人群权衡未抗栓治疗带来的风险与抗凝治疗带来的出血风险，并承认 CHA_2DS_2-VASc 等风险分层方案便捷性优于准确性。特别是 VKA 的抗凝作用，增加了脑出血的风险。约 20% 的脑出血事件归因于华法林治疗，这也使相关死亡率翻倍。虽然大出血或有时致命的颅外出血可能会发生，但大部分减少出血风险的努力都集中在避免脑出血上。与华法林相比，DOAC 最显著的特点是减少颅内出血（比值比，OR=0.49，95%CI 0.36～0.65）[46]。DOAC 降低脑出血风险的机制尚不确定，尽管证实此建议的临床试验之外的可用数据

表 11-7 心房颤动的抗血栓治疗：当前指南[44, 45]

危险因素	推荐治疗	
	ESC [44]	AHA/ACC/HRS [45]
无危险因素 CHA_2DS_2-VASc 评分 0 分	倾向于不用或 ASA 75～325mg/d	不需要 ASA75～325mg/d 或 OAC
CHA_2DS_2-VASc 评分 1 分	首选 OAC 或 ASA75～325mg/d	不需要 ASA75～325mg/d 或 OAC
CHA_2DS_2-VASc 评分≥2 分	DOAC>VKA	DOAC 或 VKA
机械瓣（现代）	VKA：INR 2.0～3.0（AVR） VKA：INR 2.5～3.5（MVR）	

ESC. 欧洲心脏病学会；AHA. 美国心脏协会；ACC. 美国心脏病学会；HRS. 心律学会；ASA. 阿司匹林；OAC. 口服抗凝血药；DOAC. 直接口服抗凝血药；VKA. 维生素 K 拮抗药；AVR. 主动脉瓣置换术；MVR. 二尖瓣置换术；INR. 国际标准化比值

有限，但观察结果充分证明，当为 CHA_2DS_2-VASc 评分为 1 分的患者开抗凝处方时，推荐使用 DOAC 而非华法林是合理的。

八、特定亚组患者的抗凝治疗

（一）既往有卒中史的患者

既往卒中的房颤患者是一个重要的亚组，因为使用 VKA 只能在一定程度上改善他们高复发率的缺血事件。总体而言，DOAC 已被证明在这种情况下特别有效，尽管证据的强度随着不同研究中二级预防比例而不同。利伐沙班 ROCKET AF 研究中超过半数患者既往患缺血性卒中或体循环栓塞，与华法林相比，因子Ⅹa 抑制药在此亚组中的效果和在全体人群中一样好（交互作用 P=0.23）[47]。在为既往卒中患者选择各种 DOAC 时，应考虑这一点。但事实上，达比加群 150mg 每天 2 次是唯一一种明显改善缺血性卒中终点的药物，这使 DTI 成为一种有充分依据的选择。在 RE-LY 研究中，两种剂量的达比加群对既往卒中或短暂性脑缺血发作患者的疗效和安全性与接受卒中一级预防的房颤患者的结果相似[48]。在对 RE-LY、ARISTOTLE 和 ROCKET AF 研究中 14 527 例既往有卒中或短暂性脑缺血发作患者的 Meta 分析发现，与华法林相比，DOAC 显著降低了卒中和体循环栓塞的发生率（OR=0.85，95%CI 0.74～0.99）[49]。对于 2～3 个月前发生卒中的患者，DOAC 通常是安全的，出血转化的风险可以忽略不计。此外，在房颤患者急性卒中的情况下抗凝治疗的决定变得更加复杂，目前的推荐仅基于专家意见考虑了至卒中发生的时间间隔和严重程度。这种情况下的患者管理超出了本章范围，需要咨询神经科卒中专家。

（二）肾功能受损的患者

在中度肾功能受损的人群中，通过不同程度的剂量减少（至少在一定程度上基于血清肌酐浓度或计算出的 CrCl）来评估因子Ⅹa 抑制药的安全性和有效性[39, 50]。相反，在 RE-LY 研究中，达比加群的剂量选择时未考虑肾功能，直接随机分配[51]。总之，虽然重要研究中剂量减少组产生的疗效和安全性数据与 CrCl 30～49ml/min（根据 Cockcroft-Gault 方程计算）的患者总体试验结果一致，但没有关于 CrCl＜30ml/min 的患者和血液透析患者使用 DOAC 的临床结果数据，对这些患者来说，尽管有很大的限制，目前仍推荐华法林抗凝[52]。评估肾功能可以使用 Cockcroft-Gault 方程（包括体重）估计的 CrCl，或者使用肾脏疾病饮食调整（Modification of Diet in Renal Disease，MDRD）或慢性肾脏病流行病学合作（Chronic Kidney Disease Epidemiology Collaboration，CKD-EPI）公式（不包括体重）估计肾小球滤过率（estimating the glomerular filtrationrate，eGFR）。通常，当 eGFR 结果在正常范围内［≥60ml/（min·1.73m^2）］时，eGFR 水平可用于确定达比加群、利伐沙班和阿哌沙班的剂量。对于 eGFR 水平较低的患者，应采用 Cockcroft-Gault 公式计算。指导艾多沙班的剂量只能采用 Cockcroft-Gault 公式，因为肾功能的上限和下限均会影响艾多沙班的使用。

（三）老年患者

老年房颤患者（≥75 岁）比年轻患者面临更高的血栓栓塞风险、更差的卒中结局和更大的抗凝期间出血倾向，然而与阿司匹林或无抗栓治疗相比，华法林的净临床获益随着年龄的增长而扩大[53]。对试验数据的二次再分析发现，DOAC 可以减少颅内出血，而与患者年龄无关，与华法林相比，使用 DOAC 更受青睐。达比加群对颅外出血的影响因年龄而异，与华法林相比，两种剂量都降低了年龄＜75 岁患者的风险。但是，与华法林相比，年龄≥75 岁的患者服用较高剂量达比加群（150mg 每天 2 次）发生颅外出血的风险更高。对于年龄＜75 岁的患者，达比加群 150mg 每天 2 次，比华法林更有效，而对于老年患者，可能首选较低剂量的达比加群（110mg 每天 2 次），特别是在出血高危人群中。与华法林相比，阿哌沙班每次 5mg 每天 2 次（或符合减少剂量方案标准的患者每次 2.5mg 每天 2 次），与出血风险最低相关，其相对风险的降低类似于低剂量达比加群（110mg 每天 2 次）。与其他试验相比，利伐沙班的 ROCKET AF 试验包括更大比例的老年患者。在一项预先设定的次要终点分析中，老年患者卒中、体循环栓塞和大出血的绝对发生率高于年轻患者；与调整剂量的华法林相比，利伐沙班（中度肾损害患者每天 20mg 或每天 15mg）在预防卒中、体循环栓塞和大出血风险方面的相对效果在老年和年轻患者中是一致的。与华法林相比，利伐沙班在老年患者中的净临床益处更大[54]。在艾多沙班的 Engage AF-TIMI 48 试验（每天 60mg，肾功能受损的患者为 30mg）中，年龄对大出血的影响比对血栓栓塞的影响更大，而且由于出血率和死亡率随着年龄的增长而增加，与年轻患者相比，老年患者使用艾多沙班治疗，较华法林具有更大的安全优势[55]。这种特别困难的临床情况，也反映了逐渐累加共病的房颤患者持续长期抗凝治疗所面临的挑战[56]。

（四）糖尿病患者

房颤和糖尿病的患病率都在上升，这两种情况经常同时发生，而且糖尿病是房颤患者卒中的独立危险因素。凝血系统的激活、纤溶活性受损、血小板和内皮功能的改变以及更高水平的组织型纤溶酶原激活物抗原和活性因子Ⅷ可能导致糖尿病房颤患者卒中死亡率高于非糖尿病房颤患者[57]。与非糖尿病患者相比，糖尿病患者的左心房直径和 LAA 更大，左心房或心耳血栓发生率也更高[58]。糖尿病的存在对房颤患者卒中风险的影响在一定程度上类似于糖尿病合并动脉粥样硬化患者冠状动脉事件增加的风险。比起其他 DOAC 研究（糖尿病患者的占比达比加群的 RE-LY 研究为 23.3%，ARISTOTLE 研究为 25%，阿哌沙班的 AVERROES 研究为 19.2%，艾多沙班的 Engage AF-TIMI 48 研究为 36%），利伐沙班的 ROCKET AF 研究招募了更大比例的糖尿病患者（39.9%）。然而，总的来说，对研究中特定人群的二次分析发现，在糖尿病患者和非糖尿病患者中，DOAC 与华法林的相对疗效和安全性相似，支持在糖尿病房颤患者中使用 DOAC 作为华法林的替代药品。

（五）心力衰竭

12%～41% 的心力衰竭患者患有房颤，心律失常的患病率随着心力衰竭的严重程度而上升[59]。常用的血栓栓塞风险预测评分，如 CHA_2DS_2-VASC，将心力衰竭的临床病史作为房颤患者血栓栓塞事件的独立危险因素。心力衰竭患者使用 VKA 抗凝时，由于但不限于肝脏充血在内的因素可能是导致 TTR 较低的原因，易导致疗效降低和出血风险增加[60]。在 DOAC 的主要研究中，利伐沙班的 ROCKET AF 研究中随机分配的患者中有 62.5% 有心衰史或左心室射血分数（left ventricular ejection fraction，LVEF）降低，达比加群的 RE-LY 研究中有 32.0% 的患者，阿哌沙班的 ARISTOTLE 研究中 35.4% 的患者和艾多沙班的 ENGAGE AF-TIMI 48 研究中 57.4% 的患者有心衰史或 LVEF 降低。总体而言，心力衰竭患者与非心力衰竭患者卒中、体循环栓塞、出血的发生率相似，DOAC 对心力衰竭患者和非心力衰竭患者的治疗效果相似，DOAC 相对有效性和安全性延伸至心力衰竭的房颤患者，且与收缩功能或心功能分级无关。

（六）房颤类型和接受心脏复律的患者

7 天内自发终止的阵发性或间歇性房颤被归类为阵发性，而持续时间较长或需要干预终止的房颤为持续性。几项研究记录了阵发性和持续性房颤患者的症状、生理和解剖差异。在对不同队列的分析中，阵发性与永久性房颤患者血栓栓塞的相对风险有所不同，但无论房颤的类型如何，抗凝治疗都适用于具有额外卒中危险因素的患者，且大多数指南推荐的风险分层策略中都不包括房颤的类型或负荷。

在进行心脏复律的患者中（表 11–8），X-VeRT 研究调查者在复律前期将 1504 例患者随机分配至使用利伐沙班或 VKA 治疗，发现利伐沙班降低了血栓栓塞事件、MI、心血管死亡、大出血的发生率[61]。当采用常规策略（要求在治疗强度下至少连续 3 周持续抗凝）时，利伐沙班治疗比 VKA 更早复律，原因在于华法林通常需要额外几周来建立稳定的剂量。在 SECURE-AF 试验中，艾多沙班也发现了类似的结果[62]。目前正在进行的包括 1500 例患者的 EMANATE 试验方案鼓励采用早期影像引导方法，该试验有望对心脏复律前接受 DOAC 治疗的患者的心内血栓转归进行首次系统评估[63]（表 11–8）（见第 12 章）。

（七）接受导管消融术的患者

对于接受导管消融术的患者，不中断抗凝有利于降低血栓栓塞风险，最常用的是 VKA[69]。有限的观察研究和病例系列提出在这种情况下可用达比加群和利伐沙班，然而，正在进行的不中断 DOAC 治疗的前瞻性研究可能会证明这些治疗对于接受导管消融的房颤患者是安全的替代治疗。

（八）冠心病患者

一般来说，在房颤的 DOAC 试验中，35%～40% 的患者使用了联合抗血小板药物治疗，最常见的原因是并发冠心病。联合抗血小板治疗使大出血的风险增加了约 1.6 倍，DOAC 与华法林效果相似，因此相对于华法林，联合抗血小板治疗不会影响 DOAC 的疗效和安全性。

表 11-8　心房颤动的补充研究[61-68]

	达比加群	利伐沙班	阿哌沙班	依多沙班
心脏复律		X-VERT [61]	EMANA TE [63]	ENSURE-AF [62]
AF 的导管消融	RE-CIRCUIT [64-66]	VENTURE-AF [65] OCEAN	AXAFA [a]	
PCI/ 支架	RE-DUAL PCI [67]	PIONEER AF-PCI [66, 68]	AUGUSTUS [a]	ENTRUST-AF [a]

PCI. 经皮冠状动脉介入治疗；AF. 心房颤动
a. 正在进行研究的国家临床试验编号（NCT）：AXAFA，NCT02227550；AUGUSTUS，NCT02415400；ENTRUST-AF，NCT02866175

患有急性冠状动脉综合征（acute coronary syndrome，ACS）或接受经皮冠状动脉介入治疗（percutaneous coronary intervention，PCI）并置入药物洗脱支架的房颤患者面临特殊的临床挑战，因为单独抗凝在预防支架血栓形成方面不如血小板抑制药有效，而血小板抑制药（如使用阿司匹林或联合噻吩吡啶——DAPT）在预防房颤血栓栓塞并发症方面不如华法林有效。DAPT 联合抗凝血药（“三联疗法”）与相对较高的大出血和临床相关的非大出血的发生率有关。WOEST 研究比较了氯吡格雷加华法林与氯吡格雷加阿司匹林和华法林（三联疗法）在 573 例接受 PCI 的患者中的安全性和有效性，这些患者需要抗凝治疗，适应证包括但不限于房颤[70]。接受氯吡格雷加华法林的治疗组在 PCI 后 1 年的出血率明显低于接受三联疗法的治疗组[70]。

利伐沙班的 PIONEER AF-PCI 研究、达比加群的 RE-DUAL PCI 研究、阿哌沙班的 AUGUSTUS 研究和艾多沙班的 ENTRUST-AF PCI 研究主旨评估在接受 PCI 的房颤患者中不同 DOAC 与抗血小板药物的联合治疗（表 11-4）。PIONEER AF-PCI 是首个完成的房颤患者 PCI 后接受抗血小板治疗比较 DOAC 和传统 VKA 加 DAPT 的研究。研究发现，与 VKA 加 DAPT 相比，小剂量利伐沙班加 P2Y12 或极低剂量加 DAPT 的方案临床上的大出血率较低[66, 68]。虽然所有的三个治疗组的心血管死亡、MI 或卒中发生率相似，但置信区间过宽限制了关于疗效的结论。研究人员将 2124 例受试者（每种治疗策略只有 700 多例受试者）随机分配至利伐沙班每天 15mg 加氯吡格雷或 P2Y12 抑制药组，利伐沙班 2.5mg 每天 2 次 + DAPT，治疗 1 个月、6 个月或 12 个月后使用每日利伐沙班 15mg+ 小剂量阿司匹林组和 VKA+DAPT，治疗 1 个月、6 个月或 12 个月后使用 VKA+ 小剂量阿司匹林组。

RE-DUAL PCI 是一项Ⅲb 期随机、开放标签、盲法终点试验，PCI 治疗后的 2500 例患者（每个治疗组约 833 例患者）随机接受达比加群（110mg 或 150mg 每天 2 次）和氯吡格雷或替格瑞洛治疗与传统的三联疗法[67]。2 个达比加群组的患者在 PCI 后立即停用阿司匹林，而华法林组的患者在裸金属支架置入后 1 个月和药物洗脱支架置入后 3 个月停用阿司匹林。最短疗程为 6 个月，主要终点为首次发生 ISTH 定义大出血事件或临床相关非大出血事件的时间。AUGUSTUS 研究也在进行中，将 4000 例 ACS 和（或）PCI 后 14 天内的患者随机分至阿哌沙班加 P2Y12 抑制药加或不加阿司匹林组，或者华法林加 P2Y12 抑制药加或不加阿司匹林组。针对这一问题的另一项试验 ENTRUST-AF PCI，除了加阿司匹林与氯吡格雷的 DAPT 外，以及停用阿司匹林后艾多沙班加氯吡格雷外，还测试了两种艾多沙班剂量方案（60mg 或 30mg 每天 1 次）。综上所述，这些研究为在接受 PCI 的房颤患者中结合各种抗凝和抗血小板药物方案的广泛策略的直接和间接比较奠定了基础，但为个体化选择更优治疗策略的基础还很有限。

九、直接口服抗凝血药使用中的不确定性

尽管在主要研究中，与华法林相比，DOAC 治疗具有总体的净临床益处，但对于包括肾功能损害、高龄、糖尿病，以及接受心脏复律、冠状动脉血管重建或消融术，或者设备检测到的无症状房性快速心律失常或既往出血性卒中在内的特定房颤患者如何使用这些抗凝血药仍存在不确定性。一般来说，在可预见的未来，对 DOAC 进行包括但不限于房颤在内的适应证有效性比较的真正前瞻性研究是不太可能的，临床医师只能被动从相关临床研究类似人

群中得出的推论为患者选择治疗（图 11-2）。鉴于比较数据的缺乏，一些作者使用试验的亚组分析来制订基于共识的关于抗凝决定的建议[11, 71, 72]。

十、基于实践的研究和注册研究

随机研究的结果需要以实践为基础的各种观察性研究和登记研究中得到的数据来证实。尽管临床研究数据为临床指南提供了完整信息，但全球注册计划和观察性研究（ORBIT、GARFIELD、GLORIA-AF、XANTUS、PREFER）以及其他研究提供了补充数据，并洞察了房颤患者日常临床实践和流行病学的实践模式。总的来说，这些研究验证了临床研究在安全性和有效性方面的发现。GLORIA-AF（房颤患者长期口服抗血栓治疗的全球注册）对约 2900 例患者进行了为期 2 年的随访，其报告发现，与华法林相比，达比加群危及生命的出血（0.54%）和大出血（1.12%）发生率较低，且有效减少卒中（0.63%）。XANTUS 研究同样证实了利伐沙班在日常临床实践中的安全性。GARFIELD（全球现场抗凝注册）登记记录了超过 57 000 例新诊断的 NVAF 患者的疾病负担，这些患者至少有一个额外的卒中风险因素，随访时间超过 8 年。因为较少的入选标准限制，这些研究增强了支持广大房颤患者使用 DOAC 的认知，并可能更全面地代表执业医师日常遇到的情况。

十一、抗凝血效果的评价

目前还没有经批准的凝血试验来测量 DOAC 的抗凝强度，当发生出血或患者面临迫切需要进行侵入性心血管或外科手术而需要纠正抗凝状态时，这可能会非常棘手。活化部分凝血活酶时间（activated partial thromboplastin time，aPTT）与达比群的血药浓度大致相关，但随时间波动很大，不能可靠地用

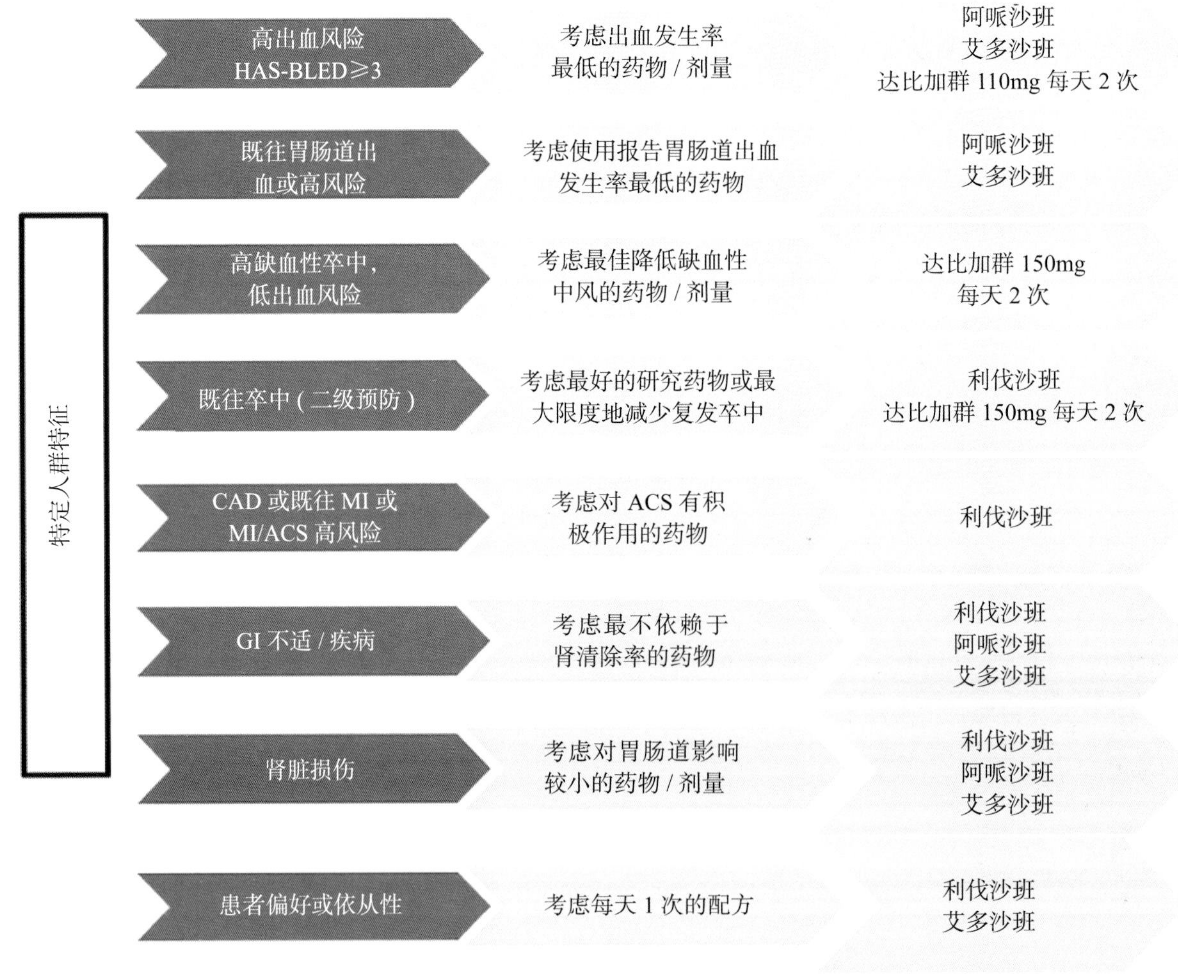

▲ 图 11-2　考虑房颤 DOAC 选择的因素：来自关键试验的推断

GI. 胃肠道；CAD. 冠心病，MI. 心肌梗死；ACS. 急性冠状动脉综合征

来指导调整剂量。蝰蛇毒凝血时间反映了达比加群的抗凝血作用，检测值正常时一般可排除达比加群的作用。稀释凝血酶时间试验显现出了评估达比加群效果的前景，但在美国尚未上市。在使用口服因子Ⅹa 抑制药治疗期间，通常表现为凝血酶原时间（prothrombin time，PT）延长，但与临床疗效或出血风险没有很好的相关性。虽然可以获得抗Ⅹa 活性的测量结果，但是获得结果延迟和因子Ⅹa 抑制药相对快速的动力学限制了这种方法的临床应用，除非在稳定情况下应用。

十二、抗凝逆转

虽然所有抗凝血药都有出血的风险，但相较于华法林，使用 DOAC 治疗的患者的出血并发症通常预后更好，主要是因为中枢神经系统更少受累。尽管如此，由于 DOAC 缺乏特定逆转策略，许多医师不愿开这些药，患者不愿服用。这情况正在改变，因为正在进行的和计划中的逆转策略试验显示了振奋人心的结果（表 11–9）。

第一个获得临床应用批准的是依达赛珠单抗，一种特异性单克隆抗体片段，对凝血酶的亲和力是达比加群的 350 倍[73, 74]。该药物初始给药剂量为 5g，用 2 个药物剂量均为 2.5g 的 50ml 小瓶静脉连续输注，立即起效，而不表现出促凝血或抗凝作用。药物动力学表明，在出血风险已充分降低且需要恢复抗凝治疗的情况下，应用依达赛珠单抗后 24h，达比加群可能会重新起效。来自 REVERSE-AD 试验的数据表明，在无法控制的大出血患者和接受紧急手术或侵入性手术的患者中达比加群抗凝作用被有效逆转，该药物于 2015 年获得临床使用批准[73]。

因子Ⅹa 抑制药的逆转策略包括正在 ANNEXA-R 和 ANNEXA-A 试验中进行研究的 Andexanet alfa（Portola），以及处于早期研究阶段的广谱逆转药 ciraparatag（PER 977，Perisphere）[75, 76]。这均代表了在紧急手术或侵入性手术前或无法控制大出血患者逆转其抗凝作用，降低抗凝患者出血风险的新的潜在方法[77, 78]。值得关注的结果包括凝血活性的实验室检测和临床出血结果。Andexanet alfa 是因子Ⅹa 的重组类似物，目前正在等待美国食品药品管理局（Food and Drug Administration，FDA）的批准，它充当诱饵与直接口服因子Ⅹa 抑制药结合，并竞争肝素 – 抗凝血酶复合物的结合位点[79, 80]。静脉推注给药，随后输注 2h，半衰期为 30～60min，根据初步数据，止血效果达到 79%。Ciraparantag 目前处于Ⅱ期临床研究，针对 LMWH、UFH 和 DOAC，但预计不会逆转华法林的抗凝作用[80]。它的作用机制尚未完全公开。

十三、总结

房颤患者抗凝预防卒中的有力证据为患者治疗提供了极其宝贵的机遇。随着 DOAC 广泛的使用，需要进行对比研究以实现最优选择，但这些研究在很多年内都不太可能出现。此外，有效逆转抗凝效应的措施将是未来各种临床情况下有信心处方抗凝

表 11–9　抗凝逆转药：药理靶点

抗凝血药	类　型	维生素 K	FFP	鱼精蛋白	依达赛珠单抗	Andexanet alfa	Ciraparantag
达比加群	因子Ⅱa 抑制药				√		√
阿哌沙班	因子Ⅹa 抑制药					√	√
利伐沙班	因子Ⅹa 抑制药					√	√
依多沙班	因子Ⅹa 抑制药					√	√
UFH	肝素			√		?	√
LMWH	肝素					?	√
磺达肝癸钠	AT Ⅲ 因子Ⅹa 抑制药					?	√
华法林	VKA	√	√				

FFP. 新鲜冰冻血浆；VKA. 维生素 K 拮抗药；UFH. 普通肝素；LMWH. 低分子肝素；AT Ⅲ . 抗凝血酶Ⅲ抑制药

治疗的基础。由于各个DOAC的相似性大于差异性，临床医师应专注于识别有风险的患者并确保适当的抗凝治疗，而不是选择哪种特异性作用靶点的药物。最后，除了预防卒中的治疗之外，房颤与死亡率的增加独立相关，这需要更多的研究来提高对相关机制的理解，并给出更有效和全面的治疗方法。

要　点

- 华法林在房颤患者的一级和二级卒中预防中优于抗血小板治疗。
- NVAF是指除中度至重度风湿性二尖瓣狭窄、人工机械心脏瓣膜和心脏瓣膜手术后前3个月内以外的房颤患者。
- 尽管已经引入了包括血液生物标志物或先进心脏影像可以检测心房纤维化在内的其他风险预测指标，CHA_2DS_2-VASC评分仍是被最广泛接受的卒中风险评估方法。对于评分≥2分的NVAF患者，推荐使用抗凝治疗。
- HAS-BLED评分预测抗凝患者大出血的风险，评分≥4分则与高风险相关。然而，目前还没有可用的风险评分可以准确预测脑出血，这是唯一一种临床预后比抗凝预防的缺血性卒中更糟糕的并发症。
- 总而言之，DOAC在预防卒中和体循环栓塞方面并不劣于华法林，与华法林相比，使用DOAC导致的大出血预后更好，并降低了脑出血的风险。
- 主要研究中DOAC之间的结果差异可能主要是基于剂量、试验设计、入选患者的内在风险、伴随治疗及其他因素的差异，而不是药物本身。
- 依达赛珠单抗适用于达比加群作用逆转，是目前唯一被批准用于特异地逆转此种DOAC抗凝作用的药物，其他可以逆转因子Xa抑制药作用的药物正在开发中。

自测题

1. 一名自诉平素健康的78岁女性，在常规的门诊检查中发现了无症状的心房颤动，心室率为88次/分，血压正常。除心脏节律外的其余心血管相关检查均无异常。患者在心脏复律前接受了食管超声心动图检查，结果显示左心房扩大和左心房自发性回声显影。心室和瓣膜功能正常。患者电复律之前曾暂时恢复了窦性心律，但随后复发心房颤动，所有的心律变化过程中患者均无症状，没有感觉到心律的变化。下一个最合适的治疗步骤是什么？
   A. 进行直流电复律
   B. 给予伊布利特
   C. 开始使用一种口服抗凝血药
   D. 开始使用氟卡尼
2. 一名58岁的超重男性，以心悸为主诉，有高血压、阻塞性睡眠呼吸暂停和近期冠状动脉置入药物洗脱支架的病史。患者目前正在服用阿司匹林、氯吡格雷、美托洛尔和阿托伐他汀。患者的心电图结果显示心房颤动，心室率控制尚好，无缺血迹象。经胸超声心动图显示轻度左心室肥厚，左心室收缩功能保留，左心房扩大。合适的抗栓策略是什么？
   A. 在双重抗血小板治疗的基础上加用华法林
   B. 在双重抗血小板治疗的基础上加用利伐沙班每天20mg
   C. 在双重抗血小板治疗的基础上加用达比加群每天150mg
   D. 在氯吡格雷的基础上加用利伐沙班每天15mg，停用阿司匹林
3. 一名患有2型糖尿病的66岁女性，因心悸和气短于急诊科就诊。心电图确认检测到新发房颤。患者开始接受抗凝治疗，1个月后进行复律，恢复窦性心律。患者在恢复窦性心律1个月后再次就诊。此时推荐哪种抗血栓策略？
   A. 继续抗凝，并进行动态节律监测
   B. 停止抗凝，进行动态节律监测
   C. 停止抗凝，开始使用阿司匹林
   D. 停止抗凝，开始使用氯吡格雷
4. 一名76岁男性，患有CKD（CrCl 52ml/min）、高血压和阵发性房颤，因劳累性呼吸困难和头晕来门诊。过去几个月有记录的房颤发作3次，您在原有治疗方案上增加了胺碘酮，原有治疗方案为：赖诺普利每天10mg；地尔硫䓬每天180mg；利伐沙班每天20mg。本次您建议哪种药物调整？
   A. 将赖诺普利增至每天30mg

B. 将利伐沙班降至每天 15mg

C. 将地尔硫草降至每天 120mg

D. 将胺碘酮增至每天 400mg

5. 一名 92 岁女性，患有严重外周动脉疾病和心房颤动，因而接受了华法林抗凝治疗，现因脚痛恶化而入院。经检查，她的体重为 58kg，心室率控制良好，且无心力衰竭迹象，但双下肢缺血，脚趾坏疽。在接下来的几天里，在照常的华法林疗法下，她的 INR 变得不稳定，峰值达到 3.8，且血红蛋白含量下降。患者的儿子告知，患者有反复消化道出血的病史，需要暂时中断华法林，并保守治疗。会诊的血管外科医师认为不能进行血供重建，患者和家人选择了临终关怀和镇痛。出院时您推荐哪种抗凝方案？

A. 继续使用华法林

B. 开始使用阿哌沙班 5mg 每天 2 次

C. 开始使用阿哌沙班 2.5mg 每天 2 次

D. 开始使用达比加群 150mg 每天 2 次

自测题答案

1. 答案：C。开始使用一种口服抗凝血药。虽然患者仍然没有症状，但患者的 CHA_2DS_2-VASC 评分为 3 分，表明血栓栓塞的风险增加。考虑到房颤的自发性复发，心脏复律不能持续保证有效，对于无症状患者，抗心律失常药物治疗的固有风险大于其潜在的益处。开始抗凝预防卒中是合理的，肾功能良好的情况下，任何 DOAC 或 VKA 都是合适的。

2. 答案：D。在氯吡格雷的基础上加用利伐沙班每天 15mg，停用阿司匹林。这位 CHA_2DS_2-VASC 评分为 2 分的有症状的患者应该进行抗凝治疗，但在最近的 PCI 后目前需要使用 DAPT，如果增加抗凝血药将增加出血的风险。根据 PIONEER AF-PCI 试验的结果，低剂量利伐沙班（每天 15mg）+ 一种 P2Y12 抑制药或极低剂量利伐沙班（2.5mg 每天 2 次）+ DAPT 比华法林 + DAPT 更安全，正在进行研究达比加群、阿哌沙班和艾多沙班的试验。由于达比加群应每天给药 2 次，利伐沙班每天 15mg + 氯吡格雷每天 75mg（不含阿司匹林）的联合用药将是所列方案中最合理的策略，尽管与其他替代方案相比其疗效尚未确定。

3. 答案：A。继续抗凝，并进行动态节律监测。虽然似乎一直保持着窦性心律，但缺乏明确的可逆的房颤病因和患者 CHA_2DS_2-VASC 评分为 3 分提示复发和血栓栓塞的风险。因此，虽然在这种情况下，长期心律监测的最佳持续时间和作用尚不确定，但一般推荐较长时间的抗凝治疗。

4. 答案：B。将利伐沙班降至每天 15mg。虽然可能会考虑其他药物调整，但它们都没有比降低出血风险更紧迫。由于胺碘酮和地尔硫草都可以通过涉及 P- 糖蛋白系统的相互作用增加利伐沙班的血药浓度，并且抑制肝脏代谢以及患者存在轻微肾功能损害，利伐沙班的剂量应减少到每天 15mg，并应监测患者的出血症状或体征。

5. 答案：C。开始使用阿哌沙班 2.5mg 每天 2 次。

尽管使用华法林治疗期间反复消化道出血的病史使患者有进一步出血的风险，但考虑到患者 CHA_2DS_2-VASC 评分为 4 分，有明确的抗凝指征。阿哌沙班 2.5mg 每天 2 次，对缺血性卒中有一定的保护作用，是一种比华法林更安全的替代方案。应在明确继续医治的目标的前提下，与患者及其家人讨论治疗的选择。

参考文献

[1] Sheikh A, Patel NJ, Nalluri N, Agnihotri K, Spagnola J, Patel A, et al. Trends in hospitalization for atrial fibrillation: epidemiology, cost, and implications for the future. Prog Cardiovasc Dis. 2015;58(2):105–16.

[2] Flaker GC, Belew K, Beckman K, Vidaillet H, Kron J, Safford R, et al. Asymptomatic atrial fibrillation: demographic features and prognostic information from the Atrial Fibrillation Follow-up Investigation of Rhythm Management (AFFIRM) study. Am Heart J. 2005;149(4):657–63.

[3] Munger TM, LQ W, Shen WK. Atrial fibrillation. J Biomed Res. 2014;28(1):1–17.

[4] Hirsh BJ, Copeland-Halperin RS, Halperin JL. Fibrotic atrial cardiomyopathy, atrial fibrillation, and thromboembolism: mechanistic links and clinical inferences. J Am Coll Cardiol. 2015;65(20):2239–51.

[5] Wyse DG, Waldo AL, DiMarco JP, Domanski MJ, Rosenberg

Y, Schron EB, et al. A comparison of rate control and rhythm control in patients with atrial fibrillation. N Engl J Med. 2002;347(23):1825–33.

[6] Corley SD, Epstein AE, DiMarco JP, Domanski MJ, Geller N, Greene HL, et al. Relationships between sinus rhythm, treatment, and survival in the Atrial Fibrillation Follow-Up Investigation of Rhythm Management (AFFIRM) study. Circulation. 2004;109(12):1509–13.

[7] Freudenberger RS, Wilson AC, Kostis JB. Comparison of rate versus rhythm control for atrial fibrillation in patients with left ventricular dysfunction (from the AFFIRM study). Am J Cardiol. 2007;100(2):247–52.

[8] Van Gelder IC, Hagens VE, Bosker HA, Kingma JH, Kamp O, Kingma T, et al. A comparison of rate control and rhythm control in patients with recurrent persistent atrial fibrillation. N Engl J Med. 2002;347(23):1834–40.

[9] Hart RG, Pearce LA, Aguilar MI. Meta-analysis: antithrombotic therapy to prevent stroke in patients who have nonvalvular atrial fibrillation. Ann Intern Med. 2007;146(12):857–67.

[10] Eikelboom JW, Connolly SJ, Brueckmann M, Granger CB, Kappetein AP, Mack MJ, et al. Dabigatran versus warfarin in patients with mechanical heart valves. N Engl J Med. 2013;369(13):1206–14.

[11] Heidbuchel H, Verhamme P, Alings M, Antz M, Diener HC, Hacke W, et al. Updated European Heart Rhythm Association Practical Guide on the use of non-vitamin K antagonist anticoagulants in patients with non-valvular atrial fibrillation. Europace. 2015;17(10):1467–507.

[12] Shen AY, Yao JF, Brar SS, Jorgensen MB, Chen W. Racial/ethnic differences in the risk of intracranial hemorrhage among patients with atrial fibrillation. J Am Coll Cardiol. 2007;50(4):309–15.

[13] Hart RG, Boop BS, Anderson DC. Oral anticoagulants and intracranial hemorrhage. Facts and hypotheses. Stroke. 1995;26(8):1471–7.

[14] Sjoblom L, Hardemark HG, Lindgren A, Norrving B, Fahlen M, Samuelsson M, et al. Management and prognostic features of intracerebral hemorrhage during anticoagulant therapy: a Swedish multicenter study. Stroke. 2001;32(11):2567–74.

[15] van Walraven C, Hart RG, Wells GA, Petersen P, Koudstaal PJ, Gullov AL, et al. A clinical prediction rule to identify patients with atrial fibrillation and a low risk for stroke while taking aspirin. Arch Intern Med. 2003;163(8):936–43.

[16] Go AS, Hylek EM, Chang Y, Phillips KA, Henault LE, Capra AM, et al. Anticoagulation therapy for stroke prevention in atrial fibrillation: how well do randomized trials translate into clinical practice? JAMA. 2003;290(20):2685–92.

[17] Gage BF, van Walraven C, Pearce L, Hart RG, Koudstaal PJ, Boode BS, et al. Selecting patients with atrial fibrillation for anticoagulation: stroke risk stratification in patients taking aspirin. Circulation. 2004;110(16):2287–92.

[18] Lip GY, Halperin JL. Improving stroke risk stratification in atrial fibrillation. Am J Med. 2010;123(6):484–8.

[19] Hijazi Z, Wallentin L, Siegbahn A, Andersson U, Christersson C, Ezekowitz J, et al. N-terminal pro-B-type natriuretic peptide for risk assessment in patients with atrial fibrillation: insights from the ARISTOTLE trial (Apixaban for the prevention of stroke in subjects with atrial fibrillation). J Am Coll Cardiol. 2013;61(22):2274–84.

[20] Marrouche NF, Wilber D, Hindricks G, Jais P, Akoum N, Marchlinski F, et al. Association of atrial tissue fibrosis identified by delayed enhancement MRI and atrial fibrillation catheter ablation: the DECAAF study. JAMA. 2014;311(5):498–506.

[21] Hijazi Z, Lindback J, Alexander JH, Hanna M, Held C, Hylek EM, et al. The ABC (age, biomarkers, clinical history) stroke risk score: a biomarker-based risk score for predicting stroke in atrial fibrillation. Eur Heart J. 2016;37(20):1582–90.

[22] Markl M, Schnell S, Wu C, Bollache E, Jarvis K, Barker AJ, et al. Advanced flow MRI: emerging techniques and applications. Clin Radiol. 2016;71(8):779–95.

[23] Pisters R, Lane DA, Nieuwlaat R, de Vos CB, Crijns HJ, Lip GYA. novel user-friendly score (HAS-BLED) to assess 1-year risk of major bleeding in patients with atrial fibrillation: the Euro Heart Survey. Chest. 2010;138(5):1093–100.

[24] Fang MC, Go AS, Chang Y, Borowsky LH, Pomernacki NK, Udaltsova N, et al. A new risk scheme to predict warfarin-associated hemorrhage: The ATRIA (Anticoagulation and Risk Factors in Atrial Fibrillation) study. J Am Coll Cardiol. 2011;58(4):395–401.

[25] Roldan V, Marin F, Fernandez H, Manzano-Fernandez S, Gallego P, Valdes M, et al. Predictive value of the HAS-BLED and ATRIA bleeding scores for the risk of serious bleeding in a "real-world" population with atrial fibrillation receiving anticoagulant therapy. Chest. 2013;143(1):179–84.

[26] Apostolakis S, Lane DA, Guo Y, Buller H, Lip GY. Performance of the HEMORR(2)HAGES, ATRIA, and HAS-BLED bleeding risk-prediction scores in patients with atrial fibrillation undergoing anticoagulation: the AMADEUS (evaluating the use of SR34006 compared to warfarin or acenocoumarol in patients with atrial fibrillation) study. J Am Coll Cardiol. 2012;60(9):861–7.

[27] Senoo K, Proietti M, Lane DA, Lip GY. Evaluation of the HAS-BLED, ATRIA, and ORBIT bleeding risk scores in patients with atrial fibrillation taking warfarin. Am J Med. 2016;129(6):600–7.

[28] Quinn GR, Singer DE, Chang Y, Go AS, Borowsky LH, Fang MC. How well do stroke risk scores predict hemorrhage in patients with atrial fibrillation? Am J Cardiol. 2016;118(5):697–9.

[29] Connolly SJ, Ezekowitz MD, Yusuf S, Eikelboom J, Oldgren J, Parekh A, et al. Dabigatran versus warfarin in patients with atrial fibrillation. N Engl J Med. 2009;361(12):1139–51.

[30] Patel MR, Mahaffey KW, Garg J, Pan G, Singer DE, Hacke W, et al. Rivaroxaban versus warfarin in nonvalvular atrial fibrillation. N Engl J Med. 2011;365(10):883–91.

[31] Granger CB, Alexander JH, McMurray JJ, Lopes RD, Hylek EM, Hanna M, et al. Apixaban versus warfarin in patients with atrial fibrillation. N Engl J Med. 2011;365(11):981–92.

[32] Giugliano RP, Ruff CT, Braunwald E, Murphy SA, Wiviott SD, Halperin JL, et al. Edoxaban versus warfarin in patients with atrial fibrillation. N Engl J Med. 2013;369(22):2093–104.

[33] Olsson SB. Stroke prevention with the oral direct thrombin inhibitor ximelagatran compared with warfarin in patients with non-valvular atrial fibrillation (SPORTIF III): randomised controlled trial. Lancet. 2003;362(9397):1691–8.

[34] Albers GW, Diener HC, Frison L, Grind M, Nevinson M, Partridge S, et al. Ximelagatran vs warfarin for stroke prevention in patients with nonvalvular atrial fibrillation: a randomized trial. JAMA. 2005;293(6):690–8.

[35] Connolly SJ, Ezekowitz MD, Yusuf S, Reilly PA, Wallentin L. Newly identified events in the RE-LY trial. N Engl J Med.

2010;363(19):1875–6.

[36] Kooiman J, van der Hulle T, Maas H, Wiebe S, Formella S, Clemens A, et al. Pharmacokinetics and pharmacodynamics of dabigatran 75 mg b.i.d. in patients with severe chronic kidney disease. J Am Coll Cardiol. 2016;67(20):2442–4.

[37] Alere INRatio2 PT/INR professional test strips: recall - higher INR when performed by Central Laboratory. http://www.fda.gov/Safety/MedWatch/SafetyInformation/ SafetyAlertsforHumanMedicalProducts/ucm396324. htm.

[38] Patel MR, Hellkamp AS, Fox KA. Point-of-care warfarin monitoring in the ROCKET AF trial. N Engl J Med. 2016;374(8):785–8.

[39] Fox KA, Piccini JP, Wojdyla D, Becker RC, Halperin JL, Nessel CC, et al. Prevention of stroke and systemic embolism with rivaroxaban compared with warfarin in patients with non-valvular atrial fibrillation and moderate renal impairment. Eur Heart J. 2011;32(19):2387–94.

[40] Steinberg BA, Shrader P, Thomas L, Ansell J, Fonarow GC, Gersh BJ, et al. Off-label dosing of nonvitamin K antagonist oral anticoagulants and adverse outcomes: The ORBIT-AF II Registry. J Am Coll Cardiol. 2016;68(24):2597–604.

[41] Connolly SJ, Eikelboom J, Joyner C, Diener HC, Hart R, Golitsyn S, et al. Apixaban in patients with atrial fibrillation. N Engl J Med. 2011;364(9):806–17.

[42] Ruff CT, Giugliano RP, Braunwald E, Hoffman EB, Deenadayalu N, Ezekowitz MD, et al. Comparison of the efficacy and safety of new oral anticoagulants with warfarin in patients with atrial fibrillation: a meta-analysis of randomised trials. Lancet. 2014;383(9921):955–62.

[43] Kittelson JM, Steg PG, Halperin JL, Goldenberg NA, Schulman S, Spyropoulos AC, et al. Bivariate evaluation of thromboembolism and bleeding in clinical trials of anticoagulants in patients with atrial fibrillation. Thromb Haemost. 2016;116(3):544–53.

[44] Kirchof P, Benussi S, Kotecha D, Ahlsson A, Atar D, Casadei B, et al. Task Force for the management of atrial fibrillation of the European Society of Cardiology (ESC). 2016 ESC Guidelines for the management of atrial fibrillation developed in collaboration with EACTS. Eur J Cardiothorac Surg. 2016;50(5):e1–e88.

[45] January CT, Wann LS, Alpert JS, Calkins H, Cigarroa JE, Cleveland JC Jr, et al. 2014 AHA/ACC/HRS guideline for the management of patients with atrial fibrillation: a report of the American College of Cardiology/American Heart Association Task Force on Practice Guidelines and the Heart Rhythm Society. J Am Coll Cardiol. 2014;64(21):e1–76.

[46] Chatterjee S, Sardar P, Biondi-Zoccai G, Kumbhani DJ. New oral anticoagulants and the risk of intracranial hemorrhage: traditional and Bayesian meta-analysis and mixed treatment comparison of randomized trials of new oral anticoagulants in atrial fibrillation. JAMA Neurol. 2013;70(12):1486–90.

[47] Hankey GJ, Patel MR, Stevens SR, Becker RC, Breithardt G, Carolei A, et al. Rivaroxaban compared with warfarin in patients with atrial fibrillation and previous stroke or transient ischaemic attack: a subgroup analysis of ROCKET AF. Lancet Neurol. 2012;11(4):315–22.

[48] Diener HC, Connolly SJ, Ezekowitz MD, Wallentin L, Reilly PA, Yang S, et al. Dabigatran compared with warfarin in patients with atrial fibrillation and previous transient ischaemic attack or stroke: a subgroup analysis of the RE-LY trial. Lancet Neurol. 2010;9(12):1157–63.

[49] Ntaios G, Papavasileiou V, Diener HC, Makaritsis K, Michel P. Nonvitamin-K-antagonist oral anticoagulants in patients with atrial fibrillation and previous stroke or transient ischemic attack: a systematic review and meta-analysis of randomized controlled trials. Stroke. 2012;43(12):3298–304.

[50] Hohnloser SH, Hijazi Z, Thomas L, Alexander JH, Amerena J, Hanna M, et al. Efficacy of apixaban when compared with warfarin in relation to renal function in patients with atrial fibrillation: insights from the ARISTOTLE trial. Eur Heart J. 2012;33(22):2821–30.

[51] Hijazi Z, Hohnloser SH, Oldgren J, Andersson U, Connolly SJ, Eikelboom JW, et al. Efficacy and safety of dabigatran compared with warfarin in relation to baseline renal function in patients with atrial fibrillation: a RE-LY (Randomized Evaluation of Long-term Anticoagulation Therapy) trial analysis. Circulation. 2014;129(9):961–70.

[52] Shah M, Avgil Tsadok M, Jackevicius CA, Essebag V, Eisenberg MJ, Rahme E, et al. Warfarin use and the risk for stroke and bleeding in patients with atrial fibrillation undergoing dialysis. Circulation. 2014;129(11):1196–203.

[53] Singer DE, Chang Y, Fang MC, Borowsky LH, Pomernacki NK, Udaltsova N, et al. The net clinical benefit of warfarin anticoagulation in atrial fibrillation. Ann Intern Med. 2009;151(5):297–305.

[54] Halperin JL, Hankey GJ, Wojdyla DM, Piccini JP, Lokhnygina Y, Patel MR, et al. Efficacy and safety of rivaroxaban compared with warfarin among elderly patients with nonvalvular atrial fibrillation in the rivaroxaban once daily, oral, direct factor Xa inhibition compared with vitamin K antagonism for prevention of stroke and embolism trial in atrial fibrillation (ROCKET AF). Circulation. 2014;130(2):138–46.

[55] Kato ET, Giugliano RP, Ruff CT, Koretsune Y, Yamashita T, Kiss RG, et al. Efficacy and safety of edoxaban in elderly patients with atrial fibrillation in the ENGAGE AF-TIMI 48 trial. J Am Heart Assoc. 2016;5(5):e003432.

[56] Steffel J, Giugliano RP, Braunwald E, Murphy SA, Mercuri M, Choi Y, et al. Edoxaban versus warfarin in atrial fibrillation patients at risk of falling: ENGAGE AF-TIMI 48 analysis. J Am Coll Cardiol. 2016;68(11):1169–78.

[57] Wang TD, Chen WJ, SS S, TC S, Chen MF, Liau CS, et al. Increased levels of tissue plasminogen activator antigen and factor VIII activity in nonvalvular atrial fibrillation: relation to predictors of thromboembolism. J Cardiovasc Electrophysiol. 2001;12(8):877–84.

[58] Klem I, Wehinger C, Schneider B, Hartl E, Finsterer J, Stollberger C. Diabetic atrial fibrillation patients: mortality and risk for stroke or embolism during a 10-year follow-up. Diabetes Metab Res Rev. 2003;19(4):320–8.

[59] Nieminen MS, Brutsaert D, Dickstein K, Drexler H, Follath F, Harjola VP, et al. EuroHeart Failure Survey II (EHFS II): a survey on hospitalized acute heart failure patients: description of population. Eur Heart J. 2006;27(22):2725–36.

[60] Witt DM, Delate T, Clark NP, Martell C, Tran T, Crowther MA, et al. Outcomes and predictors of very stable INR control during chronic anticoagulation therapy. Blood. 2009;114(5):952–6.

[61] Cappato R, Ezekowitz MD, Klein AL, Camm AJ, Ma CS, Le Heuzey JY, et al. Rivaroxaban vs. vitamin K antagonists for cardioversion in atrial fibrillation. Eur Heart J. 2014;35(47):3346–55.

[62] Goette A, Merino JL, Ezekowitz MD, Zamoryakhin D, Melino

M, Jin J, et al. Edoxaban versus enoxaparinwarfarin in patients undergoing cardioversion of atrial fibrillation (ENSURE-AF): a randomised, open-label, phase 3b trial. Lancet. 2016;388(10055): 1995–2003.

[63] Ezekowitz MD, Pollack CV, Sanders P, Halperin JL, Spahr J, Cater N, et al. Apixaban compared with parenteral heparin and/or vitamin K antagonist in patients with nonvalvular atrial fibrillation undergoing cardioversion: rationale and design of the EMANATE trial. Am Heart J. 2016;179:59–68.

[64] Calkins H, Gerstenfeld EP, Schilling R, Verma A, Willems S. RE-CIRCUIT study-randomized evaluation of dabigatran etexilate compared to warfarin in pulmonary vein ablation: assessment of an uninterrupted periprocedural anticoagulation strategy. Am J Cardiol. 2015;115(1):154–5.

[65] Cappato R, Marchlinski FE, Hohnloser SH, Naccarelli GV, Xiang J, Wilber DJ, et al. Uninterrupted rivaroxaban vs. uninterrupted vitamin K antagonists for catheter ablation in non-valvular atrial fibrillation. Eur Heart J. 2015;36(28):1805–11.

[66] Gibson CM, Mehran R, Bode C, Halperin J, Verheugt FW, Wildgoose P, et al. Prevention of bleeding in patients with atrial fibrillation undergoing PCI. N Engl J Med. 2016;375(25):2423–34.

[67] Cannon CP, Gropper S, Bhatt DL, Ellis SG, Kimura T, Lip GY, et al. Design and Rationale of the RE-DUAL PCI Trial: a prospective, randomized, phase 3b study comparing the safety and efficacy of dual antithrombotic therapy with dabigatran etexilate versus warfarin triple therapy in patients with nonvalvular atrial fibrillation who have undergone percutaneous coronary intervention with stenting. Clin Cardiol. 2016;39(10):555–64.

[68] Gibson CM, Mehran R, Bode C, Halperin J, Verheugt F, Wildgoose P, et al. An open-label, randomized, controlled, multicenter study exploring two treatment strategies of rivaroxaban and a dose-adjusted oral vitamin K antagonist treatment strategy in subjects with atrial fibrillation who undergo percutaneous coronary intervention (PIONEER AF-PCI). Am Heart J. 2015;169(4):472–8.e5.

[69] Santangeli P, Di Biase L, Horton R, Burkhardt JD, Sanchez J, Al-Ahmad A, et al. Ablation of atrial fibrillation under therapeutic warfarin reduces periprocedural complications: evidence from a meta-analysis. Circ Arrhythm Electrophysiol. 2012;5(2):302–11.

[70] Dewilde WJ, Oirbans T, Verheugt FW, Kelder JC, De Smet BJ, Herrman JP, et al. Use of clopidogrel with or without aspirin in patients taking oral anticoagulant therapy and undergoing percutaneous coronary intervention: an open-label, randomised, controlled trial. Lancet. 2013;381(9872): 1107–15.

[71] Diener HC, Aisenberg J, Ansell J, Atar D, Breithardt G, Eikelboom J, et al. Choosing a particular oral anticoagulant and dose for stroke prevention in individual patients with non-valvular atrial fibrillation: part 2. Eur Heart J. 2017;38(12):860–8.

[72] Diener HC, Aisenberg J, Ansell J, Atar D, Breithardt G, Eikelboom J, et al. Choosing a particular oral anticoagulant and dose for stroke prevention in individual patients with non-valvular atrial fibrillation: part 1. Eur Heart J. 2017;38(12):852–9.

[73] Pollack CV Jr, Reilly PA, Eikelboom J, Glund S, Verhamme P, Bernstein RA, et al. Idarucizumab for dabigatran reversal. N Engl J Med. 2015;373(6): 511–20.

[74] Pollack CV Jr, Reilly PA, Bernstein R, Dubiel R, Eikelboom J, Glund S, et al. Design and rationale for RE-VERSE AD: a phase 3 study of idarucizumab, a specific reversal agent for dabigatran. Thromb Haemost. 2015;114(1):198–205.

[75] Yeh CH, Fredenburgh JC, Weitz JI. The real decoy: an antidote for factor Xa-directed anticoagulants. Circ Res. 2013;113(8):954–7.

[76] Lu G, DeGuzman FR, Hollenbach SJ, Karbarz MJ, Abe K, Lee G, et al. A specific antidote for reversal of anticoagulation by direct and indirect inhibitors of coagulation factor Xa. Nat Med. 2013;19(4):446–51.

[77] Costin J, Ansell J, Laulicht B, Bakhru S, Steiner S. Reversal agents in development for the new oral anticoagulants. Postgrad Med. 2014;126(7):19–24.

[78] Greinacher A, Thiele T, Selleng K. Reversal of anticoagulants: an overview of current developments. Thromb Haemost. 2015;113(5):931–42.

[79] Siegal DM, Curnutte JT, Connolly SJ, Lu G, Conley PB, Wiens BL, et al. Andexanet alfa for the reversal of factor Xa inhibitor activity. N Engl J Med. 2015;373(25):2413–24.

[80] Gomez-Outes A, Suarez-Gea ML, Lecumberri R, Terleira-Fernandez AI, Vargas-Castrillon E. Specific antidotes in development for reversal of novel anticoagulants: a review. Recent Pat Cardiovasc Drug Discov. 2014;9(1):2–10.

第12章 心脏电生理手术围术期抗凝策略

Anticoagulant Strategies for Electrophysiology Procedures

Stuart J. Beldner　David L. Stern　著

樊晓寒　译

临床病例

病例1：76岁女性，既往有高血压、非胰岛素依赖的糖尿病、冠心病病史，9年前曾行冠脉搭桥术。长期服用的药物包括阿司匹林、高剂量他汀类药物、血管紧张素转化酶抑制药（angiotensin converting enzyme inhibitor，ACEI）和β受体拮抗药。近5年因出现阵发房颤后服用华法林，每月监测国际标准化比值（international normalized ratio，INR），大部分结果为2.0～3.0。尽管该患者否认既往阵发房颤相关症状，但通过心电监测得知，她房颤的阵发性发作与患者的主观症状（包括劳累、活动后呼吸困难）是相符合的。在讨论下一步治疗的风险、获益以及可能的替代治疗后，该患者决定接受房颤肺静脉隔离术（pulmonary vein isolation，PVI）+射频消融治疗。那么现在您作为主治医师，需要考虑术前、术中及术后最佳的抗栓治疗（包括抗凝和抗血小板）方案。

病例2：33岁男性，医师，因突发心悸急诊。该患者目前心血管专科培训第2年，在熬夜工作后逐渐出现心悸症状。他既往也曾有过心悸症状，但均为一过性的，且可以自行转复，但本次心悸发作后并未自行转复。既往无心血管病相关的危险因素。他当时自测脉搏170次/分左右，而后于急诊就诊，急诊予以心电监护，同时行心电图检查。血压测量在正常范围，为105/60mmHg，心电图提示心房颤动伴快速心室率，为164次/分。他告知急诊（emergency room，ER）科医师最近一次进食是在12h之前，进食的东西为几杯咖啡和一杯含咖啡因的功能饮料；否认既往服药病史，否认过敏史。急诊医师为这位医师/患者静脉输注了房室结阻断药（一种钙离子通道阻滞药），而后心室率有所下降，症状也有所好转。而后转为同等剂量的钙离子通道阻断药的口服用药。夜间服药后监测了血压，未发现低血压情况。您作为主治医师，需要考虑：如何实现该患者房颤的最佳管理，并为其未来可能发生的卒中风险提供必要的治疗。

病例3：92岁男性，因晕厥就诊。该患者既往有射血分数保留的心力衰竭（LVEF 70%）、非胰岛素依赖的糖尿病、慢性肾脏病（chronic kidney disease，CKD）Ⅳ期及房颤病史，长期口服阿哌沙班2.5mg每天2次。他提供的长期用药清单中包括β受体拮抗药。入院后心电图检查提示窦性心动过缓合并一度房室传导阻滞（PR间期230ms），右束支传导阻滞、左前分支阻滞，心室率48次/分，QRS间期125ms。入院后停用了β受体拮抗药，期间心电监护捕捉到在睡眠状态有阵发性心房颤动（心室率130次/分左右），以及心房颤动转复时6s以上停搏。上述情况发作时患者均在睡眠状态，没有相关症状。医师决定为其行永久性起搏植入术。您作为主治医师，需要考虑术前、术中及术后阿哌沙班如何更好地服用。

一、拟接受心脏电生理手术的患者抗凝治疗的利与弊

对于每一个拟接受某种特定电生理手术的患者，在围术期（包括术前、术中和术后）是否接受

抗凝治疗主要取决于抗凝治疗利弊的权衡。心房颤动是最常见需要接受抗凝治疗的心律失常，也是电生理手术中最常见的心律失常之一：当年龄达到80岁时，约10%的患者可能遭受房颤的困扰[1]。既往Framingham研究显示，人的一生患上房颤的风险约25%[2]。对于已经患有房颤的患者，抗凝治疗［包括华法林和直接口服抗凝血药（direct oral anticoagulant，DOAC）］在目前的指南中仍是预防栓塞事件，也就是脑卒中的金标准治疗。$CHADS_2$[3]和CHA_2DS_2-VASc[4]为未接受抗凝治疗的房颤患者提供的循证年化卒中风险评估（表12-1），同样，这些风险评分也可以指导我们在房颤导管消融术前、术中及术后的抗凝治疗（表12-2，ACC/AHA/HRS：房颤管理指南）。这些评分可以强化对既往有脑血管事件的患者风险高的观念，但是这些评分并不适合所有房颤患者。例如，这些评分并没有涵盖二尖瓣机械瓣或主动脉机械瓣相关的栓塞事件风险，尽管这部分患者同样要接受持续的抗凝治疗。因此，这些风险评分是临床中非常有用的评估栓塞风险的工具，但是并不代表着它们就是决定抗凝治疗的绝对准则。指南比较明确的推荐了心脏电生理手术的抗凝策略，但是在临床实践中，临床医师仍需进行合理的临床评估。

血栓栓塞风险和出血风险在临床中需要时刻权衡。正如$CHADS_2$和CHA_2DS_2-VASc评分（表12-1），出血事件同样有评分可以参考。HAS-BLED评分是目前最常用的出血评分，其中的危险因素包括高血压、肝肾功能异常、脑卒中、出血病史或出血体质、INR

表12-1 循证医学证据支持的房颤患者抗凝治疗推荐

Ⅰ类（A级）推荐	1. CHA_2DS_2-VASc评分≥2分的患者，推荐接受华法林抗凝治疗
	2. 华法林初始治疗阶段，每周至少监测1次INR水平
Ⅰ类（B级）推荐	1. 抗凝治疗需基于患者栓塞风险的评估
	2. 使用CHA_2DS_2-VASc评分评估卒中风险
	3. 心脏机械瓣置换术后推荐华法林抗凝，需要维持较高的INR水平，具体取决于瓣膜类型
	4. CHA_2DS_2-VASc评分≥2分的患者，推荐接受DOAC治疗，比如达比加群、利伐沙班或阿哌沙班
	5. 在接受抗凝治疗之前需进行肝肾功能评估，并在抗凝治疗之后规律定期评估肝肾功能
Ⅰ类（C级）推荐	1. 在决定抗凝治疗之前，需权衡血栓栓塞和出血风险以及患者的倾向
	2. 对于INR不达标患者，建议使用DOAC
	3. 周期性对抗凝治疗的指征进行再评估
	4. 机械瓣置换围术期建议UFH或LMWH桥接治疗
	5. 如果非机械瓣手术，围术期是否桥接治疗需权衡获益和风险
	6. 房扑患者推荐抗凝治疗
Ⅱa类（A级）推荐	无
Ⅱa类（B级）推荐	1. CHA_2DS_2-VASc评分=0分的患者，不推荐抗凝治疗
	2. CHA_2DS_2-VASc评分≥2分的终末期肾病（CrCl＜15ml/min）患者，推荐接受华法林抗凝治疗
Ⅱb类（B级）推荐	接受冠脉血供重建且CHA_2DS_2–VASc评分≥2分的患者，推荐氯吡格雷联合抗凝治疗
Ⅱb类（C级）推荐	1. CHA_2DS_2-VASc评分=1分的非瓣膜房颤患者，不推荐抗凝或阿司匹林抗血小板治疗
	2. 对于中－重度肾功能不全患者，需减少DOAC的使用剂量
	3. 建议PCI时选择金属裸支架以减少术后双联抗血小板服用时间
Ⅲ类（B级）推荐	心脏机械瓣置换术后采用达比加群抗凝是有害的
Ⅲ类（C级）推荐	终末期肾病或接受透析的房颤患者，服用达比加群或利伐沙班未见获益

INR.国际标准化比值；DOAC.直接口服抗凝血药；UFM.普通肝素；LMWH.低分子肝素；CrCl.肌酐清除率；PCI.经皮冠状动脉介入治疗

表 12-2　未接受抗凝治疗的房颤患者基于 $CHADS_2$ 和 CHA_2DS_2-VASc 评分估测的年化脑血管意外发生风险（%）[5]

评　分	0	1	2	3	4	5	6	7	8	9
$CHADS_2$	1.9	2.8	4.0	5.9	8.5	12.5	18.2			
CHA_2DS_2-VASc	0	1.3	2.2	3.2	4.0	6.7	9.8	9.6	6.7	15.2

不稳定、老年（年龄>65 岁）、服用容易导致出血风险增加的药物、酗酒[4]。HAS-BLED 评分在 3 分以上被认为是出血高风险人群，即这部分患者如接受抗凝治疗，出血带来的危害可能会大于抗凝带来的获益。同样，电生理手术本身也同时存在血栓栓塞和出血的高危因素。比如，房颤直流电复律前需要接受充分抗凝治疗，因为这个操作中及操作后患者发生血栓栓塞事件的风险很高，然而操作相关的出血风险却相对正常。笔者所见心脏电复律过程中唯一的出血事件为患者在操作过程中咬舌，而出血量也是很少的。相比之下，激光鞘辅助下植入电极拔除手术中，出血风险就明显高于其栓塞事件风险，所以，尽管目前并没有相关研究权衡激光鞘电极拔除围术期抗凝治疗的获益和风险，我们依然不推荐在术前未停用抗凝治疗的患者中实施电极拔除手术。

并发症以及合并用药可以影响房颤患者的个体化风险和获益评估，而这些并发症和合并用药在 $CHADS_2$ 和 CHA_2DS_2-VASc 评分中并没有涵盖，例如冠心病和（或）近期行冠脉介入治疗需同时服用抗血小板药。2013 年发表的 WOEST 研究提示，对于同时需要抗凝和抗血小板治疗的患者，可以单用一种抗血小板药物即氯吡格雷联合抗凝进而降低出血风险，而非选择阿司匹林和氯吡格雷双联抗血小板[6]。鉴于抗血小板单药治疗较双联抗血小板治疗的出血风险更低，建议部分择期的电生理手术，如起搏器脉冲发生器更换、房颤 / 房扑或室速的导管消融等，可以推迟直到患者不再需要双联抗血小板治疗。

出血风险在器械植入、导管消融、心律转复、左心耳（left atrial appendage，LAA）封堵等手术及相关操作均有涉及，而且这种出血风险在术前、术中及术后有抗凝需求的患者中明显增加。本部分内容主要讨论针对这些电生理手术，目前现行电生理手术抗凝策略的临床证据。

二、择期器械植入术前抗凝治疗

2011 年发表的数据显示，全球每年分别有超过 100 万和 40 万的患者接受起搏器或植入式心律转复除颤器（implantable cardioverter defibrillator，ICD）治疗[7]，其中接受长期抗凝治疗的患者占 14%～35%。近年来，根据接受经股动 / 静脉途径介入治疗的数据，术前 INR 建议在 1.8 以内以降低出血风险[8]。为了降低围术期血栓栓塞风险，既往指南推荐在术前停用口服抗凝血药数天，采用肝素桥接治疗直至手术[9]。最近，BRUISE CONTROL 研究提示，肝素桥接治疗增加术后血肿风险[10]。该研究纳入的人群为拟接受起搏器或 ICD 植入、起搏脉冲发生器更换的血栓中 - 高危患者（预测年化血栓栓塞风险≥5%），探索围术期不停用华法林和围术期华法林桥接肝素两者在有临床意义的起搏器囊袋血肿风险方面的差异。对于围术期不停用华法林患者，大部分 INR 在 3.0 以内，对于部分机械瓣置换患者，INR 控制在 3.5 以内。具有临床意义的囊袋血肿定义为血肿需要外科处理，进而延长了住院时间或需要中断口服抗凝血药治疗。结果发现，囊袋血肿在不中断抗凝治疗组为 3.5%，而在桥接组为 16%（相对风险 RR=0.19，95%CI 0.10～0.36，$P<0.001$）；而血肿本身也增加了电生理手术术后感染的风险。目前的抗凝策略为在患者择期手术术前 2 天进行外科术前评估并调整华法林用量，以便患者在手术当日时，INR 水平位于治疗范围的低限。而后起搏器或 ICD 手术均可以在不停用口服抗凝血药的基础上进行。BRUISE CONTROL 2 研究设计与先前类似，采用同样的干预方法对比 DOAC 与桥接的出血风险。

三、房颤的肺静脉隔离和导管消融

部分电生理手术本身会增加患者围术期血栓栓塞事件风险，房颤射频消融即为此类手术。2007 年发表的共识建议在房颤射频消融前 3～5 天停用口服抗凝血药进而使用低分子肝素（low-molecular-weight heparin，LMWH）桥接[11]。2012 年，一项纳入 27 000 例患者的 Meta 分析显示，围术期不停用华法林可明显降低血栓栓塞并发症风险而且不增加出血风险[12]，如果大出血事件发生，输注冰冻血浆或浓缩的凝血酶原复合物（Kcentra）已经成为标准治疗方法。2014 年，Di Biase 及其同事发表一项随机对照研究结果显示，相较于 LMWH 桥接治疗，不停用华法林的情况下进行心房颤动导管消融可降低围术期卒中风险及小出血事件风险[13]。

而后，多项研究探索了房颤导管消融围术期不停用 DOAC 的安全性和有效性。达比加群是第一个批准用于预防 NVAF 抗凝卒中的 DOAC。然而，截至目前发表的关于达比加群在接受房颤导管消融患者中预防卒中的研究数据并不一致，早期的 Meta 分析提示，达比加群可能增加栓塞性事件和出血事件风险。而 RE-CIRCUIT 研究[14]结果提示，在房颤消融围术期，达比加群的效果优于华法林，该研究纳入了 704 例患者，是目前在房颤导管消融围术期抗凝人群中对比不间断的 DOAC 和华法林的临床效果的样本量最大的一项研究。该研究提示，相较于华法林，达比加群降低了 5.3% 的围术期及术后 2 个月内的大出血风险（1.6% vs. 6.9%），具体来说，达比加群降低了围术期心包压塞和术后腹股沟血肿的风险。而且在达比加群组，并没有卒中、系统性栓塞或一过性缺血发作事件发生。

利伐沙班或阿哌沙班在电生理手术围术期不间断应用同样也得到了积极地结果[15, 16]。2014 年，Lakkireddy 团队发表了一项在阵发性房颤导管消融围术期对比不间断使用利伐沙班和华法林的研究，该研究纳入了 642 例阵发性房颤患者，其中一半接受不间断的利伐沙班治疗，另一半接受不间断的华法林抗凝治疗。两组患者匹配了年龄、性别和房颤的类型。术后随访 30 天结果显示，两组在大出血事件、小出血事件以及栓塞并发症方面并无差异。同样，在 2015 年，Di Biase 等发表了他们团队关于房颤消融围术期不间断使用阿哌沙班和华法林临床效果对比的前瞻性注册研究：该研究纳入了 400 例患者，两组之间同样匹配了年龄、性别和房颤类型。其中阿哌沙班组患者在手术当日清晨也正常服用阿哌沙班。结果显示，两组在大出血、小出血及总出血事件并发症方面无明显差异。另外，阿哌沙班组有 29 例患者接受了头颅磁共振成像（MRI）以评估是否存在新发无症状脑缺血情况，结果均为阴性。

在临床中具体到一个特定的患者，当评估后提示短期内围术期出血风险比栓塞事件发生风险更高时，可能会临时中断抗凝血药治疗。但是，如果长时间中断抗凝治疗，可能会出现反弹性高凝状态。为了降低这种风险，通常会在中断抗凝血药服用期间，加用低剂量的阿司匹林。在这种情形下，通常术前夜及手术当日清晨停用口服抗凝血药。鉴于目前无法逆转 DOAC 抗凝效果，在临床实践中为患者静脉输注 24h 普通肝素（unfractionated heparin，UFH）直到确定该患者未发生出血并发症。对于 DOAC 在术后即刻恢复使用，目前也有一些研究结果[17, 18]。但这些研究纳入的患者样本量很小，因此，保险起见，在恢复服用不可逆的抗凝血药之前仍建议观察一段时间。对于接受房颤导管消融的患者，无论是否服用抗凝治疗，手术本身可能带来的风险包括卒中、迟发性心包积液（炎症性心包积液，而非术中因穿孔导致的心包压塞）、腹股沟区血管并发症等，建议在院观察一晚。

在房颤导管消融术中，导管送入左房的过程本身也会增加卒中风险，类似的风险同样存在于接受左室内消融的患者。因此，对于左室内消融的手术，目标 ACT 为 250～300ms，而对于左房内消融，抗凝更加积极，目标 ACT 通常控制在 350～400ms，通常在术中通过给予静脉肝素以实现上述控制目标。Baetz 团队报道了接受室速或房颤消融手术中通过比伐卢定达到抗凝效果，此方案也曾被用于肝素诱导的血小板减少症（heparin-induced thrombocytopenia，HIT）患者[19]。该项研究中，比伐卢定的用法为 0.75mg/kg 弹丸式静脉推注后，以 1.75mg/（kg・h）持续静脉泵入。在首次弹丸式推注比伐卢定后测量 ACT，但研究中并没有以 ACT 值调整后续比伐卢定的用量，依旧是 1.75mg/（kg・h）的固定剂量泵入。据称，阿加曲班也同样类似用法使用过且比较安全。

房颤消融导管为静脉途径导管，因此上述在冠状动脉造影中的抗栓方案在房颤导管消融中并不太适用。然而，消融鞘管要粗得多，通常冠状静脉窦导管为 6F-7F，而冷冻消融中使用的可调弯鞘（美敦力公司）可达到 15F，因此研究表明手术结束时腹股沟穿刺区域“8”字缝合可以降低腹股沟区并发症风险[20]。

考虑到围术期栓塞并发症风险可能增加，因此所有接受导管消融的房颤患者，即使是血栓栓塞风险最低的患者，也应该在导管消融后接受 3 个月抗凝治疗。患者通常会询问，房颤已经“成功”消融，何时能停用口服抗凝血药。因此在术前就应该向患者告知，导管消融只是房颤管理的一种途径，并非治愈了房颤，因此抗凝治疗的策略应该与未接受房颤消融的患者一样。这种抗凝策略主要是针对未来的血栓栓塞风险。在 2014 年 AHA/ACC/HRS 房颤管理指南中，应用 CHA_2DS_2-VASc 评分指导抗凝治疗是Ⅰ类推荐[5]。尽管导管消融手术并非治愈性手术，但确实有一些患者在导管消融术后房颤未再发作，而这部分患者如果继续抗凝治疗，就表示他们在没有相应卒中风险的条件下却要承受抗凝治疗带来的每年约 3% 的出血风险。尽管目前缺乏强有力的相关研究数据，但已经有医师在临床实际中在中断抗凝治疗后，通过植入式的心电监测记录器来记录患者的心律情况[21]。但是这种心电监测记录器的使用必须慎重，毕竟它对于复发心律失常的诊断具有滞后性，而且还有一些迟发性心律失常复发，甚至在首次导管消融 5 年后首次复发。正是因为导管消融后仍持续存在血栓性事件的风险，2014 年指南给出了Ⅰ类推荐，即需要在权衡卒中和出血风险后，由临床医师和患者共同决定是否接受抗凝治疗。

四、心律转复的抗凝治疗

多年以来，对于拟接受心律电转复的房颤患者，需要在转复前服用 3 周的华法林抗凝治疗（表 12–3）。2001 年，ACUTE 多中心研究为临床医师提供了一种新选择，即经食管超声检查可以用于转复前指导[22]。通过经食管超声评估左心房和 LAA 内血栓是否存在来决定抗凝策略，大大减少了心律转复前抗凝治疗时间。尽管这种策略减少了房颤自发转复的概率，但相较于转复前 3 个月的华法林抗凝治疗，显著降低了出血事件风险。而且两组（抗凝组和经食管超声指导组）在血栓栓塞事件风险方面无明显差异，当然两组血栓栓塞事件风险均非常低。如果经食管超声发现了 LAA 血栓，研究同样推荐与传统治疗相同的 3 周抗凝治疗，而后复查经食管超声，如果血栓消失，可接受心律电转复。两组所有患者在心律转服后均接受了 4 周华法林抗凝治疗。

ACUTE 研究的结果同样也用在了 DOAC 治疗的患者。即已经接受 DOAC 治疗的患者，在不中断口服抗凝治疗的前提下可以直接接受心律电转复。但是，这种治疗策略也存在着一定的风险，毕竟没有类似 INR 这样的指标监测，我们无法判断患者抗凝治疗的效果。另外，这项研究的结果在外推到研究未纳入的人群时也需要注意，如 BMI 严重超标或服用 75mg 达比加群治疗的患者。尽管有既往研究数据支持，即对于心律转复前服用达比加群、阿哌沙班及利伐沙班抗凝治疗的患者，在心律电转复后其卒中和系统性栓塞的风险与华法林类似。RE-LY 研究

表 12–3　有关心脏复律的推荐[5]

推荐级别Ⅰ（证据级别 A）	在没有相应药物使用禁忌证的患者中应用药物复律
推荐级别Ⅰ（证据级别 B）	• 对于持续时间≥48h（或持续时间未知的）房颤，在心脏复律前 3 周和后 4 周予华法林抗凝 • 如果第一次尝试未能恢复窦性心律，可重复进行心脏复律
推荐级别Ⅰ（证据级别 C）	• 对于需要立即复律的患者，应在复律后尽快开始抗凝并持续至少 4 周 • 对于房颤持续时间＜48h 且具有较高脑卒中风险的患者，推荐在复律前进行抗凝 • 基于血栓栓塞事件风险，在电复律后管理长程抗凝 • 对于药物复律尝试失败的患者应用电复律 • 对于房颤合并预激和血流动力学不稳定的患者应用电复律
推荐级别Ⅱa（证据级别 A）	胺碘酮可被用于药物复律
推荐级别Ⅱa（证据级别 B）	• 如果能够在复律前进行抗凝，并在复律后继续抗凝 4 周，可应用经食管超声检查（TEE）评估左心房（LA） • 当在监测后被证明安全的情况下，可将氟卡尼或普罗帕酮作为“口袋药”（pill-in-the-pocket）使用
推荐级别Ⅱa（证据级别 C）	• 在心脏复律前至少 3 周和复律后 4 周应用直接口服抗凝血药 • 如果可以将窦性心律维持一段可观的时间，有理由重复进行复律
推荐级别Ⅱb（证据级别 C）	对于房颤持续时间＜48h 且具有较低血栓栓塞风险的心脏复律患者应用直接口服抗凝血药
推荐级别Ⅲ（证据级别 B）	对于门诊患者启用多非利特是有害的

中，有1270例患者接受了共1938次心律电转复，而这些患者在抗凝血药剂量、转复前经食管超声评估与否以及转复后抗凝治疗时长方面各不相同[23]。在ARISTOTLE研究中[24]，有540例患者接受了共743次心律电转复，结果与RE-LY研究相似。后续的X-VeRT研究专门对比了在心律转复前后利伐沙班和VKA的临床效果[25]，研究中，转复前采用3周抗凝血药或转复前经食管超声评估完全由治疗的医师决定。对于早期转复的患者，转复前至少4h临时给予利伐沙班1次。研究结果显示，相较于维生素K拮抗药（vitamin K antagonist，VKA），利伐沙班可以显著降低心律转复时间（$P<0.001$），证实了利伐沙班安全且有效，且可以作为VKA的替代治疗方法。

依据笔者的临床经验，对于左心室收缩功能严重下降的患者，LAA更容易发现血栓形成。可能是因为左心室内血流的淤滞导致了左心房内血流的淤滞进而放大了这种血栓形成的风险。通常，积极控制心室率可以改善左心室功能，从而可以减少左心房血流淤滞，降低LAA血栓风险。笔者所在中心的临床经验与ACUTE研究类似，连续抗凝治疗3周后，复查经食管超声，如果血栓消失，即可电复律；如果血栓仍存在，就延迟心脏电复律时机，通常也会更换抗凝血药。一旦在经食管超声中发现LAA自发显影，笔者更倾向于建议患者接受口服抗凝血药治疗。

在验证DOAC和华法林同样有效且安全的随机对照临床研究中，一个重要的局限性是当服用华法林患者INR维持在有效治疗范围（2.0～3.0）的时间只要足够长，DOAC的相对优势就会降低。目前缺乏DOAC与华法林INR维持在2.5～3.5的对比研究，除了已记录的左心房血栓形成的患者出血风险稍高的情况，此外，这部分患者与INR长时间维持在治疗范围内服用华法林的患者相比，服用DOAC的获益同样减弱。因此，如果一个已经接受抗凝治疗的患者发现血栓（DOAC或者服用华法林，INR维持在治疗范围），笔者的策略是继续服用华法林，维持INR在治疗范围的高值。既往也有Meta分析显示，相较于规律的诊室监测，家庭INR检测可以降低42%的血栓风险，达比加群150mg每天2次，抗凝的结果与此相近，血栓栓塞事件相对风险降低33%[26]。鉴于当患者INR超过治疗窗范围后出血风险明显增加，如果采用这种激进的抗凝策略，尽可能配合家庭监测的方式来实现。

五、Watchman左心耳封堵

抗凝治疗目前仍旧是心房颤动患者血栓性事件预防的标准治疗模式。然而，对于部分患者，抗凝治疗带来的风险可能大于获益，在这些患者中，采用Watchman装置封堵LAA可以安全有效地降低远期卒中风险。目前大部分关于Watchman植入前后抗凝的数据来自于批准Watchman临床应用的研究，即PROTECT AF研究[27]和PREVAIL研究[28]。PROTECT AF研究中纳入了707例患者，以2∶1随机分配入Watchman植入试验组，即植入后华法林联合阿司匹林联合治疗45天，而后阿司匹林联合氯吡格雷双联抗血小板治疗至术后6个月，然后改阿司匹林单药长期服用，或分入华法林抗凝治疗对照组，维持INR 2.0～3.0。研究的有效性终点为复合终点，包括卒中、心血管死亡及系统性栓塞事件。随访18个月时，卒中发生率、心血管死亡事件及系统性栓塞事件发生率在器械植入组和对照组类似。相较于标准治疗，Watchman封堵器的植入对于血栓性事件预防的有效性达到非劣效标准，但是大出血事件、心包积液及器械相关栓塞事件在器械植入组更高（7.4个事件/100人年 vs. 4.4个事件/100人年，相对风险RR=1.69，CI 1.01～3.19）。为了探索LAA封堵围术期的安全性风险，研究者又开展了PREVIAL研究。该研究中，患者以2∶1随机纳入LAA封堵治疗而后停用华法林组（干预组，n=269）和华法林长期治疗组（对照组，n=138），研究评估了2个有效性和1个安全性复合终点。PREVIAL研究显示，在缺血性卒中和术后7天以上系统性栓塞事件预防方面，相较于华法林治疗，LAA封堵达到非劣效标准。然而，PREVIAL接受Watchman植入的患者中终点事件发生率明显低于PROTECT AF研究，提示器械植入的安全性有进一步提升。汇总两项研究的结果，提示Watchman的植入安全性和有效性与服用华法林相当，而且Watchman植入组的患者出血性脑卒中事件和大出血事件明显降低，提示LAA封堵术改善患者的死亡率。

对于长期服用口服抗凝血药的患者，在LAA封堵围术期不停用口服抗凝治疗。然而，接受LAA封堵的很多患者并不适合接受长期抗凝治疗，这些患者需要特殊考虑。在这些患者中，Watchman植入术前，给予阿司匹林81mg每天1次抗血小板治疗；

术中在给予充分抗凝后行 Watchman 装置植入，目标 ACT 值为 300～350ms。对于使用冷冻球囊装置递送系统的患者，传送鞘管较粗，为 14F，在笔者所在的电生理中心，撤鞘时给予“8”字缝合来实现静脉穿刺部位止血。在手术完成的第 2 天加用华法林直至术后 45 天。术后常规进行经食管超声检查以确认封堵成功。如果封堵器周围残余漏在 5mm 以内，以氯吡格雷替代华法林，同时增加阿司匹林的剂量至 300～325mg 每天 1 次。如果术后 6 个月复查未检测到封堵器残余漏，停用氯吡格雷，长期服用全量（300～325mg）阿司匹林。对于存在封堵器残余漏患者，LAA 处的封堵情况需要再次评估，而且华法林和阿司匹林均需继续服用直到重新评估的残余漏＜5mm。PREVAIL 研究中，99% 的患者在 Watchman 植入术后 1 年停用华法林。而在用于评估 Watchman 封堵器在真实世界中临床应用以及结局评价的 EWOLUTION 注册研究中，成功率和 1 年随访安全性结局均与 PREVAIL 研究相似[29]。

在临床研究中，患者计划均需接受抗凝治疗 6 周，然而，其中的很多患者由于各种原因需要停用口服抗凝治疗。在我们的临床实践中，我们观察到很多患者在 Watchman 封堵器植入前后均服用 DOAC 而非华法林，而这种治疗方法目前仍属于说明书外用药，并没有临床研究数据支持[30, 31]。另外，ASAP 注册研究评估了封堵器术后双联抗血小板治疗的结局（阿司匹林联合波立维）[32]。研究纳入了 150 例患者，6 例患者出现了封堵器表面血栓形成（4%），然而只有 1 例患者最后发生缺血性卒中临床后遗症。在未来的多中心、随机对照 ASAP-TOO 研究（NCT02928497）中，将在不适合接受口服抗凝治疗的 LAA 封堵患者中进一步评估抗血小板的效果。也就是说，针对 LAA 封堵这项新技术，将会产生更多理想的抗凝治疗方案。

六、总结

电生理手术围术期抗凝的管理错综复杂。临床医师需要通过评估患者的风险并结合目前的临床研究数据选择最安全的抗凝治疗方案。

要 点

- 电生理手术围术期抗凝治疗的选择一定是具体到某一位患者的某类手术进行相关风险和获益的权衡后做出决定。
- 目前的临床研究数据支持在起搏器或除颤器植入围术期选择不停用抗凝治疗的策略，而非采用 LMWH 或 UFH 桥接的策略。
- 考虑到电复律或导管消融本身带来的血栓事件风险，推荐在手术或者转复前，术中及术后进行有效的抗凝治疗。
- 鉴于电生理手术技术在持续发展，我们对于围术期抗凝治疗最佳方案的理解也会持续更新。

自测题

1. 一名 76 岁女性房颤患者，既往有高血压、非胰岛素依赖的糖尿病、冠心病病史，9 年前曾行冠脉搭桥术。目前服用阿司匹林每天 81mg，华法林（维持 INR 为 2.0～3.0），本次为行房颤导管消融入院。下列哪个说法是正确的：
   A. 应该在手术前将华法林更换为 DOAC
   B. 术前必须停用目前的抗凝治疗至少 5 天以上
   C. 术前必须停用阿司匹林 5 天以上，无论围术期是否服用华法林
   D. 下一步围术期决定继续还是暂时停用抗凝治疗，需要权衡血栓栓塞风险及出血风险后再决定
   E. 如果消融手术成功，她就无须再继续服用抗凝学药
2. 一名 68 岁男性，因进展性劳力性呼吸困难入院。入院基线心电图提示窦性心动过缓，心室率 49 次 / 分，一度房室传导阻滞，PR 间期 240ms，双分支阻滞。心电事件记录器证实为病态窦房结综合征，阵发性心房颤动，持续事件数秒钟至数小时不等，房颤转复时最长 RR 间歇 4.9s，其中一次长间歇与其晕厥发生相关。该患者既往无严重出血病史。他开始服用华法林抗凝治疗，并维持 INR 为 2.0～3.0，以降低血栓栓塞性事件的风险。医师基于目前的情况推荐植入永久性起搏器。基于目前患者的基本情况，下列哪项是最佳治疗选择：
   A. 因为起搏器植入手术是导致血栓性卒中的高风险手术，因此在围术期维持服用华法林，维持 INR 为 2.5～3.5

B. 术前停用华法林至少 72h，换阿司匹林每天 81mg 桥接治疗
C. 术前至少停用华法林 72h，LMWH 桥接
D. 围术期继续服用华法林，维持 INR 为 2.0～3.0
E. 推迟起搏器植入术，直到完成房颤射频消融手术

3. 一名 45 岁消防员因房颤就诊，既往有高血压、糖尿病、缺血性卒中病史存疑以及阻塞性睡眠呼吸暂停综合征。该患者目前阵发性房颤，接受利伐沙班抗凝治疗。他因突发呼吸困难急诊就诊，而后发现患者正处于房颤发作期，心室率最快 190 次 / 分。急诊给予地尔硫䓬治疗后心室率得到控制，准备在明晨进行经食管超声检查和心脏直流电复律。下列哪一项是利伐沙班相较于华法林的劣势?
A. 在随机对照研究中，服用利伐沙班患者颅内出血的风险高于华法林
B. 在随机对照研究中，利伐沙班在卒中预防方面不如华法林
C. 对于抗凝信息不可靠的患者，目前没有办法了解患者最近一次服用利伐沙班的具体时间，但是对于服用华法林的患者，可以通过检测 INR 了解患者是否接受了足够的抗凝治疗
D. 利伐沙班需要每天服用 2 次，降低了患者的依从性
E. 相较于华法林，利伐沙班需要更频繁的检测抗凝效果

4. 一名 64 岁女性，既往曾因心房扑动行三尖瓣峡部消融，目前患者表现为症状明显的心房颤动。她开始了阿哌沙班 5mg 每天 2 次抗凝治疗，同时服用抗心律失常药物控制心室率。在药物治疗无效后，她与她的电生理医师讨论了房颤导管消融治疗策略。下列哪一项关于她手术的描述是错误的?
A. 房颤导管消融本身是围术期血栓事件发生的高危因素，在术中必须接受抗凝治疗
B. 华法林是患者术前及术后服用的、目前唯一可以逆转的口服抗凝血药
C. 房颤导管消融是发生心包积液的危险因素
D. 电生理专家可以通过术中监测 ACT 来明确患者的抗凝效果
E. 患者在接受房颤导管消融治疗后仍推荐继续口服抗凝治疗，因为房颤可能复发和血栓栓塞风险仍然较高
F. 房颤导管消融手术非常简单，所有患者均可以做

5. 一名 55 岁男性房颤患者，拟行经食管超声评估和房颤直流电复律入院。过去几周他服用阿哌沙班 5mg 每天 2 次抗凝治疗。在转复操作前，他已经停用阿哌沙班 2 天，因为先前医师曾告诉他在牙科手术前需停用抗凝血药 2 天，由此他推断心律转复前也需要停用 2 天抗凝血药。下列哪一项是正确的?
A. 如果患者现在服用阿哌沙班 5mg，那么接下来的心律电转复是安全的
B. 如果他测量了 INR，那么他还是可以继续进行心律电转复治疗
C. 今日进行心律电转复不安全
D. 可以现在立即服用阿哌沙班 10mg，而后心律电转复是安全的
E. 在进行侵入性操作之前，比如经食管超声检查，阿哌沙班总是应该停用或逆转其抗凝作用

自测题答案

1. 答案：D。下一步围术期决定继续还是暂时停用抗凝治疗，需要权衡血栓栓塞风险以及出血风险后再决定。对于任何一种电生理操作，决定下一步是继续还是中断抗凝治疗，必须基于患者的血栓栓塞风险和出血风险。而且在导管消融前，没有必要将华法林更改为 DOAC。导管消融可以减少房颤负荷，但是标准的治疗方法是在导管消融成功后推荐仍继续抗凝。

2. 答案：D。围术期继续服用华法林，维持 INR 为 2.0～3.0。BRUISE CONTROL 研究显示，相较于围术期继续服用口服抗凝血药而无桥接策略，采用 UFH 或 LMWH 桥接治疗的方法增加了出血和血肿风险。

3. 答案：C。对于信息不可靠的患者，目前没有办法了解患者最近一次服用利伐沙班的具体时间，但是对于服用华法林的患者，可以通过检测 INR 了解患者是否接受了足够的抗凝治疗。在 ROCKET AF 研究中，利伐沙班的抗凝在卒中风险和出血风险方面不劣于华法林。对于服用利伐沙班的患者，目前无法监测其抗凝治疗效果，但是对于华法林，可以通过测量 INR 监测其抗凝效果。

4. 答案：B。华法林是患者术前及术后服用的、目前唯一可以逆转的口服抗凝血药。选项 B 是正确选项是因为它是唯一错误的描述。尽管华法林抗凝作用可以逆转但并不是唯一，目前达比加群也可逆转。在 2015 年底，FDA 批准了艾达赛珠单抗用于逆转达比加群的抗凝效果。选项 A，C，D，E 均正确。选项 F 目前具备较大争议。

5. 答案：C。今日进行心律电转复不安全。该患者术前停用阿哌沙班，因此抗凝治疗并不充分。在这种情况下，该患者血栓形成的风险明显增加，可能在心律电转复过程中出现栓塞事件。

参考文献

[1] Kannel WB, Abbott RD, Savage DD, McNamara PM. Epidemiologic features of chronic atrial fibrillation: the Framingham study. N Engl J Med. 1982;306:1018–22.

[2] Lloyd-Jones DM, Wang TJ, Leip EP, et al. Lifetime risk for development of atrial fibrillation: the Framingham Heart Study. Circulation. 2004;110:1042–6.

[3] Gage BF, Waterman AD, Shannon W, Boechler M, Rich MW, Radford MJ. Validation of clinical classification schemes for predicting stroke: results from the National Registry of Atrial Fibrillation. JAMA. 2001;285(22):2864–70.

[4] Lane DA, Lip GY. Use of the CHA(2)DS(2)-VASc and HAS-BLED scores to aid decision making for thromboprophylaxis in nonvalvular atrial fibrillation. Circulation. 2012;126(7):860–5.

[5] January CT, Wann SL, Alpert JS, Calkins H, Cleveland JC, Writing Committee Members, ACC/ AHA TaskForce Members, et al. 2014 AHA/ACC/ HRS guideline for the management of patients with atrial fibrillation: executive summary: a report of the American College of Cardiology/American Heart Association Task Force on practice guidelines and the Heart Rhythm Society. Circulation. 2014;130(23):2071–104.

[6] Dewilde WJ, Oirbans T, Verheugt FW, Kelder JC, De Smet BJ, Herrman JP, et al. WOEST study investigators. Use of clopidogrel with or without aspirin in patients taking oral anticoagulant therapy and undergoing percutaneous coronary intervention: an open-label, randomised, controlled trial. Lancet. 2013;381(9872):1107–15.

[7] Mond HG, Proclemer A. The 11th world survey of cardiac pacing and implantable cardioverterdefibrillators: calendar year 2009 – a World Society of Arrhythmia's project. Pacing Clin Electrophysiol. 2011;34:1013–27.

[8] Bashore TM, Balter S, Barac A, et al. 2012 American College of Cardiology Foundation/Society for Cardiovascular Angiography and Interventions expert consensus document on cardiac catheterization laboratory standards update: A report of the American College of Cardiology Foundation Task Force on Expert Consensus documents developed in collaboration with the Society of Thoracic Surgeons and Society for Vascular Medicine. J Am Coll Cardiol. 2012;59:2221.

[9] Douketis JD, Spyropoulos AC, Spencer FA, et al. Perioperative management of antithrombotic therapy: antithrombotic therapy and prevention of thrombosis, 9th ed: American College of Chest Physicians evidence-based clinical practice guidelines. Chest. 2012;141(Suppl):e326S–50S. [Erratum, Chest. 2012; 141:1129].

[10] Birnie DH, Healey JS, Wells GA, Verma A, Tang AS, Krahn AD, BRUISE CONTROL Investigators, et al. Pacemaker or defibrillator surgery without interruption of anticoagulation. N Engl J Med. 2013; 368(22):2084–93.

[11] Calkins H, Brugada J, Packer DL, Cappato R, Chen SA, Crijns HJ, et al. HRS/EHRA/ECAS expert consensus statement on catheter and surgical ablation of atrial fibrillation: recommendations for personnel, policy, procedures and follow-up. A report of the Heart Rhythm Society recommendations for personnel, policy, procedures and follow-up. A report of the Heart Rhythm Society (HRS) Task Force on catheter and surgical ablation of atrial fibrillation. Heart Rhythm. 2007;4:816–61.

[12] Santangeli P, Di Biase L, Horton R. Ablation of atrial fibrillation under therapeutic warfarin reduces periprocedural complications: evidence from a meta-analysis. Circ Arrhythm Electrophysiol. 2012;5:302–11.

[13] Di Biase L, Burkhardt D, Santangeli P, et al. Periprocedural stroke and bleeding complications in patients undergoing catheter ablation of atrial fibrillation with different anticoagulation manage-ment: results from the COMPARE randomized trial. Circulation. 2014;129(25):2638–44.

[14] Calkins H, Gerstenfeld EP, Schilling R, et al. RE-CIRCUIT study-randomized evaluation of dabigatran etexilate compared to warfarin in pulmonary vein ablation: assessment of an uninterrupted periprocedural anticoagulation strategy. Am J Cardiol. 2015;115:154–5.

[15] Lakkireddy D, Reddy YM, Di Biase L, et al. Feasibility and safety of uninterrupted rivaroxaban for periprocedural anticoagulation in patients undergoing radiofrequency ablation for atrial fibrillation: results from a multicenter prospective registry. J Am Coll Cardiol. 2014;63:982–8.

[16] Di Biase L, Lakkireddy D, Trivedi C, et al. Feasibility and safety of uninterrupted periprocedural apixaban administration in patients undergoing radiofrequency catheter ablation for atrial fibrillation: results from a multicenter study. Heart Rhythm. 2015;12:1162–8.

[17] Bin Abdulhak AA, Khan AR, Tleyjeh IM, et al. Safety and efficacy of interrupted dabigatran for peri-procedural anticoagulation in catheter ablation of atrial fibrillation: a systematic review and metaanalysis. Europace. 2013;15:1412–20.

[18] Providencia R, Albenque JP, Combes S, et al. Safety and efficacy of dabigatran versus warfarin in patients undergoing catheter

ablation of atrial fibrillation: a systematic review and meta-analysis. Heart. 2014;100:324–3.

[19] Baetz BE, Gerstenfeld EP, Kolansky DM, Spinler SA. Bivalirudin use during radiofrequency catheter ablation procedures in two patients with a history of heparin-induced thrombocytopenia. Pharmacotherapy. 2010;30(9):952.

[20] Aytemir K, Canpolat U, Yorgun H, Evranos B, Kaya EB, Şahiner ML, Özer N. Usefulness of 'figure-of-eight' suture to achieve haemostasis after removal of 15-French caliber femoral venous sheath in patients undergoing cryoablation. Europace. 2016;18(10):1545–50.

[21] Latacha MP. Using a new, smaller implantable loop recorder to aid in arrhythmia detection and anticoagulation decisions after AF ablation: one user's experience. EP Lab Digest. 2015;15(3). https://www.eplabdigest.com/articles/Using New-Smaller-Implantable-Loop-Recorder-Aid Arrhythmia-Detection-and-Anticoagulation. Accessed 2018-01-23

[22] Klein AL, Grimm RA, Murray RD, et al. Use of transesophageal echocardiography to guide cardioversion in patients with atrial fibrillation. N Engl J Med. 2001;344(19):1411–20.

[23] Nagarakanti R, Ezekowitz MD, Oldgren J, Yang S, Chernick M, Aikens TH, et al. Dabigatran versus warfarin in patients with atrial fibrillation: an analysis of patients undergoing cardioversion. Circulation. 2011;123(2):131–6.

[24] Granger CB, Alexander JH, McMurray JJ, Lopes RD, Hylek EM, Hanna M, et al. Apixaban versus warfarin in patients with atrial fibrillation. N Engl J Med. 2011;365:981–92.

[25] Cappato R, Ezekowitz MD, Klein AL, Camm AJ, Ma CS, Le Heuzey JY, et al. Rivaroxaban vs. vitamin K antagonists for cardioversion in atrial fibrillation. Eur Heart J. 2014;35(47):3346–55.

[26] Holbrook A, Schulman S, Witt DM, Vandvik PO, Fish J, Kovacs MJ, et al. Evidence-based management of anticoagulant therapy antithrombotic therapy and prevention of thrombosis, 9th ed: American College of Chest Physicians Evidence-Based Clinical Practice Guidelines. Chest. 2012;141(2 Supplement):e152S–84S.

[27] Reddy VY, Sievert H, Halperin J, Doshi SK, Buchbinder M, Neuzil P, PROTECT AF Steering Committee and Investigators, et al. Percutaneous left atrial appendage closure vs warfarin for atrial fibrillation: a randomized clinical trial. JAMA. 2014;312(19):1988–98.

[28] Holmes DR Jr, Kar S, Price MJ, Whisenant B, Sievert H, Doshi SK, et al. Randomized trial of LAA occlusion or is it prospective randomized evaluation of the watchman left atrial appendage closure device in patients with atrial fibrillation versus long-term warfarin therapy: the PREVAIL trial. J Am Coll Cardiol. 2014;64(1):1–12.

[29] Boersma LV, Ince H, Kische S, Pokushalov E, Schmitz T, Schmidt B, EWOLUTION Investigators, et al. Efficacy and safety of left atrial appendage closure with WATCHMAN in patients with or without contraindication to oral anticoagulation: 1-year follow-up outcome data of the EWOLUTION trial. Heart Rhythm. 2017;14(9):1302–8.

[30] Price MJ, Reddy VY, Valderrábano M, Halperin JL, Gibson DN, Gordon N, et al. Bleeding outcomes after left atrial appendage closure compared with longterm warfarin: a pooled, patient-level analysis of the WATCHMAN randomized trial experience. JACC Cardiovasc Interv. 2015;8(15):1925–32.

[31] Enomoto Y, Gadiyaram VK, Gianni C, Horton RP, Trivedi C, Mohanty S, et al. Use of non-warfarin oral anticoagulants instead of warfarin during left atrial appendage closure with the Watchman device. Heart Rhythm. 2017;14(1):19–24.

[32] Reddy VY, Möbius-Winkler S, Miller MA, Neuzil P, Schuler G, Wiebe J, et al. Left atrial appendage closure with the Watchman device in patients with a contraindication for oral anticoagulation: the ASAP study (ASA Plavix feasibility study with Watchman left atrial appendage closure technology). J Am Coll Cardiol. 2013;61(25):2551–6.

第13章 人工心脏植入器械的抗凝：人工瓣膜、左心室辅助装置和封堵器

Anticoagulation for Cardiac Prosthetic Devices: Prosthetic Heart Valves, Left Ventricular Assist Devices, and Septal Closure Devices

Matthew T. Crim　Supriya Shore　Suegene K. Lee　Bryan J. Wells　著

陈海波　译

临床病例

病例1：85岁男性，近期发生端坐呼吸和外周水肿，发现患有重度主动脉瓣狭窄。患者是传统外科主动脉瓣置换术的高风险患者，心脏团队和患者及家属谈话后，患者选择了经导管主动脉瓣置换术。手术顺利完成后，患者出院接受长期阿司匹林治疗，每天81mg，同时服用6个月的氯吡格雷，每天75mg。7个月后，患者再次出现呼吸困难，经胸超声检查发现主动脉瓣跨瓣压差显著增大，瓣叶增厚。患者未发生卒中或任何其他有明显症状的血栓栓塞事件。患者开始接受口服华法林抗凝，目标国际标准化比值（international normalized ratio，INR）值2.0～3.0，并继续每天口服阿司匹林81mg，治疗亚临床瓣叶血栓形成。2个月后，患者的呼吸困难改善，经胸超声主动脉瓣瓣叶外观和跨瓣压差恢复正常。

病例2：52岁女性，经诊断为亚急性胆绞痛。4年前由于二尖瓣脱垂伴重度二尖瓣反流而植入二尖瓣机械瓣。经检查发现患有胆石症，无急性胆囊炎，建议进行择期腹腔镜胆囊切除术。由于植入机械二尖瓣，患者长期口服华法林，目标INR为3.0，期间未发生抗凝的出血并发症。患者肾功能正常，体重80kg。患者术前4天停用华法林，使INR降至1.5以下。在停用华法林期间患者开始每12小时静脉注射1次依诺肝素1mg/kg继续抗凝治疗，持续到手术前一晚。患者最后一次注射依诺肝素12h后进行胆囊切除术，无并发症。术后她恢复使用华法林和治疗剂量的依诺肝素，持续桥接治疗直至INR恢复至目标水平。

一、概述

自20世纪50年代开展心内直视手术以来，该领域取得了显著的技术进步，从传统正中开胸或微创手术到介入方式使得复杂心脏手术逐步简化[1]。多种疾病的治疗方案需将人工材料放置在心腔内或与心脏连接，而这有引起血栓栓塞并发症的风险。在本章中，我们回顾了与血栓形成相关的人工植入器械特点、器械使用的适应证，以及指导器械及其血液学并发症管理的当前建议的证据。

二、病理学

心脏解剖

在正常解剖结构中，心脏由4个腔室组成，肺循环和体循环是串联作用。对于肺循环或者体循环，都有一个血液收集腔，即心房，收集的血液来源于中央静脉，还有一个泵，即心室。血液通过房室瓣（三尖瓣和二尖瓣）由心房进入心室，然后通过半月瓣（肺动脉瓣和主动脉瓣）到达中央动脉。在心房和心室水平的隔膜对肺循环和体循环中的腔室进行隔绝。

三、心脏瓣膜病

人工心脏植入器械最常用于治疗瓣膜性心脏病。

当结构或功能异常导致瓣膜反流（反流血流与原通过瓣膜方向相反）或狭窄（血流阻力在原方向增加）时，4 个瓣膜均可能发生功能障碍。有多种病理学因素可导致瓣膜功能障碍，其中包括与先天性畸形、钙化、高龄退行性病变和不良因素暴露（如感染、炎症、辐射、浸润）相关的瓣膜改变及心脏结构变化。

心腔的机械功能和瓣膜之间存在复杂的力学相互作用。结构性瓣膜疾病涉及心脏瓣膜自身的原发性异常，而功能性瓣膜疾病是相关心腔的结构或功能的原发异常所致。人工器械治疗瓣膜性心脏病包括保留或不保留自体瓣叶组织的心脏瓣膜置换术，利用人工材料保留自体瓣膜结构的修复术。

四、心肌病

心肌病是第二大类需要人工心脏器械治疗的疾病。心力衰竭的治疗都是基于现代医学大量文献指导（包括生活方式干预和口服药物）。对于药物治疗无效的严重病例，治疗选择包括植入左心室辅助装置（a left ventricular assist device，LVAD）作为终点（目的）治疗或作为预期心脏移植的过渡支持。LVAD 的血泵与左心室（left ventricle，LV）并联作用，为体循环提供血流。通过 LV 心尖部的插管，血泵将左心室的血液抽出，并通过人工血管泵到主动脉。

也有多种临床情况可能导致急性心肌病，需要机械循环支持作为过渡到恢复或长期治疗选择。其中急性心源性休克病例可由急性心脏缺血导致，包括高风险患者经皮冠状动脉介入治疗（percutaneous coronary intervention，PCI）期间、病毒性或炎性心肌炎、应激性心肌病、室性心动过速、心脏术后休克和其他病因等。主动脉内球囊反搏、体外膜肺氧合、TandemHeart（CardiacAssist Inc.，Pittsburgh，PA） 和 Impella（Abiomed，Inc.，Danvers，MA）等短期心室辅助装置可提供临时的机械循环支持。虽然这些设备具有不同的设计特点和工作机制，但均用于为心脏衰竭患者的心输出量提供临时支持[2]。

五、封堵器

该类人工心脏器械可使 2 个心室腔之间非正常的连接闭合。房间隔或室间隔缺损［分别为 atrial septal defect（ASD）和 ventricular septal defect（VSD）］可能源于先天性畸形或后天性病因［如创伤、心肌梗死（myocardial infarction，MI）和其他心脏手术］。在正常胎儿循环中，来自母体的高压含氧血通过脐静脉输送至胎儿下腔静脉，然后右心房，并优先通过房间隔卵圆孔分流至左心房和体循环。约 25% 的成人存在卵圆孔未闭（patent foramen ovale，PFO），作为肺循环与体循环之间血液分流的导管，

左心耳（left atrial appendage，LAA）或耳郭是左心房外突部分。LAA 的位置和血流特征导致血栓形成风险增加，在房颤等房性心律失常的情况下更容易发生。心脏腔室之间的异常沟通（ASD、VSD）可能导致压力流量相关的血流动力学紊乱，最终可导致心室扩张和功能障碍。在正常情况下，PFO 和 LAA 分别会增加异常栓塞或血栓形成的风险。ASD、VSD、PFO 封闭和 LAA 封堵可以通过开胸手术或腔内方法进行治疗。

六、心腔内血栓形成的病理生理学

血栓形成是血小板活化和凝血级联反应通过组织因子暴露或接触活化启动导致的（见第 1 章）。心脏血栓形成一定程度上损伤血流动力学和心腔或瓣膜功能，从而产生局部不良作用，而栓子栓塞可影响远端器官功能。心腔间存在显著的压力梯度。心室收缩时，由房室瓣分开的心室与心房之间的压力梯度最大，心房内压力和流速最低。栓塞的并发症主要由下游血管床决定，其中右侧心腔病变发生在肺循环，左侧心腔病变发生在体循环（包括大脑）。

血管和心脏内膜的内皮细胞在调节凝血过程中起到了关键作用。这是通过包括凝血、血小板黏附、活化和崩解、纤维蛋白溶解和血管调节的控制多种途径起作用。基础状态下，内皮细胞通过抑制组织因子和凝血酶以及促进蛋白 C 活化的受体促进抗凝通路。细胞表面受体，如蛋白酶活化受体（the protease-activated receptor，PAR-1），介导了细胞内信号传导和导致抗血栓形成和抗炎作用活化的级联事件[3]。

心腔内或与心腔连接的人工材料必须有防止血栓形成的生物相容性作用。早期植入物的表面容易发生血栓形成的病灶。随着时间的推移，内皮细胞迁移包被植入人工器械，血栓形成作用减弱。内皮化过程是大多数人工植入医疗器械管理的基础，在降至较低强度抗血栓治疗方案之前，需首先给予较高强度的抗血栓治疗。医疗器械设计对降低可导致血栓形成剪应力的不良血流动力学至关重要。

（一）人工心脏瓣膜

1952 年，Charles Hufnagel 植入了人体第一个人工心脏瓣膜，用于治疗主动脉瓣反流。这种瓣膜采用了“笼球式”设计，即一个小的丙烯酸球位于一个锥形圆柱体内，植入部位在降胸主动脉，而不在心腔[4]。自此这种革命性创新为每个瓣膜患者提供了更好的选择。人工瓣膜可按其设计、材料（机械瓣膜与生物瓣膜）和植入方法（外科手术与血管腔内介入治疗）进行分类。对于某些瓣膜疾病，适合使用人工材料进行瓣膜修复，无须植入新的瓣膜。

（二）历史与发展

人工心脏瓣膜的设计是仿照 Charles Hufnagel 植的笼球式瓣膜进行的。1962 年，Albert Starr 第一次进行了二尖瓣位置的笼球式瓣植入手术，1963 年 Dwight Harken 第一次在主动脉瓣位置进行了心脏瓣膜植入手术。Albert Starr 与机械工程师 M Lowell Edwards 合作，改进了“笼球式瓣”的设计，从而将血栓栓塞并发症降至最低。尽管“笼球式”设计带来了几个生理挑战，其中包括打开球阀所需的压力梯度很大，以及与二次血流区域的中心血流紊乱引起血栓形成[4]，但企业的前景是广阔的。

20 世纪 60 年代末出现的倾斜盘机械瓣膜设计，降低了流动阻力、湍流、滞流区和剪应力。倾斜盘的设计在 1977 年进行了改进，引入了双叶瓣，它包含两个倾斜盘，以允许畅通无阻的中心血流通过。现代机械瓣膜继续采用这种双叶结构设计，重点在于通过人工瓣膜结构中使用的材料优化将血栓形成降至最低[4]。

随着机械瓣的发展，Donald Ross 于 1962 年在主动脉位植入了第一个同种异体瓣膜（人类尸体瓣膜），并推动了生物组织瓣膜的应用。1965 年，Jean-Paul Binet 及其同事首次报道了异种移植（其他动物物种）瓣膜植入术。20 世纪 60 年代末，Alain Carpentier 率先提出了瓣膜组织保存和结构框架设计的方法，在生物瓣膜方面取得了进展。由于该贡献，Albert Starr 和 Alain Carpentie 在 2007 年获得了拉斯克医学奖[4]。

虽然人工心脏瓣膜为许多人提供了治疗瓣膜心脏病的选择，但手术确实存在风险，这可能会让一些患者退却。通过血管腔内方法开发侵入性较小的治疗方案始于 1965 年的动物模型，仿照最初的 Hufnagel 瓣膜，锥形装置结合了降落伞设计，通过颈动脉输送到升主动脉，用于治疗主动脉瓣反流。2000 年，Philipp Bonhoeffer 在肺动脉位进行了第 1 例经血管腔内瓣膜植入术，2002 年，Alain Cribier 在主动脉位进行了腔内瓣膜植入术[5]。几个专用的经导管二尖瓣正在开发中，其中一些已经在人体应用，尽管在撰写本文时监管机构的批准和广泛使用推进缓慢[6]（图 13–1）。

七、瓣膜性心脏病的流行病学

在美国，中、重度瓣膜心脏病（反流和狭窄）的患病率估计为 2.5%（CI 2.2%～2.7%）[8]。二尖瓣反流最常见（1.7%），其次是主动脉瓣反流（0.5%）、主动脉瓣狭窄（0.4%）和二尖瓣狭窄（0.1%）。由于退行性疾病的患病率随着年龄的增长而显著增加，65 岁之前不到 2%，65—75 岁人群为 8.5%，75 岁以上人群为 13.2%[9]。在发展中国家，风湿性心脏病仍然是很严重的问题，撒哈拉以南非洲和中南亚的学龄儿童患病率高达 3%[10]。来自美国国家卫生统计中心的数据显示，2013 年进行了超过 10.2 万例心脏瓣膜手术，全国花费超过 52 亿美元（2013 年美元，经通胀调整）[11]。

八、临床决策

对于瓣膜性心脏病患者，有关最佳治疗的临床决策是复杂的，超出了本章的范围。美国和欧洲心脏协会公布了瓣膜性心脏病的评估和管理指南，详细阐述了疾病严重程度的诊断标准和瓣膜置换的适应证[12–14]。考虑到机械和生物人工心脏瓣膜之间的选择，权衡的核心是前者的终生抗凝要求和后者预期的 10～20 年的瓣膜耐久性，之后的衰败需要再次瓣膜置换。因此，关键的考虑因素包括耐受能力、坚持抗凝治疗、预期寿命[15]。

人工瓣膜致血栓性

人工心脏瓣膜相关的血栓形成风险基于瓣膜和患者的不同特点而变化。最相关的瓣膜特点是血流动力学和构建材料。生物瓣膜提供了类似自然瓣膜的血流动力学功能（只要瓣叶活动性不受瓣架结构的影响），瓣膜构建中的组织保存过程解决了对异体材料植入可能产生的免疫反应。

机械瓣膜的血流动力学不同于原生瓣膜，且根据瓣膜设计存在显著差异。湍流和滞流，以及高剪

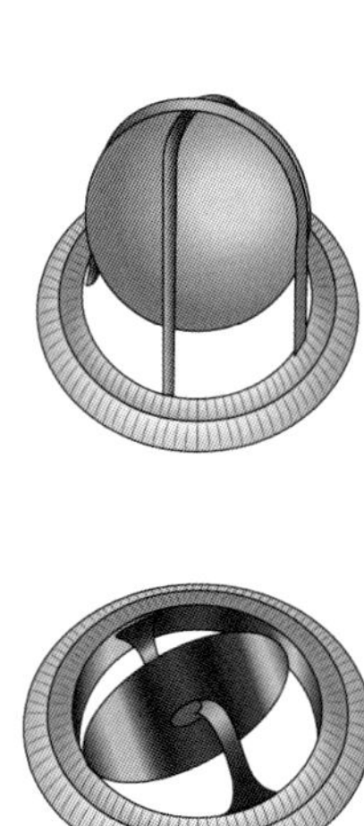
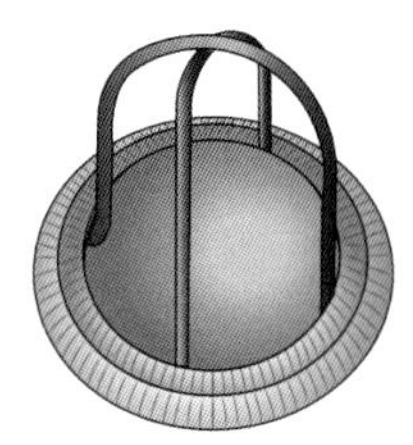

笼球瓣

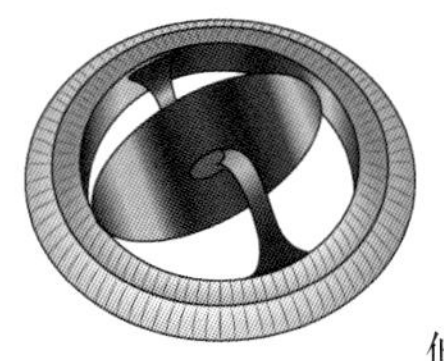
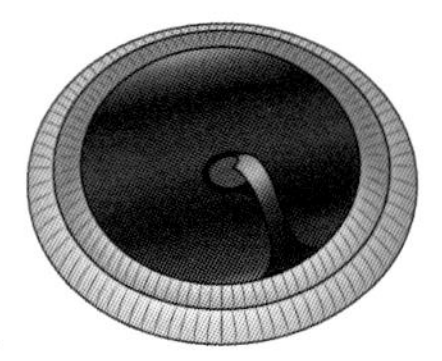

倾斜盘式瓣膜

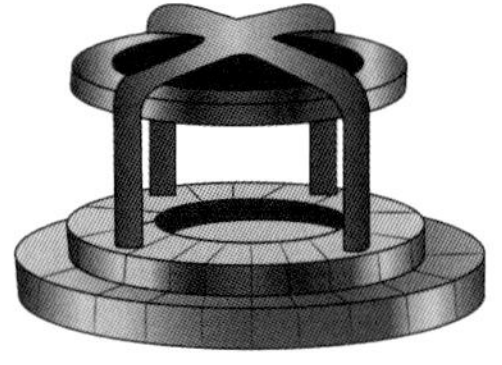
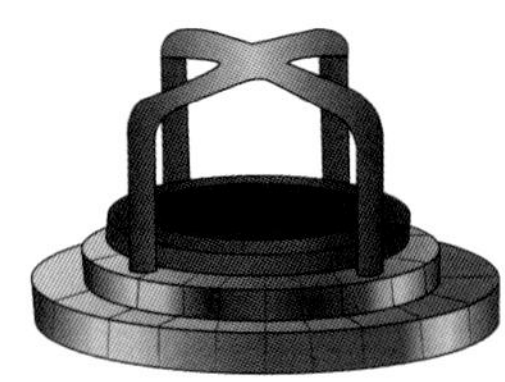

单叶瓣

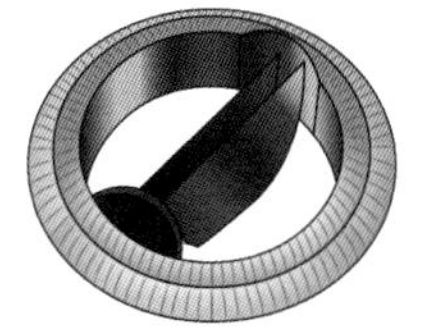
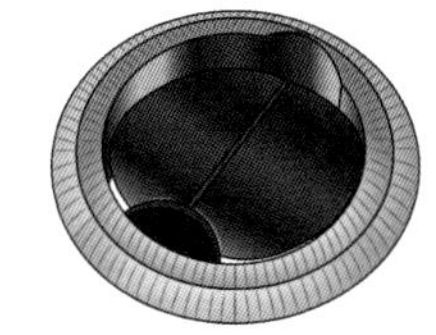

双叶瓣

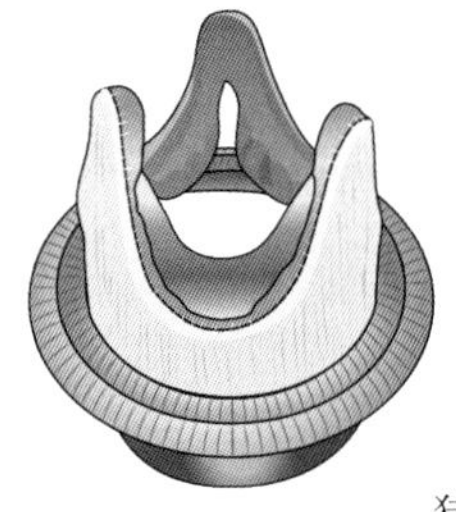
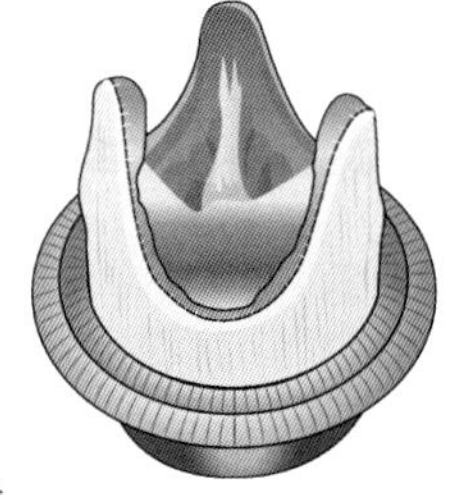

猪或牛心包瓣

▲ 图 13–1　人工瓣膜设计
改编自参考文献 [7]

切应力增加了血小板活化和血栓形成的风险。这些危险因素已通过瓣膜设计达到最小化，但未消除。随着金属合金和热解碳的开发，瓣膜制造材料也得到了改善。采用数值流体力学计算方法模拟人工瓣膜血栓形成过程来优化其设计[16–18]。

表 13–1 列出了可增加血栓栓塞并发症风险的患者特点[19–21]。其中许多因素通过增加流速或湍流从而影响血流动力学。由于较低压力和血流跨瓣压差较大，因此心房和房室瓣分别具有较大的血栓形成可能性。

表 13–1　人工心脏瓣膜血栓栓塞并发症的患者风险因素[19–21]

- 房室瓣位置
- 多个人工瓣膜
- 既往血栓栓塞
- 房颤
- 二尖瓣狭窄
- LVEF 降低（<35%）

九、临床问题

在人工心脏瓣膜的管理中，为了预防血栓栓塞并发症，需要解决几个问题。

- 何时需要抗凝治疗，采用何种药物，采用何种强度？
- 什么时候适合抗血小板治疗，用什么药物？
- 瓣膜置换术后应于何时开始抗凝治疗，如何启动？
- 暂时终止华法林治疗期间何时需要桥接抗凝治疗，用什么药物？
- 出血或急诊手术何时需要逆转抗凝，如何逆转？
- 如何诊治人工瓣膜血栓？
- 如何管理具有人工心脏瓣膜的妊娠女性的抗凝治疗（见第 18 章关于妊娠抗凝的讨论）？
- 如何管理房颤和人工心脏瓣膜患者的抗凝治疗（见第 11 章关于房颤抗凝治疗的讨论）？

美国心脏协会和美国心脏病学会（American Heart Association，AHA/American College Of Cardiology，ACC）、欧洲心脏病学会和欧洲心胸外科协会（European Society Of Cardiology，ESC/European Association for Cardio-Thoracic Surgery，EACTS）和美国胸科医师学会（American College of Chest Physicians，ACCP）发布了关于人工心脏瓣膜抗血栓治疗管理的指南[12–14, 22]。如果证据来源受到限制，建议通常被分配一个证据水平 B（R 代表单一随机研究或 NR 代表非随机研究）或 C（EO 代表专家意见或 LD 代表来自小型、回顾性或注册研究的有限数据）。这些指导原则基本上是一致的，几乎没有争议点。

十、机械心脏瓣膜

（一）血栓形成风险

Cannegieter 及其同事在 1994 年进行了关键的早期 Meta 分析，确定了机械心脏瓣膜血栓形成的风险。这项综述包括从 1977—1992 年进行的 46 项研究（前瞻性和观察性研究），其中包括 13 088 例患者，随访时间为 53 647 个患者年，涉及不同的瓣膜设计—笼球瓣、倾斜盘和双叶瓣（主要是早期主动脉位置的瓣膜设计）。在没有抗血小板或抗凝治疗的情况下，瓣膜血栓、大栓塞和完全栓塞的发生率分别为 1.8/100 患者年、4.0/100 患者年和 8.6/100 患者年。使用阿司匹林治疗的患者分别减少到 1.0、1.4 和 7.5，使用维生素 K 拮抗药（vitamin K antagonist，VKA）的患者分别减少到 0.2、1.0 和 1.8。在多变量回归分析中，处于二尖瓣位置的瓣膜发生重大栓塞的风险是处于主动脉位置的瓣膜的 2 倍，与单独使用抗血小板药物相比，使用 VKA 患者发生重大栓塞的风险降低了 50%（研究包括阿司匹林和双嘧达莫）[19]。

基于这些数据，终身服用 VKA 的抗凝治疗是机械瓣膜患者治疗的基石［Ⅰ级，证据 A 级（ACC/AHA）/B 级（ESC/EACTS）］。CAPTA 试验中的一项研究强调了这一结论，该试验将双叶机械主动脉瓣患者随机分为标准华法林治疗和阿司匹林和氯吡格雷双重抗血小板治疗。当 1 例接受双重抗血小板治疗的患者出现瓣膜血栓时，仅招募了 22 例患者，这项试验就停止了[23]。一项队列研究显示，280 例接受华法林治疗的机械心脏瓣膜患者（41% 的二尖瓣、44% 的主动脉瓣、15% 的二尖瓣和主动脉瓣）维持在低治疗目标 INR 范围，有 3 例患者（均为机械二尖瓣）在随访 3 个月内发生血栓栓塞事件，事件发生率为 4.3/100 人年[24]。

（二）华法林抗凝

华法林的管理是复杂的，有大量文献致力于优化华法林在临床实践中的使用。完整讨论见第 2 章。还有多篇文献聚焦于机械心脏瓣膜患者群体中的华法林管理，包括抗凝服务的使用[25-30]、患者自我监测[31-35]、远程医疗指导[36] 和遗传学[37-39]。

（三）INR 目标

华法林抗凝的适当强度因血栓栓塞的风险而异，这同时取决于植入的机械瓣膜和患者的特征。目前的抗凝指南声明对这一问题的处理方式不同，欧洲指南提出的 INR 阈值基于瓣膜位置和设计的风险概况，结合患者的危险因素，而美国指南提出的阈值主要基于瓣膜位置，并考虑了患者的风险，以优化机械主动脉瓣患者的强度[12-14, 22]（表 13-2）。

支持这些建议的文献已经从确定最佳 INR 范围的观察数据发展到通过瓣膜设计和植入位置来缩小这些目标的多个试验。因为瓣膜的血栓形成能力随着时间的推移以及改进的双叶瓣设计和热解碳结构而已降低，所研究的 INR 指标一直在稳步下降。以下简要介绍了几项重要研究。

荷兰的一项早期观察性研究对 1608 例患者进行了 6475 个患者年的随访，确定了最佳的 INR 为 3.0～4.0，可以将血栓栓塞和出血并发症降至最低。这个队列中的大多数（60%）的主动脉瓣采用了倾斜式瓣膜设计（77%）。结果在二尖瓣置换术患者的亚

表 13-2　欧美指南：机械瓣 INR 目标值（高于或低于目标值 0.5）[12-14, 22]

	ACC/AHA [12, 14]	ACCP [22]	ESC/EACTS [13]
二尖瓣	3.0 Ⅰ类，证据级别（level of evidence，LoE）B 级	3.0 2C 级	低风险瓣（Carbomedics，MedtronicHall，St Jude Medical，On-X 双叶瓣膜）3.0 中风险瓣膜（其他双叶瓣膜）3.5 有高风险阀（笼球和倾斜盘式阀）4.0
有风险因素主动脉瓣位	3.0（包括早期倾斜盘或笼球瓣） Ⅰ类，LoE B 级	2.5 1B 级	低风险瓣膜 3.0 中风险瓣膜 3.5 高风险瓣膜 4.0
无风险因素主动脉瓣位	2.5（包括双叶和目前的单倾碟瓣） Ⅰ类，LoE B 级 1.5～2.0，采用 On-X 瓣膜，在植入 3 个月后开始抗凝 Ⅱb 类、LoE B-R 级	2.5 2C 级	低风险瓣膜 2.5 中风险瓣膜 3.0 高风险瓣膜 3.5

组分析中是一致的（队列中 30% 只接受二尖瓣置换术，10% 同时行主动脉瓣和二尖瓣置换术）[40]。

AREVA 试验是一项早期法国随机对照试验，对 433 例单瓣膜置换患者［414 例（96%）主动脉瓣和 19 例（4%）二尖瓣］的目标 INR 范围 2.0～3.0 与 3.0～4.5 进行了平均 2.2 年的随访。两种 INR 范围的血栓栓塞并发症无差异，INR 较低范围的出血事件较少（34 vs. 56），尽管重大出血并发症无显著差异[41]。同样，早期意大利对目标 INR 3.0 和 4.0 的随机比较，其中包括 205 例患者，平均随访 3 年，发现 INR 3.0 的患者严重出血并发症更少（4∶11，P=0.02），血栓栓塞事件和血管性死亡相当[42]。

GELIA 试验随机选择了 2735 例双叶机械瓣膜植入术后 3 个月患者，分成 3 个不同的目标 INR 范围：3.0～4.5、2.5～4.0 和 2.0～3.5。随访 6801 患者年，其中单纯主动脉瓣置换术 2024 例（74%）、单纯二尖瓣置换术 533 例（20%）、主动脉瓣、二尖瓣联合置换术 158 例（6%）。INR 组在血栓栓塞或出血并发症方面没有显著差异。严重出血性并发症的总发生率为 0.56%/ 患者年，二尖瓣置换术的血栓栓塞并发症比主动脉瓣置换术更常见（1.64%/ 患者年 vs. 0.53%/ 患者年）。在同时接受主动脉和二尖瓣置换术的患者中，低强度 INR 2.0～3.5 组的死亡率增加，尽管血栓栓塞和出血性并发症的发生率相当[43, 44]。

意大利 LOWING-IT 试验随机选择了 396 例接受双叶机械主动脉瓣置换术的患者，平均随访时间为 5.6 年，目标 INR 分别为 1.5～2.5 和 2.0～3.0。INR 目标范围较低（6∶16，P=0.04）的总出血事件显著减少，血栓栓塞事件没有差别[45]。

PROACT 试验对 375 例在双瓣设计、热解碳构建、主动脉瓣置换后 3 个月至少存在一种血栓栓塞风险因素的美国患者进行了随机分组，INR 目标范围为 1.5～2.0 对比 2.0～3.0，平均随访 3.8 年。在较低 INR 阈值组，血栓栓塞并发症没有差异，重大和轻微出血事件均显著减少（分别为 1.5%/ 患者年与 3.3%/ 患者年，P=0.05；1.3% 与 3.4%，P=0.02）。这项研究为没有其他血栓栓塞危险因素的患者使用 On-X 主动脉瓣降低 INR 阈值提出了Ⅱb 类证据[14]。在撰写本文时，在低血栓栓塞风险主动脉瓣置换术患者中正在进行其他的 PROACT 研究，以检测抗血小板和抗凝治疗之间的比较，并在二尖瓣置换术患者中检测目标 INR 范围 2.0～2.5 与 2.5～3.5 的比较[46]。

一项关于机械二尖瓣置换术的 Meta 分析包括 14 项研究，3595 例患者，随访 12 847 个患者年，这些都是由热解碳构成的新一代双叶瓣设计。低强度组 INR 为 2.0～2.5，与高强度组 INR 为 2.5～4.0 进行比较。低强度组的大出血并发症减少（RR=0.42，95%CI 0.3～0.6），而重大血栓栓塞并发症的发生率无差异[47]。

关于最新一代双叶瓣膜的最新研究表明，在目标 INR 范围内，主动脉瓣为 1.5～2.0，二尖瓣为 2.0～2.5，可有效预防血栓栓塞事件，减少出血并发症。这些范围低于目前的指南，需要在广泛的临床应用之前进行进一步的研究。然而，在抗凝治疗出血性并发症风险增加且血栓栓塞风险不高的个体患者的设置中，它们可能会为当前的临床实践提供参考。

（四）直接口服抗凝血药和机械瓣

相对于华法林，新型口服抗凝血药用于心房颤动和静脉血栓栓塞（venous thromboembolism，VTE）治疗有良好的疗效和较低风险水平，同时在治疗剂量调整时无须抗凝监测和无维生素 K 食物限制的便利性，均为机械心脏瓣膜患者的抗凝治疗带来希望。一项对 19 只猪行二尖瓣置换术大型动物研究显示了与华法林相比，新型口服抗凝血药在血栓栓塞和出血并发症方面的可行性[48]。

RE-ALIGN 试验是一项Ⅱ期新型抗凝血药剂量验证性研究，计划在主动脉瓣、二尖瓣或两种位置植入双叶机械瓣膜后 7 天或 3 个月内，将 405 例患者随机分配至达比加群 150mg 每天 2 次（15% 的患者）、220mg 每天 2 次（54% 的患者）或 300mg 每天 2 次（31% 的患者）（基于肾功能）组或华法林抗凝组，比例为 2∶1 [49]。在 252 例患者入组后，由于血栓栓塞过多（9 例卒中 vs. 0 例卒中）和大出血并发症（7 例事件 vs. 2 例事件，均为心包出血）提前停止试验[50]。作为本研究的结果，直接口服抗凝血药（direct oral anticoagulant，DOAC）禁忌用于具有机械心脏瓣膜（Ⅲ级，证据水平 B）的患者。本试验作为警示说明，是在没有直接研究的情况下将某些疾病状态下的药物扩大为不同的适应证的有力反面证据。

（五）联合抗血小板治疗

加拿大一项早期试验随机选择了 370 例有机械心脏瓣膜（76%）或生物瓣膜且血栓栓塞风险增加（房

颤或既往血栓栓塞）接受华法林治疗的患者，每天服用 100mg 阿司匹林或安慰剂，平均随访 2.5 年。阿司匹林治疗导致严重全身栓塞和全因死亡降低［13 例 vs. 33 例，相对风险（relative risk，RR）降低 65%，*P*＜0.001］。大出血并发症无差异，尽管使用阿司匹林确实增加了总体出血并发症（71 例 vs. 49 例，RR 增加 55%，*P*=0.02）。在亚组分析中，植入机械和生物心脏瓣膜的患者在血栓栓塞和死亡方面均有获益，并且在植入机械心脏瓣膜的患者中更显著，严重全身性栓塞或血管原因导致的死亡，机械瓣膜［4（3.9%）vs. 20（14.3%）］，生物瓣膜［2（4.4%）vs. 4（9.1%）］[51]。

随后，阿根廷进行了一项试验，将 503 例机械心脏瓣膜（66% 主动脉瓣、29% 二尖瓣瓣膜、4% 两者都有）患者随机分为两组，分别接受目标 INR 为 2.5～3.5 的华法林治疗和每天 100mg 的阿司匹林治疗，与单独使用目标 INR 为 3.5～4.5 的华法林治疗进行比较，随访时间中位数为 23 个月。在血栓栓塞或出血性并发症方面没有差别[52]。同样，LIWACAP 试验随机选择 198 例有机械心脏瓣膜（主动脉、二尖瓣或两者都有）的患者，在瓣膜置换后华法林治疗 INR 目标值 2.5 加阿司匹林 100mg 治疗 6 个月，与华法林治疗 INR 目标值 3.7 进行比较，平均随访时间为 1.5 年。在血栓栓塞或出血性并发症方面没有差别[53]。

法国的一项试验随机选择了 229 例接受机械二尖瓣置换术的患者，接受华法林治疗，INR 目标范围为 2.5～3.5，每天服用阿司匹林 200mg，与不接受抗血小板治疗的患者进行比较，随访 12 个月。阿司匹林组总血栓栓塞事件（包括经食管超声显示的非梗阻性血栓）减少［10 例（9%）vs. 30 例（25%），*P*=0.004）］，大出血并发症增加［21 例（19%）vs. 10 例（8%），*P*=0.02］[54]。

针对这一问题的早期 Meta 分析包括 10 项研究，涉及 2199 例患者，结果显示，在华法林抗凝的基础上加用阿司匹林可降低血栓栓塞事件的风险（OR=0.41，*P*＜0.001），增加大出血的风险（OR=1.5，*P*=0.03）[55]。十多年后，这项 Meta 分析的更新包括 13 项研究，涉及 4122 例患者，并再次证明，在华法林抗凝的基础上加用阿司匹林可降低血栓栓塞事件的风险（OR=0.43，*P*＜0.001），同时降低全因死亡率（OR=0.57，*P*＜0.001），增加大出血并发症（OR=1.58，*P*=0.006）[56]。基于这些数据，同时考虑到出血并发症的风险增加，美国指南声明建议对机械心脏瓣膜患者在华法林抗凝的基础上加用小剂量阿司匹林（Ⅰ类，证据级别 A 级）[12, 22]。欧洲指南声明更重视这一风险—效益考虑，并强调了阿司匹林在动脉粥样硬化性疾病或既往血栓栓塞症患者中的作用（Ⅱa 类，证据级别 C 级）[13]。

（六）抗凝的启动

虽然推荐使用口服 VKA 进行长期的治疗性抗凝治疗，但在手术后立即开始这种治疗的机制还不是很清楚，因为这种治疗增加了出血并发症的风险。几项观察性研究已经解决了这个问题，总结如下。基于这些数据，ACCP 推荐在术后立即使用深静脉血栓预防剂量普通肝素（unfractionated heparin，UFH）或低分子肝素（low-molecular-weight heparin，LMWH），而不是治疗性剂量的静脉 UFH。这是由于使用静脉 UFH 后（2C 级）出血并发症风险增加[22]

在法国的一项早期研究中，连续 208 例机械瓣膜植入患者（75% 的主动脉瓣、14% 的二尖瓣瓣、11% 的主动脉瓣和二尖瓣）在术后第 6 天左右接受了治疗剂量的皮下 UFH（第一组 106 例）或 LMWH（第二组 102 例）的治疗，作为华法林口服抗凝的桥接。两种药物平均持续 14 天，LMWH 组的抗凝效果更快（第 2 天，87% vs. 9%，*P*＜0.001）。在血栓栓塞或出血性并发症方面没有差别[57]。

印度的一项研究还将 538 例机械瓣膜置换术后的患者分配到不同的治疗路径，并随访了 6 个月——前 245 例患者术后第 1 天开始仅口服华法林治疗，后 293 例患者从手术后 6h 开始接受依诺肝素（剂量不确定）治疗，桥接到术后第 1 天开始口服华法林治疗性抗凝。增加依诺肝素后早期人工瓣膜血栓形成显著减少 6 例（2.1%），均为二尖瓣 vs. 15 例（6.1%），10 例二尖瓣和 5 例主动脉瓣，*P*=0.01），出血性并发症无差异[58]。

在一项美国病例对照研究中，29 例接受治疗性 LMWH 作为华法林抗凝桥接的患者与 34 例接受静脉 UFH 治疗的对照组进行回顾性配对，并随访 90 天。LMWH 组在大出血并发症方面没有差别，血栓栓塞事件和死亡更少（分别为 0 vs. 2 和 1 vs. 4）[59]。

一项 Meta 分析比较了术后桥接到华法林治疗的 3 种抗凝方案的血栓栓塞和出血并发症发生率：皮下 UFH（深静脉血栓预防剂量）（20 项研究，3056 例患者）、静脉 UFH（治疗性剂量）（7 项研究，2535 例患者）和 LMWH（治疗性剂量）（3 项研究，168 例患者）。术后早期血栓栓塞并发症发生率皮下 UFH 组 0.9%、静脉 UFH 组 1.1%、LMWH 0.6%。术后早期出血并发症发生率，皮下 UFH 组 3.3%、静脉 UFH 组 7.2%、LMWH 组 4.8%[60]。

最近在法国进行的一项单中心观察性研究将 1063 例机械瓣膜置换术后患者使用治疗剂量的 LMWH 桥接疗法，从术后第 1 天开始，并随访 6 周。11 例患者（1%）发生血栓栓塞，44 例患者（4%）出现大出血并发症，这与早期 Meta 分析的结果一致[61]。

最近的一项 Meta 分析再次比较了皮下 UFH（预防性剂量）（11 项研究，4222 例患者）、静脉 UFH（治疗性剂量）（9 项研究，3313 例患者）和 LMWH（治疗性剂量）（7 项研究，1999 例患者）术后抗凝方案。皮下 UFH 组、静脉 UFH 组和 LMWH 组术后早期血栓栓塞并发症发生率分别为 2.1%、1.1% 和 1.1%，差异无统计学意义。术后早期出血并发症发生率皮下 UFH 组 1.8%、静脉 UFH 组 2.2%、LMWH 组 5.5%。在两项将 LMWH 开始时间推迟到术后第 1 周末的研究中，出血性并发症的发生率降至 2%。作者得出结论，早期使用全量 LMWH 与出血并发症增加有关，并建议将治疗性剂量的桥接治疗（静脉 UFH 或 LMWH）推迟到术后 4 或 5 天引流管拔除后。这两个 Meta 分析结果的差异原因可以部分解释为对血栓栓塞和出血事件的不同定义[62]。

（七）抗凝中止和桥接

使用机械瓣膜的患者可能需要暂时中止抗凝，以进行紧急或择期侵入性手术或处理出血性并发症。患者在正常的随访过程中，也可能偶尔跌破目标 INR 区间。当这种情况发生时，权衡血栓栓塞的风险，应考虑使用静脉 UFH 或治疗性 LMWH 桥接抗凝。除了美国和欧洲的瓣膜病治疗指南外，美国和欧洲的围术期抗凝治疗指南也涉及这一问题[12–14, 63, 64]。

对于出血风险较低的外科手术（如拔牙或白内障手术），优选不停药，继续治疗性口服抗凝；侵入性手术可在仔细注意充分止血的情况下进行（Ⅰ类，证据 C 级）。血栓栓塞风险低的患者（主动脉瓣双叶设计，无血栓栓塞风险因素）可临时暂停抗凝，不需要桥接治疗（Ⅰ类，C 级）。使用治疗剂量的 UFH 或 LMWH（Ⅱa 类，C-LD 级）桥接，对于所有其他机械瓣膜患者是合理的。

梅奥诊所曾经回顾分析 159 例机械心脏瓣膜患者进行的 180 次非心脏手术，无桥接抗凝的情况下也没有出现手术或停止抗凝相关的血栓栓塞并发症[65]。最近的一项美国回顾性队列研究包括 355 例机械心脏瓣膜患者，随后接受了 547 次侵入性手术。466 例（85.2%）患者采用了桥接抗凝。该研究中未发现血栓栓塞事件，出血性并发症也没有差异（桥接患者为 5.8%，而未桥接患者为 1.2%，P=0.102）[66]。

LMWH 桥接的安全性已在多项观察性研究中得到证实。意大利的一项多中心队列研究招募了 1262 例患者，其中 190 例植入了机械心脏瓣膜。高危患者采用治疗性剂量的 LMWH，低风险患者采用预防性剂量（无心房纤颤或既往血栓栓塞的双叶设计主动脉瓣）的标准化桥接方案。总共有 5 例（0.4%）血栓栓塞事件，其中只有 1 例（0.5% 的机械心脏瓣膜患者）发生在与机械瓣膜相关的二尖瓣置换术中，15 例（1.2%）发生了重大出血并发症[67]。一项美国队列研究比较了机械心脏瓣膜患者（62 次）和非瓣膜性心房颤动（non-valcular atrial fibrillation，NVAF）患者（68 次）的 LMWH 桥接。没有血栓栓塞事件，重大出血并发症的发生率没有差异（机械瓣膜患者为 3.2%，心房颤动患者为 2.9%）[68]。

没有随机数据比较使用 UFH 和 LMWH 桥接的安全性。而这个问题已通过多中心注册的数据得到解决。73 例植入机械瓣膜患者使用 UFH 桥接，172 例使用 LMWH 桥接，每组均发生 1 例血栓栓塞事件。两组重大出血并发症差异无统计学意义（UFH 组 8.8%，LMWH 组 4.2%，P=0.23）。接受 LMWH 治疗的患者更有可能被视为门诊患者治疗或在 24h 内出院（68.6% vs. 6.8%，P＜0.001）[69]。

值得注意的是，桥接抗凝增加了出血性并发症的风险。评估口服 VKA 治疗任何适应证患者围术期桥接抗凝研究的 Meta 分析包括 34 项研究，12 278 例患者，其中 24% 植入了机械心脏瓣膜。纳入研究的总体质量被判断为较差，只有一项随机试验。尽管桥接增加了出血性并发症的风险（13 项研究中的总出血，RR=5.4，CI 3～9.7；5 项研究中的大出血，RR=3.6，CI 1.5～8.5），但桥接与未桥接（主要是 LMWH）的患者之间的血栓栓塞事件没有差别[70]。

同样，一项对在 Orbit-AF 登记处登记的心房颤动患者的分析评估了桥接抗凝血药的结果。2200 例

［282 例（13%）有机械心脏瓣膜］患者中，口服抗凝中断 2803 次，665 次（24%）使用桥接抗凝治疗（73% 用的 LMWH）。血栓栓塞事件没有差别［总共 13 例（0.6%）］，使用桥接抗凝的大出血并发症显著增加［18 例（3.6%）vs. 20 例（1.2%），$P<0.001$］[71]。PERIOP 2 是一项正在进行的加拿大随机试验，在机械心脏瓣膜置换或心房颤动 / 扑动和卒中风险升高的患者中，比较治疗性 LMWH 与安慰剂之间的桥接效果，这将提供关于这一治疗策略的更多证据[72]。

（八）抗凝的逆转

对于接受口服 VKA 治疗的机械心脏瓣膜患者，如果发生重度出血、紧急手术或超治疗范围 INR 过度抗凝，逆转抗凝治疗可能是必要的。口服 VKA 治疗 INR＞6 时出血并发症的风险大大增加。机械瓣膜的抗凝逆转已在美国和欧洲瓣膜性心脏病指南中进行了阐述，并且在法国临床实践指南中也特别关注关于在风险情况下使用 VKA 的患者的管理[12, 13, 73]。

逆转的选择包括维生素 K（口服或静脉内）、新鲜冰冻血浆和静脉内凝血酶原复合物浓缩制剂（Ⅱa 类，急诊侵入性操作的 C 级证据，出血的 B 级证据）。关于重组活化因子Ⅶ在机械心脏瓣膜中使用的数据不足以建议使用。这些治疗的证据有限，主要是在 INR 超治疗范围的稳定患者背景下，因此主要根据专家共识提出建议。

对于 INR 超治疗范围且无出血体征的患者，美国和欧洲指南均推荐暂停额外的口服 VKA 治疗并监测 INR。如果 INR＞10.0，则两个指南还推荐给予低剂量口服维生素 K（1.25～2.5mg）。应注意避免 INR 过度校正，并尽量减少超出 INR 治疗范围的时间。发生出血事件或手术后恢复抗凝治疗取决于情况的性质，应在安全后尽快进行。

在一项研究中，2 家美国研究中心的 81 例 INR 超治疗范围且无出血的患者口服维生素 K 2.5mg 使 INR＜5.0，未诱导进一步抗凝治疗抵抗[74]。在另一项研究中，102 例植入机械心脏瓣膜且 INR 超治疗范围（4.0～7.0）的患者随机接受低剂量静脉注射维生素 K 或新鲜冰冻血浆（fresh frozen plasma，FFP）。逆转后 6h，接受 FFP 的患者 INR 更低（登记平均 INR 为 4.78～2.75 vs. 登记平均 INR 为 4.61～3.44，P=0.01）。无患者 INR＜2.0，1 周后 INR 无差异。未发生不良事件（无血栓栓塞并发症）[75]。

十一、生物心脏瓣膜

（一）血栓形成风险

相对于机械瓣膜，生物瓣膜的主要优势是在瓣膜的生命周期内降低抗凝治疗强度的潜力。其术后 3 个月内的血栓栓塞风险最高，推测与瓣膜结构内皮化相关。

1975—1982 年，Heras 及其同事对梅奥诊所的 816 例瓣膜置换患者（主动脉瓣 52%，二尖瓣 40%，两者都有为 8%）中位随访 8.6 年，确定了生物瓣膜植入后血栓栓塞的风险。主动脉瓣置换的血栓栓塞事件发生率为 2.2%/ 年，二尖瓣置换为 3.1%/ 年，联合瓣膜置换为 1.7%/ 年；术后前 10 天的发生率最高，术后 10 天到 90 天内逐步降低（二尖瓣：前 10 天 55 起事件 /100 患者年，术后 10～90 天为 10 起事件 /100 患者年，超过 90 天为 2.4 起事件 /100 患者年；主动脉瓣：分别为 41%、3.6% 和 1.9%）。出血性并发症的发生率为 2.3%/ 年[76]。

在本研究中，患者接受不同的抗血栓治疗方案，分别是 50% 的主动脉瓣患者、35% 的二尖瓣患者和 44% 的联合瓣膜患者接受抗血小板治疗［阿司匹林和（或）双嘧达莫］，34%、79% 和 70% 的患者接受华法林。在多变量回归分析中，抗凝治疗降低了血栓栓塞事件的风险（系数 -0.66，P=0.007），接受抗凝治疗的二尖瓣置换术患者的血栓栓塞事件发生率较低（2.5%/ 年 vs. 3.9%/ 年，P=0.05）[76]。

（二）抗血栓治疗

生物瓣膜抗血栓治疗的主要证据受限于小样本的随机对照临床试验（rardomized contrdled trial，RCT）和大样本观察性研究数据。这导致指南建议和临床实践中更多的异质性。AHA/ACC 指南指出，对于所有植入生物瓣膜的患者，低剂量阿司匹林治疗（每天 75～100mg）是合理的，VKA 抗凝治疗 3 个月对于二尖瓣生物瓣膜而言是合理的，对于主动脉生物瓣膜也或许是合理的[12, 14]。

ACCP 指南支持对二尖瓣生物瓣膜进行 3 个月的华法林治疗，并同意对任何生物瓣膜进行 3 个月以上的低剂量阿司匹林治疗，但对于主动脉生物瓣膜在无其他抗凝指征时术后前 3 个月内推荐阿司匹林治疗[22]。欧洲指南指出，在二尖瓣生物瓣膜置换后的前 3 个月应考虑口服抗凝，在主动脉生物瓣膜置换后的前3个月可以考虑口服抗凝，在使用主动脉生物瓣膜的前3个月应考虑低剂量阿司匹林，他们得出结论，无阿司匹林抗血小板治疗的其他适应证的情况下“无支持使用抗血小板药物超过3个月的证据”[13]（表13-3）。

大多数研究关注的是主动脉瓣。关于二尖瓣生物瓣膜的文献仅限于观察性研究。在一项来自西班牙早期回顾性、单中心768例患者队列研究中，平均随访32个月，高剂量阿司匹林治疗（每天250～1000mg）的血栓栓塞事件发生率显著较低（每年0.5%）；所有事件均发生在房颤患者中[77]。来自梅奥医学中心后来的一个队列研究包括285例患者，经过12年的随访，报告称卒中发生率为2.5/100患者年，术后第1个月的风险最高（40例卒中/100患者年），术后1月至1年期间降至6.7卒中/100患者年[78]。

来自梅奥医学中心另一项更现代的对治疗二尖瓣反流患者的队列研究中，共1344例患者随访10年，其中897例（67%）进行了二尖瓣修复，447例（33%）进行了二尖瓣置换，216例16%使用了生物瓣膜。生物二尖瓣置换术后血栓栓塞事件发生率为2.8/100患者年，仍然是术后第1个月（73.5起事件/100患者年）最高，术后1～5个月（4.5起事件/100患者年）减少，术后前6个月（1.8起事件/100患者年）更低。前30天后出血性并发症的发生率为0.7/100患者年[79]。

很少有小型RCT比较生物主动脉瓣植入后的抗凝方案。加拿大一项早期试验中，108例患者瓣膜置换术后3个月内随机接受VKA治疗，INR目标为2.5～4.0，或低强度INR目标为2.0～2.25。严重血栓栓塞事件无差异（每组2起严重事件），INR目标范围更低时出血并发症更少（15 vs. 6）[80]。

在比较华法林抗凝治疗与抗血小板治疗3个月的小型试验中重复了这一阴性结果。一项来自西班牙包含193名患者（94%主动脉瓣，5%二尖瓣，1%联合瓣膜置换）的试验比较了水杨酸类抗血小板药物三氟柳与VKA抗凝治疗效果，并随访6个月。术后血栓栓塞事件［6（6.3%）vs. 3（3.2%）］和严重出血性［3（3.1%）vs. 6（6.3%）］并发症均无显著差异[81]。来自西班牙的WoA Epic预试验在75例随访3个月的患者中比较了华法林（INR目标范围2.0～3.0），随后每天给予阿司匹林100mg和单独给予阿司匹林100mg。血栓栓塞［每组各1例（2.9%）］或严重出血并发症［分别为1例（2.9%）和3例（8.8%）］均无显著差异[82]。

此类研究还有许多单中心队列研究。在一项来自杜克大学的患者回顾性队列研究中（378例植入生物主动脉瓣，370例植入生物二尖瓣），14%的患者接受华法林治疗，68%的患者接受阿司匹林治疗，18%的患者未接受抗血栓治疗。主动脉生物瓣患者不同抗栓治疗方案的血栓栓塞事件无显著差异。华法林治疗增加了出血并发症的风险（16.7%/患者年，阿司匹林为3.4%，未治疗为3.1%，P=0.03）。在植入二尖瓣生物人工瓣膜的患者中，前90天内使用阿司匹林或未进行抗血栓治疗的血栓栓塞事件与相同时间段内使用华法林的出血并发症相同[83]。

一项来自梅奥医学中心包含561例主动脉瓣生物瓣膜置换患者没有常规抗凝并随访12年的研究表明，EF较低（低于研究人群的中位数54%）、年龄较大（>73岁，高于研究人群的中位数）、术前房颤或心律失常显著增加卒中的风险[84]。对来自耶鲁大学医学中心的185例主动脉瓣置换术患者进行回顾性队列研究，比较接受华法林的与未接受抗凝治疗的患者。

表13-3　生物瓣膜抗凝治疗欧美指南[12-14, 22]

	AHA/ACC [12, 14]	ACCP [22]	ESC/EACTS [13]
二尖瓣	阿司匹林每天75～100mg Ⅱa类，LoE B级 口服VKA 3个月目标INR 2.5， Ⅱa类，LoE B-NR	口服VKA 3个月，目标INR 2.5， 2C级 阿司匹林超过3个月 2C级	口服VKA 3个月，目标INR 2.5 Ⅱa类，LoE C级
主动脉瓣	阿司匹林每天75～100mg Ⅱa类，LoE B级 口服VKA 3个月目标INR 2.5 Ⅱb类，LoE B-NR	每天50～100mg阿司匹林 2C级	阿司匹林≤每天100mg，持续3个月 Ⅱa类，LoE C级 口服VKA 3个月，目标INR 2.5 Ⅱb类，LoE C级

LoE. 证据水平；VKA. 维生素K拮抗药；INR. 国际标准化比值

术后<24h、24h 至 3 个月和 3 个月以上的卒中发生率无差异，出血并发症也无差异[85]。

一项对 249 例患者进行随访至少 6 个月（最长 16 个月）的意大利前瞻性队列研究比较了生物人工主动脉瓣植入后华法林与单阿司匹林治疗 3 个月，结果显示血栓栓塞或出血并发症无差异[86]。为了进一步理解机制，一项来自加拿大包含 56 例患者随访 1 年的队列研究，在术后第 4 个小时和第 1 个月时，通过双侧大脑中动脉微栓塞信号定量对患者进行了脑微栓塞评估。患者接受华法林（目标 INR 范围为 2.0～3.0）和阿司匹林（每天 81mg）或阿司匹林（每天 325mg）单药治疗。两组均未发生临床血栓栓塞事件，两个时间点的脑微栓塞均无差异[87]。

数项大型注册登记研究提供了当代观察性研究数据。在 ACTION 登记研究中，比较了术后使用 VKA 或单独使用阿司匹林的 1118 例生物主动脉瓣植入后随访 6 个月的患者。血栓栓塞事件无差异［VKA 组 14 例（2.8%），阿司匹林组 9 例（1.5%）］，但 VKA 使用期间严重出血并发症增多［18 例（3.6%），阿司匹林组 8 例（1.3%），P=0.01］[88]。

尽管既往数据显示 VKA 使用时血栓栓塞事件无差异，但两项大样本注册观察性研究显示主动脉生物人工瓣置换术后使用华法林显著降低了血栓栓塞并发症，并改善了死亡率。一项来自丹麦包含 4075 例患者的注册登记研究中，中位随访时间为 6.6 患者年，比较了接受华法林与未接受华法林抗凝的患者临床结局，但不包括术后第 1 个月的结果。在术后 90 天，华法林治疗组的血栓栓塞事件（4.0/100 患者年 vs. 13.1，校正后发生率比为 2.93）、出血事件（5.4/100 患者年 vs. 11.9，校正后发生率比为 2.32）和心血管死亡率（3.8/100 患者年 vs. 31.7，校正后发生率比为 7.61）均显著降低。心血管死亡率获益时间从术后 3 个月延长至术后 6 个月（2.1/100 患者年 vs. 6.5，校正后发生率比为 3.51）[89]。

一项来自美国胸科医师学会（Society of Thoracic Sur-geons，STS）的注册登记研究纳入了 25 656 例 65 岁或以上（中位年龄 77 岁）并随访 3 个月的患者，比较了主动脉生物瓣膜置换术患者接受阿司匹林单药治疗（49%）与华法林单药治疗（12%）与华法林和阿司匹林联合治疗（23%）的情况。单独使用阿司匹林治疗的血栓栓塞和出血并发症发生率为 1.0%，死亡率为 3.0%。与阿司匹林单药治疗相比，华法林单药治疗在血栓栓塞或出血并发症或死亡率方面无差异。然而，华法林和阿司匹林联合治疗与阿司匹林单药治疗相比，血栓栓塞事件（RR=0.52，CI 0.35～0.76）和死亡（RR=0.80，CI 0.66～0.96）风险降低，出血并发症风险增加（RR=2.80，CI 2.18～3.60）[90]。

（三）直接口服抗凝血药和生物瓣膜

关于在生物瓣膜中使用 DOAC 的数据有限。植入生物瓣膜患者应用 DOAC 的潜在目的，其中包括在术后前 3 个月内预防血栓形成和（或）其他需要长期抗凝治疗的适应证，最常见的是并发房颤。需要特别注意的是，RE-ALIGN 试验中使用达比加群预防机械瓣膜血栓，血栓栓塞和出血并发症均高于华法林[50]。

美国的一项单中心回顾性队列研究纳入了 73 例生物瓣膜伴房颤的患者，平均随访 17 个月，评价了瓣膜置换术患者后接受 DOAC 处方 2.5 年治疗的结局。大多数患者也接受了阿司匹林（73%）。研究期间未发生卒中事件，1 例可能短暂性脑缺血发作（transient ischemic attack，TIA）（1.4%），6 例（8.2%）大出血并发症[91]。DAWA 探索性试验是第一个验证生物瓣膜置换术合并房颤患者在术后至少 3 个月内比较使用达比加群与华法林治疗的研究，由于仅 27 例患者接受随机分组，后入组人数较少而提前终止研究。在 90 天随访中，达比加群组出现 1 例 TIA，华法林组出现 1 例卒中，1 例经食管超声检查发现新发心腔内血栓[92]。

目前最大的临床队列均来自 DOAC 治疗房颤的 4 项标志性临床试验。早期的两项试验，达比加群 RE-LY 和利伐沙班 ROCKET AF，排除了所有人工心脏瓣膜的患者[93, 94]。后期两项试验，阿哌沙班 ARISTOTLE 和依度沙班 ENGAGE AF-TIMI 48，入组了植入生物瓣膜的患者[95, 96]。ARISTOTLE 研究共入组 18 201 例患者，4808 例至少有中重度瓣膜性心脏病，251 例有“既往瓣膜手术”。更多有关手术性质（瓣膜位置、修复或置换）的细节并不清楚，并且未对这些既往接受过瓣膜手术的患者进行亚组分析。瓣膜性心脏病队列的结果与较大型临床试验的结果相似，阿哌沙班的卒中或全身性栓塞显著减少（HR=0.70），且大出血和死亡风险与华法林结果相当[97]。

在 21 105 例总研究人群中，艾多沙班 ENGAGE AF-TIMI 48 试验在房颤患者中纳入了 2824 例中至重度瓣膜性心脏病患者（排除二尖瓣狭窄）。

191 例（0.9%）患者植入了生物心脏瓣膜（69% 二尖瓣，31% 主动脉瓣），中位随访 2.8 年。植入生物瓣膜的患者，与服用华法林相比，服用依度沙班每天 60mg（n=63）与服用依度沙班每天 30mg，两者（n=58）的综合结局（卒中和全身性栓塞合并大出血和死亡）发生率都较低，（每年 7.5% vs. 每年 15.8%，HR=0.46，P=0.03， 每 年 7.0% vs. 每 年 15.8%，HR=0.43，P=0.02）。在整个瓣膜性心脏病队列研究中，依度沙班与华法林的复合结局相同（HR=0.96，CI 0.8～1.15）[98, 99]。虽然这些数据令人鼓舞，但在临床实践中这些药物常规用于该适应证前还需要更多的此领域的循证证据。

十二、瓣膜修复

在一些临床情况下，瓣膜病变的外科修复在技术上是可行的，临床上比瓣膜置换更可取。二尖瓣最常采用瓣膜修复，手术技术种类繁多。许多二尖瓣修复涉及插入一个瓣环成形环以改良瓣叶的贴近度和黏合度。关于二尖瓣修复术抗凝治疗的指南非常有限，侧面反映了较少的临床研究。AHA/ACC 指南包括二尖瓣修复术，并建议在生物二尖瓣置换术后的前 3 个月内使用 VKA 治疗，目标 INR 为 2.5 是合理的（Ⅱa 类，C 级证据），欧洲指南同意在二尖瓣修复术后的前 3 个月应维持口服抗凝治疗（Ⅱa 类，C 级证据）[12, 13]。相反，ACCP 指南推荐前 3 个月仅进行抗血小板治疗（2C 级）[22]（图 13-2）。

为支持其建议，指南引用了混合瓣膜干预的队列研究结果。一项来自西班牙的队列研究，235 例患者（65 例二尖瓣修复、1 例主动脉瓣修复、1 例三尖瓣修复和 168 例生物人工瓣膜）被分组到噻吩并吡啶类抗血小板药物噻氯匹定（137 例患者）、华法林（40 例患者）、阿司匹林（14 例患者）治疗 3 个月或无抗血栓治疗（18 例患者），平均随访 3.2 年。噻氯匹定组血栓栓塞事件每患者年的发生率为 0.5%，华法林组为每患者年 3%，前 3 个月 3 例噻氯匹定患者和 1 例华法林患者发生了出血并发症（线性化发生率为每患者年 0.75%）[101]。

来自梅奥医学中心上述二尖瓣关闭不全的患者队列中，1344 例患者中 897 例（67%）接受二尖瓣修复的患者，血栓栓塞事件发生率为 2.1/100 患者年。术后第 1 个月的发生率最高（31/100 患者年），术后 1～6 个月的发生率降低（4.2/100 患者年），超过 6 个月的发生率最低（1.6/ 患者年）。二尖瓣修复术后 30 天以后的出血并发症发生率为 0.7/100 患者年[79]。

随后的其他几项大型观察性研究也提供了额外的证据。在一项来自韩国纳入 362 例患者中位随访期为 5.4 年的队列研究中，这些患者接受二尖瓣修复伴随迷宫手术治疗房颤，62（17.1%）例患者晚期复发房颤，83% 无房颤，5 年内未使用抗心律失常药物。如果术后 6 个月维持窦性心律，则停用华法林。停用华法林的患者发生 4 次卒中 /TIA（每患者年 0.06%），与继续华法林治疗的患者相比无差异，96 例（26.5%）患者继续华法林治疗 6 个月以上，54 例（14.9%）继续华法林治疗直至随访结束[102]。

一项瓣膜成形环置入术二尖瓣修复的多中心回顾性倾向匹配队列研究中，比较了 858 例 VKA 治疗患者与 286 例单独抗血小板治疗患者；患者均无既往房颤。6 个月血栓栓塞事件无差异（1.6% vs. 2.1%），抗血小板组的大出血并发症较少见（3.9% vs. 0.7%，P=0.01）。VKA 组死亡率增高（2.7% vs. 0.3%，P=0.02），即使校正多个变量因素后仍是该结果[103]。

使用华法林后死亡率升高的结局被另一项大样本临床观察性研究推翻。在一项来自丹麦纳入 2188 例二尖瓣修复患者的注册登记研究中，中位随访时间为 4.9 年，对接受 VKA 的患者（39%）与未接受 VKA 的患者进行比较。3 个月时，华法林治疗与较低的卒中和死亡的综合风险相关（HR=0.28，P=0.002），出血并发症无差异（1% vs. 2%）[104]。

有关其他瓣膜修复的数据有限。一位作者多次发表了使用自体或牛心包组织主动脉瓣修复技术的文章，术后每天使用阿司匹林 100mg，不进行抗凝治疗。在一个 91 例此类患者的系列中，未发生血栓栓塞并发症[105]。ACCP 建议在主动脉修复（2C 级）后采用这种方法（低剂量阿司匹林），其他指南未对二尖瓣以外的瓣膜修复进行讨论[22]。在缺乏随机研究数据，仅有结果一致但未达到结论性的观察性研究数据时，瓣膜修复术后的最佳抗凝方案决策应遵循适用于个体患者背景的指南建议。

（一）二尖瓣成形夹

MitraClip（Abbott Vascular，MenloPark，CA）于 2013 年获得美国食品药品管理局（Food and Drug Administration，FDA）批准用于经皮经导管二尖瓣修复术。它是一种覆盖有聚丙烯织物的钴铬夹，可

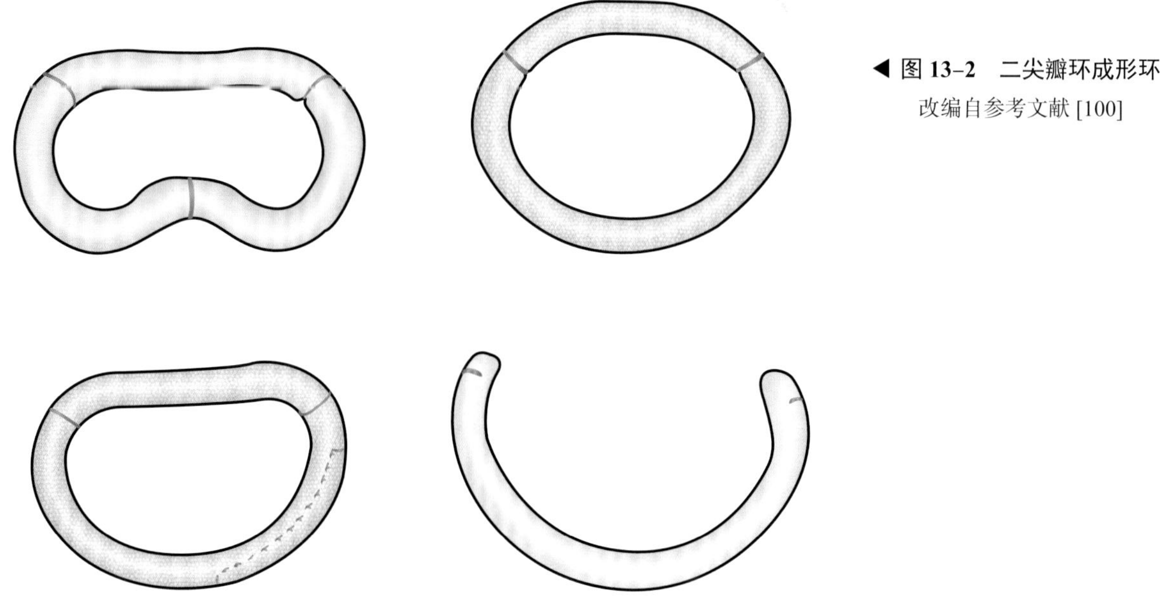

◀ **图 13-2　二尖瓣环成形环**
改编自参考文献 [100]

抓取二尖瓣前后叶，通过增加反流瓣叶之间的接合减少反流。根据 AHA/ACC 指南，MitraClip 适用于患有重度症状性心力衰竭（NYHA Ⅲ、Ⅳ级）并伴有慢性重度原发性二尖瓣反流（mitral regurgitation，MR）且不适合传统开胸手术的患者[12]。

目前，产商对抗血栓药物的使用时间或选择没有严格的建议。动物模型显示，术后 12 周植入器械的内皮化和纤维性包裹[106]。在评估 MitraClip 有效性的临床试验中，使用了高剂量阿司匹林每天 325mg 持续 6～12 个月，以及氯吡格雷每天 75mg 持续 1 个月的方案[107-109]。在这些试验中均未发现植入器械血栓形成，尽管有缺血性卒中的记录[109]。虽然装置相关血栓形成的风险似乎较低，但不同抗血栓方案的作用需要进一步研究。

（二）瓣周漏封堵

任何部位的植入人工瓣膜都可以发生的并发症是反流，不穿过人工瓣膜瓣口，而是穿过人工瓣环和自体组织间的漏口。瓣周漏（pararalvular leak，PVL）的治疗难度较大，由于新生瓣口内反流的剪切应力，可能会导致心力衰竭症状以及明显的血管内溶血。既往重度 PVL 的唯一治疗方式是手术修复或再次瓣膜置换，现在，对于外科手术高风险患者，可以进行经股动脉或经心尖 PVL 封堵术的微创治疗（Ⅱa 级，B 级证据）[12]。

操作者可以根据漏口的解剖结构从各种镍钛金属丝网装置中选择，其中包括 Amplatzer 中隔闭塞装置（如下所述）或 Amplatzer 血管塞系列（AGA Medical Corp，Plymouth，MN）。在欧洲唯一获批用于该适应证的器械是 Occlutech 瓣周漏器械系列（Helsingborg，Sweden）[110]。在美国，目前没有 FDA 批准的用于 PVL 闭合的器械，因此在编写本报告时，器械用于该适应证是标签外使用。术中抗凝治疗是必要的，与全身循环的所有手术一样，通常是静脉 UFH [111]。目前没有正式的术后抗血栓治疗建议，虽然没有无限期抗凝的适应证，术者报告使用双联抗血小板治疗至少 3 个月，而有些医师使用常规术后 VKA 治疗[110, 112]。

PVL 血管内封堵的结果数据来自病例系列。手术的技术成功率范围为 77%～88%，而临床成功率（手术适应证的解除）较低，为 67%～77%。并发症包括人工瓣膜瓣叶阻塞（0.9% 需要紧急瓣膜手术）、器械栓塞（4%）、冠状动脉阻塞（主动脉环上的开口处或二尖瓣后外侧环处的左回旋支）、血管并发症（0.9%～2%）、卒中（1.7%）和死亡（1.7%～2%）。如果发生器械栓塞，器械通常会移动至髂总血管；如果无法圈套和取回，则必须进行手术取出[110]。

十三、经导管主动脉瓣置换术

从 2002 年首次植入开始，血管内主动脉瓣植入术的使用逐渐扩大，并迎来了结构性经皮治疗的新纪元。PARTNER 这项关键试验首先证实了这种治疗对手术风险过高的患者的疗效和安全性，并且适应证稳步扩大，以纳入手术风险逐渐降低的患者[113]。当前美国和欧洲指南推荐在临床试验中终身低剂量阿司匹林治疗，同时3～6个月氯吡格雷的双联抗血小板治疗（Ⅱb类，C级证据），对于低出血风险患者（Ⅱb类，B-NR级证据），应考虑至少3个月华法林治疗，INR目标为2.5[12-14, 22]。比较这些抗栓方案的数据有限。

一项单中心意大利研究对79例接受经导管主动脉瓣置换术（transcatheter aortic valve replacement，TAVR）后的患者进行随机分组，前3个月每天单用阿司匹林100mg或每天阿司匹林100mg联合氯吡格雷75mg，第30天（13% vs. 15%）或第6个月（18% vs. 15%）的复合终点（全因死亡、MI、卒中、瓣膜手术和大出血）未见差异[114]。这项研究后将进行更大型的POPular-TAVI试验，目的是入组1000例患者，比较TAVR术后阿司匹林或口服抗凝血药单药治疗（如果患者有既往适应证，如房颤或机械心脏瓣膜）与加用氯吡格雷的双联治疗[115]。

TAVR手术期间在体循环中插入导管进行治疗性抗凝是必要的，以降低血栓栓塞并发症的风险。静脉UFH是使用的标准药物。BRAVO-3是一项国际、随机化、对照试验，在802例患者中比较了TAVR术中比伐卢定与UFH。两种药物在早期重大出血并发症（48h内或出院前）方面并无差异，第30天的联合终点（全因死亡率、MI、卒中和大出血）显示，比伐卢定具有非劣效性（非优效性）[116]。

TAVR亚临床瓣叶血栓形成的存在和影响越来越受到人们的重视。初始报告是在入组一项临床试验的一名TAVR患者中观察到胸部CT上的瓣叶活动减少所致，该患者在卒中后注意到该现象。对55例其他试验患者和来自2个中心的132例经导管植入或外科植入生物主动脉瓣的联合登记的患者的CT结果进行分析，发现22例（40%）试验患者和17例（13%）登记患者存在瓣叶活动减少。与接受双重抗血小板治疗的患者相比，接受华法林治疗的患者发生瓣叶活动减少的可能性较小（试验患者为0% vs. 55%，P=0.01；登记研究患者为0% vs. 29%，P=0.04），接受华法林治疗的患者在随访CT时更可能恢复瓣叶活动［11（100%）vs. 1（10%），P<0.001］。登记研究患者中，瓣叶活动减少与卒中或TIA事件相关［3例（18%）vs. 1例（1%），P=0.007］，试验患者中的趋势相同，但数量较少，不满足统计学显著性［2例（9%）vs. 0例（0%），P=0.16］。[117].

回顾经导管主动脉瓣血栓形成的经验，一个国际多中心团体报告4266例TAVR手术中有26例（0.61%）病例。最常见的临床表现为呼吸困难［17例（65%）患者］，而8例（31%）患者无症状。经胸超声显示平均主动脉瓣压差显著升高（40.5 ± 14mmHg），瓣叶增厚［20例患者（77%）］和6例患者（23%）血栓性肿块。患者接受抗凝治疗（静脉UFH或LMWH，伴或不伴口服VKA），23例患者（88%）在治疗2个月内主动脉瓣压差显著降低[118]。

两个中心（美国和丹麦）的另一个基于登记研究的病例系列包括752例接受了通用CT成像的TAVR患者，报告101例患者（13%）发生亚临床瓣叶血栓形成，以及138例接受外科生物主动脉瓣植入的患者中发生了5例（4%）（P=0.001）。在平均随访期540天内，亚临床瓣叶血栓形成与TIA发生率增加相关（4.2/100人年 vs. 0.6/100人年，P=0.0005），但与卒中无关（4.1/100人年 vs. 1.9/100人年，P=0.10）。106例亚临床瓣叶血栓形成患者中58例重复CT检查。在该组患者中，接受3个月治疗性抗凝治疗的36例患者（67%VKA，33%DOAC）100%恢复正常的瓣叶活动，而未接受治疗性抗凝治疗的其余22例患者中，91%有持续性或进展性的瓣叶活动减少（P<0.0001）[119]。

在对该临床实体的调查研究和预防临床并发症的最佳抗血栓形成方案正在进行中，值得注意的是，术后出血是TAVR相关的重大并发症。在一项西班牙和加拿大的双中心登记研究中，720例患者中的316例（44%）在23个月的中位随访期内，TAVR术后共有506次计划外再入院。36例（7.1%）再次入院的原因为出血，抗凝和抗血小板药物联合治疗方案与术后1个月内的早期再次入院相关（HR=1.62，P=0.014）[120]。

十四、人工瓣膜血栓形成和栓塞并发症

人工心脏瓣膜血栓形成是一种令人恐惧的并发症，与机械瓣衰竭和栓塞并发症的风险相关。血栓形成必须与血管翳形成区分开来，血管翳形成是纤维组织向内生长的过程，不依赖于凝血级联反应的激活[121]。有几种可用的成像模式可辅助诊断，其中包括经胸和经食管超声心动图、瓣膜荧光电影透视

（如果是机械瓣膜）和 CT [122, 123]。美国超声心动图协会联合多个国际超声心动图协会发布了人工瓣膜超声心动图评价的建议[124]。

瓣膜血栓形成的管理取决于病变部位和特征，选择包括瓣膜手术或溶栓治疗。瓣膜手术是一种侵入性更高的手术，但其成功率更高，可能为了避免瓣膜血栓形成的潜在灾难性并发症是必需的。溶栓治疗的风险包括出血并发症、栓塞和复发性血栓形成。美国和欧洲指南建议对伴有严重症状（NYHA Ⅲ级至Ⅳ级）（Ⅰ级，证据水平 B-NR）的左心瓣膜血栓形成进行手术，并指出对于较大（美国指南＞0.8cm^2，欧洲指南＞10mm）或移动（栓塞风险较大）（Ⅱa 级，证据水平 B）的左心瓣膜血栓形成进行手术是合理的。溶栓治疗适用于右心瓣膜血栓形成和不符合这些标准的左心瓣膜血栓形成（Ⅱa 类，B 级证据）[12–14, 22]。

人工心脏瓣膜的血栓栓塞并发症可能由于抗血栓治疗不充分而引起，甚至尽管接受了恰当的治疗也有可能发生。发生血栓栓塞事件后，应全面评估抗血栓治疗的充分性，以及血栓栓塞的潜在病因。抗血栓治疗复发性血栓栓塞事件和出血并发症风险平衡后，美国和欧洲指南建议在血栓栓塞并发症后增加抗血栓治疗的强度[12, 13]。如果尽管采用了华法林抗凝治疗，仍发生了事件，则可增加 INR 目标。如果既往未使用华法林处方，可以开始使用。如果之前未处方低剂量阿司匹林，则可以开始使用。

妊娠

具有人工心脏瓣膜的妊娠年轻女性发生母体和胎儿不良结局的风险较高，需要在有经验的中心进行广泛的妊娠前咨询和密切监测。妊娠期间瓣膜性心脏病的管理有许多特殊性，尤其是考虑到正常妊娠生理条件下发生的显著血流动力学变化。本节将仅总结人工心脏瓣膜的抗凝治疗。AHA/ACC 和 ESC/EACTS 瓣膜指南中的支持性文献，以及 ACCP 和 ESC 关于妊娠的单独指南都涉及这个问题[12, 13, 125, 126]。由于华法林治疗的胎儿毒性，以及近期分娩相关出血的风险，妊娠的前 3 个月和分娩时的抗凝治疗决策尤其具有挑战性。

在妊娠的前 3 个月使用 VKA 与胎儿胚胎病变和死亡相关，尽管这种风险似乎在日剂量为 5mg 或更低时减弱。对于需要长期 VKA 治疗的机械心脏瓣膜患者，应确定妊娠前 3 个月期间是否继续华法林治疗（如果治疗 INR 的所需剂量为 5mg 或更低）和暂时转换为 LMWH 或 UFH（不能穿过胎盘，与胎儿毒性无关）。

然后从第 13～36 周，可以重新开始 VKA 治疗，同时采用低剂量阿司匹林治疗，当预期分娩时建议转换回肝素抗凝治疗，并停用阿司匹林。另一种方案是在整个妊娠期间使用肝素（LMWH 或 UFH），对这两种药物进行治疗监测很重要，与使用时间无关。过去 36 周接受 LMWH 治疗的女性，建议在计划的分娩前过渡到静脉 UFH，以易化抗凝治疗的滴定。

近期队列研究提供了关于风险的当代观点。在全球 ROPAC 登记研究中，评估了 212 例机械瓣膜患者、134 例生物瓣膜患者和 2620 例无人工心脏瓣膜患者的妊娠结局。机械瓣膜孕产妇死亡率为 1.4%，生物瓣膜孕产妇为 1.5%，无人工瓣膜为 0.2%（P=0.03）。10 例（4.7%）植入机械瓣膜的女性发生了瓣膜血栓形成（4.4% 的二尖瓣瓣膜和 2.6% 的主动脉瓣膜，P=1.00）；其中 5 起事件发生于妊娠前 3 个月的肝素治疗期（3.6% 的肝素治疗患者，0% 的 VKA 治疗患者，P=0.17）。机械瓣膜、生物瓣膜和无人工瓣膜女性分别有 23.1%、5.1% 和 4.9% 发生母体出血并发症（P＜0.001）。与肝素相比，妊娠前 3 个月内使用 VKA 与流产（29% vs. 9%，P＜0.001）和晚期胎儿死亡（7% vs. 0.7%，P=0.016）增加相关[127]。

澳大利亚的另一个队列包括 136 例植入人工瓣膜的患者。未发生母体死亡，但与无人工瓣膜的孕产妇相比，母体并发症增加：重症发病率（139/1000 例分娩，RR=10.0，CI 6.3～15.7）和主要心血管事件（44/1000 例分娩，RR=34.6，CI 14.6～81.6）。早产（183/1000，RR=2.8，CI 1.9～4.1）和小于胎龄儿（193/1000，RR=2.0，CI 1.4～3.0）的胎儿并发症也显著增加[128]。

包含 494 例患者的 11 项观察性研究的系统综述和 Meta 分析，评价了妊娠前 3 个月使用低剂量华法林的结局。胚胎病变的发生率为 0.9%（CI 0.4%～2.4%），胎儿丢失率为 13.4%（CI 8.4%～24.7%），自然流产发生率为 12.8%（CI 7.7%～22.7%）。无孕产妇死亡，但人工瓣膜血栓形成率为 0.6%（CI 0.3%～2%），总血栓栓塞事件率为 1.8%（CI 1.1%～3.6%），孕产妇大出血并发症 3.4%（CI 2%～5.1%）。妊娠前 3 个月 INR 目标范围降至 1.5～2.5 的患者，其胎儿丢失率低于 INR 目标范围为 2.5～3.5 的患者［2.1%（CI 0.5%～6.9%）vs. 16.1%（CI 13.1%～34.4%）］[129]。

十五、左心室辅助装置

（一）概述

Michael DeBakey 于 1966 年为 1 例心脏术后患者安装了第 1 例 LVAD，并提供了 10 天的短期支持[130]。在过去 30 年中，LVAD 技术进步巨大，终末期心力衰竭（heart failure，HF）患者的平均寿命因此也提高了 4 倍[131]。出血和血栓栓塞事件是 LVAD 患者最常见并发症和死亡原因。因此，适当的抗血小板和抗凝治疗在 LVAD 患者的管理中起着关键作用。目前，在美国每年有超过 1500 例晚期 HF 患者被植入 LVAD[132]。考虑到心衰发病率的增加，同时用于移植的供心数量有限，未来植入 LVAD 的例数将持续增加[133, 134]。

（二）LVAD 工作原理及对循环的影响

所有 LVAD 均经心尖部的流入管将左心室的血液通过流出管泵入升主动脉，从而绕过了衰竭的左心室。这些装置均被植入体内，但外部有经皮驱动线缆连接电源。第一代 LVAD 通过使用震荡膜结构模拟了先天循环系统的脉动性，因此仅需要抗血小板治疗而不需要全身抗凝，就可避免泵内血栓形成（图 13-3）[135]。但该类器械不能长期使用，目前仅

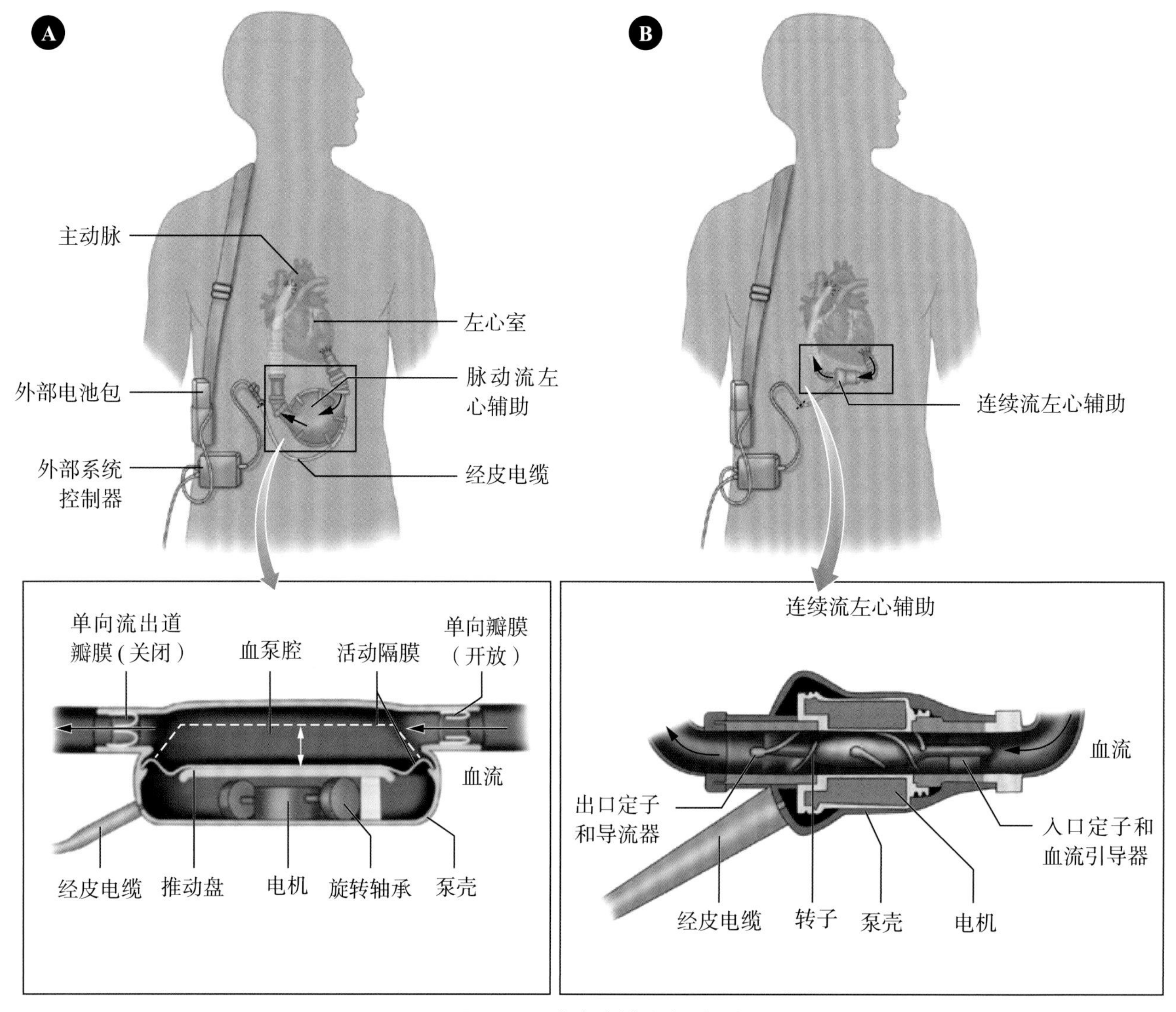

▲ 图 13-3　左心室辅助装置设计

A. 同正常的心室功能一样，脉动流装置使用正向容积位移泵将血液泵入全身，虽然脉动流更符合生理，但左心室卸负荷和血流动力学改善效果与平流泵相同；B. 连续流装置使用离心或轴流泵将血液连续泵入全身。这些脉动流装置可靠，寿命更长，噪音小[138]

用于体型较小的儿科人群。目前最常用 LVAD 是一种连续流动装置，缺乏循环系统中所见的生理脉动。它们属于通过阿基米德原理[136]驱动血液的轴流泵［如 HeartMate Ⅱ（ThoratecCorp，Pleasanton，CA）］和使用磁悬浮转子[137]的离心血泵［如 HeartWare（Framingham，MA）、HeartMate Ⅲ（ThoratecCorp，Pleasanton，CA）］（图 13–4）。

由于产生剪切应力，所有 LVAD 均可导致溶血。因为轴流泵直径较小，需要电机每分钟 7000～12 000 转的高速率旋转以产生足够的心输出量，因此轴流装置中的溶血程度较高。相比之下，较新的离心血泵有较大的转子直径，因此旋转速度较低，为每分钟 2000～3000 转。此外，由于转子被磁力悬浮，没有摩擦，剪切力也低，溶血也少[140]。

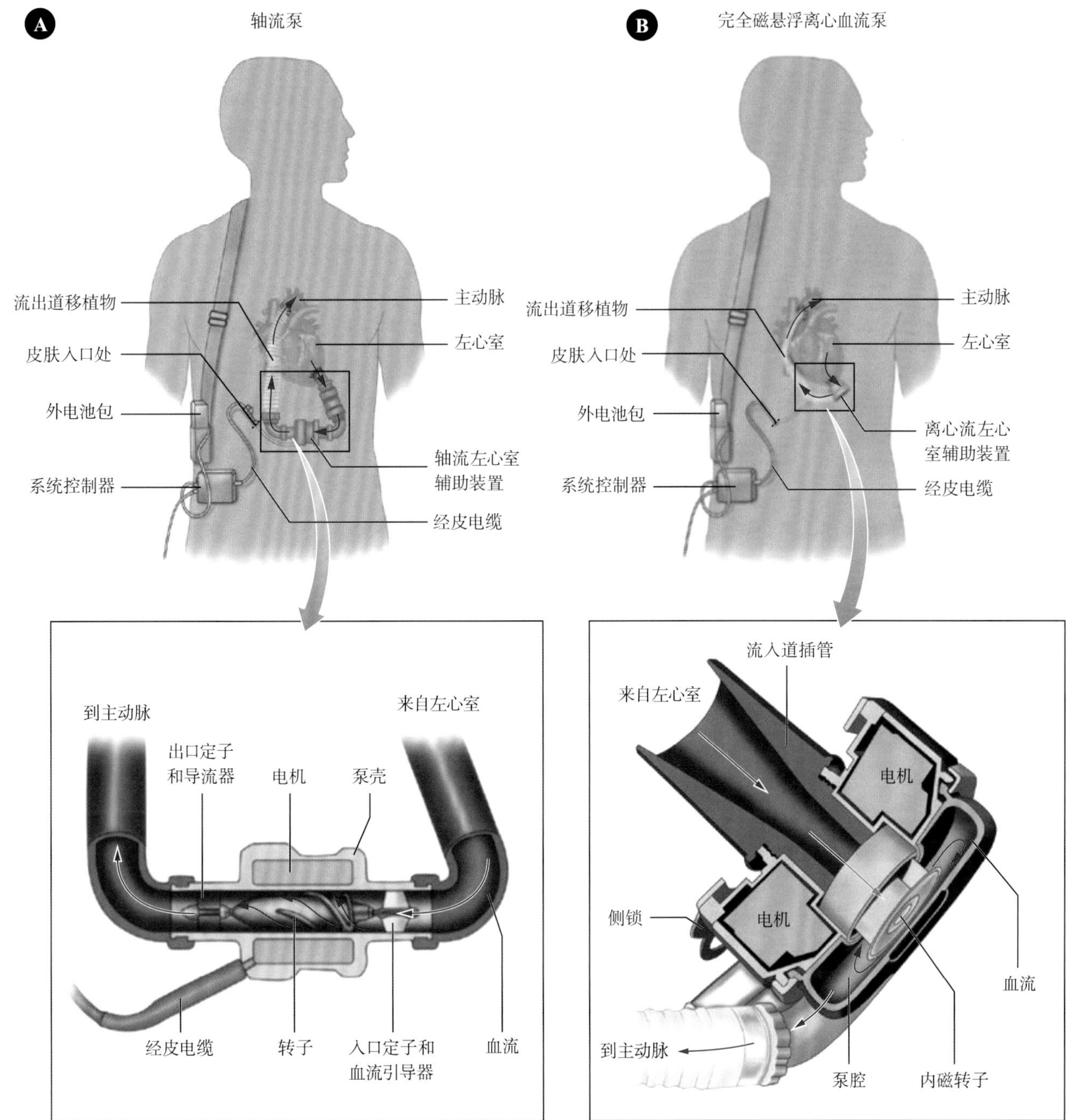

▲ 图 13-4 轴流泵和平流泵的示意图

A. 轴流泵：血液从入口一端进入，沿转子轴线驱动至泵出口；B. 全磁悬浮离心泵：血液从入口进入转子中心，通过离心驱动至泵出口[139]

除溶血外，这些器械还与凝血级联反应组成的变化相关，部分是由于接触人工 LVAD 表面所致。这些变化包括凝血蛋白的减少（因子Ⅺ和Ⅻ，以及前激肽释放酶）[141]、纤溶系统激活[142]和血小板激活[143, 144]，并且在 LVAD 植入后几乎立即发生。因此，越来越多地关注通过提供新型离心装置（如 HeartMate Ⅲ）血液接触的纹理表面来改善 LVAD 的血液相容性，降低出血和血栓形成的风险。此外，HF 本身可导致肝和肾功能不全，损害血液系统[145]。

而且，几乎所有 LVAD 患者均发生获得性血管性血友病，类似于发生在重度主动脉狭窄的情况[146, 147]。继发于非生理性高剪切应力，血管性血友病因子（von willebrand factor，vWF）解体，并通过 ADAMTS-13 暴露于蛋白水解，使其失去活性[148]。多项研究发现在连续流动 LVAD 患者中 vWF 多聚体的改变，而在脉动 LVAD 患者中未发现。目前汇总的证据强烈支持连续流动 LVAD 中存在获得性血管性血友病，这很可能是导致这些器械发生出血并发症的关键因素[149, 150]。

最后，为了防止因缺乏血流脉动性导致的连续流动 LVAD 泵内血栓形成，需要全身抗凝治疗。为优化泵血流动力学，新型连续流动离心 LVAD（如 HeartMate Ⅲ），已经组合了一种人工脉冲模式，转子转速随设定转速每分钟 2000 转变化，每隔 2s 产生血流和动脉血压的变化[151]。即使这样仍不能免除全身抗凝的需求。由于循环系统的变化，以及上文强调的为了预防泵内血栓形成的抗凝需求，LVAD 患者的出血风险仍然很高。

（三）抗血栓治疗管理

阿司匹林和口服 VKA 是 LVAD 患者抗凝治疗的基础。最初的连续流动 LVAD 试验要求阿司匹林联合或不联合双嘧达莫和华法林抗凝（维持目标 INR 2.5～3.5）。出血是常见不良事件，在轴向流 LVAD 患者中发生率为 81%[152]。高出血率和低血栓栓塞率导致现行指南修改抗凝和抗血小板策略推荐。目前，不同研究中心的抗血栓策略存在很大差异。Baumann Kreuziger 及其同事在评价各种抗凝和抗血小板策略及其与 LVAD 结局相关性的系统综述强调了这一点[153]。他们注意到华法林治疗和使用不同抗血小板药物（包括阿司匹林、双嘧达莫和氯吡格雷），治疗的目标 INR 存在差异。在缺乏评价抗血栓策略的随机试验的情况下，国际心肺移植学会（International Society for Heart and Lung Transplantation，ISHLT）在很大程度上基于 2013 年的专家共识为 LVAD 患者提供了抗血小板和抗凝治疗指南[154]。

（四）术前管理

置入 LVAD 需要行胸骨正中切开术和心肺转流术，还需要放置腹膜内泵。继发于 HF 病理生理过程的凝血病，以及 LVAD 植入导致的凝血异常，使得出血成为最常见的围术期不良事件。2013 年 ISHLT 指南建议对考虑植入 LVAD 的所有患者进行 INR、活化部分凝血活酶时间（activated partial thromboplastin time，aPTT）血小板计数的术前评价，以及对药物治疗无法解释的基线异常进行进一步评价。有血栓形成倾向病史的患者在植入前也应进行高凝评估。

约 60% 的晚期 HF 患者在 LVAD 植入前因伴随适应证而接受抗凝治疗，如房颤或人工心脏瓣膜[155]。通常情况下，一旦这些患者获批接受心脏移植或 LVAD，则转换到华法林（如果他们正在服用 DOAC）。计划接受 LVAD 植入术的患者，在手术前 5～7 天停用华法林，开始使用肝素，便于逆转。此外，指南建议在手术前至少停用噻吩吡啶类抗血小板药物 5 天，除非有继续使用的强制性适应证。

（五）围术期管理

在手术过程中，指南建议体外循环转流术的患者需要完全中和肝素。术后第 1 天凝血功能稳定后，建议立即启动肝素抗凝，在随后数天内目标活化 aPTT 逐渐延长至目标值。如有可能，也有建议术后第 1 天启动阿司匹林治疗。患者口服华法林治疗通常在拔除胸管后开始应用，目标 INR 为 2.0～3.0。

目前对术后是否使用静脉 UFH 抗凝桥接达到目标 INR 仍存在争议。在一项 418 例 HeartMate Ⅱ LVAD 患者的研究中，Slaughter 及其同事回顾性地评价了静脉 UFH 桥接达到 INR 目标与未桥接组患者之间血栓栓塞和出血事件的差异。虽然血栓栓塞并发症无差异，但在未接受 UFH 桥接的组中，术后 3～30 天需要输血的出血风险显著降低[156]。但是，在术后早期，即最初 48～72h 内无限制的使用有促凝作用的华法林仍是一个问题。因此，在缺乏随机试验验证围术期策略的情况下，现行指南推荐在术后出血停止后使用静脉 UFH 桥接抗凝。

十六、术后长期管理

（一）抗凝治疗

LVAD 患者应接受口服 VKA 的抗凝治疗，以将目标 INR 维持在各器械生产商规定的范围内。目前 ISHLT 建议，无论是轴流泵还是离心泵，目标 INR 维持在 2.0～3.0。对 INR 与出血和血栓栓塞并发症之间相关性的回顾性研究数据也支持这一建议[157]。

LVAD 患者的 VKA 治疗管理面临几个挑战。非 LVAD 植入而是因其他适应证接受 VKA 的患者在目标 INR 范围内的时间约为 70%，相反，LVAD 植入患者在治疗范围内的时间仅为 31%～51% [158, 159]。Jennings 及其同事评价了 LVAD 植入前后患者对华法林的药效学反应差异，并发现，即使无其他相互作用的药物，54% 的患者在 LVAD 植入后需要改变华法林剂量[160]，中位剂量变化为 22%（范围 8%～44%），大多数患者需要较低剂量。患者 INR 自我监测或药剂师指导的重点监测等策略是否有助于改善 LVAD 患者达到治疗性 INR 范围的时间，目前尚不清楚。

对于在常规检测中 INR 低于治疗目标的患者，除肥胖或患有晚期慢性肾病的患者外，在某些医院经常使用 LMWH 桥接。这些患者，住院期间给予静脉 UFH，直至达到目标 INR 范围。

尚未确定 DOAC 在 LVAD 中作为 VKA 替代疗法的作用。一项来自欧洲包含 7 例 LVAD 患者的小样本病例研究显示，与 VKA 相比，使用达比加群未增加出血或血栓形成的风险[161]。一项比较达比加群和 VKA 的探索性、随机开放标签的临床试验正在奥地利进行（EudraCT 编号 2010-024534038）。然而，鉴于 RE-ALIGN 试验中机械心脏瓣膜患者使用达比加群血栓栓塞和出血事件发生风险显著增加，需要随机试验的确切证据来确定 LVAD 患者使用 DOAC 的安全性[50]。在有确定性证据之前，LVAD 患者应常规接受 VKA 抗凝治疗。

（二）抗血小板治疗

除华法林外，建议使用阿司匹林（每天剂量 81～325mg）进行长期抗血小板治疗。在 HeartMate Ⅱ试验中，阿司匹林和双嘧达莫的双抗血小板治疗是可选治疗，但由于高出血率，不再推荐常规使用双抗治疗。一些研究中心使用血小板功能检测如血栓弹力图评估每日抗血小板需求直至达到稳定水平。但目前没有足够的数据支持常规使用这种检测手段。

十七、LVAD 并发症

（一）出血

目前数据表明，需要手术或输血的非外科性出血是连续流动 LVAD 最常见的不良事件。常见出血部位包括鼻衄、胃肠道出血、颅内出血和胸腔或纵隔出血[131, 162]。出血部位取决于自 LVAD 植入后的时间。术后即刻，胸部或纵隔出血最常见，术后长期，胃肠道出血最常见[163]。回顾性队列研究已确定出血的风险因素包括女性、高龄（＞65 岁）、术前贫血和缺血性心肌病[164]。表 13-4 显示了目前的出血并发症发生率。

LVAD 轴流泵和平流离心泵的出血率相似。但与老一代脉动流 LVAD 相比，新一代 LVAD 的出血风险显著升高[135, 162]。这种差异的可能原因包括使用新器械的全身抗凝需求、获得性血管性血友病和血小板功能破坏。胃肠道出血的一个协同因素是动静脉畸形（arterio-venous malformation，AVM）的形成，其机制与主动脉瓣狭窄中描述的相似，其中包括管腔内压升高和血管平滑肌收缩，导致交感神经张力升高，引起平滑肌松弛，伴随小动脉小静脉扩张，导致动静脉畸形[165]。另一个可能因素是脉压下降引起肠道低灌注后继发的病理生理变化——局部缺氧、血管扩张和 AVM（图 13-5）[162]。

LVAD 出血性并发症的管理囊括抗凝治疗终止和 VKA 的逆转、输血、胃肠道出血（特别是 AVM）的内镜治疗，以及手术部位或颅内出血的手术治疗[162]（表 13-4）。

（二）血栓形成

与出血并发症相比，血栓形成不太常见但灾难性更大。LVAD 激活凝血系统，从而导致器械相关血

表 13-4　LVAD 患者主要并发症发生率[149, 152, 164, 166–174]

并发症		累加发生率（%）
出血	术中和术后出血[149, 152, 166]	20～30
	胃肠道出血[167–169]	16～23
	中枢神经系统出血[170, 171]	7～11
血栓形成	泵血栓形成[172, 173]	2～9
	卒中[164, 174]	4～6

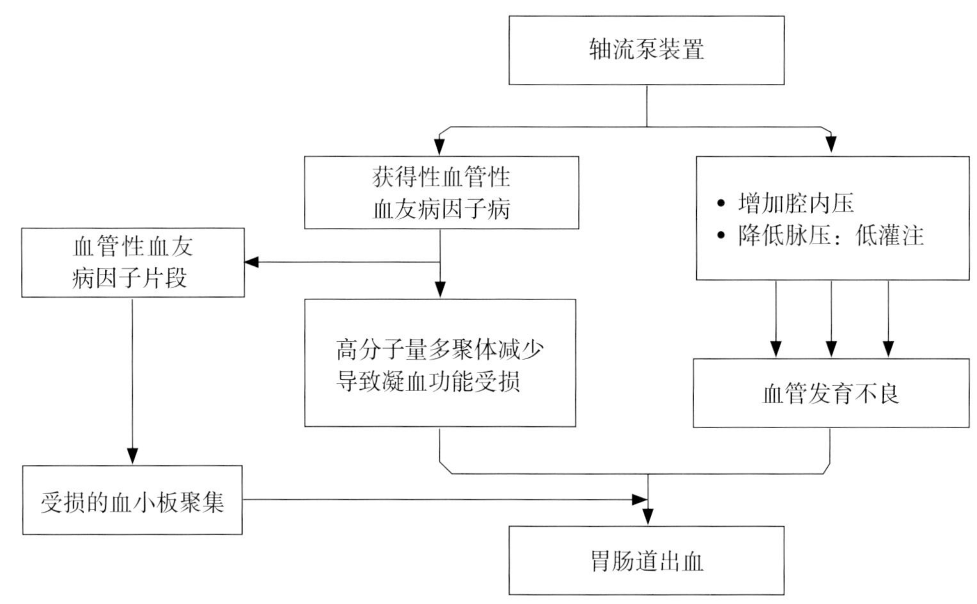

▲ 图 13-5　平流 LVAD 患者的胃肠道出血相关机制

平流 LVAD 导致管腔内压升高和脉压下降，导致肠灌注不足。这些生理变化导致血管发育不良发生的风险增加。由于金属蛋白酶 ADAMTS13 的过度裂解，还可导致高分子量（HMW）血管性血友病因子（vWF）多聚体崩解。这导致获得性 vWF 疾病并抑制血小板聚集。这些机制协同作用导致胃肠道出血。改编自参考文献 [135]

栓形成。在 REMATCH 试验中，脑血管意外的发生率为 0.19/ 患者年[175]。随着新一代器械血液相容性的改善，血栓形成的风险降低。血栓形成的其他部位包括继发于终末期心力衰竭血流缓慢的左心室。这种停滞程度在一定程度上取决于通过自体主动脉瓣的流量，因此，研究中心越来越多地自主开发 LVAD 的控制转速程序，以允许主动脉瓣间歇性打开，并优化 LVAD 转速，以确保左心室的最大卸负荷[176]。

泵内血栓形成是 LVAD 治疗中最令人恐惧的并发症之一（图 13-6）。它通常表现为实验室检查时的溶血（表现为乳酸脱氢酶升高）、心力衰竭症状和（或）泵功率增加。经胸超声检查结果发现主动脉瓣开放增加、左心室扩张伴减压不充分和二尖瓣反流恶化，则提示诊断。除纤维蛋白溶解剂和糖蛋白Ⅱb/Ⅲa 抑制药外，治疗经常涉及静脉 UFH 抗凝。手术泵更换是首选治疗方法[176]。

随着 LVAD 设计的改进，临床试验中观察到的泵血栓形成风险正在下降。最近的 MOMENTUM 3 试验比较了新 HeartMate Ⅲ泵（包含固有人造脉冲的磁悬浮离心连续流动泵）与 HeartMate Ⅱ（轴向连续流动泵）的泵血栓形成和卒中发生率[139]。HeartMate Ⅲ的泵内血栓形成的再次手术率较低，但卒中、全因死亡或出血的发生率没有差异。

十八、LVAD 结论

LVAD 越来越多地用于晚期 HF 患者的管理。出血和血栓形成是 LVAD 患者发病和死亡的最常见原因。器械植入与溶血、获得性血管性血友病和血小板功能障碍相关。目前这一代 LVAD 需要阿司匹林抗血小板治疗和 VKA 抗凝治疗。

（一）临时机械循环支持

多种器械可通过降低心脏前后负荷、增加心输出量和改善组织灌注提供临时机械循环支持。每种器械的结构和放置位置各不相同，但均涉及与血液接触和正常血流改变，同时存在血栓栓塞并发症的风险。因此，所有患者均需要抗凝治疗，并且比较不同方案的证据有限。鉴于需要这种性质支持的患者的危重状态，需要随时调整抗凝血药的剂量，静脉内肝素是最常用的药物[178]。

主动脉内球囊反搏是使用时间最长的临时机械支持装置之一，于 1968 年首次使用。通过股动脉或腋动脉置入充满气体的球囊，随着心动周期，在降主动脉近端充气膨胀和放气[179]。在几项小型观察性研究中，对持续静脉输注 UFH 预防血栓栓塞并发症

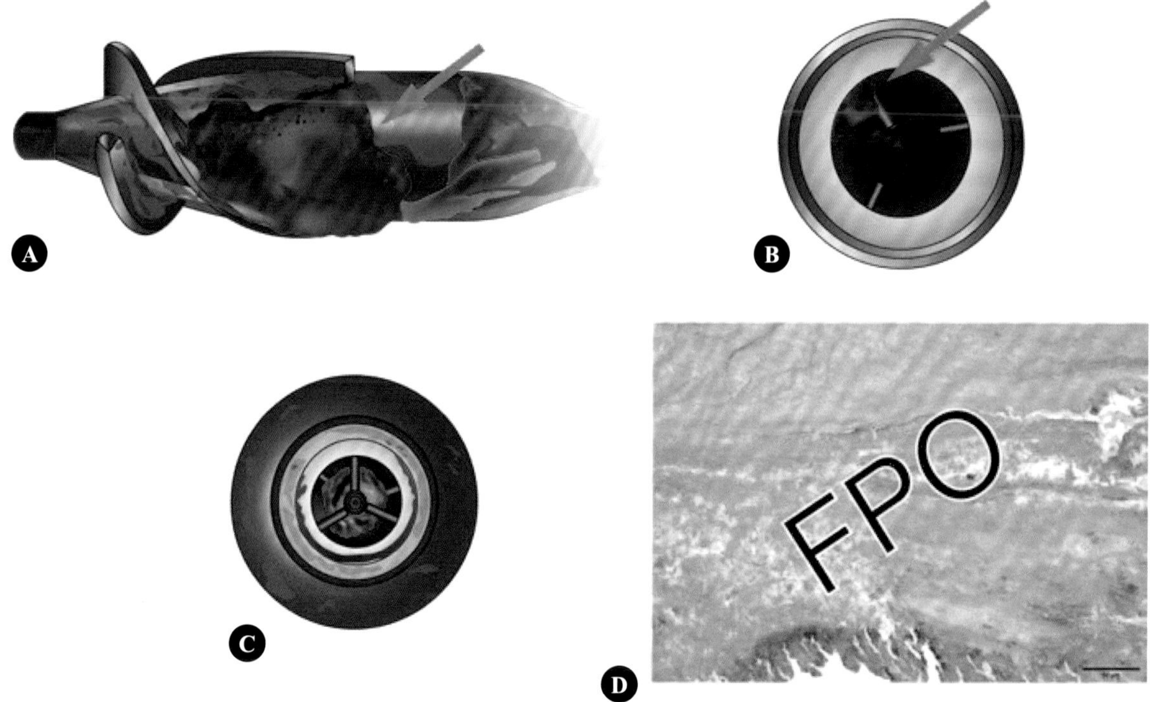

▲ 图 13-6 连续流左心室辅助装置取出后发现的血栓

HeartMate Ⅱ装置动力部件的血栓形成（箭头）。A. 患者死亡后取出装置；B 和 C. 心脏移植期撤除装置后发现；D. 切除血栓的显微照片，主要由纤维蛋白和血小板组成（HE，200×）[177]

和动脉穿刺部位下游肢体缺血提出了质疑。在心脏手术后使用或不使用肝素的患者（203 例患者和 153 例患者）队列、心脏重症监护室中使用 UFH 与选择性肝素（仅当存在另一种适应证时）的 252 例患者队列和 PCI 后输注糖蛋白Ⅱb/Ⅲa 拮抗药的 97 例患者队列中，血管并发症的发生率相对于标准 UFH 无变化，并且使用肝素增加了出血并发症[180, 181]。

Impella 装置是一种基于阿基米德螺杆式轴流泵，通过股动脉或腋动脉插入，套管穿过主动脉瓣进入左心室，将血液泵入升主动脉。TandemHeart 是一种体外离心泵，从左心房（通过股静脉并穿过房间隔）的插管中抽取含氧血，并将其泵入股动脉的插管中。两种器械均需要持续抗凝治疗，通常采用静脉 UFH，医疗机构建立的器械抗凝治疗方案也有报道[182]。

体外膜肺氧合能够提供最大程度的心输出量支持，来源于体外循环。在心力衰竭的情况下，将大插管插入大动脉和静脉。从静脉系统抽取缺氧血，通过膜式氧合器，泵入动脉循环。需要抗凝治疗以避免血栓栓塞并发症和体外膜肺氧合（extracorporeal membrane oxygenation，ECMO）循环血栓形成。体外循环生命支持组织发布了抗凝治疗指南，并推荐 UFH，比伐卢定或阿加曲班可作为肝素诱导的血小板减少症（heparin-induced thrombocytopenia，HIT）患者的替代治疗[183]。

（二）隔膜闭合装置

对于继发孔型 ASD 或 PFO 患者，经皮器械封堵是一种安全有效的替代外科手术闭合的方法。根据解剖结构和手术管理的风险，也可能是某些室间隔缺损患者的治疗选择。在此，讨论 FDA 批准的心脏间隔缺损封堵器械的抗血栓形成方案。

（三）房间隔缺损封堵器

Amplatzer（AGA Medical，Minneapolis，MN）于 2001 年获批用于经皮 ASD 封堵术。它由两个圆盘通过短腰连接而成，由带有聚酯贴片的镍钛合金制成，有助于封堵和内皮化。初步动物研究显示，在植入后数周内器械完全内皮化，在 3 个月时缺损闭合率为 100%[184, 185]。然而，这种器械在人体的内皮化程度各不相同，有报告称 ASD 封堵后 18 个月仍未见内皮化[186]。

器械植入后，建议抗血小板或抗凝治疗 6 个月。通常，阿司匹林的处方剂量为每天 81～325mg，根据专科医师的判断，有时在术后1个月内加用氯吡格雷每天75mg。与其他经导管封堵器械相比，Amplatzer相关的血栓形成较低[187–189].

超声心动图显示Amplatzer膜部VSD封堵器在6个月内已完全关闭[190, 191]。这些试验中的患者在装置置入后维持抗血小板治疗6个月，与接受Amplatzer修复ASD的患者相同。

（四）Gore HELEX

HELEX间隔封堵器（W.L. Gore&Associates，Flagstaff，AZ）由聚四氟乙烯覆盖的螺旋形镍钛诺导丝组成。其独有的特征包括能够贴合房间隔的非曲线表面，以及放置后用于器械取回的内置方法。

在一项247例患者的非随机、非劣效性研究中，封堵器植入后12个月的成功率达98.1%[192]。这些患者也在术后维持单一抗血小板药物治疗6个月。

（五）Gore 心形封堵器

Gore Cardioform Septal Occluder，以前称为Gore间隔封堵器，是一种获准用于直径达17mm的ASD或PFO修复的器械，生产商再次建议在植入后6个月进行抗血小板治疗。它是一种灵活的、可回收的双盘装置，其花瓣设计由镍钛诺制成，并覆盖有聚四氟乙烯。初步研究显示，3个月时，接受PFO闭合的患者的残余分流为25%，ASD患者的残余分流为0%～11% [193, 194]。但是在笔者撰写本文时，尚未获得评估该器械安全性和有效性的更大型临床试验。

（六）左心耳封堵装置

由于LAA是超过90%的NVAF患者的血栓来源，因此开发LAA闭塞器械作为长期抗凝的替代方法降低房颤患者的卒中风险[195]。在此讨论接受经皮LAA封堵装置患者的抗血栓治疗。

（七）Watchman 装置

Watchman装置（Boston Scientific，Marlborough，MA）是研究最多的LAA封堵术装置。它是一种自膨胀式镍钛诺融合器，由一层可渗透的聚对苯二甲酸乙二醇酯覆盖，并在LAA中展开。

在动物模型中，该器械在45天内内皮化，并且由于血栓可能在植入物表面内皮化时形成，因此在此期间有必要进行抗凝处理。在PROTECT AF试验中，707例患者以2∶1的比例随机分配至干预组和对照组，干预组植入Watchman左心耳封堵器，术后使用华法林和阿司匹林45天或使用氯吡格雷和阿司匹林双联抗血小板治疗6个月，随后长期使用阿司匹林，对照组长期服用华法林治疗，目标INR为2.0～3.0 [196]。在18个月时，干预组和对照组的主要疗效事件（卒中、心血管死亡和全身性栓塞）发生率相似。但器械干预组的严重不良事件（大出血、心包积液和器械栓塞）较多（7.4/100患者年 vs. 4.4/100患者年，RR=1.69，CI 1.01～3.19）。

ASAP研究在150例有抗凝禁忌（93%是由于“出血/出血倾向”）的患者中评估了Watchman的疗效和安全性[197]。这些患者$CHADS_2$评分≥1分，接受噻吩吡啶类抗血小板药物6个月（氯吡格雷或噻氯匹定）和终身阿司匹林治疗。平均随访时14.4个月时，4例患者发生全因卒中或全身性栓塞（每年2.3%），其中3例患者发生缺血性卒中（每年1.7%），1例患者发生出血性卒中（每年0.6%）。缺血性卒中的发生率低于根据$CHADS_2$评分预期的每年7.3%。13例（8.7%）患者发生了与器械相关的严重不良事件。

最近对19项比较Watchman与药物治疗的疗效和安全性的随机对照试验进行Meta分析发现，在预防死亡、卒中或全身性栓塞方面，LAA闭合装置优于安慰剂和抗血小板治疗，与DOAC相似[198]。器械治疗、安慰剂治疗、抗血小板治疗和DOAC治疗之间大出血的发生率相当。本Meta分析纳入的患者均在前45天接受抗凝治疗，双联抗血小板治疗持续6个月，无限期单一抗血小板治疗。

考虑到较低强度的抗血栓形成方案，Rodriguez-Gabella及其同事评价了31例LAA闭合后无限期使用单一抗血小板治疗（阿司匹林每天80～100mg或氯吡格雷每天75mg）的患者结局[199]。在19个月的平均随访期内未报告卒中或全身性栓塞。本研究的出血率（3.2%重大胃肠道出血）低于根据HAS-BLED评分的预期。

（八）LARIAT 装置

此外，一种可用于LAA封堵的装置是Lariat缝合装置（Sentre-Heart，Redwood City，CA）。它由闭塞球囊导管、磁头导丝和缝线输送装置组成，需要同时进入心内膜和心外膜空间。放置在LAA内的磁导向器允许将套索置于心外膜上，以系紧LAA。该器械的设计目的是提高安全性能，因为心外膜结扎和无心内膜假体组件可避免器械栓塞和血栓形成的风险。

2013 年，Bartus 及其同事在 89 例患者中检验了 Lariat 的有效性和安全性[200]。在本研究中，有华法林禁忌证的患者保持停用华法林，而 $CHADS_2$ 评分为 2 分或以上的患者在缝扎 LAA 后继续接受华法林。$CHADS_2$ 评分为 1 的患者的抗凝治疗选择由转诊医师决定。如果患者未接受华法林治疗，建议采用阿司匹林治疗。在 1 个月和 3 个月随访时，95% 的患者 LAA 完全关闭。3.5% 的患者在结扎后即刻出现 LAA 漏残留，1 年随访时，2% 的患者未完全闭合。随访期间未报告血栓栓塞事件。

最近的一项研究中，对 98 例使用 Lariat 装置成功结扎 LAA 的患者进行了泄漏评估，泄漏定义为经食管超声心动图上存在血流[201]。术后，50% 的患者出院时接受抗血小板治疗（单药治疗或双联治疗），35% 的患者出院时接受口服抗凝治疗。23% 的患者在 Lariat 术后发生了不同程度的 LAA 泄漏，3% 的患者 LAA 闭塞部位发生了血栓（2 例患者服用阿司匹林，1 例患者未服用任何抗血栓药物）。在平均随访 16.1 个月期间，5 例患者发生神经血栓栓塞事件。尽管既往研究中未发现泄漏与血栓栓塞事件相关，但是泄漏的存在提供了血栓通过和栓塞的通道。目前尚无 Lariat 术后抗凝治疗的标准建议，但本研究表明，Lariat 术后未经适当监测而提前停止抗凝治疗可能会增加血栓栓塞事件的风险。

十九、总结

多种器械可将人工材料放入心腔或与心腔连接，以解决各种心血管疾病或结构异常。抗栓治疗在减轻这些器械植入后的血栓栓塞风险中起关键作用。随着技术进步的加速，新器械的数量将持续增长，当前的器械也将继续改进。大多数证据评价了口服治疗中 VKA 和阿司匹林的使用，对于其中的许多器械，DOAC 的作用仍有待确定。虽然有基于专家对最佳可用证据的解读和器械生产商建议的专业协会指南，但仍相对缺乏随机对照试验数据来指导抗栓管理。对心内和器械血栓形成的基础病理生理学的理解为这些治疗建议提供了概念框架。

要　点

- 人工的心脏植入器械用于治疗瓣膜性心脏病、心肌病和心腔之间异常连接。此类治疗患者存在血栓栓塞并发症的风险，可通过使用抗血栓治疗降低风险。
- 心脏器械的血栓形成是由于血小板激活和组织因子暴露或接触启动激活凝血级联反应的结果。血栓形成可产生局部影响及远处器官血栓栓塞，局部可不同程度导致血流动力学、心腔或瓣膜功能受损。通过器械内皮化和优化设计减少血栓形成的风险，以使血栓形成剪切应力最小化。
- 基于瓣膜（血流动力学和构建材料）和患者［高风险特征包括房室瓣位置、多个人工瓣膜、既往血栓栓塞、房颤、左室射血分数降低（即 LVEF ＜ 35%）和二尖瓣狭窄的特征］，与人工心脏瓣膜相关的血栓形成风险各不相同。
- 专业协会指南综合了有关人工瓣膜抗血栓治疗管理的证据，其中包括启动、终止、中和、妊娠和瓣膜血栓形成的特殊情况。
- 基于 VKA 的抗凝治疗是人工瓣膜治疗的基础。植入机械瓣膜的患者需要终生抗凝治疗，INR 阈值取决于他们的瓣膜和风险因素。DOAC 禁用于机械心脏瓣膜患者。
- 出血和血栓栓塞事件是 LVAD 患者发病和死亡的最常见原因。阿司匹林和口服 VKA 在 LVAD 管理中发挥了关键作用。
- LVAD 以多种方式改变止血功能，包括溶血、凝血级联反应成分的变化（凝血因子Ⅺ和Ⅻ，以及激肽释放酶原减少）、纤维蛋白溶解系统活化、血小板活化和获得性血管性血友病。

自测题

1. 一名 67 岁男性，患缺血性心肌病（LVEF 30%），在冠状动脉旁路移植手术时接受了机械主动脉瓣置换术治疗主动脉瓣狭窄，采用了目前新一代的双叶瓣膜（低血栓形成风险）。他对手术耐受良好，估计肾小球滤过率为 60ml/min，为窦性心律。除了每日服用低剂量阿司匹林，还有什么额外的药物适合降低血栓栓塞并发症的风险？

A. 华法林，目标 INR 为 3.5（范围为 3.0～4.0）

B. 氯吡格雷 75mg/d

C. 华法林，目标 INR 为 3.0（范围 2.5～3.5）

D. 达比加群 150mg，每天 2 次
E. 华法林，目标 INR 为 2.5（范围为 2.0～3.0）

2. 一名健壮的 77 岁女性，在主动脉瓣生物瓣置换术后 5 年时，由于在打网球时发生轻度踝关节扭伤进行诊所访视时偶然发现新发房颤。她的其他病史值得注意的仅有赖诺普利控制良好的高血压；没有既往卒中、MI、周围血管疾病、心力衰竭或糖尿病。肾功能正常。什么是降低卒中风险的最适当抗血栓形成方案？
A. 阿司匹林每天 325mg
B. 华法林，目标 INR 为 2.5（范围 2.0～3.0）
C. 阿司匹林每天 81mg，同时使用氯吡格雷每天 75mg
D. 达比加群 150mg 每天 2 次
E. 利伐沙班 20mg 每天 1 次

3. 一名 73 岁男性，有重度二尖瓣反流、高血压、糖尿病和阵发性房颤，接受了置入瓣环的二尖瓣修复术。患者肾功能和肝功能正常，既往无卒中，不饮酒或使用违禁药物，且无抗凝的出血性并发症。二尖瓣修复术后患者的最佳抗血栓方案是什么？
A. 华法林，目标 INR 为 2.5（范围 2.0～3.0）无限期
B. 华法林，目标 INR 为 2.5（范围 2.0～3.0），持续 3 个月
C. 阿司匹林每天 325mg，无限期
D. 阿司匹林每天 81mg，持续 3 个月
E. 阿司匹林每天 81mg，无限期，联合氯吡格雷每天 75mg，持续 3 个月

4. 一名 28 岁有机械二尖瓣的女性，考虑妊娠，并接受孕前咨询。经胸超声心动图显示瓣膜功能正常，其中包括二尖瓣压差正常。她的肾功能正常，体重为 62kg，并维持华法林治疗，目标 INR 为 3.0，平均日剂量为 7.5mg。除了咨询妊娠的风险和转诊至有经验的中心外，在妊娠前 3 个月抗凝的适当建议是什么？
A. 继续华法林治疗，目标 INR 为 3.0
B. 转换为阿哌沙班 5mg 每天 2 次
C. 转换为治疗性依诺肝素，根据抗Ⅹa 峰值进行剂量调整
D. 转换为治疗性 UFH，通过 aPTT 或抗Ⅹa 进行剂量调整
E. C 或 D

5. 一名患有非缺血性心肌病的 47 岁女性进展为 D 期心力衰竭，并接受了左心室辅助器械植入，以 HeartMate Ⅱ器械作为移植过渡。她维持华法林抗凝治疗，目标 INR 为 2.0～3.0，阿司匹林 162mg/d。LVAD 置入后 11 个月，她因症状性贫血入院，并发现胃肠道出血。作为 LVAD 治疗最常见的并发症之一，哪些因素促成了胃肠道出血？
A. 获得性血管性血友病综合征
B. 胃肠道动静脉畸形形成
C. 治疗性抗凝
D. 血小板功能受损
E. 以上都是

自测题答案

1. 答案：C。华法林，目标 INR 为 3.0（范围 2.5～3.5）。该患者的主动脉瓣位置血栓形成风险较低，但存在额外风险——低射血分数（<35%）。根据指南，他应接受华法林处方，目标 INR 为 3.0。其他血栓形成风险因素包括房室瓣位置、多个人工瓣膜、既往血栓栓塞、房颤和二尖瓣狭窄。达比加群禁用于机械瓣膜。

2. 答案：B。华法林，目标 INR 为 2.5（范围为 2.0～3.0）。该患者的 CHA_2DS_2-VASc 评分为 4 分（年龄、性别和高血压），将受益于降低卒中风险的抗凝治疗。达比加群或利伐沙班均未获批用于人工心脏瓣膜。

3. 答案：A。华法林，目标 INR 为 2.5（范围为 2.0～3.0）。该患者的 CHA_2DS_2-VASc 评分至少为 3 分（年龄、高血压和糖尿病），HAS-BLED 评分为 2 分（年龄和高血压）。在阵发性房颤的情况下，他将受益于降低卒中风险的无限期抗凝治疗。

4. 答案：E。C 或 D。由于该患者需要的华法林日剂量超过 5mg，因此需要转换为依诺肝素或 UFH 治疗剂量和剂量调整。阿哌沙班尚未获批用于机械瓣膜。

5. 答案：E。以上所有。有多种因素可增加左心室辅助装置使用时的胃肠道出血风险。这些包括获得性血管性血友病综合征、胃肠道动静脉畸形形成、治疗性抗凝和血小板功能受损。

参考文献

[1] Cohn LH. Fifty years of open-heart surgery. Circulation. 2003;107(17):2168–70.

[2] Atkinson TM, Ohman EM, O'Neill WW, Rab T, Cigarroa JE. A practical approach to mechanical circulatory support in patients undergoing percutaneous coronary intervention: an interventional perspective. JACC Cardiovasc Interv. 2016;9(9):871–83.

[3] van Hinsbergh VW. Endothelium--role in regulation of coagulation and inflammation. Semin Immunopathol. 2012;34(1):93–106.

[4] Chaikof EL. The development of prosthetic heart valves--lessons in form and function. TN Engl J Med. 2007;357(14):1368–71.

[5] Bourantas CV, Serruys PW. Evolution of transcatheter aortic valve replacement. Circ Res. 2014;114(6):1037–51.

[6] De Backer O, Piazza N, Banai S, Lutter G, Maisano F, Herrmann HC, et al. Percutaneous transcatheter mitral valve replacement: an overview of devices in preclinical and early clinical evaluation. Circ Cardiovasc Interv. 2014;7(3):400–9.

[7] ETH Zurich IoFD. Types of heart valves. Zurich, Switzerland.

[8] Iung B, Vahanian A. Epidemiology of valvular heart disease in the adult. Nat Rev Cardiol. 2011;8(3):162–72.

[9] Nkomo VT, Gardin JM, Skelton TN, Gottdiener JS, Scott CG, Enriquez-Sarano M. Burden of valvular heart diseases: a population-based study. Lancet. 2006;368(9540):1005–11.

[10] Marijon E, Ou P, Celermajer DS, Ferreira B, Mocumbi AO, Jani D, et al. Prevalence of rheumatic heart disease detected by echocardiographic screen-ing. N Engl J Med. 2007;357(5):470–6.

[11] Statistics NCfH. In: Services UDoHaH, editor. Health, United States, 2015: with special feature on racial and ethnics health disparities. Hyattsville: National Center for Health Statistics; 2016.

[12] Nishimura RA, Otto CM, Bonow RO, Carabello BA, Erwin JP, Guyton RA, et al. 2014 AHA/ACC guideline for the management of patients with valvular heart disease: a report of the American College of Cardiology/American Heart Association Task Force on Practice Guidelines. J Am Coll Cardiol. 2014;63(22):e57–185.

[13] Vahanian A, Alfieri O, Andreotti F, Antunes MJ, Barón-Esquivias G, Baumgartner H, Joint Task Force on the Management of Valvular Heart Disease of the European Society of Cardiology (ESC); European Association for Cardio-Thoracic Surgery (EACTS), et al. Guidelines on the management of valvular heart disease (version 2012). Eur Heart J. 2012;33(19):2451–96.

[14] Nishimura RA, Otto CM, Bonow RO, Carabello BA, Erwin JP, Fleisher LA, et al. 2017 AHA/ACC focused update of the 2014 AHA/ACC guideline for the management of patients with valvular heart disease: a report of the American College of Cardiology/American Heart Association Task Force on clinical practice guidelines. Circulation. 2017;135(25):e1159–95.

[15] Pibarot P, Dumesnil JG. Prosthetic heart valves: selection of the optimal prosthesis and long-term management. Circulation. 2009;119(7):1034–48.

[16] Bluestein D, Rambod E, Gharib M. Vortex shedding as a mechanism for free emboli forma-tion in mechanical heart valves. J Biomech Eng. 2000;122(2):125–34.

[17] Yang Y, Franzen SF, Olin CL. In vivo comparison of hemocompatibility of materials used in mechanical heart valves. J Heart Valve Dis. 1996;5(5):532–7.

[18] Alemu Y, Girdhar G, Xenos M, Sheriff J, Jesty J, Einav S, et al. Design optimization of a mechanical heart valve for reducing valve thrombogenicity-A case study with ATS valve. ASAIO J. 2010;56(5):389–96.

[19] Cannegieter SC, Rosendaal FR, Briet E. Thromboembolic and bleeding complications in patients with mechanical heart valve prostheses. Circulation. 1994;89:635–41.

[20] Horstkotte D, Scharf RE, Schultheiss HP. Intracardiac thrombosis: patient-related and device-related factors. J Heart Valve Dis. 1995;4(2):114–20.

[21] Butchart EG, Ionescu A, Payne N, Giddings J, Grunkemeier GL, Fraser AG. A new scoring system to determine thromboembolic risk after heart valve replacement. Circulation. 2003;108(Suppl 1):II68–74.

[22] Whitlock RP, Sun JC, Fremes SE, Rubens FD, Teoh KH, American College of Chest P. Antithrombotic and thrombolytic therapy for valvular disease: antithrombotic therapy and prevention of thrombosis, 9th ed: American College of Chest Physicians Evidence-Based Clinical Practice Guidelines. Chest. 2012;141(2 Suppl):e576S–600S.

[23] Schlitt A, von Bardeleben RS, Ehrlich A, Eimermacher A, Peetz D, Dahm M, et al. Clopidogrel and aspirin in the prevention of thromboembolic complications after mechanical aortic valve replacement (CAPTA). Thromb Res. 2003;109(2-3):131–5.

[24] Dentali F, Pignatelli P, Malato A, Poli D, Di Minno MN, Di Gennaro L, et al. Incidence of thromboembolic complications in patients with atrial fibrillation or mechanical heart valves with a subtherapeutic international normalized ratio: a prospective multicenter cohort study. Am J Hematol. 2012;87(4):384–7.

[25] Aziz F, Corder M, Wolffe J, Comerota AJ. Anticoagulation monitoring by an anticoagulation service is more cost-effective than routine physician care. J Vasc Surg. 2011;54(5):1404–7.

[26] Lalonde L, Martineau J, Blais N, Montigny M, Ginsberg J, Fournier M, et al. Is long-term pharmacist-managed anticoagulation service efficient? A pragmatic randomized controlled trial. Am Heart J. 2008;156(1):148–54.

[27] Chiquette E, Amato MG, Bussey HI. Comparison of an anticoagulation clinic with usual medical care: anticoagulation control, patient outcomes, and health care costs. Arch Intern Med. 1998;158(15):1641–7.

[28] Witt DM, Sadler MA, Shanahan RL, Mazzoli G, Tillman DJ. Effect of a centralized clinical pharmacy anticoagulation service on the outcomes of anticoagulation therapy. Chest. 2005;127(5):1515–22.

[29] Locke C, Ravnan SL, Patel R, Uchizono JA. Reduction in warfarin adverse events requiring patient hospitalization after implementation of a pharmacist-managed anticoagulation service. Pharmacotherapy. 2005;25(5):685–9.

[30] Wittkowsky AK, Nutescu EA, Blackburn J, Mullins J, Hardman J, Mitchell J, et al. Outcomes of oral anticoagulant therapy managed by telephone vs in-office visits in an anticoagulation clinic setting. Chest. 2006;130(5):1385–9.

[31] Koertke H, Zittermann A, Tenderich G, Wagner O, El-Arousy M, Krian A, et al. Low-dose oral anticoagulation in patients

with mechanical heart valve prostheses: final report from the early selfmanagement anticoagulation trial II. Eur Heart J. 2007;28(20):2479–84.

[32] Matchar DB, Love SR, Jacobson AK, Edson R, Uyeda L, Phibbs CS, et al. The impact of frequency of patient self-testing of prothrombin time on time in target range within VA Cooperative Study #481: The Home INR Study (THINRS), a randomized, controlled trial. J Thromb Thrombolysis. 2015;40(1):17–25.

[33] Heneghan C, Ward A, Perera R, Bankhead C, Fuller A, Stevens R, et al. Self-monitoring of oral anticoagulation: systematic review and meta-analysis of individual patient data. Lancet. 2012;379(9813):322–34.

[34] Mair H, Sachweh J, Sodian R, Brenner P, Schmoeckel M, Schmitz C, et al. Long-term self-management of anticoagulation therapy after mechanical heart valve replacement in outside trial conditions. Interact Cardiovasc Thorac Surg. 2012;14(3):253–7.

[35] Thompson JL, Burkhart HM, Daly RC, Dearani JA, Joyce LD, Suri RM, et al. Anticoagulation early after mechanical valve replacement: improved management with patient self-testing. J Thorac Cardiovasc Surg. 2013;146(3):599–604.

[36] Koertke H, Zittermann A, Wagner O, Secer S, Sciangula A, Saggau W, et al. Telemedicine-guided, very low-dose international normalized ratio selfcontrol in patients with mechanical heart valve implants. Eur Heart J. 2015;36(21):1297–305.

[37] Wypasek E, Ciesla M, Suder B, Janik L, Sadowski J, Undas A. CYP2C9 polymorphism and unstable anticoagulation with warfarin in patients within the first 3 months following heart valve replacement. Adv Clin Exp Med. 2015;24(4):607–14.

[38] Tatarunas V, Lesauskaite V, Veikutiene A, Grybauskas P, Jakuska P, Jankauskiene L, et al. The effect of CYP2C9, VKORC1 and CYP4F2 polymorphism and of clinical factors on warfarin dosage during initiation and long-term treatment after heart valve surgery. J Thromb Thrombolysis. 2014;37(2):177–85.

[39] Giansante C, Fiotti N, Altamura N, Pitacco P, Consoloni L, Scardi S, et al. Oral anticoagulation and VKORC1 polymorphism in patients with a mechanical heart prosthesis: a 6-year follow-up. J Thromb Thrombolysis. 2012;34(4):506–12.

[40] Cannegieter SC, Rosendaal FR, Wintzen AR, van der Meer FJ, Vandenbroucke JP, Briet E. Optimal oral anticoagulant therapy in patients with mechanical heart valves. N Engl J Med. 1995;333(1):11–7.

[41] Acar J, Iung B, Boissel JP, Samama MM, Michel PL, Teppe JP, et al. AREVA: multicenter randomized comparison of low-dose versus standard-dose anticoagulation in patients with mechanical prosthetic heart valves. Circulation. 1996;94(9):2107–12.

[42] Pengo V, Barbero F, Banzato A, Garelli E, Noventa F, Biasiolo A, et al. A comparison of a moderate with moderate-high intensity oral anticoagulant treatment in patients with mechanical heart valve prostheses. Thromb Haemost. 1997;77(5):839–44.

[43] Hering D, Piper C, Bergemann R, Hillenbach C, Dahm M, Huth C, Horstkotte D. Thromboembolic and bleeding complications following St. Jude medical valve replacement. Chest. 2005;127:53–9.

[44] Pruefer D, Dahm M, Dohmen G, Horstkotte D, Bergemann R, Oelert H. Intensity of oral anticoagulation after implantation of St. Jude medical mitral or multiple valve replacement: lessons learned from GELIA (GELIA 5). Eur Heart J Suppl. 2001;3(Suppl Q):Q39–43.

[45] Torella M, Torella D, Chiodini P, Franciulli M, Romano G, De Santo L, et al. LOWERing the INtensity of oral anticoaGulant Therapy in patients with bileaflet mechanical aortic valve replacement: results from the "LOWERING-IT" trial. Am Heart J. 2010;160(1):171–8.

[46] Puskas J, Gerdisch M, Nichols D, Quinn R, Anderson C, Rhenman B, et al. Reduced anticoagulation after mechanical aortic valve replacement: interim results from the prospective randomized on-X valve anticoagulation clinical trial randomized Food and Drug Administration investigational device exemption trial. J Thorac Cardiovasc Surg. 2014;147(4):1202–10. discussion 10-1

[47] Xu Z, Wang ZP, Ou JS, Yin SL, Liu LJ, Zhang X. Is low anticoagulation intensity more benefi cial for patients with bileaflet mechanical mitral valves? A meta-analysis. J Cardiovasc Surg. 2016;57(1):90–9.

[48] Schomburg JL, Medina EM, Lahti MT, Bianco RW. Dabigatran versus warfarin after mechanical mitral valve replacement in the swine model. J Investig Surg. 2012;25(3):150–5.

[49] Van de Werf F, Brueckmann M, Connolly SJ, Friedman J, Granger CB, Hartter S, et al. A comparison of dabigatran etexilate with warfarin in patients with mechanical heart valves: THE Randomized, phase II study to evaluate the safety and pharmaco kinetics of oral dabigatran etexilate in patients after heart valve replacement (RE-ALIGN). Am Heart J. 2012;163(6):931–7e1.

[50] Eikelboom JW, Connolly SJ, Brueckmann M, Granger CB, Kappetein AP, Mack MJ, et al. Dabigatran versus warfarin in patients with mechanical heart valves. N Engl J Med. 2013;369(13):1206–14.

[51] Turpie AG, Gent M, Laupacis A, Latour Y, Gunstensen J, Basile F, et al. A comparison of aspirin with placebo in patients treated withwar farin after heart-valve replacement. N Engl J Med. 1993;329(8):524–9.

[52] Meschengieser SS, Fondevila CG, Frontroth J, Santarelli MT, Lazzari MA. Low-intensity oral anticoagulation plus low-dose aspirin versus highintensity oral anticoagulation alone: a randomized trial in patients with mechanical prosthetic heart valves. J Thorac Cardiovasc Surg. 1997;113:910–6.

[53] Pengo V, Palareti G, Cucchini U, Molinatti M, Del Bono R, Baudo F, et al. Low-intensity oral anticoagulant plus low-dose aspirin during the first six months versus standard-intensity oral anticoagulant therapy after mechanical heart valve replacement: a pilot study of low-intensity warfarin and aspirin in cardiac prostheses (LIWACAP). Clin Appl Thromb Hemost. 2007;13(3):241–8.

[54] Laffort P, Roudaut R, Roques X, Lafitte S, Deville C, Bonnet J, et al. Early and long-term (one-year) effects of the association of aspirin and oral anticoagulant on thrombi and morbidity after replacement of the mitral valve with the St. Jude medical prosthesis: a clinical and transesophageal echocardiographic study. J Am Coll Cardiol. 2000;35(3):739–46.

[55] Massel DL, Little SH. Risks and benefits of adding anti-platelet therapy to warfarin among patients with prosthetic heart valves: a meta-analysis. JACC. 2001;37(2):569–78.

[56] Massel DR, Little SH. Antiplatelet and anticoagulation for patients with prosthetic heart valves. Cochrane Database Syst Rev. 2013;7:CD003464.

[57] Montalescot G, Polle V, Collet JP, Leprince P, Bellanger A, Gandjbakhch I, et al. Low molecular weight heparin after mechanical heart valve replacement. Circulation. 2000;101(10):1083–6.

[58] Talwar S, Kapoor CK, Velayoudam D, Kumar AS. Anticoagulation protocol and early prosthetic valve thrombosis.

Indian Heart J. 2004;56(3):225–8.

[59] Fanikos J, Tsilimingras K, Kucher N, Rosen AB, Hieblinger MD, Goldhaber SZ. Comparison of efficacy, safety, and cost of low-molecular-weight heparin with continuous-infusion unfractionated heparin for initiation of anticoagulation after mechanical prosthetic valve implantation. Am J Cardiol. 2004;93:247–50.

[60] Kulik A, Rubens FD, Wells PS, Kearon C, Mesana TG, van Berkom J, et al. Early postoperative anticoagulation after mechanical valve replacement: a systematic review. Ann Thorac Surg. 2006;81(2):770–81.

[61] Kindo M, Gerelli S, Hoang Minh T, Zhang M, Meyer N, Announe T, et al. Exclusive low-molecular weight heparin as bridging anticoagulant after mechanical valve replacement. Ann Thorac Surg. 2014;97(3):789–95.

[62] Passaglia LG, de Barros GM, de Sousa MR. Early postoperative bridging anticoagulation after mechanical heart valve replacement: a system-atic review and meta-analysis. J Thromb Haemost. 2015;13(9):1557–67.

[63] Douketis JD, Spyropoulos AC, Spencer FA, Mayr M, Jaffer AK, Eckman MH, et al. Perioperative management of antithrombotic therapy: antithrombotic therapy and prevention of thrombosis, 9th ed: American College of Chest Physicians Evidence-Based Clinical Practice Guidelines. Chest. 2012;141(2 Suppl):e326S–50S.

[64] Poldermans D, Bax JJ, Boersma E, Task Force for Preoperative Cardiac Risk A, Perioperative Cardiac Management in Non-cardiac S, European Society of C, et al. Guidelines for pre-operative cardiac risk assessment and perioperative cardiac management in non-cardiac surgery. Eur Heart J. 2009;30(22):2769–812.

[65] Tinker JH, Tarhan S. Discontinuing anticoagulant therapy in surgical patients with cardiac valve prostheses. Observations in 180 operations. JAMA. 1978;239(8):738–9.

[66] Delate T, Meisinger SM, Witt DM, Jenkins D, Douketis JD, Clark NP. Bridge therapy outcomes in patients with mechanical heart valves. Clin Appl Thromb Hemost. 2016;23(8):1036–41.

[67] Pengo V, Cucchini U, Denas G, Erba N, Guazzaloca G, La Rosa L, et al. Standardized low-molecular-weight heparin bridging regimen in outpatients on oral anticoagulants undergoing invasive procedure or surgery: an inception cohort management study. Circulation. 2009;119(22):2920–7.

[68] Bui HT, Krisnaswami A, Le CU, Chan J, Shenoy BN. Comparison of safety of subcutaneous enoxaparin as outpatient anticoagulation bridging therapy in patients with a mechanical heart valve versus patients with nonvalvular atrial fibrillation. Am J Cardiol. 2009;104(10):1429–33.

[69] Spyropoulos AC, Turpie AG, Dunn AS, Kaatz S, Douketis J, Jacobson A, et al. Perioperative bridging therapy with unfractionated heparin or low-molecular-weight heparin in patients with mechanical prosthetic heart valves on long-term oral anticoagulants (from the REGIMEN Registry). Am J Cardiol. 2008;102(7):883–9.

[70] Siegal D, Yudin J, Kaatz S, Douketis JD, Lim W, Spyropoulos AC. Periprocedural heparin bridging in patients receiving vitamin K antagonists: systematic review and meta-analysis of bleeding and thromboembolic rates. Circulation. 2012;126(13):1630–9.

[71] Steinberg BA, Peterson ED, Kim S, Thomas L, Gersh BJ, Fonarow GC, et al. Use and outcomes associated with bridging during anticoagulation interruptions in patients with atrial fibrillation: findings from the outcomes registry for better informed treatment of atrial fibrillation (ORBIT-AF). Circulation. 2015;131(5):488–94.

[72] Kovacs M. PERIOP 2 - a safety and effectiveness study of LMWH bridging therapy versus placebo bridging therapy for patients on long term warfarin and require temporary interruption of their warfarin (NCT00432796). 2007. https://clinicaltrials.gov/ct2/ show/study/NCT00432796.

[73] Pernod G, Godier A, Gozalo C, Tremey B, Sie P, French National Authority for H. French clinical practice guidelines on the management of patients on vitamin K antagonists in at-risk situations (overdose, risk of bleeding, and active bleeding). Thromb Res. 2010;126(3):e167–74.

[74] Weibert RT, Le DT, Kayser SR, Rapaport SI. Correction of excessive anticoagulation with low-dose oral vitamin K1. Ann Intern Med. 1997;126(12):959–62.

[75] Yiu KH, Siu CW, Jim MH, Tse HF, Fan K, Chau MC, et al. Comparison of the efficacy and safety profiles of intravenous vitamin K and fresh frozen plasma as treatment of warfarin-related over-anticoagulation in patients with mechanical heart valves. Am J Cardiol. 2006;97(3):409–11.

[76] Heras M, Chesebro JH, Fuster V, Penny WJ, Grill DE, Bailey KR, Danielson GK, Orszulak TA, Pluth JR, Puga FJ, Schaff HV, Larsonkeller JJ. High risk of thromboemboli early after bioprosthetic cardiac valve replacement. JACC. 1995;25(5):1111–9.

[77] Nunez LGA, Larrea JL, Celemin D, Oliver J. Prevention of thromboembolism using aspirin after mitral valve replacement with porcine bioprosthesis. Ann Thorac Surg. 1984;37(1):84–7.

[78] Orszulak TA, Schaff HV, Pluth JR, Danielson GK, Puga FJ, Ilstrup DM, et al. The risk of stroke in the early postoperative period following mitral valve replacement. Eur J Cardiothorac Surg. 1995;9(11):615–9. discuss 20

[79] Russo A, Grigioni F, Avierinos JF, Freeman WK, Suri R, Michelena H, et al. Thromboembolic complications after surgical correction of mitral regurgitation incidence, predictors, and clinical implications. J Am Coll Cardiol. 2008;51(12):1203–11.

[80] Turpie AG, Gunstensen J, Hirsh J, Nelson H, Gent M. Randomised comparison of two intensities of oral anticoagulant therapy after tissue heart valve replacement. Lancet. 1988;1(8597):1242–5.

[81] Aramendi JI, Mestres CA, Martinez-Leon J, Campos V, Munoz G, Navas C. Triflusal versus oral anticoagulation for primary prevention of thromboembolism after bioprosthetic valve replacement (trac): prospective, randomized, co-operative trial. Eur J Cardiothorac Surg. 2005;27(5):854–60.

[82] Colli AMC, Castella M, et al. Comparing warfarin to aspirin (WoA) after aortic valve replacement with the St. Jude medical epic heart valve bioprosthesis: results of the WoA epic pilot trial. J Heart Valve Dis. 2007;16:667–71.

[83] Blair KL, Hatton AC, White WD, Smith LR, Lowe JE, Wolfe WG, et al. Comparison of anticoagulation regimens after Carpentier-Edwards aortic or mitral valve replacement. Circulation. 1994;90(5 Pt 2):II214–9.

[84] Orszulak TA, Schaff HV, Mullany CJ, Anderson BJ, Ilstrup DM, Puga FJ, et al. Risk of thromboembolism with the aortic Carpentier-Edwards bioprosthesis. Ann Thorac Surg. 1995;59(2):462–8.

[85] Moinuddeen K, Quin J, Shaw R, Dewar M, Tellides G, Kopf G, et al. Anticoagulation is unnecessary after biological aortic valve replacement. Circulation. 1998;98(19 Suppl):II95–8. discus-sion II8-9

[86] Gherli T. Comparing warfarin with aspirin after biological aortic valve replacement: a prospective study. Circulation. 2004;110(5):496–500.
[87] Al-Atassi T, Lam K, Forgie M, Boodhwani M, Rubens F, Hendry P, et al. Cerebral microembolization after bioprosthetic aortic valve replacement: comparison of warfarin plus aspirin versus aspirin only. Circulation. 2012;126(11 Suppl 1):S239–44.
[88] Colli A, Verhoye JP, Heijmen R, Antunes M. Lowdose acetyl salicylic acid versus oral anticoagulation after bioprosthetic aortic valve replacement. Final report of the ACTION registry. Int J Cardiol. 2013;168(2):1229–36.
[89] Mérie C, Køber L, Skov Olsen P, Andersson C, Gislason G, Skov Jensen J, Torp-Pedersen C. Association of warfarin therapy duration after bioprosthetic aortic valve replacement with risk of mortality, thromboembolic complications, and bleeding. JAMA. 2012;308(20):2118–25.
[90] Brennan JM, Edwards FH, Zhao Y, O'Brien S, Booth ME, Dokholyan RS, et al. Early anticoagulation of bioprosthetic aortic valves in older patients: results from the Society of Thoracic Surgeons Adult Cardiac Surgery National Database. J Am Coll Cardiol. 2012;60(11):971–7.
[91] Yadlapati A, Groh C, Malaisrie SC, Gajjar M, Kruse J, Meyers S, et al. Efficacy and safety of novel oral anticoagulants in patients with bioprosthetic valves. Clin Res Cardiol. 2016;105(3):268–72.
[92] Duraes AR, de Souza RP, de Almeida NB, Albuquerque FP, de Bulhoes FV, de Souza Fernandes AM, et al. Dabigatran versus warfarin after bioprosthesis valve replacement for the management of atrial fibrillation postoperatively: DAWA Pilot Study. Drugs R D. 2016;16(2):149–54.
[93] Connolly SJ, Ezekowitz MD, Yusuf S, Eikelboom J, Oldgren J, Parekh A, et al. Dabigatran versus warfarin in patients with atrial fibrillation. N Engl J Med. 2009;361(12):1139–51.
[94] Patel MR, Mahaffey KW, Garg J, Pan G, Singer DE, Hacke W, et al. Rivaroxaban versus warfarin in nonvalvular atrial fibrillation. N Engl J Med. 2011;365(10):883–91.
[95] Granger CB, Alexander JH, McMurray JJ, Lopes RD, Hylek EM, Hanna M, et al. Apixaban versus warfarin in patients with atrial fibrillation. N Engl J Med. 2011;365(11):981–92.
[96] Giugliano RP, Ruff CT, Braunwald E, Murphy SA, Wiviott SD, Halperin JL, et al. Edoxaban versus warfarin in patients with atrial fibrillation. N Engl J Med. 2013;369(22):2093–104.
[97] Avezum A, Lopes RD, Schulte PJ, Lanas F, Gersh BJ, Hanna M, et al. Apixaban in comparison with warfarin in patients with atrial fibrillation and valvular heart disease: findings from the apixaban for reduction in stroke and other thromboembolic events in atrial fibrillation (ARISTOTLE) trial. Circulation. 2015;132(8):624–32.
[98] Renda G, De Caterina R, Carnicelli A, Nordio F, Mercuri M, Ruff C, et al. Outcomes in 2824 patients with valvular heart disease treated with edoxaban or warfarin in the ENGAGE AF-TIMI 48 trial. J Am Coll Cardiol. 2016;67(13_S):2194.
[99] Carnicelli AP, De Caterina R, Halperin JL, Renda G, Ruff CT, Trevisan M, et al. Edoxaban for the prevention of thromboembolism in patients with atrial fibrillation and bioprosthetic valves. Circulation. 2017;135(13):1273–5.
[100] Lifesciences E. Device ring photo. Scientific American; 2012.
[101] Aramendi JL, Agredo J, Llorente A, Larrarte C, Pijoan J. Prevention of thromboembolism with ticlopidine shortly after valve repair or replacement with a bioprosthesis. J Heart Valve Dis. 1998;7(6):610–4.
[102] Hwang SK, Yoo JS, Kim JB, Jung SH, Choo SJ, Chung CH, et al. Long-term outcomes of the Maze procedure combined with mitral valve repair: risk of thromboembolism without anticoagulation therapy. Ann Thorac Surg. 2015;100(3):840–3. discussion 3–4
[103] Paparella D, Di Mauro M, Bitton Worms K, Bolotin G, Russo C, Trunfio S, et al. Antiplatelet versus oral anticoagulant therapy as antithrombotic prophylaxis after mitral valve repair. J Thorac Cardiovasc Surg. 2016;151(5):1302–8.e1.
[104] Valeur N, Merie C, Hansen ML, Torp-Pedersen C, Gislason GH, Kober L. Risk of death and stroke associated with anticoagulation therapy after mitral valve repair. Heart. 2016;102(9):687–93.
[105] Duran CM, Gometza B, Shahid M, Al-Halees Z. Treated bovine and autologous pericardium for aortic valve reconstruction. Ann Thorac Surg. 1998;66(6 Suppl):S166–9.
[106] Luk A, Butany J, Ahn E, Fann JI, St Goar F, Thornton T, et al. Mitral repair with the Evalve MitraClip device: histopathologic findings in the porcine model. Cardiovasc Pathol. 2009;18(5):279–85.
[107] Feldman T, Wasserman HS, Herrmann HC, Gray W, Block PC, Whitlow P, et al. Percutaneous mitral valve repair using the edge-to-edge technique: sixmonth results of the EVEREST PHASE I Clinical Trial. J Am Coll Cardiol. 2005;46(11):2134–40.
[108] Mauri L, Garg P, Massaro JM, Foster E, Glower D, Mehoudar P, et al. The EVEREST II Trial: design and rationale for a randomized study of the evalve mitraclip system compared with mitral valve surgery for mitral regurgitation. Am Heart J. 2010;160(1):23–9.
[109] Feldman T, Foster E, Glower DD, et al. Percutaneous repair or surgery for mitral regurgitation. N Engl J Med. 2011;364:1395–406.
[110] Cruz-Gonzalez I, Rama-Merchan JC, Rodriguez-Collado J, Martin-Moreiras J, Diego-Nieto A, Barreiro-Perez M, et al. Transcatheter closure of paravalvular leaks: state of the art. Neth Hear J. 2017;25(2):116–24.
[111] Rihal CS, Sorajja P, Booker JD, Hagler DJ, Cabalka AK. Principles of percutaneous paravalvular leak closure. JACC Cardiovasc Interv. 2012;5(2):121–30.
[112] Cruz-Gonzalez I, Rama-Merchan JC, Arribas-Jimenez A, Rodriguez-Collado J, Martin-Moreiras J, Cascon-Bueno M, et al. Paravalvular leak closure with the Amplatzer Vascular Plug III device: immediate and short-term results. Rev Esp Cardiol. 2014;67(8):608–14.
[113] Leon MB, Smith CR, Mack M, Miller DC, Moses JW, Svensson LG, et al. Transcatheter aorticvalve implantation for aortic stenosis in patients who cannot undergo surgery. N Engl J Med. 2010;363(17):1597–607.
[114] Ussia GP, Scarabelli M, Mule M, Barbanti M, Sarkar K, Cammalleri V, et al. Dual antiplatelet therapy versus aspirin alone in patients undergoing transcatheter aortic valve implantation. Am J Cardiol. 2011;108(12):1772–6.
[115] Nijenhuis VJ, Bennaghmouch N, Hassell M, Baan J Jr, van Kuijk JP, Agostoni P, et al. Rationale and design of POPular-TAVI: antiplatelet therapy for patients undergoing transcatheter aortic valve implantation. Am Heart J. 2016;173:77–85.
[116] Dangas GD, Lefevre T, Kupatt C, Tchetche D, Schafer U, Dumonteil N, et al. Bivalirudin versus heparin anticoagulation in transcatheter aortic valve replacement: the randomized BRAVO-3 trial. J Am Coll Cardiol. 2015;66(25):2860–8.

[117] Makkar RR, Fontana G, Jilaihawi H, Chakravarty T, Kofoed KF, de Backer O, et al. Possible subclinical leaflet thrombosis in bioprosthetic aortic valves. N Engl J Med. 2015;373(21):2015–24.

[118] Latib A, Naganuma T, Abdel-Wahab M, Danenberg H, Cota L, Barbanti M, et al. Treatment and clinical outcomes of transcatheter heart valve thrombosis. Circ Cardiovasc Interv. 2015;8(4):e001779.

[119] Chakravarty T, Sondergaard L, Friedman J, De Backer O, Berman D, Kofoed KF, et al. Subclinical leaflet thrombosis in surgical and transcatheter bioprosthetic aortic valves: an observational study. Lancet. 2017;389(10087):2383–92.

[120] Nombela-Franco L, del Trigo M, Morrison-Polo G, Veiga G, Jimenez-Quevedo P, Abdul-Jawad Altisent O, et al. Incidence, causes, and predictors of early (</=30 days) and late unplanned hospital readmissions after transcatheter aortic valve replacement. JACC Cardiovasc Interv. 2015;8(13):1748–57.

[121] Barbetseas J, Nagueh SF, Pitsavos C, Toutouzas PK, Quinones MA, Zoghbi WA. Differentiating thrombus from pannus formation in obstructed mechanical prosthetic valves: an evaluation of clinical, transthoracic and transesophageal echocardiographic parameters. J Am Coll Cardiol. 1998; 32(5):1410–7.

[122] Tong AT, Roudaut R, Ozkan M, Sagie A, Shahid MS, Pontes Junior SC, et al. Transesophageal echocardiography improves risk assessment of thrombolysis of prosthetic valve thrombosis: results of the international PRO-TEE registry. J Am Coll Cardiol. 2004;43(1):77–84.

[123] Symersky P, Budde RP, de Mol BA, Prokop M. Comparison of multidetector-row computed tomography to echocardiography and fluoroscopy for evaluation of patients with mechanical prosthetic valve obstruction. Am J Cardiol. 2009;104(8):1128–34.

[124] Zoghbi WA, Chambers JB, Dumesnil JG, Foster E, Gottdiener JS, Grayburn PA, et al. Recommendations for evaluation of prosthetic valves with echocardiography and doppler ultrasound: a report From the American Society of Echocardiography's Guidelines and Standards Committee and the Task Force on Prosthetic Valves, developed in conjunction with the American College of Cardiology Cardiovascular Imaging Committee, Cardiac Imaging Committee of the American Heart Association, the European Association of Echocardiography, a registered branch of the European Society of Cardiology, the Japanese Society of Echocardiography and the Canadian Society of Echocardiography, endorsed by the American College of Cardiology Foundation, American Heart Association, European Association of Echocardiography, a registered branch of the European Society of Cardiology, the Japanese Society of Echocardiography, and Canadian Society of Echocardiography. J Am Soc Echocardiogr. 2009;22(9):975–1014. quiz 82-4

[125] Bates SM, Greer IA, Middeldorp S, Veenstra DL, Prabulos AM, Vandvik PO. VTE, thrombophilia, antithrombotic therapy, and pregnancy: antithrombotic therapy and prevention of thrombosis, 9th ed: American College of Chest Physicians Evidence-Based Clinical Practice Guidelines. Chest. 2012;141(2 Suppl):e691S–736S.

[126] Regitz-Zagrosek V, Blomstrom Lundqvist C, Borghi C, European Society of G, Association for European Paediatric C, German Society for Gender M, et al. ESC guidelines on the management of cardiovascular diseases during pregnancy: the Task Force on the Management of Cardiovascular Diseases during Pregnancy of the European Society of Cardiology (ESC). Eur Heart J. 2011;32(24):3147–97.

[127] van Hagen IM, Roos-Hesselink JW, Ruys TP, Merz WM, Goland S, Gabriel H, et al. Pregnancy in women with a mechanical heart valve: data of the European Society of Cardiology Registry of Pregnancy and Cardiac Disease (ROPAC). Circulation. 2015;132(2):132–42.

[128] Lawley CM, Lain SJ, Algert CS, Ford JB, Figtree GA, Roberts CL. Prosthetic heart valves in pregnancy: a systematic review and meta-analysis protocol. Syst Rev. 2014;3:8.

[129] Hassouna A, Allam H. Limited dose warfarin throughout pregnancy in patients with mechanical heart valve prosthesis: a meta-analysis. Interact Cardiovasc Thorac Surg. 2014; 18(6):797–806.

[130] DeBakey ME. Left ventricular bypass pump for cardiac assistance. Clinical experience. Am J Cardiol. 1971;27(1):3–11.

[131] Slaughter MS, Rogers JG, Milano CA, Russell SD, Conte JV, Feldman D, et al. Advanced heart failure treated with continuous-flow left ventricular assist device. N Engl J Med. 2009;361(23):2241–51.

[132] Montori VM, Permanyer-Miralda G, Ferreira-Gonzalez I, Busse JW, Pacheco-Huergo V, Bryant D, et al. Validity of composite end points in clinical trials. BMJ. 2005;330(7491):594–6.

[133] Evans RW, Manninen DL, Garrison LP Jr, Maier AM. Donor availability as the primary determinant of the future of heart transplantation. JAMA. 1986;255(14):1892–8.

[134] Chen J, Normand SL, Wang Y, Krumholz HM. National and regional trends in heart failure hospitalization and mortality rates for Medicare beneficiaries, 1998-2008. JAMA. 2011;306(15):1669–78.

[135] Suarez J, Patel CB, Felker GM, Becker R, Hernandez AF, Rogers JG. Mechanisms of bleeding and approach to patients with axial-flow left ventricular assist devices. Circ Heart Fail. 2011;4(6):779–84.

[136] Griffith BP, Kormos RL, Borovetz HS, Litwak K, Antaki JF, Poirier VL, et al. HeartMate II left ventricular assist system: from concept to first clinical use. Ann Thorac Surg. 2001;71(3 Suppl):S116–20. discussion S4-6

[137] Bourque K, Gernes DB, Loree HM, Richardson JS, Poirier VL, Barletta N, et al. HeartMate III: pump design for a centrifugal LVAD with a magnetically levitated rotor. ASAIO J. 2001;47(4):401–5.

[138] Abraham WT, Smith SA. Devices in the management of advanced, chronic heart failure. Nat Rev Cardiol. 2013;10(2):98–110.

[139] Mehra MR, Naka Y, Uriel N, Goldstein DJ, Cleveland JC Jr, Colombo PC, et al. A fully magnetically levitated circulatory pump for advanced heart failure. N Engl J Med. 2017;376(5):440–50.

[140] Birschmann I, Dittrich M, Eller T, Wiegmann B, Reininger AJ, Budde U, et al. Ambient hemolysis and activation of coagulation is different between HeartMate II and HeartWare left ventricular assist devices. J Heart Lung Transplant. 2014;33(1): 80–7.

[141] Himmelreich G, Ullmann H, Riess H, Rosch R, Loebe M, Schiessler A, et al. Pathophysiologic role of contact activation in bleeding followed by thromboembolic complications after implantation of a ventricular assist device. ASAIO J. 1995;41(3):M790–4.

[142] Slaughter MS, Sobieski MA, Gallagher C, Graham J, Brandise J, Stein R. Fibrinolytic activation during long-term support

with the HeartMate II left ventricular assist device. ASAIO J. 2008;54(1):115–9.

[143] John R, Panch S, Hrabe J, Wei P, Solovey A, Joyce L, et al. Activation of endothelial and coagulation systems in left ventricular assist device recipients. Ann Thorac Surg. 2009;88(4):1171–9.

[144] Matsubayashi H, Fastenau DR, McIntyre JA. Changes in platelet activation associated with left ventricular assist system placement. J Heart Lung Transplant. 2000;19(5):462–8.

[145] Jafri SM, Ozawa T, Mammen E, Levine TB, Johnson C, Goldstein S. Platelet function, thrombin and fibrinolytic activity in patients with heart failure. Eur Heart J. 1993;14(2):205–12.

[146] Klovaite J, Gustafsson F, Mortensen SA, Sander K, Nielsen LB. Severely impaired von Willebrand factordependent platelet aggregation in patients with a continuous-flow left ventricular assist device (HeartMate II). J Am Coll Cardiol. 2009;53(23):2162–7.

[147] Meyer AL, Malehsa D, Budde U, Bara C, Haverich A, Strueber M. Acquired von Willebrand syndrome in patients with a centrifugal or axial continuous flow left ventricular assist device. JACC Heart Fail. 2014;2(2):141–5.

[148] Tsai HM, Sussman II, Nagel RL. Shear stress enhances the proteolysis of von Willebrand factor in normal plasma. Blood. 1994;83(8):2171–9.

[149] Uriel N, Pak SW, Jorde UP, Jude B, Susen S, Vincentelli A, et al. Acquired von Willebrand syndrome after continuous-flow mechanical device support contributes to a high prevalence of bleeding during long-term support and at the time of transplantation. J Am Coll Cardiol. 2010;56(15):1207–13.

[150] Crow S, Chen D, Milano C, Thomas W, Joyce L, Piacentino V 3rd, et al. Acquired von Willebrand syndrome in continuous-flow ventricular assist device recipients. Ann Thorac Surg. 2010;90(4):1263–9. discussion 9

[151] Bourque K, Cotter C, Dague C, Harjes D, Dur O, Duhamel J, et al. Design rationale and preclinical evaluation of the HeartMate 3 left ventricular assist system for hemocompatibility. ASAIO J. 2016;62(4):375–83.

[152] Pagani FD, Miller LW, Russell SD, Aaronson KD, John R, Boyle AJ, et al. Extended mechanical circulatory support with a continuous-flow rotary left ventricular assist device. J Am Coll Cardiol. 2009;54(4):312–21.

[153] Baumann Kreuziger LM, Kim B, Wieselthaler GM. Antithrombotic therapy for left ventricular assist devices in adults: a systematic review. J Thromb Haemost. 2015;13(6):946–55.

[154] Feldman D, Pamboukian SV, Teuteberg JJ, Birks E, Lietz K, Moore SA, et al. The 2013 International Society for Heart and Lung Transplantation Guidelines for mechanical circulatory support: executive summary. J Heart Lung Transplant. 2013;32(2):157–87.

[155] Gurbel PA, Tantry US. Antiplatelet and anticoagulant agents in heart failure: current status and future perspectives. JACC Heart Fail. 2014;2(1):1–14.

[156] Slaughter MS, Naka Y, John R, Boyle A, Conte JV, Russell SD, et al. Post-operative heparin may not be required for transitioning patients with a HeartMate II left ventricular assist system to longterm warfarin therapy. J Heart Lung Transplant. 2010;29(6):616–24.

[157] Nassif ME, LaRue SJ, Raymer DS, Novak E, Vader JM, Ewald GA, et al. Relationship between anticoagulation intensity and thrombotic or bleeding outcomes among outpatients with continuousflow left ventricular assist devices. Circ Heart Fail. 2016;9(5):e002680.

[158] Jennings D, McDonnell J, Schillig J. Assessment of long-term anticoagulation in patients with a continuous-flow left-ventricular assist device: a pilot study. J Thorac Cardiovasc Surg. 2011;142(1):e1–2.

[159] Bishop MA, Streiff MB, Ensor CR, Tedford RJ, Russell SD, Ross PA. Pharmacist-managed international normalized ratio patient self-testing is associated with increased time in therapeutic range in patients with left ventricular assist devices at an academic medical center. ASAIO J. 2014;60(2):193–8.

[160] Jennings DL, Brewer R, Williams C. Impact of continuous flow left ventricular assist device on the pharmacodynamic response to warfarin early after implantation. Ann Pharmacother. 2012;46(9):1266–7.

[161] Terrovitis JV, Ntalianis A, Kapelios CJ, Vakrou S, Diakos N, Katsaros L, et al. Dabigatran etexilate as second-line therapy in patients with a left ventricular assist device. Hell J Cardiol. 2015;56(1):20–5.

[162] Crow S, John R, Boyle A, Shumway S, Liao K, Colvin-Adams M, et al. Gastrointestinal bleeding rates in recipients of nonpulsatile and pulsatile left ventricular assist devices. The J Thorac Cardiovasc Surg. 2009;137(1):208–15.

[163] Genovese EA, Dew MA, Teuteberg JJ, Simon MA, Kay J, Siegenthaler MP, et al. Incidence and patterns of adverse event onset during the first 60 days after ventricular assist device implantation. Ann Thorac Surg. 2009;88(4):1162–70.

[164] Boyle AJ, Jorde UP, Sun B, Park SJ, Milano CA, Frazier OH, et al. Pre-operative risk factors of bleeding and stroke during left ventricular assist device support: an analysis of more than 900 HeartMate II outpatients. J Am Coll Cardiol. 2014;63(9):880–8.

[165] Letsou GV, Shah N, Gregoric ID, Myers TJ, Delgado R, Frazier OH. Gastrointestinal bleeding from arteriovenous malformations in patients supported by the Jarvik 2000 axial-flow left ventricular assist device. J Heart Lung Transplant. 2005;24(1):105–9.

[166] Pal JD, Piacentino V, Cuevas AD, Depp T, Daneshmand MA, Hernandez AF, et al. Impact of left ventricular assist device bridging on posttransplant outcomes. Ann Thorac Surg. 2009;88(5):1457–61. discussion 61

[167] Singh G, Albeldawi M, Kalra SS, Mehta PP, Lopez R, Vargo JJ. Features of patients with gastrointestinal bleeding after implantation of ventricular assist devices. Clin Gastroenterol Hepatol. 2015;13(1):107–14.e1.

[168] Shrode CW, Draper KV, Huang RJ, Kennedy JL, Godsey AC, Morrison CC, et al. Significantly higher rates of gastrointestinal bleeding and thromboembolic events with left ventricular assist devices. Clin Gastroenterol Hepatol. 2014;12(9):1461–7.

[169] Draper KV, Huang RJ, Gerson LB. GI bleeding in patients with continuous-flow left ventricular assist devices: a systematic review and meta-analysis. Gastrointest Endosc. 2014;80(3):435–46.e1.

[170] Wilson TJ, Stetler WR Jr, Al-Holou WN, Sullivan SE, Fletcher JJ. Management of intracranial hemorrhage in patients with left ventricular assist devices. J Neurosurg. 2013;118(5):1063–8.

[171] Bunte MC, Blackstone EH, Thuita L, Fowler J, Joseph L, Ozaki A, et al. Major bleeding during HeartMate II support. J Am Coll Cardiol. 2013;62(23):2188–96.

[172] Starling RC, Moazami N, Silvestry SC, Ewald G, Rogers JG,

Milano CA, et al. Unexpected abrupt increase in left ventricular assist device thrombosis. N Engl J Med. 2014;370(1):33–40.

[173] Kirklin JK, Naftel DC, Kormos RL, Pagani FD, Myers SL, Stevenson LW, et al. Interagency Registry for Mechanically Assisted Circulatory Support (INTERMACS) analysis of pump thrombosis in the HeartMate II left ventricular assist device. J Heart Lung Transplant. 2014;33(1):12–22.

[174] Morgan JA, Brewer RJ, Nemeh HW, Gerlach B, Lanfear DE, Williams CT, et al. Stroke while on long-term left ventricular assist device support: incidence, outcome, and predictors. ASAIO J. 2014;60(3):284–9.

[175] Rose EA, Gelijns AC, Moskowitz AJ, Heitjan DF, Stevenson LW, Dembitsky W, et al. Long-term use of a left ventricular assist device for end-stage heart failure. N Engl J Med. 2001;345(20):1435–43.

[176] Eckman PM, John R. Bleeding and thrombosis in patients with continuous-flow ventricular assist devices. Circulation. 2012;125(24):3038–47.

[177] Hasin T, Deo S, Maleszewski JJ, Topilsky Y, Edwards BS, Pereira NL, et al. The role of medical management for acute intravascular hemolysis in patients supported on axial flow LVAD. ASAIO J. 2014;60(1):9–14.

[178] Gilotra NA, Stevens GR. Temporary mechanical circulatory support: a review of the options, indications, and outcomes. Clin Med Insights Cardiol. 2014;8(Suppl 1):75–85.

[179] Ihdayhid AR, Chopra S, Rankin J. Intra-aortic balloon pump: indications, efficacy, guidelines and future directions. Curr Opin Cardiol. 2014;29(4):285–92.

[180] Kogan A, Preisman S, Sternik L, Orlov B, Spiegelstein D, Hod H, et al. Heparin-free management of intra-aortic balloon pump after cardiac surgery. J Card Surg. 2012;27(4):434–7.

[181] Pucher PH, Cummings IG, Shipolini AR, McCormack DJ. Is heparin needed for patients with an intra-aortic balloon pump? Interact Cardiovasc Thorac Surg. 2012;15(1):136–9.

[182] Sieg A, Mardis BA, Mardis CR, Huber MR, New JP, Meadows HB, et al. Developing an Anti-Xa-based anticoagulation protocol for patients with percutaneous ventricular assist devices. ASAIO J. 2015;61(5):502–8.

[183] Raiten JM, Wong ZZ, Spelde A, Littlejohn JE, Augoustides JG, Gutsche JT. Anticoagulation and transfusion therapy in patients requiring extracorporeal membrane oxygenation. J Cardiothorac Vasc Anesth. 2017;31(3):1051–9.

[184] Lock JERJ, Davis R, et al. Transcatheter closure of atrial septal defects: experimental studies. Circulation. 1989;79:1091–9.

[185] Sharafuddin MJA, Gu X, Titus JL, Urness M, Cervera-Ceballos JJ, Amplatz K. Transvenous closure of secundum atrial septal defects : preliminary results with a new self-expanding nitinol prosthesis in a swine model. Circulation. 1997;95(8):2162–8.

[186] Chessa M, Carminati M, Butera G, Bini RM, Drago M, Rosti L, et al. Early and late complications associated with transcatheter occlusion of secundum atrial septal defect. J Am Coll Cardiol. 2002;39(6):1061–5.

[187] Anzai H, Child J, Natterson B, Krivokapich J, Fishbein MC, Chan VK, et al. Incidence of thrombus formation on the CardioSEAL and the Amplatzer interatrial closure devices. Am J Cardiol. 2004;93(4):426–31.

[188] Krumsdorf U, Ostermayer S, Billinger K, Trepels T, Zadan E, Horvath K, et al. Incidence and clinical course of thrombus formation on atrial septal defect and patient foramen ovale closure devices in 1,000 consecutive patients. J Am Coll Cardiol. 2004;43(2):302–9.

[189] Masura J, Gavora P, Podnar T. Long-term outcome of transcatheter secundum-type atrial septal defect closure using Amplatzer septal occluders. J Am Coll Cardiol. 2005;45(4):505–7.

[190] YC F, Bass J, Amin Z, Radtke W, Cheatham JP, Hellenbrand WE, et al. Transcatheter closure of perimembranous ventricular septal defects using the new Amplatzer membranous VSD occluder: results of the U.S. phase I trial. J Am Coll Cardiol. 2006;47(2):319–25.

[191] Butera G, Carminati M, Chessa M, Piazza L, Micheletti A, Negura DG, et al. Transcatheter closure of perimembranous ventricular septal defects: early and long-term results. J Am Coll Cardiol. 2007;50(12):1189–95.

[192] Jones TK, Latson LA, Zahn E, Fleishman CE, Jacobson J, Vincent R, et al. Results of the U.S. multicenter pivotal study of the HELEX septal occluder for percutaneous closure of secundum atrial septal defects. J Am Coll Cardiol. 2007;49(22):2215–21.

[193] Freixa X, Ibrahim R, Chan J, et al. Initial clinical experience with the GORE septal occluder for the treatment of atrial septal defects and patent foramen ovale. EuroIntervention. 2013;9(5):629–35.

[194] Nyboe C, Hjortdal VE, Nielsen-Kudsk JE. First experience with the GORE (®) Septal Occluder in children and adults with atrial septal defects. Catheter Cardiovasc Interv. 2013;82(6):929–34.

[195] Blackshear JLOJ. Appendage obliteration to reduce stroke in cardiac surgical patients with atrial fibrillation. Ann Thorac Surg. 1996;61(2):755–9.

[196] Holmes DRRV, Turi ZG, et al. Percutaneous closure of the left atrial appendage versus warfarin therapy for prevention of stroke in patients with atrial fibrillation: a randomised non-inferiority trial. Lancet. 2009;374:534–42.

[197] Reddy VY, Mobius-Winkler S, Miller MA, Neuzil P, Schuler G, Wiebe J, et al. Left atrial appendage closure with the Watchman device in patients with a contraindication for oral anticoagulation: the ASAP study (ASA Plavix Feasibility Study With Watchman Left Atrial Appendage Closure Technology). J Am Coll Cardiol. 2013;61(25):2551–6.

[198] Sahay S, Nombela-Franco L, Rodes-Cabau J, Jimenez-Quevedo P, Salinas P, Biagioni C, et al. Efficacy and safety of left atrial appendage closure versus medical treatment in atrial fibrillation: a network meta-analysis from randomised trials. Heart. 2016;103(2):139–47. https://doi.org/10.1136/heartjnl-2016-309782.

[199] Rodriguez-Gabella T, Nombela-Franco L, Regueiro A, Jimenez-Quevedo P, Champagne J, O'Hara G, et al. Single antiplatelet therapy following left atrial appendage closure in patients with contraindication to anticoagulation. J Am Coll Cardiol. 2016;68(17):1920–1.

[200] Bartus K, Han FT, Bednarek J, Myc J, Kapelak B, Sadowski J, et al. Percutaneous left atrial appendage suture ligation using the LARIAT device in patients with atrial fibrillation: initial clinical experience. J Am Coll Cardiol. 2013;62(2):108–18.

[201] Gianni C, Di Biase L, Trivedi C, Mohanty S, Gokoglan Y, Gunes MF, et al. Clinical implications of leaks following left atrial appendage ligation with the LARIAT device. JACC Cardiovasc Interv. 2016;9(10):1051–7.

第 14 章　静脉血栓栓塞症的抗凝治疗

Anticoagulation in Venous Thromboembolism

Geoffrey D. Barnes　Elizabeth T. Renner　著

华　潞　译

临床病例

病例 1：55 岁男性，因“左下肢肿胀伴疼痛 2 天”就诊。除了肥胖，没有其他疾病病史，没有服药史。经下肢深静脉加压超声检查诊断急性股静脉 – 腘静脉血栓。主治医师讨论了各种治疗方案，最终选择了阿哌沙班每次 10mg 每天 2 次，持续 7 天作为初始治疗，继续以每次 5mg 每天 2 次维持治疗。2 个月后复诊时，主治医师评估了该患者静脉血栓复发的风险。考虑到他是男性，选择继续使用抗凝血药进行二级预防。由于他对阿哌沙班治疗耐受性好，选择继续使用阿哌沙班，在完成最初 3 个月的抗凝治疗后降低剂量为每次 2.5mg 每天 2 次继续抗凝。

病例 2：60 岁女性，既往有控制良好的高血压、糖尿病和肥胖症病史。因急性呼吸困难、胸痛就诊于急诊科。诊断为急性左侧主肺动脉肺栓塞（pulmonary embolism，PE），血流动力学稳定，但是计算机断层扫描（computerized tomography，CT）显示右心室扩大，并且肌钙蛋白轻度阳性。经过广泛讨论，患者和医师团队决定经导管溶栓治疗。溶栓后以艾多沙班每次 60mg 每天 1 次，进行长期抗凝治疗。

一、概述

静脉血栓栓塞（venous thromboembolism，VTE）是一种血栓在静脉中形成的疾病。静脉的正常生理功能受到破坏，如血管损伤、血流淤滞或高凝状态，可能会导致血栓形成。静脉血栓形成后可以停留在原位，也可以脱落随血流流动阻塞至肺动脉。因此，VTE 包括 2 种主要类型：深静脉血栓形成（deep venous thrombosis，DVT）和 PE。

当 VTE 的形成是一个已知危险因素直接作用的结果时（表 14–1），它被认为是“有诱因”。大多数危险因素是可逆的或暂时的（一过性危险因素），如最近的骨科手术或使用含有雌激素的药物，有些危险因素可能不能逆转或非暂时的，如永久性肢体瘫痪。当可能的诱因无法被确定时，VTE 被认为是“无诱因”或特发的。确定静脉血栓的诱发原因有助于预测血栓的复发风险并影响医疗决策。

表 14–1　发生 VTE 的危险因素 [1]

- 高龄
- 制动
  - 长途旅行
  - 义肢
  - 最近或目前住院治疗
  - 近期外科手术（普通及骨科）
- 妊娠或产后
- 肥胖
- 癌症（实体瘤和骨髓增生性疾病）
- 虚弱和慢性疾病
- VTE 既往史
- 外伤
- 遗传性易栓倾向（如蛋白 C 或蛋白 S 缺乏）
- 获得性易栓倾向（如 APS）
- 既往浅静脉血栓形成
- 疾病
  - 炎症状态（如炎症性肠病）
  - 肾病综合征
  - 血管炎（如 Wegener 病）
- 使用激素治疗

VTE. 静脉血栓栓塞；APS. 抗磷脂抗体综合征

VTE 是一种常见疾病。美国疾病控制和预防中心（Center for Disease Control，CDC）估计美国每年有 90 万人患病[2, 3]。30 天内的死亡率估计为 10%～30%，及时、准确诊断和适当治疗对 VTE 的重要性不言而喻。PE 尤其令人担忧：约 25% 的病例以猝死为首发症状。2002 年的一项研究估计，与 VTE 相关的医疗费用每年为 15 亿美元[4]。

是否治疗孤立的远端深静脉血栓形成

局限于下肢远端静脉（膝关节以下）的 DVT，约 85% 的病例在无须抗凝的情况下可自行消退。对孤立性远端 DVT 的抗凝治疗（干预）和监测（不干预）的随机对照试验 Meta 分析发现，PE 的发生率在两种治疗方式间没有差异。虽然抗凝治疗增加了出血事件的风险，但确实减少了血栓转移[5]。较早研究报道，近端血栓转移率为 25%～33%，而近期更加严密的研究发现血栓转移率低于 5%[6]。因此，治疗这些患者的最佳方案尚不清楚。专家建议患者是否抗凝治疗或随诊监测远端静脉影像取决于患者血栓转移风险和症状严重程度（表 14–2）。对于选择随诊监测的患者，常用的方法是在诊断明确后 1 周和 2 周复查下肢 DVT 的影像检查，如果监测到血栓转移，则启动抗凝[7]。

表 14–2 决定是否抗凝治疗或监测的临床因素

优选抗凝治疗	优选 2 周的监测随访
• 血栓转移高风险 • D– 二聚体阳性 • 血栓长度>5cm • 多处静脉血栓 • 血栓直径>7mm • 近端静脉血栓 • 缺乏可逆性血栓诱发因子 • 肿瘤活动期 • 既往 VTE 史 • 住院 • 严重的症状	• 局限于比目鱼肌和腓肠肌的血栓 • 出血高风险 • 轻微的症状

VTE. 静脉血栓栓塞

二、急性期 VTE 的治疗

（一）急性 VTE 的抗凝治疗

抗凝治疗是急性 VTE 治疗的基石。确诊 VTE 且无抗凝禁忌证的患者应立即抗凝。如果诊断检测有任何潜在的延迟，中度到高度可能的 VTE 也应启动抗凝治疗[7]。

一旦急性 VTE 诊断成立，抗凝治疗分为 3 个阶段（图 14–1）。第一阶段（急性期或初期），持续 5～10 天，需要快速启动抗凝治疗，通常是较高的每日总剂量，目的在于终止活动性凝血过程。常规使用肠外抗凝血药，如静脉注射普通肝素（unfractionated heparin，UFH），皮下注射低分子肝素（low-molecular-weight heparin，LMWH）或磺达肝癸钠。在第一阶段也可以口服利伐沙班或阿哌沙班。

第二阶段（长期），从 VTE 诊断开始至前 3 个月。在这一阶段，在确诊后最初 3 月内血栓复发风险最高，最常用的预防复发的方法是维持口服抗凝治疗[7, 8]。常规使用口服 VKA，如华法林。近期，达比加群酯、利伐沙班、阿哌沙班或艾多沙班在该阶段的使用被证明与华法林有类似的效果[9–13]。

第三阶段（延长期）包括预防复发性 VTE 的二级预防。这个阶段开始于最初诊断为 VTE 3 个月后并止于终身。可能的治疗方案选择包括全剂量抗凝治疗、低剂量抗凝治疗、抗血小板治疗和不抗凝治疗（观察）。多年来，如何平衡 VTE 的复发和长期抗凝治疗的出血风险一直是争论的焦点。因此，大多数指南和专家支持“医患共享决策”程序，优化选择每位患者的治疗方案[7, 14–16]。

（二）急性肺栓塞的溶栓治疗

抗凝治疗的目的是防止血栓转移和复发，而不是为了再灌注而“溶解”急性血栓块，适宜溶栓的患者可从再灌注治疗中获益。对于急性 PE，血流动力学不稳定（大块 PE）且无溶栓治疗禁忌证的患者，一般建议静脉溶栓治疗[14, 17, 18]（表 14–3）。

但是，对于血流动力学稳定、合并右心功能障碍［右心室扩大和（或）心脏生物标志物阳性］的急性 PE 患者，溶栓治疗的作用存在诸多争议。最好的证据来自 PEITHO 研究，1006 例右心室功能障碍和肌钙蛋白阳性的急性 PE 患者被随机分配到肝素单药治疗组或单次静脉注射替奈普酶（基于体重 30～50mg）加肝素组[19]。

全因死亡或血流动力学不稳定的主要终点在替奈普酶组中低于肝素组（2.6% vs. 5.6%，OR=0.44，95%CI 0.23～0.88）。然而，与单纯肝素组相比，替奈普酶组发生出血性或缺血性卒中和颅外大出血的发生率更高（分别为 2.4% vs. 0.2%，OR=12.10，95%CI 1.57～93.39；6.3% vs. 1.2%，OR=5.55，

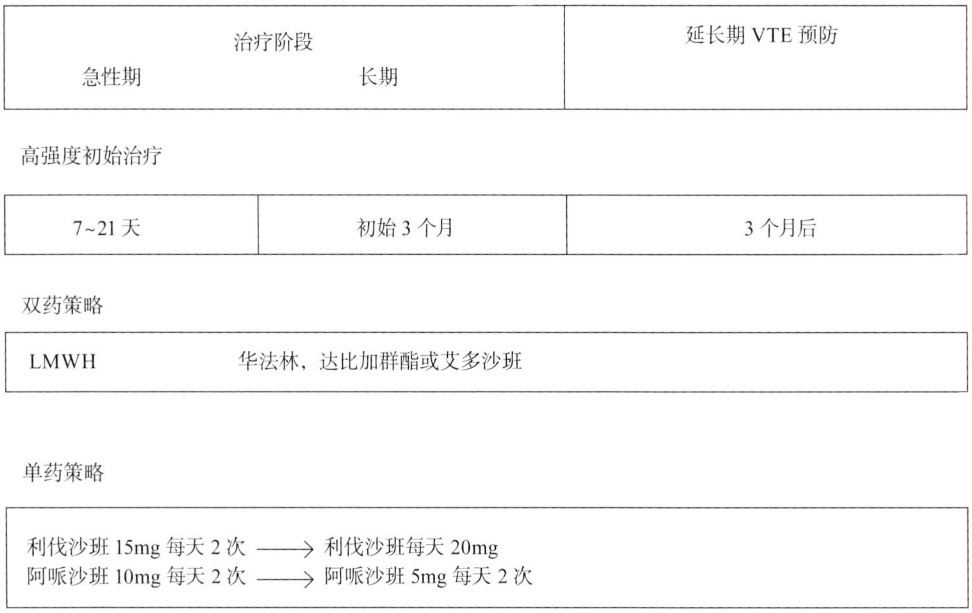

治疗阶段		延长期 VTE 预防
急性期	长期	

高强度初始治疗

7~21 天	初始 3 个月	3 个月后

双药策略

LMWH	华法林，达比加群酯或艾多沙班

单药策略

利伐沙班 15mg 每天 2 次 ⟶ 利伐沙班每天 20mg
阿哌沙班 10mg 每天 2 次 ⟶ 阿哌沙班 5mg 每天 2 次

◀ **图 14-1 VTE 每个阶段的抗凝治疗选择**

表 14-3 系统性溶栓药物剂量 [20]

阿替普酶
- 标准剂量
  - 10mg 静脉滴注，随之 90mg 静脉滴注，持续 2h
  - 心脏骤停时给 50～100mg 弹丸式注射
- "安全剂量"（即 1/2 或减少剂量）
  - 50mg 静脉注射超过 2h
  - 如果体重<50kg，则为 0.5mg/kg

替奈普酶（按体重弹丸式静脉注射）
- 体重<60kg → 30mg
- 60kg≤体重<70kg → 35mg
- 70kg≤体重<80kg → 40mg
- 80kg≤体重<90kg → 45mg
- 体重≥90kg → 50mg

95%CI 2.3～13.39）。亚组分析发现年龄是结局的重要预测因素，年龄≤75 岁的患者死亡或血流动力学不稳定率较低（OR=0.33，95%CI 0.13～0.85），颅外大出血 OR 无统计学意义（OR=2.80，95%CI 1.00～7.86）。溶栓治疗时，UFH 的目标活化部分凝血活酶时间（activated partial thromboplastin time，aPTT）为正常值上限的 2.0～2.5 倍或抗Ⅹa 水平 0.3～0.7U/ml。

溶栓药物最佳剂量的选择是一个备受争议的话题。为了减少溶栓治疗相关的出血风险，开展了"低剂量"溶栓研究。在两项小型研究中，对血流动力学不稳定和"大块"或"中危"PE 的患者随机选择全剂量（100mg）或低剂量（50mg）阿替普酶系统性溶栓治疗，低剂量方案似乎既安全又有效 [21, 22]。然而，由于这两项研究缺乏对急性 PE 严重程度的标准化定义，也没有包括死亡终点，限制了其结果的适用性。

系统性溶栓治疗的一个有吸引力的替代方案是导管定向溶栓。在 ULTIMA 试验中，59 例急性 PE 伴右心室增大的患者被随机分为两组，一组接受静脉肝素加导管引导超声辅助溶栓（10～20mg 阿替普酶），另一组接受单独肝素抗凝治疗。在随访的 24h 内，导管引导治疗组显著降低了右心室与左心室直径的比值，且没有增加出血风险 [23]。虽然低剂量溶栓药物的靶向递送使这种方法具有吸引力，但仍有待具有确切临床终点的大规模试验结果。

在给予系统性溶栓或导管溶栓治疗前，评估患者的出血风险非常重要（表 14-4）。

在有绝对禁忌证情况下，应避免使用系统性溶栓。一些临床医师赞成对有相对禁忌证的高危急性 PE 表现的患者使用导管定向溶栓。

（三）急性深静脉血栓形成的溶栓治疗

急性 DVT 患者有很大的风险发展为血栓后综合征 [24]。开放静脉假说认为，通过移除闭塞近端深静脉的血栓，可以改善静脉流量，避免静脉高压，该假说得到了 CaVenT 研究的支持。209 例 21 天内首次急性髂股 DVT 患者被随机分为单纯常规治疗组和常规治疗加阿替普酶导管溶栓组 [25]。24 个月血栓后综合征的发生率降低与使用导管治疗相关（41.1% vs. 55.6%，P=0.047）。规模较大的 ATTRACT 试验

表 14-4 溶栓禁忌证[20]

绝对禁忌证
• 活动性出血
• 既往颅内出血
• 结构性颅内疾病
• 近期缺血性卒中（≤3 个月）
• 最近的脑或脊柱手术（≤3 个月）
• 近期头部外伤（≤3 个月）
• 出血倾向
相对禁忌证
• 近期出血
• 近期手术
• 近期有创性检查
• 长期抗凝
• 妊娠
• 收缩压>180mmHg 或舒张压>110mmHg
• 远期缺血性卒中（>3 个月）
• 创伤性心肺复苏术
• 心包炎或心包积液
• 年龄>75 岁
• 低体重（<60kg）
• 糖尿病性视网膜病变

（NCT00790335）的结果已在国际会议上公布，但尚未发表。该试验公布的初始数据并不支持在急性 DVT 患者中常规使用导管溶栓，但是，可能有益于急性近端 DVT 患者（如髂股静脉）预防严重的血栓后综合征。同时，指南支持选择适宜的急性近端 DVT 患者进行导管溶栓[14]。

（四）下腔静脉滤器的应用

大量大型观察性研究表明，下腔静脉滤器的使用与较低的死亡率相关[26-28]。因此，对于有显著血栓负荷或不能耐受再一次 PE 的近端急性 DVT 患者，可放置下腔静脉过滤器。然而，两项大型随机试验未能证实这些益处。在 PREPIC 研究中，400 例急性近端的 DVT 伴或不伴 PE 患者在标准抗凝治疗的基础上随机接受下腔静脉滤器或不放置下腔静脉滤器[29]。经过 8 年的随访，下腔静脉滤器的使用与 PE 风险降低，与 DVT 风险增加有关，对死亡率没有影响。在 PREPIC2 研究中，399 例急性 PE 和 DVT 或表浅静脉血栓患者随机分为下腔静脉滤器组或不放置下腔静脉滤器 + 标准抗凝治疗组[30]。随访 6 个月后，PE 复发风险和死亡率没有差异。基于这两项随机试验，指南和共识指导文件仅支持在不能耐受抗凝治疗的患者常规使用下腔静脉滤器[14, 15, 17]。此外，当下腔静脉滤器放置后，由于没有被及时移除（如有），导致并发症高发[31]。

临床医师应谨慎使用下腔静脉滤器，主要限制在抗凝治疗明显禁忌的高风险患者使用。此外，使用可回收下腔静脉滤过器，以及充分的滤器监测和回收，有助于减少并发症，如滤器折断或移位和 DVT 形成。表 14-5 回顾了各学会指南的下腔静脉滤器放置的绝对和相对适应证。

三、静脉血栓栓塞症门诊治疗：前 3 个月

临床稳定的 VTE 患者可以在门诊治疗[14]。门诊治疗方案在持续时间、复杂性、给药途径和费用方面各不相同。根据患者特定的临床因素和个人意图选择合适的治疗方案。

（一）肠外抗凝治疗与口服抗凝治疗

肝素通常用于 VTE 首次诊断时的急性期，作为长期治疗是不可取的，即使是皮下注射。它需要频繁地实验室监测和每天多次注射，长期应用出现包括骨质疏松症在内的不良反应。皮下 LMWH 对患者的负担较小，因为它可以每天给药 1 次，不需要常规的实验室监测，极少导致肝素引起的血小板减少或骨质疏松。鉴于口服抗凝血药的方便性和众多的循证证据，大多数非癌症的 VTE 患者采用口服抗凝血药治疗。

（二）口服抗凝血药

华法林于 1954 年首次被批准用于人体，在 DOAC 出现之前，它是美国唯一可用的口服抗凝血药（表 14-6）。目前 4 个 DOAC 已获批上市，未来可能会有更多的类似药物出现。

华法林抑制维生素 K 环氧化物还原酶（vitamin K epoxide reductase，VKOR），而 VKOR 反过来又阻止肝脏还原维生素 K 至功能性维生素 K。功能性维生素 K 是形成活性凝血因子Ⅱ、Ⅶ、Ⅸ和Ⅹ所必需的。因此，服用华法林的患者降低了依赖维生素 K 的凝血因子的功能水平。

DOAC 通过两种作用机制中的一种发挥作用。达比加群酯直接与凝血因子Ⅱ（凝血酶）结合，阻止凝血酶的促凝作用包括纤维蛋白的生成、上游凝血因子的激活和血小板的激活。利伐沙班、阿哌沙班和艾多沙班是因子Ⅹa 抑制药。这些药物与因子Ⅹa 特异性结合，阻止其正常生物活性，最显著的是凝血酶的生成。

现有的口服抗凝血药虽然作用机制不同，但临

表 14-5　下腔静脉滤器放置的适应证[7, 14, 18, 32, 33]

	美国胸科医师学会[7, 14]	美国医学会放射学恰当标准[32]	介入放射学学会[33]	美国心脏协会[18]
绝对适应证或高度适宜性	急性 VTE 伴有抗凝禁忌证	慢性症状性 PE；自由漂浮的髂股血栓（可回收滤器）	VTE 伴有抗凝禁忌证；VTE 患者抗凝失败；VTE 伴发抗凝并发症；在充分的治疗下仍复发 PE；无法达到 / 维持足够的抗凝；治疗性抗凝过程中 DVT 的延伸 / 进展；大块 PE 合并残余 DVT 有进一步 PE 风险的患者；自由漂浮的髂股或下腔静脉血栓；严重心肺疾病和 DVT（如肺心病合并肺动脉高压）；DVT 的预防：严重外伤且无 DVT 病史、闭合性颅脑损伤、脊髓损伤、多处长骨骨折或骨盆骨折、高危（如制动或在重症监护室）	有任何证实的 PE 或近端 DVT 且有抗凝禁忌证或有活动性出血并发症的成人患者
相对适应证或中等水平的适应证	下腔静脉滤器联合抗凝治疗可使不稳定 PE 患者获益；大块 PE 采用溶栓 / 取栓治疗或慢性 PE 采用血栓内膜切除术治疗；充分抗凝仍复发的 VTE，且不能增加抗凝治疗强度	急性 PE 伴下肢多普勒超声阴性；急性 PE 和（或）髂股 DVT；有症状的慢性 PE；既往无 DVT 病史的高危患者的预防（可回收滤器）；股青肿接受血管内治疗；游离性髂股血栓（永久性下腔静脉滤器）		在充分的治疗下仍复发 PE；急性 PE 患者伴心肺储备差，包括大块 PE
不明确或不适当	预防；VTE 抗凝治疗的临床观察	小腿静脉 DVT；上肢 DVT		急性 PE 抗凝和溶栓治疗的常规辅助治疗

VTE. 静脉血栓栓塞；PE. 肺栓塞；DVT. 深静脉血栓形成

表 14-6　口服抗凝血药

化学名称	商品名	药物类别	剂量和方案	肾功能不全	肝功能不全	其他注意事项
华法林	Coumadin®, Jantoven®	维生素 K 拮抗药	大多数患者最初每天服用 5mg，调整剂量至 INR 2.0～3.0	无	慎用	对于年老、身体虚弱、有严重肾脏或肝脏疾病、服用某些相互作用药物的患者或患有多种合并症的患者，起始剂量可降至每天 2.5mg
达比加群酯	Pradaxa®	DTI	每次 150mg 每天 2 次，在肠外抗凝治疗 5～10 天后	禁用于 CrCl≤30ml/min		CrCl≤50ml/min 且合用 P- 糖蛋白抑制药患者禁用。合用 P- 糖蛋白诱导药时避免使用
利伐沙班	Xarelto®	因子Xa 抑制药	每次 15mg 每天 2 次，连续 21 天，然后每天 20mg	禁用于 CrCl≤30ml/min	Childs Pugh B 级和 C 级避免使用	合用双重强 CYP3A4/P- 糖蛋白抑制药或诱导药的患者避免使用。CrCl<80ml/min 且合用双重中度抑制药患者应避免使用
阿哌沙班	Eliquis®	因子Xa 抑制药	每次 10mg 每天 2 次，连续 7 天，然后每次 5mg 每天 2 次	血肌酐>2.5mg/dl 或 CrCl<25ml/min 的患者中无经验	Childs Pugh B 级和 C 级避免使用	服用双重 CYP3A4/P- 糖蛋白抑制药的患者，剂量减少到 5mg 每天 2 次，连续 7 天，然后 2.5mg 每天 2 次。避免在服用强双诱导剂的患者中使用
艾多沙班	Savaysa®	因子Xa 抑制药	在肠外抗凝 5～10 天后，每次 60mg，每天 1 次	CrCl 15～50ml/min，剂量降至每天 30mg。CrCl <15ml/min 或 CrCl> 95ml/min，请勿使用	Childs Pugh B 级和 C 级避免使用	体重为 60kg 的患者或服用 P- 糖蛋白抑制药的患者，剂量减少到每天 30mg（≤60kg）。避免使用 P- 糖蛋白诱导药

INR. 国际标准化比值；CrCl. 肌酐清除率；DTI. 直接凝血酶抑制药

床效果相似。目前所有可用的 DOAC 都已被证明在减少复发 VTE 方面不逊于华法林[9-13, 34]。DOAC 和华法林的大出血发生率相似。与华法林相比，阿哌沙班治疗急性 VTE 的大出血发生率显著降低。艾多沙班显著减少了出血，尤其是临床相关的非大出血事件。表 14–7 汇总了 DOAC 的临床试验数据。

（三）华法林用于 VTE

大多数欧美 VTE 患者一般从华法林每天 5mg 开始服用。华法林应在确诊后尽快开始使用（最好在确诊当天），同时使用肠外抗凝血药。由于华法林有效半衰期很长，且抑制凝血因子，所以需要数天时间才能达到最佳效能。在 INR 高于 2.0 之前，患者必须继续使用肠外抗凝血药。此外，由于华法林通过抑制体内依赖维生素 K 的凝血因子、蛋白 C 和蛋白 S，暂时诱导血栓前状态，即使 INR 在开始服用的 5 天内达标，肠外抗凝也应与华法林重叠使用至少持续 5 天。如果 INR 在重叠 5 天之前超出目标范围（＞3.0），停止联合使用[7]。

华法林治疗 VTE 需要在治疗的初始数周频繁（至少每周 1 次）监测 INR。训练有素的抗凝管理提供者，包括护士、医师或药剂师，应协助患者进行连续的华法林剂量调整，使 INR 值稳定在 2.0～3.0。

虽然所有接受治疗的 VTE 患者都应该接受针对疾病和药物的教育，但由于患者生活方式对华法林剂量和 INR 稳定性的影响很大，服用华法林的患者所需的教育比 DOAC 更为广泛。表 14–8 列出了需要正在接受抗凝血药治疗的 VTE 患者进行讨论的教育条目。

（四）DOAC 用于 VTE

达比加群酯或艾多沙班治疗 VTE，前期需要 5～10 天的肠外抗凝血药。与华法林不同的是，这两个治疗阶段无须重叠。患者通常使用依诺肝素 5 天，然后在第 6 天开始使用达比加群酯或艾多沙班治疗。对于在住院期间确诊或在确诊后的初始 5～10 天内急性救治需要肝素或 LMWH 治疗的患者，不需要肠外抗凝治疗。然而，当首选门诊治疗时，这一要求增加了患者的药费和治疗方案的复杂性，并需要对皮下注射技术进行进一步的培训。

利伐沙班和阿哌沙班可以单独开始使用，不需要肠外抗凝治疗。然而，这两种药物在初始治疗几天后都需要改变剂量。应该对患者进行深刻的教育，务必让他们知道需要改变剂量的时间和剂量。

DOAC 无须常规 INR 监测和其他血液检查，降低了患者治疗计划的复杂性，也减轻了医疗保健提供者的工作量。值得注意的是，在验证 DOAC 安全性和有效性的临床试验中，患者与抗凝管理提供者保持了定期联系以评估用药依从性并解决问题，而这种患者与抗凝管理提供者之间密切接触与服药依从性的改善息息相关。但是，尚无足够效力来评价与临床结局的相关性，如 VTE 复发或出血风险。

（五）口服抗凝血药选择

美国胸科医师学会（American College of Chest Physicians，ACCP）指南建议大多数患者首选 DOAC 治疗而非华法林（2B 级）[14]，当然，该建议力度很弱，主要是基于患者和医疗人员认为 DOAC 的便利性增加。医疗人员应该认识到有些患者仍然首选华法林治疗（表 14–9）。

当华法林或 DOAC 可选时，患者应积极参与治疗决策。缺乏患者参与医疗决策被认为是服药不依从性的驱动因素，其发生率高达 50%[35]。其他导致服药依从性差的因素包括高昂的药费和复杂的用药方案。应该询问患者药物治疗的目的和偏好（表 14–10）。在患者出院返家治疗之前，所选择药物的保险范围应该有保障。对于适宜 DOAC 的患者，有多种财政援助机制（表 14–11）。这些援助计划可能会随着时间的推移而发生变化，各制造商的网站是获取最新相关信息的最佳资源。

（六）VTE 与癌症

与癌症相关的 VTE 患者复发 VTE 的风险明显增加。对于癌症相关 VTE 患者，如果没有适当的治疗，1 年 VTE 复发风险接近 20%[36]。

在与癌症相关的 VTE 中，与口服抗凝血药相比，更倾向于使用 LMWH。CLOT 和 CATCH 试验共随机选择 1500 多例与癌症相关的 VTE 患者接受华法林治疗或 LMWH 治疗，预防 VTE 复发[37, 38]。CTOT 试验比较了达肝素与华法林，CATCH 试验比较了亭扎肝素与华法林。虽然依诺肝素是美国最常用的 LMWH，但两项试验都没有使用。最近的一项 Meta 分析显示，与华法林相比，LMWH 治疗使 VTE 复发的相对风险降低了 40%[39]。LMWH 治疗还有另外两个优点，为营养状况波动或无法耐受口服药物的患者提供了非口服给药途径，以及 LMWH 半衰期短从而简化了在操作或手术期的停药过程。目前还缺乏 LMWH 与

表 14–7　口服抗凝血药治疗急性静脉血栓栓塞的临床试验

临床试验	纳入的患者	研究设计	治疗持续时间	例　数	治疗组	华法林组在治疗范围内的时间百分比（TTR）	主要疗效结果	主要疗效事件发生率	大出血率
Re-cover [9]	急性症状性近端 DVT 或 PE	双盲、双模拟 RCT	6 个月	2564	肠外抗凝 5～10 天后，达比加群酯 150mg 每天 2 次，与华法林比较，目标 INR 为 2.0～3.0	60%	症状性 VTE 及与 VTE 相关的死亡	达比加群酯 2.4% 华法林 2.1% HR=1.10 （0.65～1.84）	达比加群酯 1.6% 华法林 1.9% HR=0.82 （0.45～1.48）
Re-cover II [34]	急性症状性近端 LE DVT 或 PE	双盲、双模拟 RCT	6 个月	2568	肠外抗凝 5～10 天后，达比加群酯 150mg 每天 2 次，与华法林比较，目标 INR 为 2.0～3.0	57%	症状性 VTE 及与 VTE 相关的死亡	达比加群酯 2.3% 华法林 2.2% HR=1.08 （0.64～1.8）	达比加群酯 1.2% 华法林 1.7% HR=0.69 （0.36～1.32%）
Einstein DVT [10]	无 PE 的急性症状性近端 DVT	开放 RCT	研究者选择 3 个月、6 个月或 12 个月	3449	利伐沙班 15mg 每天 2 次，连续 21 天，随后每天 20mg，与依诺肝素序贯到华法林比较，目标 INR 为 2.0～3.0	58%	复发性症状性 VTE	利伐沙班 2.1% 华法林 3.0% HR=0.68 （0.44～1.04）	利伐沙班 0.8% 华法林 1.2% HR=0.65 （0.33～1.30）
Einstein PE [11]	伴或不伴 DVT 的急性症状性 PE	开放 RCT	研究者选择 3 个月、6 个月或 12 个月	4832	利伐沙班 15mg 每天 2 次，连续 21 天，随后每天 20mg，与依诺肝素序贯到华法林比较，目标 INR 为 2.0～3.0	63%	复发性症状性 VTE	利伐沙班 2.1% 华法林 1.8% HR=1.12 （0.75～1.68）	利伐沙班 1.1% 华法林 2.2% HR=0.49 （0.31～0.79）
Amplify [12]	急性症状性近端 DVT 或 PE	双盲、双模拟 RCT	6 个月	5395	阿哌沙班 10mg 每天 2 次，连续 10 天，随后 5mg 每天 2 次，与依诺肝素序贯到华法林比较，目标 INR 为 2.0～3.0	61%	症状性 VTE 及与 VTE 相关的死亡	阿哌沙班 2.3% 华法林 2.7% HR=0.84 （0.60～1.18）	阿哌沙班 0.6% 华法林 1.8% HR=0.31 （0.17～0.55）
Hokusai-VTE [13]	急性症状性股静脉、股静脉或髂静脉 DVT，或急性症状性 PE	双盲、双模拟 RCT	研究者选择 3～12 个月	8240	艾多沙班每天 60mg（如果 CrCl 30～50ml/min 或体重<60kg，每天 30mg）与华法林比较，目标 INR 为 2.0～3.0	64%	复发性症状性 VTE 及与 VTE 相关的死亡	艾多沙班 3.2% 华法林 3.5% HR=0.89 （0.7～1.13）	艾多沙班 1.4% 华法林 1.6% HR=0.81 （0.59～1.21）

LE. 下肢；DVT. 深静脉血栓形成；PE. 肺栓塞；VTE. 静脉血栓栓塞症；HR. 风险比；INR. 国际标准化比值；RCT. 随机对照试验；CrCl. 肌酐清除率

表 14-8　VTE 患者的口服抗凝教育主题

适用于服用任何抗凝血药的患者	血栓恶化或复发的体征和症状
	出血的体征和症状
	可能出现月经出血过多（如果适用）
	预期疗程
	如果药物有变化，和抗凝管理提供者沟通
	和抗凝管理提供者沟通即将进行的操作或手术
	避免服用会增加出血风险的非处方药（即非甾体抗炎药）
	避免增加出血风险的行为（即接触体育运动或其他有跌倒或头部受打击风险的活动）
	饮酒要适度
	如果漏服，该怎么办
	何时寻求紧急救护
适用于服用任何 DOAC 的患者	坚持用药的重要性
适用于服用达比加群酯的患者	将胶囊储存在原始容器中，而不是药盒中
	不要破坏或打开胶囊的重要性
对于服用利伐沙班的患者	食物的管理
对于服用华法林的患者	监测 INR
	膳食维生素 K 摄入量一致
	了解维生素 K 的隐藏来源（营养性饮料 / 补充剂、维生素）
	了解影响 INR 的因素（运动、酒精、烟草、压力，以及处方药和非处方药的变化）
	华法林片药效稳定和制造商的重要性（如果片剂的颜色或形状发生变化，请通知抗凝血药供应商）
	避免妊娠（如果是女性）

DOAC. 直接口服抗凝血药；INR. 国际标准化比值

DOAC 在癌症人群中的比较数据，因此 LMWH 仍然是首选治疗方法。在获得更多数据之前，华法林依然是不能耐受或拒绝接受 LMWH 治疗的癌症患者的首选治疗方法。见第 20 章以更深入地分析癌症患者的抗凝策略。

四、VTE 门诊治疗：预防

（一）VTE 抗凝时长

VTE 的抗凝时长取决于停止抗凝治疗后 VTE 的复发风险和治疗期间的出血风险。文献报道，VTE 复发率差异很大，尤其是首发无诱因 VTE [36, 40–44]。有多个评分模型可以量化 VTE 复发风险（表 14-12）[45–47]，其中 Men Continue 和 HERDOO2 评分最近已被前瞻性队列研究验证，维也纳评分获得回顾性队列的外部验证[48, 49]。

图 14-2 显示了基于 ACCP 治疗指南的最新更新的首次 VTE 患者的简化决策树。

由于缺乏证据支持其他固定抗凝时长（如 6 个月或 12 个月），ACCP 指南仅建议使用 3 个月的限时抗凝方案[14]。

活动期癌症患者在停用抗凝治疗的第 1 年内，VTE 复发的风险高达 21% [36]。因此，癌症患者至少

表 14-9　华法林优于 DOAC 治疗的临床特征

- 严重肾功能不全（CrCl<30ml/min）
- 严重肝功能障碍（如基线 INR 升高）
- 同时使用已知的与 DOAC 有显著药物 – 药物相互作用的药物
- 肥胖（体重>100kg）
- 需要双重抗血小板治疗
- 担心用药不依从

DOAC. 直接口服抗凝血药；CrCl. 肌酐清除率；INR. 国际标准化比值

表 14-10　患者选择口服抗凝血药的驱动因素

驱动因素	华法林	达比加群酯	利伐沙班	阿哌沙班	艾多沙班
避免注射			×	×	
有保障缺口的 Medicare 处方药物保险计划 D 患者	×				
每天给药 1 次	×		×		×
胃食管反流症状的病史	×		×	×	×
需要拮抗药	×	×			
不用考虑食物或其他药物影响	×	×		×	×

表 14-11 DOAC 的财政资助机制

	符合条件的患者	被排除的患者	优 点	缺 点
免费试用	接受 DOAC 的所有新患者	没有	一旦完成医疗保险 / 事先授权 / 治疗决策，立即启动 DOAC 治疗	只进行 1 个月的资助
自付费用降低	参加商业药物保险的患者	州或联邦赞助的项目（联邦医疗保险 / 医疗补助）	消除作为 DOAC 治疗障碍的高额商业自付费用	福利仅限于商业保险（工作年龄的成年人）
患者援助计划	没有药物保险且符合收入标准的患者	有保险或不符合低收入标准的患者	为贫困和低保障人口免费提供药物	严格的收入标准。申请需要大量文档和处理时间

DOAC. 直接口服抗凝血药

表 14-12 VTE 复发风险评分

	Men Continue 和 HERDOO2	维也纳评分模型	DASH
性别	×	×	×
D-二聚体	×	×	×
血栓后综合征	×		
肥胖	×		
年龄			×
DVT/PE 位置		×	
诱发?			×

DVT. 深静脉血栓形成；PE. 肺栓塞

应该维持抗凝状态直至癌症缓解和治疗停止。如前所述，与华法林相比，LMWH 可提高癌症患者的疗效。

因复发风险难以量化，非癌症相关的首发无诱因 VTE 患者的最佳治疗时长是一个有重大争议的焦点。对于这些患者，评估出血风险可能有助于做出决定。然而，由于大多数出血定量评分都只有中度临床预测能力，而且计算麻烦，出血风险通常只能进行定性评估。在 VTE 人群中验证的一个简便出血风险评分是 RIETE 评分（表 14-13）[50]。此外，也应该考虑患者意愿和个体 VTE 复发风险。

（二）华法林在 VTE 延长抗凝治疗中的应用

数十年来，华法林一直被用于 VTE 的持续治疗和预防 VTE 的复发。一些研究人员建议降低治疗阶段的华法林抗凝强度。研究显示，在降低 VTE 复发风险方面，低强度华法林抗凝（目标 INR 1.5～2.0）优效于安慰剂，但劣效于标准治疗强度（目标 INR 2.0～3.0）[51, 52]。因此，在整个治疗阶段，标准强度抗凝仍然是首选的治疗强度。

（三）DOAC 在 VTE 延长抗凝治疗中的应用

DOAC 在 VTE 延长抗凝治疗中的临床试验总结见表 14-14。只有达比加群酯和华法林进行了 VTE 延长抗凝治疗的对照试验。正如急性 VTE 研究，达比加群酯疗效不劣于华法林，并且在最初 6 个月的治疗中表现出相似的大出血发生率[53]。达比加群酯、利伐沙班和阿哌沙班在考虑继续和停止抗凝治疗的患者中都与安慰剂进行了比较[10, 53, 54]。与安慰剂相比，这 3 种药物都显著降低了 VTE 复发率，而且大出血发生率都非常低。目前，还没有关于艾多沙班在 VTE 延长治疗中的数据发表。

Amplify-EXT 研究比较两种剂量的阿哌沙班（2.5mg 和 5mg 每天 2 次）与安慰剂在二级 VTE 预防中的作用，阿哌沙班在预防 VTE 复发方面优于安慰剂，但临床相关出血和大出血风险的增加无统计学意义[54]。因大出血事件极少，EINSTEIN-Extension 研究和 RE-SONATE 研究均没有统计出血率。最后，EINSTEIN CHOICE 研究比较了利伐沙班 2 种剂量（10mg 和 20mg 每天 1 次）与小剂量阿司匹林（每天 100mg）二级 VTE 预防的疗效和安全性[55]。利伐沙班在预防 VTE 复发方面优于阿司匹林，大出血和临床相关非大出血发生率相似。值得关注的是，EINSTEIN CHOICE 研究中，约 60% 的患者为有诱因 VTE。

（四）延长抗凝治疗期口服抗凝血药的选择

目前所有可用的口服抗凝血药在治疗的初始数月内都有效，而且在延长抗凝治疗的临床试验中没有明显的危险信号，患者可以延续使用在初始治疗期使用相同的抗凝血药。在有充分的理由需要更换抗凝血药时，可以进行更换。

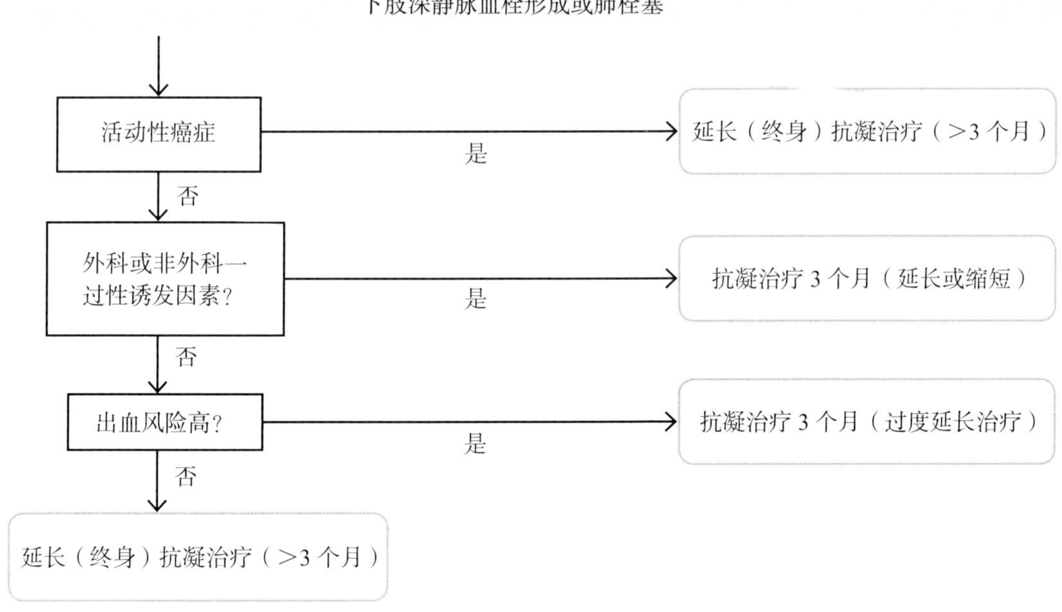

▲ 图 14-2　VTE 抗凝时长简化决策树

表 14-13　RIETE 评分

<table>
<tr><th>条件及分值</th><th>总　分</th><th>大出血（%）</th><th>风险等级</th></tr>
<tr><td rowspan="8">• 近期大出血（VTE 前<15 天），2 分
• 肌酐>1.2mg/dl，1.5 分
• 贫血（男性血红蛋白<13g/dl 或女性血红蛋白<12g/dl），1.5 分
• 肿瘤，1 分
• 临床症状性，1 分
• 年龄>75 岁，1 分</td><td>0</td><td>0.1</td><td>低</td></tr>
<tr><td>1</td><td>1.4</td><td rowspan="4">中</td></tr>
<tr><td>1.5～2</td><td>2.2</td></tr>
<tr><td>2.5～3</td><td>4.4</td></tr>
<tr><td>3.5～4</td><td>4.2</td></tr>
<tr><td>4.5～5</td><td>4.9</td><td rowspan="3">高</td></tr>
<tr><td>5.5～6</td><td>11</td></tr>
<tr><td>>6</td><td>20</td></tr>
</table>

VTE. 静脉血栓栓塞

（五）停用抗凝血药

急性 VTE 患者应知道，停止抗凝治疗后 VTE 复发风险增加。须告知患者 DVT 或 PE 复发的体征和症状，以便患者自我监测。患者应知道，哪些情况下可能会使他们面临更高的 VTE 复发风险，如血管损伤（即手术）、血液凝滞（如长途旅行或制动）或高凝（即使用激素替代药物或被诊断为癌症）。通过评估 D- 二聚体或因子Ⅷ水平，以及超声检测残余静脉阻塞以帮助确定停用抗凝治疗是否合适 [56-59] 的一些措施均未纳入 ACCP 指南 [14]。

（六）阿司匹林用于长期静脉血栓栓塞的预防

不继续长期抗凝的患者可能受益于小剂量阿司匹林的使用。WARFASA 和 ASPIRE 研究对曾经接受抗凝治疗的 VTE 患者使用 100mg 阿司匹林与安慰剂进行了比较 [60, 61]。研究结果表明，虽然阿司匹林在降低血栓形成风险方面不如抗凝血药有效，但与安慰剂相比，VTE 复发风险可能略有降低（图 14-3）。

在这两项试验中，服用小剂量阿司匹林的出血风险总体上很低，与安慰剂相当。此外，使用阿司匹林治疗的患者不会产生与 DOAC 相关的高昂费用，也不

表 14-14　口服抗凝血药在 VTE 延长抗凝治疗的临床试验

研　究	纳入的患者	研究设计	治疗持续时间	例　数	治疗组	华法林组在治疗范围内的时间百分比	主要疗效结果	主要疗效事件发生率	大出血率
Re-MEDY [53]	以前参加过 RE-Cover 或 RE-Cover Ⅱ，治疗 3～12 个月后 VTE 风险增加	双盲、双模拟 RCT	6～36 个月	2866	达比加群酯 150mg 每天 2 次 vs. 华法林，目标 INR 2.0～3.0	65%	症状性 VTE，与 VTE 相关的死亡	• 达比加群酯 1.8% • 华法林 1.3% • HR=1.44（0.78～2.64）	• 达比加群酯 0.9% • 华法林 1.8% • HR=0.52（0.27～1.02）
Re-SONA TE [53]	以前参加过 RE-Cover 或 RE-Cover Ⅱ，并在治疗 6～18 个月后考虑停止治疗	双盲 RCT	6 个月	1353	达比加群酯 150mg 每天 2 次 vs. 安慰剂	不适用	症状性 VTE，与 VTE 相关的死亡	• 达比加群酯 0.4% • 安慰剂 5.6% • HR=0.08（0.02～0.25）	• 达比加群酯 0.3% • 安慰剂 0%
EINSTEIN-extension [10]	接受 VKA（EINSTEIN 或非 EINSTEIN 试验）或利伐沙班（EINSTEIN 试验）治疗 6～12 个月的急性 VTE 患者	开放 RCT	6 个月或 12 个月	1197	利伐沙班每天 20mg vs. 安慰剂	不适用	复发性症状性 VTE	• 利伐沙班 1.3% • 安慰剂 7.1% • HR=0.18（0.09～0.39）	• 利伐沙班 0.7% • 安慰剂 0%
Amplify-Ext [54]	接受过 6～12 个月治疗的急性 VTE 患者（不必事先参加 Amplify）	双盲、双模拟 RCT	12 个月	2486	阿哌沙班 2.5mg 每天 2 次、阿哌沙班 5mg 每天 2 次或安慰剂	不适用	症状性复发性 VTE，死亡	• 阿哌沙班 5mg 每天 2 次，4.2% • 阿哌沙班 2.5mg 每天 2 次，3.8% • 安慰剂 11.6% • 阿哌沙班 5mg 每天 2 次，HR=0.36（0.25～0.53） • 阿哌沙班 2.5mg 每天 2 次，HR=0.33（0.22～0.48）	• 阿哌沙班 5mg 每天 2 次，0.1% • 阿哌沙班 2.5mg 每天 2 次，0.2% • 安慰剂 0.5% • 阿哌沙班 5mg 每天 2 次 vs. 安慰剂，HR=0.25（0.03～2.24） • 阿哌沙班 2.5mg 每天 2 次 vs. 安慰剂，HR=0.49（0.09～2.64） • 阿哌沙班 5mg 每天 2 次 vs. 阿哌沙班 2.5mg 每天 2 次，HR=1.93（0.18～21.25）
Einstein choice [55]	接受 6～12 个月口服抗凝治疗的急性 VTE 患者	双盲 RCT	最长 12 个月	3365	利伐沙班每天 20mg、利伐沙班每天 10mg 或阿司匹林 100mg	不适用	有症状的复发性致命性或非致命性 VTE	• 利伐沙班每天 20mg，1.5% • 利伐沙班每天 10mg，1.2% • 阿司匹林每天 100mg，4.4% • 利伐沙班每天 20mg，HR=0.34（0.20～0.59） • 利伐沙班每天 10mg，HR=0.26（0.14～0.47）	• 利伐沙班每天 20mg，0.5% • 利伐沙班每天 10mg，0.4% • 阿司匹林每天 100mg，0.3% • 利伐沙班 20mg vs. 阿司匹林 100mg，HR=2.01（0.50～8.04） • 利伐沙班 10mg vs. 阿司匹林 100mg，HR=1.64（0.39～6.84） • 利伐沙班 20mg vs. 阿司匹林 10mg，HR=1.23（0.37～4.03）

VKA. 维生素 K 拮抗药；VTE. 静脉血栓栓塞；HR. 风险比

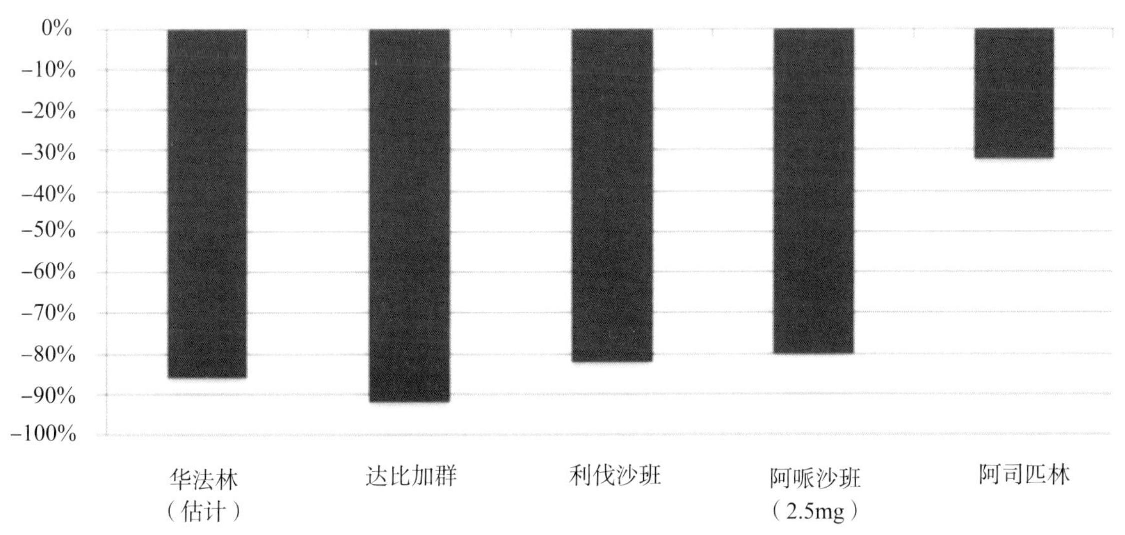

▲ **图 14-3　口服抗栓药物与安慰剂相比，VTE 复发的相对风险下降率**

需要监测 INR，不需要与华法林相关的饮食调整。

五、导管相关性静脉血栓栓塞症

发生上肢深静脉血栓的患者通常在置入静脉导管或起搏器 / 植入式除颤器的情况下发生。与使用其他中心静脉导管患者相比，使用外周插入中心静脉导管（peripherally inserted central catheter，PICC）的患者发生导管相关性 DVT 的风险增加[62]。这种风险随着 PICC 直径（卡尺）的增加和并存癌症而增加[63]。为了解决这一问题，最近制订了一套适用于各种静脉导管的指南[64]。特别是，当预期输液时间为 6 天或更长时，PICC 管路比其他输液方法更受青睐，并且为了降低导管相关 DVT 风险，优选最小的 PICC 直径（通常是单管腔）。

当导管相关性 VTE 发生时，抗凝治疗通常是一线治疗。实际上，对于大多数需要使用留置静脉导管的患者，单用抗凝治疗（不拔除导管）就已足够[15]。溶栓治疗不推荐用于常规治疗，但如果充分抗凝治疗仍存在明显的静脉充血症状，则溶栓治疗可能有益[14]。抗凝治疗应该至少进行 3 个月，或者与静脉导管留置时间一致[15, 64]。一旦不再需要导管，导管可以安全拔除。如果需要新的导管，应该优先选择对侧血管及最小直径的导管[64]。

六、异常部位的静脉血栓形成

虽然 VTE 最常发生在四肢静脉或肺动脉，但血栓也可能发生在其他静脉床，尤其是脑静脉、腹部和盆腔静脉或者视网膜静脉。由于发病率低，循证治疗策略尚不成熟。

（一）脑静脉血栓形成

脑静脉血栓最常影响年轻女性，通常表现为头痛、癫痫或局灶性神经功能障碍[65]。10 年随访研究发现，死亡率和残余残疾率均接近 10%[66]。在脑静脉血栓诊断时出现脑出血，也应立即使用肝素抗凝（UFH 或 LMWH）[65]。一旦患者病情稳定应开始口服抗凝治疗，并持续至少 3 个月。无诱因脑静脉血栓形成或合并易栓症的患者应接受 6～12 个月的抗凝治疗，并考虑终身抗凝治疗。

（二）内脏静脉血栓形成

内脏静脉回收腹部各脏器的血液包括肝脏、肠道和脾脏。内脏静脉血栓形成包括布 - 加综合征（肝上静脉血栓形成）、门静脉血栓形成、肠系膜静脉血栓形成和脾静脉血栓形成。这些患者面临着相当大的死亡风险，约每 100 人年有 10 人死亡[67]。患者最常见的表现是腹痛，并且经常有潜在的疾病，使他们容易在这些不寻常的部位形成血栓。血液系统疾病、激素治疗、腹部手术、胰腺炎和癌症是已知的危险因素。所有内脏静脉血栓形成的患者都应接受至少 3 个月的抗凝治疗[65]。对于有血栓前危险因素的患者包括并存的肝硬化、骨髓增生性肿瘤和自身免疫性疾病，需考虑延长抗凝时间。

（三）视网膜静脉血栓形成

视网膜静脉血栓形成是第二大常见视网膜血管疾病，仅次于糖尿病视网膜病变。最常见的表现为突发性、单侧、无痛性失明和黄斑水肿。最严重的并发症是永久性视力丧失，高达 80% 的患者以视力差发病（＜20/200）[68]。急性视网膜静脉阻塞患者中常规使用抗凝血药或抗血小板治疗缺乏实足的数据[65]。然而，对于重度易栓症（如 APS）的患者，可以考虑使用LMWH进行抗凝治疗。在这些病例中，短期（1～3 个月）的抗凝治疗是合理的，除非有其他血栓事件的证据。

（四）浅静脉血栓形成

浅静脉血栓形成（superficial vein thrombosis，SVT），常见于下肢大隐静脉，导致类似于 DVT 的症状。血栓通常在曲张静脉中形成。SVT 的危险因素与 DVT 相似，其中包括长途旅行、恶性肿瘤、慢性静脉功能不全和各种易栓症。SVT 患者并存 DVT 的比率很高。约 10% 的 5cm 及以上的 SVT 患者有近端 DVT，13% 的患者有远端 DVT，4% 的患者有症状性 PE[69]。因此，近端 SVT 患者应评估 DVT 的存在，并根据 VTE 指南进行适当的治疗。

SVT 治疗的目标是治疗疾病，降低血栓进展到深静脉的风险。没有 DVT 或 PE 证据的 SVT 患者可以选择不治疗，以及口服 / 局部使用非甾体抗炎药缓解症状或抗凝。SVT 患者的抗凝治疗研究一般都使用低剂量或中等剂量的抗凝血药，如依诺肝素每天 40mg。SVT 的最大规模的抗凝研究是 CALISTO 试验，该试验对约 3000 例患者进行了磺达肝癸钠预防性剂量（2.5mg/d）与安慰剂的对比研究[70]。试验显示，预防性使用磺达肝癸钠 45 天可降低 VTE 发生率和 SVT 复发率，并未增加大出血风险。服用安慰剂的患者发生 VTE 的概率约为 3.3%，使用磺达肝癸钠后，这一风险降至约 0.6%。表 14–15 列出了从 SVT 进展到 VTE 的危险因素。

表 14–15　SVT 进展至 VTE 的危险因素

- 大隐静脉曲张
- 血块延伸至距隐股交界处 10cm 以内
- 膝以上静脉受累
- 既往有 SVT 或 VTE 病史

SVT. 浅静脉血栓形成；VTE. 静脉血栓栓塞

根据来自 CALISTO 的证据，美国胸科医师学会（ACCP）VTE 指南建议对 5cm 及以上的 SVT 患者每天使用磺达肝癸钠 2.5mg，连续 45 天[14]。预防性剂量 LMWH 可替代磺达肝癸钠。虽然许多临床医师正在考虑对 SVT 患者使用 DOAC，但目前缺乏可靠的数据。

（五）内科住院患者 VTE 的预防

因肺炎、卒中和心力衰竭等内科疾病住院患者常出现 VTE 症状。VTE 风险至少在 4～6 周内显著升高，持续升高可超过 6 个月[71]。根据最近完成的 APEX 研究，FDA 已批准将凝血因子Ⅹa 抑制药贝曲西班用于因急性疾病住院的成人患者[72]。在这项研究中，患者被随机分为两组，一组接受低分子肝素治疗 10±4 天，另一组接受贝曲西班 80mg 治疗 35～42 天（初始负荷剂量 160mg）。主要研究结果是对 VTE 高危人群，即因急性内科疾病住院的老年患者（年龄≥75 岁）或入院时 D– 二聚体升高的患者的 VTE 发生率。次要分析包括 VTE 在总体人群（年龄≥40 岁并与 D– 二聚体水平无关）中的风险。虽然在高危人群中，两组间 VTE 风险的差异没有统计学意义，但在总体人群中，贝曲西班组和依诺肝素组 VTE（有症状或无症状）的风险分别为 5.3% 和 7.0%（RR=0.76，95%CI 0.63～0.92）。此外，两组大出血发生率无差异（0.7% vs. 0.6%，RR=1.19，95%CI 0.67～2.12）。然而，贝曲西班组的大出血和临床相关非大出血的负担更高（3.1%∶1.6%，RR=1.97，95%CI 1.44～2.68）。FDA 对贝曲西班的批准是基于对总体人群的分析，无关乎 D– 二聚体水平，在这种临床情况下没有必要常规使用 D– 二聚体检测。

虽然贝曲西班是 FDA 批准的第一种用于预防住院内科患者的 VTE 的口服抗凝血药，但它的广泛使用仍面临许多挑战。首先，许多临床医师需要了解这种新 DOAC 及其独特药性（如非常低的肾脏清除率、更长的半衰期）。此外，卫生保健系统将须评定患者 VTE 风险到何种程度需要延长预防。从延长贝曲西班治疗中受益的患者，可能需要一种机制来确保这种药物从医院到家庭的安全过渡，其中包括药物费用的解决，向初级保健或其他医疗提供者的移交，以及如何确保适当的治疗时间。

七、正在进行的研究

一些正在进行的重要研究可能有助于更好地界

定 VTE 患者的治疗。如前所述，ATTRACT 试验（NCT00790335）已经发布结果，但尚未发表。当这项试验发表在同行评议上时，它应该有助于界定导管定向溶栓对急性近端 DVT 患者预防血栓后综合征的潜在益处。目前正在进行的研究（NCT02583191、NCT02048865 和 NCT02073682）主要是探索 DOAC 在治疗癌症相关 VTE 中的作用。

要　点

- VTE 发生率高，具有潜在的危险。
- 虽然华法林数十年来一直是抗凝治疗的主要药物，但目前 DOAC 被认为是许多 VTE 患者的一线药物，得益于它们的有效性和安全性，以及更方便的给药途径。
- LMWH 是癌症相关 VTE 患者的一线治疗方法。
- 建议无诱因或复发 VTE 患者接受较长疗程的抗凝或抗栓治疗。
- 溶栓治疗对部分急性 DVT 和 PE 患者的作用有限。

自测题

1. 肾功能正常的 60 岁男性在急诊科被诊断为急性左下肢 DVT，其使用的唯一药物是赖诺普利每天 10mg。以下哪一项是合适的初始抗凝方案？
   A. 华法林每天 5mg
   B. 依诺肝素每天 40mg，华法林每天 5mg
   C. 达比加群酯 150mg 每天 2 次
   D. 利伐沙班 20mg 每天 1 次
   E. 阿哌沙班 10mg 每天 2 次
2. 一名 66 岁肾功能不全女性（肌酐 1.4，估计 CrCl 45ml/min），其唯一的药物是非处方药氯雷他定，她的家庭医师诊断其为急性右下肢 DVT。以下哪一项是合适的初始抗凝方案？
   A. 华法林每天 10mg
   B. 依诺肝素每天 40mg，华法林每天 5mg
   C. 达比加群酯 75mg，每天 2 次
   D. 利伐沙班 15mg，每天 2 次
   E. 阿哌沙班 2.5mg，每天 2 次
3. 一名 55 岁的 3 期乳腺癌患者被诊断为右腿 DVT。她目前正在接受化疗。以下哪一种是首选初始抗凝方案？
   A. 华法林
   B. 依诺肝素
   C. 达比加群酯
   D. 艾多沙班
   E. 阿司匹林
4. 在多项研究中，下列哪些实验室测试被证明可以预测 VTE 复发的风险？
   A. 肌钙蛋白
   B. 脑利钠肽（brain natriuretic peptide，BNP）
   C. C 反应蛋白
   D. D- 二聚体
   E. 总胆固醇
5. 以下哪项是使用全身溶栓治疗急性 PE 的绝对禁忌证？
   A. 年龄＞75 岁
   B. 最近的膝关节镜手术（6 个星期前）
   C. 最近缺血性卒中（8 周前）
   D. 妊娠（中期妊娠）
   E. 糖尿病视网膜病变
6. 以下哪个指标不是选择华法林而选择 DOAC 的原因？
   A. 严重的肾功能障碍
   B. 频繁旅行
   C. 肥胖（体重＞100kg）
   D. 需要双重抗血小板治疗
   E. 对药物不依从性的担心

自测题答案

1. 答案：E。阿哌沙班 10mg 每天 2 次。深静脉血栓的急性治疗应为华法林 +UFH 或 LMWH，UFH 或 LMWH5～10 天，然后达比加群酯或艾多沙班治疗，或者阿哌沙班 10mg 每天 2 次，连续 7 天，或者利伐沙班 15mg 每天 2 次，共 21 天。

2. 答案：D。利伐沙班 15mg 每天 2 次。虽然中度肾功能不全患者预防心房颤动卒中时，DOAC 需要减少剂量，但在用于急性 VTE 治疗时不用减少剂量。此外，对于急性 VTE 治疗，华法林应与治疗剂量（而不是预防性剂量）的 LMWH 共同使用。

3. 答案：B。依诺肝素。依诺肝素（或另一种

LMWH）是癌症相关 VTE 患者的一线治疗药物。

4. 答案：D。D- 二聚体。D- 二聚体检测可用于预测 VTE 的复发。它已与其他临床变量一起用于多个 VTE 复发风险预测模型，如 MER 和 ERDOO2。

5. 答案：C。最近缺血性卒中（8 周前）。近期缺血性卒中是全身溶栓治疗的绝对禁忌证。其他答案都是相对禁忌。

6. 答案：B。频繁旅行。由于大多数 DOAC 经肾脏清除、极端高 / 低体重影响 DOAC 的血药浓度水平和组织分布、全剂量 DOAC 合并使用双抗血小板治疗的安全性和有效性数据有限，以及 DOAC 半衰期短且不易监测而可能有非依从性问题，华法林可能比 DOAC 更适合于严重肾功能不全患者。DOAC 无须定期实验室监测或饮食限制，频繁旅行的患者可能会发现 DOAC 优于华法林。

参考文献

[1] Goldhaber SZ. Risk factors for venous thromboembolism. J Am Coll Cardiol. 2010;56(1):1–7.

[2] The Surgeon General's Call to Action to Prevent Deep Vein Thrombosis and Pulmonary Embolism. Rockville (MD). 2008. https://www.ncbi.nlm.nih. gov/pubmed/20669525.

[3] Writing Group M, Mozaffarian D, Benjamin EJ, et al. Heart disease and stroke statistics-2016 update: a report from the American Heart Association. Circulation. 2016;133(4):e38–360.

[4] Spyropoulos AC, Hurley JS, Ciesla GN, de Lissovoy G. Management of acute proximal deep vein thrombosis: pharmacoeconomic evaluation of outpatient treatment with enoxaparin vs inpatient treatment with unfractionated heparin. Chest. 2002;122(1):108–14.

[5] De Martino RR, Wallaert JB, Rossi AP, Zbehlik AJ, Suckow B, Walsh DB. A meta-analysis of anticoagulation for calf deep venous thrombosis. J Vasc Surg. 2012;56(1):228–37. e221; discussion 236-227.

[6] Palareti G. How I treat isolated distal deep vein thrombosis (IDDVT). Blood. 2014;123(12):1802–9.

[7] Kearon C, Akl EA, Comerota AJ, et al. Antithrombotic therapy for VTE disease: antithrombotic therapy and prevention of thrombosis, 9th ed: American College of Chest Physicians Evidence-Based Clinical Practice Guidelines. Chest. 2012;141(2 Suppl):e419S–94S.

[8] Brandjes DP, Heijboer H, Buller HR, de Rijk M, Jagt H, ten Cate JW. Acenocoumarol and heparin compared with acenocoumarol alone in the initial treatment of proximal-vein thrombosis. N Engl J Med. 1992;327(21):1485–9.

[9] Schulman S, Kearon C, Kakkar AK, et al. Dabigatran versus warfarin in the treatment of acute venous thromboembolism. N Engl J Med. 2009;361(24):2342–52.

[10] Bauersachs R, Berkowitz SD, Brenner B, et al. Oral rivaroxaban for symptomatic venous thromboembolism. N Engl J Med. 2010;363(26):2499–510.

[11] Buller HR, Prins MH, Lensin AW, et al. Oral rivaroxaban for the treatment of symptomatic pulmonary embolism. N Engl J Med. 2012;366(14):1287–97.

[12] Agnelli G, Buller HR, Cohen A, et al. Oral apixaban for the treatment of acute venous thromboembolism. N Engl J Med. 2013;369(9):799–808.

[13] Hokusai VTEI, Buller HR, Decousus H, et al. Edoxaban versus warfarin for the treatment of symptomatic venous thromboembolism. N Engl J Med. 2013;369(15):1406–15.

[14] Kearon C, Akl EA, Ornelas J, et al. Antithrombotic therapy for VTE disease: CHEST guideline and expert panel report. Chest. 2016;149(2):315–52.

[15] Streiff MB, Agnelli G, Connors JM, et al. Guidance for the treatment of deep vein thrombosis and pulmonary embolism. J Thromb Thrombolysis. 2016; 41(1):32–67.

[16] Barnes GD, Kanthi Y, Froehlich JB. Venous thromboembolism: predicting recurrence and the need for extended anticoagulation. Vasc Med. 2015;20(2): 143–52.

[17] Konstantinides SV, Torbicki A, Agnelli G, et al. 2014 ESC guidelines on the diagnosis and management of acute pulmonary embolism. Eur Heart J. 2014;35(43):3033–69, 3069a-3069k.

[18] Jaff MR, McMurtry MS, Archer SL, et al. Management of massive and submassive pulmonary embolism, iliofemoral deep vein thrombosis, and chronic thromboembolic pulmonary hypertension: a scientific statement from the American Heart Association. Circulation. 2011;123(16):1788–830.

[19] Meyer G, Vicaut E, Danays T, et al. Fibrinolysis for patients with intermediate-risk pulmonary embolism. N Engl J Med. 2014;370(15):1402–11.

[20] Bartel B. Systemic thrombolysis for acute pulmonary embolism. Hosp Pract. 2015;43(1):22–7.

[21] Wang C, Zhai Z, Yang Y, et al. Efficacy and safety of low dose recombinant tissue-type plasminogen activator for the treatment of acute pulmonary thromboembolism: a randomized, multicenter, controlled trial. Chest. 2010;137(2):254–62.

[22] Sharifi M, Bay C, Skrocki L, Rahimi F, Mehdipour M, Investigators M. Moderate pulmonary embolism treated with thrombolysis (from the "MOPETT" trial). Am J Cardiol. 2013;111(2):273–7.

[23] Kucher N, Boekstegers P, Muller OJ, et al. Randomized, controlled trial of ultrasoundassisted catheter-directed thrombolysis for acute intermediate-risk pulmonary embolism. Circulation. 2014;129(4):479–86.

[24] Kahn SR, Comerota AJ, Cushman M, et al. The postthrombotic syndrome: evidence-based prevention, diagnosis, and treatment

strategies: a scientific statement from the American Heart Association. Circulation. 2014;130(18):1636–61.

[25] Enden T, Haig Y, Klow NE, et al. Long-term outcome after additional catheter-directed thrombolysis versus standard treatment for acute iliofemoral deep vein thrombosis (the CaVenT study): a randomised controlled trial. Lancet. 2012;379(9810): 31–8.

[26] Stein PD, Matta F, Keyes DC, Willyerd GL. Impact of vena cava filters on in-hospital case fatality rate from pulmonary embolism. Am J Med. 2012; 125(5):478–84.

[27] Stein PD, Matta F, Sabra MJ. Case fatality rate with vena cava filters in hospitalized stable patients with cancer and pulmonary embolism. Am J Med. 2013;126(9):819–24.

[28] Stein PD, Matta F. Vena cava filters in unstable elderly patients with acute pulmonary embolism. Am J Med. 2014;127(3):222–5.

[29] Group PS. Eight-year follow-up of patients with permanent vena cava filters in the prevention of pulmonary embolism: the PREPIC (prevention du Risque d'Embolie Pulmonaire par interruption cave) randomized study. Circulation. 2005;112(3):416–22.

[30] Mismetti P, Laporte S, Pellerin O, et al. Effect of a retrievable inferior vena cava filter plus anticoagulation vs anticoagulation alone on risk of recurrent pulmonary embolism: a randomized clinical trial. JAMA. 2015;313(16):1627–35.

[31] Weinberg I, Abtahian F, Debiasi R, et al. Effect of delayed inferior vena cava filter retrieval after early initiation of anticoagulation. Am J Cardiol. 2014;113(2):389–94.

[32] Kinney TB, Aryafar H, Ray Jr CE, et al. ACR Appropriateness Criteria radiologic management of inferior vena cava filters. Expert panel on interventional radiology. 2012. https://guidelines.gov/sum maries/summary/43868. Accessed 1 Dec 2016.

[33] Caplin DM, Nikolic B, Kalva SP, et al. Quality improvement guidelines for the performance of inferior vena cava filter placement for the preven tion of pulmonary embolism. J Vasc Interv Radiol. 2011;22(11):1499–506.

[34] Schulman S, Kakkar AK, Goldhaber SZ, et al. Treatment of acute venous thromboembolism with dabigatran or warfarin and pooled analysis. Circulation. 2014;129(7):764–72.

[35] Brown MT, Bussell JK. Medication adherence: WHO cares? Mayo Clin Proc. 2011;86(4):304–14.

[36] Prandoni P, Lensing AW, Piccioli A, et al. Recurrent venous thromboembolism and bleeding complications during anticoagulant treatment in patients with cancer and venous thrombosis. Blood. 2002;100(10):3484–8.

[37] Lee AY, Levine MN, Baker RI, et al. Low-molecular-weight heparin versus a coumarin for the prevention of recurrent venous thromboembolism in patients with cancer. N Engl J Med. 2003;349(2):146–53.

[38] Lee AY, Kamphuisen PW, Meyer G, et al. Tinzaparin vs warfarin for treatment of acute venous thromboem bolism in patients with active cancer: a randomized clinical trial. JAMA. 2015;314(7):677–86.

[39] Posch F, Konigsbrugge O, Zielinski C, Pabinger I, Ay C. Treatment of venous thromboembolism in patients with cancer: a network meta-analysis comparing efficacy and safety of anticoagulants. Thromb Res. 2015;136(3):582–9.

[40] Prandoni P, Lensing AW, Cogo A, et al. The long-term clinical course of acute deep venous thrombosis. Ann Intern Med. 1996;125(1):1–7.

[41] Baglin T, Luddington R, Brown K, Baglin C. Incidence of recurrent venous thromboembolism in relation to clinical and thrombophilic risk factors: prospective cohort study. Lancet. 2003;362(9383):523–6.

[42] Kyrle PA, Minar E, Bialonczyk C, Hirschl M, Weltermann A, Eichinger S. The risk of recurrent venous thromboembolism in men and women. N Engl J Med. 2004;350(25):2558–63.

[43] Kovacs MJ, Kahn SR, Wells PS, et al. Patients with a first symptomatic unprovoked deep vein thrombosis are at higher risk of recurrent venous thromboembolism than patients with a first unprovoked pulmonary embolism. J Thromb Haemost. 2010;8(9):1926–32.

[44] Streiff MB. Predicting the risk of recurrent venous thromboembolism (VTE). J Thromb Thrombolysis. 2015;39(3):353–66.

[45] Rodger MA, Kahn SR, Wells PS, et al. Identifying unprovoked thromboembolism patients at low risk for recurrence who can discontinue anticoagulant therapy. CMAJ. 2008;179(5):417–26.

[46] Eichinger S, Heinze G, Jandeck LM, Kyrle PA. Risk assessment of recurrence in patients with unprovoked deep vein thrombosis or pulmonary embolism: the Vienna prediction model. Circulation. 2010;121(14):1630–6.

[47] Tosetto A, Iorio A, Marcucci M, et al. Predicting disease recurrence in patients with previous unprovoked venous thromboembolism: a proposed prediction score (DASH). J Thromb Haemost. 2012;10(6):1019–25.

[48] Rodger MA, Scarvelis D, Kahn SR, et al. Long-term risk of venous thrombosis after stopping anticoagulants for a first unprovoked event: a multi-national cohort. Thromb Res. 2016;143:152–8.

[49] Marcucci M, Iorio A, Douketis JD, et al. Risk of recurrence after a first unprovoked venous thromboembolism: external validation of the Vienna prediction model with pooled individual patient data. J Thromb Haemost. 2015;13:775–81.

[50] Ruiz-Gimenez N, Suarez C, Gonzalez R, et al. Predictive variables for major bleeding events in patients presenting with documented acute venous thromboembolism. Findings from the RIETE registry. Thromb Haemost. 2008;100(1):26–31.

[51] Kearon C, Ginsberg JS, Kovacs MJ, et al. Comparison of low-intensity warfarin therapy with conventionalintensity warfarin therapy for long-term prevention of recurrent venous thromboembolism. N Engl J Med. 2003;349(7):631–9.

[52] Ridker PM, Goldhaber SZ, Danielson E, et al. Longterm, low-intensity warfarin therapy for the prevention of recurrent venous thromboembolism. N Engl J Med. 2003;348(15):1425–34.

[53] Schulman S, Kearon C, Kakkar AK, et al. Extended use of dabigatran, warfarin, or placebo in venous thromboembolism. N Engl J Med. 2013;368(8):709–18.

[54] Agnelli G, Buller HR, Cohen A, et al. Apixaban for extended treatment of venous thromboembolism. N Engl J Med. 2013;368(8):699–708.

[55] Weitz JI, Lensing WA, Prins MH, Bauersachs R, Beyer Westendorf J, Bounameaux H, et al. Rivaroxaban or aspirin for extended treatment of venous thromboembolism. N Engl J Med. 2017;376:1211–22.

[56] Carrier M, Rodger MA, Wells PS, Righini M, LEG G. Residual vein obstruction to predict the risk of recurrent venous thromboembolism in patients with deep vein thrombosis: a systematic review and metaanalysis. J Thromb Haemost. 2011;9(6):1119–25.

[57] Cosmi B, Legnani C, Cini M, Guazzaloca G, Palareti G. D-dimer and residual vein obstruction as risk factors for recurrence during

and after anticoagulation withdrawal in patients with a first episode of provoked deep-vein thrombosis. Thromb Haemost. 2011;105(5):837–45.

[58] Kearon C, Spencer FA, O'Keeffe D, et al. D-dimer testing to select patients with a first unprovoked venous thromboembolism who can stop anticoagulant therapy: a cohort study. Ann Intern Med. 2015;162(1):27–34.

[59] Timp JF, Lijfering WM, Flinterman LE, et al. Predictive value of factor VIII levels for recurrent venous thrombosis: results from the MEGA follow-up study. J Thromb Haemost. 2015;13(10):1823–32.

[60] Becattini C, Agnelli G, Schenone A, et al. Aspirin for preventing the recurrence of venous thromboembolism. N Engl J Med. 2012;366(21):1959–67.

[61] Brighton TA, Eikelboom JW, Mann K, et al. Low-dose aspirin for preventing recurrent venous thromboembolism. N Engl J Med. 2012;367(21): 1979–87.

[62] Chopra V, Anand S, Hickner A, et al. Risk of venous thromboembolism associated with peripherally inserted central catheters: a systematic review and meta-analysis. Lancet. 2013;382(9889):311–25.

[63] Chopra V, Ratz D, Kuhn L, Lopus T, Lee A, Krein S. Peripherally inserted central catheter-related deep vein thrombosis: contemporary patterns and predictors. J Thromb Haemost. 2014;12(6):847–54.

[64] Chopra V, Flanders SA, Saint S, et al. The Michigan appropriateness guide for intravenous catheters (MAGIC): results from a multispecialty panel using the RAND/UCLA appropriateness method. Ann Intern Med. 2015;163(6 Suppl):S1–40.

[65] Ageno W, Beyer-Westendorf J, Garcia DA, Lazo-Langner A, McBane RD, Paciaroni M. Guidance for the management of venous thrombosis in unusual sites. J Thromb Thrombolysis. 2016;41(1):129–43.

[66] Dentali F, Gianni M, Crowther MA, Ageno W. Natural history of cerebral vein thrombosis: a systematic review. Blood. 2006;108(4):1129–34.

[67] Ageno W, Riva N, Schulman S, et al. Long-term clinical outcomes of splanchnic vein thrombosis: results of an international registry. JAMA Intern Med. 2015;175(9):1474–80.

[68] Group CVOS. Natural history and clinical manage-ment of central retinal vein occlusion. The central vein occlusion study group. Arch Ophthalmol. 1997;115(4):486–91.

[69] Decousus H, Quere I, Presles E, et al. Superficial venous thrombosis and venous thromboembolism: a large, prospective epidemiologic study. Ann Intern Med. 2010;152(4):218–24.

[70] Decousus H, Prandoni P, Mismetti P, et al. Fondaparinux for the treatment of superficial-vein thrombosis in the legs. N Engl J Med. 2010;363(13): 1222–32.

[71] Amin AN, Varker H, Princic N, Lin J, Thompson S, Johnston S. Duration of venous thromboembolism risk across a continuum in medically ill hospitalized patients. J Hosp Med. 2012;7:231–8.

[72] Cohen AT, Harrington RA, Goldhaber SZ, Hull RD, Wiens BL, Gold A, et al. Extended thromboprophylaxis with betrixaban in acutely ill medical patients. N Engl J Med. 2016;375:534–44.

第 15 章 易栓症

Thrombophilic States

Adriana Guigova　Tony Philip　著

戴　菁　译

临床病例

史密斯夫人是一位 30 岁的非洲裔美国女性，因其无诱因情况下多次发生静脉血栓就诊，她的产科医师建议对其高凝状态做进一步评估。该患者的相关病史包括：2 年前无诱因下发生右下肢深静脉血栓深静脉血栓形成（deep venous thrombosis，DVT），晚期妊娠流产史；否认吸烟及口服避孕药。

查体：左下肢肿胀伴微小红斑，有触痛，这些症状与一周前左股静脉 DVT 有关，开始使用华法林后有所改善。在使用华法林之前的血液检查结果值得注意：活化部分凝血活酶时间（activated partial thromboplastin time，aPTT）为 50s，国际标准化比值（international normalized ratio，INR）为 1.2，D– 二聚体升高至 4000ng/ml，纤维蛋白原正常。鉴于她的年龄、种族、血栓发生部位及相关的检查结果，血液科医师需要考虑选择哪些合适的遗传性和获得性高凝状态相关的实验室检测指标。

一、静脉血栓形成的病理生理学

目前已经明确与促进静脉血栓栓塞（venous thromboembolism，VTE）发生相关的主要机制有 3 种：①血流速度减慢导致淤滞；②遗传性血液高凝状态；③血管壁异常 / 损伤。这些因素被称为“Virchow 三要素”（Virchow's triad），以纪念 19 世纪奥地利病理学家鲁道夫 · 魏尔啸，他首先提出将肺栓塞（pulmonary embolism，PE）归因于栓塞事件，而非原位血栓导致。血栓形成是促凝蛋白（如因子Ⅷ、因子Ⅹ、凝血酶原、纤维蛋白原）与内源性抗凝蛋白（如抗凝血酶、蛋白 C 和蛋白 S），以及纤溶系统之间正常止凝血平衡出现紊乱的最终结果。高凝状态可能是由于过度的促凝活性（如因子Ⅴ Leiden，因子Ⅷ水平升高）或抗凝活性不足（如抗凝血酶缺乏）而导致[1]。

在经典的“瀑布”或“级联”模型中，凝血分为 3 种不同的途径即内源性、外源性和共同途径，虽然现在已经意识到这个经典模型不能精准地反映体内凝血状态，但该模型对于解释常规的凝血实验仍有临床应用价值。当因子Ⅶa 与血管内皮损伤部位暴露的组织因子（tissue factor，TF）结合时，凝血过程开始启动。TF-FⅦa 复合物在活化血小板富磷脂表面激活因子Ⅸ和Ⅹ；在因子Ⅴa 缺失的情况下，因子Ⅹa 低效地激活少量的凝血酶原形成凝血酶，随后凝血酶启动一个关键的正反馈回路，进一步激活关键辅助因子Ⅷ、Ⅴ、Ⅺ，形成 Tenase 复合物（因子Ⅷa 和Ⅸa）并进一步促进凝血酶原酶复合物（因子Ⅴa 和Ⅹa）的形成，从而导致大量凝血酶生成，凝血酶继续促使纤维蛋白形成，以及因子Ⅺ、因子Ⅷ、因子Ⅴ、血小板、因子ⅩⅢ的活化，最终这一系列相互协同的催化反应导致共价交联纤维蛋白凝块的形成，这些凝块与活化的血小板一起在血管损伤部位形成牢固的血栓栓子（图 15–1）。

如果不加以阻止，这些促凝因素将导致病理性血栓形成和血管闭塞。内源性抗凝蛋白和纤溶系统通过对抗促凝蛋白的作用来维持止凝血平衡。最重要的内源性抗凝蛋白是抗凝血酶、蛋白 C 和蛋白 S。抗凝血酶通过与丝氨酸蛋白酶［因子Ⅱa（凝血酶）和因子Ⅹa，以及因子Ⅻa、Ⅺa、Ⅸa 和激肽释放

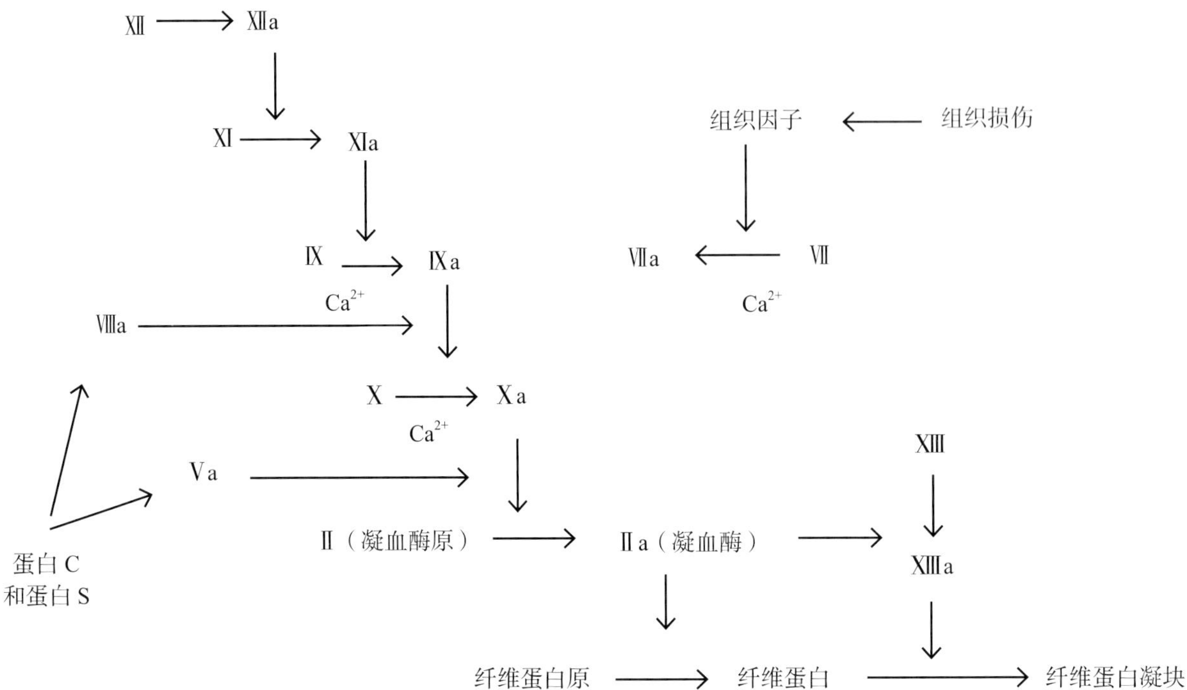

▲ **图 15-1** 凝血级联反应从生理上来说是一种复杂又循序渐进的过程，在体内发生血管损伤时被激活。血液与暴露的负电荷表面接触可启动内源途径，而血管损伤导致的 **TF** 暴露则启动外源途径，随后两条途径均可将因子Ⅹ转换为因子Ⅹa，活化的因子Ⅹa 激活凝血酶原成为凝血酶，后者激活纤维蛋白原为纤维蛋白，继而形成纤维蛋白凝块

酶］靶向结合形成复合物而发挥抗凝作用，这些复合物随后在肝脏中被清除。内源性或外源性糖胺聚糖（如肝素）可使抗凝血酶的活性增加几千倍，这也是肝素和低分子肝素（low-molecular-weight heparin，LMWH）发挥抗凝活性的分子机制。在这个人体巧妙设计的例子中，凝血酶与血栓调节蛋白（一种在完整内皮细胞表面表达的凝血酶受体蛋白）结合后可激活蛋白 C，活化蛋白 C（activated protein C，APC）与其辅因子蛋白 S 结合，使血小板和内皮细胞表面的因子Ⅴa 和Ⅷa 失活，进而下调凝血酶的生成。当凝血级联反应的正负调节因子之间的平衡受到破坏时，就会发生血栓或出血。

二、遗传性易栓症

（一）因子Ⅴ Leiden

因子Ⅴ Leiden（factor Ⅴ Leiden，FⅤL）是最常见的遗传性易栓症，由凝血因子Ⅴ基因 G1691A 点突变使得因子Ⅴ蛋白 506 位精氨酸突变为谷氨酰胺而导致。这种突变破坏活化蛋白 C 裂解和灭活因子Ⅴa 的作用位点，导致“活化蛋白 C 抵抗”（activated protein C resistance，APC-r）现象，活化蛋白 C 也能裂解因子Ⅴ，后者在灭活因子Ⅷ a 过程中起辅因子的作用。因此，这些变化延长了因子Ⅴa 和因子Ⅷa 的半衰期，从而增加凝血酶的生成。据推测，在数个世纪前，当 FⅤL 突变首次在人体中出现时，携带该突变的女性可能比未携带者具有进化优势，因为携带该突变的女性发生产后大出血的风险较低。一项观察性研究支持这一假说，其研究结果表明携带 FⅤL 杂合子的血友病患者出血表现较轻[2]。

FⅤL 突变为常染色体显性遗传。值得注意的是，FⅤL 并不是导致活化蛋白 C 抵抗的唯一原因，某些获得性因素也可导致 APC 抵抗，并使血栓形成的风险增加。FⅤL 在高加索人群中最为常见，约占总人口的 5%，在西班牙裔美国人（2%）和非洲裔美国人（1.2%）中较少见。活化蛋白 C 抵抗实验是 FⅤL 的最佳筛选方法，对于阳性结果需进行基因检测以明确诊断。FⅤL 可以以杂合子或纯合子的方式遗传。与一般人群相比，FⅤL 杂合子患者发生初发 VTE 的风险增加 4 倍（OR=4.2，95% CI 3.4～53），而纯合子患者的 VTE 初发风险则增加 11 倍（OR=11.5，

95%CI 6.8～19.3）[3]；FⅤL 杂合子患者的 VTE 复发风险轻度增加（OR=1.4，95% CI 1.1～1.8）[4]；当 FⅤL 与其他先天性或获得性危险因素共同存在时，FⅤL 是增加初发静脉血栓发生的协同风险因素。服用雌激素 – 孕酮口服避孕药的 FⅤL 杂合子患者比 FⅤL 阴性且未使用避孕药的患者发生 VTE 的可能性高 35 倍。对于 FⅤL 和 G20210A 凝血酶原基因突变的复合杂合患者，静脉血栓发生的 OR 为 20；FⅤL 患者更容易发生 DVT 而非 PE；FⅤL 与动脉血栓发生风险之间无显著相关性 [5, 6]。

（二）凝血酶原 20210 基因突变

凝血酶原 G20210A 基因突变（prothrombin gene G20210A mutation，PGM）为常染色体显性遗传。位于因子Ⅱ基因 3′ 非翻译区的点突变增加了凝血酶原 mRNA 的翻译效率 /mRNA 转录稳定性，导致血循环中凝血酶原水平增加 30%。大多数患者是杂合突变，极少数为纯合。PGM 是导致静脉血栓形成的第二位遗传性危险因素，主要见于高加索人群，其患病率在 1%～6% 波动（平均值 2%）[7]。PGM 可通过基因检测确诊。杂合子 PGM 患者血栓形成的风险是一般人群的 3～4 倍，纯合子 PGM 患者血栓形成风险较高，但缺乏足够的数据进行可靠的评估。PGM 是 VTE 的主要危险因素，并与少见部位的静脉血栓形成相关，目前尚不清楚 PGM 是否与 VTE 复发风险增加有关。有趣的是，PGM 与年龄＜50 岁、无糖尿病、高血压或高脂血症病史的患者发生缺血性卒中的风险增加有关，在一项研究中，高达 15% 的上述患者存在 PGM，因此对这种临床表现的患者应考虑进行 PGM 检测。在吸烟情况下 PGM 也与心肌梗死（myocardial infarction，MI）风险增加呈相关性 [8–10]。

（三）蛋白 C 缺陷症

少数 VTE 患者（＜5%）中存在蛋白 C 缺乏，其在一般人群中的患病率约为 1.2%，且无种族差异。蛋白 C 是一种由肝脏产生的维生素 K 依赖的蛋白酶原，通过与完整内皮细胞表面的血栓调节蛋白结合的凝血酶转化为活化蛋白 C，活化蛋白 C 与辅因子蛋白 S 的复合物可灭活因子Ⅴa 和因子Ⅷ a [1, 11, 12]。蛋白 C 缺陷症为常染色体显性遗传，可使 VTE 的风险增加 5～10 倍。

蛋白 C 缺陷症有两种类型，Ⅰ型蛋白 C 缺陷症的特点是突变导致蛋白 C 合成减少（量的减少），而Ⅱ型缺陷症则是由于突变导致蛋白 C 功能受损，进而导致蛋白活性减弱（质的异常）。Ⅰ型缺陷症最常见的原因是错义突变或无义突变导致蛋白 C 活性和抗原水平下降；Ⅱ型缺陷症是由于突变影响蛋白 C 的氨基酸序列，产生功能异常的蛋白，表现为蛋白 C 活性低但蛋白 C 抗原水平正常。蛋白 C 缺陷症的患者通常蛋白 C 活性水平约为正常的 50%。由于具有相同蛋白水平的蛋白 C 缺陷症患者之间临床表现存在极大的异质性，故而专家认为可能存在其他导致患者血栓发生的因素 [1, 11, 13, 14]。

蛋白 C 活性（功能）测定是诊断蛋白 C 缺陷症最特异和敏感的试验，因为它在Ⅰ型或Ⅱ型蛋白 C 缺陷症患者中均会降低。在测定蛋白 C 活性时，应同时检查凝血酶原时间（prothrombin time，PT），以判断是否存在维生素 K 缺乏［或维生素 K 拮抗药（vitamin K antagonist，VKA）治疗］，因为这些情况会导致检测结果假阳性。对于蛋白 C 活性减低的患者，可以进行蛋白 C 抗原检测，以便对Ⅰ型或Ⅱ型蛋白 C 缺陷症进行鉴别诊断。Ⅰ型蛋白 C 缺陷症患者蛋白 C 活性和抗原水平均减低，而Ⅱ型蛋白 C 缺陷症患者蛋白 C 活性减低，但抗原水平正常。由于导致蛋白 C 缺陷症的突变位点超过 150 种，基于 DNA 的检测目前在诊断中尚未普及 [1, 11, 13]。

获得性蛋白 C 缺陷症常见于急性血栓形成、VKA 治疗和肝病患者。一般人群的蛋白 C 正常水平范围差异很大，常有出现一过性低值，特别是在急性血栓形成时，故而确保在没有血栓发作或 VKA 治疗的情况下进行活性检测至关重要。在没有明显获得性诱因的情况下，蛋白 C 水平低于 55% 则大概率提示存在真正的缺乏，而 55%～65% 的水平则可能是一般人群的检测差异 [4]。与普通人群相比，蛋白 C 缺乏可使 VTE 风险增加 5～10 倍；VTE 复发的风险也更高，37% 的患者在结束抗凝治疗后 5 年内出现复发 [14]；蛋白 C 缺乏是否会增加动脉血栓的风险目前尚不明确 [15]。

（四）蛋白 S 缺陷症

蛋白 S 缺乏症为常染色体显性遗传，由位于 3 号染色体的 PROS1 基因突变引起，大多数患者为杂合突变。蛋白 S 是一种维生素 K 依赖蛋白，由肝细胞、内皮细胞和巨核细胞合成。蛋白 S 以两种不同的形式存在，一种是未结合（或游离）蛋白，另一种是与补体蛋白C4b结合的复合物，在正常血浆中，约60%的蛋白S为结合状态，40%为游离状态。游离型蛋白S是活化蛋白C的辅因子，辅助蛋白C灭活因子Ⅴa和因子Ⅷa[16]。

蛋白S缺陷症有3种类型。Ⅰ型蛋白S缺陷症是蛋白量的缺乏，即总蛋白S和游离蛋白S抗原水平降低导致蛋白S活性降低，总蛋白S抗原约为正常的50%，游离蛋白S抗原可低至正常的15%。Ⅱ型蛋白S缺陷症则存在蛋白质量的异常，即产生功能异常的蛋白导致蛋白S活性降低，但游离和总蛋白S抗原水平仍正常，这种情况较罕见。Ⅲ型蛋白S缺陷症是由于基因突变破坏了游离蛋白S和结合蛋白S之间的平衡，导致游离蛋白S不成比例的减少，表现为游离蛋白S抗原水平降低而总蛋白S抗原水平正常；由于游离蛋白S是其发挥抗凝活性的主要形式，因此蛋白S的活性也降低；大多数已知的蛋白S突变可导致Ⅰ型或Ⅲ型蛋白S缺陷症[1, 8, 13, 17–20]（表15–1）。

众所周知，蛋白S活性测定对分析前变量异常敏感，因此，大多数专家推荐使用游离蛋白S抗原水平检测对蛋白S缺陷症进行筛查，并使用游离和总蛋白S抗原水平来确定蛋白S缺陷症的亚型。由于蛋白S活性检测的优点是敏感性高，可作为所有类型蛋白S缺陷症的筛选试验；但如果蛋白S活性结果异常，则需要通过反复多次检测来确认，Ⅰ型蛋白S缺陷症患者的蛋白S活性水平及总蛋白S和游离蛋白S抗原水平较低；Ⅱ型蛋白S缺陷症时，蛋白S活性水平较低，但总蛋白S和游离蛋白S抗原水平正常；在Ⅲ型蛋白S缺陷症中，蛋白S活性和游离蛋白S抗原较低但总蛋白S抗原水平正常，提示某些突变可使得蛋白S倾向于与C4b结合形成活性较低的结合型（表15–1）。当高因子Ⅷ水平、FⅤL突变或LA存在时蛋白S活性可出现假性降低。在雌激素治疗、妊娠、肝病、肾病综合征、弥散性血管内凝血（disseminated intravascular coagulation，DIC）、炎症性疾病和VKA治疗时，蛋白S水平较低[21]。

在针对有症状的VTE先证者及其家系的研究中发现，与未受影响的家族成员相比，蛋白S缺乏可使VTE的发生风险增加31倍。家系研究中还发现，停用抗凝血药5年后VTE复发的累积风险可达到40%[22]。相反，MEGA（基于静脉血栓相关的多种环境和基因因素风险评估）人群对照研究发现，在正常人群中只有极低的游离蛋白S抗原（<33U/dl）与VTE风险增加有关，属于该亚组的仅有8例患者（占研究总人数的0.4%），这些数据强调蛋白S缺乏是未经选择的VTE患者发生VTE的罕见原因[23]。蛋白S缺乏在年轻的卒中患者中并不常见[24]，一项前瞻性队列研究发现，蛋白S缺乏与卒中之间没有相关性[1, 14, 18, 25]。

（五）抗凝血酶缺陷症

抗凝血酶（antithrombin，AT）是一种蛋白酶抑制药，能够结合并抑制活化的丝氨酸蛋白酶因子Ⅱa（凝血酶）、因子Ⅹa、因子Ⅸa、因子Ⅺa和因子Ⅻa。AT缺陷症为常染色体显性遗传，已经鉴定近130多种不同的基因突变类型，是一种罕见的遗传性易栓症，在一般人群中患者占0.02%～0.2%。AT缺陷症有两种类型：Ⅰ型表现为AT活性和抗原水平均降低；Ⅱ型为抗原水平正常，但AT活性异常（由于突变干扰蛋白功能，但不干扰蛋白生成）。

Ⅰ型AT缺陷症是由大/小片段缺失、插入或单碱基替换引起，这些突变可导致AT蛋白的合成障碍，使AT的功能和含量水平均降低；Ⅱ型AT缺陷症则由可导致蛋白表达量正常但功能异常的蛋白质编码序列突变所引起，这些突变可影响蛋白羧基端凝血酶结合区、氨基端肝素结合区或者其他多个功能区域；目前发现的AT缺陷症大多数为Ⅱ型缺陷，特别是肝素结合功能域的缺陷。由肝素结合缺陷引起的Ⅱ型AT缺陷症不被认为有高度血栓形成

表15–1　蛋白S缺陷症和蛋白S检测结果

蛋白S检测	游离蛋白S抗原	总蛋白S抗原	蛋白S活性
Ⅰ型：量的改变	下降	下降	下降
Ⅱ型：质的异常	正常	正常	下降
Ⅲ型：量的改变	下降	正常	下降

倾向[1, 13, 14, 18]。

当检测 AT 缺陷症时，首选功能性检测，因为它可以鉴别数量缺陷（Ⅰ型 AT 缺陷症）和质量缺陷（Ⅱ型 AT 缺陷症）。如果 AT 活性测定异常，则可以进行 AT 抗原检测，以确认患者是Ⅰ型或Ⅱ型 AT 缺陷症。在Ⅱ型 AT 缺陷症患者中，突变可影响凝血酶或肝素结合位点，在有或无肝素存在的情况下进行的 AT 活性测定可用于确定突变是否影响凝血酶 / 肝素结合位点。AT 活性测定的正常范围是 80%～120%；在杂合的 AT 缺陷症患者中，活性和（或）抗原水平通常在 40%～60%；纯合子 AT 缺陷症则无法存活[26, 27]。

获得性 AT 缺陷症可见于脓毒症、DIC、急性血栓形成、肝素治疗、肝病、肾病综合征、化疗和妊娠急性脂肪肝患者[1, 13, 18–20]。

AT 缺陷症与 VTE 形成的高风险相关。在一项大型回顾性家庭队列研究发现，VTE 的年发病风险为 1.8%，而且需要重点关注突变的类型，特别是Ⅱ型 AT 缺陷症，突变发生在肝素结合部位的患者 VTE 的患病率仅为 6%，而发生在凝血酶结合部位的患者 VTE 的患病率为 58%，在未进行抗凝治疗的情况下，血栓复发的风险高达每年 10%～17%[1, 13, 14, 18]。VTE 是 AT 缺陷症最常见的临床表现，动脉血栓形成则较少发生。

（六）因子Ⅷ

早在 1995 年，升高的因子Ⅷ水平被确定为 VTE 的危险因素。在 Leiden 血栓性疾病的研究中[28]，Koster 和他的同事指出因子Ⅷ浓度＞150U/dl 与 VTE 风险增加近 5 倍相关［修订 OR 值为 4.8（95%CI 2.3～10.0）］，近 25% 非选择性血栓患者的因子Ⅷ水平升高，使其成为常见的致栓因素之一。数年后，Kraaijenhagen 及其团队证实了这一相关性[29]，并提出 33% 的血栓患者因子Ⅷ活性高于 175%。在奥地利开展的一项复发性 VTE（AUREC）研究中，Kirle 及其同事发现因子Ⅷ水平升高也是复发性 VTE 的危险因素[30]。因子Ⅷ水平每升高 10U/dl，VTE 复发的相对风险为 1.08（95%CI 1.04～1.12；P<0.001）。与低水平患者相比，因子Ⅷ水平高于 90 百分位的患者发生 VTE 复发的危险性增加近 7 倍［修正后的相对风险系数 6.7（95%CI 3.0～14.8）］。然而值得注意的是，在系统性炎症疾病、老年、肝脏疾病和 O 型血人群中因子Ⅷ水平会有显著的变化，因此，对于血栓形成患者来说，因子Ⅷ活性检测的临床应用仍有争议，应从患者个体基础上进行评估以确定是否有必要进行因子Ⅷ活性检测。

（七）异常纤维蛋白原血症

异常纤维蛋白原血症是由于纤维蛋白原多肽中某个肽段的基因突变导致质量缺陷而引起的一种遗传性易栓症。遗传性异常纤维蛋白原血症的临床表现具有高度异质性，可表现为无症状、严重血栓形成、出血或出血和血栓并存等。通常情况下，纤维蛋白原经凝血酶作用后释放出纤维蛋白肽，进而形成纤维蛋白单体，然后纤维蛋白单体通过氢键交联形成纤维蛋白聚合物，并进一步在因子ⅩⅢa（一种由凝血酶激活的谷氨酰胺转移酶）催化下以共价键连接形成稳定的纤维蛋白凝块。机体通过纤溶酶依赖的蛋白水解来控制纤维蛋白凝块的清除。患有异常纤维蛋白原血症的患者具有遗传性缺陷，这些缺陷可影响纤维蛋白聚合物的形成或降解异常，从而导致出血或血栓形成。

遗传性血栓性异常纤维蛋白原血症是 VTE 和动脉血栓栓塞（arterial thromboembolism，ATE）的罕见原因，在 VTE 患者中发生率约为 0.8%。患者的典型表现是在 20 岁后期到 30 岁早期可发生 VTE，平均发病年龄为 27 岁，约 30% 异常纤维蛋白原血症的患者在 50 岁前可发生血栓事件[13, 14]。

异常纤维蛋白原血症的最佳筛选试验是凝血酶时间（thrombin time，TT）（肝素存在时延长）或爬虫酶时间（不受样本中肝素的影响）或纤维蛋白原功能测定，如用 Clauss 法测定 Fg。在功能性纤维蛋白原水平降低的情况下，凝血酶时间和爬虫酶时间均延长，功能性纤维蛋白原水平则低于正常范围（通常低于 100mg/dl）。为了确认是否存在异常纤维蛋白原血症，应该进行 Fg 抗原检测（检测 Fg 含量而非功能），在异常纤维蛋白原血症患者中，Fg 抗原可正常或降低（Fg 抗原降低的患者可准确诊断为低纤维蛋白原血症），但显著高于 Fg 功能检测结果，精确的分子诊断只在特定的研究实验室才开展。由于 PT 延长是由纤维蛋白原降低引起，所以综合分析 PT/ INR 和发色法因子Ⅹ活性或因子Ⅹ活性测定结果（INR 2.0～3.0 应该与 20%～40% 的因子Ⅹ活性相匹配）至关重要，可以确保接受口服华法林治疗的患者其 INR 值确为 2.0～3.0，如果未能认识到这一特征性异常，可能会导致一些异常纤维蛋白原血症患者反复发生血栓。

（八）同型半胱氨酸和亚甲基四氢叶酸还原酶

严重的高同型半胱氨酸血症（同型半胱氨酸水平＞200μmol/L）通常是由先天性代谢紊乱——高胱氨酸尿症引起，其特征是半胱硫氨酸 β- 合成酶基因纯合突变，该酶的作用是通过转硫化途径将同型半胱氨酸转化为半胱氨酸（图 15-2）。高胱氨酸尿症患者的相关异常临床表现包括类马方综合征体态、严重近视、晶状体异位、智力障碍和反复发生的动脉或静脉血栓事件。同型半胱氨酸也通过蛋氨酸合成酶代谢为蛋氨酸，这一反应需要维生素 B_{12} 和 5-甲基四氢叶酸作为辅因子。亚甲基四氢叶酸还原酶（methylenetetrahydrofolate reductase，MTHFR）是从 5,10-N- 亚甲基四氢叶酸再生为 5- 甲基四氢叶酸过程中所需的酶。维生素 B_{12} 和叶酸缺乏在不同程度上与高同型半胱氨酸血症相关，因此在诊断高同型半胱氨酸血症时这些物质的缺乏状态需要事先排除。MTHFR 基因（C677T 或 A1298C）的热不稳定性突变是与轻、中度高同型半胱氨酸血症相关的常见基因突变，C677T 杂合突变在一般人群中约占 35%，纯合突变占 12%，主要以高加索人为主；A1298C 杂合突变在大多数种族人群中占 9%～20%；在 C677T 纯合突变或 C677T 杂合突变伴 A1298C 突变的患者中可发现同型半胱氨酸水平升高。轻、中度高同型半胱氨酸血症已被认定为动脉和 VTE 发生的独立危险因素[14, 17, 31]。

目前尚不清楚在轻、中度高同型半胱氨酸血症患者中，同型半胱氨酸水平是否为血栓形成倾向的单独致病因素。在 HOPE-2 安慰剂随机对照临床试验中，5522 例受试者被随机分组，分别给予叶酸、维生素 B_{12} 以及吡哆醇或安慰剂，VTE 发生率无组别差异。因此，同型半胱氨酸水平升高可能不是血栓形成的原因，而更倾向于作为血栓事件风险增加的标志[32]。

故而，没有迹象表明有必要进行 MTHFR 突变筛查或治疗轻、中度高同型半胱氨酸血症[11]，因为

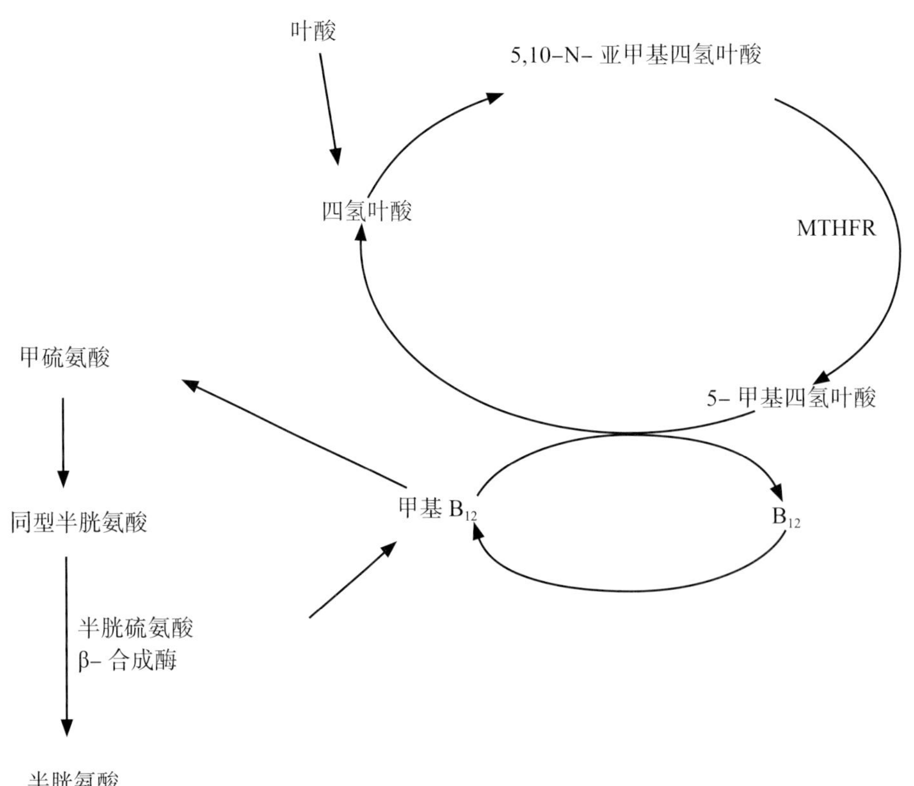

▲ 图 15-2　高胱氨酸尿症是由参与蛋氨酸代谢的 3 种途径（半胱硫氨酸 β- 合成酶、甲基钴胺合成缺陷或 MTHFR 异常）中的任何 1 种中断时，同型半胱氨酸及其代谢产物的累积所引起

MTHFR. 亚甲基四氢叶酸还原酶

降低的同型半胱氨酸水平并不影响血栓栓塞的风险，对于怀疑有高胱氨酸血症的年轻患者则需要区别对待，建议对其高水平的同型半胱氨酸进行治疗[11]。

三、获得性易栓症

（一）抗磷脂抗体综合征

抗磷脂抗体是针对磷脂和磷脂结合蛋白的一种获得性抗体，这类蛋白包括 $β_2$– 糖蛋白 – Ⅰ（$β_2$-GP-Ⅰ）和凝血酶原。抗磷脂综合征（antiphospholipid antibody syndrome，APS）通常与静脉或动脉血栓形成以及妊娠失败有关。患者需要有以下临床表现才可满足 APS 的诊断标准：临床症状［客观证实的静脉或动脉血栓形成；1 次或多次胎儿晚期流产（孕中期或孕晚期）；3 次或更多的孕早期流产］；以及至少间隔 12 周的实验室检测指标持续阳性[33]。实验室标准包括：①抗 $β_2$-GP-Ⅰ抗体 IgG 或 IgM 升高（>99 百分位）；②心磷脂抗体 IgG 或 IgM 升高（分别>99 百分位或 40GPL/MPL 单位）；③存在狼疮抗凝物（lupus anticoagulant，LA）（磷脂依赖性凝血试验结果异常，如稀释蝰蛇毒时间 dRVVT）。当使用 VKA 和口服直接因子Ⅹa 抑制药（如阿哌沙班、艾多沙班或利伐沙班）时，LA 试验结果可出现假阳性。下述抗体测试尚未被证实与临床表现相关，包括升高的 IgA 型的抗心磷脂抗体、抗 $β_2$-GP-Ⅰ抗体、抗磷脂酰丝氨酸抗体、抗磷脂酰乙醇胺抗体、抗磷脂酰肌醇抗体，因此不能作为 APS 的标准[1, 12, 14, 34, 35]。

抗磷脂抗体常见于系统性红斑狼疮（systemic lupus erythematosus，SLE）患者，可在多达 50% 的 SLE 患者和 40% 的 SLE 合并 APS 的患者中检出；在一般人群中，抗磷脂抗体的检出率为 1%～5%[18, 36]。感染时（如梅毒）也可出现抗磷脂抗体，但通常为一过性抗体阳性，与血栓事件无特殊相关性。

重要的是，需认识到 LA 可以对 PT 检测结果产生影响，这取决于检测所使用的 PT 试剂。因此，PT/INR 结果应与因子Ⅹ活性发色法测定结果相关联（在无 LA 的情况下，因子Ⅹ活性 20%～40% 的治疗范围与 INR 2.0～3.0 相对应），以确保标准 INR 2.0～3.0 代表华法林治疗水平。对于 INR 受 LA 影响的患者，应根据因子Ⅹ活性发色法检测结果的治疗范围来确定 INR 的范围；一旦确定了合适的 INR 范围，由于 LA 的效价会随着时间的推移而改变，有必要对 INR 与因子Ⅹ活性发色法检测结果之间的相关性进行定期检测。如果 INR 没有受到 LA 的影响，那么 INR 就可被用于华法林治疗监测，而不需要定期进行因子Ⅹ活性发色法测定。如果实验室更换 PT/INR 试剂，应该对 INR 与新试剂和因子Ⅹ活性发色法测定之间的相关性重新进行评估，以确保新试剂不受患者 LA 的显著影响。在多数情况下，LA 显著影响 POCT 的 INR 结果，因此对于此类患者的 INR 监测应该使用静脉血样本。

与许多血栓性疾病不同，APS 与动脉和 VTE 均有关。在 APS 实验室检测项目中，LA 与血栓发生的风险相关性最高，其次是 $β_2$-GP-Ⅰ抗体以及抗心磷脂抗体。相比于 IgM 抗体，IgG 型 $β_2$-GP-Ⅰ抗体和抗心磷脂抗体与血栓风险的相关性更大，三重阳性（LA、抗心磷脂抗体和 $β_2$-GP-Ⅰ抗体）的患者出现血栓栓塞的风险最高。APS 患者被认为存在复发血栓栓塞的高风险，建议终身抗凝治疗（表 15–2）。

（二）骨髓增殖性肿瘤

原发性血小板增多症（essential thrombocythemia，ET）和真性红细胞增多症（polycythemia vera，PV）是两种骨髓增生性肿瘤，常可发生静脉和（或）动脉血栓，两者都是血栓形成的高风险因素，动脉血栓形成比静脉血栓形成更为常见。ET 和 PV 通常与 JAK2 的功能获得性突变有关。JAK2 是一种酪氨酸激酶，参与生长因子受体相关的 JAK-STAT 胞内信号通路，最常见的 JAK2 突变是 JAK2 V617F 突变，由 617 位缬氨酸被苯丙氨酸取代所引起，这种突变可见于 97% 的 PV 患者和 50% 的 ET 患者，且为杂合突变；少数 PV 患者（3%）JAK2 可存在第

表 15–2　APS 诊断标准总结[1, 14, 34, 35]

- 实验室标准
  - LA
  - 升高的抗心磷脂抗体（IgG 或 IgM），高滴度：>40gpl/mpl 或 99 百分位
  - $β_2$-GP-I 抗体（IgG 或 IgM）99 百分位

  注意：间隔 12 周以上，上述 2 项或多项检测指标仍出现异常

- 临床评价标准
  - 血栓 / 微血栓形成
  - 病理妊娠
  - 临床症状包括 ITP、网状青斑等

LA. 狼疮抗凝物；ITP. 免疫性血小板减少症；$β_2$-GP-Ⅰ. $β_2$– 糖蛋白 – Ⅰ

12 外显子的突变[37]。

PV 是一种主要见于成年人的疾病，诊断的中位年龄为 60 岁。据估计，PV 的发病率为每年 1.9/10 万，PV 在男性中的发病率（2.8 例 /10 万）高于女性（1.3 例 /10 万）[38]。PV 的血栓形成风险主要与血液黏度升高以及红细胞数量增加相关。若通过放血疗法将血细胞压积控制在男性低于 45%、女性低于 42%，则血栓形成的风险显著降低 [11]。PV 患者发生动脉血栓的概率约为 16%，静脉血栓的概率约为 7%。与 PV 相关的出血通常见于极度血小板增多（血小板计数每微升超过 100 万）的患者，由于异常血小板数量的增加加速了 vWF 高分子量多聚体的清除，可能导致获得性 2 型血管性血友病，血小板减少则可逆转出血状态。

PV 的诊断以一系列临床症状和体征及实验室异常指标为特征，有必要开展早期诊断以降低可预防的、由血栓栓塞引起的发病率和死亡率。常见的临床症状和体征包括头痛、头晕、视觉障碍、水源性瘙痒（特别是洗完热水浴后）、因脾肿大而引起的早期饱腹感、面色红润 / 过度红润或并发症，如血栓形成（特别是在肝静脉、门静脉或脑静脉窦等异常部位）或出血，有些患者会抱怨手或脚背的不良灼烧感，伴有发热和红斑。

PV 的实验室检查结果通常包括全骨髓增生异常，表现为白细胞增多、血小板增多和红细胞增多。红细胞增多症也常见于其他与组织缺氧相关的疾病，包括吸烟、睡眠呼吸暂停、严重肺部疾病、先天性发绀心脏病和高亲和性血红蛋白病。在一些特殊病例中，需要考虑外源性雄激素的使用和罕见的促红细胞生成素合成障碍，如 Chuvash 型红细胞增多症和分泌促红细胞生成素的肿瘤（如肾细胞癌、肝细胞癌、成血管细胞瘤）。

当女性血红蛋白浓度超过 16.5g/dl 或男性血红蛋白浓度超过 18.5g/dl 时 [11]，可能出现绝对红细胞增多。白细胞增多和血小板增多还可出现于炎症性、感染性疾病，及其他骨髓增殖性肿瘤，如 ET 和慢性髓系白血病。由于 PV 患者红细胞的产生不依赖于红细胞生成素，因此通常（但不总是）可见红细胞生成素减少。通常通过 JAK2 V617F 突变的检测来进行 PV 的诊断，该突变存在于 97% 的 PV 患者。也有患者在 JAK2 第 12 外显子存在突变。对于大多数 PV 患者，一系列全骨髓增生的表现可帮助确诊，如伴或不伴有脾肿大、水源性瘙痒、红斑肢痛症、存在 JAK2 突变等。

有条件的情况下，采用核医学手段对红细胞体积和血浆体积进行检测可为 PV 的绝对红细胞增多特征提供有用的确诊证据，该研究使用稀释的放射性标记红细胞和白蛋白直接测量红细胞和血浆体积，对于鉴别不同原因导致的红细胞增多症是一种有效的诊断手段，其可区分相对红细胞增多（由于血浆体积减小而使血细胞比容和血红蛋白增加）和绝对红细胞增多（即红细胞体积绝对增加）。PV 的特征是红细胞体积增加，血浆体积正常或升高，相比之下，继发性红细胞增多（由于吸烟或睡眠呼吸暂停导致的缺氧、肿瘤、先天性疾病导致的红细胞生成素生成过多，如 Chuvash 型红细胞增多症、红细胞生成素信号或受体缺陷、雄激素过剩）的特点是血浆体积减小而红细胞体积增加，相对红细胞增多（如脱水）的特征是红细胞体积正常，血浆容量减少。在美国，ET 发病率约为每年 2.5 例 /10 万人，这意味着每年约有 6000 人被诊断为 ET，诊断的中位年龄为 60 岁，但有 20% 的病例是在 40 岁之前确诊。ET 在女性中更常见，男女性别比例为 1：2。临床表现有很大差异，可包括头痛、头晕、晕厥、非典型胸痛、肢端感觉异常、网状红斑、手脚灼烧样疼痛伴红斑和发热，或完全无症状。血栓事件包括中风、视网膜动脉或静脉梗阻、冠状动脉缺血、DVT/PE、肝 / 门静脉血栓形成等。在一项针对 891 例 ET 患者的国际多中心研究中，致死性和非致死性血栓事件的年发生率为每 100 例患者 1.9 例 [39]。动脉血栓形成的危险因素包括年龄＞60 岁、既往血栓史、存在心血管危险因素、白细胞计数＞11 000/μl，以及存在 JAK2 V617F 突变，男性性别与静脉血栓形成相关 [40]。ET 患者的大出血发生率为每年 0.79%，出血的危险因素包括白细胞增多、既往出血和阿司匹林治疗，ET 患者极度血小板增多（血小板计数每微升超过 100 万）也可能与获得性 2 型血管性血友病相关，并增加与 PV 患者类似的出血风险。

（三）阵发性睡眠性血红蛋白尿

阵发性睡眠性血红蛋白尿（paroxysmal nocturnal hemoglobinuria，PNH）的特征是 PIGA 基因发生获得性突变，PIGA 基因表达的蛋白负责合成糖基磷脂酰肌醇锚定物，这些锚定物将蛋白（如 CD59

和 CD55）连接到红细胞、白细胞和血小板的表面，CD59 和 CD55 是补体防御蛋白，可防止溶血和血小板活化。PNH 的临床表现包括血管内和血管外溶血、反复血栓形成和骨髓衰竭。PNH 克隆较大的患者血栓形成的风险更大，特别是 PNH 克隆超过 50% 的患者。在 PNH 患者中，静脉血栓形成比动脉血栓形成更为常见，异常部位的血栓形成并不少见，包括肝静脉、门静脉、肠系膜静脉和脑静脉血栓[17]。通过流式细胞术检测红细胞和中性粒细胞中糖基磷脂酰肌醇连接蛋白的缺陷可以快速诊断。虽然 PNH 血栓形成的确切机制尚不清楚，但溶血似乎发挥了重要作用，因为使用 Eculizumab（一种人源化抗 C5a 单克隆抗体）治疗后可使血栓形成风险降低 90% 以上[41]。

（四）癌症

癌症可使血栓发生的风险增加 4～7 倍，血栓形成是癌症患者死亡的第二大原因，仅次于癌症本身[11]。癌症患者发生静脉和动脉血栓的风险增加，且随癌症的阶段和类型而变化，胰腺癌患者发生血栓的风险最高，其次是脑肿瘤、胃癌、肾细胞癌和卵巢癌。已证实有多种机制参与了癌症相关易栓症的发生，包括癌细胞和宿主单核细胞表达组织因子、癌症促凝物质激活因子Ⅹ、内皮细胞和肿瘤细胞的相互作用以及血小板活化。关于癌症和血栓栓塞的更多信息详见第 20 章。

（五）妊娠

静脉血栓是妊娠的常见并发症，每 1000 例妊娠中可发生 0.76～1.72 例。妊娠导致血栓发生的风险较同年龄和种族的未孕女性高 4 倍，这种风险在产后初期最高，并在产后 12 周逐渐下降至基线水平[42]，孕晚期发生静脉血栓的风险高于孕早期和孕中期[43]。

妊娠期间多个止凝血指标改变可导致高凝状态，相关指标包括蛋白 S 活性降低（由于游离型蛋白 S 减少）、纤溶活性降低［由于纤溶酶原激活物抑制物 1（plasminogen activator inhibitor 1，PAI-1）的增加］和因子Ⅱ、Ⅶ、Ⅷ、Ⅹ，以及纤维蛋白原和血管性血友病因子含量增加；解剖学结构的改变也会增加 VTE 的风险，妊娠子宫首先压迫左髂静脉，导致妊娠第 25～29 周时静脉流速下降 50%，并持续到约产后 6 周。一项系统回顾性研究发现，由于解剖结构改变可导致 88% 的 DVT 累及孕妇的左下肢，由于其位置靠近近心端，某些妊娠患者可能很难确诊为 DVT [44]。因此，对于血管多普勒检查阴性且被认为有较高血栓形成可能的患者，应考虑其他的影像学检查。患者可表现为腹痛、背痛和腿部肿胀，也可能完全无症状。妊娠期 VTE 的危险因素包括遗传性易栓症、心脏病、非洲裔美国人、镰状细胞病、狼疮、吸烟、肥胖和孕妇年龄＞35 岁[13, 14, 18, 45]（见第 18 章）。

（六）药物相关血栓形成：口服避孕药、激素治疗、贝伐单抗、来那度胺 / 沙利度胺

当雌激素 – 黄体酮口服避孕药（oral contraceptive pill，OCP）和其他风险因素协同作用，包括肥胖、吸烟和遗传性易栓症等，可使 VTE 形成的风险增加 3～4 倍。在遗传性易栓症的背景下，血栓形成的风险可较一般人群升高 30～50 倍，但由于每位患者发生 VTE 的绝对风险很小，因此指南不建议在开始使用 OCP 前进行易栓症的检测。然而，如果有明显的静脉血栓家族史（直系亲属）或已被证实的易栓症，则应该考虑其他无血栓形成风险的避孕方法，如环形宫内节育器、低剂量黄体酮宫内节育器、低剂量口服黄体酮或屏障避孕法[46]。

众所周知，使用选择性雌激素受体调节药如他莫昔芬和雷洛昔芬可增加静脉血栓形成的风险。在服用他莫昔芬的女性中，VTE 的风险增加了 2～3 倍，当他莫昔芬的疗程从 5 年延长到 10 年时，风险会进一步增加。与 OCP 类似，遗传性易栓症患者使用他莫昔芬可使发生 VTE 的风险加重，对于有 VTE 病史的患者，应该考虑使用芳香化酶抑制药而非他莫昔芬。对于有遗传性易栓症但既往无 VTE 病史的患者，需要制订个体化治疗方案，在选择使用他莫昔芬或其他内分泌干扰的方法时应考虑到这些治疗方案的有效性和患者 VTE 家族史。

免疫调节药如沙利度胺、来那度胺和泊马度胺与 VTE 发生风险中度增加相关，当与大剂量地塞米松或联合化疗一起使用时，VTE 的风险显著增加。因此，对于这类患者建议使用 LMWH 作为血栓预防方案。许多新的骨髓瘤治疗方案包括使用较低剂量的地塞米松或硼替佐米，可导致较低的 VTE 发生风险，因此目前更多地使用阿司匹林进行血栓预防[47]。

贝伐单抗是一种靶向血管内皮生长因子（vascular endothelial growth factor，VEGF）的单克隆抗体，可抑制正常 VEGF 配体与其受体的结合。一项关于贝伐单抗的随机对照临床试验的患者水平 Meta 分析发现，

该药物的使用并没有增加 VTE 的风险[48]。然而，贝伐单抗与 ATE 增加 1.4 倍相关[49]。一项关于 VEGF 受体酪氨酸激酶抑制药（舒尼替尼、索拉非尼、帕托帕尼、万德塔尼和阿西替尼）的试验水平 Meta 分析也未发现额外增加 VTE 的风险[50]，相比之下，表皮生长因子受体拮抗药单克隆抗体（非酪氨酸激酶抑制药）与 VTE 风险增加有关[51, 52]。

（七）解剖 / 机械压迫

May-Thurner 综合征的特征是左髂总静脉受压于上方的右髂总动脉和下方的椎体之间，这是普通人群中一种常见的解剖变异，与无诱因的左髂股 DVT 有关。May-Thurner 最常见于 20—50 岁的女性。在这种解剖位血管压迫未得到缓解的患者中，即使进行抗凝治疗也可能有血栓复发风险。因此，对于 May-Thurner 综合征患者应考虑导管溶栓、静脉血管成形术和血管内支架置入术。

静脉胸廓出口综合征是血栓形成的另一个机械性原因，是无诱因上肢近端 DVT 患者中需要重要考虑的致病因素。它是由一个或多个在肋 – 锁骨交界处的结构压迫锁骨下静脉引起，如第 1 肋骨、锁骨、锁骨下肌或前斜角肌等。与 May-Thurner 综合征类似，如果要想彻底根治，除了溶栓、取栓和后续的抗凝治疗外，还需要外科治疗来缓解解剖性压迫。运动相关血栓形成，也被称为 Paget-Schroett 综合征，可以发生在由于重复的手臂运动造成锁骨下静脉微损伤时，例如日常体育活动或剧烈的上肢运动。

手臂在中立位和压力位（触发压缩胸廓出口）时，可通过锁骨下静脉多普勒超声检查进行诊断，静脉造影术仍然是诊断的金标准。由于这些患者中有部分人已经存在胸廓出口压迫，因此 Paget-Schroett 综合征的治疗应包括排除胸廓出口综合征，如果发现存在血管压迫，需要采用手术治疗和随后的抗凝治疗。由于胸廓出口综合征和 May-Thurner 综合征患者有解剖诱发因素，一旦排除了解剖危险因素，有限的抗凝时间（至少 3 个月）通常就足够了。易栓症相关检测通常不推荐，因为尚未证实它对这些患者的治疗结果有显著影响[53]。

四、应该在什么时候做检测

在当前医疗保健开支急剧升高的环境中，有必要权衡实验室和影像学检查的成本问题。目前还没有证据表明易栓症的检测对抗凝治疗策略的制订是否有重大贡献。因此，易栓症的检测应该只对特定的个体开展。对于已计划长期抗凝的无诱因 VTE 患者从易栓症检测中的获益有限，同样也适用于有诱因（如重大手术或创伤）而引发 VTE 的患者。我们认为对于下述患者不需要开展易栓症的检测：有诱因情况下的初发静脉血栓患者、50 岁以上初次发生自发性 VTE 的患者、恶性肿瘤活跃期的患者、炎症性肠病、骨髓增殖性肿瘤、肝素诱导的血小板减少伴血栓形成或视网膜静脉血栓形成的患者。临床上明显的遗传性易栓症如抗凝血酶缺乏更有可能出现在生命的早期，所以易栓症检测应该聚焦于 45 岁以下（或更年轻）的患者，尤其是当患者直系亲属存在血栓栓塞史或治疗并发症（如华法林皮肤坏死）时。

APS 在系统性红斑狼疮或有反复流产史的患者中较常见，因此对这种疾病的检测应聚焦于患者所属的类型，APS 也与 ATE 有关，因此在特定的患者中应考虑检测。对动脉血栓形成的患者不需要进行遗传性易栓症的检测，因为遗传性易栓症似乎不会增加 ATE 的风险。对于肝、门或肠系膜静脉血栓形成的患者，应考虑检查阵发性夜间血红蛋白尿或骨髓增生性肿瘤（如真性红细胞增多症或原发性血小板增多症）。同样，在没有中心静脉导管的情况下，同侧上肢近端或下肢 DVT 反复发作应立即进行胸廓出口综合征和 May- Thurner 综合征的检查[10, 54]。

在考虑需要进行哪些易栓症的检测时，首先要注意哪些主要的血管区域易受到各种血栓形成状态的影响。静脉血栓往往富含纤维蛋白，而动脉血栓则富含血小板。因此，大多数影响纤维蛋白形成的易栓状态主要倾向于 VTE。抗磷脂抗体同时促进纤维蛋白形成和血小板激活，因此它们通常与静脉和动脉血栓栓塞均有关（表 15–3）。

表 15–3　易栓症类型及相关血栓发生部位[17]

易栓症	初发血栓的部位
因子Ⅴ Leiden	静脉
凝血酶原基因突变	静脉
抗凝血酶缺乏	静脉
蛋白 C 和蛋白 S 缺乏	静脉
LA	静脉或动脉

LA. 狼疮抗凝物

如果您确定需要对某一特定患者开展易栓症的检测，那么就必须避免可导致假阳性结果的临床背景，或者至少要了解临床情况对检测结果的影响。急性血栓形成和抗凝血药的使用会干扰易栓症的检查结果，因此，如果在急性血栓发作时进行检测，则需要知晓一些易栓症的结果可能会受到影响。理想情况下，需要在抗凝血药停用至少 2 周后再进行检测，虽然不是所有的检测都受到急性血栓形成或抗凝血药的影响，但这样做可避免不必要的重复检测（表 15–4 和表 15–5）。

表 15–4　临床事件或干预对易栓症检测结果的影响 [20]

临床事件	结果改变情况
急性血栓发展	AT、蛋白 C 和蛋白 S 的检测结果下降
肝素	AT 降低，LA 假阳性（肝素浓度 >1u/ml）
华法林	蛋白 S 和蛋白 C 检测结果降低，LA 假阳性
DTI（阿加曲班、达比加群）	AT、蛋白 C 和蛋白 S 活性升高
因子Ⅹa 抑制药（利伐沙班、磺达肝癸钠、阿哌沙班）	AT 升高

AT. 抗凝血酶；LA. 狼疮抗凝物；DTI. 直接凝血酶抑制药

表 15–5　抗凝血药对易栓症检测的影响 [20]

易栓症	急性血栓	肝　素	华法林
抗凝血酶缺乏	可降低	降低	极少升高
LA	无改变	无改变	偶尔出现假阳性
因子Ⅴ Leiden	无改变	无改变	无改变
蛋白 C	可降低	无改变	不能检测
蛋白 S	可降低	无改变	不能检测
凝血酶原基因突变	无改变	无改变	无改变

LA. 狼疮抗凝物

五、总结

住院和门诊患者对于易栓症检测需求越来越多，但在此需要强调的是，这种检测仅适用于少数特定的临床情况。在大多数临床情况下，不推荐开展易栓症的检测，其可能会对患者造成意外的伤害。总之，按照是否需要考虑高凝状态检测的标准可将患者分为 5 类（表 15–6）：①有诱因的 VTE；②无诱因的 VTE；③血栓患者直系亲属；④血栓患者的女性亲属考虑使用雌激素；⑤血栓患者的女性亲属考虑妊娠[55]。

表 15–6　患者分类

有诱因的静脉血栓形成	不需要进行易栓症检测
无诱因的静脉血栓形成	没有必要在发生无诱因 VTE 后的患者中进行易栓症检测，长期抗凝为首选的治疗方法。如果无诱因的 VTE 患者希望停止抗凝，在大多数情况下，易栓症检测结果并不影响治疗方案的制订（下述情况除外：APS、抗凝血酶缺乏、蛋白 C 或蛋白 S 缺乏）
血栓患者亲属	不建议对 VTE 或遗传性易栓症患者的无症状家庭成员进行常规易栓症检测
血栓患者的女性亲属考虑使用雌激素	如果一位考虑使用雌激素的女性有患 VTE 和遗传性血栓性疾病的直系亲属，检测易栓性缺陷将改变使用雌激素的决定。然而，即使易栓症检测为阴性，其直系亲属的 VTE 家族史仍预示着雌激素的使用会增加血栓形成的风险
血栓患者的女性亲属考虑妊娠	如果一位考虑妊娠的女性有患 VTE 和遗传性血栓性疾病的直系亲属，易栓症检测结果会改变血栓预防的决策时，应进行相关检查。有不明原因的雌激素相关或妊娠相关 VTE 病史的女性已具备预防治疗的适应证，不太可能从易栓症检测中获益；有多个家庭成员受 VTE 影响的女性可能携带更高的血栓形成风险因素，如 AT 缺乏，这可能会影响制订预防方案

VTE. 静脉血栓栓塞；APS. 抗磷脂综合症

为避免进行不必要的检查，易栓症的检查时机至关重要。不要在 VTE 诊断时（急性发作期）或在抗凝治疗的最初 3 个月期间进行易栓症的检测。只有在抗凝治疗结束后才能进行检测。

要　点

- 因子Ⅴ Leiden 是最常见的遗传性易栓症，呈常染色体显性遗传。
- 抗凝血酶缺陷症可见于脓毒症、DIC、急性血栓形成、肝素治疗、肝病、肾病综合征、L–天冬酰胺酶化疗和妊娠急性脂肪肝患者。
- 对于高同型半胱氨酸血症患者，目前尚不清楚同型半胱氨酸水平是否为单一致病因素。同型半胱氨酸水平升高可能不是血栓形成的原因，而是血栓事件风险增加的标志。

- APS 与 ATE 和 VTE 有关。
- 血栓形成是癌症患者死亡的第二大原因，仅次于癌症本身。
- 产后初期血栓形成风险最大，到产后 12 周时逐渐降低至基线水平。

自测题

1. 一名 60 岁女性，有丙肝相关性肝硬化，突发气促、心悸和晕厥，影像学检查发现存在骑跨型 PE，既往有潮热病史，采用雌激素治疗，无血栓发生个人史和家族史，治疗初期使用肝素抗凝，后续计划桥接华法林，高凝状态检测指标提示蛋白 S 缺乏，请问导致蛋白 S 水平下降的主要原因有哪些？

   A. 雌激素治疗

   B. 肝硬化

   C. 华法林

   D. 以上所有

2. 一名 30 岁女性，血液科门诊就诊，自诉在 20 岁时无诱因情况下发生过 1 次 PE，服用华法林治疗 1 年；停用华法林后，约 6 年前，先后有 4 次自发性流产，均发生在孕 10 周之内，每次均由血液科医师进行高凝状态的检查，相关检测结果如下。

   - 蛋白C、蛋白S、AT和同型半胱氨酸水平均正常。
   - 因子Ⅴ Leiden 突变和凝血酶原基因突变检测结果阴性。
   - LA 检测间隔 12 周均为阴性。
   - 抗心磷脂抗体 IgG 和 IgM 间隔 12 周均为阴性。
   - 后续需要采取什么措施？

   A. 她不存在高凝状态，可以继续妊娠

   B. 需要产前检查

   C. 检查 MTHFR 和同型半胱氨酸水平

   D. 抗心磷脂 IgA 抗体检查

   E. β_2- 糖蛋白抗体检测

3. 下列哪一项是常见的易栓症？

   A. 真性红细胞增多症

   B. 因子Ⅴ Leiden 突变

   C. APS

   D. HIT

4. 一名 34 岁女性，孕 12 周，已知携带因子Ⅴ Leiden 杂合突变和凝血酶原杂合突变，数年前有下肢 DVT 发病史，家族史阳性，其大姐有无诱因下肢 DVT 病史，此时你需要给出何种抗凝治疗的建议？

   A. 无须抗凝治疗

   B. 孕期肝素抗凝

   C. 孕期华法林抗凝

   D. 仅分娩后用肝素抗凝

   E. 整个孕期和产后 12 周均用肝素抗凝

5. 一名 40 岁男性，因车祸导致下肢多发性骨折，骨科大手术后次日发现下肢静脉 DVT，既往无血栓个人史和家族史，给予肝素抗凝并桥接华法林。为了查明病因需要做哪些检查？

   A. AT

   B. 蛋白 C

   C. 蛋白 S

   D. FⅤL

   E. 不需要

自查题答案

1. 答案：D。以上所有。蛋白 S 缺陷症是导致血栓的因素之一，但需要排除一些常见的获得性因素，雌激素治疗、肝功能衰竭和华法林是已知的可导致蛋白 S 水平下降的常见原因。

2. 答案：E。检查 β_2- 糖蛋白抗体。对于 APS 的诊断，临床标准有：病理妊娠或血栓，需要长期监测 LA、抗心磷脂抗体以及 β_2- 糖蛋白抗体。

3. 答案：B。因子Ⅴ Leiden 突变。因子Ⅴ Leiden 突变是导致高加索人群遗传性易栓症最常见的发病原因，在人群中的发病率约为 5%，而在西班牙裔美国人和非洲裔美国人分别占 2% 和 1.2%。

4. 答案：E。整个孕期及产后 12 周均用肝素抗凝。孕中晚期的血栓发生风险最高，到分娩 12 周后血栓风险逐渐恢复基线水平。而对于有 DVT 家族史和遗传性易栓症患者来说，该阶段的风险显著增加，因此需要考虑在孕期以及产后进行全程血栓预防治疗。

5. 答案：E。不需要。对于风险已知的患者不需要进一步检查，该患者骨折、制动，以及个人和家族史阴性，已明确血栓发生的相关原因。

参考文献

[1] Beutler E, Licktman M, Coller B, Kipps T, Seligsohn U. Chapter 127 hereditary thrombophilia. In: Goodnight SH, Griffin JH, editors. Williams hematology. 6th ed. New York: McGraw Hill; 2000.

[2] Thorelli E, Kaufman RJ, Dahlbäck B. Cleavage of factor V at Arg 506 by activated protein C and the expression of anticoagulant activity of factor V. Blood. 1999;93(8):2552.

[3] Simone B, De Stefano V, Leoncini E, Zacho J, Martinelli I, Emmerich J, Rossi E, et al. Risk of venous thromboembolism associated with single and combined effects of Factor V Leiden, Prothrombin 20210A and Methylenetetrahydrofolate reductase C677T: a metaanalysis involving over 11,000 cases and 21,000 controls. Eur J Epidemiol. 2013;28(8):621–47.

[4] Segal JB, Brotman DJ, Necochea AJ, Emadi A, Samal L, Wilson LM, et al. Predictive value of factor V Leiden and prothrombin G20210A in adults with venous thromboembolism and in family members of those with a mutation: a systematic review. JAMA. 2009;301(23):2472–85.

[5] Rosendaal FR, Koster T, Vandenbroucke JP, Reitsma PH. High risk of thrombosis in patients homozygous for factor V Leiden (activated protein C resistance). Blood. 1995;85(6):1504.

[6] Middeldorp S, Meinardi JR, Koopman MM, van Pampus EC, Hamulyák K, van Der Meer J, et al. A prospective study of asymptomatic carriers of the factor V Leiden mutation to determine the incidence of venous thromboembolism. Ann Intern Med. 2001;135(5):322.

[7] Leroyer C, Mercier B, Oger E, Chenu E, Abgrall JF, Férec C, Mottier D. Prevalence of 20210 A allele of the prothrombin gene in venous thromboembolism patients. Thromb Haemost. 1998;80(1):49.

[8] Meeks SL, Abshire TC. Abnormalities of prothrombin: a review of the pathophysiology, diagnosis, and treatment. Haemophilia. 2008;14(6):1159–63.

[9] De Stefano V, Martinelli I, Mannucci PM, Paciaroni K, Rossi E, Chiusolo P, et al. The risk of recurrent venous thromboembolism among heterozygous carriers of the G20210A prothrombin gene mutation. Br J Haematol. 2001;113(3):630.

[10] Margaglione M, Brancaccio V, Giuliani N, D'Andrea G, Cappucci G, Iannaccone L, et al. Increased risk for venous thrombosis in carriers of the prothrombin G-->A20210 gene variant. Ann Intern Med. 1998; 129(2):89.

[11] Hillman R, Ault K, Leporrier M, Rinder H. Thrombophilia. In: Hematology in clinical practice. 5th ed. New York: McGraw Hill Education; 2010.

[12] Mannucci PM, Vigano S. Deficiencies of protein C, an inhibitor of blood coagulation. Lancet. 1982;2(8296):463.

[13] Weingarz L, Schwonberg J, Schindewolf M, Hecking C, Wolf Z, Erbe M, et al. Prevalence of thrombophilia according to age at the first manifestation of venous thromboembolism: results from the MAISTHRO registry. Br J Haematol. 2013;163(5):655–65.

[14] Baglin T, Gray E, Greaves M, Hunt BJ, Keeling D, Machin S, British Committee for Standards in Haematology, et al. Clinical guidelines for testing for heritable thrombophilia. Br J Haematol. 2010;149(2):209.

[15] MacCallum PK, Cooper JA, Martin J, Howarth DJ, Meade TW, Miller GJ. Associations of protein C and protein S with serum lipid concentrations. Br J Haematol. 1998;102(2):609.

[16] Amiral J, Grosley B, Boyer-Neumann C, Marfaing Koka A, Peynaud-Debayle E, Wolf M, Meyer D. New direct assay of free protein S antigen using two distinct monoclonal antibodies specific for the free form. Blood Coagul Fibrinolysis. 1994;5(2):179.

[17] Khan S, Dickerman JD. Hereditary thrombophilia. Thromb J. 2006;4:15.

[18] Garcia D, Middeldorp S, Sharathkumar AA. American Society of Hematology self assessment program 5th ed. Thrombosis and thrombophilia.

[19] Lowe GD. Virchow's triad revisited: abnormal flow. Pathophysiol Haemost Thromb. 2003;33(5-6):455.

[20] Malcolm L, Brigden M. The hypercoagulable state. Postgrad Med. 1997;101(5):249–67.

[21] Al-Mugeiren MM, Abdel Gader AG, Al-Meshari AA, Al-Rasheed SA, Al-Jurayyan NA, Al Hawasy MN. Normal levels of the natural anticoagulants (proteins C&S and antithrombin III) and the fibrinolytic factors (tPA and PAI) in Arab children. Ann Saudi Med. 1996;16(5):501–4.

[22] Lijfering WM, Brouwer JL, Veeger NJ, Bank I, Coppens M, Middeldorp S, et al. Blood. 2009;113(21): 5314–22.

[23] Pintao MC, Ribeiro DD, Bezemer ID, Garcia AA, de Visser MC, Doggen CJ, et al. Blood. 2013; 122(18):3210–9.

[24] Munts AG, van Genderen PJ, Dippel DW, van Kooten F, Koudstaal PJ. Coagulation disorders in young adults with acute cerebral ischaemia. J Neurol. 1998;245(1):21.

[25] Ken-Dror G, Cooper JA, Humphries SE, Drenos F, Ireland HA. Free protein S level as a risk factor for coronary heart disease and stroke in a prospective cohort study of healthy United Kingdom men. Am J Epidemiol. 2011;174(8):958–68.

[26] Fitches AC, Appleby R, Lane DA, De Stefano V, Leone G, Olds RJ. Impaired cotranslational processing as a mechanism for type I antithrombin deficiency. Blood. 1998;92(12):4671.

[27] Hultin MB, McKay J, Abildgaard U. Antithrombin Oslo: type Ib classification of the first reported antithrombin-deficient family, with a review of hereditary antithrombin variants. Thromb Haemost. 1988;59(3):468.

[28] Koster T, Blann AD, Briet E, Vandenbroucke JP, Rosendaal FR. Role of clotting factor VIII in effect of von Willebrand factor on occurrence of deep-vein thrombosis. Lancet. 1995;345:152–5.

[29] Kraaijenhagen RA, in't Anker PS, Koopman MM, et al. High plasma concentration of factor VIIIc is a major risk factor for venous thromboembolism. Thromb Haemost. 2000;83:5–9.

[30] Kyrle PA, Minar E, Hirschl M, et al. High plasma levels of factor VIII and risk of recurrent thromboembolism. N Engl J Med. 2000;343:457–62.

[31] Bruce A, Massicotte MP. Thrombophilia screening: whom to test? Blood. 2012;120:1353–5.

[32] The Heart Outcomes Prevention Evaluation (HOPE) 2

Investigators. Homocysteine lowering with folic acid and B vitamins in vascular disease. N Engl J Med. 2006;354:1567–77.

[33] Miyakis S, Lockshin MD, Atsumi T, Branch DW, Brey RL, Cervera R, et al. International consensus statement on an update of the classification criteria for definite antiphospholipid syndrome (APS). J Thromb Haemost. 2006;4(2):295.

[34] Pengo V, Tripodi A, Reber G, Rand JH, Ortel TL, Galli M, De Groot PG, Subcommittee on Lupus Anticoagulant/ Antiphospholipid Antibody of the Scientific and Standardisation Committee of the International Society on Thrombosis and Haemostasis. Update of the guidelines for lupus anticoagulant detection. Subcommittee on Lupus Anticoagulant/ Antiphospholipid Antibody of the Scientific and Standardisation Committee of the International Society on Thrombosis and Haemostasis. J Thromb Haemost. 2009;7(10):1737.

[35] Giannakopoulos B, Passam F, Ioannou Y, Krilis SA. How we diagnose the antiphospholipid syndrome. How we diagnose the antiphospholipid syndrome. Blood. 2009;113(5):985.

[36] Love PE, Santoro SA. Antiphospholipid antibodies: anticardiolipin and the lupus anticoagulant in systemic lupus erythematosus (SLE) and in non-SLE disorders. Prevalence and clinical significance. Ann Intern Med. 1990;112(9):682.

[37] Scott LM, Beer PA, Bench AJ, Erber WN, Green AR. Prevalence of JAK2 V617F and exon 12 mutations in polycythaemia vera. Br J Haematol. 2007; 139(3):511.

[38] Anía BJ, Suman VJ, Sobell JL, Codd MB, Silverstein MN, Melton LJ. Trends in the incidence of polycythemia vera among Olmsted County, Minnesota residents, 1935-1989. Am J Hematol. 1994; 47(2):89.

[39] Carobbio A, Thiele J, Passamonti F, Rumi E, Ruggeri M, Rodeghiero F, et al. Risk factors for arterial and venous thrombosis in WHO-defined essential thrombocythemia: an international study of 891 patients. Blood. 2011;117(22):5857.

[40] G F, Carobbio A, Thiele J, Passamonti F, Rumi E, Ruggeri M, et al. Incidence and risk factors for bleeding in 1104 patients with essential thrombocythemia or prefibrotic myelofibrosis diagnosed according to the 2008 WHO criteria. Leukemia. 2012;26(4):716–9.

[41] Hill A, Kelly RJ, Hillmen P. Thrombosis in paroxysmal nocturnal hemoglobinuria. Blood. 2013;121(25): 4985–96. quiz 5105

[42] Kamel H, Navi BB, Sriram N, Hovsepian DA, Devereux RB, Elkind MSV. Risk of thrombotic event after the 6-week postpartum period. N Engl J Med. 2014;370:1307–15.

[43] Sultan AA, West J, Tata LJ, Fleming KM, Nelson-Piercy C, Grainge MJ. Risk of first venous thromboembolism in and around pregnancy: a population-based cohort study. Br J Haematol. 2012;156(3):366–73.

[44] Chan WS, Spencer FA, Ginsberg JS. Anatomic distribution of deep vein thrombosis in pregnancy. CMAJ. 2010;182(7):657–60.

[45] Gerhardt A, Scharf RE, Zotz RB. Effect of hemostatic risk factors on the individual probability of thrombosis during pregnancy and the puerperium. Thromb Haemost. 2003;90(1):77.

[46] Peragallo Urrutia R, Coeytaux RR, McBroom AJ, Gierisch JM, Havrilesky LJ, Moorman PG, et al. Risk of acute thromboembolic events with oral contraceptive use: a systematic review and meta-analysis. Obstet Gynecol. 2013;122(2 Pt 1):380–9.

[47] Palumbo A, Rajkumar SV, Dimopoulos MA, Richardson PG, San Miguel J, Barlogie B, et al. International Myeloma Working Group prevention of thalidomide- and lenalidomide-associated thrombosis in myeloma. Leukemia. 2008;22(2):414.

[48] Hurwitz HI, Saltz LB, Van Cutsem E, Cassidy J, Wiedemann J, Sirzén F, et al. Venous thromboembolic events with chemotherapy plus bevacizumab: a pooled analysis of patients in randomized phase II and III studies. J Clin Oncol. 2011;29(13):1757–64.

[49] Ranpura V, Hapani S, Chuang J, Wu S. Risk of cardiac ischemia and arterial thromboembolic events with the angiogenesis inhibitor bevacizumab in cancer patients: a meta-analysis of randomized controlled trials. Acta Oncol. 2010;49(3):287–97.

[50] Sonpavde G, Je Y, Schutz F, Galsky MD, Paluri R, et al. Venus thromboembolic events with vascular endothelial growth factor receptor tyrosine kinase inhibitors: a systematic review and meta-analysis of randomized clinical trials. Crit Rev Oncol Hematol. 2013;87:80–9.

[51] Petrelli F, Cabiddu M, Borgonovo K, Barni S. Risk of venous and arterial thromboembolic events associated with anti-EGFR agents: a meta-analysis of randomized clinical trial. Ann Oncol. 2012;23:1672–9.

[52] Nalluri SR, Chu D, Keresztes R, Zhu X, Wu S. Risk of venous thromboembolism with the angiogenesis inhibitor bevacizumab in cancer patients: a metaanalysis. JAMA. 2008;300(19):2277–85.

[53] Schneider DB, Dimuzio PJ, Martin ND, Gordon RL, Wilson MW, Laberge JM, et al. Combination treatment of venous thoracic outlet syndrome: open surgical decompression and intraoperative angioplasty. J Vasc Surg. 2004;40(4):599–603.

[54] Bertina RM. Genetic approach to thrombophilia. Thromb Haemost. 2001;86(1):92.

[55] Bates SM, Jaeschke R, Stevens SM, Goodacre S, Wells PS, Stevenson MD, Kearon C, Schunemann HJ, Crowther M, Pauker SG, Makdissi R, Guyatt GH. Diagnosis of DVT: antithrombotic therapy and prevention of thrombosis, 9th ed. American College of Chest Physicians evidence-based clinical practice guidelines. Chest. 2012;141(2 Suppl):e351S–418S.

第 16 章 易栓症的检测

Thrombophilia Testing

Teresa L. Carman 著

戴 菁 译

临床病例

病例 1：65 岁女性，因胆石性胰腺炎入院，既往无类似症状，其余各方面均可，重度肥胖，体重指数（body mass index，BMI）为 43kg/m^2；患有隐性高血压、糖尿病（无相关并发症）、骨关节炎和高脂血症；无手术史；无吸烟史。给予鼻饲并禁食的保守治疗方案。使用顺序加压装置（sequential compression device，SCD）和依诺肝素每天 40mg，皮下注射，进行"常规"血栓预防。住院第 4 天，自觉左腿肿胀和小腿疼痛，B 超显示腘静脉、胫后静脉和比目鱼肌静脉深静脉血栓形成（deep venous thrombosis，DVT），随后开始使用普通肝素（unfractionated heparin，UFH）。医务人员考虑到她已经在进行血栓预防治疗的情况下仍发生血栓，询问应该开展哪些进一步的检测？

病例 2：28 岁女性，G1P1，因左腿疼痛 2 周就诊。查体：脚踝轻微肿胀，否认之前有外伤或创伤史；最近没有任何疾病、住院或手术；唯一的药物是为治疗子宫内膜异位症相关的痛经而使用的雌激素 / 孕激素联合避孕药（one contraceptive，OCP）。直系亲属中无血栓形成史，但在二级亲属中有几位存在癌症相关的血栓形成史，一位存在妊娠相关血栓形成。该患者 BMI 为 27kg/m^2，临床表现良好，没有肺栓塞（pulmonary embolism，PE）的迹象或症状。若要给她使用直接口服抗凝血药（direct oral anticoagulant，DOAC），是否有必要进行易栓症检测？

一、概述

当遇到动脉血栓栓塞（arterial thromboembolism，ATE）或静脉血栓栓塞（venous thromboembolism，VTE）患者时，作为咨询问题的一部分，临床医师经常被问到"我们应该做哪些检查？"，这似乎是一个潜在的假设，认为通过实验室检查可对潜在血栓事件进行诊断或发现答案。实际上，导致血栓栓塞的病因是多因素的，静脉和动脉血栓栓塞都应该被看作是环境、遗传或获得性血栓倾向以及内源性或患者特异性因素之间复杂的相互作用的结果，这些因素的结合会影响或促使个体发生血栓栓塞。虽然目的是为了让患者最好地了解他们的疾病状况，但很少有易栓症的检测能够直接解决难题或完全解释临床表现。

不建议随意开展易栓症检测，同样，仅仅为了看可能发现什么而检测也是不明智的。事实上，作为"明智选择"活动的一部分，美国血液学协会（American Society of Hematology，ASH）建议，由于存在显著的短暂危险因素（如手术、创伤或长期制动）导致 VTE 的成人患者，无须进行易栓症检测，该建议认为由于易栓症检测费用昂贵，在有相关危险因素存在的情况下该项检查结果并不影响治疗，ASH 的建议进一步指出，当 VTE 发生与妊娠、激素治疗相关时，或者有明显的家族史和显著的短暂危险因素存在时，易栓症检测的意义是复杂的[1]。需要对易栓症检测进行合理的管理，理解实验结果的复杂性，以及认识到可能发现的基因状况对疾病的治疗并不存在影响。因此，当需要开展易栓症检测时都应该与患者共同协商决定。

一旦决定进行检测，则应该认识到该项检测可能受到诸如患者、治疗方案和实验室等相关因素的影响。了解易栓症检测的时机、作用或目的将有助于医师为患者提供最好的临床治疗[2]。在申请任何实验室检测之前，均应考虑检测的潜在影响因素，诸如是否会影响抗凝血药的选择、治疗的持续时间，或向患者及临床医师提供可能影响患者疾病管理的额外信息等。

此外，了解易栓症检测的局限性也很重要。到目前为止，急性获得性因素如住院、并发症伴随其他同时存在的诱因，如妊娠、留置导管和影响血栓形成的药物等，这些因素对静脉和动脉血栓栓塞的影响比遗传性或获得性因素更大。此外，我们可能还没有完全认识到所有潜在的导致血栓形成的因素，许多流行病学研究表明，现有已知的易栓症因素可影响大约 50% 的特发性血栓形成，但并非致病性因素，尽可能的识别、纠正或消除获得性因素可能会对患者的预后产生重要的影响。

因此目前也越来越明确，开展易栓症检测时需要更多关注的重点是血栓状态的整体表现，而不是某个基因鉴定的结果[3]，有明确的血栓病家族史，即使没有明确的基因缺陷，也应该被认为是显著的血栓形成风险[4]。一般认为，对于期望进行长期抗凝治疗的特发性血栓事件患者、有明显家族史的无症状患者或有血栓形成家族史且正在考虑使用激素治疗或怀孕的女性，没有必要进行易栓症的检测，除非这份检测结果会影响治疗策略的制订。

二、临床病例 1 讨论

在大多数临床案例中，临床因素增加血栓形成的风险是超过易栓状态本身，而这些临床风险对血栓形成和临床预后的影响经常被低估，在获得性血栓形成中各种临床促栓因素的作用并不是简单的风险叠加，而是当多种风险因素同时存在时，血栓形成相关风险呈指数级增长。众所周知，尽管血栓预防的方案不断改善，但其对 VTE 的发生率影响甚微。根据最近在明尼苏达州奥姆斯特德县进行的一项研究表明，在对年龄和性别进行调整后，1988—2010 年，VTE 发生风险基本没有变化。然而，肥胖、癌症、手术和下肢瘫痪的患病率正在上升，其与居家家庭护理一起合并占 VTE 发生的 79%[5]。高龄是血栓形成最重要的风险之一，血栓栓塞在儿童和青少年中并不多见，青春期以后，发病率每 10 年增加 1 倍，80 岁以上的发病率每年约为 1/100[6]。与女性相比，男性 VTE 的发生率更高。与 VTE 风险增加相关的临床情况很多，表 16-1 列举了一些与 VTE 相关的临床情况。

综上所述，对于有诱因情况下发生血栓事件的患者，不推荐进行易栓症检测。此外，对 50 岁以上的患者进行遗传性易栓症检测的意义不大，在这种情况下，额外的易栓症检测不太可能改变目前的治疗方案或治疗持续的时间。评估以确保顺序加压装置按要求使用并直接使用依诺肝素可能是一种明智的治疗方案。虽然住院第 4 天较少发生肝素诱导的血小板减少症（heparin-induced thrombocytopenia，HIT），但仍需回顾性关注患者血小板计数结果。此外，建议对门诊患者进行与年龄和性别相适应的癌症筛查。

三、临床病例 2 讨论

不应在急性期进行易栓症的检测，如果认为有必要开展该项检测，那么就需要考虑检测的时间。抗凝血药、与血栓急性期相关的急性时相反应物、激素状态（包括妊娠或激素治疗）等都会影响检测结果，常可导致假阳性。只有两类检测不受 VTE 急性期和抗凝治疗管理的明显影响：①抗体检测，如抗心磷脂抗体和 β_2-GP-Ⅰ抗体；②基因检测，如因子Ⅴ Leiden（factor Ⅴ Leiden，FⅤL）、凝血酶原 G20210A 基因突变（prothrombin gene G20210A mutation，PGM）。

表 16-1　与 VTE 发生相关的临床情况

- 年龄增长
- 肿瘤和化疗，包括多发性骨髓瘤和骨髓增殖性疾病
- 慢性阻塞性肺疾病
- 充血性心力衰竭
- 激素治疗，包括雄性激素和选择性雌激素受体调节药
- 制动
- 内置装备，包括静脉留置针和起搏器
- 炎症状态，如败血症 /SIRS、溃疡性结肠炎 / 克罗恩病（Crohn 病）、胰腺炎、血管炎、狼疮及其他关节炎、任何感染或炎症状态
- 肝脏疾病
- 外科大手术包括整形外科、腹部手术和神经外科
- 肾病综合征
- 神经系统疾病 / 损伤
- 肥胖
- 妊娠和产褥期
- 休克
- 创伤（包括脊椎损伤）

血栓发生急性期不可开展抗凝蛋白和因子Ⅷ活性水平的检测，因为这些结果可能会受到影响。根据测定方法和选择的抗凝血药，可以进行狼疮抗凝物（lupus anticoagulant，LA）的检测，但应与当地实验室进行确认（表 16–2）。

该事件可以被认为是与使用联合口服避孕药相关的条件性事件，考虑到之前的成功妊娠和直系亲属无血栓形成病史，许多医师会推迟相关检测。因此本次治疗的目的应该是针对此次发作的单个血栓事件，可以进行至少 3 个月的抗凝治疗；今后应避免激素治疗（特别是雌激素相关）；当有其他高危因素存在时（包括再次怀孕等），应考虑积极预防。

在进行各项检测之前，患者和医务人员应就易栓症检测及其结果的可能影响进行讨论。阳性结果会影响她的疾病治疗吗？阳性结果是否会在不影响临床预后的情况下给她或其他家庭成员带来焦虑感？是否有可能对除了她的疾病治疗以外的其他方面造成影响，包括她未来获得人寿保险、残疾保险或长期护理保险的权利？如果认为有必要做检测，那么必须考虑是否有必要进行全套的易栓症检测（表 16–2），或者选择其中几项检测是否就足够。

四、生理性抗凝物质相关的易栓症

抗凝血酶（antithrombin，AT）、蛋白 C 和蛋白 S 缺陷症是抗凝蛋白功能缺陷性疾病。已确认多种基因突变均可导致相关蛋白功能缺失，针对每一种蛋白做基因检测可操作性不强，因此，目前临床常用功能或活性测定以及抗原检测来评估 AT、蛋白 C 和蛋白 S 的缺陷类型。

相关蛋白质的质量异常或数量缺陷均可导致 AT、蛋白 C 和蛋白 S 缺乏（表 16–3）。其中“Ⅰ型”缺陷是指蛋白功能正常但表达量不足，是量的缺失；而蛋白表达量正常但不具备相应功能，则被称为“Ⅱ型”缺陷。一般来说，会先使用功能或活性测定来筛

表 16–2　易栓症实验室检测项目以及临床疾病和抗凝血药可能对检测结果产生的影响

易栓症检测	肝　素	LMWH[a]	华法林	DTI[b]	因子Ⅹa 抑制药[c]	急性发病 / 血栓
AT 活性	可能减低	可能减低	减低	假性升高	无影响	减低
AT 抗原	可能减低	可能减低	无影响	无影响	无影响	减低
蛋白 C 活性	无影响	假性升高	减低	假性升高	假性升高	减低
蛋白 C 抗原	无影响	无影响	减低	无影响	无影响	减低
蛋白 S 活性	假性升高[d]	假性升高	减低	假性升高	无影响	减低
游离蛋白 S 和总蛋白 S 抗原	无影响	无影响	减低	无影响	无影响	减低
APC 抵抗	无影响	无影响	无影响	无法检测	无影响	无影响
因子Ⅴ Leiden	无影响	无影响	无影响	无影响	无影响	无影响
凝血酶基因突变	无影响	无影响	无影响	无影响	无影响	无影响
因子Ⅷ活性	可能减低	可能减低	无影响	可能减低	可能减低	可能升高
因子Ⅸ抗原	无影响	无影响	减低	无影响	无影响	无影响
因子Ⅺ抗原	无影响	无影响	无影响	无影响	无影响	无影响
抗心磷脂抗体	无影响	无影响	无影响	无影响	无影响	无影响
β_2-GP-Ⅰ抗体	无影响	无影响	无影响	无影响	无影响	无影响
LA	可能假阳性	可能假阳性	可能假阳性	假阳性	可能假阳性	无影响
同型半胱氨酸[e]	无影响	无影响	无影响	无影响	无影响	无影响

AT. 抗凝血酶；LMWH. 低分子肝素；DTI. 直接凝血酶抑制药；APC. 活化蛋白 C；LA. 狼疮抗凝物
a. 依诺肝素，达肝素等；b. 阿加曲班、比伐卢定、达比加群等；c. 利伐沙班，阿哌沙班，依度沙班；d. 高浓度条件下；e. 检测前需要空腹

表 16–3　生理性抗凝血物质Ⅰ型（量）缺陷与Ⅱ型（质）缺陷的实验室检查结果

正常抗凝物质	缺陷类型	抗　原	活　性
蛋白 C	Ⅰ型	减低	减低
	Ⅱ型	正常	减低
蛋白 S	Ⅰ型	减低	减低
	Ⅱ型	正常	减低
抗凝血酶	Ⅰ型	减低	减低
	Ⅱ型	正常	减低

选所有这 3 种抗凝蛋白的缺陷。功能检测可以测量血浆中蛋白质的活性，从而明确是Ⅰ型（量）缺陷还是Ⅱ型（质）缺陷；抗原检测仅用于区分Ⅰ型和Ⅱ型缺陷。

AT 是由肝脏合成的丝氨酸蛋白酶，它是一种生理性抗凝物质，负责清除凝血级联反应中活化的丝氨酸蛋白酶。使用肝素、低分子肝素（low-molecular-weight heparin，LMWH）或磺达肝癸钠可以增强 AT 的活性。虽然它是最罕见的导致易栓症的因素，但 AT 缺陷是第一个被发现的易栓症，在正常人群中的发生率为 0.02%～0.17%，可在高达 1% 的 VTE 患者中发现。遗传方式为常染色体显性遗传，外显率可变。AT 被认为是“高风险”的易栓症因素，在某些情况下，血栓形成的风险可增加 50 倍[2, 7]；通常在 20—40 岁可发生血栓，绝大多数发生在 50 岁之前。常使用功能（活性）分析进行筛选鉴定。Ⅰ型缺陷症患者的活性和抗原水平均下降——通常低于 70%；Ⅱ型缺陷症则表现为功能活性降低，但抗原水平正常。

获得性 AT 缺乏的原因很常见，肝病、活动性血栓形成、近期手术、弥散性血管内凝血（disseminated intravascular coagulation，DIC）、营养不良、蛋白尿 / 肾病综合征、肝素或肝素样药物的使用以及 L– 天冬酰胺酶治疗等都可导致获得性 AT 缺乏[7]。必要时需要重复检测 AT 活性和抗原对 AT 缺陷症的诊断进行复核。肝素的存在可能会干扰活性检测，这取决于所使用的检测方法。此外，由于肝素的给药可能会降低 AT 水平，因此 AT 的功能检测最好在未给予抗凝治疗的情况下进行。

蛋白 C 和蛋白 S 是肝脏合成的维生素 K 依赖的生理性抗凝物质。蛋白 C 缺陷症在普通人群中的发生率为 0.14%～0.5%，遗传方式为常染色体显性遗传，自发的突变也已有报道。杂合型蛋白 C 缺陷症与血栓形成风险增加 7～11 倍有关。多达 3% 的 VTE 患者可被诊断为杂合型蛋白 C 缺陷症[2, 8]。纯合型蛋白 C 缺陷症极为罕见，在新生儿期即可能会出现暴发性紫癜或弥散性血管内凝血。与 AT 类似，应使用功能（活性）测定对蛋白 C 缺陷症做出初步筛查，如果活性测定结果较低，则需要进行额外的抗原（免疫分析）检测，以确定缺陷的亚型——Ⅰ型或Ⅱ型[2, 8]。

对当地实验室正在采用的检测方法需要进行必要地了解。可以采用分光光度法或凝固法进行活性测定，前者更常用。这两种分析方法在方法学上都存在局限性。基于凝固法的测定可能使存在 LA 或使用抗凝血药包括肝素、DTI 或 DOAC 的患者蛋白 C 水平假性升高。在这些情况下，必须推迟检测或使用分光光度法进行检测。凝固时间缩短，其中包括因子Ⅷ升高、蛋白 S 升高或 FVL 等，都可能导致蛋白 C 水平假性降低[9]。

获得性因素导致的蛋白 C 缺陷症比遗传性蛋白 C 缺陷症更加常见。华法林治疗、肝功能障碍、营养不良、维生素 K 缺乏、L– 天冬酰胺酶治疗相关的肝合成降低等导致肝脏蛋白质合成减少等原因是获得性蛋白 C 缺陷症的常见诱因。获得性蛋白 C 缺陷症也发生在急性内科疾病期间机体清除或消耗增加的情况下，如炎症状态、因子Ⅷ水平升高、近期血栓形成、DIC 和创伤等[9]。如果怀疑蛋白 C 缺陷症，建议反复进行抗凝蛋白检测以确认，此外，在直系亲属中进行相关确证试验也可有助于疾病的诊断[8]。

与 AT 或蛋白 C 不同，蛋白 S 同时以游离型（约 40%）和结合型（约 60% 与 C4b 结合蛋白相结合）两种形式存在于血循环中。真正的蛋白 S 缺陷症存在于 0.03%～0.1% 的普通人群和高达 2% 的 VTE 患者中[2]。遗传性蛋白 S 缺陷症也是常染色体显性遗传，需要关注的重点是，低蛋白 S 水平可在高达 13% 的普通人群中发现。与蛋白 C 和 AT 类似，获得性因素导致的蛋白 S 缺陷症多于遗传性蛋白 S 缺陷症，肝病或营养不良时肝合成降低，以及急性血栓形成或 DIC 期间消耗增加都可能导致蛋白 S 缺乏。此外，由于蛋白 S 在循环中与 C4b 结合蛋白结合，任何改变 C4b 结合蛋白浓度的疾病或因素都可能导致获得性蛋白 S 缺陷症，如急性或慢性炎症、持续 OCP、激素替代治疗、妊娠相关的雌激素水平升高等，因为这些因素都会增加 C4b 结合蛋白的合成 [10]。

与 AT 和蛋白 C 缺陷症类似，蛋白 S 缺陷症应首先用活性测定（通常基于凝固法）进行筛选，然后用抗原测定进一步确定类型。然而，在疑似蛋白 S 缺陷症时，抗原检测应包括总蛋白 S 和游离蛋白 S。Ⅰ型蛋白 S 缺陷症是一种量的缺陷，活性水平、游离蛋白 S 和总蛋白 S 抗原均降低；Ⅱ型蛋白 S 缺陷症是一种质的缺陷——活性水平降低，但游离蛋白 S 抗原和总蛋白 S 抗原水平正常；Ⅲ型蛋白 S 缺陷症是一种定性缺陷：活性水平较低，总蛋白 S 正常，但游离（循环或功能）蛋白 S 减少，这是由于蛋白 S 的突变影响其与 C4b 结合蛋白的相互作用。与蛋白 C 检测类似，基于凝固法的蛋白 S 功能试验受到实验室和患者相关情况的限制，可能导致假阳性结果。由于蛋白 S 功能试验有很多局限性，而且质的缺陷（Ⅱ型）很少，一些权威人士推荐使用游离蛋白 S 抗原检测作为评估蛋白 S 缺陷症的最佳方法。游离蛋白 S 和总蛋白 S 均采用免疫方法进行测定，且方法学上的限制较少。由于受较多环境和临床因素的影响，游离蛋白 S 和总蛋白 S 水平检测必须在合适的时间进行；如患者应停用所有维生素 K 拮抗药（vitamin K antagonist，VKA）至少 3～4 周；怀孕 3 个月内或使用雌激素治疗的患者不宜接受检查等。此外，患者应处于"健康"状态，没有炎症或其他系统性疾病；异常结果需要在 4～6 周后进行复检确认 [10]。

五、功能获得性易栓症

有 3 种重要的功能获得性易栓症：FⅤL、PGM 和因子Ⅷ过量。当有需要时，FⅤL 和 PGM 可以通过基因检测进行确定。这些检测不受常见的临床情况或抗凝血药的影响。1993 年，Björn Dahlbäck 在一个易栓症家族中发现活化蛋白 C 抵抗（activated protein C resistance，APC-r）现象，他指出当加入活化蛋白 C 时，部分患者的 aPTT 并不出现延长，他称之为"活化蛋白 C 抵抗" [11]。随后，他和其他研究团队均指出 APC-r 现象是源于因子Ⅴ的一个突变位点。FⅤL 基因型中，剪切位点 506 位精氨酸发生氨基酸替换（R506Q），这一改变使得因子Ⅴa 对于活化蛋白 C 的裂解和灭活作用产生了抗性，从而导致 APC-r 现象 [11, 12]。

FⅤL 是高加索人群中最常见的易栓症突变类型，遗传方式为常染色体显性遗传。杂合型 FⅤL 在某些群体中的发生率为 10%。据估计，纯合型突变的发生率为 1/5000。FⅤL 可在高达 20% 的首次血栓形成患者和高达 50% 的有直系亲属血栓阳性家族史的患者中发现。杂合型 FⅤL 可使血栓形成风险增加 3～7 倍，终身风险估计为 10%。在妊娠、手术、雌激素治疗和高龄等其他危险因素存在的情况下，相关风险成倍增加 [11, 12]。

检测 APC-r 有助于筛查 FⅤL。APC-r 试验是检测活化 aPTT 的比值。在正常个体中，该比值＞2.0，而在 FⅤL 个体中该比值＜2.0。与其他以凝固法为基础的检测方法类似，该实验也可能受到外源性因素的影响，其中包括妊娠、雌激素治疗、急性时相反应物质、因子缺乏、DIC、LA 和抗凝血药治疗等。第二代实验采用缺乏因子Ⅴ的混合血浆对患者的血浆样本进行稀释并使用聚凝胺结合肝素，从而减轻某些干扰 [11]。FⅤL 的基因检测则不受这些因素限制。

相反，若不做 APC-r 检测而直接检测 FⅤL 基因，由于基因检测是针对外周血白细胞 DNA 进行，则可能在肝脏移植（FⅤL 阳性或阴性供者肝脏）或骨髓移植（FⅤL 阳性或阴性供者骨髓）的情况下出现误诊。因此，最好同时进行基于血浆样本的 APC-r 检测和 FⅤL 的基因检测以避免误诊 [11, 12]。此外，APC-r 实验可以检测到其他 FⅤL 基因检测无法识别的因子Ⅴ基因缺陷（包括因子Ⅴ香港、因子Ⅴ剑桥和因子Ⅴ利物浦等突变位点），尽管这些罕见的缺陷对血栓形成风险的影响目前尚不明确。还可以鉴定出一种复杂的因子Ⅴ基因单倍型，即因子Ⅴ HR2 单倍型，该项检测也逐渐成为某些单位开展易栓症检测的一部分，然而，这种单倍型对血栓前状态的影响仍有待证实 [13]。

PGM 是一种功能获得性缺陷，其位于凝血酶原基因 3' 非翻译区的突变可导致血浆凝血酶原水平增加约 30%。目前尚无可用的常规筛选试验，需要通过基因检测来确认。PGM 是一种常染色体显性遗传疾病，在普通人群中的发生率为 2%～3%，在静脉血栓患者中高达 6%。杂合携带者发生静脉血栓的风险可增加 3～4 倍，纯合携带者的风险则高达 30 倍 [2]，杂合携带者发生复发性静脉血栓的风险很低，约为 1.4 倍。

队列研究和病例对照研究已经明确，因子Ⅷ水平升高至＞150U/dl 是 VTE 发生的危险因素，与＜100U/dl 组相比，风险约增加了 5 倍。有数据表明，因子Ⅷ升高不仅增加初发 VTE 的风险，也是血栓复发的危险因素，且与动脉和静脉血栓形成均相关，但目前尚无明确的致病机制[14]。有人提出，因子Ⅷ可能在凝血酶生成的级联放大过程中发挥作用。因子Ⅷ对血管性血友病因子（von Willebrand factor，vWF）具有高亲和力，约 96% 以结合形式存在于血液循环中，在急性时相反应中，因子Ⅷ和 vWF 水平均增加，此外，高龄、女性、运动、压力、妊娠、癌症、炎症、感染、创伤、手术等也可使因子Ⅷ和 vWF 水平增加。虽然很多研究对因子Ⅷ过量与急性血栓形成的关系进行了评估，但仍很难确定与因子Ⅷ水平升高相关的血栓风险增加是遗传性因素、获得性易栓症、抑或仅仅为常见的急性时相反应。如果有因子Ⅷ检测的必要，则应在血栓突发事件发生后 3～6 个月或治疗结束后进行[15]。此外，患者应具备身体健康且无炎症状态的相关证据。一些实验室同时做 C 反应蛋白检测，以确保检测结果的临床价值。可以用凝固法、发色底物法或酶联免疫吸附法等方法对因子Ⅷ活性进行检测[9]。

与 VTE 相关的变量还包括因子Ⅸ和因子Ⅺ水平升高。因子Ⅺ的升高也与缺血性脑卒中有关[16]。血栓栓塞病因学（Longitudinal Investigation of Thromboembolism Etiology，LITE）队列纵向调查显示，因子Ⅸ和因子Ⅺ水平较高的患者发生 VTE 的风险增加[17]。此外，VTE 发生的 OR 值随着 5 分位数的增加而增加，第 1 个 5 分位数因子Ⅸ相关 OR 值为 1.4，第 5 个 5 分位数因子Ⅺ相关 OR 值则为 2.0。然而，当加入其他因素进行调整时，包括年龄、性别、种族、BMI、糖尿病和因子Ⅷ等，因子Ⅸ的 OR 值为 1.0（不再有统计学差异），而因子Ⅺ的 OR 值仍高达 1.6[16]。

一种不太常见的血栓形成原因是异常纤维蛋白原血症。事实上，异常纤维蛋白原血症相关的表型包含从出血到血栓的许多类型。当存在异常纤维蛋白原血症时，血栓形成通常发生在较年轻的人群。然而，VTE 患者中异常纤维蛋白原血症的患病率较低，无须进行常规检测。异常纤维蛋白原血症的患者可能有 PT 基线延长的表现，使得 INR 的监测变得困难，故推荐使用 LMWH 进行抗凝治疗[18]。对于偏好口服抗凝血药的患者来说，也可以选择使用因子Ⅹ活性测定或发色底物因子Ⅹ测定法进行华法林用量的监测。DOAC 也可能有效，但由于这种血栓性疾病极为罕见，目前临床经验有限。

六、抗磷脂抗体

抗磷脂综合症（antiphospholipid antibody syndrome，APS）是一种获得性血栓性疾病，抗磷脂抗体检测可持续阳性，与动脉和静脉血栓形成及产科并发症相关。APS 可以原发——无已知相关伴随疾病的情况下，或继发于其他自身免疫性疾病，如系统性红斑狼疮等。

Sapporo 标准是用于识别 APS 的国际诊断标准，包括临床和病理结果[19]。任何一个临床和病理标准符合要求即可诊断 APS（表 16-4）。

APS 抗体的作用靶点是与磷脂表面阴离子具有亲和力并发生结合的血浆蛋白。目前推荐的检测包括 LA、抗心磷脂抗体（anticardiolipin antibody，ACA）和 β_2-GP-Ⅰ 抗体。然而，目前普遍认为 β_2-GP-Ⅰ 抗体的临床相关性最密切[20]。只有 ACA 的 IgG 或 IgM 抗体滴度＞40 和 β_2-GP-Ⅰ 的 IgG 或 IgM 抗体滴度＞99 百分位，才会被纳入 Sapporo 诊断标准。ACA 和 β_2-GP-Ⅰ 的 IgA 抗体或相应的低、中滴度抗体的作用尚不清楚。此外，不建议检测其他抗磷脂抗体，如抗磷脂酰丝氨酸和抗磷脂酰乙醇胺等[21]。判定 APS 的其中一个重要标准是 LA、ACA 或 β_2-GP-Ⅰ 抗体持续阳性，具体来说，在初次检测阳性后至少需要过 12 周（不超过 5 年）再进行一次检测以便于确诊[19]。

按照国际血栓与止血学会（International Society on Thrombosis and Haemostasis，ISTH）的定义，LA

表 16-4　APS 的 Sapporo 标准

临床标准（至少满足 1 个）	实验室病理标准（至少必须有 1 项指标阳性）[a]
• 血栓：包括 1 个或多个客观证实的动脉、静脉或小血管血栓形成，浅表血栓除外 • 病态妊娠：1 个或多个胎儿在正常妊娠 10 周后死亡，与重度子痫前期和子痫相关的 1 个或多个正常怀孕 34 周前的早产，3 个或 3 个以上在妊娠前 10 周发生的原因不明的连续自发流产（排除母亲和胎儿的染色体异常）	• 狼疮抗凝物：阳性，使用依赖磷脂的凝固试验证实磷脂依赖性 • 抗心磷脂抗体：中、高滴度 IgG（＞40GPL）或 IgM（＞40MPL）抗心磷脂抗体 ELISA（＞99 百分位） • 抗 β_2-GP-Ⅰ 抗体：IgG 或 IgM β_2-GP-Ⅰ 抗体 ELISA 检测效价＞99 百分位

a. 确认持续抗磷脂抗体的存在需要在首次检测至少间隔 12 周后进行第 2 次阳性确认试验

检测分为 3 步：第 1 步是筛选试验，证明基于磷脂的凝固试验时间延长，典型的筛选试验包括磷脂敏感 aPTT、稀释罗素蝰蛇毒时间（dilute Russell viper venom time，dRVVT）或高岭土凝固时间；第 2 步是混合试验，以确认抑制物的存在和排除因子缺陷。混合试验是将正常血浆和患者血浆按 1∶1 混合，并检测凝固时间。在因子缺乏的情况下，凝固时间将恢复正常，而若 LA 存在则凝固时间仍延长，不被纠正；第 3 步是确认抑制物是否为磷脂依赖，可以采用血小板中和试验或含有六角磷脂试剂的 aPTT 试验，当添加过量的磷脂导致凝固时间缩短则可证实为磷脂依赖性（表 16–5）[22]。通常在抗凝血药治疗的情况下应推迟 LA 的检测，因为 DOAC 和 DTI 会干扰检测而使结果出现假阳性。华法林的作用则是高度可变。尽管现在许多商业化检测试剂盒包含了肝素酶或中和剂，可以在肝素或 LMWH 存在时进行检测，但仍建议按照当地实验室标准执行[21]。

表 16–5 推荐的检测 LA 的三步法

第 1 步	筛选实验——敏感的 aPTT，dRVVT 或者 KCT
	证实存在磷脂依赖的凝固时间延长
第 2 步	确定抑制物——1∶1 混合试验
	排除凝血因子缺陷和抑制物存在
第 3 步	证实磷脂依赖——用含有六角磷脂的 PNP 或 aPTT 试剂，或者额外添加磷脂的 dRVVT 试验（dRVVT，确诊）

aPTT. 活化部分凝血活酶时间；dRVVT. 稀释罗素蝰蛇毒时间；KCT. 高岭土凝血时间；PNP. 血小板中和步骤

ACA 和 β_2-GP-Ⅰ检测通常使用 ELISA，可以用于所有抗体亚型（IgA、IgG 和 IgM）的检测。但如前所述，Sapporo 标准仅认定包括高滴度的 IgG 和 IgM 亚型[19]。

抗磷脂抗体的发病机制和血栓形成机制很复杂，各种具有阴离子表面的磷脂已被确定为结合靶点[20, 23]。大多数抗磷脂抗体针对与内皮细胞、单核细胞和血小板表面磷脂相结合的蛋白，在一些模型中，已证实这种结合可以诱导细胞活化和增加促凝活性。此外，也证实了某些因素导致的补体活化也是促凝机制之一（包括妊娠相关的胎盘因素等）。值得注意的是，并非所有已知的抗磷脂抗体都具有促血栓形成的作用。在一项研究中，高达 8% 的健康献血者被检测出抗磷脂抗体阳性。此外，在感染和病毒性疾病中也曾发现一过性抗磷脂抗体——这些一过性抗体的临床意义尚不清楚[24]。

目前尚有许多血栓形成相关缺陷，其临床意义尚不确定。这些缺陷包括纤溶途径缺陷［纤溶酶原、纤溶酶原激活物抑制药 –1（PAI-1）］、凝血酶激活的纤溶抑制药（thrombinactivatable fibrinolysis inhibitor，TAFI）、脂蛋白和同型半胱氨酸代谢缺陷（包括 MTHFR 缺陷等）。易栓症筛查组合通常不包括这些项目，但在某些情况下可以单独检测。在所有这些较少被考虑的易栓性因素中，同型半胱氨酸是最常被注意并进行检测的项目。

同型半胱氨酸是一种氨基酸，是许多代谢反应中常见的中间体。高同型半胱氨酸血症已被确定为早期动脉粥样硬化的危险因素，并且可能是动脉血栓和静脉血栓形成的轻度危险因素。高同型半胱氨酸血症相关的同型半胱氨酸水平升高可能来自遗传和获得性因素。高同型半胱氨酸血症的获得性因素包括高龄、B 族维生素缺乏和肾脏疾病。MTHFR 是在同型半胱氨酸代谢中发挥重要作用的一种酶，有两种常见的点突变（C677T 和 A1298C）可能导致同型半胱氨酸水平轻度至中度升高。半胱硫氨酸 β– 合成酶是同型半胱氨酸代谢的另一种酶中间体，半胱硫氨酸 β– 合成酶缺乏症通常与一种更严重的高同型半胱氨酸血症，即高同型胱氨酸尿症相关，该疾病与早发性动脉粥样硬化、静脉和动脉血栓栓塞、智力发育障碍及晶状体脱位有关。

同型半胱氨酸检测应空腹，并用血浆样本而非血清样本进行检测。另外，非空腹血浆同型半胱氨酸水平正常是排除高同型半胱氨酸血症的必要条件。目前已明确，虽然高同型半胱氨酸血症与血栓形成有关，但 MTHFR 基因变异并非相关因素，因此在评估易栓症时不必进行该项目的检测[25, 26]。给予叶酸加或不加维生素 B_6 和维生素 B_{12} 可用于高同型半胱氨酸血症的治疗。但是，值得关注的是，在针对心血管疾病和 VTE 的人群试验中，通过饮食控制减少同型半胱氨酸的摄入似乎对临床结果没有影响。因此，同型半胱氨酸检测和高同型半胱氨酸血症在动脉粥样硬化和 VTE 中的作用仍不清楚[26]。

七、总结

目前的实验室能力允许对许多已知的血栓性疾

病进行检测，但这些检测需要在合适的临床时机开展，通常在无抗凝血药使用的情况下，检测时机选择不合适导致的假阳性结果可能会妨碍我们为患者提供合理的临床建议。我们必须了解检测方法的局限性以及各种可能影响检测结果的患者因素、治疗因素和实验室相关因素。

要　点

- 易栓症实验室检测受各种患者相关、实验室相关和治疗相关变量的影响。只有当结果将直接影响患者临床诊疗时才应开展。
- 抗凝血药可影响易栓症检测，因此，测试时机的选择非常重要。
- AT 活性、蛋白 C 活性、蛋白 S 活性、抗磷脂抗体检测的阳性结果均需要额外的确证试验、评估。
- 是否开展易栓症相关检测的决定应该考虑患者的意向。

自测题

1. 一名 67 岁女性，行膝关节置换术，术中无殊，术后 4 周出现左腿疼痛和肿胀，B 超显示股静脉和腘静脉血栓形成，该患者除了肥胖外其余均正常，否认个人静脉血栓病史，但其女儿曾在生育第 3 个孩子后发生 PE。该患者计划在后续进行另一侧的膝关节置换术，在与其讨论易栓症检测后，你如何建议？
   A. 鉴于其家族史阳性，在下一次外科手术前进行全套的易栓症检查
   B. 鉴于其家族史阳性，给予因子Ⅴ Leiden 和凝血酶 G20210A 基因检测
   C. 不需要进行检测，因为其血栓发生为条件性事件
   D. 建议其避免再一次的外科手术，因其可增加血栓发生的风险
2. 一名 26 岁女性，因孕 12 周发生自发流产后出现左下肢 DVT，目前每天服用利伐沙班 20mg，在当前的治疗情况下，下列哪个检测项目的结果可能出现不准确？
   A. 抗磷脂酰丝氨酸抗体
   B. 抗心磷脂抗体
   C. β_2-GP-Ⅰ 抗体
   D. LA
3. 下列哪项常染色体显性遗传的基因位点可用于静脉血栓风险分层分析？
   A. 凝血酶原 G20210A 基因
   B. 蛋白 C
   C. 蛋白 S
   D. 抗凝血酶
4. 一名 36 岁女性，普通门诊转诊，需要给予相关医学建议。G3P3，既往无产科相关并发症。近期因关节镜手术后诱发小腿静脉 DVT，手术期间该患者同时服用雌激素 / 孕激素联合避孕药，首诊医师对其行易栓症检查证实存在因子Ⅴ Leiden 杂合突变，MTHFR A1298C 杂合突变，但血浆同型半胱氨酸水平正常，蛋白 C 活性增加为 210%，针对这些结果你会给她什么建议？
   A. 基于上述的异常检查结果，她需要进行长期的抗凝治疗
   B. 向其再次强调针对这次手术诱发的 DVT 的抗凝治疗结束后无须持续抗凝
   C . 继续长期抗凝治疗，并建议家族其他成员也做相应的检查
   D. 停止使用雌激素 / 孕激素联合避孕药，此次抗凝治疗时间需要持续 6～12 个月，并后续考虑使用阿司匹林作为预防药物
5. 一名 56 岁男性，因去以色列旅游后发生右髂静脉 DVT 和 PE，他已经接受了 6 个月的抗凝治疗，目前服用华法林，最近 INR 值在 2.6，在抗凝治疗结束前进行了易栓症的检查，下列哪些实验室检测项目需要进一步核实？
   A. APC-r 比率 2∶1
   B. 抗心磷脂抗体 IgG 为 65GPL
   C. 抗凝血酶活性 145%（实验室正常范围 80%～120%）
   D. 凝血酶原 G20210A 基因杂合突变

自测题答案

1. 答案：C。不需要进行检测，因为其血栓发生为条件性事件。考虑该患者的年龄和获得性 VTE 因素包括肥胖和近期的外科手术，不需要进行额外的实验室检测；除了家族史阳性外，因子Ⅴ Leiden 或

凝血酶原基因突变的结果并不会影响目前的治疗方案和持续的时间；她和她的外科医师都需要进一步分析其增加血栓形成风险的额外因素，术前需要分析各方面可能存在的致栓因素，术后可以采取各种预防措施。

2. 答案：D。LA检测。考虑到流产与DVT的相关性，在进行抗磷脂抗体检测时需要慎重考虑。不建议检测抗磷脂酰丝氨酸抗体；抗心磷脂抗体和β_2-GP-I抗体采用ELISA方法检测，抗Xa药物对此试验无影响；LA的检测是基于凝固法进行，抗Xa药物可导致假阳性结果，故而需要避免。

3. 答案：A。凝血酶原G20201A基因。虽然蛋白C、蛋白S和AT缺陷症均为常染色体显性遗传性疾病，但其导致发病的基因突变位点差异性很大，因此基因检测不能保证一定能得到结果；通过活性和抗原的检测可以发现生理性抗凝蛋白缺乏；因子Ⅴ Leiden和凝血酶原G20201A基因突变可以采用基因方法进行检测。

4. 答案：B。向其再次强调，针对这次手术诱发的DVT的抗凝治疗结束后无须持续抗凝，该患者唯一与血栓发生相关的易栓症因素是因子Ⅴ Leiden的杂合突变。在口服避孕药的情况下外科手术可被视为一个额外的诱发因素；MTHFR目前并未证实与DVT的风险相关；蛋白C水平升高不符合逻辑；当FⅤL的结果对医疗手段存在影响时，可以建议家族成员去做相应的检查。目前对于FⅤL杂合子患者没有延长抗凝治疗的相关数据的建议，故而不必要；当患者有特发性DVT发生时可使用阿司匹林作为次要的预防手段，但对于该例患者是否需要使用阿司匹林则不明确。

5. 答案:B。抗心磷脂抗体IgG 65GPL。APC-r>1.9为正常，可排除FⅤL的存在，不需要再次检测；蛋白C、蛋白S或AT水平的升高也无须再次检测；凝血酶原突变的基因检测不受抗凝血药和治疗过程的影响；抗心磷脂抗体阳性则需要进一步核实。若需要诊断APS，则要求有明确的血栓事件以及抗磷脂抗体间隔12周以上的持续阳性。

参考文献

[1] American Society of Hematology. Ten Things Physicians and Patients Should Question. http://www. choosingwisely.org/societies/american-society-of hematology/.

[2] Mannucci PM, Franchini M. Classic thrombophilic gene variants. Thromb Haemost. 2015;114:885–9.

[3] Heit JA. Epidemiology of venous thromboembolism. Nat Rev Cardiol. 2015;12(8):464–74.

[4] Morange PE, Tregouet DA. Current knowledge on the genetics of incident venous thromboembolism. J Thromb Haemost. 2013;11(suppl 1):111–21.

[5] Heit JA, Ashrani A, Crusan DJ, McBane RD, Petterson TM, Bailey KR. Reasons for the persistent incidence of venous thromboembolism. Thromb Haemost. 2017;117(2):390–400.

[6] Heit JA, Spencer FA, White RH. The epidemiology of venous thromboembolism. J Thromb Thrombolysis. 2016;41:3–14.

[7] Khor B, Van Cott EM. Laboratory testing for antithrombin deficiency. Am J Hematol. 2010;85:947–50.

[8] Khor B, Van Cott EM. Laboratory tests for protein C deficiency. Am J Hematol. 2010;85:440–2.

[9] Eby C. Laboratory aspects of Thrombophilia testing. In: Kotte-Marchant K, editor. An algorithmic approach to hemostasis testing. Northfield: College of American Pathologists (CAP); 2008.

[10] Marlar RA, Gausman JN. Protein S abnormalities: a diagnostic nightmare. Am J Hematol. 2011;86: 418–21.

[11] Van Cott EM, Khor B, Zehnder JL. Factor V Leiden. Am J Hematol. 2016;91:46–9.

[12] Kadauke S, Khor B, Van Cott EM. Activated protein C resistance testing for factor V Leiden. Am J Hematol. 2014;89:1147–50.

[13] Castaman G, Faioni EM, Tosetto A, Bernardi F. The factor V HR2 haplotype and the risk of venous thrombosis: a meta-analysis. Haematologica. 2003;88:1182–9.

[14] Cosmi B, Legnani C, Cini M, Favaretto E, Palareti G. D-dimer and factor FVIII are independent risk factors for recurrence after anticoagulation withdrawal for a first idiopathic deep vein thrombosis. Thromb Res. 2008;122:610–7.

[15] Jenkins VP, Rawley O, Smith OP, O'Donnell JS. Elevated factor VIII levels and risk of venous thrombosis. Br J Haematol. 2012;157:653–66.

[16] Cushman M, O'Meara ES, Folsom AR, Heckbert SR. Coagulation facotes IX through XIII and the risk of future venous thrombosis: the longitudinal investigation of thromboembolism etiology. Blood. 2009;114:2878–83.

[17] Key NS. Epidemiology and clinical data linking factors XI and XII to thrombosis. Hematology Am Soc Hematol Educ Program. 2014;2104(1):66–70.

[18] Casini A, Neerman-Arbex M, Ariens RA, De Moerloose P. Dysfibrinogenemia: from molecular anomalies to clinical manifestations and management. J Thromb Haemost. 2015;13:909–19.

[19] Miyakis S, Lockshin MD, Atsumi T, Branch DW, Brey RL, Cervera R, et al. International consensus statement on an update of the classification criteria for definite antiphospholipid antibody syndrome (APS). J Thromb Haemost. 2006;4:295–306.

[20] Salmon JE, de Groot PG. Pathogenic role of antiphospholipid

antibodies. Lupus. 2008;17:405–11.
[21] Chaturvedi S, McCrae KR. The antiphospholipid syndrome still an enigma. Hematology Am Soc Hematol Educ Program. 2015;2015:53–60.
[22] Giannakopoulos B, Passam F, Ioannou Y, Krillis SA. How we diagnosis the antiphospholipid syndrome. Blood. 2009;113:985–94.
[23] Giannakopoulos B, Passam F, Soheila R, Krillis SA. Current concepts on the pathogenesis of the antiphospholipid syndrome. Blood. 2007;109:422–30.
[24] MaIntyre JA, Wagenknech DR, Waxman DW. Frequency and specificities if antiphospholipid antibodies (aPL) in volunteer blood donors. Immunobiology. 2003;207:59–63.
[25] Franchini M, Martinelli I, Mannucci PM. Uncertain thrombophilia markers. Thromb Haemost. 2016;115: 25–30.
[26] Eldibany MM, Caprini JA. Hyperhomocysteinemia and thrombosis: an overview. Arch Pathol Lab Med. 2007;131:872.

第 17 章 肝素诱导的血小板减少症
Heparin-Induced Thrombocytopenia

Emily Downs Svetlana Goldman Surabhi Palkimas Aditya M. Sharma 著
张真路 译

临床病例

43 岁女性，有甲状腺功能减退，病态性肥胖和胃食管反流病史，因呼吸困难加重和超声心动图发现严重二尖瓣和三尖瓣反流就诊于心外科。她成功行二尖瓣生物瓣置换术，三尖瓣成形术。出院后服用华法林 3～6 个月抗凝，这是预期二尖瓣生物瓣完全内皮化的时间。术后第 6 天出院时国际标准化比值（international normalized ratio，INR）为 2.0。1 周后，即术后 12 天，出现双下肢严重水肿及皮肤改变，表现为双足背部瘀斑（图 17-1），同时血小板计数为 50×10^9/L。她术后第 6 天血小板计数为 200×10^9/L。不幸的是，出院后她没有服用任何药物。她从门诊直接收入院。鉴于担心是肝素诱导的血小板减少症（heparin-induced thrombocytopenia，HIT），使用阿加曲班对她进行治疗。经食管超声（transesophageal echocardio gram，TEE）发现广泛的左房血栓且活动部分靠近二尖瓣。实验室检查发现 HIT 相关实验结果阳性（包括 ELISA 法的 HIT 阳性），光密度（optical density，OD）为 2.422，在低剂量（0.1U/ml）肝素存在下，5- 羟色胺释放实验（serotonin release assay，SRA）阳性，释放率为 92%。在其血小板升高到 162×10^9/L 时开始桥接华法林治疗。出院后继续服用华法林并坚持 INR 监测。

关于该患者治疗方面的相关问题（将在本章节中加以阐明）如下。

- 心外科手术后发生 HIT 风险有多大？
- 该患者病程是否典型？
- 诊断 HIT 恰当的评估流程是什么？
- HIT 急性和长期治疗策略是什么？

一、概述

HIT 不常见但后果严重。它是一种临床病理诊断，通常很复杂，然而，延迟诊断和不充分或不恰当的治疗可能导致危及生命和肢体的后果。本章节将描述目前已知的 HIT［含肝素诱导的血小板减少症血栓综合征（heparin-induced thrombocytopenia thrombosis syndrome，HITTS）］，其中包括病史、病理生理学、诊断流程及最新治疗方法。

（一）历史背景

肝素发现于近 100 年前，20 世纪 30 年代开始用作抗凝血药[1, 2]。1957 年，Weisman 在第 5 届国

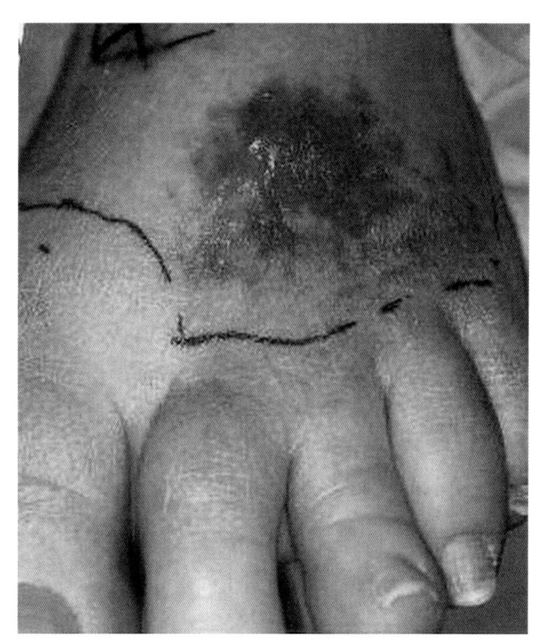

▲ 图 17-1 一名 43 岁女性，血小板减少及双脚脚背部瘀斑

际血管学学会科学会议上列举了一系列关于肝素治疗后发生的反常性血栓事件的病例[3]。系列病例中第1个病例是一名62岁女性，因深静脉血栓形成（deep venous thrombosis，DVT）接受治疗时发生了股动脉栓塞，需要手术取栓。几天后，她在使用肝素治疗时出现动脉远端栓塞。在肝素治疗期间本例和其他病例所发生的动脉血栓事件引发了对于一些患者，肝素成为血栓前因素的问题。发生的血栓被描述为“苍白、柔软、鲤鱼色”，且大约发生于肝素初始治疗后10天[3]。在该时间点，一般不会常规进行血小板计数检测。1969年，Natelson在一组血小板计数下降和纤维蛋白原水平升高的患者中确定了肝素与血小板减少症的相关性[4]。1973年，Rhodes及其同事基本上将我们所知的HIT综合征描述为今天的HIT，他们记录了2例伴有严重血小板减少伴发心肌梗死（myocardial infarction，MI）、肝素抵抗和停止肝素治疗后血小板计数回升的患者[5]。他们注意到，在几个月后再次使用肝素会引起血小板减少症的再次发生，并进一步调查证实其可能的免疫学机制，即循环血液中肝素依赖的血小板激活物质。20世纪70年代，持续报道了肝素治疗过程中存在的血小板减少症与血栓形成关系的病例[6–10]。1992年，Amiral及其同事确定血小板因子4（platelet factor 4，PF_4）与肝素结合作为HIT抗体的靶点，从而确定了HIT的免疫学基础[11]。这一发现为发展实验室检测以确定HIT的诊断铺平了道路。

（二）定义

HIT被定义为在使用肝素后5～10天由免疫介导的血小板减少事件，伴或不伴血栓形成，同时伴有血小板活化HIT抗体[12]。临床医师可以根据该定义诊断HIT，特别是在如新近使用过肝素的特定情况下。下面章节会进一步确定其临床病理诊断的真正含义。

（三）关于命名

关于HIT的命名在过去的数十年里一直在发生变化，对相关文献的解读有助于我们的理解。HIT的一种类型是对肝素的非免疫性反应，由于血小板聚集导致血小板计数短暂轻度下降，一般不低于100×10^9/L。这种类型过去称之为Ⅰ型HIT或肝素相关血小板减少症。最近，有学者建议将这种类型命名为非免疫性肝素相关血小板减少症。在近代相关文献中最常见的简称HIT，往往是指Ⅱ型HIT或免疫介导HIT[13]。

（四）病理生理学

HIT是由IgG识别和PF_4结合的肝素共同形成血小板激活免疫复合物引起。肝素为带负电荷的粒子，它与血小板α颗粒释放的带正电荷的PF_4有很高的亲和力，并存在于某些细胞表面。在形成肝素/PF_4复合物过程中，PF_4构型改变会暴露出新的表位刺激免疫系统产生针对该复合物的抗体（抗肝素/PF_4抗体，或者HIT抗体）[14]。该抗体会在初次接触肝素后大约5天形成。目前仍不清楚，为什么有些人会产生该抗体，而有些人不产生。一旦该抗体形成，它们就会与肝素/PF_4复合物结合，且Fc段又会与血小板上的Fc受体结合。上述反应会引起血小板活化，血小板α及δ颗粒释放，聚集和血小板微粒形成，导致凝血酶生成和消耗性血小板减少，最终静脉和动脉血栓形成。抗肝素/PF_4抗体同样也会与单核细胞和内皮细胞结合，并进一步引发组织因子表达及进一步凝血酶生成[12]。由于这些抗体在初次肝素暴露后约5天形成（不管是否继续使用肝素），故HIT典型的临床表现一般在肝素暴露后5～10天。对于大多数患者，该抗体会在50～85天消失。如果患者在过去90天内，特别是在最近30天内接触过肝素，循环血液中抗体有可能在新肝素接触后很短时间内引发相同反应[12]。图17–2概括总结了该病理生理学过程。

众所周知，并非所有产生HIT抗体者一定会发展为临床HIT综合征。心外科手术患者产生HIT抗体比例特别高，有20%～61%患者会有HIT抗体，但只有1%～3%患者发展为临床HIT[14, 15]。目前正在开展研究，以阐明HIT抗体引发临床HIT的所需条件。Nazi及其同事研发了一种独特检测方法来检测血清中HIT抗体，检测对象包括发展为临床HIT和非临床HIT患者。他们的工作提示HIT抗体并不总是引起血小板活化（因此不引发临床HIT），且抗体也要达到足够的阈值水平才能引起临床HIT[16]。Rollin及其同事发现，由于血小板激活控制缺陷，携带FCGR2A 131RR基因型患者与其他患者相比，引发HIT血栓风险更大[17]。这些研究可以解释为什么有些患者形成HIT抗体但未发展为HIT，下一步有必要进行前瞻性研究以评估患者风险。

（五）发生率

HIT的发生率为0.1%～5%，并且根据患者人群

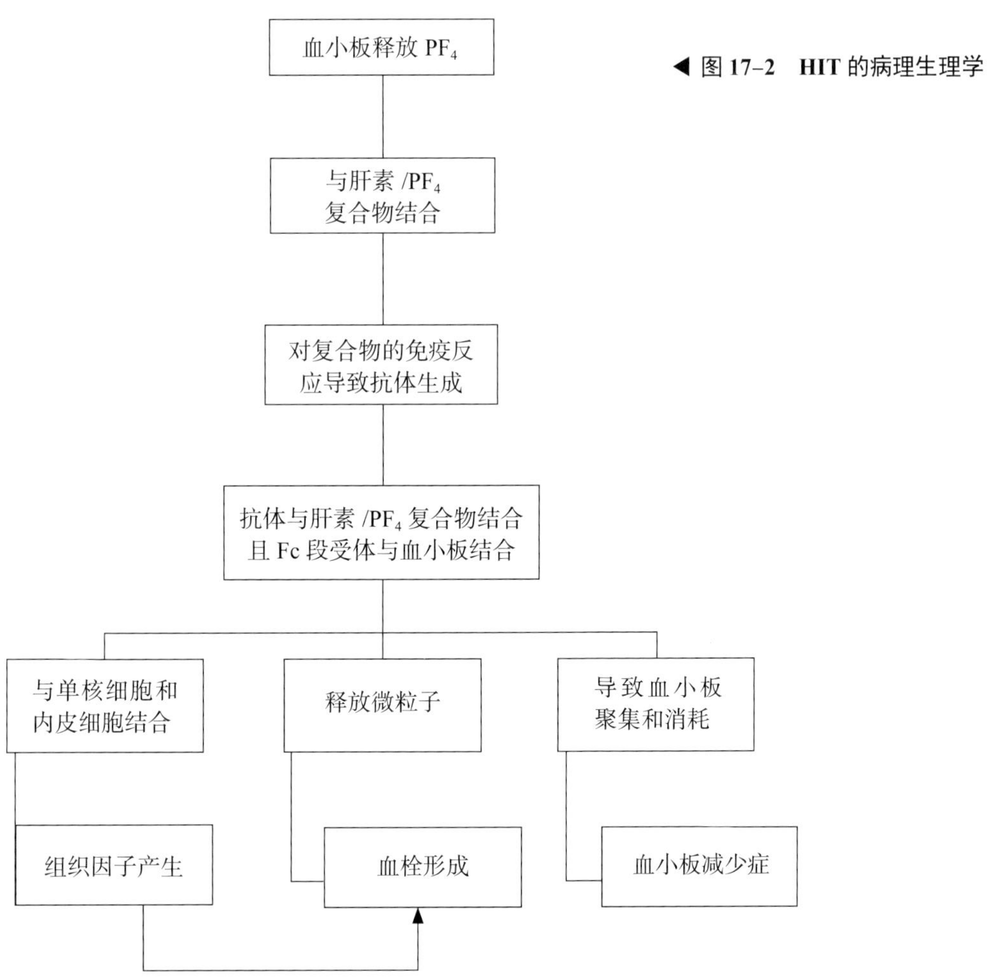

◀ 图 17–2 HIT 的病理生理学

和肝素治疗类型的不同而差异很大。临床研究报告了两个一致的观察结果：①外科患者比内科患者更容易发生 HIT；②使用普通肝素（unfractionated heparin，UFH）治疗的 HIT 发生率比使用低分子肝素（low-molecular-weight heparin，LMWH）高 10 倍。外科患者中，心外科患者发生 HIT 的风险特别高，发生率在 1%～3%。手术后接受 UFH 治疗者 HIT 发生率为 1%～5%，而接受 LMWH 治疗者＜1%。接受心脏移植患者 HIT 的发生率可高达 11% [14, 15]。癌症内科治疗患者 HIT 的发生率相对较高（约为 1%），而产科患者的发生率很低（＜0.1%）。刚开始透析的患者 HIT 的发生率可高达 3.2% [14]。

二、临床特征

HIT 的临床表现形式多样，其中包括静脉或动脉血栓形成、皮肤改变及其他严重症状（表 17–1）。

（一）血栓形成

与许多其他的促凝状态不同，HIT 能使患者形成静脉和动脉血栓。静脉血栓更常见，据报道其发生 DVT 或肺栓塞（pulmonary embolism，PE）的比例在 17%～55% [15]。Greinacher 及其同事描述了一个超过 400 例且全部为 HIT 功能试验阳性患者的多机构队列研究，在 55% 的患者中发现至少一种血栓栓塞并发症。其中 71% 发生静脉血栓，动脉血栓为 29% [18]。整个患者群中，静脉血栓比例占优为 2.4 : 1。而心血管外科手术患者动脉栓塞更突出，为 1 : 8.5。静脉血栓栓子中，44.5% 为近端或远端 DVT，PE 占 23.8%。关于动脉血栓方面，肢端动脉血栓更突出，占血栓事件的 16.4%，而卒中和 MI 较少见。作者注意到，这与在非 HIT 病例中看到的动脉血栓形成事件的分布相反 [18]。其他研究人员观察到，HIT 中许多动脉和静脉血栓事件似乎与近期在后来形成血栓的部位静脉或动脉置管相关；一旦 HIT 的病理改变形成，导管相关血管损伤可能会导致 HIT 相关血栓发生 [19]。

（二）皮肤表现

有些 HIT 患者会发生皮肤病变表现。其中一种

表 17–1 HIT 并发症

<table>
<tr><th colspan="2">血栓形成</th><th rowspan="2">皮肤表现</th><th rowspan="2">罕见，严重并发症</th></tr>
<tr><th>动 脉</th><th>静 脉</th></tr>
<tr><td>MI</td><td>DVT</td><td>肝素注射部位皮肤坏死</td><td>过敏反应</td></tr>
<tr><td>卒中</td><td>PE</td><td rowspan="2">华法林诱导的皮肤坏死</td><td rowspan="2">肾上腺出血及功能不全</td></tr>
<tr><td>肢体缺血、截肢</td><td>静脉性肢端坏疽</td></tr>
</table>

MI. 心肌梗死；DVT. 深静脉血栓形成；PE. 肺栓塞

表现是肝素注射部位的皮肤坏死，推测是由于注射部位局部血小板活化和微血栓形成所致。这些病变最初表现为红色斑块或瘀斑，最终进展到坏死。在HIT 临床过程中，这些损害也可能发生在远离局部注射的皮肤部位。据报道，10%～20% 的 HIT 患者会出现这种表现[20]。重要的是，这种并发症可能发生在血小板减少之前或者不发生血小板减少，即使没有发生血小板减少症，皮肤并发症的出现意味着可能还会发生 HIT 的其他并发症[20]。HIT 的皮肤病变表现是华法林诱导的皮肤坏死，其开始可能无关于HIT，但由于 HIT 潜在的病理生理学机制会使得病变进展更加迅速。HIT 的促凝血、凝血酶生成状态，加上华法林治疗导致的获得性 PC 缺乏症，被认为共同促进了华法林所致的皮肤坏死。这种病变通常见于躯干、腹部或乳房部位。如果患者在血小板数量低于 150×10^9/L 时开始使用华法林，或者使用非肝素、非华法林药物未达到治疗性抗凝时，风险就会增加[21]。

三、肢端坏疽

静脉性肢端坏疽是桥接华法林过程中的 HIT 相关并发症。该并发症的特点是患者在有 DVT 和远端脉搏完好的情况下，发生的肢体缺血。该并发症往往存在于 INR 超治疗范围患者中，可能由于在 HIT 持续产生凝血酶的情况下，蛋白 C 水平受到特别强烈的抑制。然而，高 INR 值与静脉肢端坏疽的相关性并非总是如此[15, 22]。静脉性肢端坏疽引起的肢体丧失以及动脉血栓引起的肢体缺血是危害很大的 HIT 并发症，为了防止这些并发症的发生，对于华法林给药和重叠肠外抗凝治疗的时机有特殊的治疗建议。这些指南中特定相关细节将在治疗部分讨论。

截肢是由于肢体动脉堵塞或静脉性肢体坏疽引起的一种 HIT 可怕并发症。有研究报道称，在伴有严重血栓并发症的 HIT 患者中，截肢率为9%～11%[14]。截肢是 HIT 患病程度的重要表现。

罕见严重并发症

在某些情况下，HIT 患者可能会对肝素产生类过敏反应。Singla 及其同事报道了一个病例，在没有其他 HIT 证据的情况下，在依诺肝素注射部位出现了明显的皮肤红斑损伤；当他因单侧下肢水肿再次入院，团注 UFH 治疗疑似 DVT 时，很快发生了过敏反应及心脏骤停[20, 23]。这是 HIT 一种不常见但非常严重的并发症。作者指出，虽然并非所有肝素治疗中皮肤反应都与 HIT 相关（事实上，有些皮肤反应更适合描述为迟发型超敏反应），但这些皮肤症状应提醒医师停止继续使用肝素[20, 23]。

双侧肾上腺出血是 HIT 另一种罕见严重并发症，可以隐秘的表现为肾上腺功能不全。Rosenberger 及其同事的病例报告及文献综述讨论了 1 例术后出现血小板减少和疑似 HIT 的患者，在术后第 11 天发生了血流动力学衰竭[24]。CT 评估休克的可能病因，发现双侧肾上腺出血增大，实验室证实肾上腺功能不全。这篇文献综述发现了 18 例类似的以血小板减少为特征的 HIT，且肾上腺功能不全出现在血小板计数降至最低点后的数天内。大多数情况下，患者都要彻底评估引起脓毒症休克的不同原因，通常结合实验室检查结果和 CT 结果才能做出正确的诊断。然而，在 3 个病例中，肾上腺的病变直到尸检才被发现。当患者出现异常症状包括精神状态改变、呕吐、头晕、低血压、低钠血症时，应注意这种罕见的 HIT 并发症[24]。

四、评估与诊断

（一）临床表现与评分系统

诊断 HIT 的过程要从识别可能反映 HIT 存在的

临床症状和体征开始，其中包括正在使用或最近使用肝素的患者的血小板减少（特别是下降幅度超过50%，最低值通常在 40 000～80 000/mm^3），以及新发静脉或动脉血栓事件。由于许多临床情况也可以引起血小板减少或血栓形成，因此，必须充分警惕HIT，以确保及时诊断。考虑到 HIT 是一种潜在的可能诊断，临床医师应该使用一种可用的预测式概率模型来评估患者遭受 HIT 的风险。这些评分系统使用临床与实验室数据预测 HIT 存在风险范围从低到高且彼此稍有不同。这些风险评估模型可能在获取实验室结果前帮助临床决策以决定下一步的实验室检测及停用肝素。

最常用和经过充分验证的评分系统是 4T 评分（图 17–3）。这一预测可能性模型来自于以前使用的测试诊断分析的评分系统，设立低度、中度或高度三种 HIT 的临床可能性。4T 评分是由血小板减少、血小板计数下降时间、血栓形成或其他并发症，以及是否存在其他引起血小板减少的原因四个要素构成。每个评分项目可获得 0～2 分，最高为 8 分[15, 25]。结合患者临床症状及患者的血小板计数和血小板计数近几天的变化趋势，4T 评分方便快捷。该评分创建者指出，其具有很高的阴性排除价值，如 0～3 分则 HIT 发生的可能很低。然而，许多中高分患者事实上并不是 HIT，其阳性预测价值相对低。HIT 的其他风险评估系统也存在类似情况，为此，需强调的是，针对 HIT 患者制订的抗凝治疗决策必需要结合患者的临床表现和实验室结果综合判断。

HIT 专家概率（HIT Expert Probability，HEP）评分（表 17–2）是比 4T 评分更新但未经广泛验证的预测式概率模型，其主要是基于广泛的专家意见。对该评分系统的初步评估表明，与 4T 评分相比，该评分改善了观察者间的一致性，并具有更高的敏感性和特异性。不过评分过程比 4T 评分复杂，涉及有 8 个类别并贡献不同的分数，一些类别有多达 7 个选项。为了达到筛选目的，作者报道，评分 2 分或更高则灵敏度 100% 和特异性 60%，而 5 分或更高则灵敏度和特异性分别为 86% 和 88%。筛选水平的阳性预测值为 29%，较高优化水平（5 分）阳性预测值则为 55%。虽然该工具使用了比 4T 评分更详细的建模过程，但其也有局限性，因为用于验证的人群相对较少，以及临床医师可能没有足够的临床数据对每个项目进行评分[26]。

随后对 4T 评分和 HEP 评分进行的验证和比较，未能确定两种模型谁更优。Joseph 及其同事发现，4T 评分的受试者工作曲线下面积为 0.74，HEP 为 0.73，没有显著差异。在他们的评估人群中，4T 评分＞3 分（中度或高度可能）敏感性为 93%，特异性为 35%，而 HEP 评分≥2 分的敏感性和特异性分别为 100% 和 16%[27, 28]。

第 3 个风险评分是由 Louet 及其同事开发的（表 17–3），专为心脏手术患者设计的[29]。该评分直接计算并整合了心外科手术和体外循环的特定情况。该内容会在 HIT 心外科章节详细介绍。

这 3 种评分系统的主要价值在于能够识别出不需要进行实验室检查或不需改变初始抗凝治疗方法的低 HIT 风险患者。相对应，其精确判断 HIT 的能力有限。所有这些评分的中高 HIT 风险评分的患者只有偶然的实验室检测结果为阳性（如 4T 评分为 24%～61%）。该评分确实为评估患者提供了有用的第一步，即使是更广泛的 HEP 估计也仅需要少于 5min 来计算。这些风险评分在未来可能会变得更加有用，并且目前确实为临床团队提供了有价值的信息。

（二）实验室评价

使用实验室检测分析 HIT 的挑战是将它们应用于适当的患者，以确保在实际情况下及时诊断，并将假阳性结果最小化。使用实验室结果用于 HIT 的诊断存在若干挑战，其中包括能开展该项目的实验室有限，及每周检测的次数有限，导致临床获得检验结果的及时性存在困难。这是一个重要的问题，因为 HIT 患者在最初几天内血栓形成的发生率很高，而在等待检测结果时抗凝治疗不足可能会导致灾难性的后果——血栓形成。因此，使用一种临床预测概率评分对患者进行风险分层是有价值的，因为这可以帮助临床医师决定是否在实验室检测结果出来之前继续进行经验性非肝素抗凝治疗。

HIT 实验室检测方面分为两大类，即免疫分析方法和功能检测试验。免疫分析方法检测的是肝素 / PF_4 复合物抗体的存在，而功能试验检测的是抗体激活供体血小板（HIT 发病机制的标志）的能力。免疫分析方法非常敏感，但不能区分相关抗体是否能引发 HIT。因此，免疫分析法被推荐用于 HIT 的初始诊断，而功能检测法在大多数诊断流程中被用于确认诊断[30]。

	评分 =2	评分 =1	评分 =0
血小板减少症 在一系列下降的血小板结果中，利用最高值与最低值计算血小板计数下降百分比 （单选）	血小板计数降低>50% 且最低值≥20×10^9/L 且之前 3 天内未接受手术	• 血小板计数降低>50% 但之前 3 天内接受过手术 • 血小板计数降低且不满足评分 =2 或 0 的标准［即血小板计数降低 30%～50% 或最低值在（10～19）×10^9/L］	• 血小板计数降低<30% • 血小板计数最低值<10×10^9/L
时机（血小板计数降低或血栓形成的时机*） 第 0 天 = 最近暴露于肝素的第 1 天 （单选）	• 肝素给药后第 5～10 天血小板计数下降 • 肝素给药后 1 天内血小板计数下降且在过去的 5～30 天内曾暴露于肝素	• 第 5～10 天血小板计数降低但不确定（如计数结果有缺失） • 肝素给药后 1 天内血小板下降且在过去的 31～100 天内曾暴露于肝素 • 肝素给药后第 10 天血小板计数降低	≤第 4 天血小板 计数下降，但在过去 100 天内未暴露于肝素
血栓形成（或其他临床并发症） （单选）	• 确诊新发血栓（静脉或动脉） • 注射部位皮肤坏死 • 静脉注射大剂量肝素后出现过敏反应 • 肾上腺出血	• 正接受抗凝治疗的患者静脉血栓复发 • 疑似血栓形成（等待影像学检查确认） • 肝素注射部位红斑性皮损	疑似血栓形成
其他导致血小板减少的原因** （单选）	血小板降低无明显其他原因	有明显的其他可能原因 • 未证实感染源的败血症 • 与启用呼吸机相关的血小板减少 • 其他	出现很可能的其他原因 • 72h 内接受过手术 • 确诊菌血症 / 真菌血症 • 过去 20 天内接受过化疗或放疗 • 非 HIT 原因导致的弥散性血管内凝血 • 输血后紫癜 • 血小板计数<20×10^9/L 且服用了可能导致 D-ITP 的药物（见左侧列表） • LMWH 注射部位非坏死性皮肤损伤（推测为迟发型过敏反应） • 其他

药物诱导的免疫性血小板减少症（D-ITP）相关药物
相对常见：糖蛋白Ⅱb/Ⅲa 拮抗药（阿昔单抗、埃替非巴肽和替罗非班）、奎宁、奎尼丁、磺胺类抗生素、卡马西平、万古霉素 不常见：放线菌素、阿米替林、阿莫西林、哌拉西林、萘夫西林、头孢菌素（头孢唑啉、头孢他啶、头孢曲松）、赛来昔布、环丙沙星、埃索美拉唑、非索非那定、芬太尼、夫西地酸、呋塞米、金制剂、左氧氟沙星、甲硝唑、萘普生、奥沙利铂、苯妥英、普萘洛尔、丙氧芬、雷尼替丁、利福平、苏拉明、甲氧苄啶 注：仅列出部分药物

▲ 图 17-3 诊断 HIT 的 4T 评分[15]

HIT. 肝素诱导的血小板减少症；LMWH. 低分子肝素

*. 临床后遗症，如血小板减少、血栓形成或皮肤损伤的时间

**. 如果出现坏死性肝素诱导的皮损，即使没有血小板减少也得 2 分

经Elsevier许可转载，引自CHEST, Vol. 141/Issue 2 Suppl, Linkins LA, Dans AL, Moores LK, Bona R, Davidson BL, Schulman S, Crowther M, Treatment and prevention of heparin-induced thrombocytopenia: antithrombotic therapy and prevention of thrombosis 9th ed: American College of Chest Physicians Evidence-based Clinical Practice Guidelines, pages e495s–e530s, s © 2012

ELISA 是最初用于检测 HIT 抗体的实验室测定方法。患者血清加入到含有固定化 PF_4 的检测孔杯中。洗去与样品缓冲液结合的非特异性抗体后，加入第二抗人 Fc 抗体，该抗体与相关酶结合，在目标底物存在情况下孵育一段时间后产生有色产物。该实验为半定量，显色产物的强度或光密度与结合 HIT 抗体的浓度相关[30]。对 ELISA 法及其演变技术评价后，证实这些检测方法对 HIT 具有高度敏感，但特异性约为 85%，这意味着有显著比例的患者抗体阳性但不会导致临床 HIT。HIT 临床可能性低（HIT 预测评分低），但 ELISA 结果阳性的患者，需要功能试验进一步确认[15]。

为了增加 ELISA 对 HIT 诊断的特异性，已经开发了几种技术。一些研究人员试图利用多特异性 ELISA 的半定量特性，建立光密度的阈值，在该阈值下阳性结果与功能检测确认的真阳性 HIT 相关。一项研究表明，阳性 SRA 结果与相对较高的 OD 相关，超出了通常用于区分阳性和阴性检测结果的 cutoff 值。他们指出，OD 在 0.40～1.00 单位的弱阳性 EIA-IgG 结果与约 5% 的患者 SRA 阳性相关，而非常强阳性 OD>2.00 单位与 SRA 阳性相关达 90%。这使得作者提出，变更 OD 的 cutoff 值可能会对检

表 17-2 HIT 专家概率评分 [26]

典型发作 HIT		对疑似快速发作 HIT 的替代评分（适用于列出的部分，否则使用左侧列表）	
组成部分	得分	组成部分	得分
血小板计数下降幅度			
• ＜30%	–1		
• 30%～50%	1		
• ＞50%	3		
血小板计数下降的时间（相对于肝素暴露）		血小板计数下降的时间（相对于再次暴露）	
• ＜4 天	–2	＜48h	2
• 4 天	2	＞48h	–1
• 5～10 天	3		
• 11～14 天	2		
• ＞14 天	–1		
血小板计数最低值			
• ≤20×10^9/L	–2		
• ＞20×10^9/L	2		
血栓形成（选择一项）		血栓形成（选择一项）	
• 肝素暴露后≥4 天新发生的 VTE 或 ATE	3	• 肝素暴露后新发生的 VTE 或 ATE	3
• 接受肝素治疗时已存在的 VTE 或 ATE 进展	2	• 接受肝素治疗时已存在的 VTE 或 ATE 进展	2
皮下肝素注射部位的皮肤坏死	3		
静脉团注肝素后的急性全身反应	2		
出血、瘀斑或大面积瘀伤	–1		
血小板减少的其他原因（选择所有适用项）			
• 存在慢性血小板减少症	–1		
• 引起血小板减少症的新开始使用的药物	–2		
• 严重感染	–2		
• 严重 DIC（纤维蛋白原＜100mg/dl，D-二聚体＞50μg/ml）	–2		
• 动脉留置装置（IABP、VAD、ECMO）	–2		
• 过去的 96h 内体外循环	–1		
• 没有其他明显的原因	3		

评分的组成部分根据相对贡献进行着色，暗示更有可能是 HIT 的发现以逐渐变深的红色着色，远离 HIT 诊断的临床参数以逐渐变深的绿色着色

HIT. 肝素诱导的血小板减少症；VTE. 静脉血栓栓塞；ATE. 动脉血栓栓塞；DIC. 弥散性血管内凝血

表 17-3　CPB 后血小板减少患者的 HIT 诊断评分[29]

变　量	评　分
血小板计数时间进程（见右侧插图）	
• 模式 A	2
• 模式 B	1
CPB 到指标日期的时间	
• ≥5 天	2
• <5 天	0
CPB 持续时间	
• ≤118min	1
• >118min	0
分类	
• HIT 高可能性	总分≥2
• HIT 低可能性	总分<2

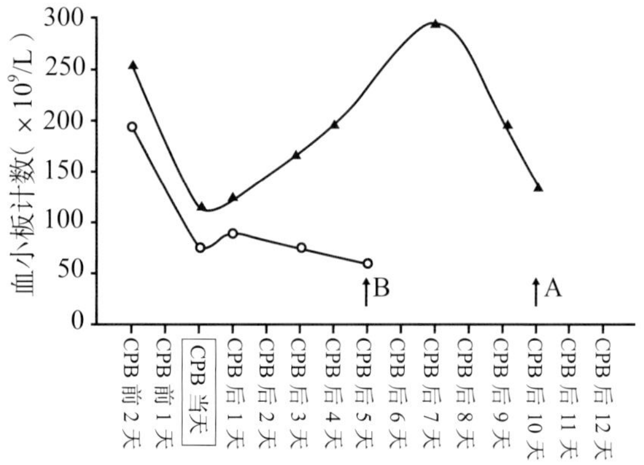

CPB. 体外循环；HIT. 肝素诱导的血小板减少症

经 John Wiley and Sons 许可转载，引自 Lillo-Le Louët A, Boutouyrie P, Alhenc-Gelas M, Le Beller C, Gautier I, Aiach M, et al. Diagnostic score for heparin-induced thrombocytopenia after cardiopulmonary bypass, Journal of Thrombosis and Haemostasis, Vol 2, No. 11, pages 1882–1888, © 2004

测的敏感性产生不利影响，但报告 OD 本身可以帮助临床医师根据最初的实验室检测结果更好地评估 HIT 的真实风险[31]。最初用于 HIT 的 ELISA 方法检测的是多特异性抗体（即 IgA、IgM 和 IgG）。新版实验尝试只是检测 IgG 抗体以增加检测特异性，IgG 是临床 HIT 中主要的致病性抗体。当然，这只是逻辑上成立，有些研究并不能证明 IgG 特异性检测与多特异性抗体的 ELIAS 相比能够普遍改善诊断特异性[30]。

ELISA 方面技术其他变更侧重于创造操作简化，无须专业人员就能提供检测时长更短的技术。这些方法包括颗粒凝胶免疫分析（PaGIA）和横向流动分析技术（the lateral flow assays），有些优点但只能报告阳性、阴性，没有特异性滴度研究。化学发光分析和乳胶凝集分析有一个突出的优点，即可在自动化设备上检测，方便 24h 全无运行[30]。一般来讲，这些分析方法在诊断性能上各有不同，因此，对分析方法的选择取决于诸多因素，其中包括易操作性和成本。

HIT 的功能检测试验更具特异性，当 ELISA 或其演变技术表明存在肝素 /PF_4 抗体时，其通常用作确认试验。功能检测试验是用假设存在致病抗体的患者血浆和正常捐献者血小板一起孵育，捐赠者血小板制备为洗涤血小板或富血小板血浆。由于捐赠者血清 / 血浆中抗体可能会产生干扰，所以首选洗涤血小板技术。功能检测试验是要表明，患者的 HIT 抗体可以引起血小板活化，这是 HIT 的病理生理学标志，在体外进行的这一试验对 HIT 诊断具有高度特异性[30]。然而，功能检测试验具体应用具有挑战性，原因如下：需要正常血液捐献者；试验耗费精力；5- 羟色胺释放试验是放射性试验。

目前正在进行研究开发更具可操作性诊断工具。与此同时，许多医院需要送血样本到能做功能试验的参考实验室，这样会延误诊断。

（三）接受预防性肝素或 LMWH 的患者的血小板计数监测

监测血小板计数被推荐用于 HIT 风险＞1% 的患者。确保血小板计数的诊断价值是一个挑战，没有研究证明血小板计数监测的利大于弊（包括在评估 HIT 时停止指定肝素治疗）。美国胸科医师学会（American College of Chest Physicians，ACCP）指南建议，在初次接触肝素后的第 4～14 天，对于那些 HIT 风险＞1% 的患者[15]，应每 2～3 天进行血小板计数监测。一些作者提倡在初次肝素暴露后的第 5 天、第 7 天和第 9 天进行测试，或者如果在手术前也使用肝素，则在手术后的第 5 天、第 7 天和第 9 天进行测试，这反映了大多数患者在这段时间内会发生 HIT。在手术后第 5～7 天计数可捕捉到了血小板的峰值变化，其可能高于术前基线，有助于捕捉到有意义的血小板计数 50% 的下降[12]。

五、治疗

（一）初始处置

HIT 的初始治疗包括立即停用各种形式的肝素，其中包括 LMWH、肝素冲洗和肝素涂层导管[12, 15]。LMWH 在体外与肝素抗体有很高的交叉反应性，在治疗 HIT 时应避免。有历史对照的前瞻性队列研究表明，仅停用肝素不足以预防血栓形成和 HIT 的并发症[15]。未接受治疗的患者在停用肝素后 2 天内每天有 5%～10% 的血栓形成风险，30 天内新血栓栓塞的累积风险高达 50%[32]。因此，停止肝素治疗后，应开始使用治疗剂量的替代抗凝血药，以防止血栓并发症。对于 HIT 的临床可能性较低（4T 评分较低）的患者，临床医师可以考虑继续使用肝素，并每日监测血小板计数。对于中度或高度 HIT 可能性患者，应停用所有肝素，并建议使用其他抗凝血药治疗[32]。

治疗 HIT 的可选择的药物包括能够快速抑制凝血酶和与肝素 /PF_4 抗体缺乏交叉反应性的抗凝血药。已被用于治疗 HIT 的抗凝血药包括直接凝血酶抑制药（direct thrombin inhibitor，DTI）阿加曲班（FDA 批准）、来匹卢定（FDA 批准，已不再使用）、比伐卢定（超适应证）和地西卢定（超适应证）以及间接因子Ⅹa 抑制药达那肝素（超适应证，未在美国上市）和磺达肝癸钠（超适应证）。目前唯一获得 FDA 批准的药物是阿加曲班，它需要持续静脉注射及实验室监测 aPTT。一些超适应证药物由于其独特的优势得到了更多的使用。比伐卢定被批准用于经皮冠状动脉介入治疗（percutaneous coronary intervention，PCI）和心脏外科手术，因此有时在诊断出或怀疑 HIT 时使用，但未被批准用于 HIT 治疗。地西卢定和磺达肝癸钠是有吸引力的，因为这两种药物都可以直接皮下注射给药。这些替代药物之间没有高质量的前瞻性头对头试验，因此治疗选择应基于药物可用性、独特的患者特征（包括肾功能和肝功能）、出血风险、血栓并发症的存在及侵入性手术的需要。表 17–4 列出的药物特性有助于指导临床医师选择最合适的药物。我们提出如图 17–4 所示的处理流程。

在使用非口服凝血酶或因子Ⅹa 抑制药进行初始治疗后，患者需要转为使用维生素 K 拮抗药（vitamin K antagonist，VKA）进行长期抗凝。华法林作为 HIT 的初始单药治疗是禁忌的，因为在 HIT 患者中快速使用华法林可能会由于天然抗凝血药蛋白 C 水平下降而形成血栓前状态[15]。这可能导致严重的不良事件，其中包括华法林引起的皮肤坏死和静脉肢体坏疽[22]。引发静脉肢体坏疽的患者特征包括，最近停止非口服抗凝血药，由于迅速和过度减少的Ⅶ因子以及蛋白 C 的严重下降引发 INR 超治疗范围，血小板计数＜150×10^9/L[22]。ACCP 指南建议在血小板大幅度恢复（至少 150×10^9/L）后再开始使用 VKA，而不应在血小板计数较低时开始 VKA 治疗，且建议初始给予低剂量华法林，如每天 5mg（中国人 3mg）。当开始 VKA 治疗时，必须使用一种替代性抗凝血药进行至少 5 天的桥接治疗，直到 INR 连续 2 天处于治疗范围。此外，在诊断 HIT 前已经开始 VKA 治疗的患者，建议用维生素 K 进行逆转，以补充蛋白 C 水平[15]。

（二）治疗 HIT 和 HITTS 的基本原理

由于孤立性 HIT 患者发生血栓事件的风险很高，故治疗无血栓的 HIT 和 HITTS 都很重要。研究发现，在没有使用其他抗凝血药的情况下，有 17%～55% 的孤立性 HIT 患者发生血栓栓塞。

（三）治疗药物

HIT 治疗最常使用的药物包括阿加曲班、来匹卢定、地西卢定、比伐卢定和磺达肝癸钠，汇总见表 17–4。

1. 阿加曲班　阿加曲班是一种合成的直接高选择性凝血酶抑制药，衍生于 L– 精氨酸，与游离及凝块结合的凝血酶的活性位点可逆性结合。阿加曲班抑制所有凝血酶介导的促凝活性，其中包括纤维蛋白形成和凝血因子Ⅴ、Ⅷ、ⅩⅢ的活化，以及蛋白 C 和血小板的活化。其被 FDA 批准用于预防和治疗 HIT 患者的血栓形成，并作为接受 PCI 的 HIT 患者的抗凝血药。持续输注时，阿加曲班会立即产生抗凝作用，并在 1～3h 内达到稳定状态。阿加曲班在肝脏通过羟基化和芳香化进行代谢，主要通过粪便排泄（约 65%，14% 不变），在肝功能正常的情况下，

表 17-4　药物性质

药物名称	作用机制	用　法	监　测	给药剂量	开始起效	清除（半衰期）	药物诱导的抗体	解　药	可透析的	对 INR 的影响	妊　娠
阿加曲班 （Acova）	DTI	静脉注射	aPTT 目标：患者基线水平的 1.5～3 倍或 60～90s 的 ACT（用于 PCI，目标 300～450s）	2μg/（kg·min） 肝功能障碍：见阿加曲班部分表格	立即	肝胆 （40～50min）	无	无	20%	显著延长	B 类
比伐卢定 （Angiomax） 注意：说明书未标明可用于 HIT 的治疗 经批准用于 PCI/ 心脏外科手术 w/HIT	DTI	静脉注射	aPTT ACT 或 ECT（高剂量）目标：患者基线的 1.5～2.5 倍或 60～90 秒	0.15mg/（kg·h） 肾功能障碍：见比伐卢定部分表格	立即	酶（80%） 肾（20%） （25min）	低发生率 与抗来匹卢定抗体有潜在的交叉反应	无	25%	中度延长	B 类
来匹卢定 （Refludan） 注意：2012 年 5 月停止使用	DTI 重组水蛭素	静脉注射，皮下注射	aPTT 目标：患者基线水平的 1.5～2.5 倍（开始使用后 4h 初次检测） ECT（高剂量）	初始团注 0.2mg/kg* 然后 0.15mg/（kg·h） 肾功能障碍：见来匹卢定部分表格	立即	肾（80min）	40%～60% 抗来匹卢定抗体 * 避免再次暴露于来匹卢定	无	高通量透析器	轻度延长（取决于剂量）	B 类
地西泸定 （Iprivask）	DTI	皮下注射，静脉注射	不必要（血浆水平与 aPTT 相关）	每 12 小时皮下注射 15 或 30mg，预防 PREVENT HIT 研究（针对 HIT 的最佳剂量未确定）		肾（2h）	低发生率 与来匹卢定诱导的抗体有 100% 的交叉反应性	无	使用特殊膜通过透析清除	轻度延长	C 类
磺达肝癸钠 （Arixtra） 注意：说明书未标明用于 HIT 的治疗	直接因子Xa 抑制药	皮下注射	不必要；肥胖患者可能需要考虑抗Xa 水平	<50kg：5mg 每天 1 次 50～100kg：7.5mg 每天 1 次 >100kg：10mg 每天 1 次	约 2～3h	肾（17～20h）	可能导致 HIT（非常罕见）	无	20%	无	B 类

DTI. 直接凝血酶抑制药；aPTT. 活化部分凝血活酶时间；INR. 国际标准化比值；ACT. 活化凝血时间；ECT.Ecarin 凝血时间；PCI. 经皮冠状动脉介入治疗；HIT. 肝素诱导的血小板减少症

*. 用于危及生命或 . 危及肢体的血栓形成

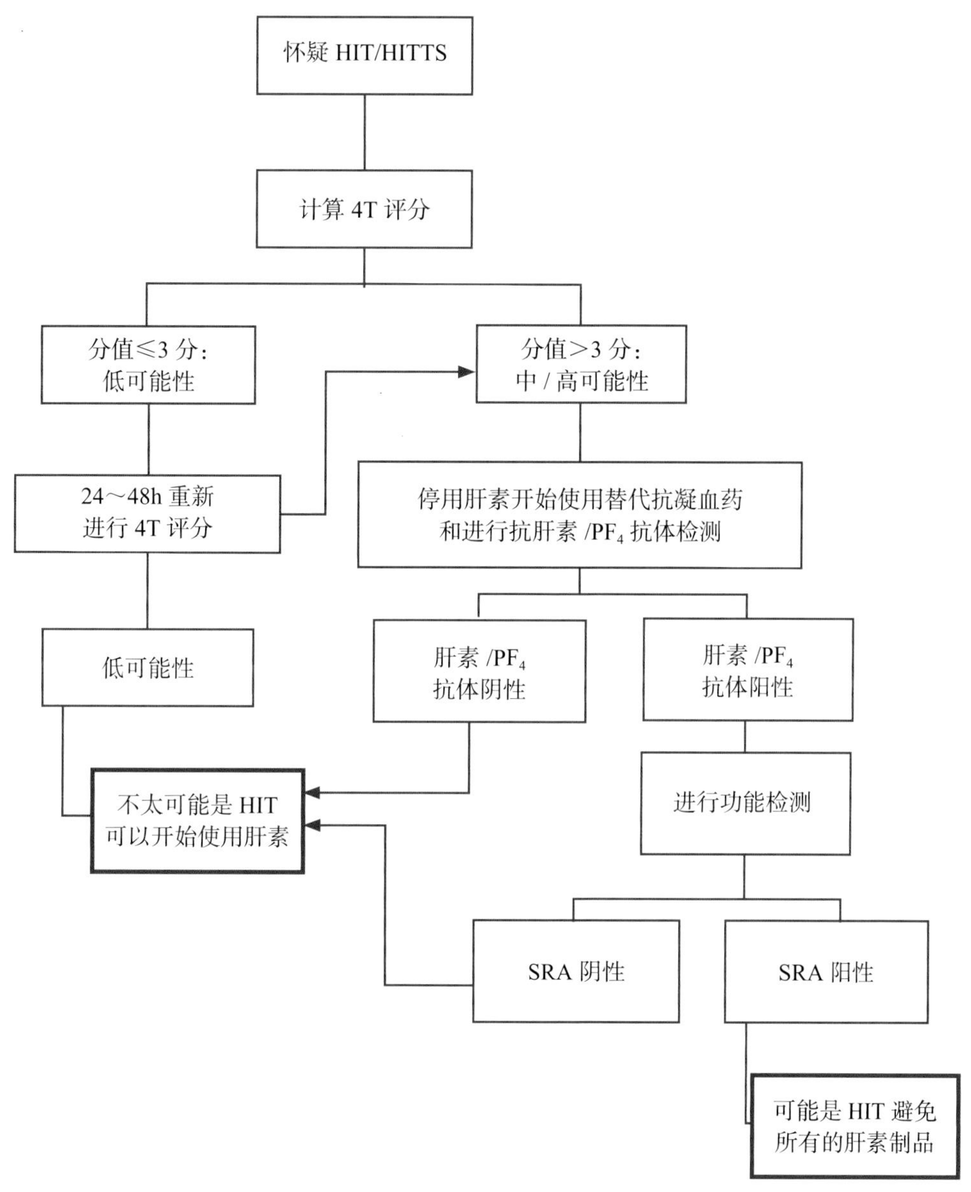

▲ **图 17-4 HIT/HITTS 治疗原则**

HIT. 肝素诱导的血小板减少症；HITTS. 肝素诱导的血小板减少症血栓综合征；PF_4. 血小板因子 4；SRA. 血清素释放试验

半衰期相对较短，为 40～50min。其药代动力学特性使其成为肾功能不全但肝功能正常或功能保留患者的首选药。

(1) 剂量：HIT 标准方案是静脉输注 2μg/（kg·min），不需要初始团注。开始治疗后，使用 aPTT 监测阿加曲班治疗，目标范围为初始基线值的 1.5～3 倍（不超过 100s），并根据需要调整剂量［剂量不超过 10μg/（kg・min）］，以维持稳定的 aPTT。肝功能障碍患者阿加曲班的半衰期明显增加（约 180min）；因此，这些患者通常初始剂量推荐 0.5μg/（kg・min）。由于清除率可能降低，ACCP 循证临床实践指南和英国指南都建议：肝充血、心力衰竭、多器官衰竭、严重全身性水肿、心脏手术后患者的初始剂量在 0.5～1.2μg/（kg・min）。

(2) 接受 PCI 的患者：初始阿加曲班团注剂量为 350μg/kg，随后输注量建议为 25μg/（kg・min）。在完成团注剂量后 5～10min 监测活化凝血时间（activated clotting time，ACT）。如果 ACT>300s，建议继续 PCI。如果 ACT<300s，应增加 150μg/kg 推注剂量，同时输注剂量增加到 30μg/（kg・min）。如果 ACT>450s，输注量应减少至 15μg/（kg·min）。ACT 维持在 300～450s，且在每次追加团注或改变输注速率后 5～10min 应监测 ACT。如果患者 PCI 术后需要抗凝，阿加曲班可以以 2μg/（kg・min）的速率继续使用，并调整使 aPTT 维持在初始基线值的 1.5～3 倍（不超过 100s）。

(3) 不良事件：使用阿加曲班最常见的不良事件是出血。其可以发生于任何部位，其风险取决于抗凝的强度、持续时间、患者个体出血的危险因素。其他不良反应包括胸痛、低血压、恶心、发热，也有过敏反应的报道。

2. 来匹卢定（不再可用，2012 年停产） 来匹卢定是水蛭素的重组形式，水蛭素是从水蛭中分离出来的天然抗凝血药，被批准用于治疗 HIT。它是一种直接的不可逆凝血酶抑制药，作用于游离凝血酶和凝块结合凝血酶。该药物主要经过肾脏清除，约 48% 的静脉注射剂量通过尿液排出。健康志愿者肾功能正常时的终末半衰期大约是 1.3h。

(1) 剂量：根据药品说明书，初始剂量建议静脉团注剂量 0.4mg/kg（高达 110kg，最大剂量 44mg），随后持续输注 0.15mg/（kg・h）（最大剂量基于 110kg，输注 16.5mg/h）。对来匹卢定的上市临床试验数据的进一步分析表明，超过 0.07mg/（kg・h）的剂量有更高的出血风险，但没有增加临床疗效[33]。因此，最新的临床指南推荐的剂量要低于药品说明书的推荐剂量[15, 32]。0.2mg/kg 的团注剂量仅用于危及生命的肢体血栓形成的患者，除此之外不再使用团注剂量。肾功能不全需要调整剂量，减少持续输注速率见表 17-5。

表 17-5　根据肾功能推荐的来匹卢定剂量[15]

血清肌酐（mg/dl）	持续输注剂量［mg/（kg・h）］
＜1.0	0.10
1.0～1.6	0.05
1.6～4.5	0.01
＞4.5	0.005

注．无团注剂量：对于危及生命或危及肢体的血栓形成的患者，初始静脉团注 0.2mg/kg

(2) 监测：在开始治疗前应获得基线 aPTT，aPTT＞2.5 的患者不应开始使用来匹卢定。随后的 aPTT 监测应在开始治疗后 4h 及每次剂量调整后，aPTT 目标值为基线值的 1.5～2.5 倍。

(3) 不良反应 / 临床考虑：最常见的不良反应是出血，特别是与溶栓药物联合使用时。临床试验中发现的其他不良反应包括发热、肝功能检测异常、肺炎、皮肤过敏[34, 35]。

高达 50% 的患者可能形成抗水蛭素抗体，这些抗体与药物结合，形成不能通过肾脏排泄的大复合物，延长半衰期，并需要随后减少剂量[36, 37]。过敏反应发生可高达 0.16%，通常在团注后且更可能发生于再暴露后[38]。对于有过来匹卢定暴露史的患者，应避免使用团注剂量或使用其他抗凝血药来降低这种风险。

(4) 数据和临床试验：根据 3 项前瞻性观察研究（HAT-1、HAT-2 和 HAT-3），将来匹卢定与未治疗的历史对照进行比较，来匹卢定获得批准用于治疗 HIT[35, 39, 40]。由于当时没有抗凝血药被批准用于 HIT 治疗，无法开展 RCT（randomized controlled trial）研究。既往对照组接受的治疗包括单独停用肝素或停用肝素并开始使用 VKA。这些研究的联合终点是新的血栓栓塞并发症、截肢和死亡，结果显示与对照组相比，来匹卢定改善了预后（29.7% vs. 52.1%）[41]。对这些研究的汇总分析表明，在接受来匹卢定治疗的患者中，新的血栓栓塞事件发生率显著降低（11.9% vs. 32.1%），但在死亡或截肢发生率方面没有显著差异。临床获益被出血率增加所抵消，接受来匹卢定的患者中有 17.6% 的患者出血率增加，而对照组中为 5.8%。

来匹卢定于 2012 年停产，然而，它具有其他目前可用的重组水蛭素产品的类似的特性，如地西卢定（desirudin），可以提供帮助指导临床医师治疗的信息[32]。

3. 地西卢定 地西卢定是一种高选择性 DTI，是唯一一种固定剂量皮下注射的凝血酶抑制药[42]。地西卢定被批准用于髋关节置换术后的 DVT 预防，疗效优于 UFH 和 LMWH[43, 44]。

(1) 剂量：针对 HIT 治疗的剂量尚未确定，但 PREVENT-HIT 试验的剂量是 15mg 或 30mg，皮下注射，每 12 小时。无血栓形成证据的患者给予低剂量 15mg，每 12 小时，有血栓形成证据的患者则给予高剂量 30mg[45]。

(2) 肾功能损害：针对髋关节置换术 DVT 预防，药物说明书建议对于中度肾功能不全（定义为 CrCl 31～60ml/min）的患者，剂量减少到每 12 小时 5mg，对于严重肾功能损害的患者（定义为 CrCl＜31ml/min），每 12 小时给予 1.7mg。这些推荐剂量是基于单次静脉注射地西卢定后总药物暴露（AUC）的增加。然而，血药浓度峰值（C_{max}）是 aPTT 最大疗效和出血风险的更好预测指标，且皮下注射给药后 C_{max} 要低得多。

(3) 监控：虽然不必要监测，但药物血浆水平与 aPTT 相关，建议 aPTT 的目标值要低于患者基线值 2 倍。

(4) 临床考虑：尽管在 HIT 中使用这种药物的数据有限，但该药物具有的特点使其成为一个有吸引力的选择，包括固定的皮下剂量和对 INR 的最小影响，允许更简单地给药和更顺利地过渡到口服抗凝治疗。

(5) 数据和临床试验：PREVENT-HIT 是一个针对阿加曲班与地西卢定比较的开放的头对头试验[45]。尽管样本量小（共 16 例患者），但该研究结果令人鼓舞，地西卢定治疗组没有新的血栓事件、死亡、严重出血，并且与阿加曲班相比，地西卢定治疗成本更低（1688 美元 vs. 8250 美元）。

欧洲一项重大骨科手术患者的观察性多中心研究，调查了一组 HIT 患者（*n*=51）。有临床 HIT 的患者（14 例），没有任何死亡或血栓事件的报道，只有 1 例大出血事件。有 HIT 病史的患者（47 例），1 例发生 DVT，6 例发生大出血。虽然这显示了更有希望的结果，血栓事件和出血发生率较低，但由于是观察性研究，具有局限性[46]。另一项观察性研究调查了在肝素抗体阳性但没有 HIT 临床证据的接受冠状动脉搭桥术患者中使用地西卢定的情况。手术后无大出血或 HIT 病例报告[47]。

4. 比伐卢定（用于 PCI 或心外科手术；超适应证 HIT 治疗） 比伐卢定是一种可逆性 DTI，对游离凝血酶和凝块结合凝血酶均有效。它被批准用于 PCI 或心脏外科手术，其他情况是超适应证的。虽然这种药物不是 FDA 批准的唯一用于 HIT 治疗的药物，但它已经在 PCI 中得到了广泛的研究，被批准用于 PCI，无论有或没有 HIT[48]。事实上，最近的 CHEST 指南推荐比伐卢定而非阿加曲班治疗正在接受 PCI 的 HIT 患者[15]。该药物已经成功地用于体外循环或非体外循环心脏手术患者[49, 50]。

比伐卢定的潜在优势包括其较短的半衰期（25min）和通过肝脏酶（80%）和肾（20%）途径的清除，在特殊人群（如肾功能、肝功能障碍患者和需要紧急侵入性手术的患者）具有优势[51]。此外，这种药物的免疫原性低，对 PT/INR 的干扰很小，使其更容易过渡到口服治疗。

(1) 剂量：HIT 患者比伐卢定的推荐初始剂量为 0.05～0.1mg/（kg・h），并根据 1.5～2.5 倍患者基线的 aPTT 目标，进一步上调或下调 10%～20% 的剂量[52, 53]。不需要初始团注。中度至重度肾损害患者的药物清除率降低 20%，严重肾脏疾病患者（计算 CrCl 为 10～29ml/min）半衰期可延长至 1h，终末期肾病患者的半衰期可延长至 3.5h。表 17–6 列出了比伐卢定在肾损害患者中的具体减量情况[53–55]。

表 17–6　比伐卢定在 HIT 和 HITTS 患者 PCI 中的应用：根据肾脏功能的剂量调整

CrCl（ml/min）	团注剂量（mg/kg）	输注剂量［mg/（kg·h）］
＞90	0.75	1.75
30～59	0.75	1.75
＜30	0.75	1
血液透析	0.75	0.25

(2) 紧急 PCI 患者：紧急 PCI 患者推荐剂量为 0.75mg/kg，静脉团注，随后以 1.75mg/（kg・h）在余下的手术过程中持续输注。可持续至术后 4h。如有需要，0.2mg/（kg・h）的输注速度可维持至最长 20h。

(3) 监测：采用 aPTT 监测比伐卢定，推荐的 aPTT 目标范围是患者基线的 1.5～2.5 倍。开始用药后 2h，以及任何剂量变化均要监测 aPTT。在心脏手术中，ACT 被用于监测比伐卢定。在体外循环时，ACT 维持在基线值的 2.5 倍。ACT 200s 意味抗凝不充分，需调整药物剂量。

(4) 临床考虑：如果用于体外循环，重要的是避免血液在体外循环中淤积，因为凝血酶能迅速裂解比伐卢定，从而使血液凝固[56]。

(5) 肾功能损伤：一项小型回顾性研究在 37 例疑似或确诊为 HIT 的患者中调查了使用比伐卢定的安全性、有效性和剂量要求[57]。结果显示，新增血栓形成率为 3%，临床明显出血率为 5%。此外，患者依据肾功能水平分为 3 组（CrCl＞60ml/min，CrCl 30～60ml/min，CrCl＜30ml/min 或肾替代治疗）来确定必要的剂量调整。作者的结论是，中度和重度肾功能不全的患者需要调整剂量。具体剂量建议见表 17–7。

(6) 数据和临床试验：比伐卢定用于 HIT 和

表 17-7 肾功能损害患者 HIT/HITTS 治疗的比伐卢定推荐剂量 [57]

肾功能	剂量、速度
CrCl＞60ml/min	0.15mg/（kg·h）
CrCl30～60ml/min	0.08～0.1mg/（kg·h）
CrCl＜30ml/min 或 CRRT	0.03～0.05mg/（kg·h）

CrCl. 肌酐清除率

HITTS 患者的大多数证据仅为有限的病例 [15]。一项回顾性研究对接受比伐卢定（24 例）、阿加曲班（13 例）和来匹卢定（5 例）治疗的 HIT 患者进行了主要转归的调查，以评估达到预期 aPTT 的时间 [58]。接受比伐卢定治疗的患者比阿加曲班或来匹卢定更快地达到治疗性抗凝（分别为 8.5h、14h 如 24h），尽管没有统计学意义（P=0.124）。阿加曲班治疗时间较长，来匹卢定出血率较低。临床结局（DVT、非致死性 MI、非致死性中风、截肢和全因死亡率）的综合衡量结果在 3 组中是相似的。

此外，一项更近期、更大规模的回顾性研究比较了比伐卢定（92 例患者）和阿加曲班（46 例患者），也发现达到治疗性抗凝、预防新的血栓栓塞事件和出血事件的发生率相似 [59]。来自这些小型回顾性研究的数据支持比伐卢定用于治疗 HIT 的可能性，并展示了这种药物的一些优点。

最近，一项更大的回顾性单中心研究（461 例患者）证明比伐卢定是一种有效和安全的 HIT 治疗选择 [53]。结果显示，新发血栓率 4.6% 及 HIT 相关死亡率 1.7%，且无患者在接受比伐卢定后需要截肢。此外，其他小型单中心研究显示，比伐卢定比阿加曲班更快达到治疗性 aPTT，维持治疗水平更稳定，且达到类似治疗效果 [60, 61]。

对于接受 PCI 的患者，有大量的证据支持使用比伐卢定，包括对涵盖超过 19 000 例患者的 5 项大型 RCT 的分析 [62]。这项 Meta 分析显示，与对照组发生缺血性事件的风险相似，但出血的风险更低。在一项针对 52 名患者的小型前瞻性队列研究中，比伐卢定显示手术成功率高（98%），大出血风险低（2%）[63]。

5. 磺达肝癸钠 磺达肝癸钠是一种合成的戊糖，可选择性地与抗凝血酶（AT Ⅲ）结合，并特异性地抑制因子Ⅹa。因子Ⅹa 的中和作用中断了凝血级联反应，从而抑制凝血酶形成。磺达肝癸钠不会使凝血酶失活，对血小板功能、纤溶活性或出血时间没有影响 [64]。磺达肝癸钠已被批准用于 DVT 和 PE 的急性治疗和 DVT 预防，按体重给药，每天 1 次皮下注射。在肾功能正常的患者中，磺达肝癸钠的半衰期为 17～21h。

(1) 剂量：磺达肝癸钠治疗 HIT 的剂量尚未确定，但 ACCP 建议使用治疗性 VTE 的标准治疗剂量。体重＜50kg 的患者每天皮下注射 5mg；体重 50～100kg 的患者每天皮下注射 7.5mg；体重＞100kg 的患者每天皮下注射 10mg [15]。

(2) 肾损伤：磺达肝癸钠排泄的主要途径是原药尿液排泄。在择期髋关节手术或髋部骨折手术后接受磺达肝癸钠预防治疗的患者中，与肾清除率正常的患者相比，轻度肾损伤（CrCl 50～80ml/min）的磺达肝癸钠的总清除率降低约 25%，中度肾损伤（CrCl 30～50ml/min）的总清除率降低约 40%，严重肾损伤（＜30ml/min）的总清除率降低约 55% [64]。此外，为了外科预防及治疗 DVT 和 PE，根据患者的肾功能状况接受磺达肝癸钠治疗患者，大出血的发生率随着肾损害程度的增加而增加 [64]。基于这些发现，在严重肾损害患者中禁用磺达肝癸，在中度肾损害患者中建议谨慎使用。

(3) 监测：普通人群中磺达肝癸钠应用不需要治疗监测，因为注射后的生物利用度相当高，且剂量反应是可预测的。然而，考虑到之前描述的有关药物的肾功能和尿液排泄的问题，应该定期评估肌酐清除率，以确保适当的药物剂量。有些作者描述了在包括肥胖患者和儿科患者在内的特定人群中进行抗Ⅹa 监测的方法。抗Ⅹa 的水平与治疗效果或出血并发症无关，但对于在这些人群中调整剂量可能是有用的 [65]。

(4) 不良反应：磺达肝癸钠的主要不良反应是出血，在肾损害和体重＜50kg 的患者中，出血会增加。说明书建议，体重＜50kg 的患者不要在围术期使用磺达肝癸钠预防 DVT，但最低剂量（每天 5mg，皮下注射）可用于 DVT/PE，同时要注意患者特有的出血风险 [64]。

(5) 临床考虑：由于磺达肝癸钠不与 HIT 抗体发生交叉反应，获得方便，易于给药，是一种经济有效的药物，它正越来越多地超适应证被用于治疗 HIT 患者 [66, 67]。

(6) 数据和临床试验：关于磺达肝癸钠用于 HIT

治疗的数据有限。Kang 及其同事们最近进行的一项回顾性队列研究调查了在确诊为 HIT 的情况下接受过阿加曲班、达那肝素或磺达肝癸钠治疗的患者的结果。使用倾向得分匹配，作者发现使用阿加曲班和达那肝素的血栓形成和出血并发症的发生率相当[68]。

六、特殊情况和首选用药

（一）透析

根据最新的 ACCP 指南，在患有肾功能不全的患者中，阿加曲班是首选的 DTI，因为该药物不依赖于肾脏清除，并且其虽可被高通量膜透析清除，但临床影响意义不大。由于阳性的前瞻性数据，阿加曲班比达那肝素更受欢迎，而达那肝素有更多的数据支持其在血液透析患者中的使用，尽管大多数研究的患者没有 HIT。一项对 30 例接受持续肾脏替代治疗的 HIT 患者进行的小型前瞻性研究和另一项对 47 例患者的分析显示，使用阿加曲班的患者血栓形成（0%～4%）和大出血（0%～6%）的发生率很低[69, 70]。

在肾脏替代治疗中，枸橼酸盐已被用作肝素的替代品，它通过螯合钙离子起到局部抗凝血药的作用。然而，它需要特殊的透析液并需要监测代谢紊乱。虽然尚未在急性 HIT 患者中进行研究，但在有 HIT 病史的患者中，它可以作为肝素的替代品[15]。

（二）心脏手术

一般来说，由于肝素起效快、半衰期短、与鱼精蛋白可逆性好，因此仍是心脏手术中抗凝血药的首选。由于 HIT 免疫应答随着时间的推移而下降，功能检测试验通常在停用肝素约 50 天后转为阴性，免疫学检测在停用肝素 100 天后转为阴性，因此这些检测可以帮助指导临床医师是否可以在术中使用肝素或使用替代抗凝血药更安全[71]。

比伐卢定是需要急诊心脏手术的急性或亚急性 HIT 患者的首选替代药物。前瞻性和随机性试验表明，在体外循环和非体外循环手术中使用比伐卢定都有很高的手术成功率（定义为无死亡，无 Q 波 MI，无重复进行冠状动脉血供重建或卒中）[72]。当使用比伐卢定时，必须尽量减少体外循环中的停滞，因为凝血酶有可能裂解比伐卢定，导致潜在的凝血。其他策略包括术前血浆置换，然后在体外循环中使用常规肝素，术后使用比伐卢定预防血栓形成，将在下一章节中详细介绍，描述心脏手术中 HIT 的细节。

（三）紧急 PCI

比伐卢定是接受紧急 PCI 治疗的急性或亚急性 HIT 患者的首选药物。如比伐卢定药物部分所述，该药物对接受侵入性治疗的患者具有独特的优势，其中包括半衰期短和通过非肾脏途径消除。ATBAT 前瞻性试验评估了比伐卢定在有 HIT 病史或新诊断 HIT 患者中的安全性和有效性[63]。手术成功（狭窄＜50%）和临床成功（无死亡、紧急搭桥手术或 MI）分别为 98% 和 96%。此外，一项对 19 000 多例患者进行的大型 Meta 分析支持比伐卢定在 PCI 期间的疗效[62]。在 PCI 中使用的剂量参考上面的药物部分。

（四）妊娠

妊娠期间 HIT 的发生率非常低，这从一项对 2000 多例接受 LMWH 治疗孕妇的 Meta 分析中可以看出，这些患者中没有 HIT 发生[73]。尽管如此，如果 HIT 得到确认，所有形式的肝素都应该停用，并且应该开始使用替代的抗凝血药。指南建议妊娠患者使用达那肝素而非其他非肝素抗凝血药。在回顾性病例系列（30 例患有急性 HIT 的女性）中对达那肝素的使用进行了回顾，结果显示活产率高达 90.4%，产妇不良事件包括 2 例剖宫产后死亡、3 例大出血、3 例血栓栓塞事件和 10 例复发性皮疹[74]。在该系列病例中，6 名婴儿的脐带血样本中没有抗Ⅹa 水平的证据。

然而，在美国没有达那肝素。阿加曲班和磺达肝癸钠的数据仅限于病例报告。磺达肝癸钠可能是首选，因为它可以皮下给药，而阿加曲班仅限于静脉给药。一项小规模的前瞻性队列研究了 LMWH 超敏的女性（10 例患者，12 例孕妇），使用磺达肝癸钠 2.5mg 每天 2 次，直到分娩开始为止[75]。（选择剂量是由于在进行此项研究的荷兰缺乏可用的 7.5mg 治疗性注射剂；有关普通人群中适当的按重量计算的剂量，见表 17-4。）13 例婴儿中均无任何先天异常，也没有发生大出血。在每天接受磺达肝癸钠 2.5mg 的 29 例女性的回顾性病例系列中也看到了类似的结果[76]。妊娠期间使用磺达肝癸钠的一个问题是，这种药物确实会穿过胎盘。虽然脐血中磺达肝癸钠的浓度低于治疗性抗凝所需的浓度，但不能排除潜在的不良反应[77]。

七、过渡到门诊治疗

（一）华法林

如前所述，由于蛋白C的迅速下降，如果华法林未与肠外抗凝血药充分重叠，则急性HIT患者有发生静脉肢体坏疽的风险。为避免这些并发症，建议采取以下预防措施。

• 对于确诊为HIT时正在接受VKA的患者，应停止VKA并应使用维生素K进行逆转。

• 在血小板计数恢复到稳定水平（至少150×10^9/L）之前，不要启动VKA。

• 避免华法林大剂量负荷（如>5mg），并确保VKA与肠外抗凝血药重叠5天或更长时间，直到INR达到目标范围。

• 确保华法林与肠外抗凝至少重叠5天，因为5天是公认的华法林将凝血酶原水平降低到与有效抗凝相关的水平所需的最短时间。

对于过渡到口服VKA的患者，独有的挑战是肠外药物对INR的延长作用。阿加曲班可显著延长INR，因此，当患者过渡到华法林时，应使用特定的经验证的算法，以避免抗凝不足和增加血栓栓塞风险。在一项对从阿加曲班过渡到华法林患者的分析中，尽管在接受阿加曲班和华法林联合治疗时INR>3.0，但仍有21%的患者在停用阿加曲班4h后INR低于治疗水平[78]。因此，大多数建议在停用阿加曲班之前要确保INR>4.0。有关从阿加曲班过渡到华法林的更多细节，见表17-8。

一些中心报告使用显色因子Ⅹ（chromogenic factor Ⅹ, CFⅩ）活性分析法作为INR监测的替代方法。阿加曲班对CFⅩ活性的影响最小，因此可以在阿加曲班输注期间用于监测华法林治疗。CFⅩ检测以正常的百分比来衡量因子Ⅹ的酶活性。20%～45%的CFⅩ活性分析法与2.0～3.5的INR相关。这种分析可能对危重患者特别有用，因为阿加曲班的清除可能会延迟，停用阿加曲班后INR可能看起来有治疗作用，而实际上患者的华法林还没有达到治疗效果[80]。对于可以执行CFⅩ分析并快速返回结果（数小时而非数天）的中心来说，这种替代方法是可行的。

达那肝素的一个优点是它不影响INR，消除了一些上面概述的从阿加曲班过渡到华法林时并发症。磺达肝癸钠也有这种优势，一些专家建议，一旦血小板恢复，肾功能正常的患者可以从DTI（如阿加曲班、来匹卢定、比伐卢定）改为磺达肝癸钠[81]。有关此过程的说明见表17-9。病例报道也突出了这一方法的成功应用[82, 83]。

（二）直接口服抗凝血药

使用DTI或间接因子Ⅹa抑制药过渡到华法林治疗，需要面对增加监测频率和成本，以及给药途径不方便的问题。此外，此后继续进行华法林治疗需要常规INR监测，定期进行华法林剂量调整以及摄入含维生素K的食物维持稳定。这些局限性引起了人们针对HIT患者使用直接口服抗凝血药（direct oral anticoagulant，DOAC），如达比加群酯、利伐沙班或阿哌沙班的兴趣。这些药物不与抗肝素/PF_4抗体相互作用，也不会引起抗肝素/PF_4复合物介导的血小板活化[84]。

最近一项对12例SRA阳性、确诊为HIT的成人患者进行了回顾性分析。所有患者最初都接受DTI

表17-8 从阿加曲班过渡到华法林[79]

阿加曲班剂量	使用监测INR进行管理	CFⅩ检测可用时的替代方案
≤2μg/（kg·min）	• 华法林与阿加曲班联用且INR>4.0时停用阿加曲班 • 4～6h内重新检测INR • 如果INR<2.0，重新开始使用阿加曲班，剂量增加10% • 重复该过程直到达到INR≥2	• 根据aPTT结果滴定阿加曲班 • 华法林和阿加曲班重叠使用至少5天（理想情况下，CFⅩ检测在这些条件下更准确） • 当CFⅩ结果<45%时停用阿加曲班
>2μg/（kg·min）	• 减少阿加曲班的剂量到2μg/（kg·min） • 4～6h内重新检测INR • 华法林与阿加曲班联用且INR>4.0时停用阿加曲班 • 4～6h内重新检测INR • 如果INR<2.0，重新开始使用阿加曲班，剂量增加10% • 重复该过程直到达到INR≥2	可以考虑在停用阿加曲班后至少4～6h获得确定的INR。在肝功能不全或一般危重患者中，由于阿加曲班清除不良，INR可能居高不下

INR.国际标准化比值；aPTT.活化部分凝血活酶时间；CFⅩ.显色因子Ⅹ

表 17-9　转换为华法林的替代模式（DTI 到磺达肝癸钠再到华法林）

步骤 1	• 一旦血小板计数恢复（>150×10⁹/L）且患者肾功能正常（CrCl>30ml/min） • 停止 DTI，立即启动基于重量的磺达肝癸钠： – <50kg：每天 5mg，皮下注射 – 50～100kg：每天 7.5mg，皮下注射 – >100kg：每天 10mg，皮下注射
步骤 2	继续每日服用华法林和磺达肝癸钠，确保 DTI 或磺达肝癸钠与华法林至少重叠 5 天，直到连续 2 天 INR >2.0
步骤 3	一旦 INR 目标维持了 2 天，则停用磺达肝癸钠，继续每日根据 INR 调整华法林

DTI. 直接凝血酶抑制药；INR. 国际标准化比值

治疗，直到血小板计数恢复［（50～150）$\times 10^9$/L］，此时患者过渡到阿哌沙班（*n*=10）或利伐沙班（*n*=2）[85]。2 例患者出现大出血，1 例服用氯吡格雷治疗冠心病的静脉曲张患者出现胃肠道出血，而另 1 例近期被诊断为恶性肿瘤的患者则出现咯血。在这些患者中未观察到血栓复发。另一项回顾性研究，对 22 例确诊 HIT 患者进行了前瞻性随访，了解患者的预后情况[86]。这些患者最初接受阿加曲班［0.3～0.5μg/（kg・min）］，剂量调整以维持 aPTT 在 50～90s 持续约 32h。停用阿加曲班 2h 后，患者过渡到达比加群酯（*n*=6）、阿哌沙班（*n*=5）或利伐沙班（*n*=11）。无出血、肢体丧失、VTE 复发或死亡报告。5 例患者发生 DVT，但均未发生动脉血栓形成。最后，Linkins 及其同事进行了一项多中心、单臂队列研究，考察利伐沙班作为 HIT 主要治疗药物的作用。他们应对了入组病人困难的挑战，入选了 12 例 HIT 阳性患者（4T 评分为 4 分或更高，并 SRA 阳性）采取利伐沙班治疗，并显示出良好的初步结果。1 例患者在治疗时上肢 DVT 进展，另 1 例患者在利伐沙班开始抗凝时，因慢性动脉疾病引起的急性缺血恶化需要双侧下肢截肢。没有观察到严重出血事件，也没有发现其他新的或复发的血栓形成[87]。这些小样本病例研究表明，在不需要常规监测、饮食限制和剂量调整的情况下，DOAC 可能是 HIT 患者门诊管理的安全替代方案。需要更大规模的研究来了解这些药物对 HIT 患者的疗效。

八、治疗持续时间

HIT（4 周）对比 HITTS（3 个月）

由于 HIT 被认为是一个可逆的诱发血栓的危险因素，因此通常建议 HITTS 患者需持续抗凝治疗 3 个月。对于孤立性 HIT 的患者，指南建议使用替代抗凝血药或华法林继续抗凝治疗 4 周，因为开始 HIT 治疗后 2～4 周血栓形成的风险增加[15]。

九、治疗中应避免的事情

（一）过早开始华法林治疗

由于天然抗凝血药蛋白 C 水平下降，在 HIT 患者中过早开始使用华法林可能会导致血栓前状态，因此禁止初始单独使用华法林治疗 HIT [15]。正如上面治疗部分所讨论的，指南建议在血小板恢复（至少 150×10^9/L）后再开始使用 VKA，而不应在血小板计数较低时开始 VKA 治疗。

（二）LMWH 交叉反应

在体外，LMWH 与肝素抗体具有很高的交叉反应性，因此，在治疗 HIT 时应避免使用。

（三）血小板输注

尽管 HIT 患者出现严重的血小板减少，但出血并不常见。然而，有时 HIT 患者在接受侵入性操作时可能需要输注血小板。小样本病例研究表明，血小板输注可能会加重 HIT，潜在地增加血栓栓塞的风险[15]。然而，两组 41 例病例患者并未显示血栓并发症的风险增加[88, 89]。由于证据相当有限，目前尚不清楚血小板输注在这一人群中是否安全。指南建议仅在发生出血时或在实施有高出血风险的侵入性手术时才进行血小板输注[15]。

（四）下腔静脉滤器

下腔静脉（inferior vena cava，IVC）滤器通常用于急性 VTE 并有抗凝禁忌证的患者。实际上，与 HIT 相关出血风险很低，与使用 IVC 过滤器相比，使用替代药物进行抗凝治疗更为可取，后者不能解决 HIT 的高凝状态，也无法预防动脉事件。有报告详细描述了在HIT的情况下放置IVC过滤器静脉肢体坏疽的进展[90]。一项回顾性研究发现，接受IVC过滤器治疗的10例患者中有9例出现了新的血栓形成[91]。对于那些认为有出血风险的患者应谨慎行事，原因不是与HIT本身相关的血小板减少，这种情况应该通过停用肝素和使用替代抗凝血药来解决。

十、心脏手术患者肝素诱导的血小板减少症

心脏手术后肝素诱导的血小板减少症是一个特别令人棘手的问题。进行体外循环的患者几乎都普遍接触肝素，体外循环本身及其他可能的临床因素亦可引起血小板减少。当观察到血小板计数减少时，由于与该病相关的并发症可能是致命的，因此临床医师评估HIT的门槛较低。在心血管外科人群中尤其如此，在这些人群中，动脉血栓形成多于静脉[18]。

十一、风险评估

心脏手术患者在HIT的诊断和治疗方面面临独特的挑战。首先，大多数风险评分没有考虑到体外循环后血小板计数变化的典型模式。由于体外循环过程中血小板的消耗，几乎所有患者在手术后都会立即出现血小板计数的急剧下降，这种下降很难与HIT相关的血小板计数下降区分开来。此外，4T评分中的“4T”之一是存在其他原因导致的血小板减少，心脏手术患者存在体外循环这种情况。这意味着4T评分的3个参数（血小板减少的程度、血小板减少的时间、是否存在其他引起血小板减少的原因，如体外循环）都能被心脏手术过程本身所影响[25]。正是由于心脏手术在HIT风险评分方面的这些特殊性，Louet及其同事开发了针对心脏外科手术人群的风险评分（表17–3）。它利用①血小板下降模式，其考虑到体外循环后血小板的初期下降；②从体外循环到“提示日”（或首次怀疑HIT的日期）的时间；③体外循环的持续时间。血小板下降模式以图形和文字表示，体外循环后血小板反弹呈双相形式的HIT风险最高，血小板第二次下降与HIT抗体形成的预期时间一致。体外循环后血小板计数保持在低水平，没有因HIT而出现第2次下降，HIT的可能性低。从体外循环到首次怀疑HIT“提示日”的时间将患者分为在术后5天内或5天后进行HIT评估。较早怀疑HIT的患者更有可能有其他原因导致血小板减少，而那些在手术后5天以上详细检查HIT的患者更有可能为HIT。事实上，尽管许多患者新近因心导管检查或急性冠状动脉综合征（acute coronary syndrome，ACS）而接受了肝素治疗，但这些术前暴露很少在体外循环后的头几天内导致预先产生抗体或快速发作HIT[92]。最后，体外循环的持续时间少于118min与HIT相关性更大[29]。这些参数试图梳理出可能影响心脏手术后血小板计数的混杂因素，以便在这一人群中创建更理想的风险评估。然而，像许多风险评分一样，该评分具有较低的阳性预测值，因为它着重于关注HIT可能性很低的参数——这有助于创建较高的阴性预测价值。它确实为确定低HIT风险的患者提供了一些帮助，从而最大限度地减少了在等待实验室确认HIT时而建议接受治疗性抗凝治疗的患者数量[93]。

心脏手术患者比许多其他接触肝素的人群更有可能产生HIT抗体，而且众多的患者只产生抗体，而不是继续发展为临床HIT。这一点在HIT的冰山模型中进行了描述，该模型表明，与那些发展为临床HIT的患者相比，更多的患者存在HIT抗体，甚至是功能检测试验阳性。此外，发生临床HIT的患者与HIT抗体携带者的比例因内科和外科人群而异。这与医治内科或外科患者的临床医师有关，因为影响诊断和治疗过程[94]。

正如前面讨论的，HIT中的血栓事件主要是静脉性的，但与心血管手术（包括经体外循环的心脏手术）相关的HIT除外，后者以动脉事件为主。这可能与使用血管内装置（套管、侵入性监测线等），以及潜在的动脉粥样硬化性心血管疾病有关。发生HIT的心脏手术患者更易于发生[92]。

十二、治疗

心脏手术患者的HIT治疗与其他人群大致相同。停止所有肝素产品，使用非肝素肠外药物进行治疗性抗凝，以及在血小板恢复后开始口服华法林，这些都是标准措施。当HIT患者或有HIT病史的患者心脏手术需要体外循环时，挑战就出现了。此问题可以分为3个阶段：急性、亚急性和晚期。如果HIT急性期需要体外循环，那么比伐卢定是首选药物。在亚急性HIT期间，虽然血小板减少得到改善，但循环中的HIT抗体仍然存在，我们希望尽可能延

迟体外循环以使抗体清除。如果不能延迟，则比伐卢定是首选药物。如果患者在 100 天前有 HIT 病史，且血液中未检测到 HIT 抗体，则可以考虑仅在体外循环中有限使用肝素，并在术后密切监测临床 HIT/HITTS 的发展。但是，术前和术后均应避免肝素，以限制新抗体形成的可能性[92]。Welsby 及其同事报告了他们在 11 例接受复杂心脏手术患者中的经验，这些患者新近患有 HITTS，并持续存在 HIT 抗体。在需要全身抗凝的情况下（如接受左心室辅助装置或机械瓣膜的患者），他们在术中使用血浆置换，然后在体外循环中使用标准剂量的肝素，在术后使用比伐卢定。术后没有任何患者有临床 HIT 的证据[95]。这一经验表明，对于有近期 HITTS 病史的需要体外循环的患者，可以选择不可逆的 DTI，然而，这项技术尚未得到广泛研究，也没有很好地确定合适的围术期监测策略和抗凝方案。

有 HIT 既往病史患者的处理

既往有 HIT 病史因其他原因需要慢性抗凝的患者当需要暂时停止抗凝治疗时，可能需要桥接。在这种情况下，ACCP 建议在没有活性抗体的个体中可以使用磺达肝癸钠进行桥接。使用磺达肝癸钠用于桥接由于其较长的消除半衰期（17～21h）而变得复杂。如果计划进行高出血风险的手术，应考虑使用静脉注射的 DTI 进行桥接或简单地在不桥接的情况下停止抗凝。如果存在 HIT 抗体，则推荐使用阿加曲班或比伐卢定[15]。

十三、总结

HIT 是一个复杂的临床综合体，它需要针对易感患者的高度怀疑指标，对风险因素的认识，可用的预测概率评分系统和实验室检测的知识（以及对自身机构可利用的检测方法的了解），以及渊博的药学知识帮助选择替代抗凝血药和剂量。特殊人群包括透析患者和心脏手术患者，需要额外考虑。通过对证据和指南给予适当地关注，这些患者可以避免这种高风险临床综合体带来的灾难性后果。

要　点

- 治疗的目标是通过减少凝血酶的生成和血小板的激活来降低血栓形成的风险。

自测题

1. 一名冠状动脉旁路移植术后第 5 天恢复期患者，血小板计数已降至 $60 \times 10^9/L$。他一直在接受皮下注射肝素以预防 DVT。他的纵隔管引流输出量不高，也没有胃肠道或其他出血的危险因素。他的 HIT 预测概率被判断为中等。该患者的适当治疗方法是什么？
   A. 停止所有肝素的使用，其中包括管道冲洗
   B. 使用比伐卢定开始治疗性抗凝
   C. 如果 PF_4 阳性，应进行 PF_4 抗体检测和 5- 羟色胺释放检测
   D. 以上都是
2. 以下哪种药物未获 FDA 批准用于急性 HIT 的治疗？
   A. 来匹卢定
   B. 阿加曲班
   C. 比伐卢定
3. 以下哪种药物更适合治疗有严重肾功能不全 HIT 患者？
   A. 阿加曲班
   B. 阿哌沙班
   C. 达那肝素
   D. 来匹卢定
4. 一名 40 岁女性，10 天前入住 ICU。她被诊断为 HITTS，并接受了 6 天的阿加曲班治疗，aPTT 维持在治疗范围内。她昨天开始接受华法林治疗。肾功能稳定，CrCl 55ml/min，血小板计数 $110 \times 10^9/L$，体重 112kg。该团队希望患者今天出院，并咨询您以帮助将这名患者从阿加曲班过渡至华法林。您有什么推荐吗？
   A. 停止使用阿加曲班，立即开始磺达肝癸钠 7.5mg 与华法林重叠使用，直到 INR 在治疗范围内至少 2 天，总共 5 天
   B. 停止使用阿加曲班，立即开始磺达肝癸钠 10mg 与华法林重叠使用，直到 INR 在治疗范围内至少 2 天，总共 5 天
   C. 建议暂缓出院，因为患者至少有 5 天没有接受阿加曲班和华法林治疗
5. 在开始使用华法林后发现 HIT/HITTS 且 INR 为 1.9 的情况下，停用华法林并服用维生素 K 是否重要？为什么？

A. 是的，因为该方法可以让医师看到仅由于 DTI 治疗而导致的 INR 的真实延长
B. 是的，因为这种治疗方法的改变对于预防静脉肢体坏疽是必要的
C. 不需要，因为只有 INR 在治疗范围内时才需要更改治疗方法

6. 研究小组建议在 2 天内停止静脉输注比伐卢定，以进行计划的手术。患者为 50 岁男性，CrCl 55ml/min。你推荐哪一种？
A. 今天停用比伐卢定；考虑给予重组因子Ⅶ 1mg
B. 今天停用比伐卢定；考虑给予重组因子Ⅶ 1mg 和血浆置换
C. 在手术前 3～5h 停止使用比伐卢定

自测题答案

1. 答案：D。以上所有。如果担心 HIT，应停止所有肝素和含肝素产品（如冲洗）。此外，如果根据临床风险评分，患者处于中度至高度的 HIT 风险中，则应在等待实验室测定确认 HIT 的同时开始进行替代治疗性抗凝（除非有任何禁忌证）。大多数中心将肝素 $-PF_4$ ELISA 用作初始实验室检测，并使用功能性检测来确认 HIT，尽管这可能因各个医院的可用检测而有所不同。

2. 答案：C。比伐卢定。尽管比伐卢定通常用于 HIT 的治疗，尤其是在 PCI 的情况下，但尚未获得 FDA 批准用于 HIT 的治疗。

3. 答案：A。阿加曲班。根据最新的 CHEST 指南，在患有肾功能不全和 HIT 的患者中，阿加曲班是首选的 DTI，因为该药物并不显著依赖于肾脏清除率和透析清除率。由于前瞻性数据阳性，阿加曲班比达那肝素更受欢迎，而达那肝素有更多的数据支持其在血液透析中的使用，尽管这项研究中的大多数患者都没有 HIT。

4. 答案：B。停止使用阿加曲班，并立即开始磺达肝癸钠 10mg 与华法林重叠使用，直至 INR 在治疗范围内至少 2 天，总共 5 天。阿加曲班显著延长了 INR，这使得桥接到华法林疗法具有挑战性。另一种桥接这些患者的方法是，一旦血小板计数恢复或超过 100×10^9/L，就改用磺达肝癸钠。磺达肝癸钠是一种基于体重的药物，所以 MP 每天需要 10mg 皮下注射。重要的是继续磺达肝癸钠与华法林重叠使用，直到 INR＞2.0，持续 2 天，总共 5 天，以避免复发血栓栓塞的风险增加。

5. 答案：B。是的，因为这种治疗方法的改变对于预防静脉肢体坏疽是必要的。这种方法对于预防由于天然抗凝血药蛋白 C 水平下降而导致的静脉肢体坏疽是必要的。此外，维生素 K 还防止了替代肠外抗凝血药治疗中的混杂因素。

6. 答案：C。在手术前 3～5h 停止使用比伐卢定。比伐卢定的半衰期很短（约 25min）。肾功能不全的患者半衰期可延长。因此，术前 3～5h 停用比伐卢定足以恢复正常止血。比伐卢定没有拮抗药可用。注射重组人凝血因子Ⅶ会增加血栓形成的风险。血浆置换还没有证明可以去除比伐卢定，且需要额外放置一条中心静脉管道，这可能会增加患者出血的风险。

参考文献

[1] Howell WH, Holt E. Two new factors in blood coagulation–hepatin and pro-antithrombin. Am J Phys. 1916;47:328–41.
[2] Crafood C. Preliminary report on postoperative treatment with heparin as a preventive of thrombosis. Acta Chir Scand. 1936;79:407–26.
[3] Weismann R, Tobin R. Arterial embolism occurring during systemic heparin therapy. AMA Arch Surg. 1958;76(2):219–25, 227.
[4] Natelson EA, Lynch EC, Alfrey CP, Gross JB. Heparin-induced thrombocytopenia. An unexpected response to treatment of consumption coagulopathy. Ann Intern Med. 1969;71(6):1121–5.
[5] Rhodes GR, Dixon RH, Silver D. Heparin induced thrombocytopenia with thrombotic and hemorrhagic manifestations. Surg Gynecol Obstet. 1973;136(3):409–16.
[6] Kelton JG, Warkentin TE. Heparin-induced thrombocytopenia: a historical perspective. Blood. 2008;112(7):2607–16.
[7] Babcock RB, Dumper CW, Scharfman WB. Heparininduced immune thrombocytopenia. N Engl J Med. 1976;295(5):237–41.
[8] Green D, Harris K, Reynolds N, Roberts M, Patterson R. Heparin immune thrombocytopenia: evidence for a heparin-platelet complex as the antigenic determi nant. J Lab Clin Med. 1978;91(1):167–75.
[9] Nelson JC, Lerner RG, Goldstein R, Cagin NA. Heparin-induced

thrombocytopenia. Arch Intern Med. 1978;138(4):548–52.

[10] Trowbridge AA, Caraveo J, Green JB, Amaral B, Stone MJ. Heparin-related immune thrombocytopenia. Studies of antibody-heparin specificity. Am J Med. 1978;65(2):277–83.

[11] Amiral J, Bridey F, Dreyfus M, Vissoc AM, Fressinaud E, Wolf M, et al. Platelet factor 4 complexed to heparin is the target for antibodies generated in heparin-induced thrombocytopenia. Thromb Haemost. 1992;68(1):95–6.

[12] Greinacher A. Heparin-induced thrombocytopenia. N Engl J Med. 2015;373(3):252–61.

[13] Franchini M, Chong B, Jang I-K, Hursting H, Warkentin T, Warkentin T, et al. Heparininduced thrombocytopenia: an update. Thromb J. 2005;3(1):14.

[14] Jang IK, Hursting MJ. When heparins promote throm bosis review of heparin-induced thrombocytopenia. Circulation. 2005;111(20):2671–83.

[15] Linkins L-A, Dans AL, Moores LK, Bona R, Davidson BL, Schulman S, et al. Treatment and prevention of heparin-induced thrombocytopenia. Chest. 2012;141(2):e495S–530S.

[16] Nazi I, Arnold DM, Warkentin TE, Smith JW, Staibano P, Kelton JG. Distinguishing between antiplatelet factor 4/heparin antibodies that can and cannot cause heparin-induced thrombocytopenia. J Thromb Haemost. 2015;13(10):1900–7.

[17] Rollin J, Pouplard C, Sung HC, Leroux D, Saada A, Gouilleux-Gruart V, et al. Increased risk of thrombosis in FcγRIIA 131RR patients with HIT due to defective control of platelet activation by plasma IgG2. Blood. 2015;125(15):2397–404.

[18] Greinacher A, Farner B, Kroll H, Kohlmann T, Warkentin TE, Eichler P. Clinical features of heparininduced thrombocytopenia including risk factors for thrombosis. A retrospective analysis of 408 patients. Thromb Haemost. 2005;94:132–5.

[19] Warkentin TE. An overview of the heparin-induced thrombocytopenia syndrome. Semin Thromb Hemost. 2004;30(3):273–83.

[20] Schindewolf M, Lindhoff-Last E, Ludwig RJ, Boehncke WH. Heparin-induced skin lesions. Lancet. 2012;380(9856):1867–79.

[21] Warkentin TE, Sikov WM, Lillicrap DP. Multicentric warfarin-induced skin necrosis complicating heparin-induced thrombocytopenia. Am J Hematol. 1999;62(1):44–8.

[22] Warkentin TE, Elavathil LJ, Hayward CP, Johnston MA, Russett JI, Kelton JG. The pathogenesis of venous limb gangrene associated with heparininduced thrombocytopenia. Ann Intern Med. 1997;127(9):804–12.

[23] Singla A, Amini MR, Alpert MA, Gornik HL. Fatal anaphylactoid reaction associated with heparin-induced thrombocytopenia. Vasc Med. 2013;18(3):136–8.

[24] Rosenberger LH, Smith PW, Sawyer RG, Hanks JB, Adams RB, Hedrick TL. Bilateral adrenal hemorrhage: the unrecognized cause of hemodynamic collapse associated with heparin-induced thrombocytopenia. Crit Care Med. 2011;39(4):833–8.

[25] Lo GK, Juhl D, Warkentin TE, Sigouin CS, Eichler P, Greinacher A. Evaluation of pretest clinical score (4 T's) for the diagnosis of heparin-induced thrombocytopenia in two clinical settings. J Thromb Haemost. 2006;4(4):759–65.

[26] Cuker A, Arepally G, Crowther MA, Rice L, Datko F, Hook K, et al. The HIT Expert Probability (HEP) Score: a novel pre-test probability model for heparininduced thrombocytopenia based on broad expert opinion. J Thromb Haemost. 2010;8(12):2642–50.

[27] Joseph L, Gomes MPV, Al Solaiman F, St John J, Ozaki A, Raju M, et al. External validation of the HIT expert probability (HEP) score. Thromb Haemost. 2015;113(3):633–40.

[28] Warkentin TE. Scoring systems for heparin-induced thrombocytopenia (HIT): Whither now? Thromb Haemost. 2015;113(3):437–8.

[29] Lillo-Le Louët A, Boutouyrie P, Alhenc-Gelas M, Le Beller C, Gautier I, Aiach M, et al. Diagnostic score for heparin-induced thrombocytopenia after cardiopulmonary bypass. J Thromb Haemost. 2004;2(11):1882–8.

[30] Nagler M, Bakchoul T. Clinical and laboratory tests for the diagnosis of heparin-induced thrombocytopenia. Thromb Haemost. 2016;116(5):823–34.

[31] Warkentin TE, Sheppard JI, Moore JC, Sigouin CS, Kelton JG. Quantitative interpretation of optical density measurements using PF_4-dependent enzyme-immunoassays. J Thromb Haemost. 2008;6(8):1304–12.

[32] Cuker A, Cines DB. How I treat heparin-induced thrombocytopenia. Blood. 2012;119(10):2209–18.

[33] Tardy B, Lillo le Louet A, Presles E. Predictive factors for thrombosis and major bleeding in an observational study including patients with heparin-induced thrombocytopenia treated with lepirudin. Fundam Clin Pharmacol. 2007;21(5):36.

[34] Berlex. Lepirudin package insert. Montville, NJ; 2004. p 1–22.

[35] Greinacher A, Janssens U, Berg G, Böck M, Kwasny H, Kemkes-Matthes B, et al. Lepirudin (recombinant hirudin) for parenteral anticoagulation in patients with heparin-induced thrombocytopenia. Heparin-Associated Thrombocytopenia Study (HAT) investigators. Circulation. 1999;100(6):587–93.

[36] Eichler P, Friesen HJ, Lubenow N, Jaeger B, Greinacher A. Antihirudin antibodies in patients with heparin-induced thrombocytopenia treated with lepirudin: incidence, effects on aPTT, and clinical relevance. Blood. 2000;96(7):2373–8.

[37] Song X, Huhle G, Wang L, Hoffmann U, Harenberg J. Generation of anti-hirudin antibodies in heparininduced thrombocytopenic patients treated with r-hirudin. Circulation. 1999;100(14):1528–32.

[38] Greinacher A, Lubenow N, Eichler P. Anaphylactic and anaphylactoid reactions associated with lepirudin in patients with heparin-induced thrombocytopenia. Circulation. 2003;108(17):2062–5.

[39] Greinacher A, Völpel H, Janssens U, Hach-Wunderle V, Kemkes-Matthes B, Eichler P, et al. Recombinant hirudin (lepirudin) provides safe and effective anticoagulation in patients with heparin-induced thrombocytopenia: a prospective study. Circulation. 1999;99(1):73–80.

[40] Lubenow N, Eichler P, Lietz T, Farner B, Greinacher A. Lepirudin for prophylaxis of thrombosis in patients with acute isolated heparin-induced thrombocytopenia: an analysis of 3 prospective studies. Blood. 2004;104(10):3072–7.

[41] Lubenow N, Eichler P, Lietz T, Greinacher A. Lepirudin in patients with heparin-induced thrombocytopenia – results of the third prospective study (HAT-3) and a combined analysis of HAT-1, HAT-2, and HAT-3. J Thromb Haemost. 2005;3(11):2428–36.

[42] Iprivask [package insert]. Hunt Valley, MD: Canyon Pharmaceuticals, Inc; 2010.

[43] Eriksson BI, Ekman S, Lindbratt S, Baur M, Bach D, Torholm C, et al. Prevention of thromboembolism with use of recombinant hirudin. Results of a doubleblind, multicenter trial comparing the efficacy of desirudin (Revasc) with that of unfractionated heparin in patients having a total hip replacement. J Bone Joint Surg Am. 1997;79(3):326–33.

[44] Eriksson BI, Wille-Jørgensen P, Kälebo P, Mouret P, Rosencher N, Bösch P, et al. A comparison of recombinant hirudin with a low molecular-weight heparin to prevent thromboembolic complications after total hip replacement. N Engl J Med. 1997;337(19):1329–35.
[45] Boyce SW, Bandyk DF, Bartholomew JR, Frame JN, Rice L. A randomized, open-label pilot study comparing desirudin and argatroban in patients with suspected heparin-induced thrombocytopenia with or without thrombosis: PREVENT-HIT Study. Am J Ther. 2011;18(1):14–22.
[46] Duncan L, Kurz M, Levy J. Use of the subcutaneous direct thrombin inhibitor desirudin in patients with heparin-induced thrombocytopenia (HIT) requiring venous thromboembolic event (VTE) prophylaxis. 40th Annual Meeting of the Society of Critical Care Medicine. San Diego, CA; 2011.
[47] Levy J, Koster A. Safety of perioperative bridging with desirudin and intraoperative bivalirudin in patients with heparin antibodies undergoing coronary artery bypass surgery (CABG). 33rd Annual Meeting and Workshops of the Society of Cardiovascular Anesthesiologists. Savannah, GA; 2011.
[48] Bittl JA, Chaitman BR, Feit F, Kimball W, Topol EJ. Bivalirudin versus heparin during coronary angioplasty for unstable or postinfarction angina: final report reanalysis of the Bivalirudin Angioplasty Study. Am Heart J. 2001;142(6):952–9.
[49] Dyke CM, Smedira NG, Koster A, Aronson S, McCarthy HL, Kirshner R, et al. A comparison of bivalirudin to heparin with protamine reversal in patients undergoing cardiac surgery with cardiopulmonary bypass: the EVOLUTION-ON study. J Thorac Cardiovasc Surg. 2006;131(3):533–9.
[50] Koster A, Spiess B, Jurmann M, Dyke CM, Smedira NG, Aronson S, et al. Bivalirudin provides rapid, effective, and reliable anticoagulation during off-pump coronary revascularization: Results of the "EVOLUTION OFF" trial. Anesth Analg. 2006;103(3):540–4.
[51] Seybert AL, Coons JC, Zerumsky K. Treatment of heparin-induced thrombocytopenia: is there a role for bivalirudin? Pharmacotherapy. 2006;26(2):229–41.
[52] Francis JL, Drexler A, Gwyn G, Moroose R. Successful use of bivalirudin in the treatment of patients suspected, or at risk of, heparin-induced thrombocytopenia. Blood. 2015;104(11):4077.
[53] Joseph L, Casanegra AI, Dhariwal M, Smith MA, Raju MG, Militello MA, et al. Bivalirudin for the treatment of patients with confirmed or suspected heparin-induced thrombocytopenia. J Thromb Haemost. 2014;12(7):1044–53.
[54] Kiser TH, Fish DN. Evaluation of bivalirudin treatment for heparin-induced thrombocytopenia in critically ill patients with hepatic and/or renal dysfunction. Pharmacotherapy. 2006;26(4):452–60.
[55] Wisler JW, Washam JB, Becker RC. Evaluation of dose requirements for prolonged bivalirudin administration in patients with renal insufficiency and suspected heparin-induced thrombocytopenia. J Thromb Thrombolysis. 2012;33(3):287–95.
[56] Augoustides JGT. Update in hematology: heparininduced thrombocytopenia and bivalirudin. J Cardiothorac Vasc Anesth. 2011;25(2):371–5.
[57] Kiser TH, Burch JC, Klem PM, Hassell KL. Safety, efficacy, and dosing requirements of bivalirudin in patients with heparin-induced thrombocytopenia. Pharmacotherapy. 2008;28(9):1115–24.
[58] Dang CH, Durkalski VL, Nappi JM. Evaluation of treatment with direct thrombin inhibitors in patients with heparin-induced thrombocytopenia. Pharmacotherapy. 2006;26(4):461–8.
[59] Skrupky LP, Smith JR, Deal EN, Arnold H, Hollands JM, Martinez EJ, et al. Comparison of bivalirudin and argatroban for the management of heparininduced thrombocytopenia. Pharmacotherapy. 2010;30(12):1229–38.
[60] Vo QAT, Lin JK, Tong LM. Efficacy and safety of argatroban and bivalirudine in patients with suspected heparin-induced thrombocytopenia. Ann Pharmacother. 2015;49(2):178–84.
[61] Bain J, Meyer A. Comparison of bivalirudin to lepirudin and argatroban in patients with heparininduced thrombocytopenia. Am J Health Syst Pharm. 2015;72(17):S104–9.
[62] Lee MS, Liao H, Yang T, Dhoot J, Tobis J, Fonarow G, et al. Comparison of bivalirudin versus heparin plus glycoprotein IIb/IIIa inhibitors in patients undergoing an invasive strategy: a meta-analysis of randomized clinical trials. Int J Cardiol. 2011;152(3):369–74.
[63] Mahaffey KW, Lewis BE, Wildermann NM, Berkowitz SD, Oliverio RM, Turco MA, et al. The anticoagulant therapy with bivalirudin to assist in the performance of percutaneous coronary intervention in patients with heparin-induced thrombocytopenia (ATBAT) study: main results. J Invasive Cardiol. 2003;15(11):611–6.
[64] Arixtra [package insert]. Research Triangle Park, NC: GlaxoSmithKline Pharmaceuticals, Inc.; 2010.
[65] Babin JL, Traylor KL, Witt DM. Laboratory monitoring of low-molecular-weight heparin and fondaparinux. Semin Thromb Hemost. 2017; 43(3):261–9.
[66] Savi P, Chong BH, Greinacher A, Gruel Y, Kelton JG, Warkentin TE, et al. Effect of fondaparinux on platelet activation in the presence of heparin-dependent antibodies: a blinded comparative multicenter study with unfractionated heparin. Blood. 2005;105(1):139–44.
[67] Aljabri A, Huckleberry Y, Karnes JH, Gharaibeh M, Kutbi HI, Raz Y, et al. Cost-effectiveness of anticoagulants for suspected heparin-induced thrombocytopenia in the United States. Blood. 2016;128(26):3043–51.
[68] Kang M, Alahmadi M, Sawh S, Kovacs MJ, Lazo-Langner A. Fondaparinux versus argatroban and danaparoid for the treatment of suspected or confirmed heparin-induced thrombocytopenia: a propensity score analysis. Blood. 2012;120(21):924–30.
[69] Link A, Girndt M, Selejan S, Mathes A, Böhm M, Rensing H. Argatroban for anticoagulation in continuous renal replacement therapy. Crit Care Med. 2009;37(1):105–10.
[70] Reddy BV, Grossman EJ, Trevino SA, Hursting MJ, Murray PT. Argatroban anticoagulation in patients with heparin-induced thrombocytopenia requiring renal replacement therapy. Ann Pharmacother. 2005;39(10):1601–5.
[71] Warkentin TE, Kelton JG. Temporal aspects of heparin-induced thrombocytopenia. N Engl J Med. 2001;344(17):1286–92.
[72] Koster A, Hansen R, Kuppe H, Hetzer R, Crystal GJ, Mertzlufft F. Recombinant hirudin as an alternative for anticoagulation during cardiopulmonary bypass in patients with heparin-induced thrombocytopenia type II: a 1-year experience in 57 patients. J Cardiothorac Vasc Anesth. 2000;14(3):243–8.
[73] Greer IA, Nelson-Piercy C. Low-molecular-weight heparins for thromboprophylaxis and treatment of venous thromboembolism in pregnancy: a systematic review of safety and efficacy. [Review] [108 refs]. Blood. 2005;106(2):401–7.
[74] Magnani HN. An analysis of clinical outcomes of 91 pregnancies in 83 women treated with danaparoid (Orgaran®). Thromb Res.

2010;125(4):297–302.

[75] Knol HM, Schultinge L, Erwich JJHM, Meijer K. Fondaparinux as an alternative anticoagulant therapy during pregnancy. J Thromb Haemost. 2010; 8(8):1876–9.

[76] Winger EE, Reed JL. A retrospective analysis of fondaparinux versus enoxaparin treatment in women with infertility or pregnancy loss. Am J Reprod Immunol. 2009;62(4):253–60.

[77] Dempfle C-EH. Minor transplacental passage of fondaparinux in vivo. N Engl J Med. 2004; 350(18):1914–5.

[78] Bartholomew JR, Hursting MJ. Transitioning from argatroban to warfarin in heparin-induced thrombocytopenia: an analysis of outcomes in Patients with elevated international normalized ratio (INR). J Thromb Thrombolysis. 2005;19(3):183–8.

[79] Sheth SB, DiCicco RA, Hursting MJ, Montague T, Jorkasky DK. Interpreting the international normalized ratio (INR) in individuals receiving argatroban and warfarin. Thromb Haemost. 2001;85(3):435–40.

[80] Austin JH, Stearns CR, Winkler AM, Paciullo CA. Use of the chromogenic factor X assay in patients transitioning from argatroban to warfarin therapy. Pharmacotherapy. 2012;32(6):493–501.

[81] Warkentin TE. Fondaparinux: does it cause HIT? Can it treat HIT? Expert Rev Hematol. 2010;3(5):567–81.

[82] Baroletti S, Labreche M, Niles M, Fanikos J, Goldhaber SZ. Prescription of fondaparinux in hospitalised patients. Thromb Haemost. 2009;101(6):1091–4.

[83] Ekbatani A, Asaro LR, Malinow AM. Anticoagulation with argatroban in a parturient with heparininduced thrombocytopenia. Int J Obstet Anesth. 2010;19(1):82–7.

[84] Krauel K, Hackbarth C, Furll B, Greinacher A. Heparin-induced thrombocytopenia: in vitro studies on the interaction of dabigatran, rivaroxaban, and lowsulfated heparin, with platelet factor 4 and anti-PF_4/ heparin antibodies. Blood. 2012;119(5):1248–55.

[85] Kunk PR, Brown J, McShane M, Palkimas S, Gail MB. Direct oral anticoagulants in hypercoagulable states. J Thromb Thrombolysis. 2016;43(1):1–7.

[86] Sharifi M, Bay C, Vajo Z, Freeman W, Sharifi M, Schwartz F. New oral anticoagulants in the treatment of heparin-induced thrombocytopenia. Thromb Res. 2015;135(4):607–9.

[87] Linkins LA, Warkentin TE, Pai M, Shivakumar S, Manji RA, Wells PS, et al. Rivaroxaban for treatment of suspected or confirmed heparin-induced thrombocytopenia study. J Thromb Haemost. 2016; 14(6):1206–10.

[88] Refaai MA, Chuang C, Menegus M, Blumberg N, Francis CW. Outcomes after platelet transfusion in patients with heparin-induced thrombocytopenia. J Thromb Haemost. 2010;8(6):1419–21.

[89] Hopkins CK, Goldfinger D. Platelet transfusions in heparin-induced thrombocytopenia: a report of four cases and review of the literature. Transfusion. 2008;48(10):2128–32.

[90] Rice L. Heparin-induced thrombocytopenia: myths and misconceptions (that will cause trouble for you and your patient). Arch Intern Med. 2004;164(18):1961–4.

[91] Jung M, McCarthy JJ, Baker KR, Rice L. Safety of IVC filters with heparin-induced thrombocytopenia: a retrospecive study. Blood. 2015; 118(21):2225.

[92] Warkentin TE, Greinacher A. Heparin-induced thrombocytopenia and cardiac surgery. Ann Thorac Surg. 2003;76:2121–31.

[93] Downs E, Johnston LE, Magno-Padron D, Patton S, Schaheen B, Ailawadi G, et al. Utility of a clinical risk score to limit therapeutic anticoagulation in suspected cases of heparin-induced thrombocytopenia (HIT) after cardiac surgery. Society for Vascular Medicine Annual Scientific Meeting; 2016.

[94] Warkentin TE. Heparin-induced thrombocytope nia: pathogenesis and management. Br J Haematol. 2003;121(4):535–55.

[95] Welsby IJ, Um J, Milano CA, Ortel TL, Arepally G. Plasmapheresis and heparin reexposure as a management strategy for cardiac surgical patients with heparin-induced thrombocytopenia. Anesth Analg. 2010;110(1):30–5.

第18章　孕妇的抗凝治疗
Anticoagulation Therapy in Pregnant Patients

Steven A. Savella　Jessica A. Kvasic　and Joe F. Lau　著
乔　蕊　译

临床病例

30岁女性，孕23周，G1P0，主诉在过去2～3周内出现了左下肢疼痛、肿胀和红斑。其他方面表现正常。唯一服用过的药物是孕妇维生素；父亲患有高脂血症和高血压。近期没有旅行和长期制动，否认腿部创伤、胸部疼痛、呼吸困难及其他相关症状。否认烟酒嗜好。左下肢静脉多普勒超声提示：左股总静脉，腘静脉，胫后静脉急性深静脉血栓形成（deep venous thrombosis，DVT）。

这种情况应当采用哪种抗凝血药，抗凝持续多久？如果她的下肢静脉多普勒超声显示阴性但怀疑存在肺栓塞（pulmonary embolism，PE），应当采用何种影像学成像方式检查确认？在接受抗凝治疗期间是否可以哺乳？如果该孕妇再次妊娠是否需要接受预防性抗凝治疗？

本综述将回答这些问题并对具有静脉血栓栓塞（venous thromboembolism，VTE）的孕妇的诊断和管理进行重点分析阐明。

一、概述和流行病学

众所周知，妊娠是患VTE的一个危险因素，VTE包括下肢DVT和PE。目前据估计，在产前阶段，每10 000例孕妇中就有5～12例发生VTE，在产后，每10 000例分娩的产妇中就有3～7例发生VTE [1]。尽管这些数字看起来微不足道，但这代表着与同龄的非妊娠女性相比，妊娠女性患VTE的风险增加了5～10倍[2]。

每100 000例分娩中有1例死于VTE，相当于占孕产妇死亡的10%，仅次于子痫前期并发症（16%）、羊水栓塞（14%）、产科出血（12%）和心脏病（11%）之后。令人震惊的是，1979—1999年，孕期患DVT的人数呈上升趋势，这可能与临床意识提高、总体监管及诊断影像方法的改进有关（图18-1）。

在妊娠期间，VTE事件比动脉血栓事件要多4倍。在VTE中约80%是DVT，其余20%是PE。一项Meta分析表明，2/3的DVT发生在产前。相比之下，43%～60%的妊娠相关PE发生在产后不久，尤其是分娩后4～6周，其中分娩后1周内风险最高，此后的6～12周风险逐步下降至基线水平。一项长达30年的队列研究表明，妊娠期间发生VTE的相对风险为4.29（95%CI 3.49～5.22，P<0.001）[3]。产后VTE的年发病率是妊娠期间的5倍，这就是产后数周被认为是最高风险期的原因。PE在妊娠期间相对少见，而在产后更为常见（10.6/10万 vs. 159/10万）[4]。在1995—2005年丹麦的一项队列研究中，妊娠期间发生DVT风险增加，在分娩后风险最大[5]。现有数据还表明，剖宫产的VTE风险要比阴道分娩高[6]。

二、孕妇VTE的危险因素

发生VTE的风险始于妊娠早期，在妊娠晚期风险更高[7]。静脉血流淤滞、血管损伤和凝血因子的改变都是风险增加的原因[8]。

妊娠期间最危险的因素就是易栓症（获得性或遗传性）和既往血栓形成史[9]。既往血栓形成史导致VTE风险增加了2%～12%。妊娠期间其他具有统计学意义的医学危险因素包括心脏疾病、贫血、狼疮和肥胖[10]。一项英国的队列研究表明静脉曲张、炎

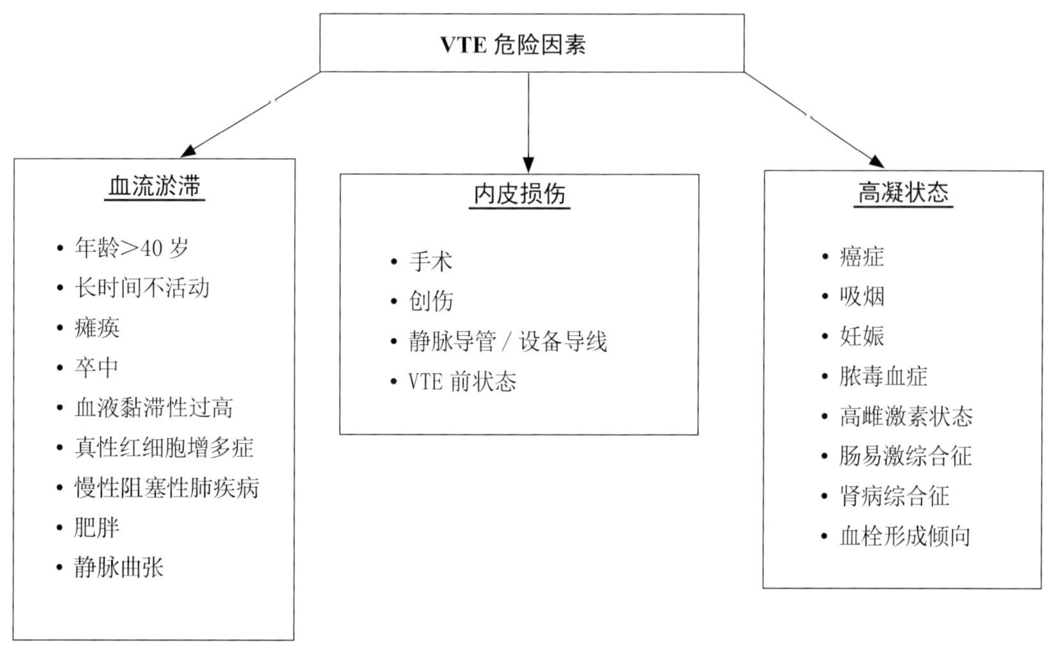

▲ 图 18-1 VTE 危险因素多种危险因素和并发症可导致静脉血流淤滞、内皮损伤和高凝状态

症性肠病、尿路感染和糖尿病都与血栓栓塞风险增加有关[11]。另一项产后分析说明死产、上述的内科并发症、产科出血、剖宫产和体重指数（body mass index，BMI）>30kg/m^2 与产后 VTE 风险增加有关[11]。

遗传性和获得性易栓症都会增加母体血栓形成风险。易栓症通常出现在 20%～50% 的孕期和产后发生 VTE 的女性中。但是，发展成 VTE 的总体可能性仍然较低。根据 Gerhardt 等的研究，妊娠 VTE 的个体可能性如下：年龄<35 岁的具有 FVL 杂合突变的个体在妊娠时发生 VTE 的概率为 0.5%，纯和突变的个体发生 VTE 的概率为 2.2%，凝血酶原 G20210A 基因杂合突变发生 VTE 的概率为 0.4%，凝血酶原和 FVL 复合杂合子突变发生 VTE 的概率为 5.5%，抗凝血酶缺陷发生 VTE 的概率为 6.1%，蛋白 C 和蛋白 S 缺陷发生 VTE 概率为 0.7% [12]。下表比较>35 岁和<35 岁的患者不同遗传性和获得性易栓症的绝对风险 [12]。

除了遗传性易栓症外，患有抗磷脂综合症（antiphospholipid antibody syndrome，APS）的女性 VTE 的风险也增加，应当考虑进行抗凝治疗[13, 14]。与非妊娠的人相比，高同型半胱氨酸血症患者 VTE 的风险增加[15]。然而，与高同型半胱氨酸血症最为相关的 MTHFR 纯合突变的患者，VTE 的风险并没有增高[16]。

激素诱导的静脉容量减小，因子宫增大下腔静脉和盆腔静脉机械性阻塞导致的静脉流出量减小，会导致孕妇静脉淤滞的风险增加[17]。总的来讲，妊娠期间天然抗凝物质下降、促凝因子和纤溶抑制药增加。在妊娠期间，因子Ⅶ、因子Ⅷ、因子Ⅹ、血管性血友病因子（von willebrand factor，vWF）和纤维蛋白原水平增加，而因子Ⅱ和因子Ⅴ的水平相对没有改变[18]。因子Ⅶ水平增加了 10 倍而 vWF 和因子Ⅷ在孕后期增加 2 倍。因子Ⅺ是唯一减少的促凝因子[18, 19]。

蛋白 S 的结合蛋白 C4b 结合蛋白水平增加导致游离和总的蛋白 S 水平降低。来自胎盘的纤溶酶原激活抑制物（plasminogen activator inhibitor-2，PAI-2）水平增加，导致妊娠期间血浆纤溶活性降低，但在胎盘分娩不久后 PAI-2 恢复到正常值[18, 19]。血栓调节蛋白，一种内皮细胞表达的蛋白质辅因子，可抑制凝血酶，在妊娠期间也增加[19]。整个高凝状态和止血功能的变化直到分娩后大概 8 周才恢复到孕前状态[20]。

尽管数据有限，但已经确定了妊娠期间发生 VTE 的风险因素包括多胎妊娠、子痫前期、大量吸烟和 A 型血型[21]。因为数据相互矛盾，孕妇年龄>35 岁是否是一个危险因素有待进一步验证[22]。辅助生殖作为一个危险因素相关数据也有限。

三、妊娠期血栓栓塞的预防

尽管血栓形成风险总体有所增加，但是大多数孕妇并不需要抗凝治疗。VTE 总的发病率为每 1000

表 18-1 妊娠和产褥期 VTE 的绝对风险与易栓症相关

凝血缺陷		＜35 岁发生 VTE 的概率（%）	＞35 岁发生 VTE 的概率（%）
基因缺陷	FⅤL（杂合）	0.5	0.7
	FⅤL（纯和）	2.2	3.4
	凝血酶原 G20210A 基因杂合突变	0.4	0.6
	FⅤL 和凝血酶原 G20210A 基因（复合杂合子）	5.5	8.2
抗凝血酶缺陷（活性）	轻度缺陷（cutoff＜90%）	0.2	0.3
	重度缺陷（cutoff＜60%）	6.1	9.0
蛋白 C 缺陷（活性）	轻度缺陷（cutoff＜76%）	0.3	0.5
	重度缺陷（cutoff＜40%）	0.7	1.0
蛋白 S 缺陷（活性）	轻度缺陷（cutoff＜57%）	0.3	0.5
	重度缺陷（cutoff＜40%）	0.3	0.5

VTE. 静脉血栓栓塞；FⅤL. 因子Ⅴ Leiden

例分娩中有 2 例，每 100 000 例分娩中有 1 例因 VTE 导致的死亡[2, 3, 7]。如前所述，妊娠期间 VTE 的重要危险因素是血栓既往史和易栓症。通常情况下，血栓既往史会增加 2%～12% 的 VTE 复发风险[23]。

如果需要产后预防，一般建议是抗凝治疗 6 周。治疗包括预防性或中等剂量低分子肝素（low-molecular-weight heparin，LMWH）或维生素 K 拮抗药（vitamin K antagonist，VKA），比如华法林，目标国际标准化比值（international normalized ratio，INR）2.0～3.0。

对于遗传性易栓症患者，没有 VTE 既往史或既往妊娠没有发生并发症，通常并不需要抗凝治疗。但是该建议需要排除具有极高血栓形成风险的女性，其中包括抗凝血酶缺陷、FⅤL 纯和突变、凝血酶原 G20210A 基因纯合突变或 APS 的女性[24]。如果孕妇具有 FVL 或凝血酶原 G20210A 基因纯合突变，且有 VTE 阳性家族史，则应当根据现行指南进行产前和产后 VTE 预防[25]。一项由 Tormene 等进行的观察性研究表明，应用 LMWH 对于 FⅤL 突变或凝血酶原突变者进行预防能够减少产科并发症[26]。

虽然目前证据有限，但已获得的研究均表明产前预防是有益的，并且能够降低蛋白 C、蛋白 S、抗凝血酶缺陷女性的胎儿丢失率[27]。在 Gris 等进行的一项随机临床试验中证实，与低剂量阿司匹林相比，使用依诺肝素（40mg/d）治疗遗传性易栓症和具有单胎丢失史的孕妇能够改善其胎儿结局[28]。对于符合 APS 标准的患者，指南建议产前给予普通肝素（unfractionated heparin，UFH）或 LMWH 联合阿司匹林（75～100mg/d）进行抗凝[24–26]。

综上所述，目前指南表明，对于既往有过与短暂风险因素相关 VTE 但没有遗传性或获得性易栓症的女性，不需要产前预防[29]。对于有过 DVT 的女性，不论是不明原因发生的或是激素依赖的，通常推荐产后应用 6 周的 LMWH 或维生素 K 拮抗药（vitamin K antagonist，VKA）进行预防[25, 30]。

在 Brill-Edwards 等进行的一项前瞻性研究中，妊娠期间 VTE 的复发率总体比较低（125 例妊娠中有 3 例事件），但是该结果并没有与妊娠以外的时期进行比较。该研究的不足在于并没有纳入妊娠早期的患者，导致最终评估结果偏低[31]。在一项回顾性研究中，Pabinger 等再次研究了有 VTE 病史的女性，以评估妊娠期间复发的风险。这个研究包括孕期 3 个阶段的女性，也包括那些提前终止妊娠的女性。109 例孕妇中，43 例再发 VTE，但是只有 8 例患者在妊娠期间发生（其余 35 例均在妊娠期外发生）。相对风险为 4.3%（95%CI 1.6～7.8，P=0.002）[23]。

要 点

- 既往有无明显诱因 VTE 病史，曾接受过治疗的患者，产后应使用 LMWH 或 VKA 进行抗凝治疗。
- 有单次无明显诱因 VTE 病史，风险因素已消除且无易栓症患者可在产前临床监测，产后进行预防性抗凝治疗。
- 有易栓症但没有 VTE 病史的患者需要由临床医师进行风险评估，而不是擅自使用常规的产前预防。
- 易栓症患者既往有 1 次 VTE 发作，且未接受长期抗凝治疗的，应在产前和产后接受预防性抗凝治疗。
- 无 VTE 病史的抗凝血酶缺乏患者建议进行产前和产后预防。
- FⅤL 或凝血酶原 G20210A 基因纯和突变且

VTE 家族史阳性的患者应接受产前和产后预防。

- 有 APS 病史和反复流产（＞3）且无 VTE 病史的孕妇，除了继续服用阿司匹林外，应在产前预防性抗凝。

四、DVT 和 PE 孕妇的临床表现和诊断评估

孕期 DVT 最常见的 2 个症状就是肢体疼痛和肿胀。与非妊娠患者一样，对疑似 DVT 的患者最初推荐的检查是静脉多普勒超声[32]。妊娠期 DVT 多累及左下肢，高达 70%～90% 的概率发生在左下肢的近端静脉（即髂股静脉）[33]。这是由于妊娠时子宫对外压迫左髂总静脉所致。

诊断 DVT 和 PE 的 Wells 法则尚未在孕妇中进行证实。取而代之的是，3 项临床变化可以显著预测 DVT：①左下肢症状；②双侧小腿腿围相差＞2cm；③妊娠早期（表 18-2）[8, 34]。对于首次发生 DVT 的患者，该标准的敏感性和阴性预测价值接近 100%，没有这 3 项临床变化的患者均没有发生 DVT（0%，95%CI 0%～4.2%）。这一临床预测规则的预测价值需要在前瞻性管理研究中进行验证。

妊娠 VTE 风险评估评分基于 3 个主要标准：DVT 个人史、已知的易栓症，以及与妊娠相关的同期危险因素。该评分用于评估哪些人需要产前预防和在妊娠期间调整抗凝（表 18-3）。如果评分＜3 分，那么不需要产前预防。对于总分为 3～5 分的患者，在妊娠晚期时候需要使用 LMWH [36]。

表 18-2　妊娠时可预测 DVT 形成的临床表现

- 左腿症状（如疼痛、肿胀等）
- 两侧腿围相差＞2cm
- 处于妊娠早期患者

DVT. 深静脉血栓形成

这一预测规则在确定需要产前血栓预防的患者方面的价值最近在一项前瞻性管理试验中得到证实[35]。

（一）D- 二聚体检测

D- 二聚体有助于排除低风险的非妊娠患者的 VTE，但是通常 D- 二聚体在妊娠时升高，不能用于 DVT 诊断[6]。D- 二聚体在妊娠早期升高，在妊娠晚期时达到顶峰。提高 D- 二聚体检测时的临界值水平能够克服在检测及标准化方面存在的困难，但这需要进一步的研究[8]。一项名为 SimpliRED 的红细胞凝集 D- 二聚体试验对于排除妊娠女性的 DVT 有着 100% 的敏感性和 100% 的阴性预测价值[36]。尽管如此，但考虑到在诊断时存在置信区间的变化、高假阴性率和目视判断的主观性，该实验并不能单独应用于排除 DVT 的存在。

表 18-3　妊娠期 VTE 风险评分及相应的预防策略

个人 VTE 史	与妊娠相关的 VTE 史（产前阶段）或童年时代发生过 CVT 或 VTE(＜16 岁)	6
	自发或雌激素诱导的 PE 或近端 DVT	3
	自发或雌激素诱导的远端 DVT	2
	一过性风险因素诱发的 PE 或近端 DVT	2
	一过性风险因素诱发的远端 DVT	1
如果存在个人 VTE 史	反复 VTE 史	3
	体内残余静脉血栓	3
	近期 VTE 史（＜2 年）	2
易栓症	纯和突变合并血栓形成的危险因素	3
	蛋白 C 缺陷、蛋白 S 缺陷、F5 G1691A 杂合突变、F2 G2021A 杂合突变	1
	未检测到存在高凝状态，但具有严重 VTE 或 VTE 复发家族史	1
其余危险因素	卧床休息、制动	2
	双胎妊娠	1
	年龄＞35 岁	1
	BMI＞30kg/m^2	1

VTE. 静脉血栓形成；CVT. 中心静脉血栓形成；PE. 肺动脉栓塞；DVT. 深静脉血栓形成；BMI. 体重指数；评分＜3 分，不需要产前预防；评分≥6 分，早期肝素预防；对于总分为 3～5 分的患者，只在妊娠晚期时候使用 LMWH

基于 3 个主要标准建立的妊娠 VTE 风险评估评分：DVT 个人史、已知的易栓症，以及与妊娠相关的同期危险因素。该评分用于评估适用产前预防和在妊娠期间调整抗凝的孕妇。评分＜3 分，无须产前预防；评分≥6 分，早期肝素预防；评分 3～5 分，在妊娠晚期需要使用 LMWH[35]

引自 Dargaud Y, Rugeri L, Vergnes MC, et al., A risk score for the management of pregnant women with increased risk of venous thromboembolism: a multicenter prospective study, British Journal of Haematology, Vol.145, pages 825–835, © 2009, with permission from JohnWiley and Sons.

（二）活化蛋白 C 的敏感性

有观点认为，对活化蛋白 C 的反应可以作为妊娠时 VTE 的诊断标志。诊断为 VTE 的孕妇对于活化

蛋白 C 的敏感性降低，临床 OR 为 31.9 [37]。但还需要更多的试验进一步验证。

（三）静脉多普勒超声检查

多普勒超声检查被认为是一种诊断孕妇 DVT 的准确、无创、无辐射、经济且有效的手段。在非妊娠女性中，多普勒超声在检测有症状的近端 DVT 具有高敏感性（97%）和特异性（94%）[38]。虽然多普勒超声在妊娠患者中的诊断有用性数据有限，仍然是检测 DVT 的一线影像学方法。

双侧下肢静脉多普勒超声也应作为疑似 PE 并伴有腿部症状的孕妇的初始检查。如果静脉多普勒超声检查呈阳性，那么临床医师应当考虑开始治疗而无须进行更多的影像学检查。髂静脉血栓形成在妊娠中更为常见，并且由于子宫的大小和血流变化，超声显像可能很困难 [33]。这些血栓更可能使患者表现为背部或臀部的疼痛和（或）肿胀 [8]。如果多普勒超声结果不明确或预计可能会出现髂静脉血栓，那么可以进行无钆的磁共振静脉造影（magnetic resonance venography，MRV）[38]。

（四）其他影像学方法（CT 和 V/Q）

在没有腿部症状和多普勒超声为阴性的情况下，应该对患者进行计算机断层扫描或通气 / 灌注扫描，也是诊断非妊娠患者是否存在 PE 的常见影像学方法，但这两种方式在使用过程中都存在着一定的辐射 [8]。母亲和胎儿受到的辐射可能不同，在 2006 年英国一项研究中证明母亲通常 CTA 的剂量在 2.2～6.0mSv，而 V/Q 扫描的辐射量大约在 1.4mSv。与母亲的暴露相比，胎儿的辐射暴露可能会更强，V/Q 闪烁扫描为 600～800μGy，CTA 的辐射为 3～131μGy [39-41]。胎儿畸形的发生阈值是 100～200mSv。因此，临床高度怀疑 PE 的孕妇不应拒绝确诊性影像检查。

孕妇进行 CT 检查既有优点也有缺点。使用腹部防护屏可以限制辐射同时不影响图像质量 [42]。如果排除 PE，那么 CT 检查可以作为一种替代诊断方式。尽管如此，在孕妇中，CT 检查仍具有较高的诊断不充分性（35%），这是因为妊娠的血流高动力状态以及不能充盈而导致的造影剂中断（图 18-2）[43]。

对于 CTA 造成的辐射暴露的弊端必须与不做检查所造成的后果进行权衡。V/Q 扫描之前进行胸片检查可以减少非诊断性扫描的可能性 [44]。这表明对于 CXR 阴性的孕妇应该采用 V/Q 扫描，而对于 CXR 检查阳性和（或）有肺部疾病史的孕妇应采用 CT 检查 [8]。

要　点

- 疑似有 DVT 的患者应采取静脉多普勒超声检查。
- 由于孕妇 D- 二聚体基线升高，因此 D- 二聚体不能用于诊断 DVT。
- 如果怀疑近端下肢静脉血栓形成，可选择 MRV 进行检查。

如果未发现下肢症状且超声显示阴性，则对于临床高度怀疑 PE 的患者应进行胸部 CTA 检查或 V/Q 扫描。

五、妊娠期和产后 DVT 和 PE 的管理

如果发现 DVT 或 PE，患者应立即入院并开始静脉注射 UFH 或皮下注射 LMWH 治疗。LMWH 应每天注射 2 次，由于在妊娠期 LMWH 半衰期缩短，可能需要增加其剂量。如果患者的血流动力学不稳定，可以进行溶栓治疗，但可能造成与之相关的 6% 的胎儿丢失及更高的产妇出血率，仅在 VTE 危及生命时考虑溶栓治疗。当 DVT 累及到髂股静脉和（或）下腔静脉时，可以选择血栓切除术 [45]。研究表明，血栓切除术是一种安全的治疗选择并且可以恢复大块

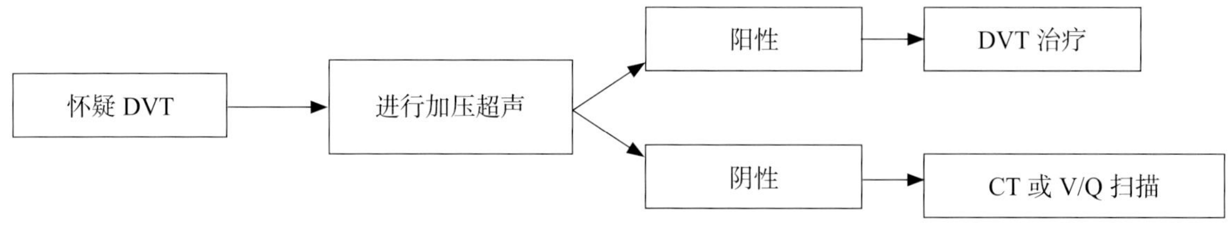

▲ 图 18-2　对疑似下肢远端 DVT 孕妇的处理原则

DVT 患者的静脉畅通（当禁忌溶栓时）[46]。通过使用主动脉内球囊反搏维持胎盘血流，也能成功进行紧急肺动脉栓塞切除术[47]。

在妊娠 36～37 周时，患者通常由 LMWH 换成 UFH。至少应当在分娩前 24～48h 停用 LMWH 和 UFH，尤其是在需要硬膜外麻醉的情况下。静脉注射 UFH 必须在分娩前 6h 停用。如果紧接着发生了自然分娩，则不应该实施硬膜外麻醉，以防止分娩期间出现任何的负面抗凝作用。阴道分娩 12h 后和剖宫产后 24h 后，可以考虑恢复预防剂量的 LMWH，如果预防剂量 UFH/LMWH 可耐受，可以在阴道分娩后的 24h 和剖宫产后的 48～72h 恢复抗凝治疗。产后至少 6 周内持续使用 LMWH 或华法林，如果在妊娠期间发生了血栓事件，分娩后持续抗凝至少 3～6 个月[9]。

充气压缩

在分娩时，推荐使用充气压缩装置，尽管它们在预防妊娠相关的 VTE 方面的益处尚不清楚[48]。在 DVT 孕妇中进行的压缩袜的治疗性抗凝功能研究显示，早期使用压缩袜（与此同时进行抗凝治疗）可以更快改善 DVT 的症状[49]。

要　点

- 如果诊断为 DVT/PE，患者应当住院并使用静脉注射 UFH/LMWH。
- 考虑到胎儿死亡率 / 产妇出血率，溶栓治疗只适用于危及生命的 VTE。
- 当 DVT 累及髂股静脉或下腔静脉时，血栓切除术是一种治疗的选择。
- 在患者妊娠 36～37 周时将 LMWH 换成 UFH。
- 分娩前 6～24h 停用 UFH。
- 在分娩前 24h 停用 LMWH。
- 阴道分娩 12h 后或剖宫产 24h 后开始恢复抗凝。
- 如果患者在妊娠期间具有 DVT/PE，那么抗凝需要持续到产后 3～6 个月。

六、治疗

尽管支持孕妇 VTE 治疗的证据有限，指南仍推荐有 VTE 孕妇在整个孕期以及产后至少 6 周内接受 LMWH 治疗。对于有诱因 VTE，抗凝治疗持续到产后的 3～6 周[13, 50]。对于接受抗凝治疗的孕妇，在妊娠的 3 个阶段内推荐使用 LMWH 而非 VKA。

（一）维生素 K 拮抗药

鉴于抗凝治疗对孕妇和发育的胎儿造成危险，妊娠期间成功治愈 VTE 存在困难。包括华法林在内的 VKA 可以穿过胎盘，增加胎儿的潜在致畸风险[13]。第 6～12 周是胎儿合成骨和软骨重要蛋白的时期，该时期使用华法林会影响这些蛋白的合成[51]。这些胚胎病，主要是面中部发育不良和点状骨骺，通常发生在妊娠早期[52]。在整个妊娠期间均使用 VKA，约 3.7% 的活产婴儿会出现先天异常[53]。由于存在这种风险，推荐在妊娠 6 周之前使用肝素替代 VKA 以消除发生胚胎疾病的风险。在胎儿的器官生成期间使用华法林与 14.6%～56% 的流产风险和高达 30% 的先天性异常风险有关[54]。胎儿和母体受到的影响呈剂量依赖性，华法林的平均日剂量超过 5mg/d 时，胎儿并发症（自然流产和先天性心脏病）的频率更高[55–57]。一项有关妊娠期抗凝血药研究的 Meta 分析显示，使用低剂量华法林（＜5mg）的自然流产、死胎和新生儿死亡率为 19.2%，而高剂量组为 63.9%[58, 59]。

（二）普通肝素和低分子肝素

与华法林相比，UFH 不穿过胎盘，通常不认为它是一种致畸剂。使用肝素可能与 HIT 和肝素相关的骨质疏松症有关[13]。使用治疗剂量的肝素也应当经常进行监测，由于在妊娠期间清除速度加快，可能需要使用更大剂量的肝素。UFH 既可以用于预防 VTE，也可以用于治疗 VTE。通常通过皮下注射给药预防，通过持续静脉输注调整剂量达到成功治疗的活化部分凝血活酶时间（activated partial thromboplastin time，aPTT）靶值。在 aPTT 明显延长的情况下，可以使用硫酸鱼精蛋白来降低出血风险[57]。

LMWH 不穿过胎盘且也没有证据表明会增加胎儿出血风险。与 UFH 相比，LMWH 具有更好的皮下注射吸收效果和生物利用度，半衰期也延长了 2～4 倍。尽管关于 VTE 复发或在治疗过程中的出血事件的数据有限，但是使用 LMWH 可以使安全性得到提高以及具有更好预测的剂量反应使得其成为妊娠期急性 VTE 的治疗手段[60]。没有在母乳中发现肝素或华法林，UFH 和 LMWH 不会进入母乳[61]。根据 CHEST 2012 指南，在孕早、中、晚期以及分娩的前后建议使用 LMWH 而不是 VKA [13]。

用于妊娠期间治疗 VTE 的 LMWH 包括依诺肝素、达肝素和亭扎肝素，优选依诺肝素[50]。一项系统性综述证实了 LMWH 对孕妇具有有效性和安全性[62]。研究证实，由于其具有更好的生物利用度、更长的血浆半衰期及能改善母体的安全性，因此它是最优选择，并且 LMWH 比 UFH 使用起来更加方便，每天可给药 1～2 次并且不需要检测 aPTT [13]。尽管比较给药方案的研究有限，但为了方便起见通常使用每天 1 次的给药方案。如果使用 LMWH，建议根据体重调整剂量。由于妊娠时肾小球滤过率增加、药物分布容积改变、母体血容量增加，LMWH 使用量会发生改变。由于妊娠期间肾脏排泄增加，UFH 和 LMWH 的血浆峰值浓度较低[7]。但尽管如此，不建议持续进行抗Ⅹa 的监测。

抗凝治疗导致的母体并发症与在非妊娠组中类似，其中包括出血、肝素诱导的血小板减少症（heparin-induced thrombocytopenia，HIT）、肝素相关的骨质疏松、瘀伤、局部过敏及注射部位的疼痛。最近的一项 Meta 分析表明，使用抗凝治疗与 3.28% 的产前发生的出血并发症有关[63]。在 260 次产后出血事件中，只有 14 次是大出血，发生率为 1.9%。

血小板减少症在妊娠期和 HIT 中都很常见，在接受 UFH 治疗的非妊娠女性中发生率约为 3%，这种情况必须与妊娠和妊娠相关的血小板减少症鉴别[64]。HIT 在妊娠中并不常见，在 3 个临床队列共 1167 例孕妇中仅有 1 例，在一项纳入 2227 例孕妇的系统性研究中没有孕妇表现为 HIT [65]。在合并 HIT 的孕妇中，因为达那肝素钠不能穿过胎盘，且与 UFH 没有交叉反应性，因此推荐使用达那肝素钠（虽然已退出美国市场）。磺达肝癸钠也已成功用于治疗有 HIT 的非妊娠女性，并且当达那肝素钠无法使用时，可以考虑使用磺达肝癸钠[65]。

（三）直接凝血酶抑制药、磺达肝癸钠和肝素诱导的血小板减少症

已报道的妊娠期 HIT 病例通常都是使用 UFH 治疗后发生[66]。HIT 的治疗需要停止所有的肝素暴露，并用替代的抗凝血药进行抗凝，这其中就包括直接凝血酶抑制药（direct thrombin inhibitor，DTI）。虽然数据有限，但 DTI 中包括的阿加曲班、比伐卢定、来匹卢定均被认为是妊娠期的 B 类药物[67]。阿加曲班在孕妇中的应用数据有限，但却可以在妊娠早期使用[68]。它也在妊娠晚期使用过，尤其是在 33 周的患有门静脉血栓和 HIT 的孕妇中使用[67]。虽然有报道称磺达肝癸钠可用于治疗孕妇发生的 HIT，但是关于此方面的经验仍然有限。

使用磺达肝癸钠和 DTI 仅限于对肝素有严重过敏反应的患者（2C 级建议）。磺达肝癸钠是一种选择性因子Ⅹa 抑制药，需要每天给药，但没有足够证据支持它在没有理由使用这种药物的妊娠女性中常规使用的合理性，如患有严重的皮肤过敏或 HIT 的女性。美国食品药品管理局（Food Drug Administration，FDA）曾经将这种药物定位为 B 类药物，这表明它在动物的生殖研究中没有造成风险，但是缺乏人类对照研究（自 2014 年 12 月以来，FDA 改变了对于妊娠和哺乳期的处方药的标签要求。更多的描述性标签，而不是从前的字母类别，将会被用于新的药物，而从前批准的药物也会应用新的分类系统）[67]。

（四）直接口服抗凝血药

没有关于孕妇使用直接口服抗凝血药（direct oral anticoagulant，DOAC）的公开数据。这些药物能够穿过胎盘并且可能会阻碍胎儿发育[69]，因此这类人群禁止使用 DOAC。另外，需要新的研究去确定哺乳期女性分泌这类抗凝血药的浓度。DTI 如达比加群和因子Ⅹa 抑制药如利伐沙班、艾多沙班和阿哌沙班（表 18-4），不被推荐使用。

（五）下腔静脉过滤器作为分娩前后的预防措施

仅在近期（分娩后 1 个月内）诊断为近端 DVT 或有抗凝主要禁忌证的患者，才考虑使用可回收下腔静脉（inferior vena cava，IVC）滤器[50]。在 2005 年的一项关于在围产期使用 IVC 滤器的患者的研究证实，使用 IVC 滤器没有导致分娩前或后出现并发症或系统性 PE 的发生[70]。

（六）浅静脉血栓形成

传统治疗方法采用的是控制局部症状的措施，这其中包括非甾体抗炎药和热敷疗法，而 CALISTO 试验的结果表明，对有症状的近端下肢浅静脉血栓形成（superficial vein thrombosis，SVT）患者进行短期抗凝治疗可以降低其进展成为 DVT 或 PE 的风

表 18-4 以前 FDA 对于妊娠药物的分类

药 物	在妊娠时使用的分类
阿加曲班	B
磺达肝癸钠	B
LMWH	B
UFH	C
华法林	X
达比加群	C
利伐沙班	C
阿哌沙班	C

LMWH. 低分子肝素；UFH. 普通肝素
不同抗凝血药的妊娠分类和胎儿损伤的风险使用 FDA 之前的分类。妊娠 B 类：在动物繁殖研究中没有风险，但没有充分的、良好对照的人类研究；妊娠 C 类：不排除风险，因为动物生殖研究已证明对胎儿有不良影响，而且没有充分的、良好对照的人体研究；妊娠 X 类：孕期禁忌证，动物或人类的研究已证实胎儿畸形和（或）有人类胎儿风险的阳性证据。自 2014 年 12 月以来，FDA 改变了处方药妊娠和哺乳部分的标签要求，现在更多使用描述性标签，而不是字母类别[24]

险[71]。在 CALISTO 研究中，与安慰剂组相比，有症状患者连续 45 天接受每天 2.5mg 的磺达肝癸钠治疗，血栓栓塞并发症的相对风险降低 85%（0.9% vs. 5.9%）[72]。有症状的近端下肢 SVT 的孕妇应考虑 LMWH 治疗。远端（膝盖以下）限制性血栓（＜5cm）的患者可以保守治疗，包括对受影响的位置进行热敷以及合理地使用非甾体抗炎药。

（七）治疗持续时间

虽然 UFH 和 LMWH 是妊娠期间发生 VTE 的首选治疗方法，但是还没有专门研究过其治疗时间的长短。一般来说，持续治疗 3～6 个月并一直持续到产后 6 周是合适的。

要 点

- 在妊娠期间禁用 VKA（华法林），因为它们能够穿过胎盘，有潜在的致畸作用。
- 然而，目前 AHA/ACC 协会指南指出，对于有机械性心脏瓣膜的孕妇，如果达到治疗效应的 INR 所需剂量 5mg/d（Ⅱ类建议），那么在妊娠早期使用华法林可能是合理的。
- UFH 和 LMWH 无法穿过胎盘，也不致畸，另外，在母乳中也未发现。
- 因为 LMWH 具有更好的生物利用度、更长的半衰期、对于母体具有更好的安全性，因此 LMWH 是妊娠期急性 VTE 的推荐治疗方法。
- 可以用 LMWH 治疗症状性 SVT（比如隐股交界处广泛血栓形成）。
- HIT 的情况下，阿加曲班、比伐卢定和来匹卢定都是属于 B 类药物使用。
- 磺达肝癸钠和 DTI 只能在对肝素具有严重过敏反应的患者中使用。
- DOAC 是禁用的，因为它会阻碍胎儿发育。
- IVC 滤器只能用于近期诊断为广泛深静脉血栓患者或对抗凝血药有主要禁忌的患者。

七、机械瓣膜孕妇

指南对于机械瓣膜孕妇使用 VKA 的建议在不断变化，管理此类孕妇既具有挑战也让人困惑[13]。对于孕妇，可选抗凝血药对于母亲和胎儿都具有风险。华法林是预防瓣膜血栓的首选抗凝血药，但是它对于胎儿的致畸作用大大限制了它在孕妇中的使用。

在最近的一项回顾性研究中，对机械性心脏瓣膜孕妇进行了华法林和 LMWH 使用比较，结果发现，各组均具有显著不良作用，其中包括胎儿丢失、瓣膜血栓形成、产妇死亡和产后出血[73]。由 Chan 等进行的一项系统性研究表明，总的孕妇死亡率为 2.9%，2.5% 发生了大出血，且主要都是在分娩时[74]。患者在持续使用 VKA 时的瓣膜血栓形成 / 全身性栓塞的风险最低（3.9%）。仅在妊娠 6～12 周使用 LWMH/UFH 与瓣膜血栓形成风险增加（9.2%）相关，而当使用肝素作为唯一抗凝血药时的血栓栓塞风险最高（33.3%）[59]。

Steinberg 等最近对 18 项研究进行了 Meta 分析，该分析评估了妊娠期间接受 VKA 和 LMWH 治疗时的产妇的结局，其中包括死亡、瓣膜衰竭、血栓栓塞、自然流产和先天性缺陷。结果表明，使用 VKA 的产妇复合风险最低（5%），而 LMWH 为 16%。与之相反，胎儿风险和华法林使用之间存在着剂量依赖性关系。与 LMWH 所导致的胎儿风险相比（13%），高剂量 VKA（尤其是＞5mg 的华法林）会导致更高的胎儿风险（39%）。然而，每日服用≤5mg 华法林的患者与使用 LMWH 的患者在胎儿风险方面没有差异[75]。因此，目前 AHC/ACC 指南指出，如果达到治疗性 INR 所需的华法林日剂量≤5mg（Ⅱa 类建议），在妊娠早期继续使用华法林进行抗凝治疗可能合理。华法林日剂量＞5mg，建议在妊娠早期使用剂量调整的 LMWH，给药后 4～8h 血清抗Ⅹa 水平应达到 0.8～1.2U/ml [76]。然而，Van Hagen 等对欧洲登记的数据评估时发现，约 50% 的机械瓣膜血栓的形成发生在妊娠早期从 VKA 到 LMWH 的过渡时期。这表明需要在过渡时期使用更高剂量的 LMWH [77]。

美国胸科医师学会（American College of Chest Physicians，ACCP）循证临床实践指南给出了有机械心脏瓣膜、诊断为急性 VTE 的孕妇的不同治疗选择[32]。第 1 种是检测抗Ⅹa 水平且使用剂量调整的 LMWH，以确保在使用 4h 后的峰值浓度可以达到 1.0～1.2U/ml [59, 74]；第 2 种是可以调整剂量的 UFH，每 12 小时给药 1 次且要密切监测 aPTT；第 3 种是妊娠 13 周前使用 UFH/LMWH，此后改为华法林，直到分娩前的围产期再改为 UFH/LMWH。增加阿司匹林（75～100mg/d）也可降低血栓形成风险。鉴于机械瓣膜血栓形成的高风险，不支持使用 DOAC（如达比加群）[59]。

八、总结

尽管在诊断和治疗方面取得了进展，但是 VTE 仍然是导致孕妇发病和死亡的重要原因。考虑到与妊娠相关的血流动力学和血栓前状态的变化，所有的孕妇都有更高的血栓形成风险。既往 VTE 史是最重要的危险因素，有 VTE 病史的患者都需要用 LMWH 或 VKA 进行产后预防。根据是否存在遗传性或获得性易栓症及 VTE 家族史，可以进行或不进行产前和（或）产后预防。多普勒超声诊断是比较好的诊断方法，但是还需要可能存在一定辐射的影像学方法确诊。对于 VTE 孕妇，建议在所有孕期的 3 个阶段均使用 LMWH 而不是 VKA。由于母体和胎儿并发症高风险，对所有医师来说，管理 VTE 孕妇仍是一项艰难的任务。

临床实践指南和等级建议总览

- 除有机械性心脏瓣膜的女性的特殊情况，其余情况均应当使用 LMWH/UFH 替代 VKA（1A 级）。
- 孕妇应当接受 LMWH 或 UFH 来预防或治疗 VTE 病（2C 级）。
- 急性 VTE 应当在整个妊娠期间持续使用 LMWH/UFH 治疗（1B 级）。
- 抗凝血药应在产后至少持续使用 6 周，总的最小治疗持续时间为 3 个月（2C 级）。
- 无论有无 VTE 病史（2C 级），抗凝血酶缺乏症患者都应进行产前和产后的抗凝治疗。
- 有 VTE 病史的孕妇，其短暂的危险因素已不存在且没有易栓症，也应当在产前进行评估并在产后进行抗凝预防（1C 级）。
- 反复胎儿丢失的患者应接受 APS 筛查（1A 级），如果结果阳性，建议在阿司匹林之外进行产前预防性抗凝治疗（1B 级）。
- 有机械性心脏瓣膜的患者需要在妊娠前分析比较不同抗凝策略的风险和益处。

自测题

1. 一名 25 岁女性，G2P1，目前已妊娠 8 周，因在过去 1 周内，劳力性呼吸困难逐渐加重就诊于急诊。患者 3 年前第 1 次妊娠时诊断为右下肢 DVT。她在妊娠期间以及非并发症剖宫产后的短时间内接受了 LMWH 治疗。到达急诊时，生命体征：血压 122/88mmHg，心率 119 次 / 分，呼吸 20 次 / 分，氧饱和度 94%（空气状态下）。体格检查发现心动过速和左下肢肿胀，肺部听诊清晰，未及杂音、摩擦音或奔马律，下一步需要做哪项检查才能明确诊断？
   A. 检查 D- 二聚体
   B. 低剂量 CT 血管造影
   C. 通气 – 灌注扫描
   D. 下肢静脉多普勒超声
   E. 高敏肌钙蛋白水平
2. 上述患者的下肢静脉多普勒超声显示她存在左腘静脉 DVT。采用标准的预防措施，对她的胸部进行了 CT 血管造影显示双侧下段 PE。在妊娠期间，下面哪一种是合适的抗凝治疗方案和剂量？
   A. 每天口服华法林 6mg，目标 INR 为 2.0～3.0
   B. 每天皮下注射依诺肝素 1.5mg/kg
   C. 每天皮下注射依诺肝素 1mg/kg
   D. 静脉输注 UFH 达到 PTT 值为 60～90

E. 每天服用利伐沙班 20mg

3. 她在妊娠 37 周时遵医嘱返回了医院，依诺肝素换为静脉注射的 UFH，并且在计划剖宫产分娩前的 6h 停用。LMWH 在术后 24h 恢复，此时并没有出血现象。她在康复后 1～2 周内回到门诊要求停止抗凝治疗。并且她想如果有可能的话对胎儿进行母乳喂养，那么以下哪一种方案适合她?

A. 她可以在这个时候停止抗凝治疗

B. 如果下肢多普勒超声显示正常，她可以在 1 周内停止抗凝治疗

C. 抗凝需要至少持续到分娩后的 3～6 个月，并且考虑到她之前的两次 VTE 事件需要终身抗凝

D. 抗凝需要至少持续 3～6 个月，并且禁止母乳喂养

4. 一名 32 岁女性，之前患有凝血疾病，考虑近期妊娠。没有 PE、DVT 和流产史。这将是她第 1 次妊娠。她的母亲有过 3 次流产史，没有 PE、DVT 病史，但她并不知道她母亲的诊断情况。另一名医师告诉她，基于她的病史，在妊娠期间她可能需要一些“血液稀释剂”。以下哪些遗传性易栓症不必要考虑产后抗凝?

A. 抗凝血酶缺乏

B. FⅤL 纯和突变

C. 凝血酶原 G20210A 基因纯和突变

D. APS

E. FⅤL 杂合突变

F. 以上所有遗传性易栓症均需要抗凝

5. 已经确定上述 32 岁女性为 FⅤL 纯和突变，尽管她没有 PE 和 DVT，但仍不确定她是否需要在妊娠期间和（或）妊娠后进行抗凝，你建议：

A. 仅进行定期风险评估就足够了

B. 产前和产后进行预防性抗凝治疗

C. 产前临床监测和产后预防性抗凝治疗

D. 产前预防性抗凝治疗和使用阿司匹林

E. 由于没有 PE 和 DVT 史，因此不需要抗凝治疗

自测题答案

1. 答案：D。下肢静脉多普勒超声。对疑似 DVT 进行确诊的下一步就是进行下肢静脉多普勒超声。多普勒超声是一种准确、无创、无辐射以及经济有效的诊断孕妇 DVT 的方式。CT 血管造影和 V/Q 扫描并不是最首选的方案，但是如果加压超声为阴性，但仍然高度怀疑存在 VTE 时则可以考虑使用 CT 血管造影和 V/Q 扫描。D- 二聚体在孕妇中水平升高。在初始诊断和评估 DVT 时并不采用高敏感度肌钙蛋白，但是在血流动力学显著的 PE 可能升高。

2. 答案：C。经皮注射 1mg/kg 的依诺肝素。目前的指南建议妊娠的 VTE 患者在整个妊娠期间和产后的至少 6 周内应使用 LMWH 进行治疗。每天 2 次皮下注射 1mg/kg 剂量的 LMWH 具有改进的安全性并和更可预测的剂量反应，这使其成为治疗的选择。VKA，如华法林，可穿过胎盘并对胎儿潜在致畸风险增加。当平均日剂量超过 5mg/d 时，胎儿并发症的发生率较高。因为在孕妇人群中没有得到很好的研究，目前应避免使用因子Ⅹa 抑制药，如阿哌沙班和利伐沙班。对于该患者来说 UFH 是短期应用的一个选择，但不是她在剩余妊娠期的理想的长期应用选择。

3. 答案：C。产后至少应持续进行 3～6 个月的抗凝，并考虑到她的 2 次 VTE 事件，可考虑终身抗凝。抗凝治疗应在产后持续进行 3～6 个月，并且即使下肢静脉多普勒超声正常，也不应在当时就诊时就停止抗凝。考虑到她有过 2 次独立的 VTE 事件，应考虑长期抗凝治疗。LMWH 和华法林都不会进入到母乳，因此对于哺乳期女性来说是安全的。

4. 答案：E。FⅤL 杂合突变。如果没有 VTE 史或既往妊娠期间发生妊娠并发症，那么遗传性易栓症的患者通常不需要抗凝治疗。例外的情况包括血栓形成风险非常高的孕妇（包括抗凝血酶缺乏、FⅤL 纯和突变、凝血酶原 G20210A 基因纯和突变或 APS）。除了与妊娠 VTE 风险相关性较低的 FⅤL 杂合突变以外，对于所有易栓症患者来说都建议产后进行抗凝预防 6 个月。

5. 答案：C。产前临床监测与产后预防性抗凝。如果孕妇的 FⅤL 或凝血酶原 G20210A 基因突变是纯合的，并且有 VTE 家族史或既往有 VTE 病史，则应根据现行指南考虑产前和产后预防。如果患者没有 VTE 家族史和 VTE 病史，则这些患者应在产前进行临床监测，并在产后进行预防性抗凝治疗。仅进行定期风险评估是不够的。患有 APS 和复发性流产的女性除了继续服用阿司匹林外，还应接受产前预防性抗凝治疗。

参考文献

[1] McColl MD, Ramsay JE, Tait RC, et al. Risk factors for pregnancy associated venous thromboembolism. Thromb Haemost. 1997;78(4):1183–8.

[2] Ray JG, Chan WS. Deep vein thrombosis during pregnancy and the puerperium: a meta-analysis of the period of risk and leg of presentation. Obstet Gynecol Surv. 1999;54:254–71.

[3] Romualdi E, Dentali F, Rancan E, Squizzato A, Steidl L, et al. Anticoagulant therapy for venous thromboembolism during pregnancy: a systematic review and a meta-analysis of the literature. J Thromb Haemost. 2013;11(4):788–9.

[4] Heit JA, Kobbervig CE, James AH, Petterson TM, Bailey KR, Melton LJ. Trends in the incidence of venous thromboembolism during pregnancy or postpartum: a 30-year population-based study. Ann Intern Med. 2005;143:697–706.

[5] Virkus RA, Lokkegaard EC, Bergholt T, Mogensen U, Langhoff-Roos J, Lidegaard O. Venous thromboembolism in pregnant and puerperal women in Denmark 1995-2005. A national cohort study. Thromb Haemost. 2011;106:304–9.

[6] Damodaram M, Kaladindi M, Luckit J, Yoong W. D-dimers are a screening test of venous thromboembolism in pregnancy: is it of any use? J Obstet Gynaecol. 2009;29:101–3.

[7] James A, Committee on Practice B-O. Practice bulletin no. 123: thromboembolism in pregnancy. Obstet Gynecol. 2011;118:718–29.

[8] Tan M, Huisman MV. The diagnostic management of acute venous thromboembolism during pregnancy: recent advancements and unresolved issues. Thromb Res. 2011;127(Suppl 3):S13–6.

[9] James AH. Prevention and treatment of venous thromboembolism in pregnancy. Clin Obstet Gynecol. 2012;55:774–87.

[10] James AH, Jamison MG, Brancazio LR, Myers ER. Venous thromboembolism during pregnancy and the postpartum period: incidence, risk factors, and mortality. Am J Obstet Gynecol. 2006;194:1311–5.

[11] Sultan AA, West J, Tata LJ, Fleming KM, Nelson-Piercy C, Grainge MJ. Risk of first venous thromboembolism in and around pregnancy: a population-based cohort study. Br J Haematol. 2012;156:366–73.

[12] Gerhardt A, Scharf RE, Greer IA, Zotz RB. Hereditary risk factors of thrombophilia and probability of venous thromboembolism during pregnancy and the puerperium. Blood. 2016;128(19):2343–9.

[13] Yarrington CD, Valente AM, Economy KE. Cardiovascular management in pregnancy: antithrombotic agents and antiplatelet agents. Circulation. 2015;132:1354–64.

[14] Long AA, Ginsberg JS, Brill-Edwards P, et al. The relationship of antiphospholipid antibodies to thromboembolic disease in systemic lupus erythematosus: a cross-sectional study. Thromb Haemost. 1991;66:520–4.

[15] Den Heijer M, Rosendaal FR, Blom HJ, et al. Hyperhomocysteinemia as a risk for deep-vein thrombosis. N Engl J Med. 1995;334:759–62.

[16] Robertson L, Wu O, Langhorne P, et al. Thrombosis risk and economic assessment of thrombophilia screening (treats) study. Thrombophilia in pregnancy; a systematic review. Br J Haematol. 2005;132:171–96.

[17] Gordon M. Maternal physiology in pregnancy. In: Gabbe S, Niebyl J, Simpson J, editors. Normal and problem pregnancies. 4th ed. New York: Churchill Livingstone; 2002. p. 63–92.

[18] Bremme KA. Haemostatic changes in pregnancy. Best Pract Res Clin Haematol. 2003;16:153–68.

[19] Hellgren M. Hemostasis during normal pregnancy and puerperium. Semin Thromb Hemost. 2003;29:125–30.

[20] James AH. Pregnancy-associated thrombosis. Hematology Am Soc Hematol Educ Program. 2009;2009:277–85.

[21] Lindqvist P, Dahlback B, Marsal K. Thrombotic risk during pregnancy: a population study. Obstet Gynecol. 1999;94:595–9.

[22] Jacobsen AF, Skjeldestad FE, Sandset PM. Incidence and risk patterns of venous thromboembolism in pregnancy and puerperium--a register-based case-control study. Am J Obstet Gynecol. 2008;198:233.e1–7.

[23] Pabinger I, Grafenhofer H, Kyrle PA, et al. Temporary increase in the risk for recurrence during pregnancy in women with a history of venous thromboembolism. Blood. 2002;100:1060–2.

[24] Bates SM, Greer IA, Middeldorp S, Veenstra DL, Prabulos A-M, Vandvik PO. VTE, thrombophilia, antithrombotic therapy, and pregnancy: antithrombotic therapy and prevention of thrombosis, 9th ed: American College of Chest Physicians evidence-based clinical practice guidelines. Chest. 2012;141(2 suppl): e691S–736S.

[25] James AH, Brancazio LR, Ortel TL. Thrombosis, thrombophilia, and thromboprophylaxis in pregnancy. Clin Adv Hematol Oncol. 2005;3:187–97.

[26] Tormene D, Grandone E, De Stefano V, et al. Obstetric complications and pregnancy-related venous thromboembolism: the effect of low-molecular-weight heparin on their prevention in carriers of factor V Leiden or prothrombin G20210A mutation. Thromb Haemost. 2012;107:477–84.

[27] Folkeringa N, Brouwer JL, Korteweg FJ, et al. Reduction of high fetal loss rate by anticoagulant treatment during pregnancy in antithrombin, protein C or protein S deficient women. Br J Haematol. 2007;136:656–61.

[28] Gris JC, Mercier E, Quere I, Lavigne-Lissalde G, Cochery-Nouvellon E, Hoffet M, et al. Lowmolecular-weight heparin versus low-dose aspirin in women with one fetal loss and a constitutional thrombophilic disorder. Blood. 2004;103:3695–9.

[29] Johnston JA, Brill-Edwards P, Ginsberg JS, Pauker SG, Eckman MH. Cost-effectiveness of prophylac tic low molecular weight heparin in pregnant women with a prior history of venous thromboembolism. Am J Med. 2005;118:503–14.

[30] Okoroh EM, Azonobi IC, Grosse SD, Grant AM, Atrash HK, James AH. Prevention of venous thromboembolism in pregnancy: a review of guidelines, 2000-2011. J Women's Health. 2012;21:611–5.

[31] Brill-Edwards P, Ginsberg JS, Gent M, et al. Safety of withholding heparin in pregnant women with a history of venous thromboembolism. N Engl J Med. 2000;343:1439–44.

[32] Bates SM, Ginsberg JS. How we manage venous thromboembolism during pregnancy. Blood. 2002;100:3470–8.

[33] Chan WS, Spencer FA, Ginsberg JS. Anatomic distribution of deep vein thrombosis in pregnancy. CMAJ. 2010;182:657–60.

[34] Chan WS, Lee A, Spencer FA, et al. Predicting deep venous thrombosis in pregnancy: out in "LEFt" field? Ann Intern Med. 2009;151:85–92.

[35] Dargaud Y, Rugeri L, Vergnes MC, et al. A risk score for the management of pregnant women with increased risk of venous thromboembolism: a multicentre prospective study. Br J Haematol. 2009;145:825–35.

[36] Chan WS, Chunilal S, Lee A, Crowther M, Rodger M, Ginsberg JS. A red blood cell agglutination D-dimer test to exclude deep venous thrombosis in pregnancy. Ann Intern Med. 2007;147:165–70.

[37] Hirai K, Sugimura M, Ohashi R, et al. A rapid activated protein C sensitivity test as a diagnostic marker for a suspected venous thromboembolism in pregnancy and puerperium. Gynecol Obstet Investig. 2011;72:55–62.

[38] Kearon C, Julian JA, Newman TE, Ginsberg JS. Noninvasive diagnosis of deep venous thrombosis. McMaster diagnostic imaging practice guidelines initiative. Ann Intern Med. 1998;128:663–77.

[39] Nijkeuter M, Ginsberg JS, Huisman MV. Diagnosis of deep vein thrombosis and pulmonary embolism in pregnancy: a systematic review. J Thromb Haemost. 2006;4:496–500.

[40] Groves AM, Yates SJ, Win T, Kayani I, Gallagher FA, et al. CT pulmonary angiography versus ventilationperfusion scintigraphy in pregnancy: implications from a UK survey of doctors' knowledge of radiation exposure. Radiology. 2006;240:765–70.

[41] Hunsaker AR, MT L, Goldhaber SZ, Rybicki FJ. Imaging in acute pulmonary embolism with special clinical scenarios. Circ Cardiovasc Imaging. 2010;3:491–500.

[42] Litmanovich D, Boiselle PM, Bankier AA, Kataoka ML, Pianykh O, Raptopoulos V. Dose reduction in computed tomographic angiography of pregnant patients with suspected acute pulmonary embolism. J Comput Assist Tomogr. 2009;33(6):961.

[43] Ridge CA, McDermott S, Freyne BJ, Brennan DJ, Collins CD, Skehan SJ. Pulmonary embolism in pregnancy: comparison of pulmonary CT angiography and lung scintigraphy. Am J Roentgenol. 2009;193:1223–7.

[44] Cahill AG, Stout MJ, Macones GA, Bhalla S. Diagnosing pulmonary embolism in pregnancy using computed tomographic angiography or ventilation-perfusion. Obstet Gynecol. 2009; 114:124–9.

[45] Turrentine MA, Braems G, Ramirez MM. Use of thrombolytics for the treatment of thromboembolic disease during pregnancy. Obstet Gynecol Surv. 1995;50:534–41.

[46] Pillny M, Sandmann W, Luther B, et al. Deep venous thrombosis during pregnancy and after delivery: indications for and results of thrombectomy. J Vasc Surg. 2003;37:528–32.

[47] Taniguchi S, Fukuda I, Minakawa M, Watanabe K, Daitoku K, Suzuki Y. Emergency pulmonary embolectomy during the second trimester of pregnancy: report of a case. Surg Today. 2008; 38:59–61.

[48] Baker WH, Mahler DK, Foldes MS, et al. Pneumatic compression devices for prophylaxis of deep venous thrombosis (DVT). Am Surg. 1986;52:371–3.

[49] Ratiu A, Motoc A, Pascut D, Crisan DC, Anca T, Pascut M. Compression and walking compared with bed rest in the treatment of proximal deep venous thrombosis during pregnancy. Rev Med Chir Soc Med Nat Iasi. 2009;113:795–8.

[50] Arya R. How I manage venous thromboembolism in pregnancy. Br J Haemotol. 2011;153:698–708.

[51] Walfisch A, Koren G. The "warfarin window" in pregnancy: the importance of half-life. J Obstet Gynaecol Can. 2010;32:988–9.

[52] Hall JG, Pauli RM, Wilson KM. Maternal and fetal sequelae of anticoagulation during pregnancy. Am J Med. 1980;68(1):122–40.

[53] Hassouna A, Allam H. Anticoagulation of pregnant women with mechanical heart valve prosthesis: a systematic review of the literature (2000-2009). J Coagul Disord. 2010;2(1):81–8.

[54] Blickstein D, Blickstein I. The risk of fetal loss associated with warfarin anticoagulation. Int J Gynaecol Obstet. 2002;78:221–5.

[55] Vitale N, De Eeo M, De Santo LS, et al. Dosedependent fetal complications of warfarin in pregnant women with mechanical heart valves. J Am Coll Cardiol. 1999;33:1637–41.

[56] Cotrufo M, De Feo M, De Santo LS, et al. Risk of warfarin during pregnancy with mechanical valve prostheses. Obstet Gynecol. 2002;99:35–40.

[57] Massonnet-Castel S, Pelissier E, Bara L, et al. Partial reversal of low molecular-weight heparin (PK 101699) anti-Xa activity by protamine sulfate: in vitro and in vivo study during cardiac surgery with extracorporeal circulation. Haemostasis. 1986;16:139–46.

[58] Xu Z, Fan J, Luo X, et al. Anticoagulation regimens during pregnancy in patients with mechanical heart valves: a systematic review and meta-analysis. Can J Cardiol. 2016;32(10):1248.e1–9.

[59] Alshawabkeh L, Economy KE, Valente AM. Anticoagulation during pregnancy: evolving strategies with a focus on mechanical valves. J Am Coll Cardiol. 2016;68:1804–13.

[60] Chunilal SD, Bates SM. Venous thromboembolism in pregnancy: diagnosis, management and prevention. Thromb Haemost. 2009;101:428–43.

[61] Stone SE, Morris TA. Pulmonary embolism during and after pregnancy. Crit Care Med. 2005;33(Suppl. 10):S294–300.

[62] Greer IA, Nelson-Piercy C. Low-molecular-weight heparins for thromboprophylaxis and treatment of venous thromboembolism in pregnancy: a systematic review of safety and efficacy. Blood. 2005;106(2):401–7.

[63] Romualdi E, Dentali F, Rancan E, Squizzato A, Steidl L, et al. Anticoagulant therapy for venous thromboembolism during pregnancy: a systematic review and a meta-analysis of the literature. J Thromb Haemost. 2013;11(2):270–81.

[64] Warkentin TE, Levine MN, Hirsh J, et al. Heparininduced thrombocytopenia in patients treated with low-molecular-weight heparin or unfractionated heparin. N Engl J Med. 1995;332(20):1330–5.

[65] Linkins L-A, Dans AL, Moores LK, et al. Treatment and prevention of heparin-induced thrombocytopenia: antithrombotic therapy and prevention of thrombosis, 9th ed: American College of Chest Physicians Evidence- Based Clinical Practice Guidelines. Chest. 2012;141:e495S–530S.

[66] Mehta R, Golichowski A. Treatment of heparin induced thrombocytopenia and thrombosis during the first trimester of pregnancy. J Thromb Haemost. 2004;2:1665–6.

[67] Young SK, Al-Mondhiry HA, Vaida SJ, Ambrose A, Botti JJ. Successful use of argatroban during the third trimester of pregnancy: case report and review of the literature. Pharmacotherapy. 2008;28:1531–6.

[68] Tanimura K, Ebina Y, Sonoyama A, Morita H, Miyata S, Yamada H. Argatroban therapy for heparin-induced thrombocytopenia during pregnancy in a woman with hereditary antithrombin deficiency. J Obstet Gynaecol Res. 2012;38:749–52.

[69] Jacobsen AF, Sandset PM. Venous thromboembolism associated with pregnancy and hormonal therapy. Best Pract Res Clin

Haematol. 2012;25:319–32.

[70] Kawamata K, Chiba Y, Tanaka R, Higashi M, Nishigami K. Experience of temporary inferior vena cava filters inserted in the perinatal period to prevent pulmonary embolism in pregnant women with deep vein thrombosis. J Vasc Surg. 2005;41:652–6.

[71] Decousus H, Quéré I, Presles E, et al. POST (prospective observational superficial thrombophlebitis). Superficial venous thrombosis and venous thromboembolism: a large, prospective epidemiologic study. Ann Intern Med. 2010;152(4):218–24.

[72] Decousus H, Prandoni P, Mismetti P, CALISTO Study Group CALISTO Study Group, et al. Fondaparinux for the treatment of superficial-vein thrombosis in the legs. N Engl J Med. 2010;363(13):1222–32.

[73] Basude S, Hein C, Curtis S, Clark A, Trinder J. Low-molecular-weight heparin or warfarin for anticoagulation in pregnant women with mechanical heart valves: what are the risks? A retrospective observational study. BJOG. 2012;119:1008–13.

[74] Pauli RM, Haun J. Intrauterine effects of coumadin derivatives. Dev Brain Dysfunct. 1993;6:229–47.

[75] Steinberg ZL, Dominguez-Islas CP, Otto CM, Stout KK, Krieger EV. Maternal and fetal outcomes of anticoagulation in pregnant women with mechanical heart valves. J Am Coll Cardiol. 2017;69:2681–91.

[76] Nishimura RA, Otto CM, Bonow RO, Carabello BA, Erwin JP, Guyton RA, ACC/AHA Task Force Members, et al. 2014 AHA/ACC guideline for the management of patients with valvular heart disease: a report of the American College of Cardiology/American Heart Association Task Force on Practice Guidelines. Circulation. 2014;129:e521–643.

[77] van Hagen IM, Roos-Hesselink JW, Ruys TPE, Merz WM, Goland S, et al. Pregnancy in women with a mechanical heart valve: data of the European Society of Cardiology Registry Of Pregnancy And Cardiac disease (ROPAC). Circulation. 2015;132:132–42.

第19章 老年人的抗凝治疗

Anticoagulation in the Elderly

Ruchika Harisingani　Ibrahim M. Ali　Bhakti Shah　Salonie Pereira　著

乔　蕊　译

临床病例

病例1：89岁女性，在女儿的陪同下就诊。患者既往有卒中、痴呆、慢性心房颤动、高血压、冠状动脉疾病、收缩性心力衰竭（射血分数为40%）病史。患者女儿诉患者进行性疲乏数周，伴劳力性呼吸困难发作。患者服用的药物包括阿司匹林81mg和达比加群75mg，每天2次。一直以来，患者可在助行器的帮助下行走，但一些日常生活活动需要帮助。体格检查显示中度驼背，其余未见明显异常。主要的实验室异常结果为血红蛋白下降至8.0g/dl（4月前为12.1g/dl）。粪便潜血阳性。患者最近的结肠镜检查是在10年前，当时检查显示“正常”。患者家人表示她不愿在这个年纪再次进行结肠镜检查。患者女儿悉知她的母亲存在栓塞性卒中的风险，问您她的母亲，是否还应该继续服用阿司匹林和达比加群。

病例2：69岁男性，既往有癫痫、慢性肾脏病（chronic kidney disease，CKD）病史，因意识丧失就诊于急诊科。患者收缩压90mmHg，收住于MICU并给予静脉升压支持。床旁超声心动图显示为了维持右室应变，右室收缩功能严重下降、肺动脉收缩压急剧升高。胸部计算机断层扫描（computerized tomography，CT）血管造影显示双侧广泛的节段性肺栓塞（pulmonary embolism，PE）。组织型纤溶酶原激活物（tissue-type plasminogen activator，t-PA）溶栓后，开始普通肝素（unfractionated heparin，UFH）静脉输注。患者意识状态改善，临床病程平稳后，转入住院区，开始华法林抗凝治疗。在治疗的第2天，患者自述头痛并伴有明显的精神状态改变。头部CT显示急性颅内出血，累及左侧脑室体部和右侧脑室后角。终止抗凝治疗，连续多次磁共振成像（magnetic resonance imaging，MRI）检查提示出血稳定。神经外科医师评估患者情况后，不建议紧急外科干预。该患者的住院治疗团队咨询您对于该患者抗凝治疗的建议。

病例3：85岁女性，既往有2型糖尿病、阵发性心房颤动、冠状动脉疾病（8个月前使用药物洗脱支架经皮介入治疗）病史。在家人陪同下来到诊室例行随访。药物治疗包括阿司匹林、氯吡格雷、华法林、胰岛素、美托洛尔和阿托伐他汀。值得注意的是，患者在过去的1个月中有2次摔倒史。患者及其儿子否认晕厥史和出血史。患者可依靠拐杖行走，日常生活活动需要帮助。体格检查显示四肢有明显的瘀斑。实验室检查未见明显异常。患者儿子担心“血液稀释剂”治疗期间其母亲频繁摔倒的问题，询问这些药物是否可以安全的停用。

一、概述

预计在2012—2050年，美国老年人口数量将大量增长。到2050年，65岁及以上人口预计为8370万，几乎是2012年目前估计的4310万的2倍。衰老的身体会经历显著的药代动力学和药效学变化。药物代谢包括吸收、分布、新陈代谢和排泄，都会随着年龄的增长而改变。尽管随着年龄增加，小肠表面积降低、胃排空延缓、胃pH升高，但是大多数药物吸收的变化很小。随着年龄的增长，身体脂肪增加，全身水分减少。脂肪增加可增加像地西泮等高亲脂性药物的分布容积，并可能延长其半衰期。在急性危重病或营养不良的患者中，血清白蛋白的迅速降低可能会增强药物效应，因为非结合（游离）药物的血清水平可能会升高（只有游离药物才有药理作用）。随着年龄的增长，白蛋白水平及与药物肝脏代谢相关的细胞色素 P_{450} 酶系统功能水平降低，华法林成为具有高毒性风险的药物之一。从理论上讲，药物维持剂量应相应降低，但药物代谢率个体差异较大，需要进行个体化剂量调整。

肾脏药物清除率降低是与年龄相关的最重要的药代动力学变化之一。老年患者通常肌肉含量较少，体力活动较少，因此产生的肌酐较少，所以尽管肾小球滤过率下降，但其血清肌酐水平仍可能保持在正常范围内。因此老年患者的“正常”血清肌酐水平可能具有误导性，不一定能反映真实的肾功能。为了指导这类患者的用药，可以使用 Cockcroft-Gault 公式估计或计算肌酐清除率。肾功能是动态改变的，尤其是当患者的血容量波动，如生病或脱水时[1]。所以药物的维持量需要定期调整。由于生理、认知和社会领域之间的复杂的相互作用，老年患者在抗凝领域面临严峻的挑战。虚弱、跌倒的风险、合并用药、药物代谢改变、认知障碍、功能状态下降及依从性是需要重点关注的问题。因此，老年患者的诊疗措施必须个体化。

由于药效学的改变，以及随着年龄增长多种疾病合并的患病率不断增加，老年人使用抗凝血药出血的风险更高。与出血相关的危险因素有：①既往出血史，这可能是再次出血的最强预测因素；②贫血；③有卒中史；④未控制的高血压（收缩压＞140mmHg）；⑤肝和肾损害[2]。在接受心房颤动抗凝治疗的患者中，充血性心力衰竭和糖尿病也被证明与出血有关[2]。抗血小板治疗（如阿司匹林和氯吡格雷）与抗凝血药联合使用会增加出血的风险[2]。非甾体抗炎药和同时过量饮酒也会增加出血风险[2]。高龄（＞80 岁）已被认为是华法林单一治疗期间大出血的独立危险因素。值得注意的是，与 70—79 岁的老年人相比，这个年龄段的卒中发病率高出 15%[2]，提示老年患者接受抗凝治疗可以降低卒中的风险。在对有复杂并发症的老年患者进行抗凝治疗时，医师一直在权衡风险和益处[3]。在一项回顾性队列研究中，探讨了老年人（平均年龄 79 岁）抗凝治疗的困难。尽管卒中风险很高，但由于跌倒风险、预后不良、年龄较大和痴呆症的原因，超过 40% 的患者没有开始服用口服抗凝血药。

二、评估老年患者血栓栓塞和出血的风险

年龄是静脉血栓栓塞（venous thromboembolism，VTE）和心房颤动的重要危险因素。事实上，1/3 的房颤患者年龄在 80 岁以上[5]。年龄也是与这些疾病相关的血栓并发症的危险因素，因为它是 CHA_2DS_2-VASc 评分系统中评估血栓栓塞风险的一个重要因素[6]。一项研究表明，在老年人中，约 24% 的卒中是由于心房颤动引起的[7]。因此，不应仅仅因为老年患者年龄较大和出血风险增加而不给予抗凝治疗。相反，临床医师应该仔细评估老年患者，确定最安全的方法，最大限度地降低疾病相关及治疗相关并发症发生的风险。

有几种风险评估工具可以帮助临床医师。CHA_2DS_2-VASc 评分是一种经过广泛验证的对评估患者的血栓栓塞风险很有效的风险评估工具。同样的，对于考虑接受抗凝预防血栓的心房颤动患者，HAS-BSLED 评分已被证明是评估出血风险有用的工具。完整的病史和体检可以发现潜在的出血风险。老年患者胃肠道出血的风险更高，因为他们比普通人群有更高的憩室和血管发育不良的患病率[6]。CHA_2DS_2-VASc 和 HAS-BLED 评分见表 19-1[7, 8]。

HAS-BLED 评分也被推荐作为确定与出血风险相关可逆因素的一种工具。

三、老年患者抗凝血药的合理选择

下一步，临床医师必须决定他们的老年患者是否应该开始服用口服抗凝血药，如维生素 K 拮抗药（vitamin K antagonist，VKA）或直接口服抗凝血药（direct oral anticoagulant，DOAC）。DOAC 在老年患者中的应用一直存在争议。没有临床试验比较 DOAC 和 VKA 在老年患者中的安全性，一项 Meta 分析比较了达比加群、阿哌沙班和利伐沙班与传统抗凝治疗［VKA、低分子肝素（low-molecular-weight heparin，LMWH）、阿司匹林和安慰剂］的作用，结果表明，在老年人中，DOAC 的使用与大出血或临床相关出血的增加（DOAC 为 6.4%，传统抗凝血药为 6.3%）无关。然而，在另一项单独的研究中，达

表 19-1　心房颤动患者卒中风险（CHA_2DS_2-VASc）和出血风险（HAS-BLED）的评估[8]

评　分			分　数
CHA_2DS_2-VASc	充血性心力衰竭		1 分
	高血压		1 分
	年龄	>75 岁	2 分
		65—74 岁	1 分
	糖尿病		1 分
	卒中 / 短暂性脑缺血发作		2 分
	血管疾病（既往 MI、外周动脉疾病或主动脉斑块）		1 分
	女性		1 分
	最高分		9 分
HAS-BLED	高血压（收缩压>160mmHg）		1 分
	肾功能异常（透析、肾移植或肌酐>2.26mg/dl）和肝功能异常（肝硬化或胆红素高于正常值 2～3 倍，并伴有转氨酶升高或碱性磷酸酶高于正常值 3 倍），各 1 分		1 分或 2 分
	卒中		1 分
	出血倾向		1 分
	INR 不稳定（如果服用华法林）（如在治疗范围内的时间<60%）		1 分
	老年人（如年龄>65 岁）		1 分
	药物 / 酒精（各 1 分）伴随抗血小板药物或非甾体类抗炎药，或者过量酒精		1 分或 2 分
	最高分		9 分

CHA_2DS_2-VASc 评分 0 分（男性）或 1 分（女性），不推荐抗血栓治疗；CHA_2DS_2-VASc 评分 1 分，应考虑口服抗凝或抗血小板治疗，但首选口服抗凝血药；CHA2DS2-VASc 评分≥2 分，口服抗凝血药。HAS-BLED 评分≥3 分，提示在开口服抗凝血药处方时需要谨慎，建议定期复查出血的体征或症状[8]。使用 CHA_2DS_2-VASc 和 HAS-BLED 评分辅助 NVAF 血栓预防决策。HAS-BLED 评分也被推荐作为确定与出血风险相关可逆因素的一种工具

INR. 国际标准化比值；NVAF. 非瓣膜性心房颤动

经 Lane DA，Lip GY 许可转载，引自 Use of the CHA_2DS_2-VASc and HAS-BLED scores to aid decision making for thromboprophylaxis in nonvalvular atrial fibrillation. Circulation.Vol.126/Issue number 7, pages 860–865, © 2012, http://circ.ahajournals.org/content/126/7/860，经 Wolters Kluwer Health,Inc 授权

比加群与老年人消化道出血风险的增加有关（达比加群组为 3.42%，VKA 组为 2.65%）。对于临床医师来说，在给老年人选用合理抗凝血药时，牢记这一点是很重要的[10]。

肾功能和患者的肾小球滤过率是决定给老年患者使用 DOAC 的重要考虑因素。DOAC，如达比加群和利伐沙班主要通过肾脏清除，而阿哌沙班和艾多沙班通过肾脏清除的程度较小。如果患者的肾功能减弱，会造成活性药物蓄积，进而增加出血的风险[7]。由于老年患者肾功能经常波动，因此抗凝血药生物利用度的不可预测性更大。此外，老年患者水消耗量更少，肌肉含量也降低，所以临床医师定期监测老年患者的肌酐清除率是很重要的。

DOAC 为临床医师提供了更多的口服抗凝血药选择。此外，DOAC 的方便性使其成为抗凝的理想首选。DOAC 可用于老年人群（75 岁或以上），然而，许多因素使老年人使用 DOAC 成为一个有争议的话题[5, 7]，如老年患者有较低的体重、身体成分改变、较低的肌肉含量、肾脏损伤及其他并发症[5–7, 9]。此外，某些 DOAC 与老年人出血风险增加有关，尤其是达比加群[7, 11]。

四、老年人颅内出血风险的研究

抗凝相关的颅内出血是一种严重的并发症，随

着越来越多的老年患者因心房颤动或 VTE 而接受抗凝治疗，这种并发症正变得越来越常见。据估计，深静脉血栓形成（deep venous thrombosis，DVT）和 PE 的年发病率为 0.1%～0.27%，在人的一生中有高达 5% 的可能会发生 DVT 和 PE [12]。美国胸科医师学会（American College of Chest Physicians，ACCP）指南建议，有诱因 DVT 或 PE 患者，抗凝治疗应在 3 个月以内，无诱因 DVT 或 PE 患者，抗凝治疗至少 3 个月。ACCP 指南推荐 DOAC 作为一线治疗，也支持使用华法林（目标 INR 为 2.0～3.0）[13]。对于有中高卒中风险的房颤患者提倡终身服用 DOAC 或华法林（INR 控制在 2.0～3.0）进行抗凝治疗 [14]。机械性主动脉瓣和机械性二尖瓣需要终身使用华法林抗凝治疗，目标 INR 分别为 2.0～3.0 和 2.5～3.5（欧美标准）[15]。由于老年患者 VTE 和心房颤动（atrial fibrillation，AF）的风险增加，口服抗凝血药的使用及其相关的出血风险也在增加。既往研究表明，抗凝相关性脑出血的死亡率为 20%～57% [16]。在 ARISTOTLE 的试验中，18 201 例患有 NVAF 且至少有 1 个额外的卒中危险因素（年龄≥75 岁，既往卒中 / 短暂性脑缺血发作，症状性心力衰竭或 LVEF＜40%，糖尿病或高血压）的患者被随机分为两组，一组接受阿哌沙班 5mg 每天 2 次的治疗，另一组接受华法林治疗（INR 调整至 2.0～3.0）；对所有至少服用过一次研究药物的患者（n=18 140）随访直至死亡或研究结束；二次分析表明与颅内出血相关的独立危险因素包括年龄、既往卒中或短暂性脑缺血发作、基线时使用阿司匹林以及患者居住在亚洲或拉丁美洲 [16]。这项分析的结果与其他接受口服抗凝血药治疗 1～2 年以上的心房颤动患者研究的颅内出血粗略年发生率 1% 相似，和颅内出血事件后 30 天死亡率高度相关 [16]。

虽然颅外出血（主要为胃肠道）更为常见，但颅内出血的发病率和死亡率更高。只有 5.1% 的颅外出血与华法林相关的颅外出血会导致患者 30 天内死亡，相比之下，华法林相关的颅内出血患者中这一比例接近 50% [17, 18]。最近的一项研究评估了 2727 例接受 PE 溶栓治疗的患者。结果显示其颅内出血的发生率为 1.8%（48 例患者）；在发生颅内出血的患者中，大多数人年龄较大，既往有脑血管意外（cerebrovascular accident，CVA）病史，住院时间较长 [19]。一项对美国一家医院收治的 52 993 例脑出血患者的分析显示，华法林相关性颅内出血的住院死亡率约为 40%，而非华法林相关性颅内出血的死亡率为 25%～29% [12]。60% 的抗凝血药相关性颅内出血患者出院时有神经功能缺陷。与华法林相关的脑出血的年发病率在美国平均为 0.6%～1.0%。

华法林相关性颅内出血的管理策略侧重于恢复受华法林影响的维生素 K 依赖因子的正常水平。目前的治疗方案包括维生素 K、新鲜冰冻血浆、凝血酶原复合物浓缩物和重组活化因子Ⅶa [20]。

多年来，医师们一直在努力开发一种风险分层工具，以识别抗凝相关颅内出血风险较高的患者。2008 年的一项队列评估指出，在华法林治疗期间发生颅内出血的大多数患者在出现症状时 INR 都在治疗范围内 [21]。尽管 INR＞3.5 会使致命性颅内出血的风险增加 1 倍 [21]，但 INR 水平不是确定患者出血风险是否增加的可靠工具。研究人员还评估了对患者进行抗凝血药相关不良反应教育是否能改善结局。2016 年 9 月进行的一项研究发现，在接受华法林治疗的老年急性 VTE 患者中，教育水平与抗凝质量或临床结局之间没有相关性 [22]。

目前已经开发了许多出血风险评估工具来识别出血风险较高的患者，其中包括 HAS-BLED、HEMORR$_2$HAGES 和房颤患者的 ATRIA。对于 VTE 患者，可以使用 ACCP 或 Kuijer 出血风险评分。然而，在临床实践中发现，这些工具在预测出血方面的价值不大 [15]。有必要开发更具预测性的临床决策工具，以评估专门针对老年人群的抗凝治疗的风险和收益（表 19–2）。

荷兰的一项研究表明，与 70—79 岁的患者相比，80—89 岁的患者使用 VKA 出血的风险没有明显增加，90 岁或以上的患者仅略有增加。80 多岁和 90 多岁的患者比 70 多岁的患者血栓形成的风险更高 [24]。尽管有这些发现，几位著名的老年病学专家已经表达了对这项研究的担忧，他们指出，可以接受抗凝治疗的患者已经可以确定，但不能安全治疗的患者还未被确定。他们还提出了对服用多种药物、认知障碍、缺乏社会支持和跌倒风险因素的担忧，因为它们都与出血风险相关 [25]。另一项研究观察了患有心房颤动 7 年以上的一组老年人卒中与其他死因之间的竞争风险，结果显示，尽管服用华法林的人死亡率更高，但一旦调整了特定因素危险比，这种关联就会大大减弱。换句话说，可能是因为患者的生存

表 19-2　ATRIA TABLE- 华法林治疗，如果评分＜4 分为低出血风险，＞4 分为高出血风险[23]

危险因素	无卒中病史	有卒中病史
年龄>85 岁	6	9
年龄 75—84 岁	5	7
年龄 65—74 岁	3	7
年龄<65 岁	0	8
女性	1	1
糖尿病	1	1
高血压	1	1
充血性心力衰竭	1	1
肾小球滤过率<45 或终末期肾病	1	1
蛋白尿	1	1

引自 Singer DE, Chang Y, Borowsky LH, et al. A New Risk Scheme to Predict Ischemic Stroke and Other Thromboembolism in Atrial Fibrillation: The ATRIA Study Stroke Risk Score. J Am Heart Assoc. 2013 Jun; 2(3): e000250

期不够长，无法从抗凝治疗中获得实质性的益处[26]。因此，在决定给 80 岁以上的患者开抗凝血药处方时，必须仔细考虑出血和血栓形成的风险。

五、老年人的三联抗栓治疗

接受冠状动脉支架置入术并需要双重抗血小板治疗（dual antiplatelet therapy，DAPT）的患者中，有 5%～10% 的患者因某些疾病如心房颤动、VTE 或机械心脏瓣膜需同时接受长期口服抗凝血药治疗[27]。随着老年人心房颤动、血栓栓塞、缺血事件的患病率增加，老年患者服用阿司匹林、氯吡格雷和口服抗凝血药进行三联抗血栓治疗的情况并不少见。虽然三联抗栓疗法的使用是预防这些患者死亡、卒中，包括支架内血栓形成和血栓栓塞在内的 MACE 联合发生率的基石，但它给临床医师带来了一个巨大的挑战，因为它与严重的出血事件和死亡的风险增加相关（表 19-3）。

尽管 2014 年欧洲血供重建指南和 2011 年北美专家共识文件都建议对心房颤动患者和口服抗凝血药接受经皮冠状动脉介入治疗（percutaneous coronary intervention，PCI）（Ⅱa 类，证据 C 级）的患者进行三联抗栓治疗[29, 33]，但直到最近才有对这一策略的前瞻性研究。我们现在关注的焦点是降低抗栓治疗

表 19-3　老年人三联抗栓治疗要点

- 医师应该对患者卒中和出血的风险进行全面、客观地评估
- 对于接受三联疗法的患者，应使用最低有效剂量（75～100mg）的阿司匹林，以降低消化道出血的风险[28]
- 临床医师必须平衡卒中或血栓栓塞的风险与出血的风险，以确定三联疗法是否恰当，以及应该给予多长时间[29]。三联疗法的持续时间应该尽可能短，重点关注是否存在 ACS，个体出血风险和支架类型[30]
- 氯吡格雷是噻吩吡啶与阿司匹林和华法林联合使用的首选药物[30]
- 应该密切监测华法林，目标 INR 2.0～2.5 [30]
- 根据 WOEST 试验的结果，可以考虑在出血高危人群中使用华法林和氯吡格雷联合治疗[31]
- 预防性应用胃酸抑制药以减少消化道出血，以 PPI 为佳。应该给予除奥美拉唑外的质子泵抑制药[32]

ACS. 急性冠状动脉综合征；INR. 国际标准化比值；PPI. 质子泵抑制药

的强度（忽略阿司匹林）和持续时间，以及探索使用新型抗凝血药代替华法林的治疗方案。

最近的 WOEST 试验结果表明，联合应用口服抗凝血药和氯吡格雷（不含阿司匹林）可减少出血，并具有类似甚至更好的缺血保护作用，可显著降低死亡率[31]。同样，一个丹麦研究小组公布了全国范围内 12 165 例患者的真实回顾性注册登记结果，支持 WOEST 试验的结果，并提出口服抗凝血药和氯吡格雷的结合足以降低血栓事件的风险[34]。根据 WOEST 试验的结果，美国心脏协会 / 美国心脏病学会 / 心脏节律学会发布了Ⅱb 类（证据级别：B）建议，推荐心房颤动患者 PCI 术后联合使用 VKA 和氯吡格雷[14]。

根据观察数据确定了 PCI 术后三联疗法的最佳持续时间，即裸金属支架（bare-Metal stent，BMS）置入后至少 4 周，药物洗脱支架（drug-eluting stent，DES）置入后 1～12 个月[35]。在第 1 个开放标签的 ISAR-TRIPLE 试验中，DES 患者阿司匹林和口服抗凝血药持续治疗，评估了 6 周和 6 个月的氯吡格雷治疗方案，在 9 个月时的主要终点（死亡、MI、明确的支架内血栓形成、卒中或大出血）方面没有显著差异（6 周组为 9.8%，6 个月组为 8.8%）。ISAR-TRIPLE 的结果提供了新的证据，表明停用氯吡格雷而不是阿司匹林，并将三联疗法疗程缩短至 6 周，既不会降低大出血发生率，也不会增加缺血性事件的发生率，这可能是一个合理的选择[36]。

PIONEER AF-PCI 研究是第 1 个将含有 VKA 的标准疗法与 DOAC 利伐沙班为基础的疗法进行了比较的随机试验。在这项试验中，2124 例心房颤动支

架患者被随机分为3组：低剂量利伐沙班15mg每天1次，加P2Y12拮抗药治疗12个月（组1）；利伐沙班2.5mg每天2次，分层至预先规定的DAPT持续时间1、6或12个月（组2）；对照组每天服用剂量调整的VKA，DAPT分层与组2上述相似（组3）。该试验表明，基于利伐沙班的策略能够显著降低复合终点（全因死亡率或住院），并显著减少出血住院和心血管病住院[37]。

正在进行的达比加群和阿哌沙班的研究集中在重新定义直接抗凝血药在三联疗法中的使用[38]。

对老年人实施“三联疗法”的特殊考虑。

1. 出血风险 尽管有数项研究报道出血事件年风险增高（4%～16%），与住院、发病率增加和死亡相关[39]，但这些试验大多排除了老年患者。Hess和他的同事对老年人的抗血栓治疗和结局进行了一项大规模的研究，其研究的人群为急性MI接受PCI治疗，伴心房颤动接受口服抗凝血药治疗。他们发现，与DAPT相比，三联疗法早期和长期出血（包括颅内出血）的风险更高，死亡率也更高[39]。在Buresly和他的同事进行的一项研究中，21 443例老年患者在急性MI后平均随访了22个月，并评估了与阿司匹林、噻吩吡啶衍生物和华法林等联合治疗相关的出血并发症。研究表明，与抗凝血药–抗血小板药联合疗法（0.08/患者年）和DAPT（0.07/患者年）相比，接受3种药物联合治疗的患者的出血率（0.09/患者年）更高。其结果表明尽管抗血小板和抗凝血药联合使用会导致老年患者出血风险的轻度增加，但总体风险很小，（0.06～0.08）/患者年[40]。

2. 接受抗血栓治疗时跌倒的风险 每年有32%～42%的70岁及以上社区居民跌倒。这种发病率随着年龄和虚弱程度的增加而增加[41]。此外，那些曾经跌倒的人再次跌倒的风险增加，其中大约10%的跌倒会导致严重受伤。考虑到在使用口服抗凝血药期间与跌倒相关的头部创伤和颅内出血的发生风险，许多医师不愿给有跌倒风险的老年人进行抗血栓治疗，特别是华法林[36]。然而，对患有心房颤动和年平均卒中率为6%且具有跌倒风险的老年患者进行的Meta分析显示，与非跌倒相关的硬膜下血肿的患者相比，发生跌倒相关硬膜下血肿的衍生相对风险是1.4，并且完全被华法林提供的卒中保护获益所冲抵[42]。利用Markov决策模型，这项研究的作者还计算出，服用华法林的人必须在一年内跌倒约295次才构成不理想的治疗[42]。在一项对515例服用口服抗凝血药的老年患者进行的前瞻性试验中，304例（59.8%）跌倒高风险的患者的大出血粗略发生率并不高于跌倒低风险的患者（8.0/100人年 vs. 6.8/100人年，P=0.64）[43]。在多变量分析中，高跌倒风险与大出血风险在统计学上没有显著相关性[43]。

这些发现表明，对于卒中和其他血栓栓塞事件高风险的老年患者，跌倒的风险不是拒绝口服抗凝血药的合理理由。然而，跌倒风险的管理应是抗凝治疗的重要组成部分，应尽可能将跌倒风险降至最低（表19–3）。

六、老年人何时停止抗凝治疗

确定哪些患者接受抗凝治疗可能是临床医师做出的最困难的选择之一[25]。临床医师必须权衡任何抗凝治疗的风险和益处。目前的治疗指南是在较年轻人群观察的基础上制订的，主要提供了适用于老年患者的一般考虑因素——这一亚组的管理和结果通常是不确定的[44]。除了老龄化人口的证据不足之外，抗栓治疗也存在安全性问题[44]。

历史数据显示抗凝治疗在老年人中使用不足，约一半的心房颤动患者没有接受治疗[45]。抗凝治疗的禁忌证通常是相对的，几乎没有一致的、绝对的禁忌证。根据2009年针对心房颤动患者的医疗保险索赔研究，作者确定了具有抗凝治疗绝对禁忌证的受益者，绝对禁忌抗凝为基于ICD-9诊断为颅内出血、颅内肿块或终末期肝病（慢性肝病如肝硬化合并自发性细菌性腹膜炎、肝性脑病、腹水、静脉曲张出血、肝肾综合征等急性肝失代偿疾病）。有痴呆症和出血史的患者华法林使用率最低。作者指出，在决定治疗时，医师只能对风险与获益做出高度主观的判断[45]。在大样本真实世界心脏门诊人群中，有1/3的卒中中高风险的心房颤动患者仅服用阿司匹林[46]。经多因素调整后，高血压、血脂异常、冠心病、既往MI、不稳定和稳定型心绞痛、近期冠状动脉旁路移植术和外周动脉疾病与给予单独阿司匹林相关，而男性、较高的体重指数、既往卒中、既往短暂性脑缺血发作、既往全身栓塞、既往充血性心力衰竭与抗凝血药高使用率有关[46]。

尽管许多危险因素与较高的出血风险有关，但注意到这些危险因素的存在并不足以帮助临床医师评估患者的出血风险[17]。因此，一些风险分层工具，如

OBRI（门诊出血风险指数）、RIETE、HAS-BLED 和 ATRIA 已经开发出来，用于量化患者的出血风险。这些风险评估工具大多是在新开始或已经服用抗凝血药的患者队列中开发的，因此反映的是已经适合抗凝治疗的人群[17]。高出血风险的患者可能不会出现在这些风险工具中[17]。这些风险评分中包括的风险因素有大量重叠，因为大多数因素都考虑了诸如年龄较大（不同工具的定义不同）、肾脏疾病、出血史、贫血和不稳定的 INR 等特征[17]。但是，所有的出血风险工具都不能很好地预测，尤其是对颅内出血的预测。作者认为，出血风险工具可能对血栓风险较低的患者有帮助，因为抗凝的益处较小，出血风险较高；出血风险工具也可以用于识别低风险组的患者，确定他们不太可能出现明显的出血并发症[17]。

众所周知，抗凝治疗能够通过减少老年人住院次数来减少卒中发生率及提高老年患者的生活质量[44]。然而，临床医师必须为患者和照顾者分别权衡药物的利弊。虽然对虚弱没有明确的定义，但这种综合征被认为是与年龄相关的生理系统衰退，增加了健康和功能状态发生剧烈变化的风险，通常由药物等小事件引起。一个虚弱的 70 岁老年患者，痴呆、行动状态下降、营养不良，若出现新发甚至已确定的心房颤动时，可能不是理想的抗凝对象，因其死亡风险较高，而一个 85 岁可以独立生活和身体状况较好的患者可能却可以给予治疗。

关于何时停止药物治疗，目前还没有既定的指导方针。已经有人尝试创建一份老年人应该避免服用药物的“黑名单”。Beers 清单和加拿大的标准中没有全部包括，因为他们不包括药物相互作用[47]。Start/Stop 标准（警醒医师正确治疗的筛查工具 / 老年人筛查工具）解决了其中一些问题（Refer to：http://www.alzforum.org/news/research-news/are-too-many-meds-given-end-stage-dementia-patients）。然而，没有令人信服的证据表明使用这些清单有助于降低发病率、死亡率或成本[47]。

预防过量用药将改善晚期痴呆症患者的生活质量。在一项对晚期痴呆症患者的研究中，超过一半的参与者接受了至少一种不适宜患者病情的药物。（http://www.alzforum.org/news/research-news/are-too-many-meds-given-end-stage-dementia-patients）。值得注意的是，22% 的参与者服用他汀类药物，7% 的参与者服用了除阿司匹林外的其他抗血栓药，如氯吡格雷。（http://www.alzforum.org/news/research-news/are-too-many-meds-given-end-stage-dementia-patients）。对于患有晚期并发症和总体预期寿命下降的患者来说，许多药物可能是不必要的，因为患者的寿命不够长，无法获得益处（http://www.alzforum.org/news/research-news/are-too-many-meds-given-end-stage-dementia-patients）。作者推测，医师很难停用这些药物，因为如果停止治疗或照顾者可能还没有准备好谈论这一点，可能会对患者及其家属造成伤害。尽管如此，照顾者应该定期检查药物清单，特别是那些患有痴呆症的人（http://www.alzforum.org/news/research-news/are-too-many-meds-given-end-stage-dementia-patients）。让老年病医师或姑息治疗临床医师等专家参与进来，可能更有利于治疗方案的选择。

七、心房颤动的非药物治疗

对于口服抗凝血药有禁忌证的患者来说，目前左心耳（left atrial appendage，LAA）封堵术已成为一种微创机械替代药物预防卒中的方法[48]。尸检及手术数据表明，35%～91% 的心房血栓出现在 LAA 中，它是左心房发育过程中的残余结构，类似于一个盲袋[48]。对于卒中高危患者来说，除了口服抗凝血药，LAA 封堵术可能是一种治疗选择[48]。封堵术可通过手术或经皮途径完成。根据 ESC 和 AHA/ACC 指南，在已经接受心脏手术或经胸腔镜房颤手术的患者中应考虑手术方式切除 LAA[48]。

经皮置入 Watchman（一种镍钛诺材质）装置封堵 LAA 已经成为不能耐受长期抗凝治疗的心房颤动患者的可选择的治疗方式。在多中心 PROTECT AF 试验中，大多数参与者年龄>70 岁（器械组平均年龄为 71 岁，华法林组平均年龄为 72 岁）[49]。患者被随机分配到华法林组，服用阿司匹林和氯吡格雷 6 个月后，无限期单独使用阿司匹林[49]。ASAP 研究表明，使用 Watchman 装置封堵 LAA 可以协同抗血小板治疗，从而减少抗凝血药的需要[49]。虽然这些方法的 RCT 已经招募了符合抗凝条件的患者，但临床需求最大的是不适合抗凝的患者[48]。Piccini 及其同事推测 LAA 封堵手术对以下心房颤动患者有益：基于 HAS-BLED 评分有高出血风险的患者，伴发终末期肾病患者（因为同时存在血栓栓塞和出血事件的高风险），即使经过抗凝治疗仍存在卒中高风险的患者。目前 LAA 封堵术存在多种挑战，例如，没有临床研究来对比几种不同的经皮封堵术之间的差别；对于有高出血风险的患者在LAA封堵术后，需要长期抗血小板治疗；置入的器械装置脱落和器械周围血栓形成的风险，尽管较为罕见，但也曾有过报道[48]。

房颤导管射频消融已成为心房颤动患者的重要治疗选择。肺静脉在心房颤动的发生中起着重要作用[50]。肺静脉隔离射频消融术的单独应用，不足以恢复和维持窦性心律。也有一些有关其他几个部位的消融术的研究，例如复杂碎裂心房电位并没有显示能够减低心房颤动的复发率，而患者特定来源的消融术——局灶激动和转子调节（focal impulse and rotor modulation，FIRM）有助于提高肺静脉射频消融术的长期成功率[50]。使用不同技术对导管消融的疗效进行评估是复杂的，它依赖于多个变量，其中包括患者特征、心房颤动的长期性和随访强度[50]。射频消融术有风险，多达6%的患者出现严重并发症，其中包括膈神经损伤、心脏压塞、肺静脉狭窄、手术后全身性血栓栓塞，最严重的是心房食管瘘形成[50]。

临床医师不仅要评估风险和益处，还要考虑射频消融、LAA封堵术等非药物治疗方式在老年患者中的适用性。特别是对于抗凝治疗不理想的患者，LAA封堵术已经成为有效的治疗选择。然而这些患者在置入器械装置之后，将来仍旧需要抗血小板治疗[49]。射频消融方法技术的进步和效果的提高为心房颤动患者的治疗提供了替代策略。与射频消融相比，冷冻消融能够降低肺静脉狭窄和食管损伤的风险[49]。对于老年患者，特别是抗凝治疗对其是挑战的患者来说，这些治疗方式的选择，需要患者、心脏病专家及电生理专家一同讨论。应综合评估患者功能和社会心理状态及他们的其他疾病，权衡这些治疗技术以及相应的风险和获益。

八、总结

考虑到老年患者的功能、身体和认知能力下降的阶段各不相同，易受多联用药不良事件的影响，临床人员有责任仔细评估老年患者抗凝治疗的临床适应证。而且必须与患者及其家属进行讨论，评估抗凝治疗的风险和获益，即治疗的整体目标。

自测题

1. 一名87岁女性，来老年门诊进行随访。她患有心房颤动、慢性肾病（肾小球滤过率为45ml/min）、高血压和2型糖尿病。她一个人住在一个两层楼的无电梯公寓里，能够独立完成日常活动。她目前使用的药物包括华法林、赖诺普利、美托洛尔、二甲双胍、氨氯地平和阿司匹林。由于INR不稳定，她每2周来门诊检查1次INR。此外，在过去的6个月里，她有复发性尿路感染，需要抗生素治疗，这使得她的INR的管理更加困难。体格检查显示：生命体征正常，心音不规则，其余未见明显异常。实验室检查显示包括肾功能都在正常范围内。她今天的INR是1.7。患者告诉您，现在每2周来验血越来越难了。以下哪种方法是管理该患者抗凝最合适的方法？
   A. 停止所有抗凝，因为她血栓形成风险低
   B. 继续使用华法林，因为其他口服抗凝血药已被证明对老年人有危险
   C. 停止华法林，开始DOAC
   D. 停止所有抗凝血药，因为出血的风险大于抗凝的益处
2. 如果能节省去医师办公室的时间，患者同意尝试使用DOAC。她知晓DOAC的风险和益处。医师告诉她，她仍然需要定期来接受肾功能监测。她同意这样做。
   关于为患者选择DOAC，下列哪项是正确的？
   A. 对于慢性肾病患者，最安全的DOAC是达比加群，因为其肾脏清除率较低
   B. 总的来说，华法林在患有中重度慢性肾病的老年人中仍然是一种更安全的药物
   C. 在患有慢性肾病的患者中不需要调整DOAC剂量
   D. 阿哌沙班在中度肾功能损害患者中具有更好的安全性
3. 一名80岁女性，既往有阿尔兹海默症、心房颤动、冠状动脉疾病、高血压病史，因精神状态改变被家属带入院治疗。一般情况：无法说话，卧床。她每天服用华法林2.5mg，阿司匹林81mg，辛伐他汀40mg，多奈哌齐5mg，氨氯地平5mg。她的女儿提到患者吞咽困难，并且她的病情逐渐恶化。患者的愿望是不接受人工营养和补水。女儿希望在母亲出院后能带她回家，为了优化药物方案，患者下一步应该做什么？
   A. 停用阿司匹林

B. 停用辛伐他汀

C. 改为阿司匹林栓剂

D. 停用华法林

E. A、B 和 D

4. 一名 75 岁男性，既往有卒中（无后遗症）、糖尿病、心房颤动（服用阿哌沙班）病史，在诊室内进行步态不稳评估，他的妻子提到他偶尔会跌倒，尤其是当他忘记使用助行器的时候。她还指出，他变得健忘了，她不得不帮助他服药。体格检查显示：患者生命体征稳定，无直立状态。下一步治疗方案是什么？

A. 转诊物理治疗中心进行步态评估

B. 停用阿哌沙班

C. 鼓励使用助行器

D. 转诊护士管理

5. 一名 58 岁女性，在例行体检中接受评估。既往有阵发性心房颤动、短暂性脑缺血发作、高血压和高脂血症的病史。她的用药是华法林、美托洛尔、坎地沙坦和辛伐他汀。体格检查显示：患者无发热，血压 130/80mmHg，脉搏 64 次 / 分，呼吸 16 次 / 分。BMI 30kg/m^2。心率和心律正常。心电图检查提示：窦性心律。

A. 继续使用华法林

B. 继续使用华法林并添加阿司匹林

C. 停用华法林

D. 停止使用华法林，开始使用阿司匹林

E. 停用华法林，开始服用阿司匹林和氯吡格雷

自测题答案

1. 答案：C。停止华法林，开始使用 DOAC。患者的 CHA_2DS_2-VASc 评分为 5 分，中高危卒中风险。她将从预防卒中的 DOAC 疗法中受益。华法林的治疗窗窄，需要经常监测，以避免因凝血不足和过度凝血而导致的可能危及生命的并发症。尽管经常进行 INR 检测，患者使用华法林的 INR 控制仍然不稳定。INR 不稳定的一个原因可能是由于药物 – 药物相互作用（因治疗复发性尿路感染而同时使用了抗生素）。患者表达了去医院的困难。比较 DOAC 和 VKA 的研究表明，DOAC 在预防老年 NVAF 患者卒中和全身性栓塞方面的疗效与 VKA 相同或更优。停止华法林和开始使用 DOAC 将是一个合理的选择。DOAC 具有治疗效果可预测，药物相互作用更少，以及监测频率较低的优点。

2. 答案：D。阿哌沙班在中度肾功能损害患者中具有更好的安全性。在肾小球滤过率高于 60ml/min 的慢性肾病患者中，与 VKA 相比，DOAC 有效性和安全性更高。对于慢性肾病 3 期的患者，DOAC 与 VKA 同样有效，但出血率更低。慢性肾病人群中所有 DOAC 都需要调整剂量，因为它们的肾脏清除率从 25%（阿哌沙班）到 80%（达比加群）不等。当 CrCl 为 15～30ml/min 时，达比加群的剂量为 75mg 每天 2 次；当 CrCl 为 15～50ml/min 时，利伐沙班 15mg 每天 1 次；当 CrCl 为 15～50ml/min 时，艾多沙班 30mg 每天 1 次；当患者符合以下 3 个标准中的 2 个时：血清肌酐＞1.5mg/dl，年龄 80 岁以上或体重＜60kg，使用阿哌沙班 2.5mg，每天 2 次。AHA/ACC/ 心律学会（Heart Rhythm Society，HRS）在心房颤动患者治疗 2014 指南中不推荐终末期肾病（end-stage renal disease，ESRD）患者（CrCl＜15ml/min）使用达比加群和利伐沙班。另一方面，阿哌沙班的肾脏清除率较低，与其他 DOAC 相比，在中度肾损害患者中具有更好的安全性，是 FDA 批准唯一可用于需要透析的患者的 DOAC。上述建议是基于仅涉及 8 例患者的单剂药代动力学和药效学（抗Ⅹa 活性）研究。临床疗效和长期安全性研究尚未在该人群中进行，因此在透析人群中应谨慎使用。

3. 答案：E。A、B、D。患者应停用阿司匹林、辛伐他汀和华法林。她存在吞咽困难，治疗计划应该考虑到她的目标，其中包括临终关怀、避免人工营养和大量补液。当绝症患者病情持续恶化时，患者和（或）其家属可能会决定停止对慢性非绝症的药物治疗，特别患者存在吞咽困难，当服用这些药物导致严重痛苦，或者这些药物不再有效时。在这个阶段，由于脱水以及肝脏和其他器官衰竭，患者甚至可能无法吸收药物，而且服药可能弊大于利。目前的重点是采用提高舒适度的药物，如缓解呼吸困难和疼痛的药物。

4. 答案：A。转诊进行步态评估的物理治疗。跌倒是老年人口中的一个主要公共卫生问题，65 岁以上的人中每年有近 1/3 发生意外跌倒。考虑到与跌倒相关的头部创伤和随后硬膜下、颅内出血的风险，许多医师不愿在这些患者中使用口服抗凝血药。然而不能因为存在跌倒的风险，而拒绝给心房颤动患

者使用口服抗凝血药。3 项风险 – 获益分析都发现，尽管口服抗凝血药存在风险，但即使在跌倒的患者中，它们的好处也大于风险。跌倒风险的评估和管理（包括步态评估的物理治疗），应该是抗凝治疗的重要组成部分。多学科预防跌倒的策略，如肌肉强化和平衡再训练已被证明是有效的。

5. 答案：A。继续使用华法林。患者应该继续服用华法林。虽然患者在体检时处于窦性心律，但考虑到她有阵发性房颤的病史、CHA_2DS_2-VASc 评分为 4 分，（短暂性脑缺血发作 2 分，高血压和女性各 1 分）、每年卒中的风险从 4.8% 到 6.7% 不等，她必须继续服用华法林。多项研究表明，阵发性房颤发生血栓栓塞并发症的风险可能与永久性心房颤动相似或更低。AHA/ACC/HRS 2014 指南建议无论房颤模式是阵发性的、持续性的还是永久性的，抗血栓治疗都应该基于其血栓栓塞的发生风险。

参考文献

[1] Capodanno D, Angiolillo D. Antithrombotic therapy in the elderly. J Am Coll Cardiol. 2010;56:1683–92.
[2] Myat A, Yousif A, Shouvik H, et al. Is bleeding a necessary evil? The inherent risk of antithrombotic pharmacotherapy used for stroke prevention in atrial fibrillation. Expert Rev Cardiovasc Ther. 2013;11(8):1029–49.
[3] Gurwitz J. Warfarin in complex older patients: have we reached a tipping point? JAGS. 2017;65:236–7.
[4] McGrath ER, Go AS, Chang Y, et al. Use of oral anticoagulant therapy in older adults with atrial fibrillation after acute ischemic stroke. JAGS. 2017;65:241–8.
[5] Go AS, Hylek EM, Phillips KA, et al. Prevalence of diagnosed atrial fibrillation in adults: national implications for rhythm management and stroke prevention: the Anticoagulation and Risk Factors in Atrial Fibrillation (ATRIA) study. JAMA. 2001;285(18):2370–5.
[6] Lip GY, Halperin JL. Improving stroke risk stratification in atrial fibrillation. Am J Med. 2010;123:484–8.
[7] Wolf PA, Abbott RD, Kannel WB. Atrial fibrillation as an independent risk factor for stroke: The Framingham Study. Stroke. 1991;22:983–8.
[8] Lane DA, Lip GY. Use of the CHA(2)DS(2)-VASc and HASBLED scores to aid decision making for thromboprophylaxis in nonvalvular atrial fibrillation. Circulation. 2012;126(7):860–5.
[9] Sardar P, Chatterjee S, Chaudhari S, et al. New oral anticoagulants in elderly adults: evidence from a meta-analysis of randomized trials. J Am Geriatr Soc. 2014;62(5):857–64.
[10] Graham DJ, Reichman ME, Wernecke M, Zhang R, Southworth MR, Levenson M, et al. Cardiovascular, bleeding, and mortality risks in elderly medicare patients treated with dabigatran or warfarin for nonvalvular atrial fibrillation. Circulation. 2015;131:157–64.
[11] Coppens M, Eikelboom J, Ezekowitz M, et al. Dabigatran versus warfarin in very elderly patients with atrial fibrillation: results from the RE-LY trail. Circulation. 2012;126:A151537.
[12] Becattini C, Sembolini A, Paciaroni M. Resuming anticoagulant therapy after intracerebral bleeding. Vasc Pharmacol. 2016;84:15–24.
[13] Kearon C, Akl EA, Ornealas J, et al. Antithrombotic therapy for VTE disease: chest guidelines expert panel report. Chest. 2016;149(2):315–52.
[14] January CT, Wann LS, Alpert JS, et al. 2014 AHA/ ACC/HRS guideline for the management of patients with atrial fibrillation: a report of the American College of Cardiology/American Heart Association Task Force on practice guidelines and the Heart Rhythm Society. Circulation. 2014;130(23):2071–104.
[15] Nishimura RA, Otto CM, Bonow RO, Carabello BA, Erwin JP 3rd, Guyton RA, et al. American College of Cardiology/ American Heart Association Task Force on Practice Guidelines. 2014 AHA/ACC guideline for the management of patients with valvular heart disease: a report of the American College of Cardiology/American Heart Association Task Force on Practice Guidelines. J Am Coll Cardiol. 2014;63(22):e57–185.
[16] Lopes RD, Guimaraes PO, Kolls BJ, et al. Intracranial hemorrhage in patients with atrial fibrillation receiving anticoagulation therapy. Blood. 2017; 129(22):2980–7.
[17] Shoeb M, Fang MC. Assessing bleeding risk in patients taking anticoagulants. J Thromb Thrombolysis. 2013; 35(3):312–9.
[18] Strate LL. Lower GI bleeding: epidemiology and diagnosis. Gastroenterol Clin North Am. 2005;34(4):643–64.
[19] Chatterjee S, Lip GY, Giri J. HAS-BLED versus ATRIA risk scores for intracranial hemorrhage in patients receiving thrombolytics for pulmonary embolism. J Am Coll Cardiol. 2016;67(24):2904–5.
[20] Appelboam R, Thomas EO. Warfarin and intracranial haemorrhage. Blood Rev. 2009;23(1):1–9.
[21] Jeffree R, Gordon DH, Sivasubramaniam R, Chapman A. Warfarin related intracranial haemorrhage: a casecontrolled study of anticoagulation monitoring prior to spontaneous subdural or intracerebral haemorrhage. J Clin Neurosci. 2009;16(7):882–5.
[22] Hoffman E, Faller N, Limacher A. Educational level, anticoagulation quality, and clinical outcomes in elderly patients with acute venous thromboembolism: a prospective cohort study. PLoS One. 2016;11(9):e0162108.
[23] Singer DE, Chang Y, Borowsky LH, et al. A new risk scheme to predict ischemic stroke and other thromboembolism in atrial fibrillation: the ATRIA study stroke risk score. J Am Heart Assoc. 2013;2(3):e000250.
[24] Kooistra HA, Calf AH, Piersma-Wichers M, et al. Venous

thromboembolism in very elderly patients: findings from a prospective registry (RIETE). Haematologica. 2006;91(8):1046–51.

[25] Yasgur BS. Weighing benefits and risks of anticoagulation in the elderly. The cardiology advisor Oct 24, 2016. http://www.thecardiologyadvisor.com/ stroke/anticogulation-stroke-prevention-in-elderly/ article/567835/2/.

[26] Ashburner JM, Go AS, Chang Y, et al. Influence of competing risks on the association between warfarin and ischemic stroke in atrial fibrillation: the anticoagulation and risk factors in atrial fibrillation (ATRIA) study. Circulation. 2015;132:A11900.

[27] Rossini R, Musumeci G, Lettieri C, et al. Long-term outcomes in patients undergoing coronary stenting on dual oral antiplatelet treatment requiring oral anticoagulant therapy. Am J Cardiol. 2008;102:1618–23.

[28] Mehta SR on behalf of the CURRENT Steering Committee. A randomized comparison of a clopidogrel high loading and maintenance dose regimen versus standard dose and high versus low dose aspirin in 25,000 patients with acute coronary syndromes: results of the CURRENT OASIS 7 Trial. Presented at: European Society of Cardiology Congress 2009; August 30, 2009; Barcelona, Spain. Presentation No. 177.

[29] Faxon DP, Eikelboom JW, Berger PB, et al. Antithrombotic therapy in patients with atrial fibrillation undergoing coronary stenting: a North American perspective: executive summary. Circ Cardiovasc Interv. 2011;4:522–34.

[30] King SB III, Smith SC Jr, Hirshfeld JW Jr, et al. 2005 Writing Committee Members. 2007 Focused update of the ACC/AHA/SCAI 2005 guideline update for percutaneous coronary intervention: a report of the American College of Cardiology/American Heart Association task force on practice guidelines: 2007 writing group to review new evidence and update the ACC/AHA/SCAI 2005 guideline update for percutaneous coronary intervention, writing on behalf of the 2005 writing committee [published correction appears in Circulation. 2008; 117:e161]. Circulation. 2008;117:261–95.

[31] Dewilde W, Oirbans T, Verheugt FW, et al. Use of clopidogrel with or without aspirin in patients taking oral anticoagulant therapy and undergoing percutaneous coronary intervention: an open-label, randomised, controlled trial. Lancet. 2013;381(9872):1107–15.

[32] Juurlink DN, Gomes T, Ko DT, et al. A populationbased study of the drug interaction between proton pump inhibitors and clopidogrel. CMAJ. 2009;180:713–8.

[33] Lip GY, Windecker S, Huber K, et al. Management of antithrombotic therapy in atrial fibrillation patients presenting with acute coronary syndrome and/or undergoing percutaneous coronary or valve interventions: a joint consensus document of the European Society of Cardiology Working Group on Thrombosis, European Heart Rhythm Association (EHRA), European Association of Percutaneous Cardiovascular Interventions (EAPCI) and European Association of Acute Cardiac Care (ACCA) endorsed by the Heart Rhythm Society (HRS) and Asia-Pacific Heart Rhythm Society (APHRS). Eur Heart J. 2014;35(45):3155–79.

[34] Lamberts M, Gislason GH, Olesen JB, et al. Oral anticoagulation and antiplatelets in atrial fibrillation patients after myocardial infarction and coronary intervention. J Am Coll Cardiol. 2013;62:981–9.

[35] Amsterdam EA, Wenger NK, Brindis RG, et al. 2014 AHA/ACC guideline for the management of patients with non–ST-elevation acute coronary syndromes: a report of the American College of Cardiology/American Heart Association Task Force on Practice Guidelines. J Am Coll Cardiol. 2014;64(24):e139–228.

[36] Fiedler KA, Maeng M, Mehilli J, Schulz-Schüpke S, Byrne RA, Sibbing D, et al. Duration of triple therapy in patients requiring oral anticoagulation after drugeluting stent implantation: the ISAR-TRIPLE trial. J Am Coll Cardiol. 2015;65(16):1619–29.

[37] Gibson CM, Mehran R, Bode C, Halperin J, Verheugt FW, Wildgoose P, et al. Prevention of bleeding in patients with atrial fibrillation undergoing PCI. N Engl J Med. 2016;375(25):2423–34.

[38] Cannon CP, Gropper S, Bhatt DL, et al. RE-DUAL PCI steering committee and investigators. Design and rationale of the RE-DUAL PCI Trial: a prospective, randomized, phase 3b study comparing the safety and efficacy of dual antithrombotic therapy with dabigatran etexilate versus warfarin triple therapy in patients with nonvalvular atrial fibrillation who have undergone percutaneous coronary intervention with stenting. Clin Cardiol. 2016;39(10):555–64.

[39] Hess CN, Peterson ED, Peng SA, et al. Use and outcomes of triple therapy among older patients with acute myocardial infarction and atrial fibrillation. J Am Coll Cardiol. 2015;66:616–27.

[40] Buresly K, Eisenberg MJ, Zhang X, et al. Bleeding complications associated with combinations of aspirin, thienopyridine derivatives, and warfarin in elderly patients following acute myocardial infarction. Arch Intern Med. 2005;165(7):784–9.

[41] Sellers MB, Newby KL. Atrial fibrillation, anticoagulation, fall risk, and outcomes in elderly patients. Am Heart J. 2011;161(2):241–6.

[42] Man-Son-Hing M, Nichol G, Lau A, Laupacis A. Choosing antithrombotic therapy for elderly patients with atrial fibrillation who are at risk for falls. Arch Intern Med. 1999;159:677–85.

[43] Sorensen R, Hansen ML. Risk of bleeding in patients with acute myocardial infarction treated with different combinations of aspirin, clopidogrel, and vitamin K antagonists in Denmark: a retrospective analysis of nationwide registry data. Lancet. 2009;374:1967–74.

[44] Steinberg B, Greiner M, Hammill B, et al. Contraindications to anticoagulation therapy and eligibility for novel anticoagulants in older patients with atrial fibrillation. Cardiovasc Ther. 2015;33(4):177–83.

[45] Hsu JC, Maddox TM, Kennedy K, et al. Aspirin is being used instead of oral anticoagulation in atrial fibrillation patients at risk for stroke. J Am Coll Cardiol. 2016;67(925):2913–23.

[46] Gordon SF, Dainty C, Smith T. Why and when to withdraw drugs in the elderly and frail. Prescriber. 2012;23:47–51.

[47] Pharmacist's letter/Prescriber's letter September 2011.

[48] Piccini JP, Horst S, Patel M. Left atrial appendage occlusion: rationale, evidence, devices, and patient selection. Eur Heart J. 2016;38(12):869–76.

[49] Karamichalakis N, Letsas K, Vlachos K, et al. Managing atrial fibrillation in the very elderly patient: challenges and solutions. Vasc Health Risk Manag. 2015;11:555–62.

[50] Khaji A, Kowey PR. Update on atrial fibrillation. Trends Cardiovasc Med. 2016;27(1):14–25.

第20章 癌症患者的抗凝治疗

Anticoagulation in the Patient with Cancer

Simon Mantha Dipti Gupta Chadi Salmane Mansour Khaddr Gerald A. Soff Richard Steingart 著

崔 巍 译

临床病例

57岁女性，无其他明显临床症状，3个月前出现无痛性黄疸，诊断为转移性胰腺癌。经内镜检查发现肿瘤侵犯十二指肠，实验室检查轻度性缺铁。影像学检查证实伴随肝转移。2个月前开始行化疗（氟尿嘧啶、亚叶酸钙、奥沙利铂和伊立替康）。

今日因“左下肢进行性肿胀伴疼痛”就诊。既往史：否认胸痛、呼吸困难、心悸或晕厥。体格检查中，腿部触诊温度正常，呈凹陷性水肿。双下肢静脉超声显示广泛深静脉血栓形成（deep venous thrombosis，DVT），包括左腘静脉、股深静脉和股总静脉。行静脉输注蔗糖铁治疗，血红蛋白较3个月前有所改善。否认黑粪或明显直肠出血。

结合抗凝治疗相关的出血风险讨论后，给予1mg/kg依诺肝素，每12小时皮下注射1次。培训患者如何皮下注射操作及告知注意事项，其中包括避免使用阿司匹林或非甾体抗炎药物。患者出院，要求其2周后于抗凝门诊随访。患者知道当出现黑粪或直肠出血症状时联系肿瘤科医师会诊。

一、概述

19世纪晚期，法国医师Armand Trousseau将游走性血栓性静脉炎与恶性肿瘤联系起来，因此，恶性肿瘤伴静脉血栓栓塞（venous thromboembolism，VTE）又称为Trousseau综合征[1]。尽管现代医学知识提供了先进的癌症护理，但VTE仍是肿瘤临床实践中常见且较难管理的问题。同时也可伴随动脉血栓栓塞（arterial thromboembolism，ATE）的发生，这两种情况均倾向于抗凝治疗。对于癌症患者的抗凝治疗尚有许多挑战。我们将在下文针对这类情况的不同方面进行讨论。

二、静脉血栓栓塞的治疗：维生素K拮抗药和低分子肝素

肿瘤相关性血栓（cancer-associated thrombosis，CAT）的病理生理学过程受多种因素的影响。除活动能力降低外，肿瘤本身通常会导致高凝状态[2]。对此，研究证实肿瘤是以微粒的形式释放组织因子，从而增加血栓形成风险[3]。肿瘤分泌的其他介质也具有同样的作用，但这部分内容超出本章讨论范畴。此外，部分化疗药物也可影响血栓形成，不同药物的作用效果不同（表20-1）[4-21]。

肿瘤外科手术与VTE并发症的发生率密切相关[22]。在肿瘤诊断后的前几个月，VTE的风险最高，可以通过Khorana风险评分进行评估，该评分模型已在多个大型独立队列中验证[23]。

由于肿瘤这些特异性特征，癌症患者的VTE治疗方案也与普通人群不同。关键性CLOT试验证明，低分子肝素（low-molecular-weight heparin，LMWH）中的达肝素比维生素K拮抗药（vitamin K antagonist，VKA）更有效[24]。研究显示，相对于VKA，其他LMWH可能具有更高的疗效与安全性，但其他研究未达到统计学差异（表20-2）[25-28]。目前，虽然VKA仍被广泛使用，LMWH也已成为治疗CAT的推荐抗凝血药[29]。

CLOT试验表明，相较于VKA，达肝素治疗

表 20-1 与化疗和免疫治疗药物相关的 VTE 的风险[4-21]

化疗药物	患者人群	VTE
VEGF 受体单克隆抗体——贝伐珠单抗[4]	2 期和 3 期随机对照试验中 6055 例肿瘤患者	贝伐珠单抗为 18.5/100 患者年 vs. 对照组为 20.3/100 患者年（RR=0.91，95%CI 0.77～1.06，*P*=0.23）
VEGF 受体单克隆抗体——阿帕西普[5]	3 期随机对照试验中 1226 例转移性结直肠癌	阿帕西普 /FOLFIRI 9.3% vs. 对照组 /FOLFIRI 7.3%
VEGF 受体酪氨酸激酶抑制药(舒尼替尼、索拉非尼、帕唑帕尼、凡德他尼、阿西替尼)[6]	2 期和 3 期随机对照试验的 7441 例肿瘤患者的 Meta 分析	（RR=1.10，95%CI 0.73～1.66，*P*=0.64）
EGF 受体抑制药（西妥昔单抗、帕尼单抗、厄洛替尼、吉非替尼）[7]	11 个 RCT 中的 7073 例患者的 Meta 分析	单克隆抗体 EGF 受体拮抗药（西妥昔单抗和帕尼单抗）5.9%（RR=1.34，95%CI 1.07～1.68） EGF 受体酪氨酸激酶抑制药（厄洛替尼和吉非替尼）2.6%（RR=1.16，95%CI 0.61～2.18）
L- 天冬酰胺酶[8]	548 例急性淋巴细胞白血病患者	27/501（5%）儿科患者和 16/47（34%）成人患者
他莫昔芬[9-12]	参加乳腺癌预防试验的 13 888 例女性	他莫昔芬 vs. 安慰剂 PE（RR=3.0，95%CI 1.1～11.2） DVT（RR=1.6，95%CI 0.9～2.9）
	参加国际乳腺癌预防研究的 7145 例女性	他莫昔芬 vs. 安慰剂 （RR=2.26，95%CI 1.36～3.87）
	13 个随机对照试验中的 20 878 例乳腺癌患者	非裔美国人 他莫昔芬 + 化疗 （RR=10.70，95%CI 5.94～19.28） 他莫昔芬单独用药 （RR=2.16，95%CI 1.26～3.71） 白人 他莫昔芬 + 化疗 （RR=15.49，95%CI 9.53～25.17） 他莫昔芬单独用药 （RR=3.13，95%CI 2.04～4.79）
	接受芳香化酶抑制药和他莫昔芬的随机对照试验的 30 023 例乳腺癌患者	VTE 芳香化酶抑制药 1.6% vs. 他莫昔芬 2.8%（OR=0.55，95%CI 0.46～0.64，*P*<0.001）
沙利度胺[13-16]	沙利度胺单药治疗的 2 期随机对照试验中 1672 例患者的系统综述	VTE 18/752（2.4%）
	地塞米松 vs. 沙利度胺 + 地塞米松的随机对照试验中 470 例患者	单用地塞米松 5.6% vs. 沙利度胺 + 地塞米松 18.8%
	255 例新诊断的骨髓瘤患者随机接受马法伦、泼尼松和沙利度胺治疗（MPT）或马法伦和泼尼松治疗（MP）	MPT 15（12%）vs. MP 2（2%），*P*=0.001
	100 例新诊断为骨髓瘤的患者随机分为蒽环类和环磷酰胺类方案（有或无沙利度胺）	沙利度胺 14/50（28%）vs. 无沙利度胺 2/50（4%），*P*=0.002
来那度胺[17-19]	s 单用来那度胺的 7764 例 MDS 患者	41/7764（0.53%）
	来那度胺加地塞米松 vs. 单独使用地塞米松治疗 MM 的两个随机对照试验	来那度胺 + 地塞米松 vs. 单用地塞米松（OR=3.5，95%CI 1.77～6.97）
	来那度胺加高剂量地塞米松（每次 480mg）vs. 来那度胺加低剂量地塞米松（每次 160mg）治疗多发性骨髓瘤	来那度胺 + 高剂量地塞米松 26% vs. 来那度胺 + 低剂量地塞米松 12%

（续表）

化疗药物	患者人群	VTE
泊马度胺[20]	泊马度胺联合低剂量地塞米松的试验	1/60（1.6%）（所有患者给予阿司匹林预防血栓）
顺铂[21]	基于顺铂和基于非顺铂的化疗方案的 2 期和 3 期 RCT 的 8216 例患者	VTE 发生率：含顺铂方案 1.92%（95%CI 1.07～2.76）vs. 含非顺铂方案 0.79%（95%CI 0.45～1.13）RR=1.67（95%CI 1.25～2.23，P=0.01）

VEGF. 血管内皮生长因子；EGF. 表皮生长因子；RCT. 随机对照试验；FOLFIRI. 伊立替康 180mg/m^2，静脉注射 90min 以上，与亚叶酸 400mg/m^2，静脉注射 2h 以上，随后团注氟尿嘧啶 400mg/m^2 和氟尿嘧啶 2400mg/m^2 连续输注 46h 以上；RR. 风险比；95%CI. 95% 置信区间；VTE. 静脉血栓栓塞；OR. 优势比；MDS. 骨髓增生异常综合征

表 20-2　LMWH 与 VKA 治疗癌症相关血栓的主要随机临床研究（＞ 100 例）

研　究	出版年份	LWMH	患者总数	VTE 复发的 RR（95%CI）	大出血的 RR（95%CI）
CANTHANOX[28]	2002	依诺肝素	146	0.71（0.12～4.10）	0.44（0.16～1.19）
CLOT[24]	2003	达肝素	672	0.51（0.33～0.79）[a]	1.57（0.77～3.18）
LITE[b][26]	2006	亭扎肝素钠	200	0.44（0.19～1.02）	1.00（0.36～2.75）
ONCENOX[25]	2006	依诺肝素	122	0.81（0.19～3.37）	3.62（0.46～28.74）
CATCH[27]	2015	亭扎肝素钠	900	0.69（0.45～1.07）	1.10（0.49～2.46）

LMWH. 低分子肝素；RR. 风险比；VTE. 静脉血栓栓塞；95%CI. 95% 置信区间
a. 在 CLOT 试验中，使用达肝素降低了静脉血栓栓塞复发的风险（P=0.002）；b. 由于 LMWH 组的计划治疗时间比 VKA 对照组更长，因此该研究受到争议

使 VTE 的复发风险降低了 50%，但两组发生大出血的风险无显著差异。尽管 CLOT 试验仅随访患者接受治疗后的前 6 个月，无治疗 6 个月后的临床数据，但目前指南仍建议无限期抗凝治疗[30]。此外，大型 CATCH 试验显示，与 VKA 相比，亭扎肝素并不能显著减少 VTE 复发。在 CLOT 试验中，香豆素组患者的治疗窗内的 INR 时间（therapeutic range，TTR）为 46%，而 CATCH 组患者为 47%，因此该组数据可能无法解释在大型研究中有效性低的问题。根据患者意愿和医师决策，改用 VKA 治疗是可以接受的[31, 32]。数据显示，近端下肢 DVT 或肺栓塞（pulmonary embolism，PE）的患者较为适用，而患有远端 DVT 患者通常由于病情进展的风险较高也选择接受治疗。此外，指南中还建议，当体内有活动性恶性肿瘤或患者仍在接受治疗时，应进行无限期抗凝治疗。回顾性数据表明，无症状 PE 和非常小的栓塞（如亚段性）具有和有症状 PE 相似的 VTE 复发风险，因此应参考有症状 PE 的处理方法[33]。现有的随机试验的数据表明 LMWH 与 VKA 相比并不能显著提高肿瘤相关性血栓的生存获益[34]。

即使是 LMWH 组中，癌症患者的 VTE 复发也很常见，在 CLOT 队列中 9% 的达肝素治疗组患者发生 VTE。由于缺乏相关数据，因此管理复发性 CAT 的临床策略尚不明确[35]。有研究提倡将 LMWH 的剂量增加至 25%[30]。尽管尚无前瞻性研究，但尝试使用另一类抗凝血药也是合理的。

抗凝治疗后的出血风险在癌症患者中有所增加[36]。在 CLOT 试验中，治疗前 6 个月发生大出血的风险为 6%。导致癌症高出血风险的可能因素，其中包括多种并发症、高龄、伴跌倒风险的虚弱体质、LMWH 的肾脏清除率低、存在胃肠道原发性或继发性肿瘤以及化疗相关的血小板减少症。

磺达肝癸钠是一种戊糖。尽管在技术层面上磺达肝癸钠不是 LMWH，但抗凝作用相似。目前磺达肝癸钠在癌症患者中的有效性数据较少。值得注意的是，一些回顾性数据表明，在癌症患者中一线磺达肝癸钠的疗效不及 LMWH[37]。

三、静脉血栓的治疗：直接口服抗凝血药

尽管关于利伐沙班、阿哌沙班、艾多沙班等抗

凝血药的临床试验正在开展中，目前尚无直接比较直接口服抗凝血药（direct oral anticoagulant，DOAC）和 LMWH 治疗的临床试验结果公布[38-40]。目前可以获得达比加群酯[41]、利伐沙班[42]、阿哌沙班[27]、艾多沙班[43]等 DOAC 预防治疗 VTE 的 1200 例癌症患者的多项前瞻性[44, 45]和回顾性[46-48]研究组成的事后分析数据，如表所示（表 20-3）。一项关于 DOAC 和 VKA 治疗 CAT 的 Meta 分析纳入了以上部分研究，分析结果显示没有统计学意义，但是 DOAC 具有更低的 VTE 复发率（OR=0.63，95%CI 0.37～1.10）以及更少的主要出血事件的趋势（OR=0.77，95%CI 0.41～1.44）[49]。利伐沙班是目前为止积累的临床数据最多的药物。另一中心的研究报道也显示，利伐沙班在治疗肿瘤患者 VTE 的 6 个月内 VTE 复发率和主要出血事件发生率分别为 4.4%（95%CI 1.4%～7.4%）和 2.2%（95%CI 0%～4.2%），具有较好的安全性和有效性[44-45]。由于 LMWH 的患者依从性较差以及 DOAC 药物显著改善生活质量等特点，目前越来越多的癌症患者选择接受利伐沙班或者其他 DOAC 药物来治疗 VTE[29]。

然而，一些重要因素也限制了 DOAC 药物在癌症患者中的使用。DOAC 药物在胃肠道和泌尿生殖道中存在并激活，从而导致这些部位出血风险增[50, 51]。癌症患者肿瘤发生部位和出血风险增加之间的相关性是值得考虑的问题。是否存在支架和其他泌尿生殖道导管（如导尿管或肾造口术管），也可能是出血的来源。理论上，胃肠道的既往手术，如 Whipple 手术，会影响药物的吸收。因此，我们不推荐具有泌尿生殖道、胃肠道病变或上消化道解剖学改变的患者使用 DOAC 药物。药物间潜在的相互作用也需要考虑，尤其是当药物涉及 CYP3A4 和（或）P- 糖蛋白通路时。比如，同种异体干细胞移植后使用新的唑类抗真菌药的情况下同时服用利伐沙班和阿哌沙班。当伊诺肝素直接造成患者的不适时，我们要严格筛选应用利伐沙班或阿哌沙班的肿瘤患者人群。

到目前为止，只有关于 DOAC 和 LMWH 治疗 CAT 的间接比较研究。在一项评估了 10 个 RCT 包括 3242 例接受 VTE 抗凝治疗的癌症患者在内的 Meta 分析中，VTE 相对复发率（1.08，95%CI 0.59～1.95）以及主要出血事件发生率（0.67，95%CI 0.31～1.46）在 DOAC 与 LMWH 之间没有显著差异，表明这两种药物在癌症患者中的疗效和安全性具有可比性[52]。

四、预防静脉血栓栓塞

目前美国国家综合癌症网络指南建议进行药物预防，但是当存在抗凝的禁忌证时，则采用间歇性充气加压进行机械预防。接受腹部或骨盆癌手术的患者尤其有发生静脉血栓的危险，应在术前及术后 4 周内接受依诺肝素和 LMWH 等药物的抗凝治疗[30]。在这方面，@RISTOS 注册中心报告，很大一部分 VTE 事件发生在手术后晚期（40% 在手术后 21 天以上才被诊断）[53]。接受化疗的门诊肿瘤患者也有发生 VTE 的巨大风险，可以使用 Khorana 风险评分来评估风险[23]。有充分的证据表明，一级预防对门诊患者是有效的。SAVE-ONCO 试验是研究门诊患者 VTE 预防的最大型研究[54]。该研究中，患有局部晚期或转移性实体瘤的患者在开始化疗后被随机分配至 semuloparin（超低分子肝素）组或安慰剂组。超低分子肝素使 VTE 发生风险从 3.4% 降低到 1.2%。虽然研究中相对风险降低了 64%，但是需要预防 VTE 的患者数量是 46。由于肠外抗凝血药预防 VTE 的费用和负担较高，超低分子肝素未被批准使用。

在 SAVE-ONCO 或其他研究中预防性抗凝并未给患者带来生存获益，因此接受化疗的门诊患者的 VTE 预防并没有普及[55-58]。CASSINI 研究是一项进行中的使用利伐沙班预防血栓的临床试验[59]，其根据 Khorana 风险评分来对 VTE 风险增加的患者使用利伐沙班预防，从而有助于降低需要预防 VTE 的患者数量。此外，如果有效，DOAC 预防血栓的费用负担更容易被患者接受。

接受多种免疫调节药物（如沙利度胺或来那度胺）治疗多发性骨髓瘤的肿瘤患者普遍采用一级抗凝治疗。联合使用大剂量的地塞米松或细胞毒性化学疗法时，这些药物与高风险的血栓栓塞相关[60]。美国国家综合癌症网络指南建议基于对患者的危险因素评估来用抗凝血药（LMWH 或 VKA）或阿司匹林一起预防血栓形成[30]。目前，尚无足够的证据推荐在这种情况下使用 DOAC 预防血栓形成[59]。

Meta 分析发现，术后皮下低剂量 UFH 可降低致命性 PE 的风险[61]，预防剂量的 LMWH 在一般或整形外科手术中至少是安全有效的[62]。结合外科肿瘤患者的数据，LMWH 被广泛用于癌症手术[63]。

五、血小板减少症

导致抗凝治疗复杂化的一个重要因素是患者频繁出现血小板减少症。血小板减少症通常继发于化疗、癌症、感染、肝病或非细胞毒性药物引起的骨髓侵犯，且关于最佳剂量管理方法的数据很少，并且所有已发表的研究均使用LMWH[64-66]。与此相关的最大的队列来自纪念斯隆·凯特琳癌症中心，队列共纳入101例个体，其中血小板减少持续至少7天的事件数共144次。根据机构指南，只要血小板计数保持在50×10⁹/L以上，患者就应继续应用全剂量依诺肝素（每天1mg/kg，每天2次或每天1.5mg/kg），因为指南认为此时患者的出血风险与血小板计数正常的人相似。对于血小板计数在（25～50）×10⁹/L范围内的患者，依诺肝素使用剂量降低1/2。而当血小板计数<25×10⁹/L时，考虑到出血风险，暂不使用依诺肝素。根据指南调整剂量可以避免复发性血栓形成或大出血事件的发生。研究中有1例患者创伤性大出血是在血小板减少之前发生，该事件中依诺肝素的剂量尚未及时调整[66]。

目前尚无数据能够指导血小板减少性疾病的DOAC管理，同时鉴于VKA治疗的有效半衰期长和重新给药后起效时间长。因此，对于进行骨髓抑制化疗且血小板计数低于50×10⁹/L的血小板减少发生率高的患者来说，抗凝治疗优选LMWH。

六、原发性和转移性脑肿瘤

颅内出血是抗凝治疗过程中最严重的并发症之一。对于使用VKA的患者，其发生率和危险因素已详细描述[67, 68]。原发性或转移性脑损伤可能会引起颅内出血风险增加，但是在经过严格挑选的患者中进行抗凝治疗是安全可行的。

目前普遍认为，黑色素瘤、绒毛膜癌、甲状腺癌和肾癌等肿瘤与自发性出血的风险增加有关[69]。但是黑色素瘤或肾细胞癌的回顾性数据表明，LMWH抗凝治疗与显著增加的颅内出血风险无关[70, 71]。随后的研究受到临床医师开始或不开始LMWH抗凝治疗决策偏见的影响。一项Meta分析发现LMWH或VKA抗凝治疗使原发性脑胶质瘤患者的颅内出血风险增加，但是不会引起脑转移患者的颅内出血风险增加[72]。相比之下，一项针对胶质瘤患者进行LMWH的配对队列研究并未发现颅内出血的风险增加[72]。基于上述证据，肿瘤患者的脑转移并不是使用全剂量LMWH抗凝的禁忌证。此外，还需要数据来证明，DOAC是治疗原发性或转移性脑肿瘤患者CAT的可行选择。在最近发表的用利伐沙班预防CAT的回顾性队列研究中，治疗前的原发或转移性脑肿瘤患者被排除在外[45]。

表 20-3　DOAC治疗癌症相关血栓的队列

队　列	出版年份	DOAC	治疗时间	VTE 复发的风险 n/N（%）	大出血的风险 n/N（%）
EINSTEIN-DVT 和 EINSTEIN-PE 合并分析 a[42]	2013	利伐沙班	平均值 ± 标准差 =179±96.9 天	16/316（5.1）	9/316（2.8）
AMPLIFY a[27]	2015	阿哌沙班	不适用 b	3/81（3.7）	2/87（2.3）
Huntsman Cancer Institute c[48]	2015	利伐沙班	不适用	4/92（4.3）	10/92（10.8）
Moffitt Cancer Center c[47]	2015	利伐沙班	不适用	2/107（1.9）d	0/107（0）
Pooled RE-COVER and RE-COVER Ⅱ a[41]	2015	达比加群酯	不适用	9/173（5.2）	6/159（3.8）
Yale New Haven Hospital c[46]	2015	利伐沙班	不适用	5/75（6.7）	不适用 e
HOKUSAI-VTE a[43]	2016	依度沙班	中位数（IQR）=199（110～352）天	4/109（3.7）	5/109（4.6）
Mayo Clinic f[44]	2016	利伐沙班	平均值 ± 标准差 =1.36±0.5 年	4/118（3.3）	
Memorial Sloan Kettering Cancer Center f[45]	2016	利伐沙班	不适用 b	8/200（4.0）	4/200（2.0）

DOAC. 直接口服抗凝血药；VTE. 静脉血栓栓塞；IQR. 四分位间距
a. 对DOAC与VKA进行比较的随机试验的事后分析，“队列”指定原始研究的名称；b. 患者接受了长达6个月的治疗；c. 回顾性队列研究（仅摘要），“队列”指定发起机构；d. 在30天评估；e.“临床相关出血”的风险为19/75（25.3%）；f. 前瞻性队列研究，“队列”指定发起机构

当患者有颅内出血病史或脑核磁显示脑转移灶中有少量积血，则应根据出血危险因素和血栓形成风险评估进行个体化治疗。以上情况同样适用于黑色素瘤、绒毛膜癌、甲状腺癌和肾癌。基于每天 2 次预防性使用 LWMH 不会增加颅内出血的风险并且可能降低 VTE 复发风险的观点，LWMH 方案可能是颅内出血风险较高的脑转移患者治疗 CAT 可行方法。研究中由于 LMWH 的半衰期短以及预期的每日剂量覆盖范围差，因此每天 2 次方案受到青睐。活动性颅内出血的存在被认为是任意剂量抗凝治疗的绝对禁忌证，因此对于近期（<3 个月）发生 VTE 的患者尤其是残余静脉血栓负担很大的情况下，应考虑放置下腔静脉（inferior vena cava，IVC）过滤器。

七、心房颤动

心房颤动是最常见的快速性心律失常，其与一般人群的血栓栓塞性中风风险增加 5 倍相关[73–75]。恶性肿瘤患者经常会发生房颤，这可能是由于疾病的共同危险因素所致，如感染和缺氧等并发症、直接的肿瘤效应（局部浸润和外分泌）、致心律失常的化疗和癌症手术[75]。心房颤动是影响癌症治疗及临床结局的不良预后因素[76]。

心房颤动与恶性肿瘤之间的关联在肿瘤性胸外科手术中尤为常见[75, 77, 78]。尽管非胸部肿瘤手术的心房颤动风险比胸部肿瘤手术的低，但仍比非肿瘤手术高[79]。值得注意的是，与非癌症患者相比，即使在化疗或手术之前，癌症患者的心房颤动发生率也更高[80]。最近的一项研究表明，与非癌症人群相比，患有新发癌症的女性在确诊后的前 3 个月内发生心房颤动的风险增加了约 5 倍[81]。此外，增加心房颤动风险的致心律失常的化疗药物数量也在不断增加[75, 77]。

制订一种合适的抗凝策略以降低卒中风险是心房颤动治疗的关键。癌症及其治疗方法使患者血栓形成和出血风险增加。来自 ORBIT-AF 试验的癌症亚组的最新初步数据显示，与非癌症患者相比，接受抗栓或抗血小板治疗的心房颤动患者有更大的大出血风险[82]。目前还没有关于癌症对心房颤动患者的卒中风险影响的研究数据发表。

包括 HAS-BLED 出血风险评分及 $CHADS_2$ 和 CHA_2DS_2-VASc 卒中风险评分在内的许多评分系统可用于预测心房颤动患者的卒中和出血风险[83, 84]。由于这些预测模型尚未在癌症人群中进行验证，因此在相应的队列中的不良事件发生率的预测准确性并不可靠[67]。

虽然华法林在降低心房颤动患者卒中风险方面优于阿司匹林（64% vs. 22%），但华法林在癌症人群中的使用具有一定挑战性[85]。在一项纳入 2168 例初诊为癌症的心房颤动患者的回顾性研究中，队列中诊断为癌症后的第 1 年内达到华法林最佳的治疗水平的比例只有 12%[74]。由于华法林需要定期血液监测，和大量药物和食物间存在相互作用，以及药代动力学难以预测等特点，限制了其在癌症中的应用[86, 87]。虽然在癌症人群中首选 LMWH 而不是 VKA 治疗 VTE，但是尚未在心房颤动和癌症患者中进行验证。华法林仍然是瓣膜疾病患者唯一推荐的口服抗凝血药[88]。DOAC 除了需要根据肾功能调整剂量外，具有更多可预测的药代动力学、更少药物间以及和食物的相互作用、起效快、无须定期监控等优点。在过去的 10 年中，在 NVAF 人群中 DOAC 预防卒中的有效率和安全性已经建立，层出不穷的结果表明 DOAC 在治疗癌症患者的 VTE 上十分有前景[89]。最新的数据显示在患有心房颤动的癌症患者中使用利伐沙班的安全性和有效性结果较好，但是这些发现还需要更大的样本量验证[90]。

由于缺乏癌症患者的高质量数据，目前癌症相关的心房颤动治疗是基于对非癌症患者指南的推断。恶性肿瘤有关的血栓形成和出血风险的增加、肿瘤治疗和治疗进程中的动态特点使得心房颤动的抗凝治疗决策具有挑战性。

心房颤动的癌症患者启动或中断抗凝治疗的决策应该更加个体化，并且应在多学科合作的决策环境中进行。

八、导管相关的血栓形成管理

中心静脉导管在癌症患者中使用普遍。人群中的中心静脉导管相关 DVT 发生率不同，在癌症患者中风险更高[91, 92]。肿瘤压迫、肿瘤诱导的血栓形成倾向和刺激血管内皮的化疗药物输注是使用者血栓形成特有的危险因素。经外周插入中心静脉导管术（peripherally inserted central catheter，PICC）的使用以及管腔较大的导管、锁骨下静脉置入将导致更高的血栓形成事件风险，颈内静脉导管置入则相反[93, 94]。

目前尚无统一的指南来指导癌症患者导管相关的血栓形成管理。一般建议是针对涉及腋窝线或更多近端部的血栓进行抗凝治疗。只要中心导管在抗凝治疗时功能正常，就可以保留中心导管[31, 32]。在癌症患者中抗凝血药的选择尚不明确，根据对下肢DVT 和 PE 的研究结果，VKA 的使用不理想，而倾向于使用 LMWH 治疗。据报道，利伐沙班治疗对一小部分癌症患者是安全有效的，但这些结果需要在更大的人群队列中验证[95]。

九、非细菌性血栓性心内膜炎

非细菌性血栓性心内膜炎（nonbacterial thrombotic endocarditis，NBTE）是一种罕见的、不易诊断的疾病，其特征是存在由纤维蛋白和血小板聚合物组成的非感染性心脏瓣膜赘生物，通常与晚期恶性肿瘤患者的高凝状态有关[96]。腺癌是与 NBTE 相关的，最常见的恶性肿瘤组织学类型[97, 98]。NBTE 发病年龄通常在 40—80 岁，无年龄偏好性，左侧心脏瓣膜好发（主动脉＞二尖瓣）[96]。目前 NBTE 的几种致病机制包括：细胞因子水平升高、高凝状态 / 弥散性血管内凝血（disseminated intravascular coagulation，DIC）、缺氧 / 组织因子水平升高、血流速度和癌基因的激活[96, 99, 100]。NBTE 患者通常无症状，虽然尚不清楚全身栓塞的确切发生率，但平均有多达 50% 的患者出现栓塞事件[99]。但是，多器官梗死也可能是原位动脉血栓形成的结果，因为轻度脾、脑、肾梗死患者基本未出现瓣膜赘生物的情况。NBTE 诊断较为困难，临床医师应该在高度怀疑的基础上进行有针对性的检查，有助于明确诊断疾病。除了常规的血液检查和连续的血液培养外，还应排除高凝状态和 DIC[99]。当经胸超声心动图无法探查疾病时，经食管超声心动图是 NBTE 的首选诊断方式，因为它对较小的瓣膜病变敏感性较高[100]。磁共振弥散加权成像能够检测栓塞性脑血管事件[101]。未来，心脏核磁共振和经颅多普勒可能会发挥更大的作用[102, 103]。此外，可以从尸检或术后获得的病理标本中明确诊断 NBTE。

抗肿瘤和全身性抗凝治疗是 NBTE 的常规治疗方法。无禁忌证时，所有 NBTE 患者即使没有全身栓塞也应进行全身性抗凝治疗[96, 99]。UFH 是预防复发性栓塞最有效的抗凝血药，也是首选药物。LMWH 可能是合适的抗凝血药，但不建议使用 VKA，因为 VKA 可能导致再次发生血栓栓塞事件的高风险[96, 104]。由于有复发的风险，抗凝治疗应该无限期地持续使用[104]。在 NBTE 患者用药中，DOAC 的安全性和有效性有待确定。早期诊断和治疗可以改善生活质量和预后，但是一旦出现 NBTE 信号，则预示着疾病晚期与预后不良。

十、总结

在最近几年中，抗凝疗法领域已经有了长足的发展，最引人注目的是 DOAC 的出现，与 VKA 相比，DOAC 疗效更安全，使用更便利，但 DOAC 治疗 CAT 的前瞻性研究数据有限。早期单臂研究发现，DOAC 治疗 VTE 和心房颤动效果较好。然而，准确评估 DOAC 和 LMWH 治疗 CAT 的疗效和安全性有待 RCT 的进一步研究，从而准确评估疗效和安全性。初步数据表明，利伐沙班治疗 CAT 和心房颤动较为安全有效。经临床仔细评估的颅内肿瘤患者也可以接受 LMWH 抗凝治疗。

要　点

- 研究表明，LMWH 治疗 CAT 优于 VKA。
- 众多数据表明，DOAC 可能对癌症患者有效，但还缺乏直接比较 DOAC 和 LMWH 的随机试验数据。
- 利伐沙班治疗 CAT 目前看来疗效较好，但和 LMWH 的头对头随机对照试验以评估治疗效果有待于进一步完成。
- 若采用简单的剂量调整算法，依诺肝素可以用于治疗经常发生血小板减少症的患者。
- 通过采取一定的特殊预防措施，血小板减少和脑肿瘤并非抗凝的绝对禁忌证。
- 心房颤动在恶性肿瘤患者中常见，伴心房颤动的患者中风风险高达 5 倍，死亡率增加，且心房颤动对癌症患者的治疗决策和生活质量影响较大。
- 传统的心房颤动血栓栓塞和出血风险评分尚未在癌症患者中得到验证，结果可能不准确。
- 非细菌性血栓性心内膜炎的特征是在心脏瓣膜上形成无菌赘生物，常见于晚期恶性肿瘤患者。建议进行抗肿瘤和使用 UFH 或 LMWH 抗凝治疗。
- 心房颤动通常发生在癌症或癌症治疗患者中，尤其是接受胸外科手术的患者。传统的血栓栓塞和出血风险评分可能并不适用，抗凝治疗决策必须在仔细评估患者血栓形成和出血风险后进行个体化治疗。

自测题

问题 1 和 2 共用题干：一名 55 岁男性，胰腺癌转移至肝脏，表现为一过性右侧面部麻木。患者否认近期有外伤、发热、关节痛、皮疹或癫痫。无其他特殊病史。患者生命体征稳定，体格检查无异常。头部 CT 正常。在接下来的几个小时里，患者突然出现失语症和头晕。通过咨询神经学专家，以及弥散加权脑 MRI 显示边界区域有多个病变，右侧颞区域有急性梗死。实验室研究显示贫血，血红蛋白水平为 11g/dl，红细胞压积为 31%，血小板计数、肾功能和电解质均正常。

栓塞性卒中检查包括经胸超声心动图，显示射血分数为 55%，没有明显的心脏瓣膜异常。经食管超声心动图显示二尖瓣前叶心房表面多发亚厘米结节性活动回声，并伴有轻度二尖瓣反流，但无小叶破坏迹象。腹部及骨盆的 CT 显示胰脏肿块，并伴有转移性肝病灶及脾梗死。常见实验室高凝状态检查和血液培养结果均为阴性。

1. 最有可能的诊断是什么？
   A. 弹性纤维瘤
   B. 退行性瓣膜疾病
   C. 感染性心内膜炎
   D. 非细菌性血栓性心内膜炎
2. 最好的治疗选择是什么？
   A. 应用华法林，目标 INR 为 2.0～3.0
   B. 应用利伐沙班
   C. 应用静脉注射 UFH
   D. 不抗凝
3. 根据已发表的 RCT，哪一种抗凝血药目前被认为是 CAT 的一线治疗？
   A. UFH
   B. DOAC
   C. LMWH
   D. VKA
4. 高于哪个血小板计数阈值通常不需要调整依诺肝素剂量？
   A. 25×10^9/L
   B. 50×10^9/L
   C. 75×10^9/L
   D. 100×10^9/L
5. 对于新近诊断为恶性胃溃疡的患者，哪种抗凝血药最不适用？
   A. 磺达肝癸钠
   B. 依诺肝素
   C. 利伐沙班
   D. UFH

自测题答案

1. 答案：D。非细菌性血栓性心内膜炎。最有可能的诊断是非细菌性血栓性心内膜炎，因为这位晚期胰腺癌患者 TEE 上出现了典型的赘生物（无明显瓣膜破坏的亚厘米赘生物），且该患者伴有栓塞性中风，感染检查呈阴性。乳头状纤维弹性瘤是具有特征性超声心动图表现的良性肿瘤，通常表现为有小蒂，且移动性强，在 TEE 上沿其边缘具有均匀的斑点状结构。退行性瓣膜疾病可能导致瓣膜钙化，导致功能紊乱，不存在离散型瓣膜赘生物的瓣膜反流或狭窄。感染性心内膜炎通常与阳性血培养相关，在 TEE 上可以区分赘生物。与 NBTE 不同，其他实体疾病与高凝状态或晚期恶性肿瘤无关。

2. 答案：C。应用静脉注射 UFH。NBTE 的治疗包括对潜在的恶性肿瘤的治疗和不定期使用 UFH 或 LMWH 进行全身抗凝。由于血栓栓塞复发率高，不建议使用华法林。利伐沙班的疗效尚不清楚。

3. 答案：C。LMWH。在 CLOT 试验中，达肝素的 VTE 复发风险是 VKA 的 1/2。

4. 答案：B。50×10^9/L。回顾性队列数据表明，血小板减少超过 50×10^9/L 与使用全剂量依诺肝素的个体出血风险增加无关。

5. 答案：C。利伐沙班。DOAC 在胃肠道中浓度高且具有抗止血活性，因此对于有出血可能性的胃肠道（gastrointestinal，GI）病变患者而言，DOAC 是次佳选择。在这种情况下，肝素类似物虽然有一定风险，但仍然是一个更好的选择。

参考文献

[1] Khorana AA, Streiff MB, Farge D, Mandala M, Debourdeau P, Cajfinger F, et al. Venous thromboembolism prophylaxis and treatment in cancer: a consensus statement of major guidelines panels and call to action. J Clin Oncol. 2009;27(29):4919–26.

[2] Dipasco PJ, Misra S, Koniaris LG, Moffat FL Jr. Thrombophilic state in cancer, part I: biology, incidence, and risk factors. J Surg Oncol. 2011; 104(3):316–22.

[3] Zwicker JI, Liebman HA, Neuberg D, Lacroix R, Bauer KA, Furie BC, et al. Tumor-derived tissue factor-bearing microparticles are associated with venous thromboembolic events in malignancy. Clin Cancer Res. 2009;15(22):6830–40.

[4] Hurwitz HI, Saltz LB, Van Cutsem E, Cassidy J, Wiedemann J, Sirzén F, et al. Venous thromboembolic events with chemotherapy plus bevacizumab: a pooled analysis of patients in randomized phase II and III studies. J Clin Oncol. 2011;29(13):1757–64.

[5] Van Cutsem E, Tabernero J, Lakomy R, Prenen H, Prausová J, Macarulla T, et al. Addition of aflibercept to fluorouracil, leucovorin, and irinotecan improves survival in a phase III randomized trial in patients with metastatic colorectal cancer previously treated with an oxaliplatin-based regimen. J Clin Oncol. 2012;30(28):3499–506.

[6] Sonpavde G, Je Y, Schutz F, Galsky MD, Paluri R, Rosenberg JE, et al. Venous thromboembolic events with vascular endothelial growth factor receptor tyrosine kinase inhibitors: a systematic review and meta-analysis of randomized clinical trials. Crit Rev Oncol Hematol. 2013;87(1):80–9.

[7] Petrelli F, Cabiddu M, Borgonovo K, Barni S. Risk of venous and arterial thromboembolic events associated with anti-EGFR agents: a metaanalysis of randomized clinical trials. Ann Oncol. 2012;23(7):1672–9.

[8] Grace RF, Dahlberg SE, Neuberg D, Sallan SE, Connors JM, Neufeld EJ, et al. The frequency and management of asparaginase-related thrombosis in paediatric and adult patients with acute lymphoblastic leukaemia treated on Dana-Farber Cancer Institute consortium protocols. Br J Haematol. 2011; 152(4):452–9.

[9] Fisher B, Costantino JP, Wickerham DL, Redmond CK, Kavanah M, Cronin WM, et al. Tamoxifen for prevention of breast cancer: report of the National Surgical Adjuvant Breast and Bowel Project P-1 study. J Natl Cancer Inst. 1998;90(18):1371–88.

[10] Cuzick J, Forbes JF, Sestak I, Cawthorn S, Hamed H, Holli K, Howell A. International Breast Cancer Intervention Study I Investigators Long-term results of tamoxifen prophylaxis for breast cancer--96- month follow-up of the randomized IBIS-I trial. J Natl Cancer Inst. 2007;99(4):272–82.

[11] McCaskill-Stevens W, Wilson J, Bryant J, Mamounas E, Garvey L, James J, et al. Contralateral breast cancer and thromboembolic events in African American women treated with tamoxifen. J Natl Cancer Inst. 2004;96(23):1762–9.

[12] Amir E, Seruga B, Niraula S, Carlsson L, Ocaña A. Toxicity of adjuvant endocrine therapy in postmenopausal breast cancer patients: a systematic review and meta-analysis. J Natl Cancer Inst. 2011; 103(17):1299–309.

[13] Glasmacher A, Hahn C, Hoffmann F, Naumann R, Goldschmidt H, von Lilienfeld-Toal M, et al. A systematic review of phase-II trials of thalidomide monotherapy in patients with relapsed or refractory multiple myeloma. Br J Haematol. 2006;132(5):584–93.

[14] Rajkumar SV, Blood E, Vesole D, Fonseca R, Greipp PR. Eastern Cooperative Oncology Group Phase III clinical trial of thalidomide plus dexamethasone compared with dexamethasone alone in newly diagnosed multiple myeloma: a clinical trial coordinated by the Eastern Cooperative Oncology Group. J Clin Oncol. 2006;24(3):431–6.

[15] Palumbo A, Bringhen S, Caravita T, Merla E, Capparella V, Callea V, et al. Italian Multiple Myeloma Network, GIMEMA. Oral melphalan and prednisone chemotherapy plus thalidomide compared with melphalan and prednisone alone in elderly patients with multiple myeloma: randomised controlled trial. Lancet. 2006;367(9513):825–31.

[16] Zangari M, Anaissie E, Barlogie B, Badros A, Desikan R, et al. Increased risk of deep-vein thrombosis in patients with multiple myeloma receiving thalidomide and chemotherapy. Blood. 2001;98(5): 1614–5.

[17] Yang X, Brandenburg NA, Freeman J, Salomon ML, Zeldis JB, Knight RD, Bwire R. Venous thromboembolism in myelodysplastic syndrome patients receiving lenalidomide: results from postmarketing surveillance and data mining techniques. Clin Drug Investig. 2009;29(3):161–71.

[18] Rajkumar SV, Blood E. Lenalidomide and venous thrombosis in multiple myeloma. N Engl J Med. 2006;354(19):2079–80.

[19] Rajkumar SV, Jacobus S, Callender N, et al. Phase III trial of lenalidomide plus high-dose dexamethasone versus lenalidomide plus low-dose dexamethasone in newly diagnosed multiple myeloma (E4A03): a trial coordinated by the Eastern Cooperative Oncology Group (abstract). J Clin Oncol. 2007;25 (18 Suppl):LBA8025.

[20] Lacy MQ, Hayman SR, Gertz MA, Dispenzieri A, Buadi F, Kumar S, et al. Pomalidomide (CC4047) plus low-dose dexamethasone as therapy for relapsed multiple myeloma. J Clin Oncol. 2009;27(30):5008–14.

[21] Seng S, Liu Z, Chiu SK, Proverbs-Singh T, Sonpavde G, Choueiri TK, et al. Risk of venous thromboembolism in patients with cancer treated with Cisplatin: a systematic review and meta-analysis. J Clin Oncol. 2012;30(35):4416–26.

[22] Falanga A, Marchetti M. Anticancer treatment and thrombosis. Thromb Res. 2012;129(3):353–9.

[23] Khorana AA, Kuderer NM, Culakova E, Lyman GH, Francis CW. Development and validation of a predictive model for chemotherapy-associated thrombosis. Blood. 2008;111(10):4902–7.

[24] Lee AY, Levine MN, Baker RI, Bowden C, Kakkar AK, Prins M, et al. Low-molecular-weight heparin versus a coumarin for the prevention of recurrent venous thromboembolism in patients with cancer. N Engl J Med. 2003;349(2):146–53.

[25] Deitcher SR, Kessler CM, Merli G, Rigas JR, Lyons RM, Fareed J, et al. Secondary prevention of venous thromboembolic events in patients with active cancer: enoxaparin alone versus initial enoxaparin followed by warfarin for a 180-day period. Clin Appl Thromb Hemost. 2006;12(4):389–96.

[26] Hull RD, Pineo GF, Brant RF, Mah AF, Burke N, Dear R, et

al. Long-term low-molecular-weight heparin versus usual care in proximal-vein thrombosis patients with cancer. Am J Med. 2006;119(12):1062–72.

[27] Agnelli G, Buller HR, Cohen A, Gallus AS, Lee TC, Pak R, et al. Oral apixaban for the treatment of venous thromboembolism in cancer patients: results from the AMPLIFY trial. J Thromb Haemost. 2015;13(12):2187–91.

[28] Meyer G, Marjanovic Z, Valcke J, Lorcerie B, Gruel Y, Solal-Celigny P, et al. Comparison of lowmolecular-weight heparin and warfarin for the secondary prevention of venous thromboembolism in patients with cancer: a randomized controlled study. Arch Intern Med. 2002;162(15):1729–35.

[29] Khorana AA, McCrae K, Milentijevic D, Fortier J, Nelson W, Laliberté F, et al. Current practice patterns and patient persistence on anticoagulant treatments for cancer-associated thrombosis (abstract). Blood. 2015;126:626.

[30] Streiff MB. Cancer-associated venous thromboembolic disease, version 1.2016 of NCCN Guidelines. 2016. Available from: www.nccn.org.

[31] Kearon C, Akl EA, Comerota AJ, Prandoni P, Bounameaux H, Goldhaber SZ, et al. Antithrombotic therapy for VTE disease: antithrombotic therapy and prevention of thrombosis, 9th ed: American College of Chest Physicians Evidence-Based Clinical Practice Guidelines. Chest. 2012;141(2 Suppl):e419S–94S.

[32] Kearon C, Akl EA, Ornelas J, Blaivas A, Jimenez D, Bounameaux H, et al. Antithrombotic therapy for VTE disease: CHEST guideline and expert panel report. Chest. 2016;149(2):315–52.

[33] Deng K, Parameswaran R, Soff BP, Soff GA. Incidental versus symptomatic pulmonary embolism in cancer patients: a multivariate analysis of recurrent VTE and mortality (abstract). Blood. 2012;120:2257.

[34] Akl EA, Kahale L, Barba M, Neumann I, Labedi N, Terrenato I, et al. Anticoagulation for the longterm treatment of venous thromboembolism in patients with cancer. Cochrane Database Syst Rev. 2014;7:CD006650.

[35] Carrier M, Le Gal G, Cho R, Tierney S, Rodger M, Lee AY. Dose escalation of low molecular weight heparin to manage recurrent venous thromboembolic events despite systemic anticoagulation in cancer patients. J Thromb Haemost. 2009;7(5):760–5.

[36] Prandoni P, Lensing AW, Piccioli A, Bernardi E, Simioni P, Girolami B, et al. Recurrent venous thromboembolism and bleeding complications during anticoagulant treatment in patients with cancer and venous thrombosis. Blood. 2002;100(10):3484–8.

[37] van Doormaal FF, Raskob GE, Davidson BL, Decousus H, Gallus A, Lensing AW, Piovella F, Prins MH, Büller HR. Treatment of venous thromboembolism in patients with cancer: subgroup analysis of the Matisse clinical trials. Thromb Haemost. 2009;101(4):762–9.

[38] NIH. Cancer associated thrombosis, a pilot treatment study using rivaroxaban (CASTA-DIVA) NCT02746185. Available from: www.clinicaltrials. gov.

[39] NIH. Apixaban or dalteparin in reducing blood clots in patients with cancer related venous thromboembolism NCT02585713.

[40] van Es N, Di Nisio M, Bleker SM, Segers A, Mercuri MF, Schwocho L, et al. Edoxaban for treatment of venous thromboembolism in patients with cancer. Rationale and design of the Hokusai VTE-cancer study. Thromb Haemost. 2015;114(6):1268–76.

[41] Schulman S, Goldhaber SZ, Kearon C, Kakkar AK, Schellong S, Eriksson H, et al. Treatment with dabigatran or warfarin in patients with venous thromboembolism and cancer. Thromb Haemost. 2015;114(1):150–7.

[42] Prins MH, Lensing AW, Bauersachs R, van Bellen B, Bounameaux H, Brighton TA, et al. Oral rivaroxaban versus standard therapy for the treatment of symptomatic venous thromboembolism: a pooled analysis of the EINSTEIN-DVT and PE randomized studies. Thromb J. 2013;11(1):21.

[43] Raskob GE, van Es N, Segers A, Angchaisuksiri P, Oh D, Boda Z, et al. Edoxaban for venous thromboembolism in patients with cancer: results from a non-inferiority subgroup analysis of the Hokusai VTE randomised, double-blind, double-dummy trial. Lancet Haematol. 2016;3(8):e379–87.

[44] Bott-Kitslaar DM, Saadiq RA, McBane RD, Loprinzi CL, Ashrani AA, Ransone TR, et al. Efficacy and safety of rivaroxaban in patients with venous thromboembolism and active malignancy: a single-center registry. Am J Med. 2016;129(6):615–9.

[45] Mantha S, Laube E, Miao Y, Sarasohn DM, Parameswaran R, Stefanik S, et al. Safe and effective use of rivaroxaban for treatment of cancerassociated venous thromboembolic disease: a prospective cohort study. J Thromb Thrombolysis. 2017;43(2):166–71.

[46] Cambareri C, Yao X, Merl MY, Pham T, Lee AI. The use of oral anticoagulants for the treatment of venous thromboembolism in cancer patients (abstract). Blood. 2015;126:4728.

[47] Chaudhury A, Balakrishnan A, Thai C, Holmstrom B, Jaglal MV. Evaluation of rivaroxaban and dalteparin in cancer associated thrombosis (abstract). Blood. 2015;126:432.

[48] Win KZ, Wilson N, Stenehjem DD, Tanner N, Rodgers GM, Gilreath J. Effectiveness and safety of rivaroxaban in treatment of venous thromboembolism in cancer patients (abstract). Blood. 2015;126:2319.

[49] Vedovati MC, Germini F, Agnelli G, Becattini C. Direct oral anticoagulants in patients with VTE and cancer: a systematic review and meta-analysis. Chest. 2015;147(2):475–83.

[50] Sherwood MW, Nessel CC, Hellkamp AS, Mahaffey KW, Piccini JP, Suh EY, et al. Gastrointestinal bleeding in patients with atrial fibrillation treated with rivaroxaban or warfarin: ROCKET AF trial. J Am Coll Cardiol. 2015;66(21):2271–81.

[51] Goodman SG, Wojdyla DM, Piccini JP, White HD, Paolini JF, Nessel CC, et al. Factors associated with major bleeding events: insights from the ROCKET AF trial (rivaroxaban once-daily oral direct factor Xa inhibition compared with vitamin K antagonism for prevention of stroke and embolism trial in atrial fibrillation). J Am Coll Cardiol. 2014;63(9):891–900.

[52] Posch F, Konigsbrugge O, Zielinski C, Pabinger I, Ay C. Treatment of venous thromboembolism in patients with cancer: a network meta-analysis comparing efficacy and safety of anticoagulants. Thromb Res. 2015;136(3):582–9.

[53] Agnelli G, Bolis G, Capussotti L, Scarpa RM, Tonelli F, Bonizzoni E, et al. A clinical outcomebased prospective study on venous thromboembolism after cancer surgery: the @RISTOS project. Ann Surg. 2006;243(1):89–95.

[54] Agnelli G, George DJ, Kakkar AK, Fisher W, Lassen MR, Mismetti P, et al. Semuloparin for thromboprophylaxis in patients receiving chemotherapy for cancer. N Engl J Med. 2012;366(7):601–9.

[55] Maraveyas A, Waters J, Roy R, Fyfe D, Propper D, Lofts F, et al. Gemcitabine versus gemcitabine plus dalteparin thromboprophylaxis

in pancreatic cancer. Eur J Cancer. 2012;48(9):1283–92.

[56] Vadhan-Raj S, Zhou X, Varadhachary GR, Milind J, Fogelman D, Shroff R, et al. Randomized controlled trial of dalteparin for primary thromboprophylaxis for venous thromboembolism (VTE) in patients with advanced pancreatic cancer (APC): risk factors predictive of VTE (abstract). Blood. 2013;122:580.

[57] Zwicker JI, Liebman HA, Bauer KA, Caughey T, Campigotto F, Rosovsky R, et al. Prediction and prevention of thromboembolic events with enoxaparin in cancer patients with elevated tissue factorbearing microparticles: a randomized-controlled phase II trial (the Microtec study). Br J Haematol. 2013;160(4):530–7.

[58] Pelzer U, Opitz B, Deutschinoff G, Stauch M, Reitzig PC, Hahnfeld S, et al. Efficacy of prophylactic low-molecular weight heparin for ambulatory patients with advanced pancreatic cancer: outcomes from the CONKO-004 trial. J Clin Oncol. 2015;33(18):2028–34.

[59] Bach M, Bauersachs R. Spotlight on advances in VTE management: CALLISTO and EINSTEIN CHOICE. Thromb Haemost. 2016;116(Suppl. 2): S24–32.

[60] Palumbo A, Rajkumar SV, Dimopoulos MA, Richardson PG, San Miguel J, Barlogie B, et al. Prevention of thalidomide- and lenalidomide-associated thrombosis in myeloma. Leukemia. 2008; 22(2):414–23.

[61] Collins R, Scrimgeour A, Yusuf S, Peto R. Reduction in fatal pulmonary embolism and venous thrombosis by perioperative administration of subcutaneous heparin. Overview of results of randomized trials in general, orthopedic, and urologic surgery. N Engl J Med. 1988;318(18):1162–73.

[62] Nurmohamed MT, Rosendaal FR, Buller HR, Dekker E, Hommes DW, Vandenbroucke JP, et al. Low-molecular-weight heparin versus standard heparin in general and orthopaedic surgery: a metaanalysis. Lancet. 1992;340(8812):152–6.

[63] Akl EA, Terrenato I, Barba M, Sperati F, Sempos EV, Muti P, et al. Low-molecular-weight heparin vs unfractionated heparin for perioperative thromboprophylaxis in patients with cancer: a systematic review and meta-analysis. Arch Intern Med. 2008; 168(12):1261–9.

[64] Herishanu Y, Misgav M, Kirgner I, Ben-Tal O, Eldor A, Naparstek E. Enoxaparin can be used safely in patients with severe thrombocytopenia due to intensive chemotherapy regimens. Leuk Lymphoma. 2004;45(7):1407–11.

[65] Ibrahim RB, Peres E, Dansey R, Abidi MH, Abella EM, Gumma MM, et al. Safety of low-dose lowmolecular-weight-heparins in thrombocytopenic stem cell transplantation patients: a case series and review of the literature. Bone Marrow Transplant. 2005;35(11):1071–7.

[66] Mantha S, Miao Y, Wills J, Parameswaran R, Soff GA. Enoxaparin dose reduction for thrombocytopenia in patients with cancer: a quality assessment study. J Thromb Thrombolysis. 2017;43(4):514–8.

[67] Garcia-Rodriguez LA, Gaist D, Morton J, Cookson C, Gonzalez-Perez A. Antithrombotic drugs and risk of hemorrhagic stroke in the general population. Neurology. 2013;81(6):566–74.

[68] Fang MC, Chang YC, Hylek EM, Rosand J, Greenberg SM, Go AS, et al. Advanced age, anticoagulation intensity, and risk for intracranial hemorrhage among patients taking warfarin for atrial fibrillation. Ann Intern Med. 2004;141(10):745–52.

[69] Mandybur TI. Intracranial hemorrhage caused by metastatic tumors. Neurology. 1977;27(7):650–5.

[70] Alvarado G, Noor R, Bassett R, Papadopoulos NE, Kim KB, Hwu WJ, et al. Risk of intracranial hemorrhage with anticoagulation therapy in melanoma patients with brain metastases. Melanoma Res. 2012;22(4):310–5.

[71] Donato J, Campigotto F, Uhlmann EJ, Coletti E, Neuberg D, Weber GM, et al. Intracranial hemorrhage in patients with brain metastases treated with therapeutic enoxaparin: a matched cohort study. Blood. 2015;126(4):494–9.

[72] Mantia C, Uhlmann E, Puligandla M, Neuberg DS, Weber GM, Zwicker JI. Intracranial hemorrhage in patients with primary brain tumors treated with therapeutic enoxaparin: a matched cohort study (abstract). Blood. 2016;128:142.

[73] Boriani G, Pettorelli D. Atrial fibrillation burden and atrial fibrillation type: clinical significance and impact on the risk of stroke and decision making for long-term anticoagulation. Vasc Pharmacol. 2016;83:26–35.

[74] Lee YJ, Park JK, Uhm JS, Kim JY, Pak HN, Lee MH, et al. Bleeding risk and major adverse events in patients with cancer on oral anticoagulation therapy. Int J Cardiol. 2016;203:372–8.

[75] Farmakis D, Parissis J, Filippatos G. Insights into onco-cardiologyatrial fibrillation in cancer. J Am Coll Cardiol. 2014;63(10):945–53.

[76] Cheng WL, Kao YH, Chen SA, Chen YJ. Pathophysiology of cancer therapy-provoked atrial fibrillation. Int J Cardiol. 2016;219:186–94.

[77] Zamorano JL, Lancellotti P, Rodriguez Munoz D, Aboyans V, Asteggiano R, Galderisi M, et al. 2016 ESC Position Paper on cancer treatments and cardiovascular toxicity developed under the auspices of the ESC Committee for Practice Guidelines: The Task Force for cancer treatments and cardiovascular toxicity of the European Society of Cardiology (ESC). Eur Heart J. 2016;37(36):2768–801.

[78] Onaitis M, D'Amico T, Zhao Y, O'Brien S, Harpole D. Risk factors for atrial fibrillation after lung cancer surgery: analysis of the society of thoracic surgeons general thoracic surgery database. Ann Thorac Surg. 2010;90(2):368–74.

[79] Guzzetti S, Costantino G, Vernocchi A, Sada S, Fundaro C. First diagnosis of colorectal or breast cancer and prevalence of atrial fibrillation. Intern Emerg Med. 2008;3(3):227–31.

[80] O'Neal WT, Lakoski SG, Qureshi W, Judd SE, Howard G, Howard VJ, et al. Relation Between Cancer and Atrial Fibrillation (from the REasons for Geographic And Racial Differences in Stroke Study). Am J Cardiol. 2010;115(8):1090–4.

[81] Conen D, Wong JA, Sandhu RK, et al. Risk of malignant cancer among women with new-onset atrial fibrillation. JAMA Cardiol. 2016;1(4):389–96.

[82] Melloni C, Shrader P, Carver J, Piccini J, Fonarow G, Ansell J, et al. Management and outcomes of patients with atrial fibrillation and cancer: The ORBIT-AF registry. Eur Heart J Qual Care Clin Outcomes. 2017;3(3):192–7.

[83] Apostolakis S, Lane DA, Guo Y, Buller H, Lip GY. Performance of the HEMORR(2)HAGES, ATRIA, and HAS-BLED bleeding risk-prediction scores in patients with atrial fibrillation undergoing anticoagulation: the AMADEUS (evaluating the use of SR34006 compared to warfarin or acenocoumarol in patients with atrial fibrillation) study. J Am Coll Cardiol. 2012;60(9):861–7.

[84] Gage BF, Waterman AD, Shannon W, Boechler M, Rich MW, Radford MJ. Validation of clinical classification schemes for predicting stroke: results from the National Registry of Atrial Fibrillation. JAMA. 2001;285(22):2864–70.

[85] Hart RG, Pearce LA, Aguilar MI. Meta-analysis: antithrombotic

therapy to prevent stroke in patients who have nonvalvular atrial fibrillation. Ann Intern Med. 2007;146(12):857–67.

[86] Olesen JB, Sorensen R, Hansen ML, Lamberts M, Weeke P, Mikkelsen AP, et al. Non-vitamin K antagonist oral anticoagulation agents in anticoagulant naive atrial fibrillation patients: Danish nationwide descriptive data 2011-2013. Europace. 2015;17(2):187–93.

[87] Steinberg B, Shrader P, Thomas L, Fonarow G, Hylek E, Ansell J, et al. Oral anticoagulant selection in community patients with new-onset atrial fibrillation: results from the ORBIT-AF registry (abstract). J Am Coll Cardiol. 2016;67(13_S):885.

[88] January CT, Wann LS, Alpert JS, Calkins H, Cigarroa JE, Cleveland JJC, et al. 2014 AHA/ACC/HRS guideline for the management of patients with atrial fibrillation: executive summarya report of the American College of Cardiology/American Heart Association Task Force on Practice Guidelines and the Heart Rhythm Society. J Am Coll Cardiol. 2014;64(21):2246–80.

[89] Larsen TB, Nielsen PB, Skjoth F, Rasmussen LH, Lip GY. Non-vitamin K antagonist oral anticoagulants and the treatment of venous thromboembolism in cancer patients: a semi systematic review and meta-analysis of safety and efficacy outcomes. PLoS One. 2014;9(12):e114445.

[90] Laube ES, Yu A, Gupta D, Miao Y, Samedy P, Wills J, et al. Rivaroxaban for stroke prevention in patients with non-valvular atrial fibrillation and active cancer (abstract). Blood. 2016;128:2621.

[91] Rooden CJ, Tesselaar ME, Osanto S, Rosendaal FR, Huisman MV. Deep vein thrombosis associated with central venous catheters - a review. J Thromb Haemost. 2005;3(11):2409–19.

[92] King MM, Rasnake MS, Rodriguez RG, Riley NJ, Stamm JA. Peripherally inserted central venous catheter-associated thrombosis: retrospective analysis of clinical risk factors in adult patients. South Med J. 2006;99(10):1073–7.

[93] Saber W, Moua T, Williams EC, Verso M, Agnelli G, Couban S, et al. Risk factors for catheterrelated thrombosis (CRT) in cancer patients: a patient-level data (IPD) meta-analysis of clinical trials and prospective studies. J Thromb Haemost. 2011;9(2):312–9.

[94] O'Brien J, Paquet F, Lindsay R, Valenti D. Insertion of PICCs with minimum number of lumens reduces complications and costs. J Am Coll Radiol. 2013;10(11):864–8.

[95] Laube ES, Mantha S, Samedy P, Wills J, Harnicar S, Soff GA. Treatment of central venous catheterassociated deep venous thrombosis in cancer patients with rivaroxaban. Am J Hematol. 2017;92(1):E9–E10.

[96] Lopez JA, Ross RS, Fishbein MC, Siegel RJ. Nonbacterial thrombotic endocarditis: a review. Am Heart J. 1987;113(3):773–84.

[97] Deppisch LM, Fayemi AO. Non-bacterial thrombotic endocarditis: clinicopathologic correlations. Am Heart J. 1976;92(6):723–9.

[98] Gonzalez Quintela A, Candela MJ, Vidal C, Roman J, Aramburo P. Non-bacterial thrombotic endocarditis in cancer patients. Acta Cardiol. 1991;46(1):1–9.

[99] el-Shami K, Griffiths E, Streiff M. Nonbacterial thrombotic endocarditis in cancer patients: pathogenesis, diagnosis, and treatment. Oncologist. 2007; 12(5):518–23.

[100] Dutta T, Karas MG, Segal AZ, Kizer JR. Yield of transesophageal echocardiography for nonbacterial thrombotic endocarditis and other cardiac sources of embolism in cancer patients with cerebral ischemia. Am J Cardiol. 2006;97(6):894–8.

[101] Singhal AB, Topcuoglu MA, Buonanno FS. Acute ischemic stroke patterns in infective and nonbacterial thrombotic endocarditis a diffusion-weighted magnetic resonance imaging study. Stroke. 2002; 33(5):1267–73.

[102] Sievers B, Brandts B, Franken U, Trappe H-J. Cardiovascular magnetic resonance imaging demonstrates mitral valve endocarditis. Am J Med. 2003;115(8):681–2.

[103] Schulte-Altedorneburg G, Nam E-M, Ritter M, Magyar T, Dittrich R, Csiba L, et al. On the origin of microembolic signals. J Neurol. 2003;250(9):1044–9.

[104] Rogers LR, Cho ES, Kempin S, Posner JB. Cerebral infarction from non-bacterial thrombotic endocarditis. Clinical and pathological study including the effects of anticoagulation. Am J Med. 1987; 83(4):746–56.

附　录
Appendix

附录 A　缩略语

ABC	age，biomarkers，and clinical history score	年龄、生物标志物和临床病史评分
ABW	adjusted body weight	校正的体重
ACA	anticardiolipin antibody	抗心磷脂抗体
ACC	American College of Cardiology	美国心脏病学会
ACCP	American College of Chest Physicians	美国胸科医师学会
ACF	Anticoagulation Forum	抗凝论坛
ACS	acute coronary syndrome	急性冠状动脉综合征
ACT	activated clotting time	活化凝血时间
ADP	adenosine diphosphate	二磷酸腺苷
AERS	adverse event report system	不良事件报告系统
AF	atrial fibrillation	心房颤动
AHA	American Heart Association	美国心脏协会
AMS	anticoagulation management service	抗凝管理服务
APC	activated protein C	活化蛋白 C
APC-r	activated protein C resistance	活化蛋白 C 抵抗
APS	antiphospholipid antibody syndrome	抗磷脂综合征
aPTT	partial thromboplastin time	活化部分凝血活酶时间
ASA	aspirin	阿司匹林
ASD	atrial septal defect	房间隔缺损
ASH	American Society of Hematology	美国血液学学会

AST	aspartate aminotransferase	天冬氨酸转氨酶
AT	antithrombin	抗凝血酶
ATE	arterial thromboembolism	动脉血栓栓塞
AV	atrioventricular	心房与心室的
AVM	arteriovenous malformation	动静脉畸形
AVR	aortic valve replacement	主动脉瓣置换
BAL	bronchoalveolar lavage	支气管肺泡灌洗
β_2-GP-Ⅰ	β_2-Glycoprotein-Ⅰ antibody	β_2- 糖蛋白 - Ⅰ抗体
BID	bis in die（twice a day）	每天 2 次
BMI	body mass index	体重指数
CABG	coronary artery bypass graft	冠状动脉旁路移植
CAD	coronary artery disease	冠状动脉疾病
CBC	complete blood count	全血细胞计数
CDC	Center for Disease Control and Prevention（USA）	美国疾病控制中心
CDTM	collaborative drug therapy management	美国协作药物治疗管理制度
CF Ⅹ	chromogenic factor Ⅹ	显色因子Ⅹ
CI	confidence interval	置信区间
CKD	chronic kidney disease	慢性肾脏病
CKD-EPI	Chronic Kidney Disease Epidemiology Collaboration formula	慢性肾脏病流行病学合作组织
CMR	cardiac magnetic resonance imaging	心血管磁共振成像
CrCl	creatinine clearance	肌酐清除率
COR	class of recommendation	推荐级别
COX-1, 2	cyclooxygenase-1, 2	环氧化酶 -1, 2
CPB	cardiopulmonary bypass	体外循环

CRRT	continuous renal replacement therapy	连续性肾脏替代疗法
DAPT	dual antiplatelet therapy	双抗血小板治疗
DCCV	direct current cardioversion	直流电复律
DCT	direct clotting time	直接凝血时间
DDAVP	desmopressin acetate	醋酸去氨加压素
DES	drug-eluting stent	药物洗脱支架
DIC	disseminated intravascular coagulation	弥散性血管内凝血
dl	deciliter	分升
DOAC	direct oral anticoagulant	直接口服抗凝血药
dRVVT	dilute Russell's viper venom time	稀释罗素蝰蛇毒液的时间
DTI	direct thrombin inhibitor	直接凝血酶抑制药
dTT	dilute thrombin time	稀释凝血酶时间
DVT	deep vein thrombosis	深静脉血栓
DW	dosing weight	体重剂量
EACTS	European Association for Cardio-Thoracic Surgery	欧洲心胸外科协会
ECG	electrocardiogram	心电图
ECMO	extracorporeal membrane oxygenation	体外膜肺氧合
ECT	Ecarin clotting time	Ecarin 凝血时间
EGD	esophagogastroduodenoscopy	胃镜检查术
eGFR	estimated glomerular filtration rate	估测肾小球滤过率
ELISA	enzyme-linked immunosorbent assay	酶联免疫吸附试验
ERCP	endoscopic retrograde cholangiopancreatography	内镜下逆行胰胆管造影术
ESC	European Society of Cardiology	欧洲心脏病学会
ESRD	end-stage renal disease	终末期肾病
ET	essential thrombocythemia（also known as essential thrombocytosis）	原发性血小板增多症

ETP	endogenous thrombin potential	内源性凝血酶电位
FDA	Food and Drug Administration（USA）	美国食品药品管理局
FIRM	focal impulse and rotor modulation	局灶电激动和转子调频技术
FFP	fresh frozen plasma	新鲜冷冻血浆
FSVM	fellow of the Society of Vascular Medicine	血管学协会会员
FⅤL	factor Ⅴ Leiden	因子Ⅴ Leiden
GFR	glomerular filtration rate	肾小球滤过率
GI	gastrointestinal	胃肠道
GPI	glycoprotein Ⅱb/ Ⅲa inhibitor	糖蛋白Ⅱb/ Ⅲa 抑制药
HAS-BLED	Hypertension，abnormal renal/liver function，stroke，bleeding history or predisposition，labile INR，elderly（>65 years old），use of drugs that promote bleeding excess，or alcohol	HAS-BLED 评分［评分危险因素包括高血压、异常肝 / 肾功能、卒中、出血史或出血倾向、INR 波动、老年（>65 岁）、合并应用促进出血药物或酗酒］
Hct	hematocrit	血细胞压积
HD	high dose	高剂量
HEMORR-2HAGES	Hepatic or renal disease，ethanol abuse，malignancy，older age（age>75 years），reduced platelet count or function，hypertension（uncontrolled），factors，excessive fall risk，and stroke. anemia，genetic	HEMORR2HAGES 评分，评分危险因素包括肝脏或肾脏疾病、酗酒、恶性肿瘤、高龄、血小板计数或功能降低、高血压、贫血、基因因素、极度摔倒危险和脑卒中
HEP	HIT expert probability	HIT 专家意见概率
HERDOO2	Hyperpigmentation，edema，or redness in either leg；D-dimer level ≥250μg/L；obesity with body mass index≥30；or older age，≥ 65 years	HERDOO2 评分，评分危险因素包括腿部色素沉着或红肿和水肿（HER）、D– 二聚体≥250μg/L（D）、肥胖 BMI≥30kg/m^2（O）、老年≥65 岁（O）
HFS	Heart Failure Society	心力衰竭协会
Hgb	hemoglobin	血红蛋白
HIT	heparin-induced thrombocytopenia	肝素诱导的血小板减少症
HITTS	heparin-induced thrombocytopenia thrombosis syndrome	肝素诱导的血小板减少症血栓综合征

HMW	high-molecular-weight	高分子量
HR	hazard ratio	风险比
HR	heart rate	心率
HRS	Heart Rhythm Society	心律协会
HTN	hypertension	高血压
IBW	ideal body weight	理想体重
ICD	implantable cardioverter defibrillator	植入式心律转复除颤器
ICH	intracranial hemorrhage，intracerebral hemorrhage	颅内出血
IM	intramuscular	肌内
INR	international normalized ratio	国际标准化比值
IPC	intermittent pneumatic compression	间歇性充气加压
IQR	interquartile range	四分位间距
ISHLT	International Society for Heart & Lung Transplantation	国际心肺移植学会
ISTH	International Society on Thrombosis and Haemostasis	国际血栓和止血学会
IV	intravenous	静脉内
IVC	inferior vena cava	下腔静脉
LA	lupus anticoagulant	狼疮抗凝物
LAA	left atrial appendage	左心耳
LAFB	left anterior fascicular block	左前束支阻滞
LBBB	left bundle branch block	左束支阻滞
LBW	lean body weight	瘦体重
LD	low dose	低剂量
LDL	low-density lipoprotein	低密度脂蛋白
LMWH	low-molecular-weight heparin	低分子肝素
LOE	level of evidence	证据等级

LV	left ventricular	左心室
LVAD	left ventricular assist device	左心辅助装置
LVEF	left ventricular ejection fraction	左心室射血分数
MACE	major adverse cardiovascular events	主要不良心血管事件
MDRD	modification of diet in renal disease formula	肾脏病饮食改良简化公式
mg	milligrams	毫克
MI	myocardial infarction	心肌梗死
MRA	magnetic resonance angiography	磁共振血管造影术
MRI	magnetic resonance imaging	磁共振成像
MRV	magnetic resonance venography	磁共振造影术
MTHFR	methylenetetrahydrofolate reductase	亚甲基四氢叶酸还原酶
MVR	mitral valve replacement	二尖瓣置换术
NCBAP	National Certification Board for Anticoagulation Providers	国家抗凝从业人员认证委员会
NBTE	nonbacterial thrombotic endocarditis	非细菌性血栓性心内膜炎
NOAC	novel oral anticoagulant，non-vitamin K antagonist oral anticoagulant	新型口服抗凝血药，非维生素 K 抗凝血药
NPO	nil per os—nothing by mouth	禁食禁饮
NSAID	nonsteroidal anti-inflammatory drug	非甾体抗炎药
NSTE-ACS	non-ST-segment acute coronary syndromes	非 ST 段抬高型急性冠状动脉综合征
NSTEMI	non-ST-segment elevation myocardial infarction	非 ST 段抬高型急性心肌梗死
NT-proBNP	N-terminal pro-B-type natriuretic peptide	脑钠素 N 端前体肽
NVAF	non-valvular atrial fibrillation	非瓣膜性心房颤动
OAC	oral anticoagulation	口服抗凝血药
OBRI	outpatient bleeding risk index	门诊出血风险指数
OCP	oral contraceptive pills	口服避孕药

OD	optical density	光密度
OR	odds ratio	比值比
PAD	peripheral artery disease	外周动脉疾病
PaGIA	particle gel immunoassay	微粒凝胶免疫法
PAI-1	plasminogen activator inhibitor-1	纤溶酶原激活物抑制物 –1
PAR-1	protease-activated receptor-1	蛋白酶活化受体 –1
PC	protein C	蛋白 C
PCC	prothrombin complex concentrate	凝血酶原复合物
PCI	percutaneous coronary intervention	经皮冠状动脉介入治疗
PD	pharmacodynamics	药效动力学
PE	pulmonary embolism	肺栓塞
PEO-CO	polyethoxylated castor oil	聚氧乙烯蓖麻油
PF_4	platelet factor 4	血小板因子 4
PFO	patent foramen ovale	卵圆孔未闭
PGM	prothrombin gene mutation	凝血酶原基因突变
P-gp	p-glycoprotein	P– 糖蛋白
PICC	peripherally inserted central catheters	经外周静脉穿刺中心静脉导管
PK	pharmacokinetics	药代动力学
PNH	paroxysmal nocturnal hemoglobinuria	阵发性睡眠性血红蛋白尿症
PNP	platelet neutralization procedure	血小板中和实验
PO	per os (per oral)	口服
POC	point-of-care	即时
PS	protein S	蛋白 S
PSM	patient self-management	患者自我管理
PST	patient self-testing	患者自我检测

PT	prothrombin time	凝血酶原时间
PTAV	percutaneous transluminal aortic valvuloplasty	经皮球囊主动脉瓣成形术
PV	polycythemia vera	真性红细胞增多症
PVI	pulmonary vein isolation	肺静脉隔离
RBBB	right bundle branch block	右束支阻滞
RCT	randomized control/controlled trial	随机对照试验
RR	relative risk	相对风险
RRR	relative risk ratio	相对风险比
SC/SQ	subcutaneous	皮下
SCD devices	sequential compression	持续性气囊加压装置
SD	standard deviation	标准差
SLE	systemic lupus erythematosus	系统性红斑狼疮
SRA	serotonin release assay	血清素释放试验
START/ STOPP	screening tool to alert doctors to right treatment/screening tool of older persons' prescriptions	老年人处方遗漏筛查工具
STEMI	ST-segment elevation myocardial infarction	ST 段抬高型心肌梗死
STS	Society of Thoracic Surgeons（USA）	美国胸外科医师学会
SVT	superficial vein thrombosis	浅静脉血栓形成
SVT	supraventricular tachycardia	室上性心搏过速
TAFI	thrombin-activatable fibrinolysis inhibitor	凝血酶激活的纤溶抑制物
TAVR	transcatheter aortic valve replacement	经导管主动瓣膜置换术
TBW	total body weight	总体重
TEE	transesophageal echocardiogram	经食管超声心动图
THA	total hip arthroplasty	全髋关节置换术
TIA	transient ischemia attack	短暂性脑缺血发作

TKA	total knee arthroplasty	全膝关节置换术
TNK	tenecteplase	替奈普酶
TOAT	triple oral anticoagulant therapy	三联口服抗凝治疗
TRALI	transfusion-related acute lung injury	输血相关性急性肺损伤
TSOAC	target-specific oral anticoagulants	特异性靶向口服抗凝血药
TT	thrombin time	凝血酶时间
TTE	transthoracic echocardiogram	经胸超声心动图
TTR	time-in-therapeutic range	治疗窗内时间
U	units	国际单位
UA	unstable angina	不稳定型心绞痛
UFH	unfractionated heparin	普通肝素
USPTF	US Preventative Task Force	美国预防工作组
VATS	video-assisted thoracoscopic surgery	电视胸腔镜手术
Vd	volume of distribution	分布容积
VEGF	vascular endothelial growth factor	血管内皮生长因子
VKA	vitamin K antagonist	维生素 K 拮抗药
VKOR	vitamin K epoxide reductase	维生素 K 环氧化物还原酶
VSD	ventricular septal defect	室间隔缺损
VT	ventricular tachycardia	室性心动过速
VTE	venous thromboembolism	静脉血栓栓塞症
vWF	von willebrand factor	血管性血友病因子
WHO	World Health Organization	世界卫生组织

附录 B　相关试验 / 研究概览

ACUITY	Acute catheterization and urgent intervention triage strategy trial	急诊导管治疗和急诊介入筛选策略试验
ACUTE	Assessment of cardioversion using transesophageal echocardiography（ACUTE）multicenter study	评价经食管超声引导下的复律的多中心研究
ADVANCE	Action in diabetes and vascular disease：preterax and diamicron MR controlled evaluation trial	2 型糖尿病和血管疾病行动：百普乐（培哚普利 / 吲哒帕胺固定剂量复发制剂）和格列齐特缓释片对照评价试验
AFFIRM	Atrial fibrillation follow-up investigation of rhythm management	心房颤动节律控制随访研究
AMPLIFY	Apixaban for the initial management of pulmonary embolism and deep-vein thrombosis as first-line therapy trial	阿哌沙班作为一线治疗的肺栓塞和深静脉血栓形成的初始抗凝治疗研究
AMPLIFY-EXT	Apixaban for extended treatment of venous thromboembolism trial	阿哌沙班延长治疗静脉血栓栓塞症
ANNEXA-A	Andexanet Alfa，a novel antidote to the anticoagulation effects of FXA inhibitors apixaban	Andexanet Alfa，因子Ⅹa 抑制药阿哌沙班抗凝作用的新型拮抗药
ANNEXA-R	Andexanet Alfa，a novel antidote to the anticoagulation effects of FXA inhibitors rivaroxaban	Andexanet Alfa，因子Ⅹa 抑制药利伐沙班抗凝作用的新型拮抗药
APEX	Acute medically Ⅲ VTE（venous thromboembolism）prevention with extended duration betrixaban trial	贝曲沙班延长使用预防急性医学疾病患者静脉血栓栓塞症的试验
APOLLO	Fondaparinux combined with intermittent pneumatic compression vs. intermittent pneumatic compression alone for prevention of venous thromboembolism after abdominal surgery：a randomized，double-blind comparison	磺达肝癸钠联合间歇性充气加压与间歇性充气加压预防腹部术后静脉血栓栓塞症的随机双盲比较试验
APPRAISE	Apixaban for prevention of acute ischemic and safety events	阿哌沙班预防急性心肌缺血的安全性和有效性研究
ARISTOTLE	Apixaban for reduction in stroke and other thromboembolic events in atrial fibrillation trial	阿哌沙班减少心房颤动卒中和其他血栓栓塞事件的试验
AREVA	Anticoagulation et remplacement valvulaire（France）	抗凝和瓣膜置换术（法国）
ARTEMIS	Affordability and real-world antiplatelet treatment effectiveness after myocardial infarction study	心肌梗死后支付能力与真实世界抗血小板治疗效果的随机试验
ASAP	ASA plavix feasibility study with Watchman left atrial appendage closure technology study	华法林使用禁忌的非瓣膜性房颤患者 Watchman 左心耳封堵器植入术后阿司匹林和氯吡格雷研究
ASAP-TOO	Assessment of the Watchman device in patients unsuitable for oral anticoagulation	不适合口服抗凝治疗患者使用 Watchman 左心耳封堵器的评估
ASPIRE	Low-dose aspirin for preventing recurrent venous thromboembolism	低剂量阿司匹林预防静脉血栓栓塞症复发的研究

ATBAT	Anticoagulant therapy with bivalirudin to assist in the performance of percutaneous coronary intervention in patients with heparin-induced thrombocytopenia	对于肝素诱导的血小板减少症患者应用比伐卢定辅助 PCI 治疗的研究
ATLAS-TIMI-46	Rivaroxaban versus placebo in patients with acute coronary syndromes	利伐沙班与安慰剂对急性冠状动脉综合征患者的疗效比较
ATLAS-TIMI-51	Rivaroxaban in patients with a recent acute coronary syndrome	利伐沙班治疗新近急性冠状动脉综合征患者的研究
ATLAS ACS 2—TIMI 51	Anti-Ⅹa therapy to lower cardiovascular events in addition to aspirin with or without thienopyridine therapy in subjects with acute coronary syndrome 2—thrombolysis in myocardial infarction 51 trial	急性冠状动脉综合征患者在阿司匹林联合或不联合噻吩并吡啶类药物基础上增加抗Ⅹa 治疗降低心血管事件的研究
ATOLL	Acute STEMI treated with primary PCI and Ⅳ enoxaparin or UFH to lower ischemic and bleeding events at short- and long-term follow-up trial	静脉依诺肝素与普通肝素应用于直接 PCI 中降低缺血和出血事件的短期和长期随访试验
ATRIA	Anticoagulation and risk factors in atrial fibrillation study	心房颤动的抗凝治疗和危险因素
ATTRACT	Acute venous thrombosis：thrombus removal with adjunctive catheter-directed thrombolysis trial	急性深静脉血栓形成：导管接触性溶栓清除血栓试验
AUGUSTUS	Apixaban in patients with atrial fibrillation and ACS/PCI	阿哌沙班治疗心房颤动合并急性冠状动脉综合征和（或）已行经皮冠状动脉介入治疗患者的研究
AUREC	Austrian study of recurrent venous thromboembolism	奥地利复发静脉血栓栓塞研究
AVERROES	Apixaban versus acetylsalicylic acid to prevent stroke in atrial fibrillation trial	阿哌沙班和乙酰水杨酸预防心房颤动脑卒中的比较研究
AXAFA	Apixaban during atrial fibrillation catheter ablation：comparison to vitamin K antagonist therapy	阿哌沙班和维生素 K 拮抗药在心房颤动导管消融术中的比较研究
BRAVO-3	Bivalirudin versus heparin anticoagulation in transcatheter aortic valve replacement	比伐卢定与肝素抗凝治疗经导管主动瓣膜置换术的比较研究
BRIDGE	Bridging anticoagulation in patients who require temporary interruption of warfarin therapy for an elective invasive procedure or surgery	需要暂时中断华法林治疗以进行择期有创操作或外科手术患者的桥接抗凝研究
BRUISE CONTROL	Bridge or continue coumadin for device surgery randomized controlled trial	器械植入术患者桥接抗凝或持续双香豆素治疗研究
CALISTO	Comparison of arixtra in lower limb superficial vein thrombosis with placebo trial	磺达肝癸钠治疗下肢浅静脉血栓形成的安慰剂比较研究
CASSINI	Efficacy and safety of rivaroxaban prophylaxis compared with placebo in ambulatory cancer patients initiating systemic cancer therapy and at high risk for venous thromboembolism	与安慰剂相比，利伐沙班用于接受全身性癌症治疗且静脉血栓栓塞风险较高的门诊癌症患者原发性血栓预防的疗效和安全性研究
CATCH	Comparison of acute treatments in cancer haemostasis trial	一项比较长期使用替扎肝素和华法林治疗癌症患者急性静脉血栓栓塞症的随机临床试验
CAVENT	Catheter-directed venous thrombolysis in acute iliofemoral vein thrombosis study	导管接触性溶栓治疗急性髂股静脉血栓形成的研究

CLOT	Randomized comparison of low-molecular-weight heparin versus oral anticoagulant therapy for the prevention of recurrent venous thromboembolism in patients with cancer	低分子肝素与口服抗凝血药治疗预防癌症患者静脉血栓栓塞复发的随机对照研究
COMPASS	Cardiovascular outcomes for people using anticoagulation strategies trial	利伐沙班预防稳定性冠心病或外周动脉疾病患者主要心血管事件的随机对照试验
CRUSADE	Can rapid risk stratification of unstable angina patients suppress adverse outcomes with early implementation of the acc/aha guidelines study	对不稳定性心绞痛患者进行快速危险分层可以减轻早期实施 ACC/AHA 指南的不良结果
DAWA	Dabigatran versus warfarin after bioprosthesis valve replacement for the management of atrial fibrillation postoperatively study	达比加群与华法林在生物瓣膜移植术后心房颤动管理中的比较研究
EINSTEIN	Oral rivaroxaban for symptomatic venous thromboembolism	利伐沙班治疗症状性静脉血栓栓塞症研究
EINSTEIN CHOICE	Rivaroxaban or aspirin for extended treatment of venous thromboembolism	利伐沙班或阿司匹林延长治疗静脉血栓栓塞症研究
EINSTEIN PE	Oral direct factor Ⅹa inhibitor rivaroxaban in patients with acute symptomatic pulmonary embolism	口服直接因子Ⅹa 抑制药利伐沙班治疗急性症状性肺栓塞的研究
EINSTEIN DVT	Oral direct factor xa inhibitor rivaroxaban in patients with acute symptomatic deep-vein thrombosis	口服直接因子Ⅹa 抑制药利伐沙班治疗急性症状性深静脉血栓形成的研究
EMANATE	Apixaban compared with parenteral heparin and/ or vitamin K antagonist in patients with nonvalvular atrial fibrillation undergoing cardioversion	阿哌沙班与注射用肝素和（或）维生素 K 拮抗药对非瓣膜性心房颤动心脏复律的疗效比较
ENGAGE AF-TIMI 48	Effective anticoagulation with factor xa next generation in atrial fibrillation – thrombolysis in myocardial infarction 48	艾多沙班与华法林对心房颤动卒中及体循环栓塞预防的有效性及安全性研究
ENSURE-AF	Edoxaban versus enoxaparin–warfarin in patients undergoing cardioversion of atrial fibrillation trial	艾多沙班与依诺肝素 – 华法林在心房颤动复律治疗中的比较研究
ENTRUST-PCI	Edoxaban treatment versus vitamin K antagonist in patients with atrial fibrillation undergoing percutaneous coronary intervention	艾多沙班与维生素 K 拮抗药治疗已行经皮冠状动脉介入治疗的心房颤动患者的研究
EQUINOX	Bioequipotency study of idrabiotaparinux and idraparinux in patients with deep venous thrombosis of the lower limbs	生物素化艾屈肝素和艾屈肝素在下肢深静脉血栓患者中的生物等效性研究
ESSENCE	Efficacy and safety of subcutaneous enoxaparin in unstable angina and non-Q-wave mi trial	皮下应用依诺肝素治疗不稳定性心绞痛和非 Q 波心肌梗死的疗效和安全性
EUROMAX	European ambulance acute coronary syndrome angiography trial	比伐卢定与标准抗凝治疗治疗急性 ST 段抬高型心肌梗死转运行直接经皮冠状动脉介入治疗患者的欧洲随机开放标签救护车试验
FUTURA/ OASIS 8	Fondaparinux trial with unfractionated heparin during revascularization in acute coronary syndromes	磺达肝癸钠治疗的急性冠脉综合征患者在血供重建期间应用普通肝素治疗的研究
GARFIELD	Global anticoagulant registry in the field registry	全球静脉血栓栓塞症抗凝登记研究
GELIA	German experience with low intensity anticoagulation	瓣膜置换术低强度抗凝的德国经验

GLORIA-AF	Global registry on long-term oral antithrombotic treatment in patients with atrial fibrillation	心房颤动患者长期口服抗栓治疗的全球注册试验
GUSTO	Global use of strategies to open occluded coronary arteries	开通闭塞冠状动脉策略的全球性研究
HEAT-PPCI	Unfractionated heparin versus bivalirudin in primary percutaneous coronary intervention	普通肝素与比伐卢定在直接经皮冠状动脉介入治疗中的比较研究
HOKUSAI-VTE	Edoxaban for the long-term treatment of venous thromboembolism	艾多沙班长期治疗静脉血栓栓塞症研究
HOPE-2	（Heart outcomes prevention evaluation）placebo-controlled randomized clinical trial	（心脏结局预防评估 -2）安慰剂对照随机临床试验
HORIZONS-AMI	Harmonizing outcomes with revascularization and stents in acute myocardial infarction trial	协调急性心肌梗死患者血供重建和支架治疗预后的试验
ISAR-TRIPLE	Triple therapy in patients on oral anticoagulation after drug-eluting stent implantation	药物洗脱支架术后口服抗凝治疗患者的三联抗栓治疗研究
LIWACAP	Low-intensity oral anticoagulant plus low-dose aspirin during the first six months versus standard-intensity oral anticoagulant therapy after mechanical heart valve replacement：a pilot study of low-intensity warfarin and aspirin in cardiac prostheses	低强度口服抗凝治疗加低剂量阿司匹林与标准强度抗凝治疗心脏机械性瓣膜植入的比较：低强度华法林和阿司匹林在心脏人工瓣膜术后的初步研究
LOWERING-IT	Lowering the intensity of oral anticoagulant therapy trial	降低机械性主动瓣膜置换术患者口服抗凝治疗强度的研究
MATISSE DVT	Mondial assessment of thromboembolism treatment initiated by synthetic pentasaccharide with symptomatic endpoints—deep vein thrombosis	以症状性深静脉血栓形成复发为终点的合成戊糖初始治疗血栓栓塞治疗的世界性评估研究
MATISSE PE	Mondial assessment of thromboembolism treatment initiated by synthetic pentasaccharide with symptomatic endpoints—pulmonary embolism	以症状性肺栓塞复发为终点的合成戊糖初始治疗血栓栓塞治疗的世界性评估研究
MOMENTUM	A fully magnetically levitated circulatory pump for advanced heart failure	全磁悬浮心脏泵治疗晚期心力衰竭研究
OASIS	Organization to assess strategies in acute ischemic syndromes	急性心肌缺血综合征登记试验
OASIS-5	Comparison of fondaparinux and enoxaparin in acute coronary syndromes：the fifth organization to assess strategies in acute ischemic syndromes investigators	OASIS-5：磺达肝癸钠和依诺肝素在急性冠状动脉综合征中的比较研究
OASIS-6	The effects of fondaparinux on mortality and reinfarction in patients with acute ST-segment elevation myocardial infarction：the sixth organization to assess strategies in acute ischemic syndromes investigators	OASIS-6：磺达肝癸钠对急性 ST 段抬高型心肌梗死患者死亡率和再梗死的影响
OCEAN	Optimal anticoagulation for higher risk patients post-catheter ablation for atrial fibrillation trial	心房颤动导管消融术后血栓风险高危患者的最佳抗凝研究
ORBIT	Outcomes registry for better informed treatment of atrial fibrillation registry	房颤患者预后登记注册研究
PEITHO	Pulmonary embolism thrombolysis trial	肺栓塞溶栓试验

PEGASUS	Placebo on a background of aspirin-thrombolysis in myocardial infarction	以阿司匹林－溶栓为背景治疗，使用替格瑞洛与安慰剂预防既往心肌梗死患者心血管事件的研究
PENTHIFRA-Plus	Pentasaccharide in hip-fracture surgery plus	磺达肝癸钠预防髋部骨折术后静脉血栓栓塞的研究
PERIOP 2	A safety and effectiveness of LMWH vs placebo bridging therapy for patients on long term warfarin requiring temporary interruption of warfarin	对于长期服用华法林需要暂时停用华法林的患者，低分子肝素与安慰剂桥接治疗的安全性和有效性研究
PIONEER AF-PCIA	Study exploring two strategies of rivaroxaban and one of oral vitamin K antagonist in patients with atrial fibrillation who undergo percutaneous coronary intervention trial	两种策略利伐沙班和口服维生素 K 拮抗药对经皮冠状动脉介入治疗的心房颤动患者的探索研究
POPular TAVI	Antiplatelet therapy for patients undergoing transcatheter aortic valve implantation	经导管主动脉瓣植入术的抗血小板治疗
PREFER in AF	Prevention of thromboembolic events—european registry in atrial fibrillation	预防血栓栓塞事件——欧洲心房颤动登记试验
PREPIC	Prevention du risque D'embolie pulmonaire par interruption cave study	下腔静脉滤器预防肺栓塞研究
PREVENT-HIT	A comparative clinical and pharmacoeconomic study comparing argatroban? IV vs desirudin SC for patients with suspected heparin-induced thrombocytopenia（HIT） with or without thrombosis syndrome（HIT/TS）	比较静脉用阿加曲班和皮下地西卢定治疗疑似肝素诱导的血小板减少症合并或不合并血栓综合征患者的临床和药物经济学研究
PREVAIL	Watchman LAA closure device in patients with atrial fibrillation versus long-term warfarin therapy	非瓣膜性房颤患者 Watchman 左心耳封堵器与长期华法林治疗的前瞻性随机对照研究
PROACT	Prospective randomized On-X anticoagulation clinical trial	On-X 瓣膜低强度抗凝前瞻性随机研究
PROTECT AF	Watchman left atrial appendage system for embolic protection in patients with atrial fibrillation	Watchman 左心耳封堵系统和华法林预防心房颤动栓塞的前瞻性随机研究
RE-ALIGN	Randomized，phase Ⅱ study to evaluate the safety and pharmacokinetics of oral dabigatran etexilate in patients after heart valve replacement trial	达比加群酯用于主动脉瓣或二尖瓣机械性瓣膜置换术后患者的安全性和药代动力学Ⅱ期临床研究
RE-CIRCUIT	Randomized evaluation of dabigatran etexilate compared to warfarin in pulmonary vein ablation：assessment of an uninterrupted periprocedural anticoagulation strategy	达比加群酯与华法林在肺静脉消融术中的随机评价：不间断围术期抗凝策略的评估
RECORD	Regulation of coagulation in major orthopedic surgery reducing the risk of DVT and PE trial	口服直接因子Ⅹa 抑制药利伐沙班和依诺肝素预防骨科大手术后深静脉血栓形成和肺栓塞的疗效和安全性研究
RE-COVER A Phase Ⅲ	Randomized，double blind，parallel-group study of the efficacy and safety of oral dabigatran etexilate 150mg twice daily compared to warfarin（INR 2.0–3.0）for 6 month treatment of acute symptomatic venous thromboembolism（VTE），following initial treatment（5–10 days）with a parenteral anticoagulant approved for this indication	初始肠道外抗凝治疗（5～10 天）后口服达比加群酯（150mg 每天 2 次）和华法林（INR 2.0～3.0）治疗急性症状性静脉血栓栓塞症 6 个月的疗效和安全性研究

RE-DEEM	Randomized dabigatran etexilate dose finding study in patients with acute coronary syndromes post index event with additional risk factors for cardiovascular complications also receiving aspirin and clopidogrel：multi-centre，prospective，placebo controlled，cohort dose escalation study	急性冠脉综合征并心血管事件风险患者在阿司匹林和氯吡格雷双联抗血小板的基础上加用达比加群酯的剂量发现研究：多中心、前瞻性、安慰剂对照、剂量递增研究
RE-DUAL	Randomized evaluation of dual therapy with dabigatran vs. triple therapy strategy with warfarin in patients with nvaf that have undergone PCI with stenting	非瓣膜性房颤冠状动脉支架植入患者达比加群联合双抗和华法林联合双抗治疗的随机对照研究
RE-LY	Randomized evaluation of long-term anticoagulation therapy trial	新型凝血酶直接抑制药达比加群酯长期抗凝治疗的随机评价研究
REMATCH	Long-term use of a left ventricular assist device for end-stage heart failure	长期使用左心室辅助器治疗终末期心力衰竭研究
RE-MEDY A Phase Ⅲ，	Randomised，multicenter，double-blind，parallel-group，active controlled study to evaluate the efficacy and safety of oral dabigatran etexilate（150mg bid）compared to warfarin（INR 2.0–3.0）for the secondary prevention of venous thromboembolism	口服达比加群酯（150mg 每天 2 次）和华法林（INR 2.0～3.0）对静脉血栓栓塞症二级预防的疗效和安全性研究：随机、多中心、双盲、平行对照Ⅲ期临床研究
RE-NOVATE A Phase Ⅲ	Randomised，parallel group，double-blind，active controlled study to investigate the efficacy and safety of orally administered 220mg dabigatran etexilate capsules（110mg administered on the day of surgery followed by 220mg once daily）compared to subcutaneous 40mg enoxaparin once daily for 28–35 days，in prevention of venous thromboembolism in patients with primary elective total hip arthroplasty surgery	口服达比加群酯（手术当天 110mg，随后每天 220mg）与皮下依诺肝素 40mg 每天 1 次，连续 28～35 天，预防选择性全髋关节置换术患者血栓栓塞的有效性和安全性研究：随机、平行、双盲、对照研究
RE-SONATE	Twice-daily oral direct thrombin inhibitor dabigatran etexilate in the long-term prevention of recurrent symptomatic VTE	每天 2 次口服直接凝血酶抑制药达比加群酯长期预防复发性症状性静脉血栓栓塞症的研究
REVERSE-AD	A study of the re-versal effects of idarucizumab on active dabigatran	依达赛珠单抗对达比加群逆转作用的研究
RIETE	Registro informatizado de pacientes con enfermedad tromboembólica（Spain）	静脉血栓栓塞症注册登记研究（西班牙）
ROCKET-AF	Rivaroxaban once daily oral direct factor Ⅹa inhibition compared with vitamin K antagonism for prevention of stroke and embolism trial in atrial fibrillation trial	比较口服直接因子Ⅹa 抑制药利伐沙班与维生素 K 拮抗药预防心房颤动脑卒中和栓塞的研究
SAVE-ONCO	Semuloparin for prevention of VTE in cancer patients receiving chemotherapy trial	Semuloparin 预防接受癌症化疗患者静脉血栓栓塞的研究
SPORTIF	Stroke prevention using oral thrombin inhibitor in atrial fibrillation	口服凝血酶抑制药预防心房颤动卒中研究
SYNERGY	Superior yield of the new strategy of enoxaparin，reva-scularization and glycoprotein Ⅱb/Ⅲa inhibitors trial	依诺肝素、血供重建和 GbⅡb/Ⅲa 受体抑制药新策略研究

ULTIMA	Ultrasound accelerated thrombolysis of pulmonary embolism trial	超声辅助溶栓治疗肺栓塞的研究
VENTURE AF	A randomized，open-label，active-controlled multicenter study to evaluate the safety of rivaroxaban and vitamin K antagonists in subjects undergoing catheter ablation for atrial fibrillation	随机、开放、活性对照的多中心研究，评估利伐沙班和维生素 K 拮抗药在心房颤动导管消融患者的安全性
WARFASA	Aspirin for preventing the recurrence of venous thromboembolism	阿司匹林预防静脉血栓栓塞复发的临床研究
WOA	Comparing warfarin to aspirin after aortic valve replacement with the St. Jude Medical Epic heart valve bioprosthesis	圣犹达主动脉生物瓣置换术后华法林和阿司匹林的比较研究
WOEST	What is the optimal antiplatelet and anticoagulant therapy in patients with oral anticoagulation and coronary StenTing trial	在口服抗凝血药治疗的冠状动脉支架患者中，何为最佳抗血小板和抗凝治疗
XANTUS	Xarelto for prevention of stroke in patients with atrial fibrillation	拜瑞妥预防心房颤动卒中的研究
X-VeRT	Explore the efficacy and safety of once-daily oral rivaroxaban for the prevention of cardiovascular events in patients with nonvalvular a trial fibrillation scheduled for cardioversion trial	心房颤动围复律期应用利伐沙班的安全和有效性研究

相 关 图 书 推 荐

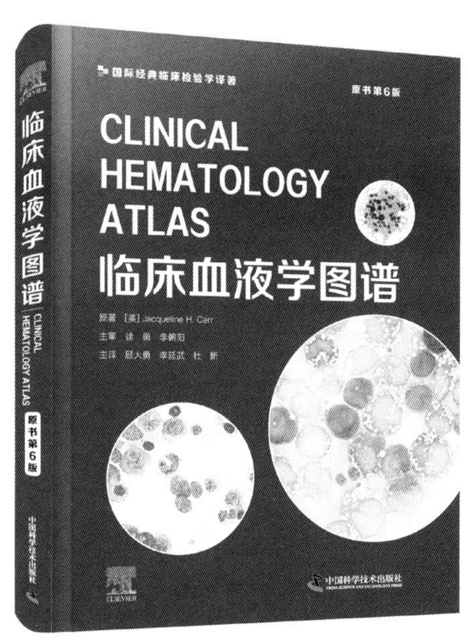

原著 [美] Jacqueline H. Carr
主审 徐 勇 李朝阳
主译 顾大勇 李延武 杜 新
定价 210.00 元

出版社官方微店

本书引进自 ELSEVIER 出版社，是一部全面的形态学图谱，为全新第 6 版，在第 5 版的基础上优化和增加了新内容，同时还按照全新的 WHO 诊断标准修订了部分分类及知识点。全书共五篇 24 章，内容涉及外周血涂片的制片及染色、血细胞发育的特征、各系血细胞不同阶段的形态学特征等，同时结合电镜与光镜图片的对比及示意图，便于初学者理解和记忆，包括红细胞的异常形态和特殊结构用于疾病的诊断，白细胞的异常形态、白细胞过度增殖及异常与血液疾病的关系，特殊细胞的呈现，集落刺激因子使用后的形态学变化，新生儿血液的形态学特征和体液细胞形态学概略等。

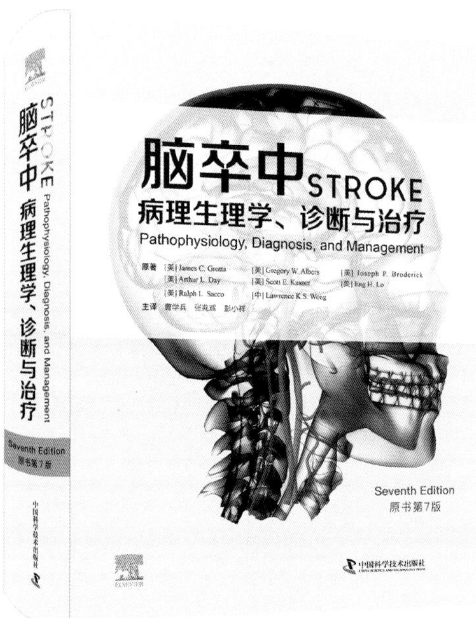

原著 [美] James C. Grotta 等
主审 王拥军
主译 曹学兵 张兆辉 彭小祥
定价 798.00 元

出版社官方微店

本书引进自 ELSEVIER 出版集团，是一部几乎囊括当前有关脑卒中所有重要信息的经典实用著作。本书为全新第 7 版，是著者在大量实践与创新基础上的精华总结，分六篇 78 章，从病理生理学、生物和流行病学等方面简要概述了脑卒中的特点，然后详细阐述了其临床特点、诊断和治疗方法，辅以丰富的高清照片及手绘插图，生动描述了针对不同部位血管病变的各项临床策略，还阐明了重要概念及技巧，对国内从事脑血管相关科工作的医生很有帮助。

本书内容实用、阐释简明、图片丰富，既可供脑血管疾病相关临床医生阅读学习，又可供资深医生了解新技术时作为参考。